妇产科症状鉴别诊断学

OBSTETRICS AND GYNECOLOGY SYMPTOM IDENTIFICATION DIAGNOSTICS

主　编　石一复　郝　敏

副主编　陈丹青　张治芬　李娟清　林　俊　朱依敏　王惠兰

编　者（按姓氏汉语拼音排序）

白金敏	河北医科大学第二医院	祁文瑾	昆明医科大学第一附属医院
陈丹青	浙江大学医学院附属妇产科医院	钱建华	浙江大学医学院附属第一医院
陈新忠	浙江大学医学院附属妇产科医院	茹普霞	山西医科大学第二医院
程国梅	郑州大学第三附属医院	石一复	浙江大学医学院附属妇产科医院
崔金全	郑州大学第一附属医院	苏晓强	山西医科大学第二医院
丁志明	浙江大学医学院附属妇产科医院	田小庆	山西医科大学第二医院
董晓瑜	河北医科大学第二医院	童羿萍	浙江萧山医院
杜　辉	河北医科大学第二医院	王惠兰	河北医科大学第二医院
方　勤	浙江大学医学院附属妇产科医院	王静芳	山西医科大学第二医院
郝　敏	山西医科大学第二医院	王文静	山西医科大学第二医院
郝琦蓉	山西医科大学第二医院	王永红	山西医科大学第二医院
何晓音	杭州艾玛妇产医院	魏　芳	山西医科大学第二医院
黄秀峰	浙江大学医学院附属妇产科医院	吴明远	浙江大学医学院附属妇产科医院
姬艳飞	山西医科大学第二医院	徐春林	河北医科大学第二医院
李东燕	山西医科大学第二医院	杨建华	浙江大学医学院附属邵逸夫医院
李娟清	浙江大学医学院附属妇产科医院	姚济芬	杭州师范大学附属医院
林　俊	浙江大学医学院附属妇产科医院	张海涛	山西医科大学第二医院
刘二袅	山西医科大学第二医院	张治芬	杭州市妇产科医院
刘慧强	山西医科大学第二医院	赵卫红	山西医科大学第二医院
牛战琴	山西白求恩医院	周怀君	南京大学医学院附属鼓楼医院
潘永苗	浙江大学医学院附属妇产科医院	周建政	山西医科大学第二医院
平　毅	山西医科大学第二医院	朱依敏	浙江大学医学院附属妇产科医院

人民卫生出版社

·北京·

图书在版编目（CIP）数据

妇产科症状鉴别诊断学 / 石一复，郝敏主编 . —北京：人民卫生出版社，2021.2

ISBN 978-7-117-31277-6

Ⅰ.①妇…　Ⅱ.①石…②郝…　Ⅲ.①妇产科病 —鉴别诊断　Ⅳ.①R710.4

中国版本图书馆 CIP 数据核字（2021）第 031361 号

人卫智网	www.ipmph.com	医学教育、学术、考试、健康，购书智慧智能综合服务平台
人卫官网	www.pmph.com	人卫官方资讯发布平台

妇产科症状鉴别诊断学

Fuchanke Zhengzhuang Jianbie Zhenduanxue

主　　编：石一复　郝　敏

出版发行：人民卫生出版社（中继线 010-59780011）

地　　址：北京市朝阳区潘家园南里 19 号

邮　　编：100021

E - mail：pmph @ pmph.com

购书热线：010-59787592　010-59787584　010-65264830

印　　刷：保定市中画美凯印刷有限公司

经　　销：新华书店

开　　本：889×1194　1/16　印张：28　插页：4

字　　数：828 千字

版　　次：2021 年 2 月第 1 版

印　　次：2021 年 4 月第 1 次印刷

标准书号：ISBN 978-7-117-31277-6

定　　价：149.00 元

打击盗版举报电话：010-59787491　E-mail：WQ @ pmph.com

质量问题联系电话：010-59787234　E-mail：zhiliang @ pmph.com

前　言

　　症状鉴别诊断是诊断疾病、避免误诊误治的重要步骤；是检验基本知识、基本理论、基本技能，考察综合分析能力和思维方法，考验临床经验，纵向与横向联系，知识面和水平的标尺，也是诊断后实施治疗的基础。妇产科学中的症状鉴别也不例外，因涉及妇幼健康、家庭及社会问题，更具特殊性。

　　妇产科的症状有些为妇产科疾病所特有，有些与内科、外科等学科疾病相似，但鉴别诊断应以妇产科的症状为主线，兼顾其他相关学科。临床症状鉴别诊断中常涉及辅助诊断，每一项结果结合临床表现又可有许多相关鉴别，也实非易事。目前分科过细也有弊端，常在思考上易有偏废，不利于诊治，虽也有多学科会诊或多学科联合门诊，但许多医疗单位尚无此条件，也会增加患者及家属经济负担，所以医师在疾病诊断和鉴别时思考面宜广些。以患者来说，常是以某种症状为主诉，也有自己发现肿块、腹部增大、乳房异常等体征，或因心理而就医，所以少数体征和相关问题也均列入本书。因围产医学包括新生儿内容，尤其是基层医院因人力、设备等因素尚无条件细分新生儿科，又提倡产后母婴同室，所以根据我国地域广阔，医疗条件和分科不一的国情，仍将新生儿的主要症状鉴别在本书中简要叙述。国内有关妇产科症状鉴别诊断的专著不多，但临床和教学十分需要。人民卫生出版社组织出版临床各学科的鉴别诊断学系列图书，其中《妇产科症状鉴别诊断学》嘱我负责编写，深感责任重大，自知才学短浅，知识老化，总有力不从心之感。又因其他客观原因，本书编写也拖延多时，深感歉意和内疚。为此与有临床和教学实践经验的同道商议合作，以新老人员结合，多院校、多医院第一线人员结合，基础与临床结合，临床知识与诊断技术结合，基础知识与新技能结合等方式，尽力编写好此书。希望对各级妇产科医师的医疗、教学和实际工作有所帮助。因重点为症状鉴别，治疗仅提及原则。

　　本书由 40 余位从事妇产科临床和教学工作多年的专家联合编写，他们均尽力而为，但限于水平和时间，又因有些症状和疾病的特殊性，错误和疏漏在所难免，恳请专家和同行们批评指正。欢迎发送邮件至邮箱 renweifuer@pmph.com，或扫描封底二维码，关注"人卫妇产科学"，以期再版修订时进一步完善，更好地为大家服务。

石一复

2020 年 12 月

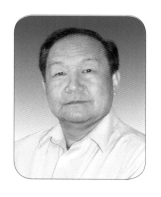

石一复 教授,主任医师,博士生导师。原浙江医科大学附属妇产科医院院长、浙江省妇女保健院院长、浙江医科大学妇产科学教研室主任、浙江省妇产科学及妇科肿瘤学科带头人,享受国务院政府特殊津贴专家。

曾任多届中华医学会妇产科学分会常务委员,浙江省医学会妇产科学分会主任委员,浙江省妇女保健学会主任委员,浙江省抗癌协会妇科肿瘤协会主任委员等。现担任《中华妇产科杂志》《中国实用妇科与产科杂志》《中国妇产科临床杂志》《实用妇产科杂志》《中国计划生育和妇产科临床杂志》《国际妇产科杂志》《实用肿瘤杂志》《中华医学杂志》等国内十余家杂志的名誉主编、副主编、顾问、常务编委等。

先后获卫生部、浙江省、厅级科技成果奖40余项。公开发表医学论文、短篇报道等1 000余篇。主编及参编教材、专业参考书70余本。首位浙江省妇产科学博士学位授予点(1993年由国务院学位委员会批准设立)博士生导师,先后培养博士、硕士研究生75名。1993年在浙江省率先开展辅助生殖技术,填补浙江省空白。获"全国优秀教师""全国妇幼卫生先进工作者""中国妇科肿瘤特殊贡献奖""浙江省突出贡献专家""浙江省先进科技工作者""浙江省医德医风高尚先进工作者""浙江大学优秀博士生导师"等多项荣誉称号。2012年荣获首届"中国妇产科医师奖"。

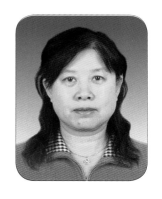

郝 敏 博士,教授,主任医师,博士生导师。曾任山西医科大学第二医院副院长,澳大利亚达尔文大学客座教授,享受国务院政府特殊津贴专家。

现任中华医学会妇产科学分会常务委员,中国医师协会妇科内镜专业委员会副主任委员,中国妇幼保健协会妇幼微创专业委员会副主任委员,山西省医学会妇产科专业委员会主任委员。担任 *Obstetrics & Gynecology* (中文版)、《中华妇产科杂志》、《中国实用妇科与产科杂志》*Journal of Minimally Invasive Gynecology Chinese Edition*、《生殖与避孕》等十余家杂志的副主编、常务编委及编委等。

曾先后主持和参与完成国际合作项目、国家自然科学基金、省级自然科学基金等科研项目20余项,获部级、省级、厅级科技成果奖8项。公开发表医学论文、短篇报道等100余篇,主编或参编专业教材2部,主编或参编专业参考书近20部。主要从事妇科肿瘤和妇科腹腔镜的临床及研究工作。1984年率先在山西省开展腹腔镜下激光术治疗妇科疾病,1992年"妇科腹腔镜手术治疗的临床研究"荣获卫生部科学技术进步奖三等奖。

目　录

第一篇

绪　论

第一节　症状鉴别诊断的意义和作用

单看教科书,会给人以错觉,以为医师诊治患者只要"对号入座",似很容易;也有人认为犹如工厂的流水线样,按照一成不变的制作步骤即可有产品和结果。可事实却不然,因为教科书是给初入门的医学院学生最原则、最肯定、最基本、最典型的必须掌握的入门知识,单凭一本教科书,不再继续学习新知识、新内容是当不好医师的,也达不到诊治患者的目的,甚至会误诊、误治。人也非工厂生产流水线上的产品,人是有生命的,受自身和外界影响,时有变化。医师在临床上真正遇到的患者是千变万化的,如教科书般典型的患者并不多见。同样的症状,可能是不同疾病具有的相同的表象:许多不同的疾病可能会有类似的症状表现,复杂而多变,还有个体差异,这会给医师在诊断疾病上带来许多不确定;又因医师从医经历不同,知识积累多寡及思维、总结、分析能力的差异,正反两方面经验的积累等因素,在对疾病作出诊断上就存在着变化。对医师来说,只有先作出正确的诊断,才有可能使患者获得正确的治疗,使疾病治愈或转危为安。所以对每个医师来说,要获得正确和及时的诊断,需要掌握疾病的要点、特点,结合相关的症状、体征、辅助诊断,综合分析思考,逻辑推理,收集和寻找线索,破解难题,理清头绪,从中决断、选择和确定最佳的疾病诊断方式,这就是鉴别诊断的过程和内涵。

鉴别诊断实际上也是医学范畴中的以人为中心的思维,包含生理、病理、心理、人文和社会科学诸多方面,从医学生起贯穿整个行医过程中,也包括各级医务人员,甚至高年资、高级别的医师们,在门诊、病房、手术、会诊、抢救、教学、科研等中,始终离不开鉴别诊断。

鉴别诊断对需手术的相关学科来说,贯穿在术前、术中、术后每个环节和时机。术前的鉴别诊断关系到诊断和鉴别,辅助诊断的结果,结合病情、症状、体征也要分析和鉴别,要不要手术或剖腹探查或腹腔镜诊治;术中的鉴别是根据术中所见、切除组织的大体所见及快速切片等,对诊断和治疗措施、切除范围进行判断;术后的鉴别根据治疗效果、病理报告或并发症、合并症等鉴别。

鉴别诊断中除最基本的学科知识外,与各级医务人员的基本知识、基本理论、基本技能、逻辑思维、知识面及新知识、新理论的吸收,掌握诊治规范(指南)、基本功、知识的灵活应用,纵横联系,正反面经验的积累,善于总结、归纳、综合分析能力等密切相关;也应逐步掌握疾病的一般规律和特殊性及其相关影响。总之,知识要结合病情灵活应用,决不能机械地死记硬背、硬套。

鉴别诊断是临床诊疗过程中的一个阶段,一般临床疾病诊断中有初步诊断、鉴别诊断和最后诊断三个阶段。作出诊断时间的长短应随患者的病情而定,慢性病相对允许诊断时间可长些,而手术中或危重、急诊患者应分秒必争,当机立断诊断,否则会延误病情,危及生命。鉴别诊断后作出的最后诊断分别可根据术中所见、快速切片和最后病理结果,甚至随访结果证实,但不论如何,鉴别诊断在整个疾病诊治过程中是每位医务人员必须经历、必须考虑、必须完善和必不可少的诊疗步骤。即使看来最典型的患者,也切莫疏漏,因必然性中还有特殊性,这种例证举不胜举。

鉴别诊断可根据症状为主,可分别涉及各种疾病;也可根据各器官、系统的疾病,将各种症状或相关类似的症状予以分析、区分;更有个别症状可几乎涉及全身各系统,如更年期综合征可有130余个症状,几乎与除儿科以外的临床各科均有关;有些症状并非妇产科所特有,也与妇产科的并发症和合并症(涉及内、外、泌尿、神经、内分泌科等临床多科)多学科有关。所以,在鉴别诊断时应考虑或除外其他学科疾病并存的可能性,同样也会增加鉴别诊断思考的范围和相关学科的主要基本知识及相关辅助诊断的问题。一般在鉴别诊断时常根据患者主诉、主要病史、体征及辅助诊断,通过综合分析,采用先简后繁、由表及里、由近而远、先本学科后其他学科、先易后难地逐步肯定或排除,予以客观考虑,切勿主观武断、片面。

总之,症状鉴别诊断是一门学问,从进入学医开始的各门基础和临床学科均直接或间接地与鉴别诊断有关。各级、各科医师均应重视症状鉴别诊断,这对正确诊断治疗至关重要。

(石一复)

第二节 妇产科基本功概述

妇产科基本功的内容随不同年代和学科发展有不同,也在不断发展,除常说的基本功外,还包括阴道微生态、细胞学、病理学、影像学、实验室检查等新内容。

一、病史询问和书写

在病史询问和书写中,应重视患者的年龄(应是实足年龄),因不同的年龄段有不同的常见疾病谱,反映不同年龄女性的生长发育、生殖内分泌功能、卵巢功能与孕育的关系等;抓住患者的主诉及相关的现病史、月经史、孕育经过、计划生育史等,与不孕、炎症、月经紊乱等关系密切。也常可以从门诊病历中发现问题,提示、启发、思索与诊断和鉴别诊断有关的信息。病史询问时应注意保护患者的隐私。

二、全身体格检查

根据患者的身高、体重、全身发育、毛发分布及稠密、青春痘多寡,以及腹部有无瘢痕、腹部及大腿有无妊娠纹等,可了解和推测患者的内分泌、手术、腹(盆)腔粘连情况等,及其与疾病、孕育的关系。

三、妇科检查

妇科检查包括外阴的视诊、双合诊和三合诊检查。妇科检查的正确性对妇科疾病的诊断和鉴别非常重要,但即使是高年资或富有经验的妇产科医师也难以保证检查百分之百的正确。因妇科检查的结果受患者本身或盆腔等相关病变、有无排空膀胱和直肠、腹壁厚薄、是否有疼痛、检查者动作是否轻柔、患者合作和配合程度,以及病情是否危重、意识是否清楚等多种因素影响。非紧急情况下,间隔不同时间的妇科检查,可能医师会有不同的思考,作出不同的诊断和鉴别诊断。个别情况下须麻醉才能作妇科检查。妇科双合诊和三合诊检查的描述及结果,应与病史、症状、体征、术中所见(开腹或腹腔镜)的大体观或术中的快速切片、最后的病理诊断、影像学检查结果等,反复对比、思考,以积累各方面的经验。这样

既可提高妇科检查水平,又可增进病理、影像学等方面的知识和水平,有利于正确的诊断和鉴别诊断。

四、阴道检查

除对外阴发育、炎症、赘生物、阴毛分布进行检查外,还应观察前庭、尿道口、阴道前后壁有无膨出及其程度,阴道皱襞情况(光滑、触痛、黏膜色泽),有无赘生物、异物、穹窿深浅、触痛、结节,宫颈大小、位置,宫颈外口情况(旧裂、炎症、出血、赘生物、宫内节育器尾丝)等;检查子宫及附件大小、形态、软硬及其与直肠、膀胱、盆壁的关系。可从细小的异常发现问题,对诊断和鉴别诊断有帮助。

五、肛门检查

肛门检查对妇产科的诊断和鉴别诊断也十分有益,切勿忽视或检查不完整,否则也会影响诊断和鉴别诊断。多次检查会增加的患者痛苦或不适,所以应一次检查全面考虑。妇科的肛门检查除了解有无痔疮,区分外阴和/或阴道流血原因,除外直肠病变外,对了解阴道结节、包块及其与直肠的关系,深部子宫内膜异位症、盆腔病变,子宫主韧带、骶韧带有无病变受累等均十分重要,也是妇科恶性肿瘤期别划分的重要依据。产科肛门检查还包括评估骨盆出口前后径、坐骨棘突出程度、中骨盆情况;先露高低(棘上或棘下),羊膜囊是否存在,有无破膜,有无头先露、矢状缝、囟门及产瘤大小,宫颈管是否存在,宫颈有无水肿及宫口开大等。现今产科肛门检查已逐渐被阴道检查替代,但多次阴道检查易致感染,尤其是对已破膜者。传统产科基本功被逐渐弃用,对产科基本功的训练也有不利的一面。

六、产程观察

一些医师逐渐不再重视产程观察,均采用胎儿监护、实验室检测或因多种因素而以剖宫产结束分娩,对宫缩频度、强弱,胎儿胎心变化、强弱,先露下降,宫口开大等均仅凭孕妇诉述,而未实际监测以获得第一手资料。导致有些产科医师不会产程观察,对临床正常、异常的产程和胎儿宫内安危等仅依赖于仪器,长此以往,若在基层医疗单位或仪器匮乏地区等应急处理时,就会束手无策。

七、阴道微生态检查

阴道健康的基础是阴道正常微生物群间的微生态平衡。在外环境影响下,由生理组合转变为病理性组合的状态,即为微生态失调,可导致阴道疾病发生。这是现今阴道炎症诊治和预防的理论依据,其内容涉及阴道 pH、清洁度、病原体、酶学检测,对明确阴道炎症的诊断、治疗效果、预防均有益,也可鉴别阴道炎症的种类。

八、细胞学检查

细胞学检查包括多种,妇产科临床以阴道及宫颈细胞学检查为主。阴道细胞学主要检查异常细胞以排除恶性肿瘤,阴道侧壁细胞学检查有助于了解卵巢内分泌情况。宫颈细胞学在防治宫颈癌前病变和宫颈癌中作为主要筛查手段,以往均采用巴氏涂片,现基本以液基细胞学为主,无论哪种方法,报告方式均采用 TBS 系统,所以临床医师对 TBS 系统报告的结果应熟知,这对临床诊治及随访甚为重要,应予掌握。

九、影像学检查

主要包括 X 线、超声、CT 和 MRI 检查,少数患者还需要行 PET-CT 检查。各级医师应学会阅读影像学图片,不能只看检查报告的结果。因书写报告医师的水平、经验、文字表达不同,仅根据申请单简要病情诉述,又非临床医师,有时出入较大。若能将影像学图片与病史、体征、妇科检查、术中所见、大体病理和最终病理联系起来,则诊断和鉴别诊断的正确性及水平将会极大提高。

十、胎儿监护

妇产科医师对产科的胎儿监护及其图像,应能亲自阅读,再根据产程观察、宫缩、胎动、胎心变化及相关产科监护作出判断。产科正确的诊断和处理对了解胎儿安危等均有帮助。

十一、生殖内分泌检查

生殖内分泌的测定应与月经周期、临床表现、超声检查等有机结合。阅读报告时应了解患者的测定时间、处在月经周期的第几天、有无内分泌药物影响、年龄等,才能作出正确的判断。医师应掌握月经周期各不同时期的正常值,有利于对月经异常相关疾病及孕育问题作出判断。

十二、肿瘤标记物检查

肿瘤标记物检查也是妇科诊断和鉴别诊断中常用的方法,但肿瘤标记物仅是参考,常用的肿瘤标记物特异性不一,如 CA125 在妇科、内科、外科等 20 余种疾病中均可升高,在正常月经期也可升高,应分别予以鉴别,不能一见 CA125 升高就仅局限于妇科的卵巢上皮性肿瘤或子宫内膜异位症等。同样,HCG 的升高以往均认为是与妊娠相关疾病有关,似为妊娠及相关疾病的专利,现今对其也有新认识。对一些新的妇科肿瘤标记物也应知晓,有助于对肿瘤的鉴别。

概言之:重视专业基本功,病史、体征很重要,妇科检查须认真,辅助检查需针对,结合病情细思考;学会初读图示片,切莫只认结论词;肿瘤标记物无特异,结合患者作参考;生殖激素与解读,紧扣月经周期更有用;鉴别诊断全面想,逐个思考再定夺;归纳总结再分析,事半功倍更正确。

总之,要将妇产科基本功牢固掌握,并应用于临床实践。各级医师不但要重视妇产科原有的基本功内容,还要与时俱进,不断学习教科书以外的新知识、新理论,根据患者主诉和病史要点、症状、体征及相关辅助检查,通过综合分析和鉴别,作出相关疾病的诊断,有些也可通过手术获得病理诊断而最终确诊。

(石一复)

第三节 症状鉴别诊断的思维和方法

一、灵活多变

症状鉴别诊断时的思维方式不能死板、固定不变,应灵活和多方考虑,当然也与医师的知识面、经验积累、思维方法、个人习惯、所处条件、设备仪器、信息准确程度、综合能力、分析水平、逻辑等许多因素有关。症状鉴别诊断时的思维要医师通过长期的临床实践,经验积累,通过正反两方面的经验,以及不断学习理论知识,对基本理论、知识、技能熟知,才能对比出正常和异常的,再在异常中分析、鉴别。结合患者的症状及其有关体征、辅助诊断的结果,全面思考可能的相关疾病,对其必然性和偶然性及其表现出的矛盾进行多方分析思考,对已获得的信息,如主要症状(常为其主诉)、病史、体征、辅助诊断材料进行综合分析,归类、推理、抓住主线、排除或确定。通常经过上述鉴别过程会有一个初步诊断,在辅助诊断结果出来后,或手术及病理报告出来后,医师又可能会对疾病有新的鉴别,然后修正、补充和最后完善,这是由于个体和疾病的复杂和多变因素所致,所以症状鉴别诊断也是一个反复思考、分析,不断演进和动态的过程,绝不是数学"1+1"的模式,也非工厂生产流水线一成不变的模式。因为医师的工作是以人为本,必须灵活思维。

二、注意顺序

一般症状鉴别诊断思考时应先易后难,先简后繁,由表及里,由近而远,先常见再稀少或罕见,先考虑本专业相关问题,再考虑有无并发症、合并症。

三、各有侧重

症状鉴别时病史、体征、辅助诊断几乎必不可少,但在具体症状鉴别时又可能各有侧重,鉴别时的顺序也各异,逻辑思维的方法可不同。

病例 1:患者称白带有血或性生活后出血,经妇科检查仅见宫颈炎症,经细胞学检查异常,再进一步检查确诊为宫颈早期癌。

病例 2:围绝经期或绝经妇女有高血压、糖尿病、肥胖,又有阴道流血,首先应鉴别和排除子宫内膜癌。反之,绝经妇女因阴道流血来就诊,要注意有无高血压、糖尿病和肥胖,再作超声或诊断性刮宫以鉴别是否患有子宫内膜癌、子宫黏膜下肌瘤等。

病例 3:患者主诉有下腹疼痛,这是女性很常见和普通的症状,但妇科检查发现盆腔有包块、盆底有结节,根据这一重要体征应先考虑是否为盆腔肿瘤、盆腔子宫内膜异位,以及一般炎症或特殊性炎症(盆腔结核)的可能,然后采用影像学、肿瘤标记物检查,甚至腹腔镜或剖腹手术等鉴别。

病例 4:患者仅白带稍多,而宫颈细胞学检查报告为高度鳞状上皮内瘤变,则应考虑人乳头瘤病毒检测、阴道镜、宫颈活检等检查以鉴别。

以上 4 个病例分别说明病史、症状、体征、辅

助诊断在鉴别诊断中各有侧重,在选用辅助诊断方式须有针对性,不能盲目。

四、多线思考

症状鉴别诊断时思考程序也应多种多样,切勿片面、局限。

1. 以症状为主线的思考　如常见的阴道流血:①根据年龄段划分,应思考新生女婴阴道流血、幼婴阴道流血、青春期女性阴道流血、育龄妇女阴道流血、围绝经期阴道流血、老年妇女阴道流血;②根据妊娠期阴道流血划分,应思考妊娠早期阴道流血、妊娠中期阴道流血、妊娠晚期阴道流血、产褥期阴道流血;③妇科肿瘤性阴道流血,包括阴道前庭、阴道、宫颈、子宫、卵巢、输卵管等肿瘤所致阴道流血;④妇科内分泌所致阴道流血;⑤妇科炎症性阴道流血;⑥全身性疾病所致阴道流血;⑦医源性阴道流血等。

2. 以体征为主线的思考　可结合女性解剖部位异常体征的思考:如外阴异常,注意外阴的炎症、皮肤色泽、损伤、发育异常、赘生物等;阴道异常,注意阴道炎症、分泌物异常、发育、损伤、赘生物、肿块、瘘管等,以及宫颈、子宫、卵巢、输卵管等;腹壁肿块如结节、血肿、脓肿、转移性肿瘤、异物、疝等;腹腔肿块包括附件包块(输卵管妊娠、卵巢妊娠、肿瘤、卵巢肿瘤、炎性包块等)及子宫包块(子宫肌瘤、子宫腺肌症、肿瘤)等;还有肠道肿块、泌尿系肿块、罕见的肾下垂及脾下垂等。

3. 以辅助诊断为主线的思考　实验室检查(白带常规、生殖内分泌测定、肿瘤标志物等);影像学检查(超声、X 线、CT、MRI 等);病理学检查(大体观病理、快速切片和最后病理报告,有时还需要免疫组化、基因检测等);细胞学检查(巴氏涂片、液基细胞学、阴道细胞成熟指数等)。

4. 以腔镜或手术所见为主线的思考　妇产科主要的腔镜有阴道镜、宫腔镜、腹腔镜、羊膜镜、胎儿镜、输卵管镜等,根据情况可以对某些疾病作出诊断、鉴别诊断;也可将可疑组织或切除组织取出,进一步行病理、细胞学、肿瘤标志物检查等鉴别,明确诊断。手术术中所见、取材、切除标本等也可分别检测鉴别。

5. 以妇产科常见疾病为主线的思考　以妇科、产科的常见病为主体,进一步排除可能或遗漏的疾病。如早产,鉴别是否属早产,可能的发生原

因,宫缩腹痛是否合并其他妇产科合并症和并发症;如有无妊娠合并阑尾炎、卵巢肿瘤扭转、胎盘早剥等;早产若有胎膜早破也应鉴别阴道流出液的性状、来源,是真正的胎膜早破流出的羊水,还是尿液、阴道溢液等,分别采用不同措施检查予以鉴别诊断。又如常见的流产,应鉴别是先兆流产、难免流产、稽留流产、感染性流产、复发性流产、早期流产或晚期流产,也要鉴别和排除异位妊娠、妊娠滋养细胞疾病或肿瘤。

6. 以排除法为主线的思考 以上鉴别诊断的主线虽有异,仅供在鉴别时捕捉线索的参考,通常也不能截然分割,常需纵横交叉、全面思考、灵活应用,更不能强求一致。初学者与富有临床经验者会有不同,还有与医师的习惯思维有关,仅是几种可供参考的临床鉴别诊断的途径和入路程序者,由此可不断深入思考,将有益于各级医师鉴别诊断水平的提高。

(石一复)

第二篇

产科症状

第一章

早期妊娠症状

第一节　真孕与假孕

妊娠是胚胎和胎儿于母体内发育成长的过程,开始是成熟卵子受精,直至胎儿及其附属物从母体排出,称为妊娠终止。妊娠是从末次月经第一天计起,约 280 天(40 周)。

假孕是精神性闭经,多为盼子心切或幻想妊娠,精神抑郁症与假孕有关。假孕时中枢神经系统和下丘脑中主导精神、意念、行为和神经内分泌功能的某些活性物质,如 β- 内啡肽、γ- 氨基丁酸分泌失调,儿茶酚胺活性降低,促性腺激素释放激素(gonadotropin releasing hormone,GnRH)、催乳素(prolactin,PRL)及促黄体素(lutropin,LH)分泌增加等可引起假孕和溢乳。

一、病史要点

1. **月经史**　既往月经周期、经量、经期、末次月经等,并与平时月经对比。若平时月经周期规则且有性生活史的生育年龄健康妇女,未避孕,性生活无异常,一旦月经过期 10 天应疑为妊娠;若停经已达 8 周,妊娠可能性更大。

2. **早孕反应**　约半数妇女于停经 6 周左右出现头晕、乏力、嗜睡、食欲缺乏、偏食或厌恶油腻、恶心、晨起呕吐等,称为早孕反应,多于妊娠 12 周左右自行消失。

3. **其他症状**　尿频(常是妊娠早期前倾、增大的子宫压迫膀胱所致),孕 8 周起乳房增大、充血、发胀等。早期也可有白带较平时稍增多现象。

4. **药物史**　有无服用影响月经、胃肠道等的药物史。

5. 注意有无阴道流血现象。

二、体格检查及妇科检查

1. **全身检查**　平素健康,妊娠反应不严重者,在妊娠早期常无明显变化;若有严重的妊娠反应或妊娠呕吐者,则全身可有相应变化。应注意患者的精神神态,有无焦虑、抑郁等。

2. **妇科检查**　阴道窥器检查可见阴道壁及宫颈充血,呈紫蓝色。妊娠 6~8 周时子宫体饱满,前后径增大呈球形,可出现黑加征(Hegar sign)——因妊娠时宫颈变软,子宫峡部极软,双合诊检查时感觉宫颈和宫体似不相连。

3. **乳房检查**　常有肿胀,甚至触痛;乳头、乳晕着色加深,乳头周围出现蒙氏结节。

三、辅助检查

1. **人绒毛膜促性腺激素测定**　通常在受精后 8~10 天,即可在孕妇血清中检测到人绒毛膜促性腺激素(human chorionic gonadotropin,HCG)升高,早期妊娠血清 HCG 的倍增时间为 1.4~2 天。孕妇尿液中也含有 HCG,临床或孕妇自己可用简便快速的试纸进行定性检查,供诊断参考。

2. **B 超检查**　妊娠早期可确定妊娠,对诊断和鉴别宫内妊娠、异位妊娠、妊娠滋养细胞疾病、卵巢囊肿、子宫有无畸形等有帮助。阴道超声最早在妊娠 4~5 周即可探及妊娠情况,随妊娠进展,出现原始胎心搏动,测定头臀长度可较准确估计孕周。

3. **胎动**　孕 18 周后超声检查可发现胎动,孕妇多于孕 20 周开始自觉胎动。

8

4. **胎心音**　孕 12 周可用多普勒胎心仪经腹部探测胎心音。

5. **生殖内分泌检查**　疑有假孕、月经异常、内分泌失调等,宜做生殖内分泌检查,必要时测定皮质醇及睡眠时的生长激素情况。

四、鉴别诊断

1. **宫内真孕或假孕**　根据患者年龄、停经史、末次月经、有无早孕反应及早期易发生的胃肠道、泌尿道、乳房变化和妇科检查结果,配合血或尿 HCG 测定和 B 超检查,易对宫内真孕或假孕作出诊断。假孕者常有月经失调,也可有早孕反应,甚至有溢乳、自觉胎动,闭经可大于 9 个月,常有焦虑、抑郁。血 PRL、LH 升高,卵泡刺激素(follicle-stimulating hormone,FSH)降低,雌激素(estrogen,E)和孕激素(progestogen,P)高于正常黄体期水平,卵巢可以增大或伴有黄体囊肿,睡眠时生长激素降低,血皮质醇正常。告知患者为假孕后,则其 PRL、LH 很快降低。

2. **异位妊娠**　属真孕,只是胚胎所在位置异常,多见于生育年龄女性,常有盆腔炎症、多次流产等宫腔操作、不洁性生活史等。患者有停经史,也可有早孕反应,但停经后多出现腹痛和 / 或阴道不规则流血,血清 HCG 可升高,但隔日上升幅度不及宫内正常妊娠。妇科检查和阴道 B 超检查可发现附件包块或见胚胎未种植于正常宫腔位置。

3. 妊娠增大的子宫,有时要与卵巢囊肿、子宫肌瘤、充盈膀胱等鉴别,通常在排空膀胱后行妇科检查,配合 B 超、血 HCG 或肿瘤标记物等检查易于鉴别。问清有无停经史,有无早孕反应,有无性生活、避孕,以及有无定期妇科检查和 B 超检查,也甚为重要。

五、治疗原则

1. 宫内真孕应根据孕妇意愿进行妊娠早期检查或终止妊娠,或按围产期原则处理。

2. 对假孕者主要是进行精神心理学分析和疏导,耐心做好解释和安抚工作,避免症状复发,接受精神、神经科相关治疗。性激素周期治疗可改善内分泌反馈功能。

3. 卵巢或子宫肿瘤需接受相关治疗。

（石一复　李娟清）

第二节　妊娠恶心与呕吐

一、定义

妊娠妇女中 50% 有恶心、呕吐症状,25% 只有恶心症状,25% 无恶心、呕吐等不适症状。每天恶心、呕吐持续时间 <1 小时者,为轻度,>6 小时者,为重度;呕吐、干呕的次数每天最多 2 次为轻中度,>5 次为重度。以此为评估标准,可划分妊娠恶心、呕吐的严重程度。

妊娠剧吐没有公认的定义,是基于典型临床表现却无法有其他疾病解释的排除性临床诊断。最常引用的诊断标准是与其他原因无关的持续性呕吐,可测到急性饥饿(通常伴有大量尿酮体)和一些间断性的体重减轻,通常至少减轻 5% 的孕前体重,也可能伴有电解质、甲状腺、肝功能的异常。

二、病因

妊娠恶心、呕吐的真正原因不明,有心理因素、进化适应、激素刺激和遗传等多种学说;也有认为与某些人格类型或特定的心理障碍有关。

（一）心理因素

心理分析理论认为,妊娠呕吐是转换或躯体化失调或妇女不能适应过重生活压力所造成的。

（二）进化适应

进化适应理论认为,妊娠恶心、呕吐是一种进化适应,以保护孕妇及其胎儿免受潜在危险食物的伤害,是一段孕妇短暂的味觉和嗅觉反感的经历。

（三）激素刺激

1. **人绒毛膜促性腺激素**　主要是人绒毛膜促性腺激素(HCG)浓度的峰值与妊娠恶心症状出现的时间峰值有密切的关联。HCG 被认为是一种由胎盘产生的致吐刺激物,患者均有一过性的甲状腺功能亢进,且与妊娠恶心、呕吐相关,也证实 HCG 是孕期甲状腺的刺激物。在多胎妊娠、葡萄胎时 HCG 水平升高明显,故妊娠恶心、呕吐通常也较一般妊娠时明显。

2. **雌激素**　雌激素也是一种与妊娠恶心、呕吐有关的激素,通常雌二醇(estradiol,E_2)水平升高时妊娠恶心、呕吐较常见，E₂水平降低时较少见。

吸烟妇女妊娠者恶心、呕吐相对较少或轻，与吸烟可同时降低 HCG 和 E_2 水平有关。雌激素治疗敏感妇女或雌激素暴露妇女，均较治疗不敏感者或未被暴露者易出现妊娠恶心、呕吐。平时使用复合避孕药也易诱发恶心、呕吐。

(四) 遗传因素

与妊娠恶心、呕吐有关，多有家族史，姐妹易有相同症状。

三、高危因素

包括胎盘因素（如多胎妊娠、葡萄胎等）、家族遗传因素、既往妊娠有妊娠剧吐史、怀女性胎儿、有晕动症史、有偏头痛史、HCG 或 E_2 高、有使用促排卵药后妊娠及卵巢过度刺激综合征、行辅助生殖技术等。

四、病史要点

1. 询问月经史及末次月经，明确有无停经和妊娠及妊娠时期。

2. 恶心、呕吐出现的时间，与停经孕周的关系。几乎所有孕妇均在孕 9 周前出现恶心、呕吐症状。

3. 恶心、呕吐次数，持续时间。

4. 与进食的关系，尤其是食物类别，是否有油烟味、腥味等。

5. 呕吐物性状，有无混有血液、胆汁等。

6. 有无阴道流血，流血的时间、量、色泽。

7. 有无腹痛，腹痛的部位、性质，为持续性、间歇性或不规则，有无诱因，有无腹泻、便秘。

8. 有无肝、胆、泌尿系统疾病史。

9. 有无发热、头痛、头晕、耳鸣、眩晕。

10. 有无不良妊娠史。

11. 有无雌激素用药史，用药时间及长短；有无复合避孕药服用史。

12. 家族史，其母、姐妹有无妊娠恶心、呕吐史及严重程度和持续时间。

13. 有无使用促排卵药，有无行辅助生殖技术。

五、临床表现

妊娠恶心、呕吐是一种妊娠早期常见的症状，会影响孕妇的生活质量和健康，严重者对胎儿也有不利影响。妊娠早期常有恶心，晨吐较常见。轻微的妊娠恶心、呕吐并无大碍，常于孕 3 个月左右好转或消失，严重者需要治疗。

恶心是一种可引起呕吐冲动的胃内不适，紧迫欲吐，常可伴有面色、皮肤苍白及头晕、流涎、血压降低、心动过缓、出汗等。呕吐严重者因进食少、脱水等，导致皮肤弹性差、口唇干燥、皮下脂肪减少、体重降低、消瘦、精神倦态，甚至有神经症状。因妊娠呕吐可引起抑郁症、臆想症。

六、辅助检查

1. 测定血清 HCG 和 E_2。

2. **尿液检查** 尿比重、酮体、尿蛋白、管型尿及尿量。

3. **生化检查** 行血常规，肝、肾功能，电解质测定；血黏度，有无血液浓缩；必要时行血气分析，测二氧化碳结合力。

4. **B 超检查** 子宫大小是否与停经月份相符，有无多胎妊娠，有无卵巢过度刺激综合征（卵泡大小、有无腹水），有无葡萄胎等。

5. **其他特殊检查** 如血清淀粉酶、脂肪酶、大便常规、隐血试验；怀疑脑部炎症可作脑脊液检查；疑有脑部占位病变应作头颅 CT 或 MRI 等检查，必要时行眼底及神经系统检查。

七、妊娠恶心、呕吐对母胎的影响

(一) 对孕妇的影响

1. 降低孕妇的生活质量。

2. 增加卫生保健成本和支出。

3. 随恶心、呕吐严重程度出现电解质紊乱及肝、肾功能损害。

4. 消瘦、脱水、皮下脂肪减少、体重减轻。

5. 个别严重者有脑病、脾撕裂、食管破裂、气胸及韦尼克脑病等。

6. 产生妊娠恶心、呕吐的亚急性疾病，如抑郁症、臆想症。

(二) 对胎儿的影响

1. 低体重出生儿。

2. 个别胎儿死亡。

八、鉴别诊断

(一) 早孕反应

孕妇在孕早期时可出现头晕、倦怠、食欲缺乏、恶心、呕吐等症状，称为早孕反应，与体内雌激素和 HCG 增多、胃酸分泌减少及胃排空时间延长等有关。

早孕反应约 50% 在停经 5~6 周左右出现,一般对工作和生活影响不大,不需要特殊治疗,多在孕 12 周前后自然恢复。绝大多数通过解释、提供保健知识和调养可缓解及好转。反应严重者恶心、呕吐不限于晨间,并有食欲减退、疲乏无力、体重下降等,查尿酮体阴性、妊娠试验阳性、β-HCG 升高。

(二) 妊娠剧吐

恶心、呕吐频繁,甚至有黄色、苦味的胆汁样液吐出,不能进食和工作,影响生活和身体健康,可出现脱水、消瘦、黄疸、发热等,也有威胁孕妇生命的病态。

1. 停经 6 周左右,B 超检查排除宫内多胎妊娠、葡萄胎,若为辅助生殖技术术后妊娠应除外合并卵巢过度刺激综合征 (ovarian hyperstimulation syndrome,OHSS)。

2. 常发生在年轻的初孕妇,先有早孕反应后逐步加重,直至出现呕吐频繁、不能进食等一系列严重症状。

3. 呕吐剧烈、频繁,不能进食,进食即吐,不进食也吐,明显消瘦,精神倦怠、萎靡,皮肤干燥,失去弹性,黏膜苍白,眼球凹陷,甚至血压下降等。

4. 妊娠恶心、呕吐持续约 4~8 周,经积极治疗,补液及补充能量、维生素、电解质,纠正酸中毒,护肝等处理,大部分在孕 12 周后可好转。

5. 注意有无血液浓缩、尿量减少、尿比重增加,尿液中有无蛋白及管型。

6. 注意体温有无上升及黄疸等。

7. 注意有无精神障碍或神经症状。

(三) 多胎妊娠

1. 妊娠反应通常较单胎妊娠明显或严重。

2. 子宫大于停经孕周。

3. 血清 β-HCG 升高。

4. B 超检查可见两个或两个以上胚囊等。

(四) 葡萄胎

葡萄胎是由胎盘绒毛异常增生,形成大小不等的水泡样物成串状,形如葡萄而得名,可分完全性和部分性葡萄胎。完全性葡萄胎为整个胎盘均变成大小不等水泡充满宫腔,无胎儿及胎儿附属物;部分性葡萄胎为胎盘的部分绒毛变成水泡状物,但可有或无胎儿及胎儿附属物。两者均有恶变可能。由于胎盘绒毛增生,尤其是合体细胞增生,故 β-HCG 升高明显,妊娠反应剧烈,可同时出现妊娠期高血压疾病或甲状腺功能亢进。

1. 妊娠反应出现较早,持续时间长,症状较严重。

2. β-HCG 明显升高。

3. 常在孕 6~16 周发生不规则阴道流血,多少不定,也可突然大量流血,尤其是发生葡萄胎不全流产时。

4. 典型者子宫大于停经孕周,为绒毛增生及宫腔积血之故。现今由于医疗保健意识及诊断技术提高,B 超检查广泛使用,葡萄胎也常易被诊断为先兆流产、稽留流产等。

5. 卵巢易增大,出现一侧或双侧黄素囊肿,常为多房,个别也易发生卵巢黄素囊肿扭转、破裂等。

6. 易出现妊娠高血压病,有高血压、水肿、蛋白尿等。

7. 可出现甲状腺功能亢进表现,出现轻度甲亢,T_3、T_4 增高。

8. 超声检查为完全性葡萄胎,无胎心,宫腔为蜂窝状或落雪状小囊样或光点,子宫增大;可与孕周相符,也可小于孕周;若为部分性葡萄胎,胚胎死亡者也无胎心,但可见胎儿附属物,中期妊娠的部分性葡萄胎者常合并羊水过多、子宫明显增大、胎儿畸形。

(五) 其他

孕妇在孕 9 周之后首次出现恶心、呕吐者,要认真考虑其他易引起恶心、呕吐的疾病,并认真鉴别。

1. **胃肠道疾病** 如胃肠炎、胃痉挛、幽门失迟缓症、肠梗阻、胰腺炎、胆囊炎、阑尾炎等,罕见胃癌合并妊娠。需注意有无明显消瘦,有无不洁饮食史,有无恶心、呕吐、嗳气、反酸、腹胀、腹痛等,切勿将胃肠道症状误诊为早孕反应;行大便常规化验及隐血试验;专科医师会诊,必要时行胃镜或肠镜检查。

2. **病毒性肝炎** 病毒性肝炎合并妊娠者,或妊娠合并病毒性肝炎,均因妊娠期新陈代谢增高,营养消耗增加,肝内糖原储备降低,不利于肝炎的恢复;妊娠后由胎盘分泌雌激素,较非孕期高,雌激素代谢均在肝内进行;胎儿代谢产物也在母体肝内分解,均加重肝脏负担。

孕妇有与病毒性肝炎患者接触史或不洁饮食,或因输液、注射等而发病,或妊娠后增加肝脏负担而使原有病毒性肝炎复发,常有恶心、呕吐、

11

食欲缺乏、乏力、腹胀、厌食油腻、上腹胀痛等,个别有皮肤黄染或巩膜黄染等,肝区叩痛或肝大,肝功能异常,血清肝炎病毒标志物阳性。

3. 神经系统疾病 脑膜炎、脑炎、脑水肿、颅内占位病变均有颅内压增高,常发生喷射性呕吐,呕吐前有剧烈头痛。脑脊液检查有助于诊断脑膜炎,头颅 CT、MRI 检查对占位病变诊断价值大。妊娠滋养细胞疾病 / 肿瘤合并颅内转移,脑脊液及血清 HCG 均可增高。

4. 韦尼克脑病 因妊娠后维生素 B 摄入不足,可引起神经、精神症状,表现为眼球震颤、视力障碍、共济失调、急性语言障碍,逐渐出现精神迟钝、嗜睡、昏迷,少数可有呼吸麻痹、肺水肿,不及时治疗可致死亡。临床以眼肌麻痹、共济失调、精神意识障碍三联征为主要表现。

5. 泌尿生殖系统疾病 肾盂肾炎、尿毒症、泌尿道结石、卵巢肿瘤扭转等泌尿生殖系统疾病患者若妊娠,也可出现恶心、呕吐,应予以鉴别。除病史询问及相关检查外,应作尿常规、肾功能、B 超、肿瘤标记物等检查。

6. 代谢性疾病 如泌尿系统酮症酸中毒、艾迪生病、甲状腺功能亢进合并妊娠。

7. 妊娠相关疾病 如妊娠期急性脂肪肝、子痫前期。

九、治疗原则

1. 轻微的妊娠恶心、呕吐可通过调整生活方式和饮食而缓解。建议少量多餐,饮食清淡富有营养,避免辛辣和高脂肪食物,禁用铁剂。

2. 非药物治疗中,除上述外可使用 250mg 姜粉胶囊以减少呕吐;中医针刺治疗对改善呕吐也有效。

3. 药物治疗中以多种维生素,尤其是维生素 B_6 可明显减轻严重呕吐;也可用抗组胺 H_1 受体拮抗剂或甲氧氯普胺。

4. 妊娠剧吐者应补液,对症治疗。

5. 其他原因引起的恶心、呕吐,宜与相关专科医师会诊后商定治疗方案。

6. 药物治疗时,应注意药物对胎儿的影响。

7. 如出现持续黄疸、体温升高(持续 38℃ 以上不退者)、蛋白尿、心动过速(≥ 120 次 /min)、韦尼克脑病等,应终止妊娠。

（石一复）

第三节 阴道流血

阴道流血是妇产科疾病的常见症状。妊娠早期常有阴道流血,可以是妊娠本身异常,或是合并外阴、阴道、宫颈、子宫等部位病变所致,还可因创伤、生殖系统赘生物(良性、恶性)、炎症、血液系统疾病或凝血功能异常等导致。

一、病史要点

1. 应了解妊娠前的月经情况及本次停经史;现有阴道流血是由妊娠引起,还是由其他非妊娠因素所致。

2. 本次停经后有无早孕反应及其程度。

3. 阴道流血情况 停经多少天后出现流血,流血的量及色泽,是间隙性还是持续性,有无组织物排出等。出血前有无诱因,如性交、外伤、劳累、发热、特殊药物使用史等。原先有无宫颈息肉、子宫黏膜下肌瘤等。

4. 伴随症状 有无腹痛,腹痛的部位、性状、持续时间;有无特殊饮食史,有无腹泻等。

5. 以往有无出血倾向 如齿龈出血、皮下出血、瘀血、瘀斑,或稍有皮肤损伤则不易凝血等病史。

二、体格检查及妇科检查

1. 体格检查 注意患者就诊时的表情、步态;测量血压、脉搏、呼吸、体温;有无贫血貌或痛苦表情;有无休克体征;有无腹部压痛、反跳痛;有无触及包块,包块大小,是否位于下腹部等。

2. 妇科检查 有阴道流血者需做妇科检查,检查前宜排空膀胱,并作外阴阴道消毒。观察外阴流血和血迹情况;观察外阴、尿道口、阴道,有无充血、损伤、赘生物等;阴道内血液多少、色泽,有无组织、赘生物或创伤;宫颈口有无炎症、裂伤、糜烂、赘生物、组织堵塞、出血,出血的性状及出血量等;检查子宫大小、软硬度与停经时间是否相符,有无压痛;附件区有无增厚、压痛、包块。

三、辅助检查

1. 血常规及凝血功能测定。

2. HCG 测定 对诊断有无妊娠、流产,以及异位妊娠、妊娠滋养细胞疾病、肿瘤有帮助。

3. B超检查 子宫大小与停经周数是否相符；宫腔内有无胚囊、胚芽、胎心搏动等；附件有无肿块及盆腔器官有无异常。

四、鉴别诊断

1. 流产 早期妊娠阴道流血中以各种流产最为多见。凡妊娠不足 28 周，胎儿体重不足 1 000g，终止妊娠者为流产。流产小于 12 孕周为早期流产，60% 发生在孕 12 周之前；大于 12 孕周至不足 28 孕周称晚期流产。

无外源性因素在黄体后期 β-HCG 升高，但没有延迟月经周期而终止妊娠者称月经样流产，即辅助生殖技术应用后常称的生化妊娠。

若在黄体期 11~13 天起 β-HCG 上升数天，然后再次降为小于 5mIU/ml，月经延迟，但未超出原月经周期 14 天而终止妊娠者，称临床前流产（易误认为生化妊娠）。

若 β-HCG 升高 11~13 天后仍继续妊娠，但在孕早期发生流产，称临床妊娠流产。

正常妇女每个月经周期妊娠的概率约为 15%~20%，但不包括月经样流产和临床前流产。

也有报道 β-HCG 检测，在排卵周期丢失率分别为 43% 和 62%，多为临床前妊娠。所以正常妇女流产率难以确定，相当多的流产发生在非常早期。在着床前数天，需靠实验室检查才能作出诊断（亚临床的自然流产易误认为月经周期稍延长、月经量增多或阴道流血）。

流产的转归为先兆流产、难免流产、完全流产、不全流产、稽留流产，还有感染性流产、反复自然流产、习惯性流产等（表 1-3-1）。

2. 异位妊娠 异位妊娠是指受精卵在正常宫腔着床部位（子宫底部及子宫前、后壁）以外着床发育。最常见的是受精卵在输卵管壶腹部着床，形成输卵管妊娠，还可有峡部、伞部、间质部之分。异位妊娠中还有卵巢妊娠、子宫角妊娠、峡部妊娠、憩室妊娠、宫颈妊娠、腹腔妊娠、宫内宫外同时妊娠、输卵管葡萄胎和绒癌、肝脏妊娠、脾脏妊娠等。又因剖宫产术增多，辅助生殖技术的开展，新型的剖宫产瘢痕妊娠、辅助生育后异位妊娠增多，故应对正常宫内妊娠、异位妊娠进行鉴别，若考虑异位妊娠时，则上述多种异位妊娠的类型也应予以鉴别。

表 1-3-1 常见流产的鉴别诊断

鉴别点	类型 先兆流产	难免流产	不全流产	完全流产	稽留流产
阴道流血	量少	逐渐增多	持续大量流血	逐渐停止	无出血或少量流血
腹痛	轻或无	阵发性下腹痛、较重	较轻	胚胎排出后逐消失	不明显
宫颈口	闭	有扩张、可见组织物堵塞宫口	有血液自宫口流出，可见部分组织堵塞宫口	关闭	未开和关闭
子宫大小	与停经月份相符	与停经月份相符或略缩小	小于停经月份	接近正常大小	较停经月份小，典型者小于 2 个月
妊娠转归	可安胎后继续妊娠或发展为难免流产或稽留流产	发展为完全流产或不全流产	妊娠停止	妊娠结束	妊娠停止，个别合并部分性葡萄胎
血清 β-hcg	不同程度升高	较正常妊娠为低，但仍有不同程度升高，也有明显下降	明显下降或阴性	转阴性	可略升高或明显下降
B超检查	宫腔内有胚囊及胎心搏动	宫腔内回声异常，无胎心搏动，孕囊缩小皱缩	宫腔内异常回声，胚胎组织不明显，宫颈、子宫下段有胚胎样物	宫腔无妊娠物或有少量积血	子宫、胚胎均小于停经月份，无胎心搏动，宫内妊娠物不清

因异位妊娠的环境不能形成蜕膜或组织均不如正常的子宫肌层，胚胎组织发育到一定程度均为流产和破裂，引起腹腔内出血，胚胎常早期死亡，而异位妊娠后内分泌变化，使子宫内虽无妊娠，但子宫内膜也有蜕膜形成，当胚胎死亡，内分泌变化，使子宫腔蜕膜失去激素支持而剥脱，引起阴道流血。所以各种异位妊娠者有停经史，一段时间后即有阴道流血。一般出血少，淋漓不净，也有腹痛，程度不一，当异位妊娠所在部位破裂时，则腹痛剧烈，同时有内出血，出现休克症状、贫血貌等。腹腔检查有移动性浊音。后穹窿或腹腔穿刺可有不凝的陈旧性或新鲜血液，或其中可混有小血块。血清 β-HCG 均可不同程度升高，后有下降趋势。妇科检查阴道内有少量流血，宫颈举痛，穹窿触痛，下腹部压痛，尤其是病变侧，甚至可触及不整包块。子宫正常大小，当大量腹腔内出血时，可有子宫漂浮感。B 超检查可协助诊断，腹腔积液量的估测，附件包块或不同部位的图像改变，除宫角妊娠、剖宫产瘢痕妊娠等外，子宫腔内未见妊娠物，均有助于鉴别和诊断。

3. 葡萄胎

（1）停经后阴道流血是最常见症状，大多为停经 2~3 个月后出现不规则阴道流血，多少不定，暗红或鲜红色，多量出血或有血块和组织排出时，应仔细辨认有无水泡样组织。

（2）患者停经后妊娠反应较剧，恶心、呕吐较正常妊娠出现早，持续时间长。

（3）子宫常大于妊娠月份，少数可与妊娠月份相符，甚至有小于妊娠月份者。

（4）多普勒胎心仪测定未闻及胎心搏动。

（5）附件一侧或双侧常可扪及增大的妊娠黄素囊肿。

（6）血清 β-HCG 通常较正常妊娠明显升高。

（7）B 超检查见子宫增大，宫内可无或有妊娠物（前者常为完全性葡萄胎，后者为部分性葡萄胎）。完全性葡萄胎的 B 超检查图像为宫内回声丰富，充满闪亮、密集光点，如雪花状或兼有蜂窝状。部分性葡萄胎宫内可有妊娠物，但 B 超检查可见部分有上述图像，故也应与其他流产相鉴别。

4. 外阴、阴道及宫颈赘生物

（1）尖锐湿疣：外阴、阴道、宫颈易因人乳头瘤病毒（human papilloma virus，HPV）感染，而有尖锐湿疣生长。妊娠者因免疫功能、激素水平变化（雌激素水平增高为主）、血流丰富等因素，尖锐湿疣生长迅速，形成大小不等的菜花样物，分别在外阴、前庭、阴道、宫颈生长，也可波及会阴和肛门部位。

早期为淡红色疣状丘疹，以后逐渐增大融合成大小不等的乳头状或鸡冠样表面突起，质脆，触之可脱落或出血。

此病在妊娠各期均可见，在门诊要求人工流产者中仔细检查常可发现。未及时处理者，孕晚期尖锐湿疣可形成巨块状，在外阴、阴道、宫颈部发生，甚至可阻塞产道或引起大出血。最后诊断需病理确诊。

（2）宫颈息肉：孕妇宫颈息肉可为原已存在未予处理者，也有妊娠后出现或妊娠后增大者，易在妊娠期引起阴道流血。宫颈息肉是由于慢性炎症的刺激，宫颈管黏膜局部增生，逐向宫颈外口突出；也有蜕膜息肉，是妊娠后蜕膜在高浓度的雌、孕激素作用下形成，严重者可逐渐向宫颈外口突出。

宫颈息肉大多为良性，极少数有恶变。因息肉易出血，应及时鉴别和处理。宫颈息肉常为红色，若伴有感染则可呈暗红色，上有少许脓性分泌物或与血液混合，质脆、软，大多有蒂，易于摘除，摘除物应送病理检查。

（3）子宫黏膜下肌瘤：子宫肌瘤是最常见的良性肿瘤，50% 左右的育龄妇女患有子宫肌瘤。子宫肌瘤合并妊娠虽发病率较低，但妊娠合并子宫肌瘤对妊娠、分娩及产后子宫复旧均有影响。偶有带蒂的子宫肌瘤或宫颈管的黏膜下肌瘤可脱出子宫颈口或在宫颈管处，引起阴道流血或分泌物增多。子宫颈和子宫黏膜下肌瘤质较硬，表面光滑，呈红色或表面血管明显，伴感染时可呈灰暗色或表面有脓性分泌物或脓痂样物。通过妇科检查及阴道窥器检查，易于发现本病。

（4）宫颈上皮内瘤变（cervical intraepithelial neoplasia，CIN）和宫颈癌合并妊娠：在妊娠各期均可有引起阴道流血，根据肉眼所见、细胞学、HPV、阴道镜、病理检查等易于诊断。

宫颈癌是女性生殖系统最常见的恶性肿瘤。宫颈癌合并妊娠较少见，通常在妊娠之前已存在宫颈癌，只是未及时发现。早期宫颈癌合并妊娠可无明显症状，随着妊娠发展，可有白带增多、白带内带血，或有少量不规则阴道流血，肿瘤继续发展则阴道流血增多。晚期癌组织呈菜花样，可脱落或形成溃疡，出血增多。

妊娠早期也应作宫颈癌筛查,妊娠后有不规则阴道流血应及时做阴道镜检查。早期宫颈癌外观如糜烂样不易区分。除肉眼观察外,必要时应作细胞学、高危 HPV-DNA 分型检测,甚至阴道镜或宫颈活检;若为宫颈上皮内瘤变应定期复查,宜保守观察处理,待产后 6 周后再复查作相应治疗;若为浸润癌,则按早、中、晚不同孕期作相应处理。坚决要求保留胎儿且宫颈癌为早期者,也可作宫颈根治术而保留胎儿及子宫,待分娩后再作相应处理。应与此类患者充分沟通,说明利弊和风险等。

5. 创伤　妊娠期阴道黏膜充血、水肿,会阴及生殖器官血流丰富,阴道壁结缔组织疏松、变软,又因妊娠后子宫增大压迫盆腔静脉及下腔静脉,部分孕妇可出现阴道、外阴静脉曲张,常可因外伤、冲撞、劳动时外阴部受伤或粗暴性交后导致外阴、阴道或阴道穹窿裂伤,即阴部、阴道血肿或流血,因血肿和疼痛也可影响排尿,出现尿潴留、尿痛等症状,继发感染还可有发热等。妇科检查和阴道窥器检查可见损伤部有鲜红色渗血或活动性出血,阴道或肛查可扪及血肿,严重者可有阴道穹窿裂伤或宫颈裂伤,甚至可波及子宫或阔韧带。一般根据外伤史、妇科检查和阴道窥器检查可以诊断。

（石一复）

第四节　尿急、尿频及尿痛

妊娠早期增大的子宫在盆腔内压迫膀胱,同时由于孕激素的作用,妊娠期泌尿系统平滑肌肌张力降低,肾血流量及肾小球滤过率增多,孕妇夜尿次数增多,为生理性尿频。当增大的子宫完全进入盆腔,反而解除了对膀胱的压迫,症状随之消失。若妊娠早期出现尿频,伴有尿急、尿痛,则一般为病理性,应引起重视,多数为下尿路病变所致,也有少数与上尿路病变有关。

一、病史要点

1. 询问月经史及末次月经,计算妊娠孕周。

2. 了解排尿异常情况,包括日间或夜间排尿次数,每次排尿量、色泽,有无尿急、尿频、尿痛,与饮水量是否有关。

3. 有无诱因,如个人卫生、有无性生活、有无尿道口炎症或创伤。

4. 尿痛是贯穿整个排尿过程,还是在排尿开始或终末出现。

5. 有无血尿,血尿的色泽及发生在排尿过程的时间。

6. 妊娠前有无泌尿系统症状或疾病史,如炎症、结石,发作是否频繁及诊治情况。

7. 有无尿失禁现象。

二、体格检查及妇科检查

1. 体格检查　注意全身状态,有无发热、急腹症,肾区有无叩痛,下腹有无压痛。

2. 妇科检查　尿道口有无充血、炎症;经产妇应注意阴道前壁有无膨出及其程度,宫颈外口位置,有无子宫脱垂;双合诊检查子宫大小,膀胱部位有无压痛,附件有无包块,包块与子宫和膀胱的关系,有无压迫现象。

三、辅助检查

1. 血常规检查　注意有无贫血、溶血,白细胞有无增多。

2. 尿常规检查　pH、白细胞数、尿糖等;注意尿色泽,有无肉眼血尿或镜下血尿,必要时做尿培养。

3. B超检查　了解子宫大小,宫内妊娠情况,附件有无肿大,与子宫、膀胱的关系;膀胱内有无肿瘤、结石,肾脏及输尿管有无异常或结石。

4. 膀胱镜检查　必要时行膀胱镜检查。

5. 膀胱功能检查　必要时检查膀胱功能,有无剩余尿等。

四、鉴别诊断

1. 判断是生理性尿频,还是病理性的尿急、尿频、尿痛。

2. 尿路感染　女性容易发生尿路感染,但是否发病取决于机体的防御功能和细菌本身的致病力。正常时排尿可带走大部分细菌,多饮水确保尿路通畅,膀胱能完全排空,则细菌难以停留。育龄妇女由于卵巢分泌雌激素,阴道前庭部的 pH 与阴道 pH 相同,保持在 4.5 左右,不易使细菌繁殖。尿道短,长约 3~5cm,正常情况下肾脏和膀胱储存的尿液是无菌的,但尿道末端常有少量细菌,沿尿道上行细菌数量不多,除非防御功能减弱时。女性妊娠后免疫功能下降,阴道微生态改变,又因尿道解剖因素,妊娠后孕酮增加,输尿管平滑肌蠕动减慢,妊娠尿液成分改变,利于细菌生长,子宫压迫输尿管、膀胱等,尿路解剖和生理改变,故易发生尿路感染,而产生尿急、尿频、尿痛等症状。出现上述症状时,应当鉴别:

(1)尿道炎:有灼热刺痛,排尿时灼热痛加重,尿急、尿频,严重时可有脓尿、血尿。尿道有充血,也可波及尿道旁腺,有脓性分泌物。尿常规检查见尿中白细胞增多,可有红细胞或脓细胞等。

(2)妊娠合并急性膀胱炎:①程度轻重不一,常见症状有尿急、尿频、痛,甚至脓尿、血尿。女性因尿道短而直、性生活、尿道口创伤或个人卫生等因素易使细菌侵入而发病。②尿液检查可有肉眼血尿或全血尿。③发热等全身症状不明显。④尿常规检查有多量白细胞和细菌,也可有少量红细胞。⑤少数可发生终末血尿或全血尿。一般通过病史、临床症状和尿常规检查容易诊断。

(3)妊娠合并尿路结石:①大多既往有病史,或曾有发作;也有因原本未查出或结石小无症状者,此次发病。②主要症状为尿痛和排尿困难、尿流变细、尿频,膀胱结石者甚至需变换体位排尿。③常有尿急、尿频、尿痛、血尿(肉眼或镜下血尿)。④肾结石或输尿管结石常有肾区叩痛或腹部两侧输尿管走行处疼痛。根据结石大小致疼痛程度不一,常在结石降到邻近膀胱入口处,因该处输尿管尤为狭窄,故疼痛明显,有发作绞痛、恶心、呕吐者。⑤B超检查在肾、输尿管或膀胱见到结石可予确诊。

(4)妊娠合并膀胱肿瘤:少见,主要为无痛的全程血尿,反复发作,肿瘤合并感染时有尿急、尿频、尿痛。B超或膀胱镜检查可协助诊断,尤其是膀胱镜或镜下活检可确诊。

(5)妊娠合并急性肾盂肾炎:少见,大多为上行感染,也有少数为血性感染。主要症状为尿频、尿急、尿痛等膀胱刺激症状,也有腰痛和下腹痛、肾区叩击痛。全身症状有寒战、发热、头痛、恶心、呕吐等,伴有白细胞升高和血沉增快。也有肾盂肾炎的临床表现与膀胱炎相似,且两者临床症状有重叠。

3. 阴道前壁膨出 经产妇,尤其是产后休息不好、负重干活、产程延长、有盆底损伤者,易有尿急、尿频,甚至尿失禁。病史询问及妇科检查易于诊断。

五、治疗原则

1. 注意个人卫生、孕期卫生,区分生理性与病理性变化。

2. 多饮水。

3. 适当休息。

4. 抗炎等对症处理。

（石一复）

第五节 白带增多

白带增多是妇产科临床最常见的症状。妊娠后白带会有增多。白带为女性阴道分泌物,是由阴道黏膜渗出物、宫颈管及子宫内膜腺体分泌液混合而成,其形成与雌激素作用有关,在妊娠、炎症、肿瘤等情况下会增多。妊娠早期由于雌激素水平逐渐升高,盆腔血液增加,阴道壁黏膜增生充血,分泌物较平时增多,故妊娠期白带增多,为生理性现象。

白带中还含有阴道黏膜脱落的上皮细胞、大量乳酸杆菌、少量白细胞及数十种微生物。只要分泌物颜色不是黄绿色或灰白色,无特殊异味,外阴无明显湿润,沾污内裤不多,无瘙痒或其他不适症状,基本属于正常。妊娠后白带比平时增多,属于生理现象。能注意个人卫生,妊娠早期作白带检查无特殊后不必多虑。因妊娠后激素影响,盆腔血液循环丰富、阴道微生态变化,易引起病理性白带增多和伴有相应症状,严重者可致宫内感染及影响胎儿。所以妊娠早期白带增多也应引起重视,及时发现病理性白带增多。

一、病史要点

1. 非妊娠期白带的量、色泽、有无异味、白带变化的时间及与月经周期和性生活的关系。

2. 停经妊娠后白带性状、量等变化,与非妊娠时比较有无明显变化。

3. 非妊娠及妊娠后个人卫生状况和阴部护理。

4. 有无伴随症状,如外阴、阴道瘙痒,白带症状明显改变;有无伴有泌尿道症状,如尿急、尿频;有无血性白带及发作次数和诊治经过。

5. 既往有无阴道炎病史,诊治及效果等。

6. 有无糖尿病史及性传播疾病史,诊治及效果等。

二、体格检查及妇科检查

1. **体格检查**　体重、肥胖、全身皮肤情况等。

2. **妇科检查**　外阴分泌物及湿润程度,有无外阴皮损、抓痕,皮肤细小赘生物;阴道前庭有无充血、水肿,尿道口有无炎症;阴道内分泌物量、性状、色泽,阴道壁充血程度,有无出血点、溃疡、赘生物;宫颈有无充血、炎症、赘生物,有无接触性出血;子宫大小,附件情况,盆腔有无炎症等。

三、辅助检查

1. **白带常规检查**　清洁度、pH,显微镜下找念珠菌、滴虫、线索细胞、淋球菌等病原体。

2. 必要时做血培养和药敏试验。

3. 宫颈高危 HPV-DNA 分型监测。

4. 早期妊娠也应询问有无宫颈细胞学检查。

5. 必要时早期妊娠也应行阴道镜检和宫颈活检。

四、鉴别诊断

1. 区分生理性和病理性白带增多。

2. **重点是妊娠早期病理性白带的鉴别**

(1)妊娠合并外阴阴道念珠菌阴道炎:妊娠期雌激素增多,阴道细胞内抗原增多,阴道 pH 改变,酸度增高,适合念珠菌生长繁殖,又因免疫功能下降,妊娠期易合并外阴阴道念珠菌阴道炎。因妊娠合并糖尿病或原有糖尿病者,也易患此病而使白带异常增多,且伴有其他症状。

1)主要为外阴瘙痒,白带增多,典型白带呈白色豆渣样或凝乳块状。

2)外阴、前庭、阴道充血明显,阴道壁黏附白色膜状物,拭去后露出红色阴道黏膜。

3)白带涂片可找到菌丝体或同时有孢子体,与取材和实验室检测有关,也有涂片检测阴性。

4)症状明显但白带常规检查阴性者,宜做白带培养和药敏试验,以查明念珠菌类型(白色念珠菌占 80% 左右),有助于选用药物;妊娠早期合并念珠菌感染者,应注意孕妇用药,忌用对胎儿发育有害的药物。

5)个别患者在病史询问后需做宫颈高危HPV-DNA 分型检测或淋病双球菌检测。

(2)妊娠合并滴虫性阴道炎:为妊娠常合并的阴道炎,主要由阴道毛滴虫感染所致。

1)主要表现为外阴瘙痒,白带增多,呈灰黄色、黄绿色,稀薄,量多,呈泡沫状,有臭味。

2)外阴、前庭、阴道充血,外阴有抓痕。

3)阴道黏膜充血,可为点状出血点或斑。

4)白带 pH 常为 5.2~6.6,适合阴道毛滴虫生长。白带常规悬滴法找到阴道毛滴虫可确诊。白带常规检查在冬季应注意室温,否则影响检测。

(3)妊娠合并细菌性阴道病:为妊娠常合并的阴道炎,对围产有影响,应予重视。主要因阴道微生态失调,阴道乳酸杆菌明显减少而加德纳菌和多种厌氧菌增多而引起,部分可合并支原体感染。

1)可有白带增多,灰色,稀薄,均质,有鱼腥味。

2)外阴瘙痒,阴道烧灼感。

3)白带检查主要找线索细胞。

4)临床诊断主要采用 Amsel 检查:①阴道pH 多为 5.0~5.5;②均质稀薄的阴道分泌物;③阴道悬滴法可找到线索细胞;④胺试验阳性。上述有 3 条符合即可诊断为细菌性阴道病。也有人认为诊断疾病主要应找到线索细胞。

(4)妊娠合并宫颈 HPV 感染:临床多见,与宫颈癌前病变(宫颈上皮内瘤变)和宫颈癌关系密切。妊娠合并宫颈 HPV 感染者,也可有白带增多。患者有的在孕前知晓,有的在孕后宫颈筛查中发现。有关宫颈 HPV 感染能否妊娠还有争议,目前不能一概而论,应从多方面考虑:①是否合并下生殖系统其他感染,如细菌性阴道病等,建议治疗合并感染后再妊娠。②有无肉眼可见的尖锐湿疣,在妊娠前发现者应诊疗后再妊娠。③ HPV 阳性者首先确定 HPV 类型,HPV16、HPV18 及其他基因型需做液基薄层细胞学检查(thin-prep cytology test,TCT)。如 HPV、TCT 均异常,应做阴道镜检查和宫颈活检。HPV 感染妊娠者对胎儿有影响,通过宫内垂直传播可致胎儿先天性畸形或异常;母患尖锐湿疣可通过产道感染新生儿皮肤、黏膜,也有新生儿喉部感染和乳头状瘤;剖宫产通过羊水,也可致新生儿喉乳头状瘤,也易致流产、死胎、死产、胎儿生长迟缓、胎儿窘迫等。妊娠期 HPV 感染对母体也有影响,因其免疫功能下降、盆腔充血、白带增多,使孕期 HPV 或其他病原体(细菌、病毒、衣原体等)感染增加。所以妊娠合并宫颈 HPV 感染者除白带增多外,还有母婴其他相关问题需考虑。

(5)妊娠合并淋球菌感染:可在妊娠前已感染,也可在受孕后感染或人工授精时感染。可发生下尿路 - 生殖系统感染,急性期可有急性淋病性尿道炎、前庭大腺炎、宫颈炎,慢性期可有尿道炎、前庭大腺炎、宫颈炎等。上述三者同时存在,称淋病三特征。

患者可有白带增多及尿急、尿频、尿痛等泌尿系症状,急性期还有发热等;做涂片检查、培养、间接酶免疫测定等淋球菌检测有助于诊断。

淋病与围产关系密切,易致胎膜早破、羊膜腔内感染、早产,分娩时引起滞产等;产后淋球菌易致上行性感染,发生产后发热、败血症,继发不孕、宫外感染;新生儿易致眼部感染、结膜炎,甚至致盲。

五、治疗原则

1. 区分生理性或病理性白带增多,对症治疗。
2. 注意孕妇治疗原则。

(石一复)

第六节 妊娠早期腹痛

腹痛是妊娠期常见症状之一,其病因众多,除妊娠本身的合并症和并发症外,还与内科、外科、消化科、泌尿科等相关学科有关,错综复杂。在诊断和鉴别诊断时应全面考虑,仔细采集病史,注意腹痛的各自特点和详细检查,结合辅助诊断才能作出诊断和合理处理。

妊娠早期急腹痛主要由妊娠合并症或并发症所致,常见有异位妊娠、流产、妊娠合并卵巢囊肿蒂扭转或发生破裂;妊娠合并子宫肌瘤红色性变,子宫扭转,妊娠合并阑尾炎、胰腺炎、胆囊炎、胆结石、急性胃肠炎、输尿管结石、肾结石等;也有瘢痕子宫(有广义和狭义瘢痕子宫之分)、妊娠后子宫破裂或其他少见的腹痛。在诊断和处理时常需邀请有关学科医师会诊。

一、病史要点

1. **月经史** 了解月经情况、末次月经时间,确定有无停经史,是否合并妊娠和估计妊娠孕周。
2. **孕育史** 以往妊娠、分娩次数,有无不良妊娠史和手术产史。
3. **妇科病史** 有无子宫肌瘤、卵巢肿瘤史。
4. **内外科疾病史** 消化系统、泌尿系统等疾病史。尤其是胆囊炎、胆石症、胰腺炎、阑尾炎、尿路结石病史和每次发病情况。有无不洁饮食史和暴饮暴食、过多进食油腻等。
5. 详细了解腹痛开始时间及腹痛部位,腹痛部位是否固定、游走或有放射痛。结合妊娠子宫大小考虑腹痛部位与相应脏器位置的关系和变化。注意疼痛性质,如压迫痛、绞痛、撕裂样等及持续时间。
6. **伴发症状** 如体位突然改变;进食史;排尿情况,有无血尿;有无恶心、呕吐,腹泻次数,大便性状,有无里急后重、肛门坠胀;有无发热、贫血、晕厥、休克症状等。

二、体格检查及妇科检查

1. **体格检查** 测量血压、脉搏、呼吸、体温,有无贫血和休克症状;注意就诊时的精神状态,有无痛苦面容。重点检查腹部,有无压痛及反跳痛、肌紧张、膨隆,主要疼痛部位,波及范围,有无移动性浊音,肠鸣音强弱,肾区有无叩击痛,沿输尿管走行方向检查两侧腹部有无压痛。
2. **妇科检查** 了解是否妊娠,孕周,子宫大小,是否与停经月份相符,有无突起、压痛,宫口有无张开或闭合,有无举痛,穹隆部有无触痛,是否饱满,宫颈口有无组织堵塞,有无出血,出血量和色泽等;附件有无肿块,肿块的大小、质地、活动度、表面是否光滑、与子宫的关系、与子宫连接处有无压痛。

三、辅助检查

1. 血清 HCG 检测,了解妊娠与否及相关疾病。
2. 血常规、电解质、肝肾功能检查和淀粉酶测定。
3. 尿常规检查。
4. 便常规检查。
5. **阴道后穹隆穿刺** 必要时行阴道后穹隆

穿刺,抽出不凝血考虑异位妊娠、子宫破裂等;浑浊、淡黄色或有黏稠液体、脓肿考虑为卵巢囊肿破裂或脓肿破裂、瘢痕渗出液。穿刺液应送检做相应测定,可协助鉴别。

6. B超检查　盆腔 B 超检查注意子宫大小、与停经月份是否相符,宫腔有无妊娠物,子宫有无合并肌瘤或子宫发育异常;附件区包块;盆腔积液(液体、腹水、脓液等);上腹部检查胆囊、胰腺;肾区或输尿管行走处查有无结石等。

四、鉴别诊断

1. 流产。
2. 异位妊娠。
3. 妊娠合并子宫肌瘤。
4. 子宫发育畸形合并妊娠。
5. 妊娠合并卵巢肿瘤蒂扭转或破裂。
6. 妊娠合并急性盆腔脓肿。
7. 妊娠合并急性阑尾炎。
8. 妊娠合并子宫扭转。
9. 妊娠合并急性胃肠炎。
10. 妊娠合并急性胆囊炎、胆结石。
11. 妊娠合并急性胰腺炎。
12. 妊娠合并泌尿系统结石。

(石一复)

第二章

中晚期妊娠症状

第一节 宫高与腹围异常

一、宫高、腹围过大

(一)定义

妊娠中晚期宫高、腹围在第 90 百分位数以上,为宫高、腹围过大。

(二)原因

妊娠中晚期宫高、腹围过大,可见于多胎妊娠、羊水过多、巨大儿、胎儿水肿、妊娠合并肿瘤(卵巢肿瘤、子宫肌瘤)、妊娠合并腹水(肝病、恶性肿瘤),也可因过度营养、营养过剩或营养不良低蛋白血症腹水所致。

(三)临床表现

1. 患者自觉腹部憋胀、下坠感,下肢水肿等压迫症状;如果肿物较大或腹水过多会感觉气促或呼吸困难。肠梗阻患者可出现恶心、呕吐、腹胀、停止排气排便等典型症状。

2. 妊娠合并肿瘤者腹部可触及包块,良性肿物边界清楚,一般活动度好。子宫肌瘤变性及囊肿蒂扭转者可触及压痛。少量腹水应取肘膝位进行叩诊,若平卧位时脐部叩诊鼓音,而肘膝位变为浊音,提示有腹水存在。中度腹水可检出移动性浊音。大量腹水时可出现振水音。如腹腔有粘连,腹水被包裹分隔,影响流动,此时移动性浊音可不明显。

3. 妊娠期高血压疾病及糖尿病等并发症的症状。

(四)病史询问及相关检查

1. **病史** 本次妊娠情况,如末次月经、月经周期、早孕反应出现时间、胎动出现时间以确定孕龄,本次妊娠后产前检查情况。出现宫高、腹围异常时间,有无伴随症状。以往病史,有无子宫肿瘤、卵巢肿瘤等,以及内科合并症(高血压、糖尿病等)。平时及本次妊娠后营养状况。

2. **体格检查及产科检查** 测宫高、腹围与正常妊娠进行对照。产科四部触诊:了解胎心音,进行胎儿安危评估;了解患者腹壁张力、有无腹壁水肿。

(五)辅助检查

1. **常规检查** 血常规,尿常规,肝、肾功能,血型,血清人绒毛膜促性腺激素。

2. **B超检查** 了解单胎或多胎、胎儿生长发育情况、羊水量、是否巨大儿,有无肿瘤及其大小、部位,初步区分肿瘤的囊实性,有无腹水。

3. **肿瘤标记物检测** 用于疑合并肿瘤者。

4. 有关糖尿病、肝病等相关产前检查。

(六)鉴别诊断

1. **羊水过多** 羊水量超过 2 000ml 为羊水过多,若在数日内或短期内羊水急剧增加超过 2 000ml,为急性羊水过多。多数羊水过多患者羊水量在数周或更长时间内逐渐增加,为慢性羊水过多。羊水过多常与胎儿畸形、多胎妊娠、妊娠期糖尿病、胎盘脐带病变、母儿血型不合等有关。B超检查时最大羊水暗区垂直深度 $\geq$ 8cm,8~11cm 为轻度羊水过多,12~15cm 为中度羊水过多,>15cm 为重度羊水过多;羊水指数(amniotic fluid index,AFI) $\geq$ 25cm,25~35cm 为轻度羊水过多,36~45cm 为中度羊水过多,>45cm 为重度羊水过多。B超检查时常可发现胎儿畸形,如胎儿神经系统和消化道畸形。

常在妊娠 20~24 周时出现腹围增大;患者同时出现腹胀、呼吸困难、心悸、下肢水肿、外阴水肿、行动不便。体格检查时有呼吸增快、脉搏增快,腹围及宫高超过相应孕周,腹壁张力高,触诊胎位不清,听诊胎心音不清或轻。超声检查可以确诊,一般采用指数法计算羊水量。

2. 多胎妊娠 一次妊娠宫腔内同时有两个或两个以上胎心时称为多胎妊娠,以双胎妊娠多见。近年来,随着辅助生殖技术的发展和促排卵药的广泛使用,多胎妊娠发生率明显上升。

(1)临床表现:患者可有多胎妊娠家族史或辅助生殖治疗史。早孕反应较重,持续时间长,孕妇体重和腹部增长迅速,易出现腰酸背痛、呼吸困难、行走不便、腹壁及下肢水肿、静脉曲张或痔疮。

(2)产科检查:子宫大小大于孕周,妊娠中、晚期腹部可触及多个小肢体,胎头较小,与子宫大小不成比例,不同部位可听到两个或两个以上胎心,听诊1分钟两个胎心率相差10次以上。腹部四步触诊双胎时多为纵产式,以两个头位或一头一臀位常见。

(3)超声检查:孕35天以上宫腔内可见两个妊娠囊,孕6周可见两个原始心管搏动;可确定胎位及胎心发育情况,可筛查有无胎儿结构畸形,如连体双胎、开放性神经管畸形,确诊羊水过多等。

3. 巨大儿 巨大儿是指胎儿体重达到或超过4 000g。临床营养过剩易致巨大儿增多,也与孕妇肥胖、糖尿病、过期妊娠、父母身材高大、遗传、种族、民族等因素有关。既往多有巨大儿病史、糖尿病史或家族史。妊娠期体重增加迅速,腹部沉重,两肋胀痛,妊娠晚期出现心悸、气促和呼吸困难等症状。

(1)产科检查:腹部明显膨隆,宫高 >35cm,触诊胎儿肢体大,先露高浮,头先露者跨耻征阳性,听诊胎心音清晰。

(2)超声检查:胎儿双顶径、股骨长、腹围、头围等生物指标,可知是否为巨大儿。巨大儿双顶径超过98mm,股骨长超过78mm。

4. 胎盘早剥 胎盘早剥(premature separation of placenta)是指妊娠 20 周后或分娩期,正常位置的胎盘在胎儿娩出前部分或全部从子宫壁剥离。胎盘早剥是妊娠晚期的严重并发症,往往起病急骤,进展快,如诊断、处理不及时会发生严重并发症,如弥散性血管内凝血(diffuse intravascular coagulation,DIC)、肾衰竭及产后出血。胎盘早剥的临床表现因剥离部分的大小及出血的类型而异。

(1)临床表现:患者多有妊娠期高血压疾病或外伤史。①腹痛:胎盘早剥可引起持续性腹痛,多见于隐性出血形成较大的胎盘后血肿者,表现为腹部撕裂样痛或剧烈胀痛。轻型的胎盘早剥多以轻度腹痛为主。②阴道出血:大部分分娩期轻度胎盘早剥表现为阴道出血,量较多,色暗红;严重的胎盘早剥可以无明显阴道出血。③其他表现:严重的胎盘早剥可短时间内出现恶心、呕吐、面色苍白、出汗、脉弱、血压下降等休克征象。阴道不流血或少量流血,贫血程度与外出血不相符,常为隐性胎盘早剥。子宫坚硬如板状,腹肌紧张,压痛显著,子宫收缩间歇不明显,严重者呈持续性收缩。子宫因胎盘后积血而逐渐膨大,宫底明显增高,胎儿肢体摸不清,胎心、胎动消失,患者有明显失血性休克表现。

(2)辅助检查:①实验室检查:血常规检查、凝血功能检查、DIC 筛选试验(血小板计数、凝血酶原时间、纤维蛋白原测定)及纤溶确诊试验(凝血酶时间、优球蛋白溶解时间、血浆鱼精蛋白副凝试验);肾功能检查。②超声检查:表现为胎盘后血肿、胎盘增厚、绒毛膜板下血肿、后壁胎盘早剥时胎儿靠近子宫前壁及羊水内异常回声。如血液沿胎盘边缘渗入羊膜,可使羊水变为血性,超声图像上可见羊水内出现流动的点状回声。回声分布稀疏,多集中于病灶附近。

5. 母儿血型不合 胎儿由父母遗传而获得的血型抗原为母亲所缺少,则刺激母体产生免疫性抗体,该抗体可进入胎儿体内与胎儿红细胞表面抗原结合,致红细胞凝集和破坏而产生溶血。溶血可导致胎儿水肿和腹水,可致胎儿增大。溶血症主要有 Rh 血型不合、ABO 血型不合和 MN 血型不合三种。患者常有流产、早产、死胎或输血史。胎儿或新生儿溶血者表现为贫血、水肿、腹水、肝大、脾大、黄疸等,孕妇腹围常增大。

(1)超声检查:可了解胎儿情况。

(2)其他辅助检查:如孕妇血型为 O 型,丈夫为 A 型、B 型或 AB 型,则胎儿有 ABO 血型不合的可能;如孕妇为 Rh 阴性,丈夫为 Rh 阳性,则有 Rh 血型不合的可能。孕妇血清抗 A(B)IgG ≥ 512,Rh 抗 D 效价 ≥ 1:32,则可能发生溶血病。羊水胆红素测定也可判断溶血的发生。

6. 妊娠合并胎盘绒毛膜血管瘤 是一种少见的良性毛细血管瘤,血管瘤小,埋于胎盘内不易被发现,若直径 >5cm 者可并发羊水过多。患者大多无症状,偶感腹部胀痛或阴道流血、早产,腹部检查宫高可超过妊娠相应孕周,常合并羊水过多、血压升高、胎儿偏小。

辅助检查:B超检查胎盘可见包块与胎盘的关系,常突向羊膜腔,也常见羊水过多,胎儿生长受限。

7. 葡萄胎 根据胎盘绒毛变性的程度可分为完全性葡萄胎和部分性葡萄胎两类,前者是整个胎盘的绒毛均变成水泡状占满宫腔,胎儿及其附属物缺如;后者仅为部分胎盘绒毛呈水泡状,可合并或无胚胎或胎儿组织,胎儿大多死亡,常伴有发育迟缓、畸形,个别胎儿可存活。

葡萄胎大多出现在孕早期;也可出现在孕中期或晚期,此期中的部分性葡萄胎易有羊水过多、胎儿畸形;也有双胎之一葡萄胎,可在孕中、晚期发现。双胎之一完全性葡萄胎的特点是胎儿共存或无法存活,胎儿核型正常者存活率可达2.4%,孕28周之后存活率为69%。孕中期可有妊娠期高血压疾病、甲亢、胎膜早破,晚期流产率高,日后发生持续性妊娠滋养细胞肿瘤的概率高。患者出现妊娠反应早且重,阴道不规则出血,个别可有大出血。偶有于孕中、晚期发现。

(1)妇科检查:典型者子宫大于停经孕周,腹部增大、柔软,除部分性葡萄胎和双胎之一葡萄胎外,常触不到胎儿肢体。通常无胎心或属双胎之一葡萄胎或部分性葡萄胎合并胎儿未死亡前可闻及胎心音。

(2)超声检查:典型完全性葡萄胎宫腔内可见落雪状或蜂窝状改变,无胎儿及附属物,部分性葡萄胎可见胚胎或胎儿,胎盘部分如落雪状或蜂窝状改变,若为孕中期或晚期则常见有胎儿畸形、羊水过多;也可观察卵巢有无黄素囊肿。双胎之一葡萄胎B超检查可见相应改变,B超检查对诊断葡萄胎、胎儿畸形、羊水过多等均价值较大,是临床常用的检查方法。

(3)辅助检查:葡萄胎时HCG常可明显甚至异常升高。但有少数葡萄胎,尤其是部分性葡萄胎因绒毛膜退行性变,HCG升高不明显。B超下经腹绒毛活检、羊水细胞核型分析、荧光原位杂交(fluorescence in situ hybridization,FISH)也用于双胎之一葡萄胎的产前诊断。

8. 妊娠合并妇科肿瘤 常见有子宫肌瘤、宫颈癌和卵巢肿瘤,且均较巨大,可在妊娠中、晚不同时期被发现,易与增大的子宫相混淆。孕前若

有子宫肌瘤、宫颈病变和卵巢肿瘤病史,妊娠后子宫增大迅速者尤应注意。

(1)临床表现:妊娠合并子宫肌瘤者,在妊娠期易发展、增大,可使宫高上升,位于宫底或子宫前壁的肌瘤易触及,若为子宫肌壁间肌瘤,均匀性增大者与妊娠子宫合一,则与增大子宫难以区别,宫颈体积明显增大者需要排除宫颈肌瘤或宫颈癌可能;卵巢肿瘤可位于子宫一侧或双侧,巨大者超出盆腔,甚至占据腹腔大部分,难以触及子宫体。后腹膜肿瘤罕见,位于子宫后方,固定,将妊娠子宫推向前方或上方。

(2)辅助检查:超声、MRI及肿瘤标志物检查,有助于诊断和鉴别。

9. 妊娠合并腹水 妊娠合并腹水者在妊娠中、晚期,常见于妊娠期高血压疾病、妊娠合并重症肝炎、妊娠合并心脏病、妊娠合并肾功能不全、妊娠期低蛋白血症、癌性腹水等。

(1)临床表现:患者常为腹部逐渐膨隆,站立时尤为明显,腹水量多时即使卧位也有腹部明显膨隆,叩诊有移动性浊音,增大的子宫于腹中有沉浮感,子宫与腹壁间有液波震荡感。腹水量多时可出现尿少、下肢水肿,又因横膈抬高可有气促、呼吸加快,甚至呼吸困难。

(2)辅助检查:超声检查可见子宫外液性暗区,液平面随体位改变而异。妊娠期高血压疾病者常有血压增高,肝病者有肝功能损害,低蛋白血症者有血清白蛋白降低,肿瘤者血清肿瘤标记物可升高。腹水可做常规细胞学、染色体及肿瘤标记物测定。

10. 妊娠合并肠道肿瘤 包括发生于小肠和大肠的良性、恶性肿瘤。临床表现因肿瘤发生的性质和部位而异。由于妊娠期肿瘤受子宫的影响,早期不容易被发现,可能仅表现为宫高或腹围增大。家族中有结直肠肿瘤病史者,患肿瘤危险性比普通人群要高8倍。大约25%以上的新发患者有结直肠肿瘤的家族史。

(1)临床表现:①腹痛:是最常见的症状,70%的病例均表现有不同程度的腹痛。早期多因肿瘤引起肠蠕动紊乱或牵拉肠系膜所致,疼痛部位与肿瘤位置相对应。一般为脐周隐痛、胀痛,进食后加重。并发梗阻或穿孔时,腹痛加重。②消化道出血:早期肠癌的临床特征主要为便血和排便习惯改变,在癌肿局限于直肠黏膜时便血作为唯一的早期症状者占85%,多为长期便潜血阳性导致贫血,

偶有便鲜血或大量新鲜血便,甚至发生休克。③腹部肿块:近半数病例于腹部可触及肿块,空肠肿瘤常在左上腹部可触及肿块,回肠肿瘤的肿块则多在下腹部或右下腹部可触及。结肠肿瘤检查有腹部膨隆,少数有肠型出现,触诊有部分可触及肿块。④肠梗阻:高位小肠梗阻可表现为上腹不适或疼痛、嗳气、恶心、呕吐等;低位小肠梗阻可表现为脐周疼痛、痉挛性绞痛、腹胀、呕吐等。

(2)辅助检查:①血常规:在肿瘤出血的情况下可出现贫血表现,如红细胞和血红蛋白降低;并发腹腔感染时,白细胞计数升高,中性粒细胞比例增加。②粪便隐血试验:可为持续阳性。③尿5-羟胺吲哚乙酸和血液5-羟色胺测定:如临床表现为类癌综合征,定量测定尿液5-羟胺吲哚乙酸和血液5-羟色胺水平可确定诊断。④小肠钡剂造影:妊娠期慎用。⑤纤维内镜检查:应用内镜检查小肠病变,由于妊娠期操作困难,成功率较低;同时因受内镜视野所限,诊断率不高。⑥超声检查:能较好显示肿瘤的部位、大小、形态、内部结构、与肠壁关系、浸润深度、周围淋巴结,以及远处转移情况。⑦腹部 CT 和 MRI 检查:某些小肠肿瘤如脂肪瘤、平滑肌肿瘤、恶性淋巴瘤有特定的 CT 和 MRI 影像学所见,是有价值的诊断方法。CT 检查还可用于恶性肿瘤分期,一般认为 MRI 检查在孕期是安全的。⑧腹腔镜检查:近年有报道经腹腔镜观察各段小肠,切取部分病变肠管和肠系膜淋巴结并行病理检查,尤其在恶性淋巴瘤与克罗恩病鉴别困难时有一定诊断意义。

11. 妊娠合并腹膜后肿瘤 原发性腹膜后肿瘤是指来自于腹膜后间隙的各种软组织肿瘤,可分为良性和恶性两种类型。腹膜后肿瘤有膨胀性生长、完整的包膜、不易转移、局部易复发等特征。由于肿瘤部位深在,又有一定的扩展余地,发病初期无症状,特别是由于子宫的遮挡,因此早期诊断有一定困难,随着肿瘤的增大、压迫、侵及周围脏器或组织时才出现症状,给彻底治疗增加了难度。

(1)临床表现:①腹部肿块:早期不易发现,一般都是肿瘤生长至相当大时才被发现,肿瘤位置大多数在上腹部或上腹部一侧,开始发生于下腹部者较少。②腹胀:为肿瘤增大所致,其程度大多与肿瘤增长相平行,故早期无腹胀感,随瘤体的增大患者逐渐出现腹胀感,由于胃肠被推移位,常在肿瘤的上方或一侧叩诊呈鼓音,肠蠕动音正常或稍亢进。③腹痛:大多数患者腹部有坠胀感、

沉重感或不适,少数患者疼痛剧烈难忍,常是恶性瘤侵蚀邻近器官或神经所致,肿瘤破裂、出血或引起肠梗阻可突发急性腹痛。

(2)辅助检查:①超声检查:能发现临床尚未触及的肿瘤,显示肿瘤的部位、大小、数目、形态及与周围组织的关系,组织分辨率高,价格低廉,无禁忌证,可作为腹膜后肿瘤首选的检查方法。② CT 和 MRI 检查:能清晰地显示腹膜后解剖,可发现 2cm 以上的肿瘤,准确率和清晰度优于超声检查,可清晰地了解肿瘤大小、质地及其与周围脏器的关系。

12. 妊娠期腹膜后血肿 腹膜后血肿为腹、腰部损伤的常见并发症,可因直接或间接暴力造成。最常见原因是骨盆及脊柱骨折,其次是腹膜后脏器(肾、膀胱、十二指肠和胰腺等)破裂和大血管及软组织损伤,常合并严重复合伤、出血性休克等。

(1)临床表现:患者有腹部或腰背部外伤史。腹膜后血肿也常伴有腹膜刺激征(压痛、反跳痛、肌紧张等),这给确定有无腹内脏器伤带来困难,不伴大血管或重要脏器伤的单纯腹膜后血肿,腹膜刺激征出现较晚且轻微。

(2)辅助检查:X 线检查可见脊柱或骨盆骨折、腰大肌阴影消失和肾影异常等征象,提示腹膜后血肿的可能;B 超和 CT 检查常能提供可靠的诊断依据。

(七)治疗原则

1. 羊水过多合并胎儿畸形宜引产;若胎儿正常应寻找病因,积极治疗。

2. 多胎妊娠应补充营养,防早产,防治并发症;有压迫症状、胎儿畸形、严重并发症或已到预产期未临产者宜终止妊娠;分娩期作好接产和新生儿复苏准备,防止产后出血。

3. 巨大儿应排除糖尿病,放宽剖宫产指征,防止软产道和新生儿损伤,预防产后出血。

4. 葡萄胎应及时终止妊娠,作好随访工作和预防恶变。

5. 妊娠合并盆、腹腔肿块及恶性腹水等应积极处理。

二、宫高、腹围过小

(一)定义

妊娠中晚期宫高、腹围在第 10 百分位数以下,为宫高、腹围过小。

（二）原因

1. 孕周计算错误 月经周期较长或月经稀发者，由于黄体期多恒定于经前 14 天左右，怀孕后其子宫及胎儿大小常比从末次月经第一天起计算的孕周数小，其所差天数约为平日月经周期天数减去 30 天。但需结合早孕反应、尿妊娠试验阳性的日期及早孕期阴道检查情况综合推断。有时尚需排除孕妇因故隐瞒实情的可能。

2. 葡萄胎 若绒毛变性较轻，积血不多，或晚期绒毛变性停止，子宫不再增长，而闭经继续，则子宫可小于相应孕周数。

3. 其他 如胎儿宫内发育迟缓、先天畸形、胎死宫内或稽留流产等。

（三）临床表现

1. 宫高、腹围较同期孕周小，宫底高度 = 孕周 ×7/8，计算出正常的宫底高度。与此相比，若实测宫高小 4cm 以上，表示子宫小于正常。

2. 羊水过少于胎动时可感腹痛，子宫敏感，轻微刺激易引发宫缩，临产后阵痛明显，且宫缩多不协调。阴道检查时发现前羊膜囊不明显，胎膜紧贴胎儿先露部，人工破膜时羊水流出极少。

3. 死胎时自觉胎动消失。

4. 妊娠晚期孕妇每周增加 0.5kg。若体重增长停滞或增长缓慢时可能为胎儿生长受限（fetal growth restriction，FGR）。

（四）病史询问及相关检查

1. 病史

（1）本次妊娠情况，如末次月经、月经周期、早孕反应出现时间、胎动出现时间，本次妊娠后产前检查情况。

（2）出现宫高、腹围异常时间，有无伴随症状。

（3）以往病史及内科合并症（高血压、糖尿病等）。平时及本次妊娠后营养状况。

2. 体格检查及产科检查

（1）测宫高、腹围，与正常妊娠的宫高、腹围对照。

（2）产科四部触诊，胎心音、胎儿安危评估。

（五）辅助检查

1. 常规检查 血常规，尿常规，肝、肾功能，血型，血清绒毛膜促性腺激素。

2. B 超检查 了解是单胎还是多胎、胎儿生长发育情况、羊水量、是否死胎。

3. 高血压及糖尿病的检查。

（六）鉴别诊断

1. 胎儿生长受限 也称胎盘功能不良综合征或胎儿营养不良综合征，是指胎儿体重低于其孕龄平均体重第 10 百分位数或平均体重的 2 个标准差。胎儿生长发育与多种因素有密切关系，如孕妇外环境、孕妇身体的病理生理条件、胎盘和脐带、胎儿本身的内环境等。

（1）胎儿体重、身长和头围均相称，但比正常孕周胎儿小。

（2）外表无营养不良征，器官分化及成熟度与孕周相适应，但各器官的细胞数少。

（3）胎盘较小。

（4）50% 有严重的先天性畸形。

（5）改善胎盘循环及补充热量和氨基酸等效果不明显。

（6）B 超测量胎儿坐高、头围、双顶径、胸围和腹围可助诊断。

此外，孕妇吸烟、酗酒，以及患慢性高血压、肾炎及糖尿病等，都可在早、中期妊娠时影响胎儿发育。

2. 死胎 指 20 周后妊娠产物从母体完全排出之前胎儿已经死亡；20 周之前宜称为稽留流产。可能有外伤及毒物接触史。

（1）临床表现：主要表现为胎动消失、体重不增或减轻、乳房退缩、子宫随孕周增加而缩小，有的孕妇伴有感觉不适、有血性或水样阴道分泌物、嘴里有恶臭气味等。

（2）辅助检查：产检时胎心未闻及，超声检查可确诊。

3. 胎儿畸形 主要有环境因素（如药物、化学物质、毒品等）和遗传因素（如染色体数目或结构异常和性染色体异常等）相关病史。主要表现为神经管畸形（如无脑儿、脊柱裂和脑积水等）、唇裂和唇腭裂及连体双胎等。

辅助检查：主要通过产科超声配合必要的实验室检查明确诊断。

4. 孕期营养缺乏 指由于妊娠期孕妇食物补充不足或营养摄入失衡导致体重下降，胎儿发育不良。最终结果是孕妇的宫高和腹围明显低于正常水平。主要原因有家庭经济条件差、食品短缺或孕妇严重偏食。

（1）临床表现：常见的营养不良患者多呈消瘦型，由于热能严重不足引起孕妇消瘦、皮下脂肪较少、皮肤弹性差、头发干燥易脱落、体弱乏力、萎靡不振。产科检查宫高、腹围小于该妊娠期平均中位数减去 2 个标准差。

（2）辅助检查：主要通过产科超声配合简易营养评价法、简易营养评价精法明确诊断。

5. 孕期合并严重消化系统疾病 孕期合并严重消化系统疾病严重影响营养的吸收或导致营养失衡均可导致体重下降、胎儿发育不良。主要有慢性消化系统疾病的病史。

（1）临床表现：孕妇面色较差，皮肤干燥、弹性差。其他和营养不良的症状类似，产科检查宫高、腹围小于该妊娠期平均中位数减去 2 个标准差。

（2）辅助检查：主要通过实验室检查、生化检查、超声检查，配合简易营养评价法、简易营养评价精法明确诊断。

6. 妊娠合并糖尿病 妊娠合并糖尿病如果病情控制不佳会出现严重的消瘦，导致宫高、腹围减小，主要与胎儿生长受限有关。主要有一级亲属患有 2 型糖尿病；有巨大儿生产史或妊娠期糖尿病病史；有明显"三多一少"，即多尿、多饮、多食和体重减轻；可伴视物模糊，外阴瘙痒。许多患者无任何症状，仅于健康检查或各种疾病就诊化验时发现血糖升高。

主要检查随机空腹血糖及 75g 口服葡萄糖耐量试验。

（七）治疗原则

1. 羊水过少合并胎儿畸形宜引产；若胎儿正常应寻找病因，积极治疗。

2. **胎儿生长受限**

（1）积极营养补充：可增加胎儿营养物质的利用度，通过外周静脉输入营养物质，防止胎儿和胎盘生长受限的发生。

（2）改善胎儿酸碱状态：通过改善胎儿的酸碱平衡异常，可使胎儿 PO_2 上升，接近正常范围。

3. 葡萄胎应及时终止妊娠，作好随访工作，预防恶变。

（李东燕）

第二节 腹痛

一、持续性腹痛

持续性腹痛是指无间歇的腹痛，可分为上腹部及下腹部痛。

（一）病因

1. 产科原因中常见的有子宫收缩异常、先兆子宫破裂、子宫破裂和胎盘早剥、子宫或盆腔血管破裂出血。

2. 妊娠合并妇科肿瘤，如子宫肌瘤、卵巢囊肿。

3. 急性阑尾炎、急性胆囊炎或胆石症、急性胰腺炎、肠梗阻等。有些慢性疾患，如消化道溃疡、肝脾大或血管畸形等，可因产程中血液循环增加，腹压升高，甚至助产者强力按压腹部而发生穿孔、破裂或内出血。

4. 由于产时腹压升高，有些脏器若有先天发育不良，也可发生意外损伤，如膈肌破裂形成膈疝；如产时膀胱排空不及时或因难产发生尿潴留，也可突然发生膀胱破裂。

（二）临床表现

1. **腹痛** 疼痛是患者的自觉体会，尽管对其性状及临床所见可有详尽描述，但尚无明确的标准，由于疼痛的个体差异及性别、年龄、职业、环境等的区别，各人对疼痛的感受程度不同。

2. 可出现疼痛性休克及失血性贫血症状。

3. 疼痛刺激或疾病本身可引起消化道症状，如恶心、呕吐等。

4. 炎症刺激可引起发热。

（三）病史询问及相关检查

1. **病史**

（1）既往病史，有无子宫肿瘤、卵巢肿瘤等，以及外科合并症，如慢性阑尾炎、慢性胆囊炎等。

（2）腹痛的出现有无诱因，如急性胰腺炎多有高脂及暴饮暴食病史、卵巢脓肿蒂扭转多有突然变换体位的病史。

2. **体格检查及产科检查**

（1）测宫高并标记，观察宫底位置是否升高。

（2）腹部检查：压痛点及其与子宫的关系、是否有反跳痛、肠鸣音、宫缩强度、频率监测、胎心音、胎儿安危评估。

（四）辅助检查

1. **产科彩超检查** 可发现子宫肌瘤或卵巢囊肿，有时由于增大的子宫遮掩不易发现卵巢囊肿，可发现胎盘增厚及胎盘后血肿。

2. **X 线检查** 立位腹部透视和摄片小肠内有气体或液体平面存在即提示有肠梗阻可能，如有可疑，可在 6 小时后重复检查。结肠梗阻时，钡剂灌肠检查有助于诊断。

3. 腹部彩超检查 可发现阑尾肿大、胰腺周围回声增强，胆结石，肠管扩张、集气，有气液平面存在等。

（五）鉴别诊断

1. 胎盘早剥 多有妊娠期高血压疾病或外伤史。

（1）临床表现：①腹痛：胎盘早剥引起持续性腹痛多见于隐性出血形成较大的胎盘后血肿者，表现为腹部撕裂样痛或剧烈胀痛。轻型的胎盘早剥多以轻度腹痛为主。②阴道出血：大部分娩期轻度胎盘早剥表现为阴道出血，量较多，色暗红；严重的胎盘早剥可以无明显阴道出血。③其他表现：严重的胎盘早剥可短时间内出现恶心、呕吐、面色苍白、出汗、脉弱、血压下降等休克征象。阴道不流血或少量流血，其贫血程度与外出血不相符，常为隐性胎盘早剥。子宫坚硬如板状，腹肌紧张，压痛显著，子宫收缩间歇不明显，严重者呈持续性收缩。子宫因胎盘后积血而逐渐膨大，宫底明显增高，胎儿肢体摸不清，胎心、胎动消失，患者有明显失血性休克表现。

（2）辅助检查：①实验室检查：血常规检查；凝血功能检查；DIC 筛选试验（血小板计数、凝血酶原时间、纤维蛋白原测定）；纤溶确诊试验（凝血酶时间、优球蛋白溶解时间、血浆鱼精蛋白副凝试验）等。②超声检查：表现为胎盘后血肿、胎盘增厚、绒毛膜板下血肿，后壁胎盘早剥时胎儿靠近子宫前壁，以及羊水内异常回声。

2. 高张性子宫收缩乏力 又称不协调性子宫收缩乏力，指子宫收缩的极性倒置，宫缩不是起自两侧子宫角部，宫缩的兴奋点来自子宫的一处或多处，节律不协调，宫缩时宫底部不强，中段或下段强，宫缩间歇期子宫壁不能完全松弛，表现为子宫收缩不协调，这种宫缩不能使宫口扩张，不能使胎先露部下降，属无效宫缩，多发生在潜伏期。产妇精神紧张，烦躁不安；自觉下腹部持续疼痛，拒按，脱水，电解质紊乱，肠胀气，尿潴留；诉持续腹痛，宫缩时加剧，哭闹不已。

检查宫缩不规律，极性消失，宫缩间歇时子宫张力仍较高，有不固定部位的压痛，宫口扩张慢，但胎心多正常。如果进一步加重，表现为下腹部有压痛，胎位触不清，胎心不规律，宫口扩张缓慢或不扩张，胎先露部下降延缓或停滞，产程延长，甚至胎心减慢。

胎心监护结果提示宫缩时间较短，间歇期长，宫缩强度不足，一般无明显减速，严重者胎心可出现减速。肌内注射哌替啶 100mg 后大部分患者可以调整宫缩，使之转为节律性，恢复极性，宫缩间歇放松，产程得以顺利进展。

3. 强直性子宫收缩 分娩梗阻或催产素引起子宫体部痉挛性持续收缩，胎盘早剥时血液浸润肌层可使子宫强直性收缩。强直性子宫收缩是子宫破裂的重要原因，应注意和子宫破裂、胎盘早剥的鉴别诊断。多数有使用缩宫药物史。产妇自觉持续腹痛，烦躁不安，脉搏增快。检查子宫持续收缩，或宫缩间歇时保持较高张力，不放松，但未见病理收缩环。胎心率减慢，重度可持续减至低于 100 次 /min，若不及时恢复，可致胎死宫内或子宫破裂。

阴道内诊可于胎体和胎儿颈部触及痉挛性子宫狭窄环，而先兆子宫破裂者子宫外形如葫芦状，但宫腔内无此狭窄环。

胎心监护提示无明显宫缩间歇期，胎心早期可加速，严重者胎心减速，提示胎儿窘迫。

宫缩抑制剂如前列腺素合成酶抑制剂或钙通道阻滞剂，可减缓或解除这种强直收缩。若为静滴催产素引起者，停药即可缓解。

4. 先兆子宫破裂 主要因分娩期产道梗阻引起，骨盆狭窄、头盆不称、严重的胎方位不正、横位分娩、盆腔或产道肿物均可阻碍胎先露下降。临产后，当产程延长，胎先露下降受阻，强有力的阵缩使子宫下段逐渐拉长变薄而子宫体部更加增厚变短，两者之间形成明显环状凹陷，随产程进展，此凹陷可逐渐上升达脐平甚至脐上，称病理性缩复环。可见于骨盆狭窄、头盆不称、严重的胎方位不正和前次分娩有产程梗阻史的孕妇。产妇自觉下腹剧痛难忍，疼痛不能缓解，烦躁不安，呼吸急促，排尿困难，脉搏增快。因尿道及膀胱受压而发生尿潴留，膀胱后壁随子宫下段展薄而撕伤，引起血尿，多为肉眼血尿。下腹部可触及固定压痛区，脐部以上子宫体中部可见病理性缩复环，可出现胎心减速或消失。下腹持续性疼痛、肉眼血尿和病理性缩复环三个临床特征性表现是先兆子宫破裂重要的诊断依据。

5. 子宫破裂

（1）完全子宫破裂：患者突感腹部撕裂样剧痛，然后阵缩停止，腹痛骤然减轻。随着羊水、胎儿、血液进入腹腔，可出现持续性全腹疼痛。患者出现面色苍白、出冷汗、呼吸浅表、脉细数、血压下降等休克表现，阴道可有鲜血流出，量可多可少。下降中的胎先露部消失，扩张的宫口回缩，子宫前壁破裂时裂口可向前延伸致膀胱破裂。腹部检查全腹有压痛及反跳痛，在腹壁下可清楚地触及胎儿肢体，胎心音消失，子宫外形扪不清，有时在胎体的一侧可扪及缩小的宫体，若腹腔内出血多，可叩出移动性浊音。阴道检查可发现胎先露上升，宫口缩小，有时可在宫腔内扪及破裂口。

(2) 不完全子宫破裂：子宫肌层部分或全部裂开而浆膜层仍保持完整，子宫腔与腹腔不通，胎儿仍留在宫腔内。腹部检查子宫仍保持原有外形，破裂后压痛明显，并可在腹部一侧触及逐渐增大的血肿。阔韧带血肿也可向上延伸而成为腹膜后血肿。如出血不止，血肿可穿破浆膜层，形成完全性子宫破裂。

6. 妊娠合并卵巢囊肿蒂扭转 发生的时间多在妊娠 3~4 个月及产后。瘤蒂扭转多见于囊性畸胎瘤及囊腺瘤。一般在孕前或孕早期即有卵巢囊肿病史。

主要症状是突然发生持续性剧烈腹痛，伴恶心、呕吐。如扭转的瘤蒂自然回复，症状可逐渐消退，否则由于血液循环被阻，血供减少，致腹痛加剧，并使肿瘤坏死、破裂或出血，引起感染和休克。有时扭蒂的肿瘤脱落，掉入盆腔，阻塞产道造成难产，或被挤破内容外溢，引起化学性腹膜炎。

检查时如在子宫的一侧摸到瘤体，在其与子宫之间有压痛，可以诊断。

超声检查：B 超检查有助于诊断，特别是位于子宫后方的肿瘤，腹部检查不易摸到瘤体者。超声检查包括多普勒血流显像可帮助确诊。

7. 妊娠合并子宫肌瘤红色变性 患者多数孕前有子宫肌瘤病史。妊娠中晚期患者突然发生下腹部持续剧烈腹痛，有时难以忍受，并伴恶心、呕吐，多有不同程度发热。

腹部检查有腹膜刺激症状，妇科检查能摸到张力高的子宫肌瘤结节，并有明显压痛。超声检查是子宫肌瘤重要的检查手段之一，必要时可行 MRI 检查有助于诊断。手术切除的瘤体切面似半熟牛肉，呈肉红色，暴露后颜色变深，有恶臭，是其特点。

8. 妊娠子宫扭转 本病较罕见，可发生于妊娠各个阶段，多因单角子宫或合并肌瘤，使子宫左右失去平衡所致。

子宫扭转可引起血液循环障碍而致宫腔内、子宫肌内，甚至阔韧带内或腹腔内出血，胎儿宫内窒息或胎死宫内。扭转发生时突然出现持续性难以忍受的下腹剧痛，伴恶心、呕吐，甚至出现面色苍白、出冷汗、血压下降、晕厥等休克症状。

腹部检查可发现腹肌轻度紧张，全腹有压痛、反跳痛，子宫较应有大小增大，压痛明显，胎心消失。阴道检查子宫颈位置升高，宫口未开，内口紧闭，多不见出血。超声检查可协助诊断。

9. 子宫或盆腔血管破裂出血 主要为静脉出血，如子宫静脉出血或盆腔静脉丛出血。血液流入腹腔，产生腹膜刺激症状。发生在孕期者可刺激子宫引发子宫收缩。血液滞留于腹膜外则形成血肿。以上皆可引起持续性腹痛、子宫激惹、因失血而致胎儿窒息死亡及产妇失血性休克。此症诊断困难且预后严重，临床多以胎盘早剥等诊断而剖腹探查方获正确诊断。

10. 妊娠合并急性阑尾炎 急性阑尾炎在妊娠早期及中期发病较多见，过去有阑尾炎病史者，孕期因子宫增大阑尾移位，易引起复发。

典型的腹痛为转移性右下腹痛，开始于上腹部或脐周围，为阵发性不剧烈的疼痛。经过数至十几小时，腹痛转移至右下腹阑尾部位，呈持续性疼痛。腹痛的性质和程度一般与病理类型有关，单纯性阑尾炎多表现为持续性钝痛或胀痛；化脓性或坏死性阑尾炎呈阵发性剧痛或跳痛；由蛔虫或粪石引起阑尾腔梗塞者多为阵发性绞痛。

病变部位可有压痛、反跳痛和肌紧张。由于孕期阑尾移位，麦氏点不再为典型的压痛部位，下列检查方法有助于诊断：① Bryan 试验，患者取右侧卧位，妊娠子宫移到右边而引起疼痛提示为阑尾炎而非子宫引起的疼痛，是诊断妊娠期阑尾炎的可靠体征；② Alder 试验，检查者将手指放于最大压痛点上，患者取左侧卧，因子宫亦倒向左侧，如压痛减轻或消失，说明疼痛来自子宫，如仍有压痛，提示疼痛来自子宫以外病变可能性大。

辅助检查：①血常规：白细胞计数一般在 $(10~15) \times 10^9/L$。中性多形核细胞数也有增高(约 80%)，当病情恶化时白细胞数突然降低，往往是脓毒血症的表现。②尿常规：尿中也可出现少量红、白细胞，不应与结石相混淆。③超声检查：是急性阑尾炎诊断中的一项有价值的方法，采用加压探测法，将四围肠内气体驱开而阑尾形态不变。阑尾充血水肿渗出在超声显示中呈低回声管状结构,较僵硬,其横切面呈同心圆似的靶样显影,直径 ≥ 7mm,是急性阑尾炎的典型图像。④腹腔镜检查:可明确诊断,并可同时进行治疗。

11. 妊娠合并胆结石与胆囊炎　右上腹痛为主要症状,多有反复发作病史。胆囊炎初起时有持续性胀痛,急性化脓性时疼痛加重,可伴恶心、呕吐、寒颤、发热,胆囊壁坏死或穿孔时疼痛更为剧烈。多在饱餐、脂肪食、过度疲劳后突然发作,逐渐加重至难以忍受的剧痛,使患者坐卧不安、面色苍白、恶心、呕吐,出现发热、黄疸,持续数十分钟至数日,待结石退回或排出后缓解。胆囊炎和胆石症腹痛时可有右肩部、右腰部或右肩胛下角放射痛。

腹肌紧张,右季肋部有压痛及反跳痛,胆囊炎时 Murphy 征阳性,Robsen 点(脐至右乳头连线的中 1/3 和下 1/3 交界处)是胆石症最重要的压痛点。

辅助检查:①血常规:白细胞计数增多,是临床诊断的重要依据。白细胞总数在 $20 \times 10^9/L$ 以上时,应考虑有胆囊坏死或穿孔存在。②临床上约 10% 的患者有黄疸,但血清总胆红素增高者约 25%。当合并有急性胰腺炎时,血、尿淀粉酶含量亦增高。③B 超检查:常可明确诊断,可显示胆囊大小、囊壁厚度、囊内结石和胆囊收缩情况。④CT 和 MRI 检查:对急性结石性胆囊炎诊断和鉴别有很大帮助,尤其是对合并有胆管结石、急性胰腺炎时的诊断更有价值。

12. 妊娠合并急性胃肠炎　在暴饮暴食或吃腐败食物后发病。上腹或全腹部持续钝痛或绞痛并阵发性加剧,常伴恶心、呕吐和腹泻,肠鸣音亢进,疼痛可在用解痉药后消减。有局部或弥漫性腹部压痛,但无肌紧张及反跳痛。吐出物及粪便培养可查到致病菌。吐泻严重者可诱发宫缩。

13. 妊娠合并急性肾盂肾炎和急性肾盂积水　急性肾盂肾炎起病急骤,常突然发热、寒战,体温可高达 40℃ 或以上,伴一侧或两侧脊肋角部疼痛及膀胱刺激症状,可引起上腹部疼痛,多为持续性钝痛或胀痛,程度不等,少数为腹绞痛,并沿输尿管向下腹及会阴部放射。肾区有压痛,脊肋角处有叩击痛,偶有腹肌紧张。

辅助检查:尿常规检查有聚集成团的脓细胞,细菌培养阳性;血常规检查白细胞计数增高。

14. 妊娠合并泌尿系统结石　患者过去可有类似病史。肾与输尿管结石的典型表现为肾绞痛与血尿,由于某种诱因,如剧烈运动、劳动、长途乘车等,突然出现一侧腰部剧烈的绞痛,并向下腹及会阴部放射,伴有腹胀、恶心、呕吐、程度不同的血尿;膀胱结石主要表现是排尿困难和排尿疼痛。

辅助检查:①超声检查:可显示泌尿系统结石大小、部位,肾积水情况,肾实质有无变薄及尿路畸形。②在腹部平片的基础上静脉肾盂造影可进一步明确诊断阴性尿路结石,鉴别钙化斑和盆腔静脉石及了解肾脏解剖和功能异常,还可以确定肾积水的程度、肾实质的残存情况、肾脏功能损害程度及有无尿路畸形。③磁共振水成像:能够了解上尿路梗阻的情况,且不需要造影剂即可获得与静脉尿路造影同样的效果,不受肾功能改变的影响。因此,对于不适合做静脉尿路造影的患者(如造影剂过敏、严重肾功能损害和孕妇等),可考虑此检查。

15. 妊娠合并过敏性紫癜　近期细菌和病毒感染、药物及鱼、虾、蟹等异性蛋白食物可诱发本病。①前驱症状:发病前常有上呼吸道感染、低热、全身不适等。②皮疹:皮肤黏膜出现散在瘀点,呈斑丘疹状出血性紫癜,部分皮疹可融合,2~3 周后皮疹颜色由暗红色变为黄褐色而渐消退,但新皮疹成批发生。损害多见于小腿伸侧,也可向上发展累及躯干和上肢。仅累及皮肤者,皮疹往往较轻,称为单纯型。并发关节症状者,如出现关节酸痛、肿胀等不适,可累及膝、踝、肘、腕和指关节等处,称为关节型。③腹痛:患者出现脐周和下腹部绞痛,并伴有恶心、呕吐、便血等症状时,称为腹型(或胃肠型)。④肾脏受累时,可出现蛋白尿、血尿、管型尿,称为肾型。皮疹除瘀点外,还可并发风团、丘疹、血疱等多形损害。

辅助检查:①实验室检查:血小板计数多正常,出凝血时间正常;白细胞数轻度或中度升高,嗜酸性粒细胞及中性粒细胞增多;血沉常增快。②肾损害时,尿液可检测出红细胞、蛋白、颗粒管型等。严重者血中尿素氮和肌酐增高。

(六)治疗原则

1. 如为非妇产科原因所致腹痛,请相关科室会诊治疗,注意有腹痛刺激致宫缩发动引起流产及早产的可能。如妊娠足月已临产可先终止妊娠后再治疗相关疾病,或同时进行。

2. 产科原因所致需积极调整宫缩,检查有无头盆不称存在,必要时剖宫产终止妊娠。

3. 卵巢囊肿蒂扭转所致腹痛需及时手术治疗。

4. 子宫肌瘤红色变性所致腹痛可给予抗生素治疗。

5. 考虑为先兆子宫破裂、子宫破裂等应及时行剖宫产。

6. 考虑为胎盘早剥,如短时间内不能经阴道分娩应及时行剖宫产终止妊娠。

二、阵发性腹痛

(一)定义

腹痛疼痛规律,有节律性、有间歇期,称为阵发性腹痛。

(二)病因

1. 早产临产,足月妊娠临产。

2. 急性阑尾炎早期可表现为阵发性腹痛。

3. 胎盘早剥显性出血刺激子宫收缩引起阵发性腹痛。

(三)临床表现

1. 腹痛性质为阵发性腹痛,疼痛程度可逐渐加强,非产科原因引起者可逐渐发展为持续性腹痛。

2. 疼痛刺激或疾病本身可引起消化道症状,如恶心、呕吐等。

3. 胎盘早剥显性出血引起的下腹痛短时间内不能经阴道分娩,随出血增多可出现失血性贫血及失血性休克症状。

(四)病史询问及相关检查

1. 病史

(1)以往病史,有无内、外科合并症,如慢性阑尾炎、胃十二指肠溃疡等。

(2)腹痛出现的时间、疼痛间隔、性质、强度;有无诱因,是否伴随阴道出血。

2. **体格检查及产科检查**

(1)测宫高并标记,观察宫底位置是否升高。

(2)腹部检查:压痛点及其与子宫的关系,是否有反跳痛,肠鸣音,宫缩强度、频率监测,胎心音、胎儿安危评估。

(五)辅助检查

1. **产科彩超检查** 可发现子宫肌瘤或卵巢囊肿,有时由于增大的子宫遮掩不易发现卵巢囊肿,可发现胎盘增厚及胎盘后血肿。

2. **X线检查** 胃、十二指肠溃疡穿孔时可发现膈下游离气体。

(六)鉴别诊断

1. **早产临产** 妊娠期子宫收缩间歇时间在10分钟以内,有逐渐缩短的趋势,收缩持续时间20~30秒,并有逐渐延长的倾向,宫口开大2cm可认为是早产临产的表现。可有阴道分泌物排出,宫颈口扩张或胎膜早破。当有规则宫缩出现,子宫颈口进行性扩张至2cm,属临产。如规则宫缩不断加强,子宫颈口扩展至4cm或胎膜破裂,则早产将不可避免。

辅助检查:超声检查测量宫颈的长度;宫颈阴道分泌物胎儿纤连蛋白检测可协助早产诊断。

2. 胎盘早剥。

3. 妊娠合并急性阑尾炎。

(七)治疗原则

1. 如为非妇产科原因所致腹痛,请相关科室会诊治疗,注意有腹痛刺激致宫缩发动引起流产及早产的可能。如妊娠足月已临产可先终止妊娠后再治疗相关疾病,或同时进行。

2. 产科原因所致需注意及时阴道检查,如估计短时间内可阴道分娩者可积极调整宫缩,终止妊娠。估计短时间内难以经阴道分娩者,应行剖宫产终止妊娠。

三、不规则腹痛

(一)定义

腹痛不规律,无节律性,有间歇期,称为不规则腹痛。

(二)病因

1. 妊娠晚期出现的生理性子宫收缩,假临产。

2. 妊娠合并卵巢囊肿蒂扭转者出现腹痛,蒂部自行回转后腹痛消失,再次扭转再次出现腹痛,可表现为不规则腹痛。少见于妊娠合并克罗恩病等。

(三)临床表现

1. 腹痛不规律,可表现为活动时出现,休息后消失,或夜间出现,白天消失,无逐渐加强。

2. 卵巢囊肿蒂扭转继发感染时可出现发热。

(四)病史询问及相关检查

1. 病史

(1)以往病史,有无卵巢囊肿等。

(2)腹痛出现的时间、疼痛间隔、性质、强度;有无诱因,是否伴发热。

2. 体格检查及产科检查

(1)观察宫缩强度及频率,监测胎心、胎儿安危评估。

(2)肛查:宫颈管有无消退,宫颈口有无扩张。

(3)腹部检查:腹部是否有压痛点、是否有反跳痛,压痛点与子宫的关系。

(五)辅助检查

1. 产科彩超检查 可发现卵巢囊肿,有时由于增大的子宫遮掩不易发现卵巢囊肿。

2. 胎心监测 可监测到宫缩,判定其强度、频率、对胎心的影响。

(六)鉴别诊断

1. 假临产 多在妊娠晚期出现,宫缩持续时间短,小于 30 秒,不恒定,间歇时间长且不规律,宫缩强度不增加,宫缩时宫颈管不短缩,宫口不扩张常在夜间出现,清晨消失,镇静药物可抑制。

2. 妊娠合并卵巢囊肿蒂扭转 妊娠期卵巢囊肿在腹腔内活动余地较多,故妊娠合并卵巢囊肿发生蒂扭转者较非孕期多 2~3 倍。发生的时间多在妊娠 3~4 个月及产后。瘤蒂扭转比较多见于囊性畸胎瘤及囊腺瘤。

3. 妊娠合并急性胃肠炎 是胃肠黏膜的急性炎症,临床表现主要为恶心、呕吐、腹痛、腹泻、发热等。本病常见于夏秋季,其发生多由于饮食不当、暴饮暴食或食入生冷不洁的食品。

(七)治疗原则

1. 可使用哌替啶鉴别真假临产。

2. 卵巢囊肿蒂扭转所致反复腹痛需及时手术治疗。

(李东燕)

第三节 阴道流血

一、定义

阴道流血是指在孕 14 周后由各种原因所致生殖器官血液自血管外溢,经阴道流出体外。

二、病因

阴道流血是妊娠期常见的症状,可发生在妊娠各期,绝大多数属于病理范畴。不同时期的阴道流血相互之间有一定的联系,但又有一定的阶段性。发生在妊娠中、晚期的阴道流血,发病原因较多,按不同的原因,可将阴道流血分为以下几种:

1. 与妊娠有关的流血 如正常妊娠临产前、晚期流产、早产、前置胎盘、胎盘早剥、子宫破裂、子宫血管破裂、帆状胎盘前置血管破裂。

2. 与生殖系统感染有关的流血 如外阴阴道炎、宫颈炎症、尖锐湿疣。

3. 与生殖系统肿瘤有关的流血 如宫颈上皮内瘤变合并妊娠、宫颈癌合并妊娠、子宫肌瘤合并妊娠。

4. 与外阴阴道创伤有关的流血 如生殖系统损伤、外阴阴道静脉曲张。

5. 与妊娠合并出血性疾病和凝血功能障碍有关的流血 如羊水栓塞所致弥散性血管内凝血。

三、临床表现

1. 流血出现时间 停经 14 周后不规则阴道流血。

2. 流血部位 可为外阴、阴道、宫颈,但以来自子宫体者为最多。

3. 流血量 可先少量点滴出血,后急性大出血;也可为突然大量阴道出血。失血量常用称重法或目测法估计。大出血可按休克指数法估测:休克指数(shock index,SI)= 脉率 / 收缩压。SI=0.5 为正常;SI=1 时则为轻度休克;SI 为 1.0~1.5 时,失血量约为全身血容量的 20%~30%;SI 为 1.5~2.0 时,失血量约为 30%~50%;若 SI 为 2.0 以上,失血量约为 50% 以上,属于重度失血性休克。

4. 流血性状 可表现为间断出血或持续出血。阴道流血颜色可为褐色或鲜红色。

5. 伴随症状 子宫收缩,腹痛,腹壁呈板状,组织块脱出,发热,异常阴道分泌物,宫口扩张,胎膜破裂,血尿。

四、病史询问及相关检查

(一)病史要点

1. 基本情况 年龄、月经周期、胎产次。

2. 本次妊娠有关情况 末次月经,早孕反应和胎动出现时间,本次妊娠后产前检查情况。

3. 有何出血诱因,有无外伤或性交史。

4. 阴道出血时间、量和性状。

5. 有无伴随症状,如腹痛及其部位、程度,腹痛与出血的关系;白带的量及性状是否改变等。

6. **既往病史** 孕前有何妇科疾患(阴道炎、宫颈息肉、尖锐湿疣、宫颈肿瘤等);早孕期妇科检查有何发现,是否曾治疗;是否有内科合并症(高血压、糖尿病等)。

(二)体格检查

1. 一般情况,有无失血性休克体征。

2. 子宫大小、形状、宫底高度,胎儿肢体等与孕周是否相符,胎动、胎心情况。

3. 外阴有无血迹及病损,经窥器查明出血来源为阴道、宫颈、宫口内流出,血的色泽、量,有无组织块堵塞或排出宫颈口。

4. 排除宫颈以上部位的出血,且阴道内仅为血性分泌物时,察看阴道病变,并作白带镜检。

5. 查看宫口有无组织突出,初辨性质,必要时活检。

6. 出血来自宫颈组织,注意宫颈硬度、脆性,以除外宫颈癌。

7. 内诊检查子宫大小及形态、附件肿物及其性状。

五、辅助检查

1. **常规检查** 血常规、尿常规及肝、肾功能。

2. **超声检查** 了解子宫形态及胎儿发育,宫外孕者可了解胚胎着床部位及腹腔积血,彩色多普勒超声可显示血流情况。

3. **宫颈、阴道黏液检查** 测定胎儿纤维结合素,判断早产的可能性。

4. **血清 HCG 检测** 排除异位妊娠。

5. **血小板计数、凝血时间、凝血酶原时间、纤维蛋白原测定** 怀疑合并有凝血功能障碍时查与血凝障碍有关的检查。

6. **血浆鱼精蛋白副凝固试验、优球蛋白试验** 怀疑弥散性血管内凝血时,行与纤溶活性增高有关的检查。

7. **宫颈刮片脱落细胞学或 TCT 检查** 怀疑宫颈癌者选该检查,找到异常细胞或癌细胞,酌情行活检。

8. 有关糖尿病、肝病等相关产前检查。

六、鉴别诊断

(一)与妊娠有关的阴道流血

1. **晚期流产** 多为子宫解剖异常(宫颈重度裂伤、宫颈部分或全部切除术后、宫颈内口松弛)的患者。有阵发性宫缩,宫口逐渐扩张,胎膜破裂,胎儿、胎盘相继娩出,出血不多或仅有血性分泌物;也有少数流产前胚胎或胎儿已死亡,其原因为多非解剖因素(胎儿发育异常、自身免疫异常、血栓前状态、宫内感染)所致。

(1)产科检查:若胎心可闻,出血不多,而宫口未开,称晚期先兆流产;若出血量多于月经量,宫口已开大 >2cm,或胎膜已破,称晚期难免流产;若胎儿已部分或全部娩出,胎盘仍留宫腔内,称晚期不全流产。

(2)辅助检查:B 超检查可确定胚胎或胎儿是否存活,以指导正确的治疗方法。测定血孕酮水平,可协助判断先兆流产的预后。

2. **早产** 孕妇感阵发性下腹痛,腰酸、下坠,伴阴道少量流血。可扪及子宫有规律收缩并逐渐加强,阴道检查胎膜破裂或完整,子宫颈管消失和宫口进行性扩张。

辅助检查:①胎儿纤连蛋白(fetal fibronectin, fFN):>50ng/ml 为阳性,此时约 80% 以上早产不可避免;②阴道 B 超:测定宫颈管功能长度小于 2cm 或宫颈管呈漏斗状。

3. **前置胎盘** 前置胎盘多发生于过去有流产、前置胎盘、子宫内膜炎、子宫手术、多次人工流产或刮宫等病史的孕妇。妊娠晚期无明显诱因的无痛性反复阴道出血。出血量的多少、发生时间和频率与胎盘位置的高低有关。胎盘位置越低者,出血发生的时间越早,出血量越多。严重者可导致休克,胎儿窘迫,甚至胎死宫内。

(1)产科检查:可见胎头高浮,下腹部有子宫胎盘血管杂音。

(2)超声检查:是确诊的主要可靠方法。①完全性前置胎盘:子宫峡部以下的前、后壁均有胎盘光点分布,子宫内口全部被胎盘覆盖,胎头或胎体与膀胱间距离增宽,其间为胎盘回声。②部分性前置胎盘:胎盘边缘覆盖部分子宫内口。③边缘性前置胎盘:胎盘边缘部分刚达子宫内口,但未覆盖内口。④低置胎盘:胎盘下缘附着于子宫下段,接近宫颈内口。诊断标准:妊娠 28~36 周,胎盘下缘距离宫颈内口在 3cm 以内;妊娠 36 周以上,距宫颈内口在 5cm 以内者。

4. 胎盘早剥。

5. 子宫破裂。

6. **子宫血管破裂** 子宫血管破裂较罕见,与子宫破裂的发病相似,常发生于:①子宫发育及血管分布异常;②手术创伤史致子宫壁缺陷,使附着于其表面的血管易受损伤;③胎盘附着部位或植入性胎盘部位的子宫壁血管损伤。子宫血管一旦破裂,迅即发生严重的内出血、休克。由于事先缺少典型病史和症状,常被忽略而延误诊断,导致孕妇突然死亡。

7. 帆状胎盘前置血管破裂 妊娠晚期破膜或临产后阴道少量流血,继而迅速出现胎心率变化、胎儿窘迫。

超声检查:彩色多普勒超声表现为胎盘呈帆状胎盘,脐带根部附着处血流远离胎盘边缘,胎膜血管血流跨越子宫颈内口,PW 检测血管血流频谱为脐带血流频谱。

(二)与生殖系统感染有关的流血

1. 生殖系统炎症 早孕时阴道及宫颈的炎性病变可持续至妊娠中期,如各种病原体引起的外阴阴道炎,包括滴虫、念珠菌、加特纳细菌、无乳链球菌等。孕期上述各种细菌感染后均可致阴道组织充血,炎性白带增多。

宫颈炎症以息肉多见,常因阴道持续不规则出血而被误诊为流产。宫颈柱状上皮外移多于孕期加重,局部充血水肿,易出血。妇科检查可见宫颈、阴道黏膜的红肿、充血、糜烂或有息肉存在,局部组织表面可见渗血或接触后出血,子宫颈口闭合,子宫体大小与妊娠月份相符,双侧附件一般无肿块。

2. 妊娠合并尖锐湿疣 多于孕期加重,尤其是位于阴道内者,孕期病灶增大迅速,因质脆、易碎、易出血,有时可有阴道大出血。尖锐湿疣检查可见病灶呈乳头状、鸡冠状或菜花状,好发于大小阴唇、阴蒂、阴道和宫颈,或发生于会阴和肛门周围皮肤。

(三)与生殖系统肿瘤有关的流血

1. 妊娠合并宫颈上皮内瘤变 约 30%~55% 无明显症状,有症状者多表现为阴道不规则出血和排液、白带增多、性交后出血或接触性出血等。无明显特异性表现,可与妊娠期宫颈的生理变化相似,外观可见轻度至中度鳞柱交界外移,有时见红色斑或白色斑,红斑为正常移行带或其前的柱状上皮,白斑是由于角化或过度角化所致。

辅助检查:细胞学检查是筛查 CIN 的主要手段,可联合进行高危型 HPV-DNA 检测。阴道镜指引下子宫颈活检是妊娠合并子宫颈癌确诊的手段。

2. 妊娠合并宫颈癌 宫颈癌常在妊娠前已存在,妊娠合并宫颈癌时,因妊娠造成的盆腔血流和淋巴流速增加可促使癌肿转移及发展。妊娠期阴道不规则出血,白带增多、恶臭,须注意除外宫颈癌。随着孕期的发展,宫颈癌合并妊娠患者逐渐出现白带增多,呈血性、淘米水样并伴恶臭味;也可先出现接触性出血、不规则阴道出血,甚至大出血。

辅助检查:早期病例的诊断应采用子宫颈细胞学检查和 / 或高危型 HPV-DNA 检测、阴道镜检查、子宫颈或组织检查的“三阶梯”程序,确诊依据为组织学诊断。

3. 妊娠合并子宫黏膜下肌瘤或宫颈肌瘤 患者可有剧烈腹痛伴恶心、呕吐、发热(38℃左右)及白细胞计数升高。

(1)妇科检查:如为子宫或宫颈黏膜下肌瘤,在阴道内或颈管内可见肿瘤组织。如为宫颈某一侧的肌瘤,则该侧的宫颈扩大,甚至颈管内可触及突起,宫颈外口伸张展平呈新月形。宫颈峡部肌瘤的宫颈可保持正常形态,但宫颈甚短,宫颈上部即为一肿块,占据穹窿顶部,宫体被推向腹腔。

(2)超声检查:既可见肌瘤声像,又可见胎儿声像,常伴有子宫颈形状及位置的改变。

(四)与外阴阴道创伤有关的流血

1. 性交致阴道裂伤出血 年轻夫妇和既往有阴道病史者容易发生。主要为性生活后明显阴道出血,血色鲜红,量多少不定。阴道疾病长期存在导致性交致阴道壁裂伤出血。性交所致阴道壁裂伤一般发生在穹窿,可见于阴道发育不全妇女。个别患者为性生活过程中异物插入阴道致阴道壁裂伤。检查可明确外阴阴道外伤的部位及程度。

2. 外阴阴道意外创伤出血 多有明显外伤史:一种是两腿呈分开坐姿向下跌落,此时如地上稍有突起,就可伤及外阴;另一种是腿虽未分开,但器物尖锐能深触外阴,如尖桩、棍棒等。受伤一般限于外阴,也可伤及阴道内部。表现为阴道流血伴血肿形成、挫裂伤、贯通伤等。

伤后应立即行妇科检查以明确受伤范围及程度。因外阴阴道处血管丰富,组织疏松,血肿易继续扩大,故必要时应切开止血。

（五）与妊娠合并出血性疾病和凝血功能障碍有关的阴道流血

1. 妊娠合并血小板减少性紫癜。

2. 妊娠合并血友病。

3. 妊娠合并白血病。

4. **羊水栓塞所致弥散性血管内凝血** 多发生在临产后,在孕晚期或中期也有发生,如继发于多种因素导致的宫缩过强、前置胎盘、胎盘早剥、子宫不完全破裂等。

分娩前后血压骤然下降、组织缺氧和消耗性凝血功能障碍。轻症者可不被注意,立即消失。重症者突发寒颤、胸闷、胸痛、呛咳、气急、烦躁不安,继之出现呼吸困难、发绀、抽搐、昏迷、血压下降、脉快而弱,有肺水肿时肺部有啰音、咳粉红色泡沫痰,迅速陷入休克,但休克程度与出血量不符。主要表现为心、肺功能衰竭,甚至尖叫一声即心搏、呼吸停止。

辅助检查:①血涂片查找羊水有形物质:采集下腔静脉血,镜检见到羊水有形成分支持诊断;②床旁胸部 X 线检查:双肺弥散性点片状浸润影,沿肺门周围分布,伴右心扩大;③床旁心电图或心脏彩色多普勒超声检查:提示右心房、右心室扩大,而左心室缩小,ST 段下降;④与 DIC 有关的实验室检查:示凝血功能障碍。

七、治疗原则

1. **晚期流产** 应根据不同的类型进行相应的处理。

2. **早产** 若胎膜完整,在母胎情况允许时尽量保胎至 34 周。

3. **前置胎盘** 抑制宫缩,尽可能延长孕周,根据类型决定分娩方式。

4. **胎盘早剥** 早期识别,积极处理休克,及时终止妊娠,控制 DIC,减少并发症。

5. **子宫破裂** 一旦确诊应尽快剖宫产终止妊娠。

6. **帆状胎盘前置血管** 产前已确诊的帆状胎盘前置血管,应在孕 35~36 周终止妊娠,以免前置血管破裂。若产前尚未诊断,帆状胎盘前置血管破裂应立即剖宫产,同时做好新生儿复苏及输血的准备。

7. **生殖系统感染性疾病所致的阴道流血** 应对症治疗,尖锐湿疣采用局部物理治疗和手术切除。

8. **妊娠期 CIN 进展为浸润性宫颈癌** 妊娠期 CIN 进展为浸润性宫颈癌的风险非常低,产后的自然消退率相对较高,因此建议孕期随访。怀疑为浸润癌时,建议行诊断性锥切术。若确诊为浸润癌,应根据患者渴望保留胎儿的程度、宫颈癌的临床分期,以及诊断时的孕龄拟个性化的治疗方案。

9. **创伤所致的阴道流血** 应立刻终止可致创伤的活动并止血。

10. **羊水栓塞** 一旦怀疑羊水栓塞,应立即抢救,包括抗过敏、纠正呼吸循环功能衰竭和改善低氧血症、抗休克、防止 DIC 和肾衰竭发生。

（王文静　郝　敏）

第四节　阴道排液

一、病因

阴道排液是妊娠期常见的症状,可发生在妊娠各期。不同时期的阴道排液在相互之间有一定的联系,但又有一定的阶段性。本节主要讨论发生在妊娠中、晚期的阴道排液,发生原因较多,一般将阴道排液分为以下两种:

1. **生理性阴道排液** 又称生理性白带。妊娠中、晚期雌孕激素维持在较高的水平,导致生理性阴道排液的量略多于非妊娠期。

2. **病理性阴道排液** 病因有胎膜早破、子宫颈及阴道的炎性溢液、子宫颈及阴道病变、晚期流产、早产和尿失禁等。

二、病史询问

1. **基本情况** 年龄,月经周期,胎产次。

2. **本次妊娠有关情况** 末次月经,早孕反应和胎动出现时间,本次妊娠后产前检查情况。

3. **流液量的多少及性状** 间断流液还是持续流液,阴道排液的颜色、黏稠度,有无腥臭味。

4. **是否伴有其他症状** 如外阴瘙痒、灼热、疼痛等症状,下腹痛及其部位、程度,腹痛与流液的关系等。

5. **伴随症状** 如子宫收缩、腹痛、腹壁呈板状、组织块脱出、发热、宫口扩张、胎膜破裂等与阴道分泌物的关系等。

6. 个人卫生情况,发病前是否使用过公用浴盆、浴巾,是否游泳或有不洁性生活等;近期是否因其他疾病使用阴道用药、阴道灌洗;有无施行阴道、宫颈治疗或操作。

7. 家人或同居性伴侣中有无类似白带异常情况。

8. 与性生活有无关系,也涉及性卫生、性伴侣等。

9. 有无全身疾病,如心力衰竭、糖尿病、免疫系统疾病等。

三、临床表现

(一)症状

患者多表现为外阴及阴道不适、疼痛、瘙痒和刺激感,可伴有下腹部坠胀、腰痛等。

(二)体征

1. 一般情况 子宫大小、形状、宫底高度,胎儿肢体等与孕周是否相符,胎动、胎心情况。

2. 外阴 外阴、会阴体、肛周、大腿内侧有无皮肤红、肿、热、痛、破损、湿疹、赘生物,外阴湿润或干燥、有无分泌物残留、有无异味。

3. 阴道前庭 有无充血,分泌物情况,尿道口有无炎症、赘生物。

4. 阴道 观察阴道排液主要来源于外阴、阴道、宫颈或宫颈管内;阴道排液的性状包括量、色泽、性状;阴道红肿、出血点、破损、结节、赘生物;宫颈有无充血、炎症,柱状上皮外翻和/或炎症、肥大,宫颈外口开大情况,有无息肉、赘生物,宫颈管内有无赘生物。

5. 必要时内诊检查子宫大小及形态、附件肿物及其性状。

四、辅助检查

(一)实验室检查

血常规,尿常规,肝、肾功能和有关特殊检查。

(二)产科超声检查

了解子宫、双附件形态及胎儿发育情况,盆腔内邻近脏器的情况。

(三)阴道分泌物常规检查

1. 主要包括阴道清洁度、pH 和各种病原体检测。

2. 必要时作沙眼衣原体检测、支原体培养、宫颈液基细胞学检查,以及宫颈、阴道、外阴病理切片检查。

五、鉴别诊断

(一)妊娠生理性阴道排液

妊娠期特别是孕 3~4 个月开始,因胎盘形成,产生的雌、孕激素水平明显升高,阴道壁的渗出液和宫颈腺体分泌的黏液增多,常可出现较多白色黏稠的阴道排液。

鉴别要点:阴道排液分泌物涂片及细菌培养检查未发现病原体,阴道 pH 检查在正常范围。

(二)病理性阴道排液

1. 胎膜早破 大部分患者突感较多液体从阴道流出,无腹痛等其他产兆,腹压增加即有阴道排液。

(1)阴道检查:阴道后穹窿可见羊水,用手上推胎儿先露部时见液体从阴道流出,有时可见到流出液体中有胎脂或胎粪污染,黄绿色。患者在流液后常很快有宫缩及宫口扩张。

(2)阴道窥器检查:见液体自宫颈流出,或在后穹窿较多的积液中见到胎脂样物质是诊断胎膜早破的直接证据。

(3)阴道液 pH 测定:pH>6.5,提示胎膜早破可能性大,诊断正确率可达 90%。

(4)阴道液涂片检查:取阴道后穹窿积液置于载玻片上,干燥后镜检有羊齿植物叶状结晶。

(5)羊膜镜检查:可直视胎先露部,看不到前羊膜囊。

(6)超声检查:可见羊水过少的表现为胎体紧贴胎盘和子宫壁,羊水暗区减小到 3cm 以下,甚至测不出暗区,羊水指数也减少,胎动受限,脐带活动减少及脐带断面不清等。

2. 妊娠合并外阴阴道假丝酵母菌病。

3. 妊娠合并滴虫性阴道炎。

4. 妊娠合并细菌性阴道病。

5. 妊娠合并需氧菌性阴道炎。

6. 妊娠合并慢性宫颈炎 由于病原菌、炎症的程度及范围不同,阴道排液的色、质、量及气味也有所不同,可呈乳白色黏液状,也可呈淡黄色脓性或血性,对可疑病例应作宫颈刮片或宫颈活组织检查,以与宫颈早期癌瘤鉴别。

7. 妊娠合并宫颈上皮内瘤变/阴道上皮内瘤变 可见于有 HPV 长期持续感染、性传播疾病传染、口服避孕药、长期接受免疫抑制剂治疗等的孕妇。大部分病例不典型,多数表现为阴道排液增多或淡血性阴道排液,伴或不伴有臭味,或性交后出血。

（1）宫颈涂片检查：妊娠期由于高雌激素的影响使细胞增殖，涂片以中层细胞为主，细胞含有大量糖原，胞质丰富，细胞边缘增厚浓染并有皱褶。

（2）阴道镜检查：由于激素的影响，宫颈鳞柱交界外移，所以不存在因为鳞柱交界上界看不到而致的阴道镜检查不满意。由于妊娠期宫颈血供增加，阴道镜下酷似严重病变，阴道镜的过度诊断较为常见。

（3）病理学检查：阴道镜检查时镜下宫颈活检并辅以宫颈细胞学检查可作为诊断妊娠期 CIN 和早期宫颈癌的最好方法。

8. 妊娠合并宫颈癌　有孕前或孕期阴道分泌物增多病史。孕期阴道排液增加，可呈米汤样恶臭白带，有时伴有血性分泌物。妇科检查宫颈体积增大，外观可为菜花状、溃疡状包块，阴道穹窿消失。

辅助检查：可行宫颈病理学检查或在阴道镜下行病灶部位活体组织病理学检查。

9. 晚期流产　妊娠 13 周至不足 28 周终止妊娠者称为晚期流产。流产发病率约占全部妊娠的 15%。

病因有孕妇合并急性或慢性疾病（黄体功能不足、病毒性肝炎、急性阑尾炎、严重贫血、慢性肾炎、心脏病、重度营养不良、甲状腺功能低下等）；子宫畸形；胎儿胎盘因素（双胎、羊水过多、宫内感染、母儿血型不合、胎盘功能不全等）。患者多先有腹痛，不规则或规则的宫缩，见少量阴道血性分泌物或出血，可伴阴道排液。腹部检查有较为频繁的不规则或规则的宫缩；肛查发现宫颈逐渐容受，宫口已逐渐扩张，胎先露部逐渐下降。

辅助检查：阴道检查可明确诊断。

10. 早产　孕妇出现较规则宫缩（20 分钟内 ≥ 4 次或 60 分钟内 ≥ 8 次），间隔时间 5~6 分钟，持续 30 秒以上，肛门检查或阴道检查发现宫颈管消退 ≥ 75%，宫口扩张，可伴有少量阴道排液或阴道流血。

辅助检查：孕妇阴道分泌物行 fFN 检测，fFN>50ng/ml 为阳性，提示早产可能性大。

11. 压力性尿失禁　与孕妇年龄增加、阴道分娩次数增加、胎儿体重过大、胎先露衔接孕周过早等有关。

患者在站立时因咳嗽、打喷嚏、大哭大笑、举重、跑跳等动作使腹压突然增高，导致尿液不自主

地由尿道外口流出。轻者偶尔流出数滴，重者经常不断滴沥。尿急、尿频、急迫尿失禁和排尿后膀胱区胀满感也是常见的症状。

辅助检查：尿流动力学检查、压力试验、指压试验、最大功能性膀胱容量和残余尿量测定可确诊。

六、治疗原则

（一）避免上行感染

通常情况下，孕期忌阴道冲洗，因易破坏阴道微生态，导致上行感染。

（二）胎膜早破处理原则

1. 足月胎膜早破　观察 2~12 小时，破膜后 12 小时内给予抗生素预防感染。

2. 足月前胎膜早破　若胎肺不成熟，无明显临床感染征象，无胎儿窘迫，可期待治疗；若胎肺成熟或有明显临床感染征象，应立即终止妊娠；对胎儿窘迫者，应针对宫内缺氧的原因进行治疗。

（三）阴道炎性溢液因与不良妊娠结局有关

对任何有症状的孕妇及无症状的早产高危孕妇均需进行筛查和治疗。

（四）妊娠期 CIN 可予保守性处理

无浸润性病变或妊娠已届晚期的妊娠患者，可以间隔 ≥ 12 周进行阴道镜和细胞学检查，分娩 6 个月后再做评估。若病变进展或细胞学提示为浸润性癌，建议再次活检，只有疑及浸润癌才建议行诊断性锥形切除术。

（五）晚期流产处理原则

1. 宫颈环扎术　绒毛膜羊膜炎、胎膜早破、胎儿畸形、胎死宫内、活动性子宫出血是宫颈环扎术的绝对禁忌证。前置胎盘、胎儿生长受限是环扎术的相对禁忌证。

2. 应用抗生素　对于怀疑或已经确诊 B 组链球菌感染的孕妇可选用相关抗生素治疗，首选青霉素 G，对青霉素过敏者可选用林可霉素、红霉素治疗。

3. 抗凝治疗对有凝血功能障碍者可采取抗凝治疗。

（六）早产处理原则

1. 胎儿存活、无明显畸形、无明显绒毛膜羊膜炎及胎儿窘迫，无严重妊娠合并症及并发症、宫口开大 2cm 以内，以及早产预测阳性者，应设法延长孕周，防止早产。

2. 早产不可避免时，应设法提高早产儿的存

活率。

（七）压力性尿失禁处理原则

1. **非手术治疗**　包括盆底肌肉锻炼、盆底电刺激、膀胱训练、尿道周围填充物注射等，用于轻中度压力性尿失禁治疗和手术治疗前后的辅助治疗。

2. **手术治疗**　一般在患者完成生育后进行。

（苏晓强　郝　敏）

第五节　体重异常

一、定义

孕期体重异常包括孕期体重增长过低和孕期体重增长过重。正常单胎孕妇整个孕期体重增加约 12.5kg。近年常采用体重指数（body mass index，BMI）衡量孕妇的增长体重，BMI= 体重（kg）/ 身高（m）^{2}。如孕晚期 BMI ≥ 27kg/m^2，提示体重过重；如 BMI ≤ 19kg/m^2，则为体重过低。

二、病因

（一）孕期体重增长过重

可见于营养摄入过多引起的肥胖、妊娠期高血压疾病、妊娠期糖尿病、多胎妊娠、羊水过多、巨大胎儿、妊娠水肿等。

（二）孕期体重增长过低

可见于营养摄入不足引起的营养不良、胎儿生长受限、羊水过少、胎儿死亡等。

三、病史要点

1. **基础体重**　孕前体重过重或过轻均可致孕期体重表现异常。

2. **既往病史**　糖尿病、高血压、肾病。

3. **营养及经济情况**　体重异常可分为营养不良和营养过剩。

4. **遗传因素**　家族史如糖尿病、高血压等。

四、临床表现

（一）症状

1. 孕期体重增长过重者常见于能量摄入过多、妊娠期糖尿病、妊娠期高血压晚期全身水肿、羊水过多的孕妇。

2. 营养摄入过少引起的消瘦、乏力等；胎儿生长受限为生长潜力低下的小于胎龄儿。

（二）体征

1. **羊水过多**　表现为子宫明显增大，自觉腹部憋胀，因横膈抬高出现呼吸困难，甚至发绀不能平卧。水肿患者可见腹壁皮肤紧绷发亮，皮下静脉可见。因子宫明显大于妊娠月份，胎位不清，胎心遥远或听不清。

2. **羊水过少**　表现为胎动时感腹痛，检查见宫高、腹围较同期孕周小等。

五、辅助检查

（一）体格检查

除血压、宫高、腹围、胎心及胎方位基本检查外，随访体重改变至关重要，如短期内体重改变明显，提示存在某些并发症或心、肝、肾及内分泌等系统的合并症。

（二）实验室检查

1. **常规检查**　包括血常规、尿常规，了解孕妇有无贫血及蛋白尿等重要指标。

2. **生化检查**　包括肝功、肾功、电解质、肝炎五项及梅毒、艾滋抗体等，24 周时行口服葡萄糖耐量试验（oral glucose tolerance test，OGTT），检查孕妇糖耐量水平。

3. **内分泌功能检查**　包括甲状腺功能检查（T$_3$、T$_4$、FT$_3$、FT$_4$）和肾上腺功能检查（尿 17- 羟皮质醇和 17- 酮类固醇）。

（三）超声检查

对于末次月经不准确者，孕早期超声测量胎儿头臀径、双顶径可确定正确的胎龄。孕期超声检测可了解胎儿生长发育状态，确定多胎妊娠、羊水量异常及胎儿发育异常（如胎儿畸形、FGR、巨大儿等），同时了解子宫及双侧附件有无异常新生物。

六、鉴别诊断

（一）孕期体重增加过多

1. **肥胖症**　往往有家族肥胖病史。根据身高、体重，体重指数 >24 为肥胖症。如有高血压、向心性肥胖、紫纹、闭经等伴 24 小时尿 17- 羟皮质类固醇偏高者，应考虑为皮质醇增多症，宜进行小剂量（2mg）地塞米松抑制试验等以鉴别；代谢率偏低者宜进一步检查 T$_3$、T$_4$ 及 TSH 等甲状腺功能,以明确是否有甲状腺功能减退症;有腺垂体功能低下或伴有下丘脑综合征者宜进行垂体及靶腺内分泌试验,检查蝶鞍、视野、视力等,必要时行头颅 CT 检查。

2. 妊娠水肿 正常妊娠晚期水肿常见双下肢出现凹陷性水肿,经卧位休息多可消失。水肿也可延及大腿部及以上,无高血压和蛋白尿。患者体重增加明显。

3. 妊娠期高血压疾病 妊娠 20 周后出现水肿、血压升高和蛋白尿,收缩压 ≥ 140mmHg 或舒张压 ≥ 90mmHg。应选用清洁中段尿作标本,尿蛋白在(+)或(+)以上,或 24 小时尿蛋白多于 5g 即可诊断。在产前、产时或产后严重者可发生子痫。抽搐时患者表现为面肌紧张、牙关紧闭、眼球固定而直视前方,继而全面肌肉强直,剧烈抽动,呼吸停止,意识丧失,大、小便失禁,发作频繁或持续昏迷者常可死亡。

4. 妊娠合并 2 型糖尿病 有糖调节受损史;超重或肥胖;一级亲属患有 2 型糖尿病;有巨大儿生产史或妊娠期糖尿病史;多囊卵巢综合征;长期接受抗抑郁症药物治疗等。临床表现"三多一少",即多尿、多饮、多食和体重减轻,可伴视物模糊、外阴瘙痒。许多患者无任何症状,仅于健康检查或各种疾病就诊化验时发现血糖升高。

5. 多胎妊娠 有多胎妊娠家族史,此次妊娠前可能采用促排卵治疗或辅助生殖技术。早孕反应较重。中、晚孕期体重增加明显,腹部膨隆。孕妇自觉胎动频繁。妊娠晚期可因腹部过度增大致呼吸困难、下肢水肿、静脉曲张等。常合并妊娠期高血压疾病、羊水过多、前置胎盘、胎膜早破。宫高、腹围大,子宫增大超过相应孕周,可触及多个胎肢。在不同部位听到两个频率不同的胎心,1 分钟内胎心率相差 10 次以上,或虽相差不足 10 次,但两胎心闻及处之间隔有一个无心音区。超声检查可明确诊断,同时可了解羊水量及胎盘情况。

6. 羊水过多 急性羊水过多常发生于孕 20~24 周,表现为腹部在短期内迅速增大,似足月妊娠。患者可有呼吸困难、不能平卧、下肢水肿,甚至因腹部张力过大而感疼痛。慢性羊水过多出现症状较晚。因羊水增长缓慢,患者常可适应。两者均有孕妇体重增加异常。腹壁变薄、发亮,可见皮下静脉,触及觉腹壁紧张,子宫较正常孕周大,有液波震荡感。不易触及胎儿。听诊时心音遥远。

超声检查:羊水指数(AFI)≥ 24cm 或最大羊水池暗区深度(AFD)≥ 8cm。超声检查还可发现胎儿畸形、双胎等异常。

7. 巨大儿 常见于营养过度、糖尿病、过期妊娠的孕妇、经产妇。孕妇体重增加明显,可因腹部过度膨大引起呼吸困难。腹部膨隆,呈悬垂腹。宫高 + 腹围 ≥ 140cm。胎头多高浮,跨耻征阳性。

辅助检查:超声测量胎儿双顶径、头围、腹横径、腹围、股骨长度有助于诊断巨大儿,可排除胎儿畸形、羊水量异常。

(二)孕期体重增加过少

1. 营养摄入过少和吸收障碍 患者表现为消瘦、贫血、乏力等。当出现低蛋白血症时,患者可有水肿,从双下肢或面部开始,严重者可发展至全身,伴有胸水、腹水。辅助检查示血清白蛋白降低。

2. 胎儿生长受限 既往可有不良妊娠与分娩史。本次妊娠合并妊娠期高血压疾病、肾炎、心脏病、贫血、营养不良等。孕早期可有致畸物质接触史等。妊娠晚期孕妇体重应每周增加 0.5kg。FGR 患者体重增加过少或不增加。宫高测量对 FGR 诊断有重要意义,其值低于正常第 10 百分位。

辅助检查:B 超测量胎儿各径线可评估其发育状况。妊娠 28~36 周,连续测量双顶径每周增长 <2mm 或每 3 周 <4 mm,或每 4 周 <6mm,即可诊断;36 周以后每 2 周增长 <2mm,则为 FGR。

3. 胎儿死亡 胎儿死亡后,胎动消失,子宫停止继续增大,体重不增反降,伴乳房胀满感消失。约 80% 的死胎在胎儿死亡后 2~3 周自然排出。若死亡后 4 周以上仍未排出,易发生 DIC,可引起产后出血。胎心消失,子宫停止生长,超声示胎心及胎动消失,可明确诊断。

4. 羊水过少 羊水过少常合并有过期妊娠、FGR、胎儿畸形及发育不全(如先天性无肾、肺发育不全及染色体异常)、胎膜早破等。少数患者孕期服用前列腺素合成酶抑制剂或血管紧张素转换酶抑制剂,发现有羊水过少。

孕妇体重增长较少,腹围、宫高均较同期妊娠者小。子宫敏感性较高,受刺激可引起宫缩。如临产,宫缩多不协调。因羊水过少,胎儿不能耐受宫缩的压力,可发生胎儿宫内窘迫及新生儿窒息。

辅助检查:超声对诊断羊水过少有重要价

值。羊水指数（AFI）<8cm 是诊断羊水过少的临界值，<5cm 是诊断羊水过少的绝对值。此外，最大羊水暗区垂直深度（AFD）<2cm 也可诊断羊水过少。同时，B 超检查可见羊水与胎儿交界面不清、胎盘胎儿面与胎体明显接触、胎儿肢体受挤压卷曲等征象。

5. 胎儿畸形 主要有环境因素（如药物、化学物质、毒品等）和遗传因素（如染色体数目或结构异常和性染色体异常等）相关病史。主要表现为神经管畸形（如无脑儿、脊柱裂和脑积水等）、唇裂、唇腭裂和连体双胎等。

辅助检查：主要通过产科超声配合必要的实验室检查确立临床诊断。

6. 孕期合并严重消化系统疾病 孕期合并严重消化系统疾病严重影响营养的吸收或导致营养失衡，均可导致孕妇体重下降、胎儿发育不良。结果是体重明显少于正常妊娠水平。主要有慢性消化系统疾病的病史。与营养不良的症状类似，产科检查宫高、腹围小于该妊娠期平均中位数减去 2 个标准差。

辅助检查：实验室检查、生化检查、超声检查。

七、治疗原则

1. 加强育龄妇女孕前保健指导，使其孕前保持理想的体重指数。

2. 对围生期孕妇进行科学的个体化营养指导，倡导平衡膳食。

3. 对孕前 BMI ≥ 24 以及孕中、晚期 BMI ≥ 27 的孕妇要高度重视，列为高危监护范围，减少妊娠并发症，提高围生期保健质量。

4. 对孕中、晚期 BMI ≤ 19 的孕妇要高度重视，排查原因，尽早进行处理。

（魏 芳）

第六节　昏迷与抽搐

一、定义

昏迷是由于脑功能受到极度抑制而意识丧失和随意运动消失，并对刺激无反应或出现异常反射活动的病理状态。抽搐是指全身或局部成群骨骼肌的不自主收缩，常引起关节的运动或强直。

二、病因

妊娠中晚期引起抽搐、昏迷的病因，主要有子痫、癫痫发作、癔症、低钙性抽搐、低镁血症、破伤风、狂犬病、高血压脑病、脑血管意外、颅内肿瘤等。

下列因素可引起大脑神经元异常放电而导致抽搐发生：①低氧血症：大脑皮质氧的消耗量大，对缺氧极为敏感。缺氧影响神经元的能源供应，而导致抽搐发作。妊娠期高血压疾病严重时，由于全身小动脉痉挛，致脑组织缺血、缺氧、水肿而发生子痫。②酸碱平衡失调：碱中毒、神经元水中毒可影响膜电位稳定，引起抽搐发作。③代谢紊乱：低血糖影响神经元能源供应，多种中毒可致神经元代谢受阻，都使其不能维持稳定的膜电位。低血钙时钙离子减少使膜通透性增加，甲状腺素和雌激素可使神经元的兴奋性升高而导致抽搐发作。④脑组织的结果改变：如脑肿瘤、脑膜粘连、皮质局部胶质增生和瘢痕等直接损害细胞膜并可阻断抑制系统的通路。⑤遗传因素：原发癫痫的膜电位不稳定和体质有关。

三、病史要点

（一）本次妊娠有关情况

了解如末次月经、月经周期、早孕反应时间、胎动出现时间等以确定孕龄，本次妊娠后产前检查情况。

（二）既往史

孕妇年龄、孕产次、是否多胎妊娠，以及有无妊娠期高血压疾病史及家族史、慢性高血压、慢性肾炎、抗磷脂抗体综合征、糖尿病、肥胖、营养不良、低社会经济状况等。既往有无头部受伤史、脑部疾患、原发性癫痫等。

（三）抽搐相关症状

1. 有无发病诱因 如发热、外界刺激、情绪激动、过度劳累、过度饮食等。

2. 发作前有无先兆症状 如头痛、头昏等。

3. 发作时的表现 发作时间、频率、面色、声音、姿态、肢体抽动顺序、抽搐持续的时间，有无意识丧失、外伤、二便失禁等。

4. 发作后的表现 如昏迷、昏睡、头痛、遗忘、失语、肢体瘫痪等。

（四）昏迷相关症状

1. 昏迷发生的时间、缓急、频率、持续时间。

2. 昏迷前有无服用药物、毒物或接触煤气等化学物，既往有无昏迷、有无癫痫，有无严重的肝病、肾病、肺病、糖尿病、心脏病等。

四、辅助检查

1. **常规检查**　血常规，尿常规，肝、肾功能，电解质（钠、钾、氯、钙、镁、磷），血糖，血脂检测。

2. 血气分析、血渗透压检查。

3. 心电图、脑电图、脑脊液、眼底检查。

4. **影像学检查**　头颅平片、脑血管造影、头部 MRI 及 CT 等。

五、鉴别诊断

（一）子痫

先出现眼球固定，瞳孔散大，瞬即头向一侧扭转，牙关紧闭，继而口角与面部肌肉颤动，数秒后发展为全身及四肢肌肉强直性收缩（背侧强于腹侧），双手紧握，双臂伸直，迅速发生强烈抽动。抽搐时呼吸暂停，面色发绀，持续约 1 分钟，抽搐强度渐减，全身肌肉松弛，随即深长吸气，发出鼾声而恢复呼吸。抽搐临发作前及抽搐期间患者神志不清，轻者抽搐后渐苏醒，抽搐间隔期长，发作少；重者抽搐发作频繁且持续时间长，患者可陷入深昏迷状态。

子痫的临床表现常不典型：可发生于存在严重高血压者，也可发生于轻度血压升高者。16% 的患者并未发现临床上的高血压存在；48% 的子痫患者存在严重蛋白尿，14% 的患者并无蛋白尿。

子痫患者可表现为高血压、水肿及蛋白尿三大主征。患者可出现各种严重并发症，如胎盘早剥、肺水肿、心肺功能停止、急性肾衰竭、脑出血、失明或视力下降，甚至死亡；在抽搐过程中还容易发生各种创伤，如唇、舌咬伤，摔伤，甚至骨折；昏迷中呕吐可造成窒息或吸入性肺炎。

辅助检查：血液检查中血浆黏度、全血黏度及红细胞压积可升高，血尿酸、尿素氮值可升高，二氧化碳结合力降低，转氨酶、乳酸脱氢酶可升高。眼底检查可见视网膜小动脉痉挛、视网膜水肿、视网膜剥离、絮状渗出物、出血等。

（二）妊娠合并癫痫

癫痫患者孕前多有发作史，癫痫的特征为突然神志丧失，尖叫，跌倒，瞳孔散大，光反应消失，全身肌肉强直性收缩，呼吸暂停，面色苍白或充血转为发绀，双眼上翻，持续 20 秒左右转为全身一张一弛的阵挛性抽动，口吐白沫，持续约 1~3 分钟，在一次强烈痉挛后抽搐突然停止，进入昏迷或昏睡状态，全身肌肉松弛，可有大小便失禁。部分患者在发作前一瞬间有先兆症状，如上腹不适、胸腹气上升、眩晕、心悸、身体局部抽动或头向一侧转动、恐惧或入梦境感觉。

辅助检查：间歇期脑电图检查 75% 以上显示异常，头颅 MRI 或 CT 检查多有异常，这些均有助于本病诊断。

（三）妊娠合并癔症

妊娠合并癔症是一种常见的精神障碍，临床表现多种多样，可表现为急起的短暂的精神障碍、身体障碍（包括感觉、运动和自主神经功能紊乱）等，体征少特征。这些障碍没有器质性基础，体格检查和化验检查常无异常发现。暗示或强刺激可中断其发作。

（四）低钙性抽搐

低钙性抽搐又称手足搐搦症，是由于血清游离钙浓度低，使肌肉神经应激性增高所致。主要表现为手足抽搐，双侧对称性腕及手掌指关节屈曲，指尖关节伸直，拇指内收，形成鹰爪状，双足常呈强直性伸展，膝、髋关节屈曲，重病者全身平滑肌痉挛，从而发生哮喘、窒息、喉鸣、呃逆、呼吸暂停、心动过速等。无意识丧失及大小便失禁。

辅助检查：血钙浓度 <2.0mmol/L；心电图检查可有 ST 段平坦、延长，T 波直立，Q-T 间期延长。根据血钙水平结合临床表现可明确诊断。

（五）低镁血症

镁离子对心血管及神经系统有抑制作用。妊娠晚期有慢性腹泻、多尿及小肠吸收不良等失镁原因。临床可表现为肌肉震颤，手足搐搦，反射亢进，以上肢最为明显；有时有视觉、听觉异常，严重时出现谵妄、精神错乱、幻觉、惊厥、昏迷等。心血管系统最常见的表现为心动过速，有时伴室性期前收缩及血压升高，四肢厥冷、麻木，发绀。体格检查有时巴宾斯基征阳性。

辅助检查：血镁浓度 <0.66mmol/L。有手足搐搦而血钙正常，或用钙治疗无效，甚至反而加重者应疑此症。

（六）妊娠合并破伤风

多有外伤史。全身乏力、头晕、头痛、咀嚼无力、局部肌肉发紧、扯痛、反射亢进等。在肌紧张性收缩(肌强直、发硬)的基础上,阵发性强烈痉挛,通常最先受影响的肌群是咀嚼肌,随后为面部表情肌、颈、背、腹、四肢肌,最后为膈肌;张口困难(牙关紧闭)、蹙眉、口角下缩、咧嘴苦笑、颈部强直、头后仰;当背、腹肌同时收缩时,因背部肌群较为有力,躯干因而扭曲成弓,结合屈膝、弯肘、半握拳等痉挛姿态,形成"角弓反张"或"侧弓反张";膈肌受影响后,发作时面唇发绀、通气困难,可出现呼吸暂停。

辅助检查:破伤风患者伤口分泌物培养可分离出破伤风杆菌,由于破伤风的临床表现较为特异,症状典型时诊断不难。

(七)妊娠合并狂犬病

狂犬病是狂犬病毒经患者或带毒动物咬伤或黏膜被触舔进入身体后经周围神经、血流引起的急性传染病。主要侵犯脑干和小脑等处的神经元。

潜伏期:感染者可没有任何症状。前驱期:感染者开始出现全身不适、发热、疲倦、不安、被咬部位疼痛、感觉异常等症状。兴奋期:患者各种症状达到顶峰,出现精神紧张、全身痉挛、幻觉、谵妄、怕光、怕声、怕水、怕风等症状,因此狂犬病又被称为恐水症,患者常因为喉部痉挛而窒息身亡。昏迷期:如果患者能够度过兴奋期而侥幸活下来,就会进入昏迷期,患者深度昏迷,狂犬病的各种症状均不再明显,大多数进入此期的患者最终衰竭而死。

(八)高血压脑病

根据高血压患者突发急骤的血压及颅内压升高的症状,当具备以下条件时应考虑为高血压脑病:头痛、抽搐和意识障碍,称为高血压脑病三联症。

高血压患者突然出现血压迅速升高,以舒张压大于120mmHg为其重要的特征。临床上出现以颅内压增高和局限性脑组织损害为主的神经精神系统异常表现:突然剧烈头痛,常伴有呕吐、黑矇、抽搐和意识障碍,一般在血压显著升高后12~48小时内发生。患者经紧急降压治疗后,症状和体征随血压下降,在数小时内明显减轻或消失,不遗留任何脑实质损害的后遗症。

(九)脑血管意外

脑血管意外多发生在白天活动时,发病前少数人有头晕、头痛、鼻出血和眼结膜出血等先兆症状,血压较高。发病前可有短暂脑缺血表现,如

头晕、头痛、突然不会讲话、肢体发麻和感沉重等。患者突然昏倒后,迅即出现昏迷、面色潮红、口眼歪斜和两眼向出血侧凝视,出血对侧肢体瘫痪、握拳,牙关紧闭,鼾声大作,或面色苍白、手撒口张、大小便失禁。有时可有呕吐,严重的可伴有胃出血,呕吐物为咖啡色。

(十)颅内肿瘤

患者可有发作性头痛、呕吐、癫痫、精神及意识障碍,表现为思维、情感、智能、意识、人格和记忆力的改变。意识障碍出现较晚,表现为嗜睡,甚至昏迷。

辅助检查:头部MRI或CT等检查有助于诊断。

(十一)代谢性脑病

代谢性脑病是系统性疾病在脑的表现,由于血脑屏障发生障碍,脑组织受生化内环境的影响发生代谢变化,导致脑功能障碍。常见的病因有糖尿病、尿毒症、高钙血症及肝功能衰竭等。往往脑功能障碍显著,但病理形态变化不明显。代谢性脑病的性质主要是生化性障碍。如肝性脑病临床上以扑击样震颤、精神和行为改变、意识障碍终至昏迷为主要表现。糖尿病昏迷患者也可伴有抽搐发生。低血糖症患者血糖下降快者可有肢体震颤,血糖下降慢而持久者因致脑部病变可发生昏倒、昏睡及抽搐。

辅助检查:MRI检查等可协助诊断。

六、治疗原则

1. 抽搐发作时需保持气道通畅,维持呼吸、循环功能稳定,密切观察生命体征、尿量(应留置导尿管监测)等。避免声、光等刺激,预防坠地外伤、唇舌咬伤、摔伤骨折、呕吐窒息、吸入性肺炎等并发症的发生,同时需加强胎儿监护,必要时需终止妊娠。

2. 子痫抽搐多选用硫酸镁药物,当患者存在硫酸镁应用禁忌或硫酸镁治疗无效时,可考虑应用地西泮、苯妥英钠或冬眠合剂控制抽搐。

3. 癫痫大发作或癫痫持续状态时,首选地西泮;连续发作时,可加用苯妥英钠,还可用异戊巴比妥钠。

4. 低钙血症、低镁血症时,应积极补充钙离子、镁离子,纠正电解质紊乱。

5. 破伤风、狂犬病、高血压脑病、脑血管意外、颅内肿瘤、全身疾病等在控制抽搐的同时,需

积极治疗原发病。

6. 高血压时常用口服降压药物有拉贝洛尔、硝苯地平。如口服药物血压控制不理想,可使用静脉用药,常用有拉贝洛尔、尼卡地平、酚妥拉明。

7. 子痫控制 2 小时后可考虑终止妊娠。如不能短时间内阴道分娩,需剖宫产终止妊娠。

8. 子痫患者产后应继续使用硫酸镁 24~48 小时预防产后子痫。

（姬艳飞　郝　敏）

第七节　头晕与视物模糊

一、定义

妊娠头晕、视物模糊是妊娠期的常见症状,会影响母婴的生活质量和健康,如不加以重视,将会对母婴健康产生严重不利影响,发生于妊娠中、晚期者多为妊娠合并症的伴随症状。

二、病因

妊娠期的头晕、视物模糊症状,主要见于孕妇营养缺乏和合并其他系统疾病,如贫血、低血压、高血压、低血糖、肺部并发症和颈椎病等。

（一）妊娠中期

头晕、视物模糊多是由于胎盘的动、静脉间形成短路,周围血管扩张阻力下降,使孕妇的舒张压较妊娠前降低,以及孕期整个盆腔范围的血管显著增加,高度扩张,使血液较多地集中在有子宫的下腹部,加上增大的子宫又压迫下腔静脉的回流,使回心血量减少,致使心排出量下降,引起低血压及暂时性脑缺血。另外常见于妊娠合并中重度贫血导致的头晕、视物模糊。

（二）妊娠晚期

头晕、视物模糊常因妊娠晚期体位不妥,压迫血管所致。妊娠晚期子宫增大,仰卧或躺卧坐时,沉重的子宫压在其后面的下腔静脉上,使下半身的血液不能返回心脏,回心血量锐减,心搏出量减少,导致了心脑血供减少,引起头晕、胸闷等不适。

三、高危因素

从发生时间上分为:固定高危因素和动态高危因素;从危险程度上分为:绝对高危因素和相对高危因素。

（一）固定高危因素

固定高危因素是指孕前已有的高危因素。包括:

1. **个人基本情况**　年龄、身高（<1.4m）、体重、步态、胎产次、家族史;是否从事有毒职业;是否有吸烟、饮酒或某些药物成瘾史等。

2. **既往病史**　是否有心血管、消化、呼吸、内分泌、神经、精神系统疾病史者,或有重大外科手术病史、晕动症史、偏头痛史、遗传病或先天异常者。

3. **妊娠分娩史**　有月经失调、不孕症史;多次流产、早产、死胎、死产及新生儿死亡、胎儿畸形史;难产、产后出血史。

（二）动态高危因素

动态高危因素是指妊娠期间逐渐出现的高危因素。包括:

1. **本次妊娠出现的异常情况**　妊娠早期是否有阴道出血、病毒感染、服用过某些对胎儿有影响的化学药物或接触大量放射性物质。

2. **妊娠中晚期及分娩过程中出现的异常情况**　本次妊娠检查发现有内外科合并症,如心血管、呼吸、消化、内分泌、血液系统疾病及外科疾病等。产科并发症,如妊娠期高血压疾病、多胎妊娠、胎儿宫内发育异常（受限或加速）、胎盘异常、羊水异常、胎位异常、骨盆狭窄、软产道异常、胎儿宫内窘迫、早产或过期产等。

四、病史要点

1. **既往病史**　有无高血压、贫血及糖尿病史。

2. 妊娠期有无营养缺乏、贫血、低血压、低血糖等症状。

3. 妊娠期有无糖尿病或妊娠期高血压疾病并发的眼底视网膜病变。

五、临床表现

1. 妊娠中晚期随着子宫逐渐增大,仰卧或躺卧时压迫其后的下腔静脉,使孕妇出现恶心、呕吐、胸闷,突然站立时引起的头晕、视物模糊。

2. 自主神经症状引起的头晕、视物模糊、血压变化、出汗、面色苍白、腹泻等。

3. 高血压、脑动脉硬化、颈椎病、高血脂、血小板增多等引起血流缓慢,造成脑部供血不足引起头晕、视物模糊等症状。

六、辅助检查

（一）产科检查

妊娠中晚期妊娠腹型、宫高、腹围、胎心率、胎心监护及胎方位等基本检查。

（二）实验室检查

1. 常规检查

（1）血常规：血红蛋白、血小板水平等检查。

（2）尿常规：尿量、尿蛋白（阳性）、尿潜血、各种管型、尿比重（>1.020 示尿液浓缩）等。

2. 生化检查

（1）肝功能：肝酶升高、溶血。

（2）肾功能：尿素氮、肌酐和尿酸。

（3）血气分析：注意血电解质和 pH。

（4）凝血功能：血小板、纤维蛋白原、凝血酶原时间 3P 实验。

3. 前庭功能检查

（1）诊室或床旁前庭功能检查包括直立倾倒试验、原地踏步试验、扭颈试验等。

（2）眼球震颤、眼震电图、平衡姿势图检查。

4. 眼底检查

是否有动脉痉挛（A/V<2∶3）、视网膜水肿、渗出、出血。

5. 心电图检查

可发现心肌损害、传导异常、血钾水平异常等改变。

6. CT 和 MRI 检查

必要时行脑部 CT、MRI 检查等明确诊断。

七、鉴别诊断

（一）妊娠合并脑肿瘤

妊娠期妇女可发生各种类型的脑肿瘤，在合并妊娠的脑肿瘤中，胶质瘤最为常见，占 38%；其次为脑膜瘤，约占 28%；其他比较常见的脑肿瘤，包括听神经瘤（14%）、垂体瘤（10%）、纤维状细胞性星形细胞瘤（7%）、髓母细胞瘤（3%）。妊娠妇女的脑肿瘤发生率与非妊娠妇女没有明显差异。

个别患者有脑肿瘤家族史。无论是原发还是转移来源的脑肿瘤，都有头痛、恶心、呕吐等非特异性症状，以及局灶神经受损的表现，如轻偏瘫和视野受损。

辅助检查：血清激素检查是重要的鉴别诊断指标。MRI 检查是重要的影像学辅助检查手段。脑部超声检查和 CT 检查在鉴别良性与恶性肿瘤方面有重要意义。

（二）自主神经失调

自主神经失调是一组因长期的精神紧张、心理压力过大，以及生气和精神受到刺激所引起的症候群。患者会出现情绪不稳、烦躁、焦虑、心慌、易怒、恐惧害怕、敏感多疑；入睡困难、睡眠表浅、早醒梦多、身疲乏力、记忆力减退、注意力不集中、反应迟钝；腹胀、恶心；头晕、视物模糊、头部憋胀、沉闷等。

辅助检查：多次检查结果往往都比较正常，临床上常被认为是精神类疾病。

（三）腔静脉阻塞综合征

纵隔肿瘤、炎症、支气管肺癌等引起完全或不完全的上腔静脉阻塞，致使血液回流受阻，从而引起上肢、颈部、颜面部水肿，以及上半身表浅静脉曲张。

临床表现：头晕、视物模糊，合并进行性头、面、上肢水肿，重者可波及颈部及胸背，皮肤呈紫红色；进行性呼吸困难、咳嗽、端坐呼吸；胸壁静脉曲张；原发病的表现。

辅助检查：吸气时上肢静脉压上升；胸部 X 线检查纵隔肿物、上腔静脉造影；握拳试验征阳性（握拳动作使上肢静脉压升高）；束胸试验检测静脉压上升 0.2kPa。

（四）妊娠期高血压疾病

妊娠 20 周后出现的收缩压 ≥ 160mmHg 和 / 或舒张压 ≥ 110mmHg，有的患者伴有尿蛋白（++~+++）、水肿。

临床表现：血压升高、水肿、蛋白尿，病变累及视网膜水肿、出血时，表现为头痛、头晕、恶心、上腹部疼痛及呕吐等，严重时可出现视物模糊，甚至抽搐、昏迷等严重并发症；患者自觉胎动减少甚至消失，往往提示胎儿宫内窘迫可能。

辅助检查：尿蛋白、血常规、肝功、肾功及心肌酶、凝血系列等。胎心监护提示胎儿窘迫或已胎死宫内。

（五）妊娠合并糖尿病

是指妊娠期间发现或发病的由糖耐量异常及糖尿病引起的不同程度的高血糖。妊娠期糖尿病患者大多数分娩后血糖可恢复正常。糖尿病视网膜病变较常见，表现为头晕、视物模糊、视力下降；如合并高血压、脑血管病变，可有头痛、头晕等症状。

辅助检查：包括空腹血糖、OGTT 试验等，严重者需进行酮体、电解质、血气分析等检测。

（六）妊娠合并颅内压增高性病变

起病缓，起初表现为精神、情感、认知等改变，可有癫痫样发作，逐渐发展为颅内高压症状，如头痛、呕吐、头晕、视物模糊等。头痛为阵发性并呈进行性加重，晨起及夜间较重，任何使颅内压增高的动作如咳嗽、低头等均致头痛加重。

有颅内占位病变的压迫体征，当颅内高压时出现头晕、头痛、视盘水肿，可发现视盘发白、视力减退、视野缩小。

辅助检查：头颅 CT、MRI 检查可明确诊断。

（七）妊娠合并贫血

可有乏力、头晕、视物模糊、耳鸣、心悸、食欲缺乏等；皮肤黏膜苍白、口角炎、舌炎、皮肤毛发干燥、脱发、指甲薄等。

辅助检查：血常规检查、网织红细胞计数和骨髓象检查可确诊。

（八）妊娠合并颈椎病

部分患者孕前有颈椎病病史。颈椎病累及交感神经时，可出现头晕，头痛，视物模糊，双眼发胀、发干、张不开，耳鸣、耳堵，平衡失调，心动过速、心慌，胸部紧束感，甚至胃肠胀气等症状；也有吞咽困难、发音困难等症状。

辅助检查：①颈椎 MRI：可以清晰地观察到椎间盘突出压迫脊髓，常规作为术前影像学检查的证据用以明确手术的节段及切除范围；②颈椎 CT：可更清晰地观察到颈椎的增生钙化情况，对于椎管狭窄、椎体后缘骨赘形成具有明确的诊断价值；③椎 - 基底动脉多普勒：用于检测椎动脉血流的情况，也可以观察椎动脉的走行，对以眩晕为主要症状的患者鉴别价值较高；④肌电图：适用于以肌肉无力为主要表现的患者。

（九）药物性头晕及视物模糊

明确用药史，如阿托品中毒。一般常见的不良反应为口干、视力障碍、头晕、视物模糊、心动过速、皮肤潮红等，极少数过敏者可发生皮疹反应。

口服阿托品中毒者急救可洗胃、导泻，以清除未吸收的阿托品。

（十）妊娠合并梅尼埃病

妊娠合并梅尼埃病是一种特发性内耳疾病，主要的病理改变为膜迷路积水。典型的梅尼埃病有 4 个症状：眩晕、耳聋、耳鸣及耳内闷胀感。本病多发生于 30~50 岁的中青年人，双耳患病者约占 10%~50%。妊娠期胎盘和胎儿均产生大量激素可导致原有病情加重或新发疾病。多为突然发作的旋转性眩晕。患者常感周围物体围绕自身沿一定的方向旋转，闭目时症状可减轻。常伴恶心、呕吐、面色苍白、冷汗、血压下降等自主神经反射症状。头部的任何运动都可以使眩晕加重。患者意识始终清楚，个别患者即使突然摔倒也保持着清醒状态。眩晕持续时间多为数十分钟或数小时，最长者不超过 24 小时。眩晕发作后可转入间歇期，症状消失，间歇期长短因人而异，数日到数年不等。

辅助检查：①听力学检查；②眼震电图；③甘油实验；④前庭功能实验（由耳鼻咽喉科检查）；⑤影像学检查：颞骨 CT 检查可显示前庭水管狭窄，内耳膜迷路 MRI 可显示内淋巴管变细；⑥免疫学检查：HSP70 抗体和 68kD 抗原抗体检测可供参考。

（十一）妊娠合并位置性眩晕

患者周身情况良好，只在某种体位或头位时发生头晕、视物模糊、恶心、呕吐等，如变换体位可迅速好转，重复某种体位后症状又出现。一般潜伏期 2~3 秒，持续时间很少超过 1 分钟。眩晕发作中无耳鸣、耳聋现象，已有的耳蜗症状也不加重。病情多在数周或数月内自行缓解，个别患者可持续数年。病期中无头痛，无其他中枢神经系统体征。

辅助检查：①头位性眼震检查：患者坐床上，先仰卧垂头位，观察 10 秒无眩晕及眼震后，坐起再观察 10 秒；再头侧向一方仰卧，观察 10 秒；再仰卧垂头向另一方，观察 10 秒。每次变动体位、坐起及躺倒均应在 3 秒内完成，如在某体位时出现眼震应持续观察 30 秒，如眼震持续不消失即为试验阳性。②冷热变温等前庭功能试验正常和纯音听力测试多正常，由耳鼻咽喉科检查。

八、治疗原则

（一）一般处理

1. 左侧卧位休息　维持正常的子宫动脉灌注量，减轻下腔静脉受压。

2. 饮食管理　无需限盐管理（全身水肿的患者应适当限盐）；合理营养，注意蛋白质和维生素的摄入。

3. 镇静　避免和消除能导致头晕、视物模糊发生的各种内外致病因素，如饮食不节、过度劳倦、情志失调等因素；适当加强体育锻炼，增强体质。

4. 间断吸氧。

5. 密切监测母胎状态。

（二）病因治疗

应适当增加营养物质的摄入，以改善营养状况，纠正贫血，必要时给予相应的药物治疗。

（三）适时终止妊娠

如先兆子痫、重度贫血、妊娠期糖尿病控制差，应适时终止妊娠。

（魏　芳）

第八节　晕厥

一、定义

晕厥是指一过性全脑低灌注导致的意识丧失，特点是迅速发作、短暂持续及自发性恢复。近年来，妊娠期妇女发生晕厥的病例屡有报道，发病急且原因复杂，若不能及时发现作出正确的鉴别并及时处理，就会贻误救治时机，危及孕妇和胎儿的健康与生命。

二、病因

晕厥发生的机制是一过性收缩压降低7.98kPa（60mmHg）或脑血流中断6~8秒，心输出量和总血管阻力异常都可导致晕厥。

（一）体位性低血压

如较长时间的蹲、坐位，突然转为站立位；仰卧位突然转为站立位时；妊娠晚期长期仰卧位；低血压引起晕厥。体位性低血压的发生主要与下列机制有关：

1. 有效循环血量减少　包括失血、失液所致的血容量绝对不足和血管扩张剂所致的血容量相对不足。

2. 心血管反应性降低　主要表现为交感神经兴奋时心脏和血管反应性的降低，临床上主要见于年老体弱、长期卧床或慢性消耗性疾病患者。

3. 自主神经系统功能障碍　常因阻断压力感受器反射弧的某一部分使周围血管张力不能随体位改变而变化，交感神经节阻滞剂、周围交感神经节切除术、脊髓病变或损伤、糖尿病神经病变、血管运动中枢周围病变（如第四脑室肿瘤）、某些

中枢镇静剂、抗抑郁药等所致的体位性低血压皆与此有关。

4. 舒血管因子释放增多　如 5- 羟色胺、缓激肽前列腺素等浓度升高引起周围血管舒张。

（二）低血糖综合征

低血糖综合征是糖尿病合并妊娠者治疗不合理病情严重时易伴发的低血糖症。

（三）心源性晕厥

心源性晕厥是指存在器质性心脏病或左心室功能不全的患者由于心输出量突然降低引起脑缺血而诱发的晕厥。严重者在晕厥发作时可导致猝死，是最严重的类型。多数心源性晕厥与体位无关，少有前驱症状，发作时可伴有发绀、呼吸困难、心律失常、心音微弱和相应的心电图异常。引起心源性晕厥的心脏病可分为心律失常、心排血受阻和心肌本身病变三类。

（四）神经系统疾病

如高血压脑病、癫痫等。

（五）血管迷走性晕厥

某些妊娠期发生晕厥的妇女经详细询问病史、体格检查及相关辅助检查后均未发现明显的晕厥原因，最后归纳为血管迷走性晕厥。

三、病史要点

常见的诱发因素包括疼痛、焦虑、恐惧等情感变化，以及久立、久坐、缓慢进餐或饮酒等。可发生于妊娠各期，可有糖尿病、高血压、癫痫等病史。

四、临床表现

（一）症状

表现为突然发生的肌肉无力、姿势性肌张力丧失、不能直立及意识丧失。晕厥前常出面色苍白、出汗、恶心、打哈欠、视力模糊、过度换气或脉缓等。

（二）体征

晕倒时血压下降、意识丧失、不伴有强直/阵挛性抽搐，多持续数秒至数分钟，醒后自感头痛、乏力。晕厥与昏迷不同，昏迷的意识丧失时间较长，恢复较难。晕厥与休克不同，休克早期无意识障碍，周围循环衰竭征象较明显而持久。

五、辅助检查

1. 常规检查　血常规、尿常规、肝功能、肾功能、电解质（钠、钾、氯、钙、镁、磷）、血糖、血脂

检测。

2. 血气分析、血渗透压检查。

3. 每 100g 脑组织的血流 ≤ 30ml/min，脑电图呈高电压及慢波形；脑脊液检查、眼底检查。

4. **影像学检查** 脑部超声、头颅平片、脑血管造影、头部 MRI 及 CT 等。

六、鉴别诊断

（一）体位性低血压

1. **自主神经病变性低血压** 除表现有体位性低血压外，还有固定心率、胃轻瘫、便秘或腹泻等，常见于糖尿病。

2. **药物性低血压** 糖尿病高血压常合并体位性低血压，可因服用降压药、利尿药而加重，如双氢克尿噻、呋塞米、硝酸甘油。

3. **餐后低血压** 多见于糖尿病患者或老年人在空腹锻炼后用餐时，引起内脏及全身血管扩张，外周阻力下降，而发生餐后低血压。常发生在进餐后 1 小时左右，血压可降低 20mmHg。

4. **排尿性低血压** 又称排尿性晕厥，表现为在排尿中或排尿后突然晕倒。多因膀胱中的尿液突然排空使腹腔压骤减、回心血量减少、血压下降，是自主神经兴奋所致。

5. **特发性体位性低血压** 特发性体位性低血压是一种原因不明的体位性低血压，多见于中年以上患者。

6. **继发性体位性低血压** 多继发于神经系统病变、内分泌紊乱。

7. **仰卧位低血压综合征** 可发生于妊娠后期的孕妇及腹腔巨大肿瘤患者取仰卧位时，临床主要表现为伴随仰卧位出现的血压骤降和心律增快，严重者可出现晕厥。

（二）低血糖综合征

1. **病史** 引起低血糖综合征的常见原因有胰岛素使用过量或注射时间错误、饮食量不足或未按时进餐、运动量增加而未及时调整饮食或胰岛素用量、空腹饮酒等。

2. **临床表现** 头晕、头痛、心慌、心悸、手抖、过度饥饿感、出汗、面色苍白、打冷战、行为改变或异常（如烦躁、哭喊、易怒、富有攻击性）、口唇麻木、针刺感、全身乏力、视物模糊等，严重者可能出现神志不清、全身抽搐、昏睡，甚至危及生命。

3. **治疗** 发生低血糖时可立即摄入含糖食品或饮料，症状可以得到缓解。

（三）心源性晕厥

1. **妊娠合并肺动脉高压**

（1）病史：有无家族史，如有心脏病询问是否做过心脏矫治手术。

（2）症状：患者自觉疲劳、气短、发绀、呼吸困难、心悸、胸闷、双下肢水肿、不能平卧，甚至晕厥等，大多数因妊娠后以上症状加重。

（3）体征：发绀、气急、杵状指／趾；胸廓有无畸形、心前区有无异常搏动及震颤，应特别注意心前区有无杂音，以确定心脏病的类型。肺动脉压显著增高时，可听到相对肺动脉瓣关闭不全而引起的舒张期吹风样杂音，相对性三尖瓣关闭不全杂音、心室或心房奔马律及右心衰竭等杂音。

（4）辅助检查：心电图和超声心动图检查是诊断心脏病肺动脉高压不可缺少的手段；X 线和 MRI 检查对于心脏病肺动脉高压的诊断有很大价值；心脏导管检查可直接测量肺动脉的压力，但孕期使用受到一定限制。

2. **妊娠合并主动脉狭窄** 主动脉缩窄在妊娠期少见，约占孕妇先天性心脏病的 6%~11%。

（1）症状：①上身高血压所产生的症状，如头痛、晕厥、耳鸣、失眠，严重者可发生脑血管意外及心力衰竭；②下身供血不足所产生的症状，如下肢无力、酸麻、冷感等；③由于侧支循环而增粗的动脉压迫附近器官所产生的症状，如压迫脊髓而引起下肢瘫痪等。

（2）体征：上肢收缩压高于下肢收缩压，上肢舒张压等于或略低于下肢舒张压，因此上肢脉压大于下肢。触诊上、下肢脉搏，股动脉搏动比桡动脉搏动减弱且延迟。上、下肢脉搏差异，为主动脉狭窄的具有诊断价值的体征；侧支循环动脉的曲张、显著搏动和震颤，常见于肩胛间区、腋部、胸骨旁和中上腹部；心脏浊音界向左、向下扩大。沿胸骨左缘、中上腹、左侧背部有收缩中后期吹风样杂音 2~4 级；肩胛骨附近、腋部、胸骨旁可听到侧支循环的收缩期或连续性血管杂音。

（3）辅助检查

1）X 线检查：可见升主动脉扩张和左心室肥大；由缩窄段本身和缩窄段前后扩大的升主动脉、降主动脉影所组成的"3"字征及反"3"字征，以及因侧支循环形成所引起的肋骨后段下缘的虫蚀现象。

2）心电图和心向量图检查：可以正常，或有左心室肥大或兼有劳损的表现。

3）超声心动图检查：切面超声心动图可见左心室后壁和心室间隔增厚，主动脉增宽，搏动增强；脉冲多普勒超声心动图可以准确确定缩窄部位。

3. 妊娠合并法洛四联症

（1）症状：本病肺动脉狭窄越重，发绀出现越早，病情越重。这类患者很少生存至生育年龄，故合并妊娠者极少。主要症状为发绀、呼吸困难、乏力。

（2）体征：患者多数发育较差，瘦小，有发绀及杵状指。心脏听诊胸骨左缘第2、3肋间有收缩期吹风样喷射型杂音，可伴有震颤。心脏浊音区扩大，心前区与中上腹可有抬举性搏动。合并妊娠时，孕妇腹部检查宫底高度多较妊娠月份小，有胎儿生长受限的倾向。

（3）辅助检查：X线检查典型患者心脏阴影呈靴状，心尖翘起；心脏可无明显增大，或以右心室增大为主，少数患者右心室也增大；肺野清晰，肺动脉总干段向内凹入。心电图示右心室肥大和劳损，右侧心前区各导联的R波明显增高，T波倒置；部分患者可见右心房肥大的征象，P波高尖。M型超声心动图示主动脉根部扩大，位置前移并骑跨在心室间隔上，主动脉前壁与室间隔的连续性中断。M型超声心动图检查对判断主动脉骑跨的程度很有价值。

4. 妊娠合并心律失常　妊娠时一些妇女会发生期前收缩等心律失常，但由于绝大多数生育年龄的妇女不存在心血管系统疾病，故这些心律失常多数是短暂的变化，且程度较轻，对整个妊娠和分娩过程不构成危害，多不需要特殊治疗。妊娠本身可以诱发并加重心律失常，有较严重的心血管系统疾病的妇女不宜妊娠，所以在临床上真正比较重的妊娠合并心律失常并不多见。

（1）房性期前收缩

1）病史：多数没有器质性心脏病，仔细追问病史会发现，期前收缩往往是由于情绪紧张、精神压力、疲劳、感染，或是饮酒、吸烟、喝茶及咖啡等引起的。

2）体征：如果患者有左心房肥大，房性期前收缩的出现往往意味着即将发生心房颤动或心房扑动。

3）辅助检查：心电图提示P波提早出现，QRS波形态正常或畸形，P-R间期超过120毫秒。

（2）阵发性室上性心动过速

1）临床表现：心悸、气短、晕厥、乏力、焦虑，但一般情况下心悸可能是仅有的症状，发病时多数患者能较好耐受。

2）如果患者有器质性心脏病，症状就较为严重，会出现较明显的心肌缺血症状，如心绞痛、晕厥、气短和肺气肿；严重者会发生心衰、脑缺血。

3）心电图：QRS波群形态正常或较窄，心律规律，P波异形，与QRS波有固定关系，也可能无法确认。

（3）室性期前收缩

1）发生室性期前收缩时，患者可以没有症状，也可以有心悸的表现。

2）心电图：提早出现QRS呈宽大畸形，其面没有相应的P波，其后有完全性代偿间歇。

（4）室性心动过速

1）患者可有相关病史，如高血压、糖尿病、先天性心脏病或冠心病。

2）临床上可出现气短、心绞痛、低血压、少尿和晕厥。

3）心脏听诊时出现第一心音和第二心音有宽的分裂，颈静脉有"大炮波"出现。

4）心电图：当室上性心动过速的QRS波出现畸形时，常与室性心动过速难以区别，因室性心动过速也表现为QRS波宽大畸形，P波无法辨认。

七、治疗原则

（一）体位性低血压

1. 生活保健　锻炼身体，增强体质。起床时应缓慢地改变体位，防止血压突然下降，睡觉将头部垫高，穿弹力袜，用弹力腹带。常洗澡以改善血液循环，用冷水、温水交替洗足；也可以采用穴位按摩的方法。

2. 增加营养　宜选择适当的高钠、高胆固醇饮食。但这种饮食方法不适用于糖尿病、血脂异常、高血压患者。

3. 药物治疗　主要有米多君，属于α-受体激动剂，因其疗效确切、不良反应少，已广泛应用于慢性低血压患者。

（二）妊娠期糖尿病治疗

（三）心血管疾病治疗

需要内科医生协助诊治。

（刘慧强）

第九节 水肿

一、定义

组织间隙的过量积液称为水肿。水肿是一种客观的体征,可以局限于身体的某一部位,也可以遍布全身;可以单独存在,也可以伴发其他症状。水肿的出现多以原发疾病为基础。

二、病因

(一)局部性水肿

1. 机械性阻塞 如静脉血栓、血管瘤、静脉附近的淋巴结肿大及橡皮病等。

2. 局部组织损伤和病变 如烫伤、挫伤、蜂窝织炎、丹毒、血栓性静脉炎、变态反应、血管神经性水肿等。

(二)全身性水肿

1. 妊娠期高血压疾病 发病机制是全身小动脉痉挛,血管内皮细胞损伤,通透性增加导致的水肿。

2. 心源性水肿 如充血性心力衰竭,由贫血、甲状腺功能亢进或维生素 B 缺乏等所致的营养代谢性心衰、缩窄性心包炎、心肌病,血容量过载所致的心衰等。

3. 肾脏疾病 如急、慢性肾炎,肾病综合征,肾盂肾炎功能衰竭期及肾小管病变等。

4. 肝功能失代偿 如肝硬化。

5. 营养不良 如进食过少、食物成分失调,慢性消耗性疾病,慢性溃疡性结肠炎,大失血后输入晶体液过多等。

6. 内分泌疾病 甲状腺功能低下、肾上腺皮质功能亢进症等。

三、发病机制

(一)非妊娠机制

1. 血浆白蛋白减少 正常时毛细血管的血浆胶体渗透压 3.33kPa(25mmHg)高于组织浆液的血浆胶体渗透压 0.67kPa(5mmHg)。毛细血管的流体静水压在动脉端为 4.26kPa(32mmHg),而在静脉端为 1.33kPa(10mmHg),故动脉端毛细血管液体可流向组织间隙;而静脉端的静水压为 2.0kPa(15mmHg),因而组织浆液可流入毛细血管,使毛细血管与周围的组织间隙保持液体的动态平衡。

血浆胶体渗透压主要由血浆蛋白形成,尤其是靠血浆白蛋白维持,因为血浆白蛋白的分子量低于球蛋白,弥散力强,渗透压高,故影响显著。正常血浆白蛋白量为 35~56g/L,如果低于(25±5)g/L就可引起水肿,如肾病综合征水肿、肝病性水肿、营养不良性水肿等。

2. 毛细血管壁通透性改变 毛细血管壁由内皮细胞、基底膜和上皮细胞组成。内皮细胞间由以透明质酸为主要成分的物质黏合。正常时只能通过水和溶质,分子量很小的蛋白质很少通过。某些组织的毛细血管内皮细胞膜上有微细小孔与管腔相通;骨骼肌、平滑肌等毛细血管壁上含有饮液小体,构成沟通膜内外的渠道。一旦毛细血管受到损害,如出现炎症、缺氧、化学品、药物或生物毒素的损害,以及有补体参与的抗原 - 抗体复合物存在时,其完整性被破坏,使血浆中白蛋白、球蛋白、纤维蛋白原等及血液中的有形成分,如白细胞、红细胞和血小板等通过毛细血管壁进入组织间隙,组织浆液的胶体渗透压增高,正常的平衡失调,引起组织间隙积液,形成水肿。

3. 淋巴系统障碍 在毛细血管通透性改变引起组织间隙积液时,液体的回流可依靠淋巴系统来调节。淋巴管阻塞时可引起水肿,如癌瘤根治手术后及丝虫病引起的水肿就是由于淋巴回流受阻所致。

(二)妊娠期水肿

1. 生理性水肿

(1)妊娠期由于糖皮质激素和醛固酮分泌量明显增加,同时胎盘组织分泌大量雌激素,使总钠潴留量大于钠的排出量,引起钠水潴留。尤其在妊娠中、晚期更为严重。这是妊娠期水肿的重要原因。

(2)妊娠期孕妇体内蛋白质的稀释和消耗:尿氨基酸排出增多,胎儿的发育和子宫、乳房、胎盘增长使蛋白质消耗增加,水钠潴留造成的血容量增加对血浆蛋白的稀释作用,使孕妇的血清蛋白,尤其是白蛋白浓度降低,参与水肿的形成。

(3)妊娠后期增大的子宫机械性压迫盆腔静脉和淋巴,造成下腔静脉、淋巴回流受阻,也可引起水肿。

2. 病理性水肿 妊娠期高血压疾病、妊娠期肾病综合征、妊娠期急性肾小球肾炎、妊娠期急性肾衰竭、慢性肾炎合并妊娠为病理性水肿的常见原因。主要是由于长期的血压升高、缺血缺氧环境、抗原-抗体免疫复合物的沉积、炎症等造成血管内皮细胞的损害,导致其通透性增加,从而引起水肿。

四、病史要点

1. 既往病史 有无慢性高血压、肝功能不全、肾病综合征、营养不良、心脏病、内分泌紊乱等原发病,有无手术史。

2. 水肿出现的时间 是妊娠前出现的还是妊娠期出现的,是否接受过治疗。

3. 水肿的性质 水肿的部位、持久性还是间断性及水肿的发展情况等。

五、临床表现

(一)症状

1. 全身性水肿常为对称性,一般以下垂部位最为显著,且多表现在组织松弛的部位,如眼睑、面颊、踝部及阴囊等处。局部性水肿则可发生在身体的任何部位,主要表现为肿胀、皮肤紧绷、弹性降低、组织重量增加。

2. 妊娠期高血压疾病性水肿孕妇体重增加过多,每周增加 >0.5kg,下肢和腹壁水肿,重者可出现腹水,经休息后水肿不消退。

(二)体征

1. 凹陷性水肿 手指按压水肿部位出现的凹陷,抬手后几秒钟内不消失,在临床上最为常见。

2. 非凹陷性水肿 临床上很少见,仅见于甲状腺功能低下所致的黏液性水肿及淋巴管阻塞所致的水肿,这些水肿液中含有大量蛋白,因而不表现指压性。

六、辅助检查

(一)实验室检查
1. 常规检查

(1)血常规:检测血中红细胞计数和血红蛋白含量,若红细胞计数和血红蛋白含量明显减少可能与贫血有关。

(2)尿常规:检测尿内是否有蛋白、红细胞及管型等,持久性蛋白尿、尿中红细胞与管型增多,提示水肿为肾脏病所致。

2. 生化检查

(1)血浆蛋白与清蛋白的测定:血浆蛋白与清蛋白降低常见于肝硬化、肾病综合征及营养不良。

(2)肾功能检查:伴有肾功能明显减退者常提示水肿为肾脏病所致。

3. 特殊检查 与水肿有关的肾功能试验,常选用酚红试验、尿浓缩和稀释试验、尿澄清试验等,以测定肾脏的排泄功能。

(二)超声、CT 及 MRI 检查

必要时扫描肝脏、心脏和肾脏进一步明确诊断。

七、鉴别诊断

(一)局限性水肿

因局部炎症、烫伤、挫伤、淋巴回流阻塞、狭窄、瓣膜不全、手术摘除等原因引起局部水肿。

1. 局部炎症 常见的局部炎症有蜂窝织炎、丹毒、血栓性静脉炎和淋巴管炎等。

2. 局部烫伤、挫伤 患者病变部位有水肿、发红和疼痛 3 大特征;严重者可出现局部水疱、瘀斑、皮肤软组织损伤。

3. 手术后淋巴回流阻塞 多见于盆腔手术影响下肢淋巴回流受阻的情况下,局部淋巴液积聚形成水肿,如盆腔淋巴结清扫术、取样手术或静脉剥脱术后。

4. 象皮肿 初期在肢体大多为凹陷性水肿,提高肢体位置可消退。孕前有丝虫病史者局部皮肤软组织纤维化,出现非凹陷性水肿,提高肢体位置不能消退,皮肤弹性消失,最后发展为象皮肿,肢体体积增大,有大量纤维组织、脂肪、扩张的淋巴管和潴留的淋巴液,皮肤的上皮角化或出现疣样肥厚。

从外周血液、乳糜尿、抽出液中查微丝蚴和成虫可以确诊。病理检查镜下见表皮角化过度和棘细胞肥厚,真皮及皮下有致密纤维组织极度增生,弹力纤维消失,淋巴管和小血管周围有少许淋巴细胞、浆细胞及嗜酸性粒细胞浸润,真皮淋巴管内皮细胞增生,甚至使管腔完全闭塞,皮下淋巴管壁可有明显肌层肥厚。

(二)全身性水肿

1. 妊娠期高血压疾病 妊娠 20 周后发现或出现血压升高,收缩压 ≥ 160mmHg 和 / 或舒张压 ≥ 110mmHg,可伴有水肿、蛋白尿等症状;主要表现为水肿、血压升高和蛋白尿,妊娠中、晚期孕

妇出现双下肢水肿,由踝部及小腿延伸至膝以上,甚至外阴部、腹壁、上肢及颜面部,卧床休息 6~8 小时后不缓解。

辅助检查:测血压,查血常规、尿常规、肝功能、肾功能、电解质、心肌酶及凝血系列,必要时行眼底检查。

2. **心源性水肿**　有心脏病史及体征;妊娠期发生心源性水肿,水肿由下垂部位开始逐渐向上发展,重者有胸、腹腔积液和肺水肿,心衰时表现为尿量减少、尿比重增高。

辅助检查:心电图、X 线、超声心动图、放射性核素及 MRI 检查等。

3. **肾脏疾病所致水肿**　急、慢性肾小球肾炎,肾病综合征,肾小管功能损害等。

(1)急性肾小球肾炎:以水肿、蛋白尿、血尿为其特征,水肿轻重不等,较坚实,多在清晨起床时于睑、面、下肢及外阴部先出现,重者尚可有浆膜腔渗液,以胸腔为多。

(2)肾病综合征:以水肿、大量蛋白尿、血浆蛋白过低、血脂高及尿中有脂肪小体为特征,水肿为凹陷性,常由踝部延及全身,清晨于睑、面部易发现,胸、腹腔、外阴部可有大量积液,伴明显无力、头晕、食欲缺乏、恶心、呕吐等。

辅助检查:血尿素氮、肌酐、尿素、尿酸、尿蛋白、肌酐以及肌酐清除率;肾脏彩超、MRI 等。

4. **肝硬化所致水肿**　有病毒性肝炎等病史及肝硬化表现的患者;患者面容消瘦枯萎,肤色黝黑或有黄疸,有蜘蛛痣或肝掌,腹壁静脉怒张,肝、脾大,腹水及下肢水肿缓慢出现,腹水为漏出液,见于肝功失代偿期。

辅助检查:血常规、尿常规、肝功能(A/G 倒置)、乙肝八项、肝炎五项、肝脏超声检查及食管钡餐造影有助于诊断,肝活体组织检查可以确诊。

5. **营养不良性水肿**　因胃肠道疾病或肿瘤等疾病导致患者摄入不足或过度消耗病史;乏力、消瘦、贫血、多尿等,水肿程度不等。蛋白质缺乏者水肿起自下肢或面部,重者发展至全身及胸、腹腔,典型症状为周围神经炎、暴发性脚气病性心肌病及水肿和浆液渗出,维生素 B_1 治疗有效。重症营养不良时,水肿反可消退成为干瘦状态。

辅助检查:血常规、血浆白蛋白等。

6. **甲状腺功能减退症**　妊娠前患者即有甲状腺功能不全史;水肿为黏液性,非凹陷性,起病缓慢,面及眼睑虚肿,典型症状为低基础代谢率及

黏液性水肿面容。

辅助检查:TSH、T_3、T_4,血浆白蛋白;X 线、超声。

八、治疗

1. **局限性水肿**　治疗炎症、创伤等原发疾病,水肿随之治愈。

2. **全身性水肿**　治疗原发病,治疗个体化,适时终止妊娠。

(刘慧强)

第十节　乏力与困倦

一、定义

乏力是一种非特异性的自我感受,有一定的主观性,主要是靠与平时的日常活动相比得出的,可以是生理性的,也可以是某些疾病的预警信号。困倦即疲劳,是一种常见的多维性、非特异性的主观症状,也可见于健康人群,是影响身心健康和工作效率的重要因素之一。

二、病因

1. 妊娠期体力劳动者饮食缺乏食盐易致困倦、乏力,因食盐中的钠能增强神经、肌肉的兴奋性。

2. 妊娠期频繁吐泻者因血钾过低而致全身困倦、乏力;但血钾过高患者也感软弱,故需检测血钾鉴别。

3. 妊娠期糖尿病是最常导致乏力的疾病。患者由于糖代谢失常、负氮平衡、失水及电解质失衡等原因,易疲劳、虚弱无力,且有口渴、消瘦、多食、多尿等症状。

4. 妊娠期贫血、睡眠不足、慢性肾炎、甲状腺功能减退等患者,也常出现疲劳、乏力症状。

三、病史要点

1. 既往病史,妊娠前有无糖尿病、贫血、肾炎、甲状腺功能减退等疾病。

2. 妊娠期出现困倦乏力的孕周、持续时间,以及休息后是否能缓解等。

四、临床表现

患者表现为体重下降、软弱无力、面容憔悴、血压偏低等。

五、辅助检查

（一）实验室检查

1. 贫血患者测血红蛋白浓度；频繁呕吐者检测尿常规和血电解质；甲状腺功能减退者检测TSH、T_3、T_4；肾脏疾病患者化验肝肾功能、尿常规等。

2. 糖尿病患者行OGTT试验和血糖检测。

（二）超声检查

定期检查胎儿的发育情况，肾炎患者可做肾脏超声和肾脏活组织检查进一步确诊。心功能不全者可检查心脏。

六、鉴别诊断

1. **低钠血症** 低钠血症是由于各种疾病导致钠摄入过少、排除或消耗过多所致，如胃肠道疾病、尿崩症等。早期时出现倦怠、淡漠、无神，甚至起立时昏倒。当失钠达0.5g/kg以上时，可出现恶心、呕吐、血压下降、痛性肌痉挛，尿中无氯化物检出；当失钠达0.75~1.2g/kg时，可出现恶心、呕吐、视力模糊、心率加速、脉搏细弱、血压下降、肌痉挛、疼痛反射消失等。

辅助检查：血常规、尿常规、肝功能、肾功能及电解质检测可确诊。

2. **低钾血症** 低钾血症是由各种原因导致的体内钾水平过低，如长期压力过大、钾通过大便和尿液不正常流失等。低钾血症的常见症状是疲劳、乏力，主要是胳膊和腿部肌肉有明显虚弱感觉，还有一系列皮肤问题，如干燥、不明原因的燥热等。大量钾丢失，患者会表现为烦渴、多尿、焦虑、精神恍惚，甚至记忆力下降，以及对心脏的负面影响。

辅助检查：实验室生化检查电解质（血钾正常值3.5~5.5mmol/L）。

3. **妊娠期糖尿病** 包括糖尿病合并妊娠和妊娠期糖尿病。妊娠期糖尿病主要表现为2型糖尿病，由于体内对胰岛素抵抗，引起体内能源物质的吸收障碍，引起机体的困倦乏力。

辅助检查：目前常用的是葡萄糖耐量试验（OGTT）。推荐OGTT值为空腹5.1mmol/L，1小时为10.0mmol/L，2小时为8.5mmol/L。其中有1

项或1项以上达到或超过正常值，可诊断为妊娠期糖尿病。

4. **妊娠期贫血** 有无出血、黑便史，是否有慢性炎症、感染等可以导致贫血的疾病。常见和早期出现的症状为疲乏、困倦、软弱无力，以及皮肤、黏膜、指甲、口唇颜色苍白。

辅助检查：①检测血细胞计数、红细胞平均体积、血红蛋白平均浓度、网织红细胞计数等；②外周血涂片和骨髓检查，观察红细胞、白细胞和血小板的数量和形态方面的改变，注意有无异常细胞，为进一步诊断提供线索。

5. **妊娠剧吐**

6. **妊娠合并慢性肾炎**

7. **妊娠合并甲状腺功能减退**

8. **妊娠期合并心功能不全**

9. **妊娠合并神经性厌食**

10. **妊娠合并白血病**

11. **妊娠合并白细胞减少症**

12. **妊娠合并尿毒症**

13. **妊娠合并肝功能不全**

14. **妊娠合并淋巴瘤**

七、治疗原则

1. **一般治疗** 调整饮食，注意休息，治疗原发病。

2. **妊娠合并贫血** 针对病因治疗，补足体内正常的营养物质。

3. **妊娠合并慢性肾炎** 急性期需卧床休息，注意营养；抗感染治疗。

4. **妊娠合并甲状腺功能减退** 口服甲状腺素片，30~100mg/d，产后立即减量，妊娠头3个月须每月监测血清激素及TSH水平。

5. **妊娠合并糖尿病** 口服降糖药或胰岛素治疗，血糖水平控制差者适时终止妊娠。

（刘慧强）

第十一节 黄疸

一、定义

黄疸是指血清中胆红素浓度高于正常范围

所导致的巩膜、皮肤、黏膜的黄染现象。血清胆红素浓度升高临床上并未表现有黄疸者，称为隐性黄疸。正常血中总胆红素一般不超过 17.1μmol/L（1.0mg/dl），其中结合胆红素 ≤ 3.42μmol/L，非结合胆红素 ≤ 13.68μmol/L，接近 34.2μmol/L（2.0mg/dl）时出现临床上肉眼可见的黄疸。

二、病史

妊娠黄疸可发生于育龄期妇女妊娠的任何时期。发生于妊娠早期的黄疸，伴频繁恶心、呕吐，多见于妊娠剧吐；妊娠中后期的黄疸多见于妊娠特发性的黄疸，如妊娠期肝内胆汁淤积症、妊娠期急性脂肪肝、重度子痫前期、HELLP 综合征等；30 岁以上经产妇再次妊娠后出现黄疸，多因患胆囊炎、胆石症、原发性胆汁性肝硬化。家族中有黄疸病史者，多属先天性或遗传性疾病所致；妊娠前已有黄疸，多见于先天性溶血性黄疸、Gilbert 综合征等。黄疸发生在肝炎流行区，则患妊娠合并病毒性肝炎可能性大，需要询问有无饮酒、有无服用对肝脏损害的药物、有无孕期体重明显减轻等病史，均有助于进一步明确诊断。

1. 询问月经史、末次月经，明确有无停经，明确妊娠时期。

2. 孕期是否顺利，有无肝炎接触史、输血史、注射史。

3. 黄疸出现的时间及与停经孕周的关系。

4. 是否出现恶心、呕吐、瘙痒、腹痛、发热等伴随症状，及出现的先后顺序、轻重。

5. 既往妊娠是否有相同病史。

6. 既往病史，是否有高血压、肾脏疾病、肝炎、胆结石等病史。

7. 有无饮酒、长期使用药物病史。

8. 是否有家族史。

9. 疾病的发病地区。

三、临床表现

1. **发热**　妊娠黄疸出现发热、寒战，多为疾病的前驱症状，可见于妊娠合并急性脂肪肝、急性胆囊炎、肝脓肿、败血症及其他严重感染性疾病。

2. **腹痛**　妊娠晚期黄疸合并右上腹痛，常见于妊娠期高血压疾病、HELLP 综合征、妊娠期急性脂肪肝及妊娠合并急性病毒性肝炎等。妊娠黄疸伴阵发性上腹绞痛，放射至右肩，可能为妊娠合并胆囊炎胆石症；如先出现疼痛，且放射至左侧腰背部，后出现黄疸，可能为妊娠合并胰腺炎。黄疸、剧烈疼痛伴休克，可能为妊娠并发肝破裂。

3. **消化道症状**　妊娠早期出现恶心、呕吐，孕 12 周后好转，可能为妊娠剧吐；妊娠期食欲减退，伴明显消瘦、体重减轻需警惕消化系统恶性疾病；妊娠后期黄疸伴食欲减退、厌油、恶心、呕吐、乏力，考虑为妊娠合并病毒性肝炎；若合并右上腹疼痛，可能为妊娠期急性脂肪肝。

4. **瘙痒**　是妊娠期肝内胆汁淤积症的特征之一，于妊娠中晚期出现瘙痒，瘙痒程度各有不同，手掌、足底瘙痒为著，晨轻夜重，与黄疸同时出现或先于黄疸，痒重黄轻，瘙痒持续至分娩，分娩后迅速消失。

5. **体征**　皮肤、巩膜黄染。溶血性黄疸，巩膜呈柠檬色；先天非溶血性黄疸，巩膜呈浅黄色；肝细胞性及胆汁淤积性黄疸，巩膜呈金黄色；酱油尿见于溶血所致血红蛋白尿。

四、辅助检查

1. **血清免疫学检查**　HBsAg、HBeAg、抗 HBs、抗 HBe、抗 HBc 可作为乙型病毒性肝炎的临床诊断。

2. **多核苷酸聚合酶链反应法**　监测 HBV-DNA、HCV-RNA、HDV-RNA 有助于各型肝炎的诊断与鉴别诊断。

3. **尿、便常规检查**　尿中尿胆原、尿胆红素及尿色；粪中尿胆原及粪色。

4. **肝功能检测**　血中总胆红素、结合胆红素、非结合胆红素、转氨酶、胆汁酸。

5. **血常规检查**　测血红蛋白，判断是否合并贫血；白细胞及中性粒细胞百分比，判断是否有感染；血小板数目。

6. **凝血常规、DIC 监测**　是否存在凝血障碍。

7. 溶血试验、肾功能、电解质、心肌酶、血淀粉酶、尿淀粉酶检查等。

8. **腹部彩超检查**　对发现肝、胆、胰病变有帮助，可鉴别肝外胆管梗阻、胆管扩张征象、胆结石。

9. **CT 及 MRI 检查**　CT 及 MRI 检查可应用于妊娠期急性脂肪肝、肝包膜下血肿、肝硬化等。

10. **肝脏穿刺活检**　借助穿刺活检可确诊。

五、鉴别诊断

(一)妊娠剧吐

1. 停经40天出现,逐渐加重至频繁呕吐不能进食,呕吐物中有胆汁或咖啡样物质。

2. 体重较妊娠前减轻≥5%,面色苍白,皮肤干燥,尿量减少,严重时血压下降,引起肾前性急性肾衰竭。

3. 一些孕妇会出现短暂的肝功能异常而引发黄疸,常在以后妊娠时再次出现。

4. 严重呕吐引起水电解质失衡、代谢性酸中毒,严重时可致韦尼克脑病、凝血功能障碍等。

5. 尿液检测尿酮体阳性,尿液浓缩,尿比重升高,出现尿蛋白、管型。查血常规以明确是否有血液浓缩;肾功离子、血气分析,以明确是否存在电解质失衡,酸、碱中毒。

(二)妊娠期肝内胆汁淤积症

妊娠期肝内胆汁淤积症(intrahepatic cholestasis of pregnancy,ICP)是妊娠期特有的并发症,妊娠期引起肝内胆汁淤积,于妊娠中晚期出现皮肤瘙痒和黄疸,血清胆汁酸升高,随妊娠终止而迅速消失,再次妊娠又可复发。发病机制不明,可能与雌激素和遗传因素有关。

1. 首发症状多为无皮肤损害的瘙痒,多在妊娠30周后出现,瘙痒程度不一,呈持续性夜重昼轻,以手掌、足心为甚。

2. 10%~15%的患者出现轻度黄疸,可与瘙痒同时出现,或于瘙痒后发生,一般不随孕周增加而加重;有无黄疸与胎儿预后关系密切,有黄疸者新生儿窒息及围产儿死亡率明显增加。

3. 一般无明显恶心、呕吐、食欲缺乏、腹泻等消化道症状,少数孕妇出现上腹不适、轻度脂肪痢。

4. 肝功能测定门冬氨酸转氨酶(AST)、丙氨酸转氨酶(ALT)出现轻到中度升高,为正常的2~10倍,一般不超过1 000U/L;部分出现血清胆红素升高,很少超过85.5μmmol/L,其中直接胆红素占50%以上。

5. 血清胆汁酸(TBA)测定是诊断ICP的主要实验室依据,无诱因的皮肤瘙痒及血清TBA>10μmmol/L,可作ICP诊断;血清TBA≥40μmmol/L,提示病情较重。

6. 分娩后瘙痒症状消失,肝功能恢复正常。

7. 本病易并发妊娠期高血压疾病或妊娠期急性脂肪肝,若两病同时存在可出现消化道症状,且黄疸进行性加重。

孕妇在妊娠中晚期出现手掌、足底的瘙痒,晨轻夜重,随之出现肝功能轻度升高及黄疸,痒重黄轻。血清胆汁酸明显升高,分娩后症状很快消失。并发妊娠期高血压疾病或急性脂肪肝时总胆红素>171.1μmmol/L,并有胆酶分离,DIC试验阳性,低血糖,肝穿刺活检可鉴别。

(三)妊娠期急性脂肪肝

妊娠期急性脂肪肝(acute fatty liver during pregnancy,AFLP)是妊娠后期特有的疾病,是一种少见的原因未明的出现于妊娠晚期的急性脂肪变性。

1. 多发生于妊娠晚期(35周前后或26~40周),也有产后发病者,多数见于青年初产妇,且多见于怀双胎或男胎者。

2. 发病急,突发持续性恶心、呕吐,伴上腹部疼痛、厌油、腹胀等消化道症状。

3. 1周后出现黄疸并迅速加深,巩膜、皮肤黄染,尿色深黄。常有不同程度的性格改变、嗜睡及意识障碍。

4. 出现全身出血倾向,肝功能受损,凝血因子合成不足,继发DIC,引起凝血功能障碍,出现皮肤、黏膜等多部位出血,特别是产后大出血,还可引起消化道出血。

5. 常合并子痫前期,重症患者在发病过程中出现高血压、蛋白尿及水肿,有子痫前期症状,相互影响,使病情加重。

6. 肝肾综合征、肾衰竭可能与严重黄疸及DIC有关,表现为少尿、无尿及急性氮质血症,AFLP时死产、早产、死胎及产后出血多见。

7. 体格检查见巩膜黄染,肝浊音界缩小,肝区轻度叩痛,腹水征阳性。

8. 白细胞计数明显升高,常在20×10^9/L以上,以中性粒细胞为主,合并细菌感染时更明显。

9. 早期血尿酸明显升高为特征性的检验异常,晚期则血尿素氮、肌酐明显升高,提示肾衰竭。

10. 血清胆红素明显升高30~615μmmol/L,ALT升高,但一般不超过300U/L,严重者出现胆酶分离。

11. 低纤维蛋白原(<1.8g/L),PT、APTT、TT延长,血小板低于正常,3P试验可阳性。

12. 肝穿刺活检可见肝细胞内有细小脂肪

滴,核位于中央,无坏死或炎症,可确诊本病。

（四）妊娠合并病毒性肝炎

妊娠合并病毒性肝炎是妊娠期发生的病毒性肝炎,或孕前有肝炎病史妊娠期又复发。妊娠合并病毒性肝炎共分为甲、乙、丙、丁、戊型。甲、戊型通过消化道传播,乙、丁型通过血液、唾液密切接触等传播,丙型主要通过血液传播。

1. **乙型肝炎** 经输血、注射、母婴传播感染,分为急性乙型肝炎、慢性乙型肝炎、重症肝炎,潜伏期为1~6个月。急性期乙型肝炎出现不能用妊娠或其他原因解释的消化道症状,起病隐匿,有乏力、厌油、腹胀、关节痛、皮疹等,黄疸出现后症状缓解。极少数患者起病急,有寒战、高热、黄疸,病情进行性加重,演变为重症肝炎,则黄疸迅速加重,出现肝性脑病、凝血机制障碍,危及生命。

2. 近期出现无其他原因解释的消化道症状,低热、肝区疼痛、不明原因黄疸;体格检查,肝区肿大、压痛,部分有脾大。

3. 重症肝炎出现高热、寒战、谵妄等,黄疸迅速加深,伴有肝性脑病,危及生命,查体肝浊音界明显缩小,有腹水形成。

4. **病原学检查** 有多种抗原系统及抗体系统,临床常用HBsAg、HBeAg、抗HBs、抗HBe、抗HBc。

（五）重度子痫前期

1. 血压持续升高,收缩压 ≥ 160mmHg 和/或舒张压 ≥ 110mmHg。

2. 蛋白尿 ≥ 5.0g/24h 或随机蛋白尿 ≥ (+++)。

3. 持续性头疼、视觉障碍或其他脑神经症状。

4. 持续性上腹部疼痛、肝包膜下血肿或肝破裂症状。

5. 肝功能异常,肝酶 ALT、AST 水平升高,但 ALT 小于 300U/L。

6. 肾功能异常,少尿(24 小时尿量少于 400ml 或每小时尿量少于 17ml)或血肌酐 >106μmmol/L。

7. 低蛋白血症伴胸腔或腹腔积液。

8. 血小板持续性下降并低于 100×10^9/L,血管内溶血、贫血、黄疸或血 LDH 升高。

9. 心力衰竭、肺水肿。

10. 胎儿生长受限或羊水过少。

11. HELLP 综合征以溶血、肝酶升高及血小板减少为特点。先有子痫前期表现,高血压、水肿、蛋白尿,出现右上腹疼痛、恶心、呕吐、轻度黄疸、巩膜呈柠檬色、体重骤增、水肿,继发凝血功能障碍,出现血尿、消化道出血、DIC。实验室检测血管内溶血,外周血涂片中可见到破碎的红细胞、球形红细胞;ALT ≥ 40U/L,AST ≥ 70U/L,LDH>600U/L;血小板减少。根据血小板减少程度将 HELLP 综合征分为 3 级:I 级:血小板 ≤ 50×10^9/L;II 级:血小板在 $(50\sim100) \times 10^9$/L;III 级:血小板在 $(100\sim150) \times 10^9$/L,常危及母儿生命。

（六）妊娠合并胆结石、胆囊炎

1. 突然发作的右上腹疼,多在进食后,尤其是在饱食后夜间发作。

2. 持续性胀痛,阵发性加剧,可向右肩、右腰部、右肩胛骨放射,伴恶心、呕吐,如为胆石症呈绞痛。

3. 病情进展出现寒战、高热、黄疸。

4. 体格检查见肌紧张右上腹压痛,部分 Murphy 征阳性,由于增大的子宫,腹部体征并不明显。

5. 白细胞计数升高,可达 20×10^9/L,伴核左移。

6. ALT、AST、ALP 均升高,总胆红素轻度升高,尿胆红素阳性。

7. 腹部超声可见胆囊增大、壁厚、收缩不良,如合并胆囊结石,可见胆石光团及声影。

（七）妊娠合并急性胰腺炎

1. 突然发作的持续性上腹部疼痛,阵发性加剧,可放射至左侧腰背、肩部。

2. 伴恶心、呕吐、发热、腹胀。

3. 可出现不同程度的黄疸,以轻中度黄疸多见。

4. 患者可出现烦躁不安、谵妄等精神症状;严重者可出现血压下降、休克、呼吸衰竭和肾衰竭。

5. 体征较轻,上腹部压痛及肌紧张,反跳痛不明显,尤其是妊娠晚期,腹部增大,子宫膨隆,胰腺位置较深,体征更不典型。

6. 淀粉酶和脂肪酶高于正常值的 3 倍。血淀粉酶于腹痛 8 小时开始升高,24 小时达高峰,约 3~5 日降至正常。

7. 可见胰腺体积弥漫性增大,实质结构不均匀,出血坏死时出现粗大强回声,胰腺周围渗出液呈无回声区。

8. 可见胰腺肿大,外形不规则,有明显低密度区,周围有不同程度的液体积聚。

(八)妊娠合并自身免疫性肝炎

自身免疫性肝炎是一组慢性肝炎综合征,多见于女性,病因未明。妊娠合并自身免疫性肝炎多见于妊娠晚期,出现明显黄疸及肝功能异常,无明显消化道症状及皮肤瘙痒,可出现右上腹疼痛。分娩后肝功能恢复慢,激素治疗效果好。

1. 多见于年轻孕妇,约 10% 患者无症状;常有嗜睡、极度疲乏,伴恶心、发热、关节疼痛、右上腹痛,伴胆汁淤积者可出现皮肤瘙痒。

2. 常出现严重黄疸,皮肤、巩膜黄染,尿色深黄,陶土色大便。

3. 既往无肝炎病史、无饮酒及长期药物使用史。

4. 既往有自身免疫性疾病史,糖皮质激素治疗有效。

5. 血清肝炎病毒标志物检查阴性。

6. 肝酶明显升高,可高于正常的 10~30 倍;碱性磷酸酶和谷氨酰转肽酶升高不明显,伴胆汁淤积者可升高。平滑肌抗体滴度在 1:80 以上。

(九)妊娠合并药物性肝损害

孕期服用如氯丙嗪、异烟肼、利福平、磺胺、四环素、巴比妥类药物等,引起肝功能损害而发生黄疸。孕妇常有服药史,多无前驱症状,常伴皮疹、发热、关节疼痛、瘙痒等症状,黄疸较重,消化道症状轻。实验室检查可有嗜酸性粒细胞增多,蛋白尿,SGPT 轻度升高。

六、治疗原则

1. 密切监测母胎情况,个体化治疗,必要时适时终止妊娠。

2. **妊娠剧吐** 维持体液及新陈代谢平衡,必要时终止妊娠。

3. **妊娠期肝内胆汁淤积症** 适当休息,缓解瘙痒症状,改善肝功能,降低血胆汁酸水平,加强胎儿状况监护,延长孕周,改善妊娠结局。熊去氧胆酸为治疗的一线用药。

4. **妊娠期急性脂肪肝** 一旦诊断明确,无论病情轻重、病期早晚,都应尽快终止妊娠。卧床休息,换血或血浆置换,成分输血,保肝治疗,应用肾上腺皮质激素。

5. **妊娠合并病毒性肝炎** 原则上与非孕期病毒性肝炎治疗相同,目前尚缺乏特效治疗,治疗应以中西医药结合为主,对尚未肯定疗效的药物慎重应用,尽量少用药物,以防增加肝脏负担。注意休息,应用保肝、免疫调节药物。及早诊断,合理产科处理。

6. **重度子痫前期** 治疗原则休息、镇静、解痉,有指征的降压、利尿,密切监测母胎情况,控制病情,延长孕周,适时终止妊娠。

7. **HELLP 综合征** 按重度子痫前期治疗基础上应用肾上腺皮质激素、输注血小板,严密监测胎儿情况,适时终止妊娠。

(刘二袅 郝 敏)

第十二节 皮肤瘙痒

一、定义

皮肤瘙痒是皮肤受到各种有害刺激后引起的一种不舒服的感觉,是妊娠合并皮肤病及其他合并症的常见症状。

二、病因

妊娠中、晚期引起皮肤瘙痒常见的原因有:

1. **妊娠期皮肤病** 如妊娠痒疹、妊娠合并带状疱疹、妊娠期皮肤瘙痒症等。

2. **妊娠期肝内胆汁淤积症**、妊娠合并胆汁性肝硬化和妊娠合并肝炎等。

3. **妊娠期糖尿病**。

4. **妊娠合并阴道炎** 假丝酵母菌或滴虫性阴道炎引起的外阴瘙痒等。

5. **妊娠合并寄生虫病** 如疥疮、阴虱等。

三、病史要点

1. 是否是由妊娠引起的皮肤瘙痒。

2. 有无肝病、糖尿病、贫血、肾功能不全等病史。

3. 有无食物、药物中毒或对某些物质过敏等。

4. 瘙痒的性质。

四、临床表现

瘙痒的程度因个人体质及病变而差异很大。轻者皮肤可无特殊临床表现；重者因瘙痒可引起皮肤抓痕、发红和血痂，久之可引起皮肤肥厚、苔藓样变、色素沉着或继发感染等损害。瘙痒多在夜间加重，影响睡眠。

五、辅助检查

1. **实验室检查**　血常规、尿常规、白带常规、血糖、肝功能、肾功能等。

2. **过敏试验或致敏试验**　必要时可做过敏试验或致敏试验等，有助于明确诊断。

六、鉴别诊断

1. **妊娠合并细菌性阴道病**　细菌性阴道病是由阴道内乳酸杆菌减少而其他细菌大量繁殖引起的阴道内菌群失调，主要由加德纳菌和各种厌氧菌引起，其中以厌氧菌居多，部分患者合并支原体感染。

2. **妊娠合并滴虫阴道炎**

3. **妊娠合并外阴阴道假丝酵母菌病**

4. **妊娠合并需氧菌性阴道炎**

5. **妊娠期肝内胆汁淤积症**　妊娠期肝内胆汁淤积症是一种妊娠期特有的疾病，由于肝内胆汁淤滞，使胆盐潴留于皮肤深层，刺激皮肤感觉神经末梢，引起瘙痒。多发生于妊娠后期，出现不同程度的全身瘙痒和黄疸。一般瘙痒的发生先于黄疸且重于黄疸，遍及全身，以手和脚掌为主，夜间加重，奇痒难眠；而黄疸程度轻重不一，有的可完全无黄疸。其对胎儿最大的危害是无明显外因的情况下出现胎动减少或胎动消失，未及时处理的后果是死胎。

6. **2型糖尿病**

7. **妊娠合并肝炎**

8. **妊娠合并疥疮**　疥疮是由疥螨引起的接触传染性皮肤病，易在家庭及集体中传播，还可通过衣服、内衣、毛巾而传播。发病多从手指间开始，好发于手腕屈侧、腋前缘、乳晕、脐周、阴部及大腿内侧。皮损损害初发为米粒大红色丘疹、水疱、脓疱和疥虫隧道，隧道长约 0.5~1cm，呈灰色或浅黑色弯曲线，顶端与丘疹和水疱相接，日久因搔抓可继发化脓感染、湿疹样变或苔藓化等。

辅助检查：血常规等实验室检查，主要是取活检进行组织病理学检查以明确诊断。

9. **妊娠合并阴虱**　阴虱病是由阴虱引起的外阴部及其邻近部位的传染性皮肤病，常经性接触而传播。主要的发病部位在阴毛区和肛周附近，也可见于腋毛、胸毛区。常见的自觉症状为剧烈瘙痒，搔抓后常引起抓痕、血痂，或继发脓疱疮及毛囊炎等细菌感染。

辅助检查：取活体组织、阴道分泌物在显微镜或放大镜下可发现阴虱成虫或虫卵。

10. **妊娠合并带状疱疹**　带状疱疹是由水痘—带状疱疹病毒（varicella zoster virus，VZV）所致的急性皮肤黏膜感染性疾病。主要表现以突然发生的沿神经带状分布、单侧分布、密集成群的疱疹为临床特点，疼痛明显，愈后极少复发。

辅助检查：血清病原学检查和组织病理学检查等。

11. **妊娠合并日光性皮炎**　日光性皮炎即日照性皮炎，又称日晒伤，为正常皮肤经暴晒后产生的一种急性炎症反应，表现为红斑、水肿、水疱和色素沉着、脱屑。本病春末夏初多见，好发于妇女和室外工作者，其反应的强度与光线强弱、照射时间、个体肤色、体质、种族等有关。皮肤在不太强烈的日光照射下，有些人也会出现红肿、瘙痒、皮疹等症状。此种日光性皮炎症状为暴露部位，如颜面、颈部、前臂伸侧、手背等，出现不同形状的红斑、丘疹、风团或水疱。

12. **妊娠合并药物性皮炎**　药物性皮炎是指药物通过注射、内服、吸入等途径进入人体后引起的皮肤、黏膜反应，是药物反应中最常见的反应，也称药疹。患者有明确的用药史。常呈急性发病，轻者可无全身症状，重者可在发疹前后或同时伴有不同程度的全身症状，如药物热、过敏性休克等。皮肤发疹类型复杂、多种多样，可以类似其他皮肤病和发疹性传染病，但基本特点是发病突然，一般均对称分布（固定型药疹除外），泛发全身或仅限于局部，损害多形，常伴瘙痒。

七、治疗原则

1. 妊娠期合并皮肤病请专科会诊。

2. 妊娠期合并症等除产科处理外，必要时请内科会诊。

（平　毅）

第十三节　心悸

一、定义

心悸是指自觉心跳或心慌,并伴有左胸部心前区不适的感觉。心悸不代表心脏在频率、节律及收缩强度等方面一定有异常。心悸可发生在正常人,也可发生在心功能不全的患者中,妊娠期妇女由于心血管系统负荷加重,容易在妊娠中、晚期出现心悸。

二、病因

1. 与妊娠有关,如子宫过度增大、羊水过多、双胎等并发症。

2. 心脏器质性疾病,如充血性心力衰竭、各瓣膜关闭不全或狭窄、先天性动脉导管未闭、外伤性动静脉瘘等,以及特发性高动力循环综合征等。

3. 贫血、低血糖、甲状腺功能亢进、发热、缺氧等,也可引起患者心悸。

4. 电解质紊乱,如高血钾、低血钾等。

三、发病机制

1. 心律失常,包括期前收缩、心动过速等均可产生心悸的感觉。

2. 心脏交感神经过度兴奋或心肌肾上腺素能 β 受体反应性增强,而使心排血量增高,心脏收缩增强,心尖冲动随之增强,脉速洪大而有力,血压增高,脉压增宽,引起心悸。

3. 妊娠时由于血容量增加及雌激素的作用致周围血管阻力降低,使休息状态下心排血量比正常增高而呈高动力循环状态,即高排血量状态,并因此引起心率加快,心肌收缩力增强。

4. 妊娠子宫过度增大时,腹压增高,横膈显著上升,使胸膜腔内压增加,压迫肺部使肺容量减小,肺的顺应性降低而引起呼吸困难;压迫心脏使心脏移位,影响心脏的功能;心肺功能改变导致的缺氧更使呼吸循环障碍增加,因而常出现心悸。

四、病史要点

1. 心悸的发生与妊娠有无关系。

2. 妊娠前有无心脏病史,有无神经症、贫血、甲亢和高血压等病史。

3. 重点询问孕妇心悸发生和持续的时间,开始于妊娠的哪一阶段,是否反复发作,以及发作时的伴随症状。

五、临床表现

1. **症状**　主要表现为自觉心慌不安,心跳剧烈,不能自主,常伴有胸闷不适、气短、乏力、头晕,甚至喘促、肢冷或晕厥。发作常有惊恐紧张,劳倦过度。饮酒饱食可诱发。严重者可出现面色苍白、咯粉红色痰、呼吸困难、端坐呼吸、四肢冰冷、出汗及意识障碍等。

2. **体征**　若为甲亢引起的心悸,患者可有颈静脉怒张、突眼、甲状腺肿大等;若为心功能不全,可闻及瓣膜区的杂音、心律不齐、心率增快等。

六、辅助检查

1. **实验室检查**　若怀疑有贫血、甲状腺功能亢进或低血糖时,可针对情况进行血常规、T_3、T_4、血糖等测定,以明确诊断。

2. **心电图检查**　可明确有无心律异常,必要时可作连续动态心电图监测或超声心动图等,以除外心脏器质性病变。

七、鉴别诊断

1. **羊水过多**

2. **多胎妊娠**

3. **巨大儿**

4. **妊娠合并心脏病或心律失常**　如围生期心肌病、妊娠合并风湿性心脏病、妊娠期高血压心脏病、心动过速、房性期前收缩、室性期前收缩、心房颤动等。

5. **妊娠合并甲状腺功能亢进**

6. **妊娠合并贫血**　血红细胞在 3.0×10^{12}/L 以下,血红蛋白在 70g/L 以下时,患者常感心悸,劳累后加重;表现为面色苍白、呼吸短促、全身无力、脉压增高等;听诊可有心尖区及肺动脉区有收缩期杂音、脉率增快、水冲脉和毛细血管搏动。辅助检查:通过血常规检查等基本可以诊断,必要时增加骨髓象检查。

7. **神经症**　患者无典型心脏病史;主要表现为眩晕、头痛、耳鸣、失眠、记忆力减退、四肢麻木及乏力等。辅助检查:可行血常规、尿常规、心电图、颅脑 CT 等检查,以排除器质性病变。

8. 低血糖综合征　孕妇进食不足、糖尿病合并妊娠、妊娠期糖尿病者治疗中血糖水平太低（低于2.8mmol/L）或下降太快，都可能出现低血糖综合征。引起低血糖反应的常见原因有胰岛素使用过量或注射时间错误、饮食量不足或未按时进餐、运动量增加而未及时调整饮食或胰岛素用量、空腹过多饮酒等。表现为突发头晕、头痛、心慌、心悸、手抖、过度饥饿感、出汗、面色苍白、打冷战、行为改变或异常；严重者全身乏力、视物模糊，可出现神志不清、全身抽搐、昏睡，甚至危及生命。发生低血糖时立即摄入任何形式的精制糖，症状都可以得到缓解。

9. 药物中毒　药物中毒是药剂量超过极量而引起的中毒。误服或服药过量及药物滥用均可引起药物中毒。常见的致中毒药物有西药、中药和农药。

八、治疗原则

卧床休息，治疗原发病，适时终止妊娠。

1. 子宫过度增大　加强孕期营养宣教，合理产前检查，适当控制孕期增重。

2. 心血管疾病　针对性治疗原发病，控制心衰，合理选择终止妊娠时机。

3. 妊娠合并贫血　高蛋白饮食，合理使用铁剂和微量元素，检测血红蛋白水平。

4. 甲状腺功能亢进　一般用丙硫氧嘧啶治疗，定期复查，调整药物剂量，适时选择终止妊娠的方式。

5. 神经症　确诊后由专科医生决定个体化治疗。

（平　毅）

第十四节　呼吸困难

一、定义

呼吸困难是指患者有一种空气不足或呼吸费力的主观感觉，且辅助呼吸肌参与呼吸运动。

二、病因

妊娠中、晚期出现呼吸困难的常见原因有：

1. 呼吸运动受限制　妊娠后期子宫增大、多胎妊娠、羊水过多、巨大胎儿及腹水、腹内巨大肿瘤等都可使腹内压力增高，横膈上升等使呼吸运动受限。

2. 肺部疾病　如支气管哮喘、肺炎、肺水肿等。

3. 心脏疾病　如充血性心力衰竭、心肌炎及心包积液等。

4. 神经、精神系统疾病　如脑水肿、脑血管意外及癔症。

5. 中毒性疾病　如急性感染、酸中毒、尿毒症及药物中毒。

三、病史要点

1. 呼吸困难是妊娠前出现的还是妊娠期出现的。

2. 是否有肺部器质性病变、左心衰竭、颅脑病变或中毒等病史。

四、临床表现

主要表现为呼吸费力，重则出现鼻翼扇动、发绀、端坐呼吸，并可有呼吸频率、深度及节律的改变。

五、辅助检查

1. 实验室检查　若为感染有白细胞计数增高、中性粒细胞增高；若为过敏性疾病，则嗜酸性粒细胞计数增高。

2. 痰涂片或培养　支气管、肺疾病时，应注意痰液的痰量、性质、气味，并做细菌培养或真菌培养。

3. 影像学检查　若为心源性肺疾病，做X线检查时可发现明显的心肺X线征象。心脏彩超及心功能检查可排除器质性心脏病。CT和MRI检查可协助诊断。

4. 支气管造影　必要时行支气管检查进一步明确诊断。

六、鉴别诊断

（一）妊娠相关呼吸困难

1. 羊水过多　常在妊娠20~24周时出现腹围增大；同时出现腹胀、呼吸困难、心悸、下肢水肿、外阴水肿、行动不便。体格检查时呼吸快、脉搏增快，腹围及宫高超过相应孕周，腹壁张力高，触诊胎位不清,听诊胎心音不清或轻。

辅助检查:超声检查可以确诊,一般采用指数法计算羊水量。

2. 多胎妊娠 近年来因辅助生殖技术和促排卵药的广泛使用,多胎妊娠发生率明显增高。可有多胎妊娠家族史或辅助生殖治疗史。早孕反应较重,持续时间长,孕妇体重和腹部增长迅速,易出现腰酸背痛、呼吸困难、行走不便、腹壁及下肢水肿、静脉曲张或痔疮发生。

产科检查:子宫大于孕周,妊娠中、晚期腹部可触及多个小肢体,胎头较小,与子宫大小不成比例,不同部位可听到两个或以上胎心,听诊1分钟两个胎心率相差10次以上。腹部四步触诊双胎时多为纵产式,以两个头位或一头一臀常见。

超声检查:孕35天以上宫腔内可见两个妊娠囊,孕6周可见两个原始心管搏动。可确定胎位及胎心发育情况,筛查有无胎儿结构畸形,如连体双胎、开放性神经管畸形,确诊羊水过多等。

3. 巨大儿 既往有巨大儿病史、糖尿病史或家族史。妊娠期体重增加迅速,腹部沉重,两肋胀痛,妊娠晚期出现心悸、气促和呼吸困难等症状。

产科检查:腹部明显膨隆,宫高 >35cm,触诊胎儿肢体大,先露高浮,头先露者跨耻征阳性,听诊胎心音清晰。

超声检查:测胎儿双顶径、股骨长、胎儿腹围、头围等指标,可明确是否为巨大儿。

(二)妊娠合并腹腔肿瘤及腹水

1. 妊娠合并妇科肿瘤 常见有子宫肌瘤和卵巢肿瘤,均较巨大,可在妊娠中、晚期被发现,易与增大的子宫混淆。

孕前若有子宫肌瘤、宫颈病变和卵巢肿瘤病史,妊娠后子宫增大迅速者尤应注意。妊娠合并子宫肌瘤者,在妊娠期易发展、增大,可使宫高上升,位于宫底或子宫前壁的肌瘤易触及;若为子宫肌壁间肌瘤,均匀性增大者与妊娠子宫合一,则与增大子宫难以区别;宫颈体积明显增大者,需要排除宫颈肌瘤或宫颈癌可能;卵巢肿瘤可位于子宫一侧或双侧,若巨大者超出盆腔,甚至占据腹腔大部分,则难以触及子宫体。后腹膜肿瘤罕见,位于子宫后方,固定,将妊娠子宫推向前方或上方。

辅助检查:超声、MRI、肿瘤标志物检查,有助于诊断和鉴别。

2. 妊娠合并腹水 妊娠合并腹水者在妊娠中、晚期常见于妊娠期高血压疾病、妊娠合并重症肝炎、妊娠合并心脏病、妊娠合并肾功能不全、妊娠期低蛋白血症、癌性腹水等。常为腹部逐渐膨隆,站立时尤为明显,腹水量多时即使卧位也有腹部明显膨隆,叩诊有移动性浊音,增大的子宫于腹中有沉浮感,子宫与腹壁间有液波震荡感。腹水量多时可出现尿量少、下肢水肿,又因横膈抬高可有气促、呼吸加快,甚至呼吸困难。

辅助检查:超声检查可见子宫外液性暗区,液平面随体位改变而异。妊娠期高血压疾病者常有血压增高,肝病者有肝功能损害,低蛋白血症者有血清白带白降低,肿瘤者血清肿瘤标记物可升高。腹水可作常规细胞学、染色体及肿瘤标志物测定,尤其对妊娠合并癌性腹水者诊断鉴别有帮助。

3. 妊娠合并肠道肿瘤 家族中有结直肠肿瘤病史者患肿瘤危险性比普通人群要高8倍。大约25%以上的新发患者有结直肠肿瘤的家族史。结直肠息肉被认为是肿瘤的癌前病变,其中绒毛样腺瘤样息肉更容易发展成癌。

辅助检查:血常规、粪便隐血试验、超声检查是常用的检查。纤维内镜检查由于妊娠期操作困难,成功率较低;同时因受内镜视野所限,诊断率不高。行小肠钡剂造影、腹部CT检查时,应考虑胎儿安危。MRI检查是有价值的诊断方法。

4. 妊娠合并腹膜后肿瘤 腹部肿块早期不易发现,一般都是肿瘤生长至相当大时才被发现,肿瘤位置大多数在上腹部或上腹部一侧,开始发生于下腹部者较少。取膝肘卧位,双手触诊肿瘤不向前垂并叩诊腹前壁有鼓音,可证明肿瘤位于腹膜后,但肿瘤大者腹前壁叩诊也呈浊音;肿瘤如能推动,大多为良性,如固定不动、硬而边界不清,大多为恶性。腹胀、腹痛、胃肠道症状、压迫症状、膈肌被推升抬高、胸膜刺激和胸膜渗液等均可引起呼吸困难。

辅助检查:包括超声、CT和MRI检查。

(三)妊娠合并支气管哮喘

反复发作的喘息、气促、胸闷、咳嗽等症状,多在夜间和/或凌晨发生,气道对多种刺激因子反应性增高。

询问患者直系亲属有无哮喘病史,有无吸烟、呼吸道病毒感染史,工作或生活环境有无使患者过敏的过敏原等。患者表现为发作性咳嗽、胸闷及呼吸困难。呼气相可听到哮鸣音。

辅助检查:血常规、痰涂片、血清免疫球蛋白(IgE)测定为常用的诊断方法。

（四）妊娠合并肺炎

肺炎是由不同病原体或其他因素导致的肺部炎症,细菌性肺炎是最常见的肺炎,其次有非典型病原体所致肺炎、病毒性肺炎和肺真菌病等。

多数起病急骤,常有受凉、淋雨和劳累等诱因,约1/3患病前有上呼吸道感染。典型病例可突然起病,常见症状为咳嗽,初期为刺激性干咳,继而咳出白色黏液痰或带血丝痰,继之高热,出现胸痛时常呈针刺样,随咳嗽或深呼吸而加剧,可放射至肩或腹部。体温可高达39~40℃,呈稽留热型,常伴有头痛、全身肌肉酸痛、食欲减退。肺实变时有典型的体征,并发胸腔积液者患侧肺部叩诊浊音,语颤减弱,呼吸音减低。

辅助检查:血常规白细胞计数,血和胸腔积液培养,X线胸片病变累及一个肺叶以上、出现空洞、病灶迅速扩散或出现胸腔积液,均为常用辅助检查。

（五）妊娠合并充血性左心衰竭

有无高血压、缺血缺氧、心肌炎、瓣膜关闭不全或狭窄、心律失常等病史;主要为肺循环淤血,表现为疲劳、乏力、呼吸困难和肺水肿等症状。

辅助检查:尿常规、电解质测定、X线及心电图(可发现心房、心室肥大及心律失常、心肌梗死等基础心脏疾病等)检查。

（六）妊娠合并脑水肿

（七）代谢性酸中毒

可有导致代谢后产酸物质增多等病史。表现为心律失常、心肌收缩力减弱等,呼吸加深、加快;中枢神经系统:可出现疲乏、眩晕、嗜睡、烦躁等,严重者出现昏迷;消化系统:可出现恶心、呕吐、腹痛、腹泻及食欲不振等症状。

辅助检查:电解质、血气分析、肝功能、肾功能、心肌酶等检测。

（八）妊娠合并肺梗死

肺梗死是肺栓塞后因血流阻断而引起的肺组织坏死,引起肺栓塞的常见栓子是深静脉血栓。临床表现为胸闷、气短、呼吸困难、胸痛、低热、咯血。发病突然,来势凶猛,病情危重,死亡率高,常易被误诊为肺炎、胸膜炎、肺水肿、肺不张等。血栓的来源主要是下肢深静脉,占80%~90%,其次是盆腔、心脏疾患。久病卧床、妊娠、大手术后和心功能不全可发生深静脉血栓,是发生肺栓塞的主要病因。X线、血管造影、CT、MR及核素扫描等检查可协助诊断。

（九）妊娠合并胸腔积液

胸腔积液的出现多伴有基础疾病,可原发于肺、胸膜,也可为肺外疾病如心血管、肾脏疾病等,故仔细询问病史和观察患者症状,对于胸腔积液的病因诊断十分重要。结核性等感染性胸膜炎多有发热,有心力衰竭者多为漏出液。少量胸腔积液可无临床异常症状或仅有胸痛,积液达300~500ml以上时,可感胸闷或轻度气急,大量胸腔积液时有明显气急、心悸,而胸痛缓解或消失。妊娠合并胸腔积液采用X线、CT等检查时,应与呼吸科等会诊,考虑胎儿等问题。B型超声可用于胸腔积液穿刺、局限性胸腔积液或粘连分隔胸腔积液的诊断和治疗。

七、治疗原则

积极进行病因治疗,及时应用碱性药物纠正酸中毒,补钾。支气管哮喘、肺炎、充血性左心衰竭、脑水肿、代谢性酸中毒等请相应专科医师协助治疗。

（平　毅）

第十五节　便血

一、定义

血液从肛门排出,大便带血或全为血便,色鲜红、暗红或柏油样,称为便血。

二、病因

（一）全身性疾病

如白血病、血小板减少性紫癜、血友病、遗传性毛细血管扩张症、维生素C或维生素K缺乏症、肝脏疾病、流行性出血热、败血症等,孕妇往往还伴有其他器官出血。

（二）消化道出血

上消化道疾病,如门脉高压引起的静脉曲张破裂出血、胃溃疡等,据出血量与速度的不同,可表现为便血或黑便;下消化道疾病,如肛管疾病(痔、肛裂、肛瘘)、直肠疾病(肛管直肠损伤、溃疡性直肠炎、结核性直肠溃疡、直肠肿瘤等)、结肠疾病(急性细菌性痢疾、溃疡性结肠炎、结肠癌、结肠息肉等)及小肠疾病(肠结核、急性出血性坏死性肠炎、Meckel 憩室炎或溃疡、肠套叠等)。

(三)腹腔内血管疾病

如缺血性肠病、急性门静脉血栓形成等。

(四)急性传染病与肠寄生虫病

如暴发性病毒性肝炎、败血症、血吸虫病等。

三、病史要点

1. 判断是妊娠期出现的便血还是妊娠前就有便血的症状。

2. 便血的性质,出血量的多少、颜色,以及有无异味。

3. 有无伴随症状,腹痛、呕吐、发热、腹泻等。

4. 有无痔疮、肛裂。

5. 有无直肠息肉。

6. 有无外阴、内裤血染。

四、临床表现

(一)便血

如出血量多,则呈鲜红色;若停留时间较长,则可为暗红色。粪便可全为血液或与粪便混合。

1. 与粪便混合 小肠出血时,血液在肠内停留时间较长,呈柏油样大便;阿米巴痢疾的粪便多为暗红色果酱样的脓血便;急性细菌性疾病多有黏液脓性鲜血便;急性出血性坏死性肠炎可排出洗肉水样血便,并有特殊的腥臭味;血与粪便混杂伴有黏液者,要警惕结肠癌、结肠息肉病、慢性结肠炎。

2. 与粪便不混合 血在大便后滴下,不与粪便混合,提示为肛门或肛管疾病出血,如痔、肛裂或直肠肿瘤引起的出血。

(二)腹痛

便血伴有剧烈腹痛,甚至出现休克,须警惕肠系膜血管栓塞、出血性坏死性肠炎、缺血性结肠炎、肠套叠等的可能。

(三)腹部肿块

结肠癌、肠套叠或放线菌病的患者多可触及腹部肿块,孕妇检查时子宫增大可能影响触诊。

(四)发热

便血伴发热常见于传染性疾病,如败血症、流行性出血热、钩端螺旋体病或部分恶性肿瘤,如肠道淋巴瘤、白血病等。

(五)皮肤改变

皮肤有蜘蛛痣及肝掌者,便血可能与肝硬化门脉高压有关。皮肤与黏膜出现毛细血管扩张,提示便血可能是遗传性毛细血管扩张症所致。

五、辅助检查

1. **直肠指检** 直肠指检是对便血患者既简单又重要的检查方法。如痔疮、肛裂、肛瘘、直肠息肉、直肠癌等,多数可通过直肠指检而获得明确诊断。

2. **粪便检查** 常规化验、孵化及细菌培养对便血的诊断有重要临床意义。

3. **血液检查** 便血伴有全身性出血倾向者,需做凝血系列及骨髓检查,以排除血液疾病。

4. **内镜检查** 直肠镜及结肠镜检查对诊断很有价值,结合活组织检查可进一步明确病变的性质。

5. **X 线检查** 目前常用的气钡对比造影可显示较小病灶(0.5~1.0cm),但妊娠中、晚期慎用。

6. **放射性核素扫描** 仅用于产后。

7. **胶囊内镜** 以上传统检查手段仍有可能无法找到出血原因,特别是小肠疾病引起的出血,诊断阳性率更低。胶囊内镜借助肠肌自身蠕动的动力平滑地通过消化道,可在患者毫无痛苦的情况下获得整个小肠的影像学资料,属于无创伤检查,适用于孕妇。

8. **隐血试验** 少量的消化道出血,每日 5ml 以下,无肉眼可见的粪便颜色改变者,称为隐血便,隐血便须用隐血试验才能确定。

六、鉴别诊断

(一)肛裂

肛裂的确切病因不明,可能与解剖因素、外伤、感染、缺血、肛管狭窄、内括约肌紧张等有关。肛裂患者的典型临床表现有疼痛、便秘和便血。

1. **直肠指诊及内镜检查** 对难以确诊的肛裂可酌情进行直肠指诊及肛门镜检查,操作时应动作轻柔,以免引起患者剧痛。

2. **组织病理学检查** 对位于侧位的慢性溃疡,要排除结核、癌、克罗恩病及溃疡性结肠炎等病变,行活组织病理检查可鉴别诊断。

(二)痔疮

1. **外痔**

(1)炎性外痔:常由肛缘皮肤损伤和感染引起,肛缘皮肤皱壁突起如水疱样,肿胀、疼痛明显。

(2)血栓性外痔:肛门静脉丛破裂,血液漏出血管外,形成血栓在皮下隆起,特点为起病突然,局部肿胀,疼痛剧烈。

(3)结缔组织性外痔:因慢性炎症刺激,反复发炎、肿胀,致使肛门缘皮肤皱襞变大,结缔组织增生,形成大小不等的皮垂。

(4)静脉曲张性外痔:肛缘周围皮下曲张的静脉团,下蹲腹压增加,排便时增大,恢复正常体位后症状可不同程度的减轻。

2. **内痔**　内痔位于肛门齿线以上,分为三型:①血管肿型;②纤维化型;③静脉曲张型。内痔应以预防为主。大便时出血或伴痔核脱出。后期有的可继发贫血、大便困难、小便不易排空等症状。一般无疼痛感觉,中、后期可有肛门坠胀、瘙痒,如痔核脱出嵌顿,可致肿痛、糜烂、坏死,甚至化脓、继发肛瘘等。

痔面鲜红色或青紫色,排便时痔核不脱出肛门外,排便时出血或便后出血,呈点滴状或喷射状,血色鲜红,不与粪便相混,呈间歇性发作。便时痔核脱出肛门外,甚至行走、咳嗽、喷嚏或站立时也会脱出,不能自行回纳,须用手推回,或平卧、热敷后方能回纳,便血不多或不再出血。

（三）妊娠合并血小板减少性紫癜

多有妊娠前病史,系血小板减少引起的皮肤黏膜出现瘀点、瘀斑或内脏出血。突然发病,可有畏寒、发热,皮肤和黏膜出现广泛的瘀点、瘀斑,扩大成大片状,甚至形成血肿,碰撞部位尤甚。内脏受累出现鼻出血、胃肠道及泌尿生殖系统出血。需要血常规、骨髓检查、免疫学检查等协助确诊。

（四）妊娠合并胃、十二指肠溃疡出血

多有既往病史及发病诱因,如饮食不当等,发生于妊娠期者较少见。可有呕血和便血、面色苍白、口渴、脉搏快速有力,血压正常或稍高,出冷汗,脉搏细快,呼吸浅促,血压下降。

白细胞计数增加,血清淀粉酶轻度升高。腹腔穿刺抽出含胆汁或食物残渣的液体时,可作出诊断。立位 X 线检查多数患者膈下可见半月形的游离气体影。超声检查可在肝前缘与腹壁间的肝前间隙显示气体强回声,其后方常伴有多重反射。

（五）妊娠合并直肠癌

直肠癌在临床上早期常无症状,可有排便习惯改变和便血,呈现便频、排便不尽感。黏液血便,便血色鲜红,可与粪便不混。当癌肿发展增大,浸润肠腔 1 周时可出现便秘,排便困难,粪便变细,并伴下腹胀痛不适等慢性梗阻症状,部分患者在此之前可有腹泻与便秘交替。

女性直肠前壁癌肿当穿透肠壁后可浸润阴道后壁,引起白带增多;如穿透阴道后壁则形成直肠阴道瘘,阴道内出现粪质和血性分泌物。患者常伴有乏力、消瘦、贫血、体重减轻等全身症状,常诉有肛门疼痛和肛门口有块状物突出。

病理学检查:是直肠癌确诊的主要依据。癌胚抗原（CEA）测定:一般认为对评价治疗效果和预后有价值。乙状结肠镜检查:对直肠指诊未能触及肿块,而有可疑临床症状者或不能排除肿瘤者,必须进一步作乙状结肠镜检查。超声检查:对发现直肠肿瘤的病例,可进一步作直肠腔内 B 超。MRI 检查:也适用于孕妇。

（六）妊娠合并大肠息肉

部分患者有大肠息肉家族史。患者一般多以便血、大便带血、黏液血便来就诊,常误诊为痔疮等肛门疾患或"痢疾"而延误检查。大便习惯改变表现为大便次数增多,便中带有黏液或黏液血便,偶有腹痛,极少数大便时有肿物自肛门脱出,有家族史的患者往往对息肉的诊断有提示作用。内镜检查发现的息肉均须作活组织检查。

七、治疗原则

尽快找到出血的部位和病因,了解各种便血的病因特点,再结合临床表现,有助于合理使用相应的检查手段,使疾病及早得到确诊和根治。

（茹普霞）

第十六节　不能平卧

一、定义

孕妇在意识清楚的状态下感到平卧时疼痛、胸闷、呼吸费力,不能平卧,必须侧卧、半卧位才觉得舒适。

二、病因

（一）妊娠合并胸廓畸形

孕妇合并胸廓畸形、脊柱侧凸等可降低胸廓的顺应性而发生呼吸困难,不能平卧。

（二）腹内压力增高

妊娠后期子宫增大，而多胎妊娠、羊水过多、巨大儿及腹水、腹内巨大肿瘤等，可使腹内压力增高，横膈上升，呼吸运动受限，不能平卧。

（三）肺部疾病及过敏性疾病

孕妇合并支气管哮喘、肺炎、肺水肿、肺栓塞，特别是羊水栓塞发生时。

（四）心脏疾病

妊娠期高血压疾病及各种疾病致心力衰竭、心肌炎及心包积液等。

（五）中毒性疾病及神经精神因素

急性感染、酸中毒、药物中毒等。

三、病史要点

1. 不能平卧出现于妊娠期还是妊娠前。

2. 有无肺部疾病和胸部或腹部的手术史。

3. 询问患者不能平卧出现的时间或孕周、程度及伴随症状等。

四、临床表现

若为妊娠合并肺部疾病，主要表现为咳嗽、憋气、半卧位；若为妊娠合并心功能不全，主要表现为活动后气短、不能平卧、恶心、呕吐、尿量减少及双下肢凹陷性水肿。

五、辅助检查

（一）实验室检查

1. **血常规** 了解有无贫血及白细胞升高的情况。

2. **生化检查** 查肝功能、肾功能、血糖、电解质、二氧化碳结合力及血气分析等，以了解体内电解质及酸碱平衡情况。

（二）辅助检查

1. **胸部 X 线检查** 可发现各种发育畸形，进一步了解心影是否扩大、肺部纹理及纵隔情况。

2. **心电图检查** 明确有无心律失常、心肌缺血及梗死等。

3. **心脏超声检查** 检查有无先天性心脏病、心脏病的类型及心脏的收缩功能等。

六、鉴别诊断

1. **脊柱侧弯** 患者可能有因神经瘫痪、幼年患脓胸、结核性胸膜炎及未成年时在胸壁上施行胸廓成形术病史；或因营养不良、神经刺激、后天性下肢长短不齐及放疗等形成脊柱侧弯。肩和骨盆的长期不对称姿势，导致手、下肢不等长，肌肉凸侧组织紧张，凹侧组织薄弱、被牵拉；两肩高低不平，背部隆起的"剃刀背"，一侧胸廓塌陷，另一侧隆起，骨盆倾斜和跛行等。

辅助检查：全脊柱的四位 X 线片、CT、MRI 检查；肺功能检查、血气分析；全腹超声和心脏超声检查，必要时行肌电图检查有助于神经的正确定位和明确是否需行减压处理等。

2. **妊娠期高血压疾病并发肺水肿** 多见于年轻以往体健的无心脏病病史的初产妇，诱发因素为重度贫血、双胎、低蛋白血症或合并其他内科疾病。血压升高 ≥ 160/110mmHg，尿蛋白，全身水肿，伴咳嗽、夜间不能平卧、气急、端坐呼吸、咳粉红色或白色泡沫痰等。

辅助检查：血常规、尿常规、肝功能、肾功能、心肌酶、电解质、凝血系列、心电图、超声检查等。

3. **妊娠合并心肌炎** 妊娠合并心肌炎是指妊娠期间发生心肌炎或妊娠前已有心肌炎。心肌炎指心肌局限性或弥漫性急性或慢性炎性病变，可以由感染、药物中毒等导致。临床上以病毒性心肌炎最常见。

孕妇常先有全身倦怠感或恶心、呕吐等消化道症状，然后出现心悸、胸痛、呼吸困难、阵发性夜间呼吸困难、劳力性呼吸困难、咯血等症状；心力衰竭时常为右心衰竭，或以右心衰竭较为突出，重者可出现心源性休克。

辅助检查：血常规、血沉、C 反应蛋白、心肌酶、血清病毒中和抗体的测定；心电图、心脏 X 线、超声心动图检查，必要时取心肌内膜活检以明确诊断。

4. **代谢性酸中毒** 代谢性酸中毒是体内血液和组织中酸性物质的堆积，其本质是血液中氢离子浓度上升、pH 下降，容易导致人体生理活动紊乱，引发一系列疾病。心律失常、心动过速或过缓，呼吸加快、加深，可以出现轻微腹痛、腹泻、恶心、呕吐、胃纳减退等；平卧后明显加重。

辅助检查：血气分析、血电解质及钠、钾、钙、镁、磷检测，尿常规，肝、肾功能，血乳酸检测；根据病因和临床症状选做超声、X 线检查等。

5. **仰卧位低血压综合征** 仰卧位低血压综合征是指妊娠晚期孕妇仰卧位时，出现头晕、恶心、呕吐、胸闷、面色苍白、出冷汗、心跳加快及不同程度血压下降的一组临床综合征。严重者可危及母儿的生命。多见于妊娠晚期体重增加过多、多胎妊娠、巨大儿、羊水过多等。孕妇取仰卧位数分钟后，部分人就可能出现休克症状，表现为头晕、胸闷、恶心、呕吐。查体：全身出冷汗、脉搏加快、血压下降，收缩压下降 30mmHg 或下降至 80mmHg 以下，随血压下降胎儿也受影响，表现为胎心率加快、胎动增强，继而胎心率慢、胎动减弱。患者转为侧卧位后，上述症状即减轻或消失。

6. 羊水过多

7. 巨大儿

8. 多胎妊娠

9. 妊娠合并心功能不全

七、治疗原则

应诊断并治疗原发病，若原发病发展快或控制差，应及时终止妊娠。

（一）脊柱侧弯

妊娠合并脊柱侧弯需要全面评估是否需要终止妊娠，如果妊娠可以继续，需要加强产前检查，适时终止妊娠，一般采用剖宫产为宜。

（二）妊娠期高血压疾病并发肺水肿

妊娠期高血压疾病并发水肿属于妊娠期严重并发症，需要在基础治疗同时尽快终止妊娠，抢救孕妇及新生儿。

（三）妊娠合并心肌炎

需要评估心功能，控制心衰，及时终止妊娠，抢救生命。

（四）代谢性酸中毒

纠正酸碱平衡。

（五）仰卧位低血压综合征

孕期加强教育，减少此类事件的发生，积极处理妊娠并发症和合并症。

（茹普霞）

第十七节　耻骨联合疼痛

一、定义

耻骨联合是产道的重要关节，妊娠后骨盆的关节变得松弛，导致骨盆不稳定，妊娠 3 个月后更为松弛，耻骨联合宽度增加，但一般不超过 20mm。

分娩时因胎儿在产道内的扩张作用，特别是如果胎儿过大，子宫收缩过强，产妇屏气用力过猛，可造成耻骨联合分离，临床上每例产妇可有程度不同的耻骨联合分离，但并不是每例产妇都出现耻骨联合疼痛的症状。正常人耻骨联合间隙 4~6mm，孕期耻骨联合可增宽 2~3mm，一般认为耻骨联合间隙超过 10mm，就会引起疼痛症状。

二、病因

1. 耻骨联合的病理性薄弱是根本病因。

2. 产妇自身骨性产道构造的变异，如耻骨间纤维软骨的联接、真骨盆构造及骨盆倾斜度、骨盆轴线的不正常变化等，以及先天性发育异常、软骨病等。

3. 难产、急产及产钳助产接生时操作不当，胎头在骨产道内旋转用力方向的变异等。

4. 产时大腿过分外展或既往有骨盆外伤史或手术史。

5. 局部血液循环障碍引起耻骨无菌性坏死。

三、病史要点

1. 妊娠前有无骨盆手术史或外伤史。

2. 妊娠后耻骨联合痛的发病时间及疼痛性质。

3. 耻骨联合痛的伴随症状。

四、临床表现

（一）症状

妊娠晚期发病的一般起病缓慢，症状逐渐加重，从发病时耻骨联合处疼痛，逐渐发展到大腿内侧痛，改换体位时疼痛加重；不同程度的耻骨联合区疼痛，活动及翻身时加重；腰背部及下肢放射性疼痛；活动受限或行走困难。

（二）体征

1. 耻骨联合处明显增宽、压痛，病情严重者伴有耻骨联合处皮肤水肿，但无红、热现象。

2. 骨盆挤压分离试验阳性。

五、辅助检查

X 线和超声检查均可发现耻骨联合缝隙宽 >10mm，左右错合 ≥ 5mm 为诊断依据。

六、鉴别诊断

（一）软骨病

软骨病是一种常见病，病因尚不清楚，主要

是由于日光照射不足及维生素D摄入不足引起。主要为骨骼的改变、肌肉松弛及非特异性的精神、神经症状。重症软骨病患者可影响消化系统、呼吸系统、循环系统及免疫系统,同时对小儿的智力发育也有影响。临床上分为初期、激期、恢复期和后遗症期。初期、激期和恢复期,统称为活动期。

1. 实验室检查

(1)血生化检查:测定血钙、磷、碱性磷酸酶,血清 25-$(OH)D_3$(正 10~80μg/L)和 1,25-$(OH)_2D_3$(正常 0.03~0.06μg/L)在软骨病活动早期就明显降低,为可靠的早期诊断指标,血浆中碱性磷酸酶升高。

(2)尿钙测定:尿钙测定也有助于软骨病的诊断,尿中碱性磷酸酶的排泄量增高。

2. 其他辅助检查

(1)长骨骨骺端X线片:软骨病的长骨骨骺端特异X线表现为长骨骺部钙化预备线模糊;极期钙化预备线消失、骨骺端增宽、骺端呈杯状或毛刷状改变,骨质稀疏、骨干弯曲变形或骨折。

(2)骨龄X线片:可见骨龄落后。

(二)耻骨联合无菌性坏死

主要由于外伤或强力牵拉造成局部血供障碍所致的骨骺坏死,少部分患者可因长期使用激素导致。主要表现为下肢痛,疼痛严重者两下肢外展,起坐也发生困难,甚至不能行走。辅助检查:X线检查见耻骨联合稍增宽,双侧耻骨联合骨骺缘可见纵行条状透亮间隙,耻骨联合骨质密度稍增高,严重者可见侧耻骨联合面骨质明显破坏,边缘呈鼠咬状缺损,并有大块碎骨片游离其间。

(三)耻骨联合分离

有明显外伤或分娩史。主要是耻骨联合部疼痛:重者疼痛剧烈,活动受限,单侧或双侧下肢难以负重,不能行走,翻身困难;轻者行动无力,上、下台阶及单腿站立、弯腰、翻身等动作,都可引起局部疼痛加剧。局部压痛与叩击痛明显,髋关节外展、外旋活动受限,耻骨联合加压及骨盆分离与挤压试验阳性。错移较重者,可触摸到耻骨联合上下缘不齐或分离的间隙。

辅助检查:X线片可见耻骨联合间距离明显增宽,超过 5mm,有的可达 10~15mm,并有上下错位现象。慢性者可见耻骨联合的关节面毛糙不平、增生等。

(四)耻骨炎

耻骨炎是发生于耻骨联合区的非化脓性病变,表现为耻骨联合和耻骨支处疼痛,以女性为多发。病情可延续数年,最终多可自愈。本病多与劳损有关。患者多主诉耻骨联合处有程度不同的疼痛,并沿两侧腹直肌向外下方放射。由于大腿内侧疼痛而影响行走,以致步行缓慢,甚至出现跛行。股内收肌大多处于痉挛、紧张状态,在肌肉起点处可有压痛。骨盆分离试验均为阳性。

辅助检查:X线检查早期多无改变,晚期可出现骨质疏松或吸收征,耻骨联合间隙变窄,后期融合。

七、治疗原则

1. 确诊后卧床休息,对孕晚期发病者应尽早行剖宫产,以免经阴道分娩加重病情。同时肌内注射维生素 B_1、维生素 B_{12}、维丁胶性钙,可同时进行理疗。

2. 对分娩后发病者,临床多采用卧床休息、对症治疗。

3. 可行局部封闭。

4. 骨盆腹带束缚外固定术是促进愈合的重要环节。

5. 联合治疗方法有痛点阻滞、局部揉搓,必要时行骨盆外固定术。

(茹普霞)

第十八节　手足麻木

一、定义

手足麻木是由于四肢血液流通不畅,手足局部供血不足而出现发麻的现象。手足麻木是孕中、晚期常会出现的症状,一般会在解除压迫后短时间内消除。如手足麻木后长时间无法缓解,应考虑到肢体运动神经受损的情况。

二、病因

手足麻木一般都是由人体的运动神经系统受损引起。肢体神经局部受压、高通气综合征、脑缺血性疾病、糖尿病、骨关节病、神经炎、颈椎病、腰椎病是常见的手足麻木的原因。另外,缺钙、缺乏维生素 B_1、孕期服用药物如异烟肼,均可引起手足麻木。手指感觉过敏症是指手指有周期性的麻木或麻刺感觉，约5%的孕妇有此表现。该症是由于妊娠后双肩部下垂而引起的一种臂丛神经牵拉综合征。夜间及早晨症状常明显，该症进一步可发展为麻痹状态，并可造成手部固有感觉损害。此症少数分娩后仍可存在。

三、病史要点

1. 有高通气综合征、脑缺血性疾病、糖尿病、骨关节病、神经炎病史。
2. 经常伏案工作者多见。
3. 孕期体重增加较多者多见。

四、临床表现

糖尿病患者手足麻木可合并局部酸痛、肿胀；神经炎患者手足麻木常合并肌肉萎缩、四肢无力；颈椎病患者手足麻木常合并颈肩部疼痛；低钙血症患者手足麻木常合并腰酸、腿痛、腿肌痉挛等不适；妊娠贫血患者手足麻木常伴随出虚汗、视物模糊、四肢无力等不适。

五、辅助检查

1. **神经科专科检查** 经神经科专科医师定位检查可明确相应的病变部位。
2. **肌电图检查** 肌电图检查有助于确认神经受损程度、范围、性质等。

六、鉴别诊断

（一）**正中神经受压**

妊娠晚期，有少部分孕妇感到单侧或双侧手部阵发性疼痛、麻木，有针刺或烧灼样感觉，可能与正中神经受压有关，即腕管综合征。正中神经分布区手腕部皮肤的疼痛或感觉异常，主要为拇指、示指、中指感觉减退或丧失，伴有运动障碍，致使手指的精细动作能力丧失。手部有水肿时可诱发此症状。一般不需治疗，分娩后症状逐渐减轻、消失。

（二）**高通气综合征**

高通气综合征是一种非器质疾病，患者由于呼吸的控制机制发生紊乱，在过度通气、二氧化碳排出增加的情况下，呼吸运动非但没有被抑制反而增强，导致通气量超过生理所需而引起的一组症候群。如发热、肺炎、心衰、酸中毒、焦虑等均可导致该病。常因生气等情绪变化而诱发。急性发

作时表现为呼吸困难、气短、憋气、胸部不适或胸痛、呼吸深或快、心慌或心悸、头昏、视物模糊、手足麻木、手指上肢强直、口唇周围麻木发紧和晕厥、精神紧张或焦虑、恐惧等。一般持续10~30分钟，也可长达1个多小时，多自然缓解。

心电图、心功能、胸部X线等检查无异常。肺功能检查可表现为用力肺活量（forced vital capacity，FVC）呼气时间缩短，小于3秒，最短只有1.73秒；过度通气激发试验阳性。

（三）**脑缺血性疾病**

孕妇如合并高血压会引起血管痉挛，合并高血脂会引起血管硬化，加上孕期血液黏稠度高，睡眠时血流又缓慢，这些因素都会导致发生一过性脑缺血而致手足麻木。孕妇合并高血压、高血脂等疾病病史；突发短暂偏瘫、偏身感觉障碍，以单侧面部、手部受累常见，也可出现单眼短暂失明或黑矇。严重的大脑半球受累者有言语功能障碍，可出现短暂失读、失写和失语。

辅助检查：①多普勒超声检查：可测定血液的流动和方向，借此可判断血管有无闭塞；②脑电图：脑缺血严重时，脑电图才表现异常；③视网膜中心动脉压测定：颈内动脉的颅外段严重狭窄或闭塞时，大多数患者同侧的视网膜动脉压比对侧低；④MRI检查：对早期脑梗死的诊断有一定的帮助。

（四）**糖尿病**

孕妇患糖尿病时由于血糖升高引起神经纤维一系列的代谢紊乱，包括能量及物质代谢紊乱，导致神经纤维肿胀、变性，从而发生周围神经病变。

四肢末端麻木、疼痛、针刺样、烧灼样或蚂蚁爬等的感觉，通常下肢较上肢为严重，两侧肢体可同时或先后发生，典型时呈手套或袜套样分布；有时表现为痛觉过敏，很轻微的刺激即感觉到明显疼痛，严重者穿衣服及盖被子也会觉疼痛。

实验室检查：血糖异常、糖化血红蛋白异常可确诊。

（五）**骨关节病**

发病缓慢，间歇疼痛，多关节受累，有手足麻木、脊柱活动受限、关节畸形和晨僵等。

辅助检查：①实验室检查：血沉加快或正常，HLA-B27、类风湿因子及发热系列检查可协助诊断；②关节液检查：常为清晰、微黄、黏稠度高的液体，白细胞计数常在$1.0 \times 10^9/L$以内，主要为单核细胞，黏蛋白凝块坚实；③MRI检查：可在早

期发现关节软骨及软骨下骨质的异常改变。

（六）颈椎病

由于颈椎肥大增生或颈椎间盘变性突出压迫颈神经根或颈髓，可以引起单侧或双侧手指麻痛，并逐渐发展至上臂、前臂，甚至出现上肢活动障碍。

有以下习惯者多发，如长期伏案工作、躺在床上看电视、看书、喜欢高枕或坐位睡觉等。颈肩酸痛可放射至头枕部和上肢，一侧肩背部沉重感，上肢无力，手指发麻，肢体皮肤感觉减退，手握物无力，有时不自觉的握物落地。严重的典型表现为下肢无力，步态不稳，双足麻木，行走时如踏棉花的感觉，常伴有头、颈、肩、背、手臂酸痛，颈脖子僵硬，活动受限。

辅助检查：①肌电图：适用于以肌肉无力为主要表现的患者，可明确病变神经的定位，与侧索硬化、神经变性等神经内科疾病相鉴别。②颈椎MRI：可以清晰地观察到椎间盘突出压迫脊髓。

（七）维生素 B_1 缺乏症

维生素 B_1 缺乏症可致周围神经病变。临床呈对称性疼痛和感觉异常，下肢症状较上肢多见。

1. 感觉异常有手足麻木、蚁走、虫爬、发热、触电样感觉，往往从远端脚趾上行可达膝上，患者有穿袜子与戴手套样感觉。

2. 感觉障碍严重的病例可出现下肢关节病及溃疡。痛呈刺痛、灼痛、钻凿痛，似乎在骨髓深部作痛。有时有触觉过敏，皮肤表面不能有任何东西压迫。当运动神经累及时，肌力常有不同程度的减退，晚期有营养不良性肌萎缩。周围神经病变可双侧或单侧，可对称或不对称，但以双侧对称性者多见。

3. 高度怀疑本病者，应立即给予维生素 B_1 试验性治疗。本病在治疗后迅速好转，可作为确诊的有力依据。测定血中维生素 B_1 浓度可明确诊断，但由于测定技术复杂，临床不易推广。可采用维生素 B_1 负荷试验，若尿中维生素 B_1 排出量减少，可协助诊断。

（八）腰椎病

手足麻木同时出现腰椎病的患者要考虑已合并颈椎病。出现手足麻木的主要原因是因为颈、腰椎的退行性改变。退行性改变的颈、腰椎会导致颈、腰椎的椎间盘突出或关节突增生、肥大，从而压迫椎管内走行于上、下肢神经的神经根的部分，或由于钩椎关节骨质增生的压迫、刺激椎间孔

内的神经根而出现手足麻木的症状。

（九）妊娠合并周围神经病变

患者可以表现为手足麻木、感觉丧失、肌肉无力与萎缩、腱反射减退及血管运动症状，单独地或以任何组合方式形成的综合征。

七、治疗原则

药物治疗通常配合针灸、理疗同时进行，促使其快速恢复。是否需手术治疗需要请骨科会诊。

（茹普霞）

第十九节　下肢肿胀

一、定义

下肢肿胀是下肢皮肤、肌肉和软组织由于水肿、淤血、充血而体积增大。下肢肿胀是一种客观体征，可以局限于下肢，也可为全身肿胀的局部表现，可单独存在，也可伴发其他症状。

二、病因

（一）局部性肿胀

1. **由机械阻塞引起**　如静脉血栓形成、血管瘤、静脉附近淋巴结肿大、象皮病等；特别是孕期子宫的压迫极易引起下肢静脉血栓的形成。妊娠后大量血液从妊娠子宫注入髂总静脉而导致股静脉压升高，妊娠20周起盆腔静脉及下腔静脉受增大的子宫压迫，静脉血液回流受阻，下肢静脉压升高更大，股静脉压随妊娠进展而持续增加，可从正常的 $8cmH_2O$ 增至 $25cmH_2O$。此种情况尤以仰卧位和站立位时更明显。妊娠晚期仰卧位时下腔静脉回流可完全受阻，坐或站立位时因阻碍髂总静脉的血流，股静脉压可高达 $100cmH_2O$。下肢静脉压的过度升高可导致下肢及外阴静脉曲张，且可使毛细血管压超过血浆渗透压，使体液滤出管壁至组织间隙，引起水肿。

2. **由局部组织损伤和病变引起**　如烫伤、挫伤、蜂窝织炎、丹毒、血栓性静脉炎、变态反应、血管神经性水肿等。

（二）全身性肿胀

1. **心源性水肿**　如充血性心力衰竭由贫血、

甲状腺功能亢进或维生素 B 缺乏等所致。

2. **肾脏疾病**　如急、慢性肾炎及肾病综合征、肾盂肾炎功能衰竭期、肾小管病变等。

3. **肝功能失代偿**　如肝硬化。

4. **营养不良**　如进食少、食物成分失调、慢性消耗性疾病、慢性溃疡性结肠炎、大失血后输注晶体液过多等。

5. **内分泌疾病**　如甲状腺功能减退等。

三、发病机制

（一）血浆白蛋白减少

血浆胶体渗透压主要靠血浆蛋白，尤其是血浆白蛋白维持，因为血浆白蛋白的分子量低于球蛋白，弥散力强，渗透压高，故影响显著。正常血浆白蛋白量为 35~56g/L，如果低于正常范围就可能出现水肿。

（二）毛细血管壁通透性改变

毛细血管壁由内皮细胞、基底膜和上皮细胞组成。内皮细胞间由以透明质酸为主要成分的物质所黏合。一旦毛细血管受到损害，如出现炎症、缺氧、药物和生物毒素的损害以及有补体参与的抗原抗体复合物存在时，其完整性被破坏，使血浆中白蛋白、球蛋白、纤维蛋白原等及血液内的有形成分如白细胞、红细胞和血小板等透过毛细血管壁，进入组织间隙，组织间液的胶体渗透压增高，正常的平衡失调，引起组织间隙积液，形成水肿。

（三）淋巴系统障碍

淋巴管堵塞即可引起水肿，如癌瘤根治手术后及丝虫病所引起的水肿淋巴回流受阻所致。

（四）炎症肿胀

（五）其他原因

如心、肾、肝疾病引起水钠潴留。

四、临床表现

（一）症状

1. 正常妊娠时在妊娠晚期下肢可发生肿胀，一般在踝关节水平以下，超过此范围多为病理改变。下肢肿胀多在活动后加重，休息后好转。如果为炎症引起的肿胀活动后可能加重。

2. 下肢静脉血栓患者肿胀呈进行性加重。

（二）体征

下肢肿胀可以是一侧也可以是双侧，炎症后肿胀者皮肤充血，可有瘀斑；伴有血流障碍者皮肤出现乌青。水肿为主者压迫可出现凹痕。

五、辅助检查

（一）实验室检查

1. **血常规检查**　可发现贫血和白细胞异常等。

2. **尿常规检查**　检查肾功能和泌尿系统感染等。

3. **生化功能检查**　发现肝、肾功能异常及低蛋白血症等。

4. **凝血功能检查**　检查凝血功能异常和血栓性疾病。

5. **甲状腺功能检查**　排除甲状腺功能异常。

（二）超声检查

1. B 超检查发现水肿和包块等。

2. **彩色多普勒超声检查**　可鉴别血栓性疾病和肿瘤等异常。

（三）MRI 检查

妊娠期用于复杂疾病的鉴别。

六、鉴别诊断

（一）妊娠期水肿

正常妊娠时，足踝两侧、足背及胫骨前面可出现轻度凹陷性水肿，侧卧或俯卧休息后下肢水肿会消失。

（二）妊娠期营养不良

患者有营养摄入不足、胃肠道疾病或过度消耗病史。常有乏力、消瘦、贫血、多尿等，水肿程度不等，在体重减轻较明显时即可出现于下肢及面部，初期较轻，劳动后加重，休息后下肢水肿无明显好转。血浆蛋白总量及白蛋白浓度常正常或略减低，重症患者可发展至全身，并有胸、腹水，血浆蛋白量减低，血浆总白蛋白在 50g/L 以下，尤其当白蛋白下降至 20~30g/L 以下时，水肿明显，常可发展至全身并有胸、腹水，尿量减少。重症营养不良时，水肿反可消退成为干瘦状态。

（三）妊娠维生素 B_1 缺乏症

患者先有疲乏、软弱、小腿沉重、肌肉酸痛、头痛、失眠、食欲减退、体重下降等，继而出现典型症状即周围神经炎、暴发型脚气病性心脏病及水肿和浆液渗出。表现为不同程度的水肿，常首先发现于踝部，伴小血管扩张故皮肤略红，以后水肿渐加重，发展至膝、大腿及全身，严重者有心包、胸腔、腹腔积液，并有心力衰竭表现，尿少。诊断主要依据病史及临床表现。

（四）心源性水肿

患者有心脏病史。心衰体征如脉搏增快，气促，发绀，端坐呼吸，咳泡沫状带血痰，颈静脉怒张，肺部出现啰音，肝、脾大等。水肿由下垂部位开始，逐渐向上发展，重者有胸腹腔积液、尿量减少、尿比重增高，可有轻度蛋白尿。

辅助检查：心电图检查可发现异常图形辅助诊断。心脏彩超和心功能检查可提供心功能参数协助诊断。

（五）妊娠合并心源性水肿

（六）肝硬化所致水肿

有病毒性肝炎、饮酒、血吸虫感染等。有消瘦、乏力、食欲减退、低热、腹胀、腹泻、腹痛、皮肤黏膜及胃肠道出血等。患者面容消瘦枯萎，肤色黝黑或有黄疸，有蜘蛛痣或肝掌，腹壁静脉怒张，肝、脾大，腹水及下肢水肿缓慢出现。

辅助检查：贫血，血小板明显降低，血浆白蛋白减低，A/G 倒置，肝功能损害，乙肝表面抗体可阳性，尿中可出现蛋白及管型，尿胆原增加，腹水为漏出液。肝脏 B 超检查及食管钡餐造影有助于诊断，肝活体组织检查可以确诊。

（七）妊娠期高血压疾病

妊娠 20 周后出现高血压、水肿和蛋白尿。下肢水肿由踝部至小腿延至膝以上，甚至外阴部、腹壁、上肢及颜面部，或经卧床休息 6~8 小时后不消退，或凹陷性水肿并不明显，下肢肿胀多为双下肢同时发生。妊娠晚期体重增长每周 >500g，伴有心衰时尚可发生肺水肿及肝、脾大。

辅助检查：主要依靠尿常规、肝功能、肾功能、凝血系列检查；可配合眼底检查。

（八）妊娠合并甲状腺功能减退

部分患者有甲状腺手术史或 ^{131}I 治疗史。典型症状出现时表现为低基础代谢率症状群（如体温低、异常怕冷、记忆力明显减退、行动迟缓、嗜睡等）及黏液性水肿面容（表情呆板，面及眼睑虚肿，面色苍白，发绀，睑下垂，鼻、唇增厚，舌大、发音不清，言语缓慢，毛发干枯、稀疏等）。

辅助检查：甲状腺吸 ^{131}I 率及血浆蛋白结合碘低于正常。甲状腺功能检查血清促甲状腺激素（TSH）测定和 FT_3、FT_4 可确诊。

（九）局部病变导致的水肿

1. 局部炎症外伤所致水肿　有局部炎症、烫伤、挫伤等有关病史。下肢局部可有红肿、破溃、渗出物和瘀斑等。经相应治疗会明显好转。

2. 淋巴阻塞性水肿　淋巴系统有阻塞、炎症、狭窄、瓣膜不全和手术摘除等原因。多以丝虫病、宫颈癌、腹股沟部恶性肿瘤为病因。下肢水肿与淋巴管阻塞的部位有关，不同病因导致的肿胀程度不一，多见于患侧，少见于双侧同时发生。

辅助检查：血液查血微丝蚴、胸部 X 线检查、淋巴结病理检查等可明确诊断。

3. 妊娠合并血栓性静脉炎和下肢深静脉血栓　患肢疼痛和压痛：血栓激发的炎症反应可致局部持续性疼痛；远侧静脉血液回流障碍则导致胀痛，站立时症状加重。在髂-股静脉行径上常可触及条索和压痛。下肢肿胀：由严重静脉回流障碍所致，故一般均颇严重。皮肤改变：患肢皮色发紫，严重者可呈花斑状，甚至坏疽。继发性患者可有足靴区营养性变化，包括脱屑、色素沉着、湿疹样变和溃疡等。

严重者弥漫性涉及全肢静脉的髂-股静脉血栓形成，称为股青肿，表现为肢体剧痛伴整个患肢明显肿胀，皮肤发亮和发绀，皮温降低，因动脉痉挛和/或间隙综合征导致患肢严重肿胀、缺血，甚至坏死，为静脉性或湿性坏疽。由于大量体液在短时期内进入患肢及急骤肢痛，可导致休克。

彩色多普勒超声可检查血栓及血管其他病变协助诊断。实验室检查凝血功能异常可协助血栓的诊断。

4. 血管神经性水肿　血管神经性水肿的家族型为常染色体显性遗传病，多有家族史；其散发型系由食物所致变态反应，下肢呈椭圆形非凹陷性水肿，如荨麻疹样无痛性皮下或黏膜下肿块。始发面部，也可分布于眼睑、唇、舌及下肢等部位，一般 1~2 小时内即自然消退。

（十）药源性下肢水肿

药物通过各种途径进入人体后，引起器官和组织的反应，称为药物反应。以局部水肿为主要表现的是荨麻疹，俗称风疹块，是由于皮肤、黏膜小血管扩张及渗透性增加而出现的一种局限性水肿反应。

患者有明确的用药史，常见的药物如造影剂和一些药物如非甾体抗炎药（阿司匹林、吲哚美辛）、可待因和血管紧张素转换酶抑制剂。常发生于 30~40 岁女性，20 岁以后 10%~20% 的患者呈间歇性发生。主要表现为大小不等的风疹块损害,骤然发生,迅速消退,瘙痒剧烈,愈后不留任何痕迹。

七、治疗原则

(一)局部性水肿

抬高患肢,祛除病因,局部治疗。

(二)全身性水肿

纠正贫血、低蛋白血症,治疗原发疾病,纠正心、肾、肝功能异常等。

1. **妊娠期水肿**　注意休息,调理营养。

2. **孕期营养不良**　积极给予营养管理,纠正低蛋白血症及其他营养缺乏。

3. **维生素 B$_1$ 缺乏症**　积极补充维生素 B$_1$ 和其他必要营养素。

4. **心源性水肿**　积极治疗心脏疾病,必要时终止妊娠。

5. **肝、肾源性水肿**　积极治疗原发病,多科合作决定妊娠继续或终止妊娠。

6. **妊娠期高血压疾病**　镇静、解痉、降压,必要时利尿、扩容,适时终止妊娠。

7. **下肢静脉血栓**　静脉应用肝素或溶栓剂,一般纤溶制剂为首选药物。静脉取栓法等需要外科处理。

(茹普霞)

第二十节　小腿肌痉挛

一、定义

肌痉挛是妊娠期一种肌肉不自主的强直性收缩。发生在小腿和脚趾的肌痉挛最常见,发作时疼痛难忍,有僵硬感觉,尤其是半夜肌痉挛时往往持续时间长,不能缓解,影响睡眠。

二、病因

妊娠期小腿肌痉挛真正的原因未完全明确,有人提出与钙的缺乏和维生素 D 的缺乏有密切关系,过度疲劳、电解质失调、内分泌失调、肌肉收缩失调或损伤等都可引起孕期的小腿肌痉挛,另外一些患者的肌痉挛是因镁离子异常而引起,也与大量输血、劳累等有关。

三、病史要点

1. 月经史、末次月经时间,明确有无停经和妊娠。

2. 小腿肌痉挛的出现时间,与停经孕周的关系。

3. 小腿肌痉挛的部位、次数、强度、频率、持续时间。

4. 有无诱因,如发热、久站、劳累、剧烈运动、外界刺激、情绪激动、过食等。

5. 发作前有无征兆症状。

6. 发作时的症状及伴随症状。

7. 小腿肌痉挛与劳累的关系,尤其是与剧烈运动、劳累等的关系。

8. 有无阴道流血,流血的时间、量、色泽。

9. 有无腹痛,腹痛的部位、性质、诱因、持续性或间歇性或不规律,有无腹泻、便秘。

10. 有无骨组织损伤、风湿、血液等疾病病史。

11. 有无发热、头痛、头晕、耳鸣、眩晕。

12. 有无不良妊娠史。

13. 有无雌激素使用史、用药时间长短,有无复合避孕药服用史。

14. 家族史,其母、姐妹有无妊娠期小腿肌痉挛史,严重程度、持续时间。

15. 有无使用促排卵药物,有无行辅助生殖技术。

四、临床表现

(一)低钙引起的小腿肌痉挛

1. **先兆期(前期)**　血清钙在 1.75~2.25mmol/L,临床上可没有明显的手足抽搐,称为隐性抽搐症。患者仅有感觉异常,四肢手脚和面部、口唇周围有刺痛、发麻感,手、足痉挛僵直。

2. **早期**　当血清钙 <1.75mmol/L 时出现手足抽搐症。表现为双侧对称性肘、腕及手掌指关节伸直,大拇指向掌心内收,形成鹰爪状(助产士手),此时双足呈踝关节屈曲。

3. **极期**　当血清钙 <0.87mmol/L 时,患者全身骨骼肌和平滑肌均痉挛;喉肌痉挛时可有喘鸣、胸部紧缩感;支气管痉挛时可有呃逆;消化道平滑肌痉挛时可有吞咽困难、肠绞痛、胆绞痛、频繁腹泻,有时酷似外科急腹症。

4. **中枢神经系统表现**　有疲倦无力、神情不安、恐惧、焦虑、抑郁、迟钝、嗜睡、幻觉等。有时有颅内高压征:头痛、恶心和视乳头水肿与手足抽搐症同时出现。

(二)低镁引起的小腿肌痉挛

如果血液中的镁缺乏,某种酶的活性就会随之降低,细胞内的钾离子外溢,神经肌肉因细胞内钾不足而兴奋性增强,常表现为肌肉震颤、手足抽搐、反射亢进,以上肢最为明显。有时有听、视觉异常,严重时出现谵妄、神经错乱、幻觉、惊厥、昏迷等,表现与低钙血症极为相似;也有心动过速,有时伴室性期前收缩及血压增高,四肢厥冷、麻木而呈青紫色,于手足抽搐时更明显。

五、辅助检查

(一)实验室检查

1. 测定血清 HCG 和 E_2。

2. **血 25(OH)D 测定** 25(OH)D 浓度低于 50nmol/L 时,诊断为维生素 D 缺乏;25(OH)D 浓度在 51~74nmol/L 时,诊断为维生素 D 不足。

3. **生化检查** 血常规,肝、肾功能,电解质测定,微量元素检查分析。

3. **B 超检查** 子宫大小是否与停经月份相符,有无多胎妊娠,有无葡萄胎等。

4. 孕妇血中骨源性碱性磷酸的测定。

5. 血钙测定。

6. 血镁测定。

(二)心电图检查

低钙血症表现:QT 间期延长,ST 段平坦延长,T 波低平、倒置,严重时发生 Ⅱ 度房室传导阻滞,甚至 Ⅲ 度房室传导阻滞。低镁血症表现:ST 段分段下降,心前区 T 波倒置,PR 可缩短。

(三)X 线和骨密度检查

六、小腿肌痉挛对母胎的影响

(一)对孕妇的影响

1. 小腿肌痉挛时疼痛难忍,有僵硬感觉,常出现在夜间或睡梦中,突然伴腿肌痉挛而痛醒,持续时间长,不能缓解,影响睡眠。

2. 消瘦、脱水、皮下脂肪减少,体重减轻。

3. 妊娠期维生素 D 缺乏引起的小腿肌痉挛可能引起亚急性疾病,如抑郁症、臆想症。

4. **妊娠期高血压疾病** 妊娠期高血压疾病病因尚未完全明确,近年研究发现可能与缺钙有关。低血钙主要从三个方面诱发高血压疾病:

①血钙可刺激甲状旁腺激素 PTH 分泌增加,引起血管平滑肌机械性收缩;②增加的甲状旁腺素还使细胞膜的通透性增加而促进钙离子内流,从而使细胞内游离钙浓度升高,引起血管平滑肌机械性收缩,周围血管收缩使血压升高;③由于降低的血清钙浓度使肾素分泌增加,前列腺环素 PGI_2 合成减少,促使血管收缩,引起血压升高。补钙后妊娠期高血压疾病的发病率明显降低,发病的严重程度也明显下降。

5. **妊娠期糖尿病** 妊娠期糖尿病的发生可能与维生素 D 的缺乏有关,由维生素 D 缺乏引起的小腿肌痉挛可能与妊娠期糖尿病有关,但两者的关系仍需进一步研究。

6. **宫缩乏力与产后出血** 由缺钙引起的小腿肌痉挛可能引发原发性宫缩乏力,增加产后出血量,增加产后大出血的发生率。

7. 孕妇产后的骨质疏松、腓肠肌痉挛。

(二)对胎儿的影响

1. **对骨骼的影响** 孕期维生素 D 缺乏可以使婴儿骨骼的矿化发生异常、颅骨软化、囟门增大等。

2. **1 型糖尿病** 临床研究结果显示,如果婴儿出生后的第一年维生素 D 缺乏可以使其患 1 型糖尿病的危险增加 2.4 倍。

3. **心脏病** 孕妇孕期维生素 D 缺乏可能会使所产婴儿患心血管疾病的危险性增加。

4. **对大脑的影响** 在胎儿大脑发育期间如果维生素 D 缺乏,可影响神经系统的正常生长发育。

5. **胎儿宫内生长受限** 孕期缺钙是引起妊娠期高血压疾病的一个重要原因,而妊娠期高血压疾病又是胎儿宫内生长受限发生率升高的重要因素。

6. **新生儿呼吸道感染** 母亲孕期维生素 D 缺乏,新生儿患呼吸道感染的风险显著增加。

7. **婴幼儿哮喘** 孕期维生素 D 缺乏与婴幼儿哮喘等过敏性疾病的关系受到越来越多的关注。

8. **围产儿的死亡** 低血钙性抽搐可能会增加新生儿免疫功能异常,围产儿死亡。脐带血维生素 D 水平与整个儿童期的免疫状况也密切相关。

9. **其他** 孕期维生素 D 缺乏还可能导致多种生理和心理疾病,如肥胖、孤独症等。

七、鉴别诊断

1. 低钙血症
2. 低镁血症
3. 妊娠合并原发性甲状旁腺功能减退症
4. **妊娠合并癫痫**　孕前常有癫痫的发作史,妊娠随时可发作。典型发作有间歇性、短暂性与刻板性发作,每次发作时间长短不一,多为无诱因突发小腿阵挛性抽搐,严重者可发展为大发作。

辅助检查:脑电图、脑脊液、颅脑超声、CT 或 MRI 等检查,可了解脑部病变部位与性质,对鉴别诊断有较大帮助。

5. **妊娠合并癔症**　孕前有类似的发作史,无器质性病变。可发生在妊娠任何时期,发作前有精神因素,多在人多场合发作,但很少受伤。发作时神志清楚,面色如常或潮红,瞳孔等大,反应灵敏。小腿抽搐动作杂乱,四肢挣扎乱动,握拳则拇指在外。呼吸深而快,脉搏可稍快,无瞳孔变化和病理反射,常伴有流泪、过度呼吸、眼活动频繁、眨眼过度,无舌头咬伤及大、小便失禁。发作时脑电图正常。

6. **妊娠期高血压疾病**
7. **妊娠合并破伤风**
8. **妊娠合并下肢深静脉血栓**
9. **药源性小腿肌痉挛**　有皮质激素、避孕药、强镇静剂、雄激素、雌激素、甲状腺素、肌松剂、抗感染药、心脑血管药、利尿剂、抗肿瘤药物等用药史。典型表现为肌肉疼痛、触痛、肌痉挛、肌无力、肌麻痹和不安腿综合征等。

八、治疗原则

1. **生活方式调整**　建议孕妇自孕 16 周起每日摄入钙 1 000mg,于孕晚期增至每日 1 500mg,提高孕妇对维生素 D 的认识、合理的饮食、戒除不良嗜好是治疗的基础。
2. **补充钙剂**
3. **输血后补钙**　大量输血的患者,应按照每输入 800ml 血液,静脉推注 10% 葡萄糖酸钙 10ml,防止低血钙发生。
4. **补充镁制剂**
5. **局部按摩**

(王永红)

第二十一节　发绀

一、定义

发绀与毛细血管内还原血红蛋白的量有直接关系,当每 100ml 血液中含有还原血红蛋白 5g 或以上时即出现发绀。妊娠期皮肤发绀是指妊娠后由于各种原因引起的表浅毛细血管内血液中还原血红蛋白和异常血红蛋白增多,以致皮肤、黏膜出现紫蓝色的现象。

二、病因

妊娠期发绀有多种原因,如为妊娠前发病,多数孕妇合并有先天性心脏病、血液系统疾病(特发性血小板减少性紫癜),主要表现为自幼有发绀,妊娠后症状表现明显。如为妊娠后出现,其发生有多方面的原因,常见的原因有:

1. **呼吸系统疾病**　如急性肺水肿、广泛性肺结核、急性大面积肺梗死、支气管喘息持续状态、呼吸道梗阻等。主要原因为肺功能不全,使血中氧合血红蛋白不足所致。
2. **循环系统疾病**　妊娠合并心功能不全,心脏收缩功能减弱,射血减少,循环血容量减少,血氧饱和度下降所致;妊娠后随着心脏负荷加重,使原有先天性心脏病加重,尤其是发绀型先天性心脏病,常见的为法洛四联症和肺动脉狭窄并有右至左分流时。其主要原因为静脉血液循环经不正常通路进入动脉血液中,致使动脉血液中氧合血红蛋白不足,当静脉血流量有 1/3 以上分流到动脉时即可出现发绀。
3. **血液系统疾病**　妊娠后血液稀释,血红蛋白下降,血氧饱和度下降,可引起发绀;有时妊娠引发血液系统特有的疾病如特发性血小板减少性紫癜。
4. **消化系统疾病**　妊娠中、晚期会使原有肝病加重,肝功能进行性下降,导致发绀。
5. **外周血管性疾病**　外周型发绀因素较为少见,如暴露在寒冷环境中,血管遇冷收缩,局部血液循环不畅,唇、耳、鼻尖、手指和足趾处可见发绀。

三、高危因素

先天性心脏病史；血液系统疾病；接触某些化学药品、放射线、毒物等；既往有慢性肝病史；社会家庭因素，如需长期暴露于寒冷环境中工作或生活在高原缺氧环境中。

四、病史要点

1. 月经史、末次月经、停经史及妊娠时期。
2. 发绀出现的时间，具体至每天发绀何时最明显。
3. 发绀出现后是否能缓解，缓解的方式，如保暖、吸氧、应用血液制品治疗。
4. 发绀出现时是否有心慌、心悸、头晕、胸闷等不适。
5. 既往是否有心脏病病史，是否有肝病病史。
6. 有无鼻出血、牙龈出血且出血不止等。
7. 既往有无血液系统疾病。
8. 既往妊娠有无类似病史、家族史。
9. 妊娠后有无服药史，发绀出现与服药有无关系。

五、临床表现

易出现在皮肤较薄、色素较少和毛细血管较丰富的部位，如口唇、指/趾、甲床。最常见的表现为皮肤和黏膜呈青紫色改变。多数孕妇会有面色苍白、乏力。妊娠合并有先天性心脏病者会出现杵状指；外周型发绀会出现双足及双手冰凉；也可伴有相关疾病症状。

六、辅助检查

1. **血常规检查**　判断是否贫血。
2. **血气分析**
3. **凝血系列检查**
4. **超声检查**　胎儿发育是否正常，评估有无宫内缺氧。
5. **心电图、心脏彩超及心肺功能评估**。
6. **体外氧合试验**　明确患者发绀是高铁血红蛋白血症还是由还原型血红蛋白增多所致。

七、鉴别诊断

1. **妊娠合并发绀型先天性心脏病**
2. **慢性肺源性心脏病**
3. **特发性血小板减少性紫癜**
4. **妊娠合并过敏性紫癜**
5. **妊娠合并肺梗死**

八、治疗原则

1. 纠正低氧血症。
2. 监测血氧饱和度及生命体征。
3. 治疗原发疾病。
4. 输注血液制品。
5. 适时剖宫产，终止妊娠。

（王永红）

第二十二节　牙龈出血

一、定义

妊娠期牙龈出血是指孕妇在妊娠期牙龈自发性的或由于轻微刺激引起的少量流血。轻者表现为仅在吮吸、刷牙、咀嚼较硬食物时唾液中带有血丝，重者在牙龈受到轻微刺激时即出血较多，甚至自发性出血。一般而言，牙龈的慢性炎症是牙龈出血的常见原因，故牙龈出血多见于牙周炎和牙龈炎患者；但有时也可以是某些系统性疾病的口腔表现，这时应予以重视。

52%的孕妇刷牙时有牙龈出血，33.2%的孕妇有不同程度的牙龈炎症。妊娠期是一个特殊的时期，此期女性激素特别是孕酮水平增高，使牙龈毛细血管扩张，血管通透性增加，牙龈内炎症细胞和液体渗出量增多，加重局部炎症反应。尽管妊娠本身并不会引起牙周疾病，但研究已经证实，在妊娠2~8个月的孕妇牙周病的发生率增加。

二、病因

（一）内分泌改变

在性激素升高、孕酮激素升高的影响下，使牙龈组织在轻微刺激下引发非特异性炎症，导致牙龈出血、渗出增多、牙龈增生等，如青春期龈炎、妊娠期龈炎及牙龈瘤。

（二）全身性疾病

1. 如血液系统疾病、糖尿病、心血管疾病、肝肾功能异常、肿瘤等，致病方式通常是使全身的免疫力下降，进而导致对于局部刺激的抵抗力下降，诱发牙龈炎症。

2. 凝血系统功能障碍。

3. 血管的器质性变化和血流动力学改变等。

（三）其他因素

如吸烟、服用抗凝血药物、外伤等。

三、病史要点

1. **出血的诱因** 出血与刷牙、进食硬食物、食物嵌塞、吸吮等的关系。

2. **出血持续的时间** 能否自行停止。

3. **全身健康状况** 如有无血液病及肝、脾功能情况，如缺铁性贫血、溶血性贫血、骨髓再生障碍、白血病、血小板减少性紫癜、血友病、慢性肝炎及肝硬化、脾功能亢进、高血压等。

4. **长期服用抗凝血药物史** 某些心血管疾病如心肌梗死或脑血管栓塞患者，如果长期服用抗凝血药物，易发生牙龈出血。

5. **治疗反应** 是否经过系统治疗。

6. 询问月经史及末次月经，明确有无停经和有无妊娠。

7. 口腔卫生习惯。

四、临床表现

1. **牙龈被动性出血** 主要表现为在刷牙、进食、吸吮时，牙龈的毛细血管破裂出现渗血，血量少，多在唾液中可见有血丝或所吃食物上及牙刷毛中有血液染色，经过冷水含漱会很快并自动地止住出血。

2. **牙龈主动性出血** 牙龈内较粗血管破裂，当啃咬食物或刷牙时，牙龈受到轻微的机械性刺激，即可引起牙龈大量出血，有的也可能大口地吐出血液，这种症状往往和患者全身健康状况有关。

3. 牙龈出血常伴有口臭。

五、辅助检查

1. **口腔检查** 检查患者口内是否存在牙龈出血及与之相关的局部因素，包括牙龈炎、牙石、牙周袋、局部创伤等。

2. **实验室检查** 包括血细胞分析、凝血功能系列检查、肝功能、肾功能、心电图、心脏彩超等。

六、鉴别诊断

（一）妊娠期牙龈炎和妊娠瘤

妊娠期间孕妇可能出现牙龈慢性炎症、牙龈肿胀或形成龈瘤样，分娩后病损自动减轻或消退。患者表现为在妊娠期间牙龈充血，水肿，触之易出血。龈缘和龈乳头呈鲜红或发绀，松软、光亮、肿胀、肥大，有龈袋形成，轻探易出血。

妊娠瘤是发生于个别牙列不齐的牙间乳头区的增生物。一般妊娠 3~4 个月后，妊娠瘤易发生在牙龈乳头上，瘤体常呈扁圆形，向近远中扩延，可有蒂，直径一般不超过 2cm，呈肿瘤样增生，触之易出血。以上表现分娩后可自行减轻或完全消退。

（二）牙周炎

患者多有不良饮食习惯和卫生习惯，合并全身疾病者好发。早期表现主要是牙龈组织红肿、出血、灼痛，一般多在刷牙及咬硬物时发生，偶尔也可有自发性出血。病变发展可出现牙周袋溢脓，牙周袋的根面壁上通常覆盖有菌斑和牙石，由于菌斑及其产物的作用，根面的牙骨质可有脱矿软化等改变。探诊时可感觉到牙周袋的根面壁不光滑。如牙周袋口被封闭，脓液引流不畅，则发生牙周脓肿而出现胀痛、口臭、全身发热等症状。主要通过临床专科检查确诊，可以行细菌培养和药敏检查选择抗生素。

（三）妊娠期牙龈过敏

妊娠期间多数孕妇可能喜食甜、酸食物等，而此类食物和妊娠呕吐物会直接侵蚀牙齿外层的牙釉质，使牙齿内层的牙本质外露，由于失去了牙齿表面有保护作用的牙釉质，露出了里面容易致敏的牙本质，在吃酸、甜食物，遇到冷风、凉水的刺激，或在刷牙、用牙线等时会感觉牙齿疼痛伴牙龈出血，口腔专科检查一般无牙齿龋坏或其他问题，这种牙龈出血就属于牙本质过敏导致的。

（四）维生素 C 缺乏症

维生素 C 缺乏后数月，患者感倦怠、全身乏力、精神抑郁、多疑、虚弱、厌食、营养不良、面色苍白、轻度贫血、牙龈肿胀、出血，并可因牙龈及齿槽坏死而致牙齿松动、脱落，骨关节、肌肉疼痛，皮肤瘀点、瘀斑，毛囊过度角化、周围出血。应与血液、肝、肾疾病等鉴别。

辅助检查：血浆、白细胞、尿维生素 C 测定或维生素 C 耐量试验。

七、治疗原则

重视口腔疾病，在妊娠前进行正确治疗。妊娠期要注意保持口腔卫生，通常在妊娠期过后牙龈出血就可明显减轻。遇有原因不明的大范围自发性牙龈出血时,应及时到医院检查,以便确明确是否存在血液系统疾病。

(王永红)

第二十三节　乳头溢液

乳房于停止哺乳或结束妊娠1年后,与妊娠、哺乳无关的持续或间断性分泌乳液称乳头溢液。

妊娠期乳腺的发育受垂体催乳素(PRL)、生长激素(GH)、雌激素、孕酮、胰岛素、肾上腺皮质激素、甲状腺素等激素的作用和影响。其中催乳素、生长激素、雌激素、孕酮对女性乳腺小叶及腺管的发育起重要作用;而胰岛素、肾上腺皮质激素、甲状腺素对乳管上皮细胞的复层化和小叶的形成起主要作用,尤其是胰岛素对乳汁分泌起了准备作用。妊娠期血中PRL浓度随妊娠发展而逐渐增高,到妊娠35周时达到高峰,达200ng/ml以上,并一直维持此水平到分娩,分娩后PRL值渐渐下降,到产后3周已达非孕期水平。

雌激素刺激乳管的发育,孕激素则促使乳腺泡的发育。在妊娠期大量雌、孕激素促进乳腺的腺管和腺泡快速增长,妊娠晚期腺泡细胞肥大并开始泌乳,这些变化还有垂体生乳素和胎盘生乳素的参与。妊娠期乳房增大,初产妇每侧乳房的体积由早孕时的平均565ml增至足月妊娠时的平均775ml,双侧乳房的重量增加约400g。乳头增大并着色;乳晕着色,乳晕上有较多散在的因皮脂肥大而形成的结节突起。乳腺泌乳一般在产后数天才出现。

(郝琦蓉)

第二十四节　失眠

一、定义

失眠是指睡眠启动障碍,睡眠质量不能满足个体需要的一种状态。失眠有多种形式,包括入睡困难、睡眠不深、易醒、多梦早醒、再睡困难、醒后不适或疲乏感、白天困倦。失眠可引起焦虑、抑郁情绪或恐惧心理,并可导致精神活动效率下降以致影响社会功能。

妊娠是妇女生命中的重要生理过程之一,同时也是一种重大的应激反应,尤其是妊娠末期,孕妇经历长时间的妊娠过程,体型变得笨重,各脏器受压而功能受影响,神经、内分泌也有变化。

二、病因

(一)急性应激

急性应激是失眠的常见原因,主要有一过性兴奋、思虑、精神紧张、近期居丧、躯体不适、失眠环境改变和时间反应等。若得不到及时调整,失眠持续1个月以上就转变为慢性失眠。

(二)药物引起的失眠

兴奋性药物可引起失眠,如咖啡因、茶碱、甲状腺素和可卡因等。某些药物对睡眠有干扰作用,如拟肾上腺素类药物常引起头疼、焦虑、震颤等。镇静作用的药物可引起觉醒-睡眠节律失调、撤药反应引起的反跳性失眠等。

(三)心理性失眠

心理性失眠是由于过度的睡眠防御性思维造成的,常由于过分注意自己的入睡困难、担忧,以致思虑过度、兴奋不安或焦虑烦躁;试图入睡或继续再睡时相应的沮丧、愤怒和焦虑情绪使其更清醒以致难以入睡。此类失眠约占失眠总数的30%。

(四)精神疾病引起的失眠

精神疾病引起的失眠,如躁狂症因昼夜兴奋不安而少眠或不眠,以及抑郁症导致的早醒。孕妇在妊娠期存在较严重的焦虑、抑郁心理,尤其表现在躯体性焦虑及睡眠障碍上。由于孕妇怀孕期间机体激素水平的变化,尤其是性激素水平的改变可以导致情绪波动,产生抑郁和焦虑。另外,孕妇对分娩的恐惧、孩子性别的期待、对可能因孩子而出现的经济问题及家庭变化的担心等社会心理问题,也会影响其情绪。

三、病史要点

1. 多见于近期有突发事件的孕妇。
2. 既往性格内向、焦虑者。
3. 多见于年龄较大或辅助生殖技术助孕成

功者。

4. 有精神类药物用药史。

5. 有不良饮食习惯者。

四、临床表现

1. 失眠主要表现为入睡困难、睡眠不深、易醒和早醒、醒后再次入睡困难,以入睡困难为主要表现的常见于以焦虑情绪为主的患者。

2. 有些患者表现为睡眠感的缺失。对失眠的恐惧和对失眠所致后果的过分担心会加重失眠。

3. 频繁从噩梦中惊醒,自感整夜都在做噩梦;睡过之后精力没有恢复;容易被惊醒,有的对声音敏感,有的对灯光敏感。

4. 发病时间可长可短,短者数天可好转,长者持续数月难以恢复。失眠会引起人的疲劳感,不安、全身不适、无精打采、反应迟缓、头痛、记忆力不集中;严重者会导致精神分裂。

五、辅助检查

1. **实验室检查**　血常规、血电解质、血糖、尿素氮和药物浓度测定。

2. **心电图检查**　可发现患者心律失常。

3. 腹部 B 超检查。

4. 脑电图多导联描记。

5. **MRI 检查**　可排除大脑病变,如肿瘤、血肿等。

六、鉴别诊断

(一)原发性失眠

原发性失眠指持续相当长时间的对睡眠的质和量不满意的状况。患者感到忧虑或恐惧,心理上恶性循环使本症持续存在。可有家族史,有一定性格基础,表现为敏感、高警觉,对健康要求过高,易激惹、急躁等。全身检查没有发现与之有直接关系的躯体疾病。

(二)继发性失眠

患者可有高血压、脑血管疾病、糖尿病、颅脑肿瘤或头部外伤史。失眠表现多种多样,一般均伴有相应的神经系统定位体征。必要时可通过神经系统专科检查,配合脑电图、夜间多相睡眠图检测和MRI 检查辅助诊断。

(三)抑郁症

抑郁症虽然可呈隐袭性发病,但抑郁仍然可

以是首发事件,而非睡眠差和相关的疲劳与挫折感的反应。

(四)调节性睡眠障碍

患者在临床症状出现前,也可能因为各种应激性事件导致调节性睡眠障碍,表现为一段时间的失眠,当应激性因素消失后,睡眠可以恢复正常。

(五)心理生理性失眠

是患者由于过分注意睡眠问题引起的失眠。主要特点是间歇性紧张状态导致睡眠质量差和两种适应不良的行为,包括越努力想睡就越紧张的恶性循环;就寝习惯、就寝固定性行为和与睡眠相关的活动(如刷牙)使患者条件化,造成挫折和觉醒。

(六)睡眠卫生不良

睡眠卫生不良可直接导致失眠,当纠正不良的睡眠习惯后,失眠即可缓解。

(七)环境因素

由于工作或生活上的变化,如夜班倒班、搬家、乘车、航空旅行的时差,以及寝室中的亮光、噪音等均可导致失眠。一般均能在短期内适应。

(八)药物因素

苯丙胺、咖啡因、麻黄碱、氨茶碱、异丙肾上腺素等均可致失眠,长期服用一般安眠药常可致睡眠的相对减少,停药后可因反跳而产生噩梦。

(九)妊娠合并精神分裂症

患者既往有精神病史或用药史,有以下表现:①反复出现的言语性幻听;②明显的思维松弛、思维破裂、言语不连贯或思维贫乏等。

(十)妊娠合并睡眠呼吸暂停综合征

睡眠呼吸暂停综合征(sleep apnea syndrome, SAS)是指夜间睡眠 7 小时内,口或鼻腔气流持续停止 10 秒以上,并超过 30 次者。常见病因有鼻中隔偏曲、鼻息肉、鼻咽部腺样体肥大;巨舌症、扁桃体肥大、下颌畸形;慢性阻塞性肺病、肺心病、肥胖呼吸困难嗜睡综合征;肢端肥大症、黏液性水肿;高原红细胞增多症;药物性呼吸抑制、延髓灰质炎等。

患者表现为过度日间嗜睡,夜间失眠,鼾声,晨起头痛,性欲及智力减退,持久者可出现心肺功能衰竭症状,甚至猝死;可有超重、高血压、心律失常、肺动脉高压、语音异常、颅内压增高等体征,以及耳鼻喉有阳性体征发现。

七、治疗原则

治疗失眠不能单纯依靠镇静催眠药物,医患应密切配合,消除病因,正确理解失眠。在医生指导下适量使用镇静催眠药物,无论选择哪种药物,都要注意短期使用,以免形成药物依赖。长期或不恰当使用催眠药物会使孕妇形成依赖或对药物耐受,损害胎儿健康。对孕妇尤其是初产妇进行健康教育,使其了解怀孕及分娩是妇女正常的生理过程,解除其担心、恐惧心理。同时要对孕妇家属进行相关知识的教育。

(郝琦蓉)

第二十五节　胎头异常

一、定义

妊娠中、晚期胎头异常是指胎儿双顶径过小、过大或胎儿头颅外观异常。

二、病因

妊娠中、晚期胎头异常可见于巨大儿、胎儿发育畸形,如无脑儿、胎儿脑积水等。

三、病史要点

1. 本次妊娠的情况,末次月经、月经周期、早孕反应时间及胎动出现时间。
2. 产前检查情况,发现胎头异常时间。
3. 既往病史,如有无糖尿病。
4. 不良孕产史。
5. 有无胎儿畸形家族史。
6. 有无羊水过多史。

四、临床表现

1. 巨大儿孕妇与正常同孕龄妇女相比,腹部明显膨隆、子宫底很高,先露高浮,腹部触诊可扪及较宽阔的胎头;胎儿畸形者则触诊为不规则胎头。
2. 胎儿畸形或巨大儿可伴羊水过多,妊娠晚期可出现横膈抬高、呼吸困难、下肢水肿等压迫症状。

3. 胎儿畸形者可闻及胎心异常。

五、辅助检查

1. **常规检查**　血常规、尿常规、肝功能、肾功能。
2. **B超检查**　了解胎儿头颅外观,胎儿双顶径。
3. **甲胎蛋白测定**　羊水或血甲胎蛋白测定用于可疑胎儿畸形者。
4. 有关糖尿病的相关产前检查。

六、鉴别诊断

(一) 巨大儿

患者有上述高危因素,在妊娠期尤其是中、晚期体重增加迅速,甚至出现呼吸困难。产科检查:腹部明显膨隆,子宫底部很高,先露高浮,触诊胎头宽大,头先露时跨耻征阳性。B超检查:胎儿双顶径、股骨长、腹围、头围等生物指标的测定可协助判断巨大儿的可能。

(二) 无脑儿

常无明显自觉症状,多在产前行B超检查时发现。产科检查:腹部触诊感觉胎头较小,若为头先露,可触及凹凸不平的颅底部。B超检查:测不到双顶径,见不到颅盖骨。其他检查:羊水中甲胎蛋白呈高值,孕妇尿雌三醇呈低值。

(三) 胎儿脑积水

约1/3孕妇合并羊水过多,常在产前行B超检查时发现。产科检查:腹部可触及异常宽大的胎头,与孕月不符。若为头先露,可发现先露高,囟门大而紧张,颅骨薄、软,触之有乒乓球感。B超检查:胎头双顶径常 >11cm,侧脑室增大、左右不对称,有时脑室结构不清,呈不规则液性暗区。

(四) 小头畸形

常在做产前B超检查时发现,需动态观察才能诊断。产科检查:常无明显异常发现。B超检查:可探及完整的颅骨圆形光环,但胎头双顶径、头围、头颅切面积均小于同孕周胎儿3个标准差以上,股骨长度正常,双顶径与股骨长度比例明显失调。若胎头变长,双顶径小,可以测量头围,亦可以根据(双顶径＋枕额径)/2,计算得出的数值可以相当于双顶径来判断有无异常。

(五) 胎儿生长受限

胎儿体重、身长和头围均相称,但比正常孕周胎儿小;外表无营养不良征,器官分化及成熟度与孕周相适应,但各器官的细胞数少;胎盘较小;50% 有严重的先天性畸形;改善胎盘循环及补充热量和氨基酸等效果不明显。B 超测量胎儿坐高、头围、双顶径、胸围和腹围可助诊断。此外,孕妇吸烟、酗酒、慢性高血压、肾炎及糖尿病等都可在早、中期妊娠时即影响胎儿发育。

（六）其他胎儿畸形

1. 颅脑畸形　因颅骨缺如脑组织外露,外有覆盖的脑膜。妊娠晚期由于胎儿双手运动,对无颅骨保护的脑组织进行搔扒,可以造成脑组织缺如,误诊为无脑儿。B 超检查见头部无颅骨光环,但早期可以见到脑组织回声。

2. 脑膜膨出　B 超检查见胎儿颅骨光环的延续性消失,局部颅骨回声缺乏,向外突出囊性物,内为液性暗区。

3. 脑膜脑膨出　B 超检查见突出的囊性物,内可见实性的脑组织结构回声。脑膨出颅骨严重缺损时,整个大脑均突出颅外,脑组织外无颅骨结构。

七、治疗原则

1. 胎儿畸形宜引产。
2. 巨大儿应排除糖尿病,防止软产道及新生儿损伤,尤其是肩难产,做好产后出血的防治。

（郝琦蓉）

第二十六节　胎动消失

一、定义

胎动指胎儿肢体在子宫内的活动。胎动是胎儿存活的标志,表示胎儿的健康状况,是孕妇围产期的常用监测指标。胎动往往冲击子宫壁使孕妇自 18 周起就能感觉到,医师检查时也能摸到或看到。胎动还可经 B 超及胎心监护仪器探测到。胎动消失是胎儿垂危的信号。一般认为胎动消失后不超过 1~2 天胎儿就会死亡。多数学者报道胎儿不动发生胎儿窘迫明显增多,其中半数死产或新生儿窒息严重,复苏后预后不良。对于胎动减少或消失者,应及时确诊。胎儿已经成熟者,排除畸形,在 12 小时内应终止妊娠以抢救胎儿。

二、病因

（一）妊娠合并症

胎动异常发生在妊娠晚期,多因孕妇伴发热、心悸、胎盘异常或脐带异常引起。临床常见妊娠合并症,心肺功能疾患如心脏病、心力衰竭、肺部感染、贫血;妊娠期特有疾病,如胎盘早剥、前置胎盘、脐带缠绕等。

（二）胎儿窘迫

引起胎动异常的主要原因是胎儿窘迫,与下列因素有关:

1. 一般因素　孕妇年龄 <23 岁或 >30 岁者,胎儿窘迫发生率明显高于 23~30 岁者;吸烟、饮酒等的影响早已被公认;也有学者认为与民族、季节等因素有关。

2. 慢性胎儿窘迫　常发生于产前阶段,大多继发于孕期多种合并症及并发症,如多胎妊娠、胎膜早破、过期妊娠、羊水过少、产前出血、妊娠期高血压疾病、慢性高血压、妊娠期肝内胆汁淤积、贫血、心脏病、糖尿病、急性传染病等,以及母儿血型不合、胎儿宫内感染和胎儿畸形等胎儿病变。在这些情况下,胎儿处于慢性窘迫状态中,在轻度缺氧下生长,宫内生长迟缓,严重时胎动可消失。

3. 急性胎儿窘迫　多发生在临产阶段,常继发于羊水过少,脐带并发症如脐带脱垂、过短、缠绕、打结,胎盘并发症如前置胎盘、脐带血管前置、胎盘早剥等,产程异常及难产处理不当,胎儿产伤及麻醉、镇静药应用不当等;严重时胎动可消失。

三、病史要点

1. 询问月经史、末次月经,明确妊娠时间。
2. 胎动过频或胎动减少、消失出现的具体时间。
3. 有无腹痛。
4. 有无发热、咳嗽等。
5. 有无阴道流血,流血的时间、量、色泽。
6. 有无阴道排液。
7. 有无不良妊娠史。
8. 有无缺血缺氧性疾病。
9. 有无外阴、阴道脐带脱垂。
10. 有剖宫产史者,本次妊娠子宫瘢痕处有无压痛、反跳痛,有无子宫破裂。
11. 有无服用镇静药物,孕期是否合并糖尿病、妊娠期高血压疾病、妊娠期肝内胆汁淤积症等可能引起胎儿窘迫的疾病。

四、临床表现

孕妇多数自觉胎动增多后不久出现胎动消失，胎动增加的时间和程度个体差异较大。

腹部检查：望诊，无胎儿肢体活动；触诊，不能摸到胎动；听诊，胎心中、重度加速，胎心减速或消失。一般胎动消失时间较长者均无胎心。

五、辅助检查

1. **听胎心**　胎动消失之初仍可探及胎心，未及时处理和改善，胎心随之消失。

2. **胎心监护**　未监护到胎心搏动，基线有无降低、变异、消失等。

3. **产科B超检查**　可见宫内胎儿，但无胎动，无胎心搏动。注意胎儿生长情态，有无畸形，有无脐带绕颈、绕体，羊水指数，胎盘大小、厚度、分级、位置，若是宫内死胎时间长者，可见颅骨变形等。

4. **超声多普勒脐动脉血流测定**

5. **其他检查**　可行血、尿常规检查；血型、血糖、肝功能、肾功能测定等；心脏彩超可发现先天性疾病、心肌病等；心电图、动脉血气分析可协助发现心、肺疾患；骨髓检查可发现血液系统疾病，如重度贫血等。

六、鉴别诊断

（一）胎儿窘迫

胎动消失前常有胎动异常，胎动是判断胎儿是否缺氧的临床指标，胎动正常是胎儿情况良好的表现，胎动减少或消失则提示胎儿缺氧严重。有30%~50%的围生儿死亡与胎儿窘迫及其合并相关因素有关。

胎儿窘迫的病因有母体循环血液中氧含量不足（合并心、肺、肾等疾病，严重贫血）；子宫过度膨胀（多胎妊娠、羊水过多）；宫缩过强；胎盘绒毛气体交换功能受损（前置胎盘、胎盘早剥、帆状胎盘前置血管破裂、羊膜绒毛膜炎、胎盘广泛梗死等）；脐带血液循环受阻（脐带脱垂、绕颈、绕身、受压等）；胎儿心血管系统功能障碍。孕妇自我监测胎动，若12小时少于10次，则提示胎儿缺氧。胎动减少往往可历时2~3天，但也可能在较短时间内消失，一般不超过24~48小时。

体格检查及有关诊断：胎心听诊，胎心率

>160次/min或<120次/min提示胎儿窘迫；胎心电子监护出现胎心基线率降低、变异、减弱或消失，伴不良减速（如重度频繁变异减速、晚期减速）。12小时胎动自我计数少于10次，提示胎儿缺氧。羊水性状监测：羊水Ⅱ度以上粪染，提示胎儿缺氧。5项生物物理监测 ≤ 6分者胎儿储备功能不佳，围生儿死亡率及发病率随评分下降而增加。彩色超声多普勒监测：胎儿脐动脉血流，当搏动指数（PI）≥ 110%，脐动脉收缩期最高血流速与舒张期最低血流速的比值（S/D）≥ 3.0，提示胎儿窘迫。胎儿心电图：P-R间期延长，胎心减慢，ST段及T波改变。胎儿头皮血血气分析（pH<7.20）或乳酸检测。

（二）死胎

死胎指20周后妊娠产物从母体完全排除之前胎儿已经死亡。20周之前称为稽留流产。孕妇可能有外伤及毒物接触史。主要表现为胎动消失、体重不增或减轻、乳房退缩、子宫随孕周增加而缩小，有的孕妇伴有感觉不适、有血性或水样阴道分泌物或嘴里有恶臭气味等。

辅助检查：产检时胎心未闻及，超声检查可确诊。

（三）胎盘功能低下

指胎儿处于低氧状态。常见于胎盘发育障碍（胎盘过小）、胎盘形状异常（膜状胎盘、轮廓胎盘等）、胎盘感染、过期妊娠及重度子痫前期等。胎儿处于慢性缺氧状态，可出现胎动减弱、减少，甚至消失。胎动计数，正常孕期胎动 >30次/12小时；尿雌三醇值，24小时尿 >15mg为正常值，10~15mg为警戒值，<10mg为危险值。

（四）脐带异常

妊娠期常可出现脐带过短、脐带缠绕、脐带打结（真结或假结）、隐性脐带脱垂等异常。正常脐带长度在50~70cm。若脐带附着于胎盘上缘而短于35cm，或附着于胎盘下缘而短于20cm，称脐带过短。脐带长于70cm，称脐带过长。脐带缠绕中以脐带绕颈临床最常见，发生率为13.7%~20%。脐带异常常有不明原因的胎动异常和胎心异常改变，表现为胎心加快、胎动频繁，严重者可胎心、胎动减少，甚至胎死宫内。

胎心异常主要依靠胎动计数，结合胎心监护。超声检查：三维或四维彩色多普勒血流显像检查可观察脐带血流信号及脐带缠绕并确诊。确诊需要分娩后观察脐带异常或病理检查。

（五）服用镇静药物或注射硫酸镁

镇静剂应用不当使胎儿中枢神经系统受抑制、反射功能降低及对外界刺激反应减弱等，胎动可暂时减少，甚至消失。应用硫酸镁后，对肌肉有松弛作用，可使胎儿活动减少，甚至胎动暂时消失。

（六）子宫破裂

目前剖宫产比例较高，瘢痕子宫多，再次妊娠瘢痕部位破裂也会增多。尤其是行古典式剖宫产手术的孕妇，由于孕晚期子宫膨大、子宫内压增加，子宫体部瘢痕可发生破裂。原瘢痕处有压痛提示局部肌层已有分裂，若胎膜未破，胎心可无改变；一旦胎膜完全破裂，胎儿及羊水排入腹腔，孕妇有急腹症表现，腹部可扪及胎体、胎肢，胎心大多消失。子宫瘢痕破裂出血一般较少。

子宫破裂也有少数是因缩宫素或前列腺素使用不当所致。过去在产程中因胎位异常、头盆不称造成的子宫破裂现已少见。

七、治疗原则

一旦发现胎动消失，应立即住院治疗。如果发现时间较短，可能需要紧急手术终止妊娠，抢救新生儿。如果胎动消失时间较长，已胎死宫内，需要住院后完善检查，适时引产，并尽可能寻找病因。

（郝琦蓉　石一复）

第二十七节　胎儿呃逆样运动

一、定义

呃逆是膈肌和肋间肌的异常短暂痉挛现象，频率为每分钟数40~60次，因人而异，与呼吸密切相关。呃逆与年龄的关系密切，羊水中的胎儿可出现呃逆，新生儿易频发，但随年龄增加而减少。1942年，在动物试验中首次发现胎儿呃逆样运动，以后不少学者记录到胎儿呃逆运动的曲线图形。胎儿呃逆样运动（fetus hiccup-like movement）被认为是一种阵发性、规律性的基本等幅的呼吸样运动。其频率约每天发生1~4次，通常持续1~13分钟，每分钟可多达25~28次。呃逆时胎头上抬，下颌微张，胎儿胸廓下部及上腹内收，似乎很用力，但无痛苦表情。

二、病因

胎儿原始横膈在4孕周时发生，至第3孕月开始肌肉、神经等发生，呃逆可能是胎儿呼吸功能发育过程中较早的阶段，是胎儿的一种特殊的呼吸样运动类型，具有一定的生理学意义。

呃逆的神经反射弧为：

（1）作为向心路径的迷走神经、膈神经及第6~12胸交感神经向心纤维。

（2）中枢是第3~5颈髓的膈神经、脑干的呼吸中枢、延脑网状结构和下视丘间相互作用。

（3）作为离心路径的膈神经，声门及呼吸辅助肌的离心纤维。目前尚未发现解剖学局部定位的呃逆中枢。

三、临床表现

孕妇诉说腹部有阵发性规律胎儿跳动，时间长短不定，活动的频率和幅度因人而异；与一般的胎动有所不同。

四、辅助检查

胎儿呃逆样运动主要依赖超声检查确诊。

（一）产科常规超声检查

在妊娠晚期，胎儿的呼吸运动表现为胎儿胸部与腹部的反向运动，所以，既可以动态观察，也可以在胎儿胸部横切面心脏水平，用M型超声观察胎儿胸廓的起伏、频率、节律、幅度，并与胎儿心率进行比较，确认胎儿呼吸运动的存在。正常妊娠晚期，胎儿在子宫内的状态根据有无呼吸运动分为呼吸相与非呼吸相。两种状态之间互相交替，各时相、时程的长短视胎儿当时情况及受到内外刺激的不同而异。妊娠晚期胎儿呼吸运动的形式有快速规则呼吸运动、快速不规则呼吸运动、呃逆等。两种快速呼吸运动的频率均为40~50次/min，而呃逆出现的频度相对较少，频率在30次/min左右。

（二）彩色多普勒超声检查

妊娠晚期，彩色多普勒超声下可见胎儿呼吸运动。胎儿有无呼吸运动，通过彩超下脐静脉血流速度可以测量。胎儿在有无呼吸运动以及呼吸运动不同类型之间，脐静脉血流频谱形态不相同。无呼吸运动时，脐静脉血流频谱为连续、平坦、充填静脉血流频谱；快速不规则呼吸运动时，呼吸节律不太整齐。呃逆时脐静脉血流频谱为有短暂断流的较平坦充填静脉血流频谱。

五、鉴别诊断

胎儿呃逆时孕妇可感觉腹部有阵发性规律跳动，与胎动如胎儿宫内肢体运动感觉不同，后者孕妇感觉明显，且感觉胎儿活动幅度大。最常见的鉴别诊断是胎动频繁，多见于胎儿窘迫。鉴别要点如下：

（一）病史

孕妇可有妊娠合并症或并发症病史。

（二）临床表现

1. 胎动异常 妊娠满 4 个月后，母体可明显感到胎儿的活动，胎儿在子宫内伸手、踢腿、冲击子宫壁就是胎动。正常胎动不少于每小时 3~5 次，12 小时胎动次数为 30~40 次以上。但由于胎儿个体差异大，有的胎儿 12 小时可动 100 次左右，只要胎动有规律、有节奏、变化不大，胎儿发育就是在正常范围内。妊娠 28~38 周是胎动活跃的时期，以后稍减弱，直至分娩。孕妇的运动、姿势、情绪，以及强声、强光和触摸腹部等，都可引起胎动的变化。在缺氧初期，胎动次数会增多，由于缺氧胎儿烦躁不安，胎动次数可明显超过正常水平。当胎儿宫内缺氧继续加重时，胎动逐渐衰弱，次数减少，此时为胎儿危险先兆。

2. 胎心率异常 听诊胎心率达到 160 次 /min 以上，甚至 180 次 /min 以上。

（三）胎心监护

胎儿电子监护可发现异常情况，如胎心基线达到 160 次 /min 以上，甚至 180 次 /min 以上，可合并基线变异减少或消失，胎动后胎心加速过高或持续时间延长。

（四）超声检查

超声检查可直观观察胎动情况，并通过胎盘血流和脐血流情况判断是否存在胎儿缺氧。

六、治疗原则

1. 胎儿呃逆样运动属于正常胎动的范畴，无需处理。仅需要适当增加产前检查次数，做好孕期监测。

2. 如果确认胎动频繁，应积极产科检查，排除胎儿窘迫的可能。若此时不采取相应抢救措施，胎儿会进一步出现胎动消失，乃至胎心消失、心搏停止而死亡，此过程约 12~48 小时。孕妇一旦发现胎动异常，决不可掉以轻心，应及时治疗，常可转危为安。

（郝琦蓉）

第三章

产 时 症 状

第一节 第一产程延长

一、定义

第一产程又称宫颈扩张期，是指从正规宫缩开始到子宫颈口开全。初产妇宫颈较紧，扩张缓慢，平均需要 11~12 小时；经产妇宫颈较松，宫口扩张较快，约需要 6~8 小时。第一产程根据宫颈口扩张变化可分为潜伏期和活跃期。潜伏期指从临产规律宫缩开始到宫口扩大到 3cm，此时期宫口扩张速度缓慢，平均每 2~3 小时扩张 1cm，平均约需 8 小时，最长时限是 16 小时，超过这个时间称为潜伏期延长。活跃期是指从宫口扩张 3cm 到宫口开全（10cm）。目前国际上也有主张将宫口扩张 4cm 作为活跃期的起点，且不主张在宫口扩张 6cm 前过多干预产程。活跃期宫颈扩张速度较快，约需 4 小时，最大时限为 8 小时。活跃期又分为 3 个阶段：加速期指宫口扩张 3~4cm，约需 1.5 小时；最大加速期指宫口扩张 4~9cm，约需 2 小时；减速期指宫口扩张 9~10cm，约需 30 分钟。

第一产程延长包括以下几种情况：

1. **潜伏期延长**　指潜伏期超过 16 小时。

2. **活跃期延长**　指活跃期超过 8 小时。活跃期宫口扩张初产妇 <1.2cm/h，经产妇 <1.5cm/h，提示活跃期延长。

3. **活跃期停滞**　指活跃期宫口扩张停止 4 小时以上。

近年来，越来越多的产科研究再次回到了对正常产程曲线的描述中，并且有了许多与以往不一样的发现。2010 年，Zhang Mo 等发表了一篇多中心、大样本的关于初产妇和经产妇产程时限的报道。他们在美国 19 家医院共纳入了 62 415 例足月头位单胎、自然临产、阴道分娩且新生儿结局良好的初产妇及经产妇，结果发现无论初产妇还是经产妇，宫口扩张从 4~5cm 需耗时 6 小时，从 5~6cm 需耗时 3 小时，宫口扩张 6cm 之后，经产妇的产程进展比初产妇快很多。作者进一步分析发现，他们的研究结果与六十多年前 Friedman 提出的产程时限有了很大差别，体现在以下两方面：首先，在绘制了大量产程图后，作者发现相当数量的产妇（初产妇为主）并没有一个连贯的活跃期，虽然产程时限延长（按照 Friedman 标准），但最终仍能经阴道分娩；其次，作者观察到在有明显活跃期的产妇中，宫口扩张加速是在宫口扩张 6cm 后，而宫口扩张从 4~6cm 所需时限远远长于既往 Friedman 所描述的时限。因此，作者指出，在宫口扩张至 6cm 之前，应该允许有更长的产程时限，并认为产程停滞的定义应做出修改，这对减少产时干预和降低剖宫产率有一定的益处。为此，2014 年中华医学会妇产科学分会产科学组专家对新产程的临床处理达成以下共识，以指导临床实践，见表 3-1-1。

二、病史要点

明显的骨盆异常、胎位异常或胎儿发育异常容易发现，而临界性异常往往需要通过询问病史，再经仔细检查、分析后才能作出诊断。因此，第一产程延长时要认真核实临产时间，这是产程计算的起点。最要紧的是产程进展的密切观察和阴道检查。

（一）全面检查产妇情况

包括产妇的精神状态、情绪，生命体征的变化，重要脏器（心、肺、肝、肾、脑等）功能，有无妊娠并发症和合并症，有无脱水、电解质失衡和酸中毒，以及大、小便情况等。

表 3-1-1　新产程标准及处理的修订

类别	诊断标准及处理
第一产程	
潜伏期	潜伏期延长(初产妇 >20h,经产妇 >14h)不作为剖宫产指征。 破膜后且至少给予缩宫素静脉滴注 12~18h,方可诊断引产失败。 在除外头盆不称及可疑胎儿窘迫的前提下,缓慢但仍然有进展(包括宫口扩张及先露下降的评估)的第一产程不作为剖宫产指征
活跃期	以宫口扩张 6cm 作为活跃期的标志,活跃期停滞的诊断标准:当破膜且宫口扩张 ≥ 6cm 后,如宫缩正常,而宫口停止扩张 ≥ 4h 可诊断活跃期停滞;如宫缩欠佳,宫口停止扩张 ≥ 6h 可诊断活跃期停滞。活跃期停滞可作为剖宫产的指征

(二)胎膜早破

胎膜早破往往是难产的先兆征象,临产前的胎膜早破除了炎症以外,头盆不称占了很大部分。头盆不称时先露部入盆受阻,而先露与骨盆入口之间存在较大空隙,羊水由此进入前羊水囊,宫缩时此处胎膜受到强而不均匀的压力而导致胎膜破裂。

(三)胎头不衔接

临产后潜伏期胎头未衔接者,应高度重视头盆是否相称,如宫口开 3~5cm 而胎膜已破;若胎头仍未衔接,则往往意味着头盆不称或胎头位置异常。应及时做阴道检查,判断头盆情况,明确胎头方位并及时予以纠正,检查宫颈情况、消退程度、宫口扩张情况等。

(四)宫口扩张缓慢

潜伏期超过 8 小时或活跃期超过 4 小时,应做阴道检查,评估骨盆、胎方位、胎儿体重及产力情况,明确原因并适当处理。

三、辅助检查

1. B 超检查　评估胎儿大小、胎方位及羊水情况。

2. 持续胎儿电子监护　评估宫缩及胎心情况,指导临床处理。

四、鉴别诊断

(一)子宫收缩乏力

产力是将胎儿及附属物通过产道排出的力量,子宫收缩力是第一产程的主要产力,腹压产生的力量以及肛提肌的收缩力主要作用在第二产程,起到辅助的作用。宫口开大的力量主要来自于子宫收缩力。正常子宫收缩力具有节律性、对称性和极性。分娩过程中子宫收缩失去了节律性、对称性和极性,或者收缩的强度和频率异常均称为产力异常。产力异常包括子宫收缩乏力和子宫收缩过强,每类又可分为协调性和不协调性。影响子宫收缩力的因素多而复杂,并且在产程过程中经常发生变化,故难以预见,必须通过在产程中对宫缩的形式、强度、频率、持续时间及产程进展等因素的相互关系动态观察,才能识别产力异常。

1. 常见原因

(1)孕妇情绪紧张:孕妇对阴道分娩信心不足,对宫缩痛的耐受力差,烦躁不安,甚至吵闹,干扰中枢神经系统正常功能而影响子宫收缩。

(2)内分泌因素:产妇体内雌激素、宫缩素、乙酰胆碱等不足,以及子宫对乙酰胆碱敏感性降低等,均可能影响子宫收缩。

(3)镇静剂或分娩镇痛等应用不当:抑制宫缩而发生宫缩无力。

(4)孕妇合并有急、慢性疾病:体弱、疲劳;疾病导致酸中毒;水、电解质紊乱导致宫缩乏力。

(5)子宫过度膨胀:如双胎或多胎、羊水过多、巨大儿等,使子宫肌纤维过度伸长而收缩能力减弱。

(6)子宫发育不良:子宫畸形、子宫肌瘤、单角子宫或子宫纵隔等均可影响子宫收缩力。

(7)多产妇或曾有子宫感染史:子宫肌壁发生纤维变性而影响子宫收缩能力。

(8)头盆不称和胎头位置异常:先露部不能紧贴子宫下段和宫颈,不能刺激子宫阴道神经丛引起有力的反射性子宫收缩,导致继发性宫缩乏力。多见于头盆不称、先露高浮、臀先露、横位、前置胎盘等。

2. 诊断方法

(1)病史特点:子宫收缩乏力包括原发性和继发性两种,原发性宫缩乏力指从产程一开始就存在宫缩乏力,导致产程延长。继发性宫缩乏力者产程开始时宫缩正常,在产程中出现宫缩强度变弱,进展缓慢甚至停滞情况。根据宫缩乏力的类型又分为协调性和不协调性宫缩乏力。协调性宫缩乏力时一般子宫收缩有正常的节律性和极性,但收缩力弱,宫缩持续时间短,间歇期长且不规律。不协调性子宫收缩乏力又称为高张性子宫收缩乏力,表现为子宫收缩的节律性和极性异常,子宫收缩波形小而不规则,频率高,宫缩的兴奋点不是来自两侧宫角部,而是来自子宫下段的一处或多处冲动,子宫下段收缩强于子宫上段,宫腔内压力处于高张状态。不协调宫缩乏力相对较少见,多发生在分娩早期,产妇常有分娩恐惧和高度精神紧张,表现为临产后宫缩不协调,宫缩间歇期子宫不能完全放松,产妇疲劳、紧张、吵闹、烦躁不安,诉下腹部持续疼痛,子宫肌层不能完全放松影响胎儿胎盘循环,容易发生胎儿宫内窘迫。

(2)腹部检查:协调性宫缩乏力高峰期腹部触诊感觉子宫收缩力弱,宫底部肌壁仍可出现凹陷,产妇多数较安静,感觉能忍受宫缩的痛苦,胎心正常。不协调性宫缩乏力时子宫下段收缩力强于子宫底部,宫缩间歇期子宫不能完全放松,下腹部常有压痛,不协调宫缩乏力为无效宫缩,产程停滞。

(3)阴道检查:宫颈扩张缓慢或停滞,先露下降缓慢或停滞,产程延长。

(二)胎头方位异常

胎头方位异常是第一产程延长的常见原因,主要有以下几种类型:

1. 持续性枕后位 是指胎头以枕后位入盆,经充分试产直至要结束分娩时胎头仍为枕后位,是头位难产中最异常的胎头方位异常。开始临产时约 20%~30% 的胎头为枕后位,大多数都能在产程中自然或徒手旋转成功,约 5%~10% 呈持续性枕后位。持续性枕后位的原因与影响分娩的三大因素:产道、胎儿及产力均有明显关联。

(1)常见原因

1)骨盆形态异常:男子型骨盆和类人猿型骨盆入口平面前半部分狭窄,后半部分较宽大,较宽的胎头枕部容易取枕后位衔接,而这两种类型的骨盆中骨盆平面或出口平面狭窄,骨盆呈漏斗形,使枕后位衔接的胎头难以转向前方,所以容易引起持续枕后位。

2)均小骨盆:因骨盆各径线均小,骨盆狭窄影响胎头旋转,易发生持续性枕后位。

3)头盆不称:胎头过大或临界骨盆也可妨碍胎头内旋转而产生持续性枕后位。

4)胎头俯屈不良:枕后位衔接时,胎背靠近母体脊柱,影响胎头俯屈,胎头与胎背难以形成弧形以适应产道弯度。胎头前囟成为先露最低点,在产力的作用下前囟转向骨盆前方,胎头枕部即位于骨盆后方,形成枕后位。

5)其他因素:宫缩乏力会影响胎头俯屈或旋转,影响胎头分娩机转。持续性枕后位也常造成继发性宫缩乏力。此外,前壁胎盘也可以影响胎方位。胎头枕骨与脊柱往往位于胎盘附着处的对侧,因而,前壁胎盘发生枕后位的概率较大。

(2)诊断方法

1)产程特点:活跃早期就有宫颈扩张阻滞,常伴有宫缩乏力、宫口扩张缓慢和产程延长。同时宫口未开全过早用腹压,造成宫颈水肿。

2)腹部检查:腹部摸到胎肢,胎背偏向产妇侧后方,胎心在母腹偏外侧或近腹中线处最响亮。有时可在耻骨联合上触及胎儿下颏。常感头径较小和宫底较高。

3)阴道检查:是确诊的主要方法,对宫口开大 4cm 以上而产程停滞,用两指伸入宫口内,探摸矢状缝与囟门位置。若矢状缝在骨盆右斜径上面,后囟在骨盆右后方,即为右枕后位,反之为左枕后位。

2. 持续性枕横位 头先露胎头旋转不良,胎儿枕部持续位于骨盆侧壁,并且在分娩过程中胎头枕骨不能转向前方,到中骨盆平面及盆底时枕骨仍处于骨盆侧方,致使分娩发生困难。在头位难产中持续性枕横位的发生率仅次于持续性枕后位,虽然其胎头位置异常程度和难产的程度在头位难产中属最轻的,但是阴道助产率明显高于持续性枕后位。持续性枕横位的原因与持续性枕后位原因基本一样,只是因骨盆形态异常、头盆不称、胎头俯屈不良和宫缩乏力等异常程度有异而造成最终胎头不能转为枕前位。

(1)常见原因

1)骨盆形态异常:多见于扁平骨盆,由于前后径短小,胎头入盆取枕横位而内转可能有困难;小骨盆可因骨盆入口横径最长而胎头取枕横位入盆,但中骨盆前后径因与横径均小而常难以完成内转。

2)头盆不称:致胎头旋转困难,妨碍枕横位转为枕前位,导致产程停滞。

3)胎头俯屈不良:由于胎头俯屈不良,胎头不是以最小径线通过产道,宫口扩张或胎头下降、旋转困难而造成持续性枕横位。

4)宫缩乏力:影响胎头旋转与下降,尤其是胎头以枕后位衔接而无明显骨盆狭窄时,因宫缩乏力令胎头不能完成内转 135° 角时,往往停留在枕横位。

（2）诊断方法

1）腹部检查：触诊胎背与胎肢各在腹部一半，胎心音于胎背部最响，较枕前位略靠母腹壁外侧。

2）阴道检查：矢状缝及前后囟门的位置与骨盆横径一致。后囟在左侧者为左枕横位，反之为右枕横位。

3. 胎头高直位 临产后，胎头矢状缝与骨盆前后径一致，胎头枕额径紧嵌在骨盆入口前后径上，难以旋转下降，影响产程进展，称为胎头高直位。胎头枕部在前方称为高直前位，胎头枕部在后方称为高直后位，两种情况下胎头都是位于骨盆入口处或者中骨盆平面以上。高直前位有一半以上可经阴道分娩，容易被误诊为头盆不称。高直位表现为高和直两个特征：高指的是先露部高，位于中骨盆以上甚至骨盆入口处；直指的是胎头缺乏俯屈，不符合分娩正常机转，也是发生产程阻滞的原因。

（1）常见原因

1）骨盆形态：发生高直位多与骨盆入口狭窄有关，以扁平骨盆多见，临产早期胎膜破裂时胎头如果刚好矢状缝在前后径上，可能被固定于此位置难以转换发生高直位。

2）胎头异常：如长形头、胎头过大或过小。当骨盆正常时，胎头异常是主要原因。

3）其他因素：腹直肌分离易使胎背处于前方；胎头未入盆而胎膜突然破裂，羊水迅速流出，胎头矢状缝有可能被固定在前后径上。

（2）诊断方法

1）产程特点：高直位常发生胎膜早破，潜伏期延长，活跃期延缓甚至停滞。在临产后高直前位可以在充分俯屈后，小囟门越过耻骨联合上缘，大囟门位于骶岬上方，在产力足够强大时以枕下为支点，大囟门和前额部能够越过骶岬进入盆腔，然后如同枕前位下降到中、下骨盆并正常仰伸娩出。如果产力不够强、骨盆较狭窄或胎儿较大，无法克服阻力使得大囟门和额部越过骶岬，则无法正常阴道分娩。高直后位产程相对更加缓慢，甚至滞产，高直后位时胎头无法俯屈，衔接径线大于高直前位，旋转下降困难，先露部高于坐骨棘以上，强大产力作用下，胎头塑形严重，子宫下段过度延长，除非胎儿很小并且骨盆宽敞，否则不可能经阴道分娩，因此要及时以剖宫产终止妊娠。

2）腹部触诊：高直前位时腹部检查腹正中隆

起显著，触诊为胎背，胎心在脐下正中处最为响亮，耻骨联合上胎头窄、平。高直后位腹部检查孕妇腹部前方为小肢体，耻骨联合上方略平塌，胎头窄，仔细触摸如触及向上突起的下颌尖，是高直后位的重要特征。

3）阴道检查：高直前位宫口扩张及先露下降缓慢，胎头矢状缝和骨盆前后径相一致，小囟门位于前方，大囟门位于后方，但一般大囟门位置高难以触及。高直后位阴道检查宫口开大缓慢，一般不会超过 5cm，常有宫颈水肿，也有宫口接近开全或开全，但先露位于坐骨棘以上，矢状缝位于骨盆前后径上，大囟门位于前方，小囟门位于后方，小囟门常偏高难以触及查清。高直后位还容易误诊为持续性枕后位，加强宫缩无效后才剖宫产。因此，应在对胎头高直位有充分认识的基础上，通过熟练的腹部及阴道检查，注意鉴别头盆不称、持续性枕后位、继发宫缩乏力等情况，才能正确诊断。

4. 前不均倾位 是枕横位的一种特殊情况，胎头以枕横位衔接，矢状缝靠近骶岬，前顶骨首先进入骨盆腔，嵌于耻骨联合后方，后顶骨位于骶岬上方，胎头形成侧屈姿势，并且随着产程的进展而加重，胎头高居于骨盆的上部，宫口扩张缓慢，产程停滞，一般需要剖宫产结束分娩。胎儿较小、产力较强时，后顶越过骶岬可经阴道分娩，但容易造成母婴产伤。

（1）常见原因

1）扁平骨盆：前不均倾位常发生在扁平骨盆，因为前后径小，胎头以较窄的一侧顶骨衔接骨盆入口形成不均倾位；悬垂腹时胎儿与母体脊柱间角度较大，衔接时容易发生矢状缝偏向骶岬成为前不均倾。

2）骨盆倾斜度过大：使骨盆入口平面投影的水平面较扁平，胎头入盆也易发生前不均倾位。

3）头盆不称：前不均倾位发生率也高。

4）悬垂腹：腹壁松弛时胎头易发生前不均倾。

（2）诊断方法

1）产程特点：产程表现为潜伏期延长，活跃期停滞、延长。前不均倾位程度较轻、胎儿较小时，可在产力作用下后顶越过骶岬成为均倾式枕后位而正常分娩，否则胎头侧屈会逐渐加重，胎头与颈、胸重叠，造成严重嵌顿，压迫盆腔组织导致宫颈前唇水肿、血尿和尿潴留。前不均倾时产程时间长、进展慢容易误诊为持续性枕横位和头盆不称，误诊后产程时间延长，往往带来母婴不必要的严重损伤。

2)腹部检查:胎头触摸不清,前肩可抵于耻骨联合上方,误以为深入盆。

3)阴道检查:宫颈水肿,尤其前唇显著,宫口扩张一般不超过 5cm,严重嵌顿者阴道前壁和外阴都可出现水肿,先露高,与腹部检查不一致,产瘤大,矢状缝位于骨盆入口横径上,偏于后侧,耻骨联合后方可触及前耳,后耳位置高不可触及,大囟门因俯屈不良而偏低,严重嵌顿水肿时颅缝和囟门均不易摸清。

5. 颜面位 分娩过程中胎头极度仰伸,以颏下前囟径衔接,以面为先露通过产道称为颜面位,也称面先露,一般是额先露在产程中进一步仰伸而来,也可一开始临产即为面先露,以颏为标志,可分为前位和后位。引起额先露的因素均可能引起面先露。

(1)常见原因

1)胎儿畸形:无脑儿因无颅顶骨,自然形成面先露。

2)产道异常:骨盆狭窄因胎头衔接受阻有时临产后发展为面先露。盆腔肿瘤阻塞软产道,甚至软产道组织坚韧时也阻碍胎头俯屈,可形成面先露。

3)脐带缠绕:有时可影响胎头俯屈而致面先露。

4)其他因素:胎儿过大导致头盆不称、腹壁松弛,甚至悬垂腹,以及低置胎盘,甚至羊水过多等均有机会影响胎头俯屈而造成面先露。

(2)诊断方法

1)产程特点:潜伏期或活跃早期进展就缓慢。额前位时胎头轴线方向与骨盆轴一致,曲线凹面正对耻骨联合,头顶部位位于骶窝内,不存在严重梗阻,可能经阴道分娩。机转是以颏为先导,经过仰伸、内旋转、下降,然后以颏下为支点抵于耻骨联合下,胎头俯屈,使额、顶及枕部先后自会阴后联合前滑出,胎头娩出后,再经复位、外旋转、前肩经耻骨联合下娩出,完成分娩全过程,整个过程可看成是枕前位分娩机转的逆向进程。颏后位胎头轴线和产道轴线相反,额、顶嵌于耻骨联合后方,枕部抵于项背,形成严重的梗阻状态,如果转成颏前位,在骨盆正常时可能经阴道娩出,持续性颏后位不可能自然分娩。

2)腹部检查:宫底较高,胎背一侧近耻骨联合处可扪及极度仰伸的圆硬的枕部。颏横位时头

部宽,胎背一侧枕突明显,颏后位时胎头不入盆,圆硬的枕部居于耻骨上缘正中,枕、背之间有一道深沟;颏前位时摸不到枕部,胎儿胸部挺于前腹壁下方,胎心响亮。

3)阴道检查:宫口多数不能开大,先露为不规则的软组织,仔细触摸可触及颏尖、鼻尖、口等其他面部特征。

6. 额位 胎儿以额部为先露,称为额位,此时胎头以最长的枕颏径衔接,除非胎儿特别小、骨盆特别宽大,一般不可能完成阴道分娩,多数情况下进一步俯屈成枕先露或仰伸成为颜面位。以额位衔接一般存在阻碍胎头俯屈的因素,如胎头过大或骨盆入口狭窄,双顶径不能衔接而以较小的双颞径代替,致使胎头仰伸。有时脐带绕颈或有肿物使得胎头不能俯屈也可导致额先露。

(1)产程特点:表现为产程潜伏期延长。

(2)腹部检查:胎背偏于一侧,沿胎背至耻骨联合上方可触及隆起的枕突,而在沿肢体一侧的胎头部位摸不到额突,头径较宽。

(3)阴道检查:在骨盆横径方向上方触及冠状缝、额缝和矢状缝的前半部分,前囟容易触及,沿前囟向前可触及眼眶及鼻根部。但因额先露时胎儿面部、额部水肿明显,有时候不易触清。额先露时后囟触摸不到。

(三)骨产道狭窄

产道狭窄可使产程延长,临床上骨产道狭窄较软产道狭窄多见。前者指骨盆径线过短或形态异常,出口平面异常不影响第一产程。

1. 骨盆入口平面狭窄 入口前后径较短,这类骨盆入口平面多为扁圆形,骶耻外径 <18cm,入口前后径 <10cm,骨盆较浅,骶岬向前下方突出。骨盆入口狭窄影响胎头衔接,头位胎位异常的发生率明显增加。

2. 中骨盆平面狭窄 中骨盆横径即坐骨棘间径,临床上难以测量,通常通过以下几点间接评估,坐骨棘明显突出,坐骨切迹宽度小于 3 横指,耻骨联合下缘至坐骨棘距离小于 8cm,坐骨结节间径小于 7.5cm,有以上两项存在,估计中骨盆临界狭窄,有三项或以上存在估计中骨盆狭窄。中骨盆狭窄不影响胎头衔接和潜伏期、活跃早期进展,胎头下降到中骨盆时内旋转受阻,出现持续性枕横位或枕后位,继而可出现继发宫缩乏力,活跃期后期及第二产程延长,甚至第二产程停滞。

(1)产程特点:骨盆入口平面狭窄时,潜伏期

延长趋势而且胎头尚未入盆；中骨盆平面狭窄时多表现为活跃期延长或停滞。

(2) 一般检查：测量身高，若孕妇身高在 145cm 以下，应警惕均小骨盆。注意观察孕妇体型，尤其步态，有无脊柱和髋关节畸形，米氏菱形窝是否对称，还应注意有无悬垂腹等。

(3) 腹部检查：观察腹型，测量耻上子宫高度和腹围等。四步触诊评估头盆是否相称。

(4) 骨盆内测量：骨盆外测量发现异常，应进行骨盆内测量。特别是先露下降延缓或受阻时，应在检查胎先露与子宫口扩张程度的同时作骨盆内测量。对角径 <11.5cm，骶骨岬突出而横径正常者为骨盆入口狭窄，属于扁平骨盆。坐骨棘间径 <10cm，坐骨切迹宽度 <2 横指或骶骨前面弯度差，为中骨盆狭窄。

（四）宫颈异常

宫颈在分娩过程中发生巨大变化，第一产程中宫颈从妊娠晚期的正常形态逐渐发生颈管展平和宫颈完全扩张成为筒形产道的一部分。宫颈原因导致的第一产程延长比较常见，包括宫颈水肿、宫颈坚韧、宫颈瘢痕、宫颈肌瘤、宫颈癌等多种情况。

1. 宫颈水肿　常由于胎头和耻骨联合的压迫影响血液回流，持续性枕后位、持续性枕横位、宫口未开全过早使用腹压是常见原因。宫颈水肿影响宫颈扩张，导致第一产程延长或停滞。可使用阿托品 0.5mg 及 0.5% 利多卡因 10ml 宫颈局部多点注射，促进宫颈水肿消退。宫颈近开全时可上推水肿的宫颈前唇使得宫颈开全，此时在正常产力下，胎儿可顺利经阴道分娩。

2. 宫颈坚韧　宫颈组织缺乏弹性，多见于高龄孕妇以及慢性宫颈炎、宫颈肥大孕妇，分娩时宫颈不易扩张或扩张缓慢，发生产程停滞。

3. 宫颈瘢痕　多由于既往宫颈撕裂伤、宫颈锥切和宫颈电烙等损伤后形成瘢痕组织，轻度的瘢痕通常不影响宫颈扩张，严重瘢痕时宫颈无法扩张，需要以剖宫产终止妊娠。

五、治疗原则

1. 第一产程延长时，初步评估临产时间和头盆相称情况。

2. 若初步评估没有明显头盆不称，且在潜伏期或活跃早期者可考虑先使用镇静剂调整宫缩，使产妇休息恢复体力，促进宫颈软化扩张。常用

方法为地西泮 10mg 静脉推注或哌替啶 100mg 肌内注射。

3. 如充分试产后存在头盆不称或胎儿窘迫，则应选择剖宫产终止妊娠。

（方　勤）

第二节　第二产程延长

一、定义

第二产程也称胎儿娩出期。初产妇宫口开全后超过 2 小时，经产妇宫口开全后超过 1 小时，胎儿尚未娩出，称为第二产程延长。第二产程达 1 小时胎头下降无进展，称为第二产程停滞。随着分娩人群的变化、产程干预的实施，以及临床研究方法的改进和完善，既往一直沿用的产程时限受到了众多学者的质疑。2014 年中华妇产科分会产科学组在综合国内外相关领域文献资料的基础上，提出第二产程延长的诊断标准共识：

1. 对于初产妇，如行硬脊膜外阻滞，第二产程超过 4 小时，产程无进展（包括胎头下降、旋转）可诊断第二产程延长；如无硬脊膜外阻滞，第二产程超过 3 小时，产程无进展可诊断。

2. 对于经产妇，如行硬脊膜外阻滞，第二产程超过 3 小时，产程无进展（包括胎头下降、旋转）可诊断第二产程延长；如无硬脊膜外阻滞，第二产程超过 2 小时，产程无进展则可以诊断。

二、病因

1. 宫缩乏力　是最常见的原因，主要为继发宫缩乏力，产妇疲劳、腹压使用不力、膀胱过度充盈也会影响宫缩和产程。

2. 胎头方位不正　包括持续性枕横位、持续性枕后位，偶见复合先露和颜面位导致第二产程延长。

3. 头盆不称　较大的胎儿如过期产儿、糖尿病孕妇；有些产妇存在中、下骨盆狭窄，正常大小的胎儿娩出困难；胎膜未破也会影响先露下降，导致第二产程延长。

4. 分娩镇痛　导致第二产程延长。

三、病史要点及检查

1. **病史** 确定第一产程时间和宫颈开全时间,了解孕妇进展情况。评估胎儿、胎位和骨盆外测量。记录宫缩剂使用情况。

2. **阴道检查** 进一步确定胎方位、胎头俯屈程度和先露高低,评估产瘤大小和颅骨缝重叠程度,观察羊水形状。持续胎儿电子监护记录宫缩和胎心情况。

3. **辅助检查** 胎儿电子监护了解宫缩强度和胎儿宫内安危,必要时行 B 超检查评估胎儿大小。

四、鉴别诊断

(一)子宫收缩乏力

1. **子宫收缩乏力** 第二产程延长时宫缩乏力多为继发性子宫收缩乏力,多数由于相对头盆不称、宫颈坚硬、持续性枕后位或枕横位等造成产程时间长,产妇过度疲劳或过早使用腹压、体力消耗大导致乏力。

2. **第二产力不足** 指腹压和肛提肌的力量不足,在宫口开全进入第二产程后,适当正确使用腹压可促进胎儿先露部下降和缩短第二产程,过早运用腹压产妇容易疲劳,同时增加宫腔内压力,影响子宫胎盘血流灌注,容易导致胎儿宫内窘迫。过量使用镇静药和椎管内麻醉影响产妇使用腹压,容易导致第二产程延长,个别孕妇需要出口产钳。

(二)胎头方位不正

包括持续性枕横位、持续性枕后位,偶见复合先露和颜面位均可能导致第二产程延长。

(三)骨盆狭窄

骨盆入口平面狭窄和第二产程延长关系不大,可能造成第二产程延长的骨盆狭窄为中骨盆和出口平面狭窄。

1. **中骨盆平面狭窄** 一般为中骨盆横径短,中骨盆横径即坐骨棘间径,临床上难以测量,常通过以下几点间接评估,坐骨棘明显突出,坐骨切迹宽度小于 3 横指,耻骨联合下缘至坐骨棘距离小于 8cm,坐骨结节间径小于 7.5cm,有以上两项存在,估计中骨盆临界狭窄,三项或以上存在估计中骨盆狭窄。

中骨盆狭窄不影响胎头衔接和潜伏期以及活跃早期进展,胎头下降到中骨盆时内旋转受阻,出现持续性枕横位或枕后位,继而可出现继发宫缩乏力,活跃期后期及第二产程延长,甚至第二产程停滞。

2. **骨盆出口平面狭窄** 单纯骨盆出口平面狭窄不影响第一产程,第二产程出现停滞和延长,可发生继发宫缩乏力,需要剖宫产或阴道助产结束分娩。

骨盆出口径线以坐骨结节间径最重要,坐骨棘间径 7.5cm 为临界性狭窄,小于 6cm 为重度狭窄,无法通过后矢状径代偿。

(四)软产道异常

软产道是子宫下段、宫颈、阴道及盆底软组织构成的弯曲管道,软产道异常可阻碍胎头下降,导致难产。

1. **阴道纵隔** 完全性纵隔在先露下降过程中被推向对侧,完全扩张后很少阻碍胎头下降,不完全纵隔位于胎先露前方,较薄的纵隔可被自然冲破,不影响先露下降,较厚的纵隔会阻挡胎头下降,造成产程延长,需要切断。

2. **阴道横隔** 一般位于阴道上、中段,薄的横隔很难阻挡胎头下降,能自然冲破,较厚而坚韧的横隔可阻挡胎头下降,横隔上的小孔可被误以为宫颈外口,可将横隔 X 形切开。

3. **阴道狭窄** 各种原因造成的阴道瘢痕狭窄在第二产程时可能阻挡胎头下降,造成产程停滞,较低部位的瘢痕可行会阴侧切;狭窄部位较高,瘢痕范围广泛者以剖宫产为宜。

五、治疗原则

1. **阴道检查** 排除头盆不称,如存在头盆不称则急诊行剖宫产手术。

2. **阴道助产** 如头盆相称,且先露在坐骨棘下 3cm,可以产钳助产;如先露偏高及胎儿窘迫,也需要急诊行剖宫产。

(方 勤)

第三节 胎心异常或消失

一、定义

正常胎心率为 110~160 次 /min,多数在 130~150 次 /min,心律规则,响亮有力。胎心异常指胎

心率 <110 次 /min 或 >160 次 /min,心律不规则,其至胎心消失。胎心率持续大于 160 次 /min 为胎儿心动过速,160~180 次 /min 为轻度胎儿心动过速,超过 180 次 /min 为重度胎儿心动过速。胎心率持续低于 110 次 /min 为胎儿心动过缓。胎心率持续在 100 次 /min 以下,基线变异 ≤ 5 次 /min 伴有频繁晚期减速提示胎儿缺氧严重,随时可发生胎死宫内。

用多普勒胎心听诊仪听诊胎心音是最简单、最常用的方法,仔细听诊可以及时发现胎心的一些明显异常。胎心电子监护仪已在临床得到广泛应用,可持续监护和记录胎心、胎动及宫缩,以及相互的动态关系,对于诊断胎心异常非常重要。

二、病因

影响产时胎心的因素很多,包括以下几个方面:

1. 迷走神经兴奋 子宫收缩时子宫胎盘血流受阻,血流量减少,胎头受压时会反射性兴奋迷走神经,出现胎心率减慢。在胎盘功能正常时,正常的胎儿能很快耐受正常的子宫收缩压力,胎心率迅速恢复正常。

2. 宫缩过强 过强子宫收缩,尤其是宫缩素使用不当时,子宫胎盘血供持续不足,胎儿缺氧状态无法缓解,出现胎儿宫内窘迫表现。

3. 脐带因素 脐带缠绕、脐带脱垂、脐带过短、脐带前置等均可能导致脐带受压,影响胎儿血氧供应,发生胎儿宫内窘迫和胎心改变。

4. 胎盘因素 过期妊娠、子痫前期等胎盘功能低下,储备能力不足,不能耐受分娩压力;胎盘早剥及前置胎盘部分剥离时胎盘急性功能不足,也会导致胎儿窘迫和胎心改变。

5. 母体因素 母亲发热、严重贫血、心功能不全影响子宫胎盘血供;仰卧位综合征导致低血压,影响子宫胎盘血氧供应;过量使用镇静剂或某些加快心率的药物也可影响胎心。

三、临床表现

1. 胎心律异常 通过多普勒胎心听诊仪,尤其是持续胎心电子监护记录胎心变化。

2. 羊水浑浊 胎膜已破或通过人工破膜了解羊水情况。羊水依据胎粪污染程度分为 3 度:Ⅰ 度为浅绿色;Ⅱ 度为黄绿色、浑浊;Ⅲ 度黏稠,呈棕黄色。

3. 胎动 急性缺氧初期胎动频繁,后期胎动减少。

四、辅助检查

1. 持续胎心电子监护 是主要诊断手段,急性胎儿窘迫早期处于代偿阶段,胎心率在无宫缩时 >160 次 /min;缺氧严重时失代偿,胎心率 <110 次 /min;胎心电子监护 CST 出现晚期减速和变异减速,胎心 <100 次 /min,持续时间超过 10 分钟为重度心动过缓,是胎儿严重缺氧的表现。如同时伴有晚期减速和重度变异减速,给氧后不能改善,是胎儿濒危的表现,需立即终止妊娠。

2. 胎儿头皮血血气分析 可反映宫内情况,胎儿头皮血 pH<7.20(正常值 7.25~7.35),血氧分压 <10mmHg(正常值 15~30mmHg),血二氧化碳分压 >60mmHg(35~55mmHg),确诊胎儿代谢性酸中毒。

3. B 超检查 对于诊断脐带、胎盘异常有重要作用。

五、鉴别诊断

（一）脐带异常

1. 脐带长度异常 脐带是母儿间气体、营养物质和代谢产物交换的通道,脐带受压可直接影响胎儿血液循环,导致胎儿窘迫,引起胎心异常,甚至危及胎儿生命。正常长度平均为 55cm,短于 30cm 为脐带过短,妊娠期多无异常。第二产程中胎儿下降,脐带拉紧,脐血管过度延伸变窄,影响血液循环,引起胎儿窘迫,甚至可能形成胎盘早剥和产程延长,严重时导致子宫内翻,脐带血管过度牵拉发生破裂或断裂出血危及胎儿生命。脐带长度大于 80cm 称为脐带过长,容易造成脐带缠绕、脐带打结、脐带受压和脐带脱垂,以上因素均可影响脐带中血流通畅,引起胎心胎动异常,胎儿窘迫,甚至死亡。但是脐带长度在娩出前难以测量。

2. 脐带先露和脐带脱垂 指胎膜未破时脐带位于胎先露前方或一侧,胎膜破裂时脐带脱出在胎儿先露下方,经宫颈进入阴道,甚至脱出到外阴,称为脐带脱垂。发生脐带脱垂时,脐带在产道和胎儿先露之间受到挤压,严重影响血流,可能发生严重胎儿窘迫,甚至窒息死亡。

先露部和骨盆之间存在空隙的因素均容易导致脐带脱垂,如臀位、横位、胎儿较小、骨盆狭窄、胎头高浮等,脐带较长时发生脱垂概率增加,羊水过多时胎膜破裂容易同时发生脐带脱垂。脐带一过性受压可导致胎心率异常,通过改变体位、上推胎先露部及垫高臀部后可迅速恢复,此时应该考虑脐带先露可能。破膜后如发生脐带脱垂,脐带受压于胎先露和骨盆之间,发生胎心突然变慢,若脐带血液循环完全阻断,几分钟内即可胎儿死亡。

脐带先露阴道检查可能触及前羊水囊内有搏动的条索状物。脐带脱垂发生常比较突然,如脐带脱垂到外阴或阴道口,孕妇可能自觉有带状物脱出。若脱出较短,孕妇无自觉症状。胎儿存活时可触及脐带搏动,胎儿死亡后脐带搏动消失。

3. **脐带缠绕**　常由于脐带过长及胎动频繁,绕颈占 90% 以上,一般不会影响脐带血流及胎儿生长发育,严重的脐带缠绕也可能阻挡脐血流,导致胎心改变,甚至胎儿死亡。脐带缠绕受压会出现胎心改变,电子监护可发现胎心率变异减速,后期可出现胎心变慢、变弱,甚至消失。脐带缠绕导致脐带过短可出现第二产程延长,严重时出现胎盘早剥和子宫内翻。B 超检查对于脐带绕颈诊断敏感度高。

4. **帆状胎盘前置血管破裂**　帆状胎盘时脐血管通过羊膜和绒毛膜之间进入胎盘,这种孤立胎膜上的脐血管仅仅覆盖一层薄薄的胎膜,在发生胎膜破裂时容易发生脐血管破裂出血,另外,胎儿先露部压迫可导致胎儿循环受阻发生胎儿窘迫,两种情况均可能危及胎儿生命。

脐血管破裂造成胎儿出血,迅速出现胎儿窘迫,胎心胎动异常,不及时处理胎儿很快死亡。前置血管破裂时可有无痛性阴道出血,色红,足月儿血容量不足 300ml,胎儿失血很快可导致胎儿失血性休克和死亡。阴道检查可在前置血管部位摸到血管搏动,和胎心率一致。B 超检查可早在妊娠 15 周即发现胎盘、脐带附着部位和前置血管。分娩后检查胎盘、胎膜可明确诊断。

5. **脐带的其他异常**　如脐带扭转过多、脐带过细、单脐动脉等均容易发生胎心改变和胎儿宫内窘迫。

（二）子宫收缩过强

子宫收缩过强是分娩前胎儿窘迫最常见的原因,子宫收缩时胎盘、子宫血流量减少,同时头位时胎头受到压迫引起迷走神经兴奋,可引起胎心率一过性减慢。胎盘—胎儿功能正常时宫缩间歇期可迅速补充需要的血氧供应。如果产程中子宫收缩过强,宫缩持续时间长,宫缩间歇期过短,无法提供足够的氧供,较长时间缺氧可导致胎儿宫内窘迫。

胎心监护典型表现为晚期减速,胎心率减少的起点落后于宫缩起点,一般在宫缩波峰时出现胎心减速,胎心率减速的波谷落后于宫缩的波峰。胎心率减慢至 60~70 次 /min,持续超过 60 秒,称为重度变异减速,是胎儿急性窘迫的表现,需要紧急处理。

（三）胎儿心血管系统功能异常

严重的胎儿先天性心脏病、胎儿心律失常、胎儿心力衰竭等均可导致胎心胎动异常。胎儿心律失常表现为和宫缩无关的不规则心率,正规产前检查的孕妇一般在妊娠期即已经发现,大多数心律失常胎儿预后良好。胎儿心律失常包括胎儿心动过速、胎儿心动过缓和胎儿心律不规则三种类型。心动过速包括阵发性室上性心动过速、室性心动过速、心房颤动;心动过缓包括窦性心动过缓和房室传导阻滞。

（四）宫内感染

宫内感染可由多种病原体引起,最常见为肠球菌、大肠埃希菌等细菌感染,主要感染途径是上行性感染和血行感染,上行性感染多发生在破膜后,破膜时间越长感染概率越大。宫内感染导致胎盘和胎儿感染,胎儿缺血缺氧,出现胎心胎动异常,羊水污染,胎儿耐受宫缩能力下降。

（五）胎盘异常

1. **完全性前置胎盘**　完全性前置胎盘时胎盘血液供应较差,发生大出血后孕妇可出现低血压休克症状,严重影响胎儿胎盘血液供应,导致胎儿宫内窘迫,甚至胎死宫内。

2. **胎盘早剥**　重型胎盘早剥部分有诱因,如高血压或外伤,阴道流血量和体征不相符,胎盘后积血刺激子宫持续收缩,加重胎盘胎儿血液循环障碍,胎儿宫内窘迫导致胎心胎动异常,甚至胎儿宫内死亡。

六、治疗原则

发现产时胎心异常,需积极寻找原因,并积极与孕妇及家属沟通解释,如存在胎儿宫内窘迫,必要时需及时剖宫产终止妊娠。

（方　勤）

第四节 产时出血

一、定义

分娩过程中可因宫颈、阴道扩张和轻微裂伤而出现少量出血,大多可自然停止。产时出血指各种原因导致的分娩期活动性持续出血或流血过多,提示可能存在异常情况,严重者危及母儿安全,需查明原因并采取相应措施。

二、病史要点

1. **病史** 包括过去流产分娩史、产前检查情况;出血开始时间是在分娩过程中出现,还是在妊娠过程中已经有多次的出血;出血量多少,活动性出血还是陈旧性积血,累计出血量多少,出血量和血常规检查以及体征是否相符合。

2. **出血伴随的症状** 有无腹部疼痛,以及疼痛的程度,有无压痛、发热,有无消化道症状,有无生命体征变化,有无休克表现。

3. **腹部检查及阴道检查** 有无腹部压痛、反跳痛,子宫形状及有无压痛,胎先露情况;阴道检查宫口开大程度,有无血凝块,有无破膜,胎先露情况,估计产程时间等。

4. **胎儿情况** 有无胎儿窘迫的表现。

三、辅助检查

1. **常规检查** 血常规、凝血功能、肝功能、肾功能、血电解质,必要时血气分析等。

2. B超检查。

3. 胎儿电子监护。

四、鉴别诊断

(一)前置胎盘

按照胎盘和子宫颈内口的关系分为完全性前置胎盘、部分性前置胎盘、边缘性前置胎盘及低置胎盘。子宫下段在妊娠过程中不断扩张,在分娩过程中继续延伸扩展,宫颈管消失,宫口扩张,因此胎盘与宫口的关系不断变化。前置胎盘的阴道出血多数在临产前开始,有些在妊娠期间反复发生,出血量和持续时间不一,典型特征是无痛性阴道出血。由于出血大多能经宫颈和阴道流出,子

宫张力不高,患者可能只感受到轻微宫缩。卧床患者血液可大量积聚在阴道内,影响出血量评估延误处理。部分性前置胎盘分娩时胎头下降压迫可减少出血量。临床症状和出血量有关,少量多次出血孕妇常存在贫血,对胎儿影响不大。大出血休克时胎盘血流灌注减少可导致胎儿窘迫。完全性前置胎盘胎盘剥离面积大时可能导致胎儿死亡。

体格检查时子宫形态正常,一般有宫缩,强度不大,宫缩间歇期存在。由于子宫下段胎盘的阻挡,产科检查胎儿先露部高浮,难以推入盆腔。怀疑前置胎盘时应避免盲目的阴道检查,防止出血加重。在纠正休克并做好手术准备的条件下可由有经验的医生行阴道检查,清除阴道内积血,估计宫口扩张程度,从阴道穹窿触诊判断胎儿先露部和宫颈间有无胎盘组织阻隔;也可小心地沿着宫口内缘平摸判断宫颈内有无胎盘组织,但要注意和血凝块的鉴别。如果能摸到胎膜组织,可考虑人工破膜,破膜后胎头下降压迫可减少出血,并促进产程加速。

B超检查对于前置胎盘诊断价值大,可了解胎盘的部位、大小及其与宫颈的关系,甚至判断有无胎盘植入存在,还可了解胎儿的状况。

(二)胎盘早剥

产时发生胎盘早剥多合并妊娠期高血压疾病,胎盘早剥在少量阴道出血的同时可有腹痛,腹痛程度不一,可表现为逐渐加重的轻中度腹痛,也可为突发的剧烈腹痛。胎盘剥离面血液刺激导致宫缩,表现为收缩期长,收缩间歇期子宫也不能完全放松,甚至持续收缩。强烈的持续子宫收缩以及胎盘剥离引起胎儿窒息,重度窒息可致胎儿死亡。

产时胎盘早剥常伴有出血性休克,表现为脉搏增快,伴有皮肤苍白、脉搏微弱等。大量血液积聚在宫腔内,消耗大量凝血物质,并产生大量促凝物质,容易发展为弥散性血管内凝血,使得全身微循环发生严重障碍,回心血量减少,休克加深难以纠正,并影响全身各器官系统的功能。

产科腹部检查子宫张力高,即使宫缩间歇期也不能完全放松,前壁胎盘早剥时可有明显压痛,后壁胎盘早剥时子宫前壁紧张度稍轻。病情进展子宫紧张度和压痛加重,直至全子宫板样强直收缩,全腹压痛、反跳痛,胎体触摸不清。

B超检查是重要的检查手段,可帮助了解胎

盘的附着部位和剥离程度,明确胎儿的情况,如果B超发现在胎盘和子宫壁间有边缘不清晰的液性暗区存在,考虑为胎盘早剥胎盘后血肿形成,但B超检查对于小范围和早期的早剥敏感度较低,有学者认为B超检查仅能发现15%的胎盘早剥,因此B超检查阴性结果不能排除胎盘早剥的存在。实验室检查主要包括血常规、凝血功能检查,肝、肾功能等,可明确是否存在贫血、血小板减少及凝血功能障碍等情况。

(三)胎盘边缘窦出血

胎盘边缘是底蜕膜、包蜕膜和真蜕膜汇合的地方,受宫缩和子宫下段形成的影响,胎盘下段部分的绒毛间腔外壁在蜕膜致密层和海绵层之间撕裂分开,子宫胎盘静脉断裂出血,并可形成血肿。轮廓状胎盘因边缘的绒毛间腔外壁结构薄弱容易撕裂出血。常表现为产时少量阴道出血,无痛性,无子宫激惹征象,腹部检查子宫张力正常,胎头能正常入盆,阴道检查穹窿部及宫颈内摸不到胎盘样组织,产程进展不受影响。胎盘娩出后检查可见一侧边缘有月牙形血肿。

B超检查胎盘常呈低位或正常位置,无明显胎盘剥离和胎盘后血肿影像,胎盘边缘可有小回声增强区。

(四)帆状胎盘前置血管破裂出血

帆状胎盘时脐带附着在胎膜上,脐带血管经羊膜与绒毛膜之间进入胎盘。当胎膜上的血管跨过子宫下段或宫颈内口而位于胎先露前方,称为帆状胎盘前置血管。产时胎膜破裂的同时发生胎膜上的胎儿血管破裂,本病对于孕妇无明显影响,但胎儿死亡率极高。特点是羊水为血性,色鲜红,随即出现胎儿窘迫征象,表现为胎动增加、胎心加速,很快出现胎动减少消失。产妇无明显腹痛,由于胎儿血容量仅约80ml/kg,失血可迅速导致胎儿死亡。

阴道检查无前置胎盘表现,血管未破裂前可能触及宫口内有搏动的血管。胎盘娩出后见胎膜破口处断裂的血管,阴道血涂片可发现胎儿有核红细胞。产前B超检查可能发现前置血管,明确诊断后应高度警惕。

(五)软产道裂伤

常见为宫颈和阴道会阴裂伤,一般表现为产后大出血,产时大出血不多见,出血为鲜红色,活动出血,合并有宫颈重度糜烂、宫颈息肉、宫颈癌等容易在宫颈扩张过程中破裂出血。少女、高

龄初产、阴道静脉曲张或有瘢痕者可能在阴道扩张过程中裂伤出血。多量活动性出血时可消毒后行宫颈阴道窥器检查,明确出血原因和出血部位。

(六)羊水栓塞

羊水栓塞是指在分娩过程中羊水进入母体血液循环系统引起急性肺栓塞、休克、弥散性血管内凝血、肾衰竭,甚至猝死。持续阴道出血且血液不凝固是重要表现。羊水栓塞是产科最危急的情况,发病急骤,短时间内累及全身各重要器官。最危重的病例没有任何先兆症状,仅惊叫一声后,血压迅即下降,数分钟内即休克死亡。有些轻型病例仅表现为寒战、胸闷和一过性的轻微呼吸困难,然后出现阴道流血增多,凝血功能障碍。一些不典型的病例甚至只表现为子宫出血和失血性休克,这些患者经积极治疗后多能好转治愈。病情严重程度与进入循环的羊水量和羊水性状有关,早期主要表现为烦躁不安、咳嗽、胸闷、心率加快、呼吸困难等,肺部听诊可闻及干、湿啰音,进一步发展呼吸困难加重,出现胸痛、咳嗽、发绀、血压下降、出不凝血,继而进入循环衰竭、休克、昏迷和大出血。

羊水栓塞发病多在分娩过程中或胎儿娩出瞬间,典型病例的五大主要症状包括呼吸困难、发绀、心血管功能障碍、出血和昏迷,病情发展可分为心肺功能障碍、凝血功能障碍和急性肾衰竭三个阶段。

(七)子宫破裂

子宫破裂多发生在进入产程之后,典型表现为阴道流血、下腹部疼痛、子宫收缩消失、胎心减弱,严重者出现休克症状,腹部检查可清楚触及胎儿。难产所致自发性子宫破裂按病程进展表现为:

1. 先兆子宫破裂　多见于产程长及阻塞性难产时,主要表现为过强子宫收缩,宫缩间歇期子宫下段疼痛,产妇烦躁不安,心率和呼吸增快,胎盘循环不足有胎儿窘迫表现,子宫肌层受损可有阴道出血,膀胱受压出现排尿困难,膀胱黏膜出血表现为肉眼血尿。腹部检查可见到子宫体部肌层越来越厚而子宫下段肌层越来越薄形成的病理性子宫缩复环,逐渐上升到脐平水平,下腹压痛明显。

2. 不完全子宫破裂　子宫肌层部分或全部破裂而子宫浆膜层尚未破裂,胎儿及其附属物仍

在宫腔内,子宫仍保持葫芦状外形,局部压痛明显,此阶段较短暂。

3. 完全性子宫破裂 子宫壁完全破裂,宫腔和腹腔相通。产妇在强直性子宫收缩过程中突感下腹撕裂样疼痛,强烈的宫缩突然停止会缓解腹痛,但血液、羊水和胎儿进入腹腔,强烈的腹膜刺激引起全腹疼痛,并出现面色苍白、呼吸急促、脉搏细速、血压下降等休克表现。腹部检查全腹压痛、反跳痛,叩诊移动性浊音,并可透过腹壁清楚摸及胎体,缩小的子宫位于胎儿侧方,胎心胎动消失,阴道出血可多可少,胎儿进入腹腔后先露部上升,宫颈缩小。

4. 特殊类型的子宫破裂

(1)阔韧带血肿:子宫侧壁肌层断裂发生在阔韧带前后叶之间,出血形成阔韧带血肿,并可延伸为腹膜后血肿,外出血不多,但贫血和失血性休克征象明显。

(2)瘢痕子宫破裂:子宫体部瘢痕破裂常发生在分娩期,开始时局部压痛,裂口扩大后腹部疼痛明显加重,浆膜层裂开胎儿及其附属物部分或全部排入腹腔,临床表现如同完全性子宫破裂。子宫下段横切口瘢痕破裂多为不完全性破裂,出血量少,有些仅有瘢痕部位局部压痛,有些没有明显症状,表现为安静的破裂。B超检查有助于确定子宫和胎儿的状态。

(八)胎盘滞留

胎盘滞留是指胎儿娩出30分钟后胎盘未娩出,阴道流血多,常见原因有胎盘粘连、胎盘植入、胎盘嵌顿等。胎盘粘连或植入时,可能血窦持续开放,处理不当可致大量出血致严重贫血和失血性休克。使用子宫收缩剂无效应考虑阴道检查,手进入宫腔检查是否胎盘已剥离,已分离者为胎盘嵌顿,能分离者可能为胎盘部分粘连,不能分离者可能为胎盘植入。B超检查能够明确胎盘的位置、宫腔内积血及是否存在植入。

(九)妊娠合并血液病

这些患者多数在分娩前已经有出血倾向和明确诊断。不论选择阴道分娩还是剖宫产都有很高的出血风险,应做好充分的准备,如纠正贫血、输注血小板等。

五、治疗原则

1. 前置胎盘 处理原则根据妊娠周数、阴道流血量、胎儿能否存活、是否临产,以及前置胎盘的类型确定治疗方案。若阴道出血不多、生命体征平稳、胎龄 <36 周、胎儿体重估计不足 2 300g 可考虑期待治疗;少量阴道流血的完全性前置胎盘可在孕 36 周后,部分性和边缘性前置胎盘在孕 37 周后考虑终止妊娠;阴道流血多且频繁但能控制,胎肺估计不成熟者,可经短时间促胎肺成熟后终止妊娠;一旦发生严重出血危及孕妇生命时,不论胎龄大小均应立即剖宫产终止妊娠。

2. 胎盘早剥 应立即评估胎儿宫内情况,纠正孕妇休克情况,处理凝血功能异常及时终止妊娠,一般选择剖宫产。全身情况良好的轻型患者,宫颈口已开大估计能短时间内分娩者,可经阴道试产。

3. 帆状胎盘前置血管破裂 需立即剖宫产胎儿才有存活机会。

4. 羊水栓塞 一旦发生羊水栓塞应立即抢救,改善低氧血症,抗过敏和抗休克治疗,防治DIC 和肾衰竭,预防感染。

5. 先兆子宫破裂 应立即抑制过强宫缩,改为剖宫产终止妊娠。确诊子宫破裂后,无论胎儿是否存活,应在积极纠正休克同时尽快手术。

(方 勤)

第五节 头痛、抽搐及昏迷

一、定义

头痛是多种疾病的常见症状,指头颅部疼痛感觉。抽搐是指全身或局部骨骼肌群不自主的抽动或强烈收缩,属于不随意运动。抽搐发作与脑缺血缺氧、代谢紊乱、脑内病灶刺激、脑细胞实质性损害及精神因素等可能相关。按照病变部位可分为大脑皮质性、大脑皮质下、脊髓性、非中枢性及癔症性五类。颅内外病变影响到上行性网状激活系统的任何环节都可能导致意识障碍,按程度分为意识模糊、嗜睡、昏睡和昏迷。昏迷是最严重的意识障碍,表现为意识完全丧失,昏迷按照程度分为浅昏迷、中度昏迷和深昏迷三个阶段。妊娠期发生昏迷有些是因妊娠导致,有些是因妊娠合并的其他疾病导致。

二、病史要点

1. 病史 了解孕妇既往病史及妊娠期并发症和合并症情况。子痫患者通常有子痫前期的病史和症状体征。癫痫患者一般既往有癫痫发作史,长期药物控制,有些孕妇妊娠后控制癫痫药物减量或停用导致癫痫发作。发生酮症酸中毒的糖尿病孕妇一般病情较重,需要胰岛素治疗。

2. 伴随症状 产时是否有头晕、头痛等自觉症状,糖尿病孕妇重点关注饮食情况;是否有发热、电解质失衡和酸碱平衡异常等表现。

3. 体格检查 生命体征变化。

三、辅助检查

1. 血、尿常规,24 小时尿蛋白定量。
2. 肝、肾功能等生化检查。
3. 血气分析。
4. 必要时行脑脊液检查、脑电图检查。
5. 必要时行 CT 和 MRI 检查。
6. 眼底镜检查。

四、鉴别诊断

1. 产时子痫 孕妇在子痫前期的基础上出现抽搐发作或伴昏迷,称为子痫。子痫是子痫前期发展的最严重后果,也是导致孕产妇死亡的重要原因,发生在分娩过程中称为产时子痫。

妊娠期高血压疾病全身小血管痉挛,脑血管也发生痉挛。子痫阶段脑血管痉挛加重,通透性增加,导致脑水肿、颅内压升高,子痫发作。典型子痫发作前常有子痫前期症状加重,如血压升高、持续头痛、上腹部不适及胀痛、视物模糊,也可无前述症状而在声、光或手术刺激下诱发子痫。典型的子痫发作表现为:

(1)前驱期:患者出现定向力障碍,眼球固定,瞳孔放大,头偏向一侧,牙关紧闭,口角和面部肌肉颤动。

(2)强直阵挛期:孕妇四肢肌肉强直收缩,两臂屈曲,双手紧握,全身肌肉强直抽动,持续约1分钟,强烈抽动时呼吸停止,面色发绀,抽搐逐渐减弱直到停止,可大、小便失禁,全身松弛进入静止期。

(3)静止期:呼吸恢复,出现鼾声,昏迷时间从数分钟到数小时不等。

患者清醒后可能再次发生抽搐,子痫发作期间可出现摔伤、舌咬伤、胎盘早剥、胎儿窘迫、死胎、颅内出血等严重并发症,应采取措施防止反复发作。

2. 颅内病变 影响上行性网状激活系统即可能导致意识障碍,出现不同程度的昏迷。妊娠期常见的疾病包括颅内出血和颅内急性、慢性感染。

(1)颅内出血:孕妇颅内出血是重度子痫前期的致命并发症,脑出血时意识障碍越深死亡率就越高,发病前一般有剧烈头痛、呕吐等前驱症状,也有突然发病,通常在分娩用力屏气时发生。主要表现为颅内压升高的症状和特定脑部位受刺激破坏导致的症状。全脑症状表现为不同程度的昏迷,取决于出血量和出血部位。昏迷最常发生在第三脑室中央灰白质和丘脑出血,出血一旦流入脑室,多表现为深昏迷。患者表现为血压增高,脉搏慢而洪大,大、小便失禁。定位症状根据出血部位而定,基底节部位出血患者在数分钟至数小时内出现嗜睡和昏迷;出血进入蛛网膜下腔刺激脑膜可出现颈项强直和抬腿实验阳性;血液流入脑室表现为深昏迷、高热、双侧瞳孔缩小如针尖样。

(2)蛛网膜下腔出血:指颅内血管破裂后,血液流入蛛网膜下腔。原发性是指脑底部先天性动脉瘤、动脉硬化等部位出血,血液直接流入蛛网膜下腔;继发性是指脑实质内出血,血液穿破脑室和皮质,流入蛛网膜下腔。一旦发生蛛网膜出血,表现为剧烈头痛,部位在前额、后枕部或者整个头颅疼痛,并有恶心、呕吐,不同程度的意识障碍直至昏迷。脑膜刺激征是突出体征,是由于血液刺激脑膜和颅内压升高致使脑膜受到牵拉引起。脑脊液、CT 和 MRI 检查是主要的检查手段。

3. 妊娠合并癫痫 癫痫是常见的神经系统发作性疾病,是由于脑部局部神经细胞兴奋性异常导致神经细胞异常放电引起的短暂大脑功能失调。发病基础是局部中枢神经细胞过度放电引起短暂大脑功能紊乱。妊娠期间部分孕妇癫痫发作频繁,可能与妊娠期水钠潴留及过度换气引起呼吸性碱中毒有关,孕妇有时候停用或减少使用抗癫痫药物也是癫痫发作增多的原因。

癫痫常见的发作形态为大发作,表现为全身强直,阵挛性发作,突然意识丧失并全身抽搐发作。一般临床表现分为三个时期:

(1)先兆期:大发作多数有先兆症状,如感觉上腹部不适、眩晕、心悸、身体局部抽动或头、眼向一侧转动，感觉恐惧等，先兆症状持续时间较短。

（2）抽搐期：突然意识丧失，尖叫，全身肌肉强直性收缩，颈部和躯干反张，肩部内收，肘、腕和掌指关节屈曲，拇指内收，双腿伸直，足内翻，产妇呼吸暂停，颜面发绀，眼球上翻。持续约 20 秒后肢端出现细微震颤，幅度逐渐增大并延伸到全身进入阵挛期，全身肌肉屈曲痉挛，随后短暂松弛，出现一张一弛交替抽动，形成阵挛，逐渐痉挛减轻，松弛时间延长，一般 1~3 分钟后抽搐停止，可出现口吐白沫，如有口腔黏膜损伤可吐血沫。

（3）昏睡期：抽搐停止后孕妇进入昏睡或昏迷状态，肌肉松弛，括约肌松弛可能出现尿失禁，呼吸逐渐平稳，脸色转为正常，孕妇逐渐清醒，需要数分钟到数小时不等，醒后觉得全身酸痛、乏力、头晕、头痛等，不能回忆发作过程。

连续发生的大发作称为癫痫持续状态，体温升高，深昏迷，不及时处理会导致衰竭死亡，必须采取措施终止大发作。癫痫脑电图可有阵发性尖波、棘波和棘慢复合波等特殊表现。

4. 癔症性躯体障碍　癔症没有满意的定义，发病和性格特点密切相关，一般发生者具有情绪不稳定、暗示性强、好表现自己等特点，在经历不愉快心情、恐惧、疼痛、分娩等重大生活事件或强烈内心冲突时发生精神障碍。多数突然发作，无先兆表现，可多次反复发生，表现夸张做作；可突然倒地，面色潮红，双目紧闭，全身发直或四肢不规则舞动，持续数分钟至数十分钟，意识多数存在，没有病理反射。

5. 妊娠期糖尿病酮症酸中毒　酮症酸中毒是糖尿病的急性并发症，妊娠期间拮抗胰岛素激素大量增加，孕妇对胰岛素需要量较非孕时期增加一倍，随妊娠进展，机体代谢压力增大，空腹血糖降低，体内酯解作用增强，脂肪被分解为脂肪酸和碳水化合物，因此，妊娠本身就被认为是发生酮症酸中毒的诱因。发生酮症后孕妇自觉疲乏，口渴、多饮、多尿，皮肤、黏膜干燥，缺乏弹性，脉搏快而微弱；如果酸中毒严重，血 pH<7.2，可出现中枢神经系统受抑制而倦怠、表情淡漠、嗜睡、意识模糊，甚至昏迷。

实验室检查：尿糖强阳性，尿酮体强阳性，血糖高，血酮体强阳性，血气分析失代偿期血 pH 降低，CO_2 结合力降低，阴离子间隙增大，血液浓缩血红蛋白增高，白细胞计数增高。

6. 妊娠低血糖昏迷　妊娠期孕妇空腹血糖较非孕期下降，体力消耗过大、摄入不足容易发生低血糖，严重时发生低血糖昏迷。血糖是脑细胞能量的主要来源，低血糖初期出现交感神经兴奋症状，面色苍白、出汗、心悸、乏力、烦躁不安，进一步则大脑皮质抑制，出现意识混浊、定向力和识别力丧失、震颤、嗜睡，进一步发展皮质下受抑制，出现痛觉过敏、舞蹈样动作、瞳孔散大、强直性惊厥，需要立即补充葡萄糖治疗。

7. 产时羊水栓塞　发生在分娩过程中，突发呼吸困难、寒战、抽搐、发绀等，随即出现血压下降，意识丧失，弥散性血管内凝血，短时间内孕妇即可死亡。多发生在子宫收缩强烈同时破膜的孕妇。X 线胸片提示肺门周围片状浸润；血液中可查到鳞状上皮、毳毛等羊水成分。

8. 产时低钙血症手足抽搐　妊娠期孕妇需要同时提供胎儿生长发育的钙需要，若饮食中补充不足，容易发生低钙血症。钙离子是重要的神经肌肉递质，低钙血症时表现为神经肌肉兴奋性增高，口周和指/趾端麻木感，腱反射亢进，容易发生手足抽搐。手足抽搐一般为双侧肘、腕和掌关节伸直，大拇指向掌心内收，呈鹰爪样，双足表现为髋关节、膝关节屈曲，足内翻。低钙血症心电图检查 Q-T 间期延长，S-T 段平坦，T 波低平倒置，严重时 II 度，甚至 III 度房室传导阻滞，血清钙离子浓度检查低于正常值。

五、治疗原则

1. 产时子痫发作需紧急采取措施控制抽搐，控制血压，预防子痫复发，适时采取剖宫产或产钳术终止妊娠。密切监测心、肝、肾、中枢神经系统等重要脏器功能，凝血功能和水电解质及酸碱平衡。

2. 颅内出血和蛛网膜下腔出血危及生命，需立即联系神经外科处理。

3. 酮症酸中毒应立即住院监测血糖、血气、血电解质，控制血糖，纠正酸中毒、水电解质平衡失调。

4. 羊水栓塞治疗关键在于早诊断、早处理，需立即用大剂量皮质醇激素抗过敏，吸氧，解除肺动脉高压。

（方　勤）

第六节 胸闷与气促

一、定义

胸闷、气促都是呼吸困难的表现。胸闷是一种主观感觉，即自觉胸部闷胀、呼吸不畅或气不够用的感觉。气促是一种症状，表现为呼吸短而急促。

二、病因

产程中出现胸闷、气促，需要考虑的紧急情况包括各种原因引起的心力衰竭、羊水栓塞、肺栓塞、支气管哮喘、自发性气胸等情况。

三、病史要点

1. 了解孕妇年龄、体重、孕期经过、围产检查有无异常发现，是否有妊娠合并症和并发症。产时突然心力衰竭多有基础疾病和妊娠期高血压疾病等相关表现。分娩期羊水栓塞多有胎膜破裂、宫缩过强和子宫血管暴露病史。

2. 详细了解孕妇既往病史，哮喘患者多有以往发作史，哮喘刚开始发作时，可能只有单纯咳嗽，发作加重出现呼吸困难、咳嗽及哮鸣；由于急性支气管痉挛致气道梗阻，患者常有胸部发紧、喘鸣，可发生严重缺氧。肺栓塞发病突然，临床表现主要决定于肺血管堵塞的部位和数目、发生速度和心肺的基础状态，轻者可无任何症状，重者可发生休克或猝死。自发性气胸一般有剧烈咳嗽等诱因，突然出现呼吸困难、胸痛和刺激性咳嗽等表现。

四、辅助检查

1. 血常规、尿常规、凝血功能、DIC 测定。
2. 血液生化检查。
3. 血气分析。
4. 心电图、X 线检查。
5. 必要时行心脏超声和 MRI 检查。

五、鉴别诊断

1. **妊娠合并支气管哮喘** 支气管哮喘表现为反复发作的喘息、呼吸困难、气促、胸闷和咳嗽等症状，发作持续时间长短不一，可能几分钟缓解，也可能持续数日。哮喘有遗传基础，存在气道高反应性，发病经常受环境因素的影响，包括吸入异物、呼吸道感染、气候变化，分娩时剧烈运动和情绪激动也容易诱发哮喘发作。妊娠晚期子宫不断增大，膈肌升高，使得肺活量和残气量不同程度下降，加重哮喘症状。

（1）病史：产时典型的支气管哮喘发作前常有流涕、咳嗽、胸闷等前驱症状，继续发展出现呼吸困难，严重者支气管弥漫性痉挛出现哮喘，表现为呼气性呼吸困难，氧合不足出现皮肤、黏膜发绀，端坐呼吸。哮喘可合并存在支气管炎，导致支气管哮喘持续状态，咳嗽、多痰。

（2）体格检查：见胸廓饱满，颈静脉怒张，口唇、指甲发绀，肺部听诊过清音、哮鸣音，表现为呼气时伴有口哨样声响，有时不用听诊器也能闻及，广泛哮鸣音见于支气管哮喘发作时。

（3）血液化验：血常规嗜酸性粒细胞增多，合并感染时白细胞计数增加；血气分析：缺氧使得 PaO_2 下降，过度通气导致 $PaCO$ 下降，血 pH 升高表现为呼吸性碱中毒，气道阻塞严重时可表现为呼吸性酸中毒。

（4）胸片检查：早期哮喘胸片两肺透亮度增加，表现为肺过度充气状态，合并呼吸道感染时可见肺纹理增多、增粗及炎性浸润表现。

2. **妊娠合并肺栓塞** 肺栓塞是指栓塞物进入肺循环堵塞肺动脉或其分支，导致肺循环受阻，栓塞物多为静脉或心脏血栓。肺组织受到支气管动脉和肺动脉双重供血，多数肺栓塞不会导致肺梗死，但栓子栓塞肺动脉主干或广泛栓塞分支可导致肺梗死，甚至猝死。多数肺部栓塞的栓子来自下肢及盆腔深静脉，孕期血液呈高凝状态，受增大子宫的压迫，下肢及盆腔血管增粗迂曲，血流缓慢，是血栓形成高危人群。据报道，孕妇发生肺栓塞的风险约为非妊娠妇女的 3 倍。多数肺栓塞累及多支肺动脉分支，右肺多于左肺，下叶多于上叶，栓塞结果取决于受累血管的粗细、栓塞范围、支气管动脉代偿能力及阻塞区域通气状况。

（1）病史：产时肺栓塞临床表现的严重程度取决于受累范围、有无梗死及原发疾病情况。较大的肺动脉栓塞或广泛受累时表现为突然发作呼吸困难，出现面色苍白、出冷汗、胸闷、咳嗽、血压降低、恶心、呕吐等非特异性表现。严重者可出现剧烈胸痛和咯血，可能在发病后短期内死亡。产时发现有难以解释的急性呼吸困难,应想到肺栓塞的可能性。

(2)体格检查:查体口唇、指/趾甲发绀;听诊肺部闻及湿啰音和肺血管杂音,心率增快,肺动脉瓣第二音亢进,血压下降;肺栓塞时实验室检查无特异性,可有血清乳酸脱氢酶升高;动脉血氧分压降低,肺泡-动脉氧分压差增大。

(3)心电图检查:有时见 ST 段和 T 波改变,或可见类似急性肺源性心脏病的 P 波。

(4)X 线检查:肺斑片状浸润,肺不张,胸腔积液,膈肌抬高,特别是以胸膜为基底面朝向肺门的圆形致密阴影及扩张的肺动脉伴远端肺纹理疏松,对诊断肺栓塞有价值。

(5)MRI 检查:对肺栓塞的诊断价值大,可鉴别肺动脉内缓慢的血流和不流动的栓子,可区别出血性和感染性肺浸润。

3. 妊娠合并自发性气胸 任何原因导致的胸膜破损,空气进入胸膜壁层和脏层之间的密闭腔隙称为气胸。气胸包括人工气胸、创伤性气胸和自发性气胸多种。自发性气胸指因各种原因使肺组织和脏层胸膜自发破裂,或靠近胸膜腔的肺大疱破裂,肺内空气进入胸膜腔。自发性气胸包括闭合性气胸、张力性气胸和开放性气胸三种类型。妊娠发生自发性气胸,如果肺萎缩 >20%,肺容量和肺活量降低,出现限制性通气功能障碍,萎缩肺泡不通气,肺动脉内血液得不到氧合,出现缺氧和呼吸困难。

(1)病史:产时发作气胸的临床表现与发生的快慢、肺萎缩程度及肺部原有病变情况有关,常有剧烈咳嗽等诱因。典型表现为突然发生的气胸侧胸部锐性剧痛,随后出现呼吸困难和刺激性干咳,严重者气促明显、发绀、无法平卧。

(2)体格检查:气管多偏向健侧,胸部积气体征表现为患侧胸廓膨隆,呼吸运动减弱;叩诊为鼓音,肝浊音界下降;听诊患侧呼吸音减弱或消失;心脏向健侧移位。

(3)X 线检查:是诊断气胸的重要手段,能显示肺萎缩程度,肺内病变,以及胸腔积液、纵隔移位和胸膜粘连等情况。典型气胸表现为肺门萎缩,气体积聚在胸腔外侧和肺尖,局部透亮度增加,肺纹理不可见,气胸延及胸腔下部时肋膈角显示锐角。

4. 心力衰竭 心力衰竭是由不同病因引起的心脏舒缩功能异常,心脏泵血达不到组织需求,或仅在心室充盈压增高时满足代谢需求。心力衰竭可分为急性和慢性,代偿性和失代偿性,左心衰竭、右心衰竭和全心衰竭。妊娠期血容量增加,心输出量增加,心脏负荷加重。妊娠和分娩本身是诱发心力衰竭的重要原因,妊娠晚期在安静状态下,心输出量增加 30%~60%,在产程中心输出量进一步增加,常伴肺毛细血管压力增高。正规宫缩时每次宫缩约有 300~500ml 的血液被挤压进入大循环,使得心肺血容量和右心房压力增加,心输出量增加,仰卧位时腹主动脉受压,收缩压增高脉压增宽。第二产程产妇用力屏气增加腹压,循环改变更加复杂。另外,对分娩的恐惧和分娩时的疼痛也是增加循环负荷的重要因素。因此,在妊娠 32~34 周,产时或产后 72 小时内容易发生心力衰竭。

(1)病史:产程中容易诱发心力衰竭的疾病包括子痫前期、贫血、肺水肿、风湿性心脏病、先天性心脏病、心肌炎、围产期心肌病等。具有各自心力衰竭病因的孕妇,在临产前可能还处在代偿期,表现为不同程度的心功能不全。进入产程后心脏负荷增加,心输出量不能满足需要而出现失代偿,多数首先出现左心衰竭,心率加快出现奔马律,肺水肿充血,换氧不足而呼吸困难,无法平卧,出现喘息、发绀、咳粉红色泡沫痰,甚至咯血。肺部充血水肿继而影响到右心而出现全心衰竭,表现为周围静脉充血、颈静脉怒张、肝大、肝包膜张力增高引起右上腹痛和肝区叩痛;脑供氧不足,患者烦躁不安、抽搐,甚至有濒死感。

(2)体格检查:患者不能平卧,发绀,呼吸困难,颈血管怒张及搏动明显,心脏扩大,心率加快超过 120 次/min,听诊呈奔马律、收缩期和舒张期杂音,双肺底部或全肺湿啰音,肝增大有叩痛;心电图和 X 线检查有异常表现。

5. 羊水栓塞 羊水栓塞发病突然,来势凶险,在大量羊水进入母亲循环系统的早期可有胸闷、气促、寒战等表现,迅速进一步出现发绀、呼吸困难、抽搐、昏迷等循环衰竭和休克症状,此后出现凝血功能障碍、肾衰竭等多器官衰竭表现。胸闷、气促可能是羊水栓塞最早的表现之一,产程中发现后应引起高度重视。

六、治疗原则

1. 维持生命体征稳定 尽量减少哮喘以及治疗药物对于胎儿的不利影响。自发性气胸积气量少时无需特殊处理;大量气胸须行胸膜腔穿刺抽尽积气,行闭式胸腔引流术,以减轻积气对肺和纵隔的压迫,促进肺尽早膨胀,同时应用抗生素预防感染。

2. 治疗原发疾病 肺栓塞需要重症监护,除了对症治疗,还需要抗凝和溶栓治疗。不同原因导致的心力衰竭在治疗上有差异。

(方　勤)

第七节　持续腹痛

一、定义

产程中发生的规律性宫缩使得产妇感到与宫缩基本一致的阵发性腹痛和腰酸。产程中发生持续性腹痛属于异常现象,应考虑到产科和非产科的各种原因。

二、病因

导致产时持续性腹痛的产科原因包括高张性不协调宫缩、先兆子宫破裂、强直性子宫收缩、子宫破裂、胎盘早剥等。非产科原因导致的持续性腹痛包括卵巢囊肿扭转或破裂等妇科疾病,以及急性阑尾炎、急性胆囊炎、急性胰腺炎等疾病。

三、病史要点

1. **本次妊娠经过和产前检查情况** 有无妊娠并发症和合并症,孕前是否有类似发作史。

2. **正规宫缩开始时间及产程经过** 是否有催产或引产史、破膜时间及羊水性状等。

3. **腹痛部位** 是否伴有发热、恶心、呕吐,以及大、小便异常。

4. **既往史** 如有无卵巢囊肿、子宫肌瘤、慢性阑尾炎等。

四、辅助检查

1. 血常规、尿常规、凝血功能、血生化等检查。

2. **B超检查** 了解子宫的完整性和两侧附件的情况。

3. **胎儿心电监护** 了解宫缩情况和胎儿宫

内安危。

五、鉴别诊断

1. 高张性不协调宫缩

(1)病史:多发生在潜伏期,产妇往往对阴道分娩信心不足,疲劳烦躁,精神紧张,主诉持续性下腹痛,宫缩时加重。给予哌替啶 100mg 肌内注射常可纠正高张性不协调宫缩,使宫缩恢复极性和节律性,产程顺利进行。

(2)体格检查:子宫张力高,在宫缩间歇期不能放松,宫缩缺乏规律性和极性。产程进展慢,宫口扩张迟缓,胎心多正常。

2. 强直性子宫收缩

(1)病史:多因产道梗阻或催产素使用不当引起子宫痉挛性持续收缩,胎盘早剥子宫卒中也可出现强直性子宫收缩。强直性子宫收缩时产妇诉持续性腹痛,烦躁不安。可出现胎儿宫内窘迫表现,胎心率减慢至 100 次 /min 或以下,不及时纠正可引起胎儿严重缺氧,甚至死亡。如为催产素引起,必须立即停药,其他的可考虑使用宫缩抑制剂。强直性子宫收缩是子宫破裂的重要原因,使用宫缩抑制剂或停用催产素不能缓解者须考虑胎盘早剥存在。

(2)体格检查:子宫持续收缩,宫缩缺乏明显的间歇期。阴道检查可在胎体与胎儿颈部之间触及痉挛性子宫狭窄环。

3. 先兆子宫破裂

(1)病史:产时有产道梗阻病史,包括头盆不称、骨盆狭窄、严重胎头方位不正、盆腔或产道肿物阻碍胎头下降等,使得子宫体部强烈收缩,胎儿被挤入子宫下段,子宫下段宫壁过度伸展、变薄、水肿、濒临破裂,膀胱和尿道受压可引起尿潴留和血尿。多表现为产程异常,如潜伏期延长、活跃期延长或停滞、宫缩过频。但产程进展缓慢,宫口扩张慢,先露居高不下。产妇疲劳紧张,呼吸急促,脉搏增快,持续腹痛。应检查是否存在头盆不称、胎位异常、胎头方位异常等引起梗阻的因素。

(2)体格检查:子宫上段缩短,子宫下段延长变宽,形成病理性缩窄环,并不断上升,子宫外形呈葫芦型,子宫下段压痛明显,可有膀胱膨胀、排尿困难。常合并胎心异常、羊水浑浊等。

4. 子宫破裂

(1)病史:自发性子宫破裂常由于阻塞性难产引起,一般都先经过先兆破裂阶段,破裂位置多发生在子宫下段,开始为不全破裂,下段肌层极度拉伸后撕裂,而浆膜层尚完整。进一步发展浆膜层破裂,胎儿、羊水及胎盘剥离后进入腹腔,大量血和羊水刺激腹膜引起全腹持续性疼痛,胎心迅速消失。

(2)体格检查:发生子宫破裂时,由于大量出血表现为脸色苍白、血压下降、脉搏细速等失血性休克表现。腹部检查:子宫轮廓不清,胎心消失,腹部可触及胎儿肢体。阴道检查:先露高不可及,可有新鲜血液从阴道里流出。

5. 胎盘早剥

(1)病史:多有妊娠期高血压疾病史或腹部撞击等外伤史,主要表现为腹痛及子宫激惹,阴道流血,胎儿宫内窘迫及死亡,失血性休克及凝血障碍。持续性腹痛是最早出现的症状之一,可突然发生剧烈疼痛,也可从隐痛逐渐发展而来,常有阵发性加重,部分孕妇自以为是临产宫缩痛而耽误治疗,胎盘后方血液积聚刺激子宫肌层,使得子宫收缩期延长,间隔期不能放松,表现为持续的剧烈腹痛。

(2)体格检查:子宫部位可有压痛,胎盘位于后壁者子宫前壁受刺激较弱,可无明显压痛。随着病情加重,子宫紧张度及压痛增加,直至全子宫板状强硬,全腹压痛和反跳痛。根据早剥程度不同,可表现为贫血或失血性休克。血液化验显示出、凝血时间延长和纤维蛋白原下降。

六、治疗原则

产时持续性腹痛对于母儿均有高度危险性,必须重视,按照不同的原因及时进行处理。

高张性宫缩可使用镇静剂进行调节,同时注意胎儿有无窘迫迹象。强直性子宫收缩、先兆子宫破裂必须马上停止使用宫缩剂,必要时立即行剖宫产。子宫破裂和严重胎盘早剥不管胎儿是否存活均需要马上手术治疗。

（方 勤）

第四章

产 后 症 状

第一节 产后出血

一、定义

根据世界卫生组织（World Health Organization，WHO）的定义，产后出血是指阴道分娩胎儿娩出后 24 小时内生殖系统出血超过 500ml，剖宫产胎儿娩出后 24 小时内出血超过 1 000ml，是产妇四大死亡原因之首。早期产后出血发生在产后 24 小时内，晚期产后出血发生在产后 24 小时到产后 6 周内。出血可能发生在胎盘娩出前、娩出时及娩出后。

临床上对产后出血量的估计往往是不准确的，产时羊水混入使得对产后出血的量预测变得更加困难。有学者提出用血细胞比容或血红蛋白产后较产前降低 10% 来定义产后出血。但由于存在实验室检测时间的延迟，并不能准确反映患者当时的情况，对临床处理的指导缺乏及时性。因此，还是应该重视传统定义中出血量 500ml 和 1 000ml 的概念，如果在胎儿娩出后出现了明显的出血，要综合考虑出血的量和速度，有时即便没有达到 500ml 或 1 000ml 的标准，也要按照产后出血的处理流程积极处理，特别是对有产后出血高危因素的患者出现低血容量的表现时，更要开始启动产后出血的应急预案，及时有效地处理。

二、流行病学

产后出血是孕产妇死亡的主要原因之一。每年全球大约有 50 万孕产妇死亡，其中产后出血占 25%，发病率占分娩总数的 4%~6%。产后出血受多种高危因素的影响，特别是近年来体外

受精胚胎移植术（in vitro fertilization and embryo transfer，IVF-ET）的发展，使多胎妊娠的比率上升；高剖宫产率导致瘢痕子宫、择期剖宫产增多；高龄孕妇和合并内科疾病增加以及流动人口上升等因素，使得产后出血的高危因素和流行病学发生改变。绝大多数产后出血导致的孕产妇死亡是可避免或创造条件可避免的，其关键在于早期诊断和及时正确对症处理。因此，产科医生应探索产后出血的高危因素和流行病学新特点，对降低产后出血发病率和致死率具有重要指导意义。

三、病因

引起产后出血的原因主要有子宫收缩乏力、胎盘因素、软产道损伤和凝血功能障碍。这些因素可互为因果，相互影响。其中以子宫收缩乏力性出血占首位，占产后出血总数的 70%~80%。

1. 子宫收缩乏力 任何影响产后子宫平滑肌收缩和缩复功能的因素均可能导致子宫收缩乏力，引起产后出血，诱发因素有：

（1）全身因素

1）产前因素：孕期精神过度紧张、恐惧分娩，或产时精神受到刺激，交感神经功能亢进，抑制子宫肌纤维收缩；临产后进食、进水不足，过度疲劳，甚至衰竭。

2）产程因素：产程长或滞产、难产、急产等。

3）药物因素：使用镇静剂、解痉剂（如硫酸镁）、盐酸利托君等过量，或麻醉过深。

4）合并症：孕妇合并肝脏、心脏、血液疾病等，特别是子痫前期重度，常使子宫肌纤维缺血、缺氧，导致子宫收缩乏力发生产后出血。

5）既往史：前次分娩曾有产后宫缩乏力史、孕妇年龄 >40 岁、曾行不孕症治疗、习惯性流产及二次剖宫产术是产后出血原因中子宫收缩乏力的高危因素。

6)感染因素：发热38℃以上，可减弱子宫对缩宫素的敏感性，影响子宫肌纤维收缩。

（2）局部因素

1)子宫过度膨胀：子宫肌纤维过度伸展，影响肌纤维缩复，如多胎妊娠、巨大儿、羊水过多。

2)子宫肌纤维发育不良：如双角子宫、纵隔子宫、残角子宫、双子宫、子宫肌瘤、子宫体手术瘢痕等都会影响子宫正常收缩。

3)前置胎盘：胎盘附着在肌纤维组织薄弱的子宫下段，胎盘娩出后血窦不易关闭；胎盘早剥，蜕膜坏死出血，子宫肌层渗血，子宫胎盘卒中，胎盘后血肿等。

4)宫腔感染：导致绒毛膜羊膜炎、子宫内膜炎，发生产后出血。

5)膀胱、直肠过度充盈：阻碍子宫收缩，或巨大卵巢肿瘤影响子宫收缩。

2. 胎盘因素　胎盘在胎儿娩出后10分钟内未娩出，并有大量阴道流血，应考虑胎盘因素。根据胎盘剥离情况，胎盘因素所致产后出血类型有以下几种：

（1）胎盘剥离不全：多见于宫缩乏力或第三产程处理不当，如胎盘未剥离而过早牵拉脐带或刺激子宫，使胎盘部分从宫壁剥离影响剥离面血窦关闭，引起出血不止。

（2）胎盘剥离后滞留：由于宫缩乏力、膀胱膨胀、宫颈口挛缩等因素影响胎盘下降，胎盘从宫壁完全剥离后未能排出而潴留在宫腔内影响子宫收缩。

（3）胎盘嵌顿：由于使用宫缩剂不当或第三产程过早及粗暴按摩子宫等，引起宫颈内口附近子宫肌纤维呈痉挛性收缩形成狭窄环，使已经全部剥离的胎盘嵌顿于宫腔内，影响子宫肌纤维收缩致产后出血。

（4）胎盘粘连：根据胎盘粘连程度分全部或部分胎盘粘连。由于多次人工流产、刮宫、多产等宫腔操作导致子宫内膜损伤或子宫内膜感染。如果绒毛附着于子宫肌层，中间无蜕膜组织，则形成胎盘粘连。

（5）胎盘植入：其发生与既往有子宫内膜损伤及感染等有关。绒毛可侵入子宫深肌层达浆膜层，甚至穿透浆膜层形成穿透性胎盘，可引起子宫自发破裂或剥离时引起大出血。

（6）胎盘和／或胎膜残留：部分胎盘小叶、副胎盘或部分胎膜残留于子宫腔内，影响子宫收缩而出血。常因过早牵拉脐带、过早用力按摩子宫所致。

3. 软产道损伤　软产道包括子宫下段、宫颈、阴道、外阴及骨盆底组织构成的弯曲管道。胎儿娩出后立即出现阴道持续流血，考虑软产道损伤，应仔细检查软产道。

（1）软产道损伤常见原因

1)子宫收缩过强：宫缩过强、过频引起产程缩短或急产，导致软产道来不及充分扩张或扩张不良，且胎儿先露也未能按正常分娩机转进行，接产者来不及保护会阴致软产道裂伤。

2)胎儿过大或先露异常：如持续性枕横位、枕后位、颜面位，宫颈着力不均衡，再加上手术助产，使产道软组织、宫颈部位承受压力过大。

3)保护会阴不当：未作适当会阴切开或切口过小或会阴切开位置不正确、会阴坚韧、会阴水肿等。

4)接产者操作不当：宫口未开全即行产钳助娩或臀牵引分娩以及后出头困难，放置产钳或胎头吸引器时将部分宫颈或阴道壁夹在其中，均可致软产道损伤。

5)软产道畸形或异常：因旧瘢痕、发育不良及阴道纵隔等致软产道伸展性差，以及子宫动静脉畸形、静脉曲张等。

（2）产道血肿：由于分娩造成产道深部血管断裂，甚至自发性破裂，血液不能外流，积聚于局部形成巨大血肿，可发生于外阴、阴道、阔韧带，甚至沿腹膜后方达肾区，严重者可致失血性休克危及生命。常见原因有：

1)会阴阴道伤口缝合不佳：止血不彻底或漏缝已缩回的断裂血管。

2)分娩异常：如急产、滞产、第二产程延长、胎头位置异常、巨大儿、肩难产、使用宫缩素不当、第二产程中外加腹压或手术助产等。

3)凝血功能障碍：常见于妊娠期高血压疾病、妊娠合并血液病或肝病等情况。产妇表现为持续性阴道流血、血液不凝、止血困难。

4. 凝血功能障碍　包括妊娠合并凝血功能障碍性疾病及妊娠并发症导致凝血功能障碍这两类情况。前者如血小板减少性紫癜、再生障碍性贫血、血友病、免疫性疾病（系统性红斑狼疮等）、重症肝炎；后者常因子痫前期重度、重型胎盘早剥、羊水栓塞、死胎滞留过久等，导致凝血功能不全引起弥散性血管内凝血。凝血功能障碍所致的产后出血常为难以控制的大量出血。根据病史、出血特点及血小板计数、凝血酶原时间、纤维蛋白原等凝血功能检查,可作出诊断。

四、出血量评估

产后出血的诊断关键在于准确及时评估出血量,临床工作中准确评估出血量是一大难题。目测法评估失血量往往比实际出血量保守,因此当估计的出血量与产妇实际临床症状不符合时,要多方面联合评估病情严重程度并及时处理。常用的评估出血量的方法有以下几种:

1. **称重法或容积法** 称重法是指胎儿娩出后产妇臀下放置的会阴垫和干燥清洁的会阴垫之差/1.05(g/L,血液比重),即为出血量。但是羊水量混入会阴垫会导致计算误差。阴道分娩时胎儿娩出后用量杯测量接血容器的出血量为容积法。剖宫产时术中出血量的计算为吸引器血量(先减去羊水量)+ 血纱布中血液计算量,回病房后出血量测量可用会阴垫收集失血,计算方法同阴道分娩计算法。根据接血纱布面积估计失血量即为容积法。

2. **监测生命体征** 如血压、脉搏、尿量、神志、呼吸、血氧饱和度、休克指数等,对判断病情严重程度也有指导意义(表4-1-1)。

表 4-1-1　产后出血患者病情程度分级和估计出血量

休克评估	休克指数（SI）	失血量（ml）	失血量占血容量百分比（%）	心率（次/min）	收缩压（mmHg）	呼吸频率（次/min）	尿量（ml/h）	神经系统症状
Ⅰ（代偿期）	0.5~1	<750	<15	60~100	正常	14~20	>30	轻度焦虑
Ⅱ（轻度）	1	750~1 500	15~30	100~120	80~100	20~30	20~30	中度焦虑易激动
Ⅲ（中度）	1~1.5	1 500~2 000	30~40	120~140	70~80	30~40	5~20	萎靡
Ⅵ（重度）	1.5~2	>2 000	>40	>140	<70	>40	无尿	昏睡

3. **血红蛋白和红细胞测定** 血红蛋白每下降 10g/L,失血量约 400~500ml,红细胞数目下降 1×10^{12}/L,血红蛋白下降超过 30%。

五、治疗原则

1. **一般治疗** 应在积极查找出血原因的同时进行一般处理,包括生命体征的监测,抗休克的处理,向有经验的助产士、产科上级医师、麻醉医师和血液科医师等求助;通知血库和检验科做好准备;建立双静脉通道维持血液循环,积极补充血容量;进行呼吸管理,保持气道通畅,必要时给氧;监测出血量;留置尿管,记录尿量;交叉配血;进行基础的实验室检查(血常规、凝血功能及肝、肾功能检查等)并行动态监测等。

2. **特殊治疗** 病因治疗是最根本的治疗,检查子宫宫缩情况、胎盘完整性、软产道及凝血功能机制,针对原因进行积极处理。

(1)宫缩乏力的处理

1)子宫按摩或压迫法:可经腹按摩或经腹联合阴道内按压,按摩时间以子宫恢复正常收缩并能保持收缩状态为止,同时要配合应用宫缩剂。

2)应用宫缩剂:缩宫素:为预防和治疗产后出血的一线药物。卡前列素氨丁三醇:为前列腺素 F2α 的衍生物,可使全子宫协调有力地收缩。用法为 250μg 深部肌内注射或子宫肌层注射,3 分钟起作用,30 分钟达作用高峰,维持 2 小时。必要时 30 分钟后重复使用,24 小时总量不超过 2 000μg。哮喘、心脏病和青光眼患者禁用,高血压患者慎用。米索前列醇:是前列腺素 E₁ 的衍生物,可引起全子宫强有力收缩。用法为 200~600μg 顿服或舌下含服。

3)手术治疗:在上述处理效果不佳时,可根据患者一般情况和医师的操作熟练程度选用下列手术方法:①宫腔填塞:有宫腔水囊压迫和宫腔纱条填塞两种方法,阴道分娩后宜选用水囊压迫,剖宫产术中常选用纱条填塞。② B-Lynch 缝合:适用于宫缩乏力、胎盘因素和凝血功能异常性产后出血,子宫按摩和宫缩剂使用无效并有可能切除子宫的患者。③盆腔血管结扎:包括子宫动脉结扎和髂内动脉结扎。子宫血管结扎适用于难治性产后出血,尤其是剖宫产术中宫缩乏力或胎盘因素的出血,经大量宫缩剂和按摩子宫无效者,或子宫切口撕裂而局部止血困难者。④导管动脉栓塞术(transcatheter arterial embolization,TAE):适用于经保守治疗无效的各种难治性产后出血(包括宫缩乏力、产道损伤和胎盘因素等)。⑤子宫切除术:适用于各种保守性治疗方法无效者,一般为次全子宫切除术。如前置胎盘或部分胎盘植入宫颈时行子宫全切除术。

(2)产道损伤的处理:应在良好的灯光照明下仔细检查损伤部位,注意有无多处损伤,缝合时尽量恢复原解剖关系,应超过裂伤顶端 0.5cm 进针缝合。血肿应切开清除积血,缝扎止血或碘仿纱条填塞血肿压迫止血 24~48 小时后取出。小血肿可以采用冷敷、压迫等保守治疗,密切观察。如发生子宫内翻,产妇无严重休克或出血,子宫颈环尚未缩紧,应立即将内翻子宫体还纳(必要时可在麻醉下还纳)。还纳后静脉滴注缩宫素,直至宫缩良好后将手撤出。如经阴道还纳困难,可改为经腹子宫还纳术。如果患者生命体征不稳定,应在抗休克同时行还纳术。如发生子宫破裂,应立即开腹行手术修补或子宫切除术。

(3)胎盘因素的处理:对胎盘未娩出前伴活动性出血者应立即行人工剥离胎盘术。术前可用镇静剂,手法要正确轻柔,切勿强行撕拉,防止胎盘残留、子宫损伤或子宫内翻。对胎盘、胎膜残留者应用手或器械清理,动作要轻柔,可以在 B 超直视下操作避免子宫穿孔。胎盘植入伴活动性出血者,采用子宫局部楔形切除或子宫全切除术。

(4)凝血功能障碍的处理:首先应排除子宫收缩乏力、胎盘因素、软产道裂伤引起的出血。一旦确诊应迅速补充相应的凝血因子。①血小板:血小板低于(20~50)×10^9/L 或血小板降低出现不可控制的渗血时使用;②新鲜冰冻血浆:几乎保存了血液中所有的凝血因子、血浆蛋白、纤维蛋白原;③冷沉淀:内含凝血因子Ⅴ、Ⅷ、纤维蛋白原等,对大量输血后并发凝血异常的患者及时输注冷沉淀可提高血液循环中凝血因子及纤维蛋白原等凝血物质的含量,缩短凝血时间,纠正凝血异常;④纤维蛋白原:输入纤维蛋白原 1g 可提升血液中纤维蛋白原 25mg/dl,1 次可输入纤维蛋白原 2~4g。

(陈丹青)

第二节 产后急腹症

一、定义

产后急腹症是指孕妇分娩后发生的急性腹部疼痛。由于产后解剖位置的变化以及妊娠期生理的改变,使产后急腹症的诊断和处理更为困难。根据起病的缓急可分为突发性与渐进性腹痛。根据腹痛的性质可分为三类:突发性的急剧尖锐痛、绞窄性腹痛及渐进的逐渐加重的持续性腹痛。

二、病因

产后由于妊娠期增大的子宫逐渐恢复缩小,导致全身与局部的生理或解剖上的种种变化,使其诊断不同于非孕期。很难按常规进行诊断和治疗。

产后急腹痛多见于:

1. **感染** 如产后生殖系统感染、盆腔结缔组织炎、腹膜炎、盆腔血栓性静脉炎等;也可见于急性阑尾炎、胰腺炎、胆囊炎等外科急腹症。

2. **肿瘤扭转或破裂** 如卵巢肿瘤蒂扭转、卵巢囊肿破裂、子宫肌瘤红色变性等。

3. **产后宫缩痛** 以经产妇多见。

4. **脏器缺血** 如肠梗阻、静脉栓塞致肠系膜血管急性梗阻等。

5. **脏器破裂** 如子宫破裂、肝破裂、脾破裂、胃肠穿孔等。

三、临床表现

1. **与体位改变有关的腹痛** 产后体位改变后出现的下腹痛,疼痛起病可以缓慢并逐渐加重,如卵巢囊肿蒂扭转。

2. **腹痛部位** 下腹正中或一侧及全腹痛,也可表现为转移性疼痛。

3. **腹痛性质** 可表现为持续性钝痛、阵发性坠痛、撕裂样疼痛或难以忍受的疼痛等。疼痛伴有其他消化道症状,如恶心、呕吐、腹泻等。

4. **腹痛放射部位** 疼痛可以放射至肩部、背部、肛门、腰骶部及大腿内侧处。

四、病史要点及检查

1. 病史

（1）本次分娩经过：如产程时间、是否阴道助产、助产指征、产时出血量、产后 2 小时出血量。如为剖宫产手术，应了解手术经过、手术时间、两侧附件情况。

（2）出现腹痛情况：包括腹痛的诱因、部位、性质、放射部位，有否有伴随症状，如恶心、呕吐及发热等出现的时间。

（3）既往病史：有无子宫肿瘤、卵巢肿瘤等病史，以及妊娠并发症和合并症（妊娠期高血压疾病、妊娠期糖尿病、胎儿生长受限等）。

2. 体格检查

（1）一般检查：包括血压、脉搏、呼吸、体温、面容、姿势、心肺听诊等检查。

（2）腹部检查：患者取仰卧位，视诊时注意腹部形状，若腹痛膨隆形似蛙腹，多为腹水；中央隆起，多为子宫巨大肌瘤及卵巢肿瘤；触诊时应注意腹肌紧张度，有无压痛及反跳痛，有无肿块及其大小、硬度、压痛、活动度、与周围组织关系；叩诊时应区别肠管鼓音所在处及有无移动性浊音；听诊注意肠鸣音强弱。

（3）双合诊、三合诊检查：注意阴道后穹窿是否饱满，是否有触痛，宫颈颜色和质地，有无举痛，宫口有无组织嵌顿，子宫大小、位置、质地、有无压痛，附件有无包块及压痛。

五、辅助检查

1. 常规检查
血、尿常规；肝、肾功能等生化指标检测。

2. B 超检查
了解盆腹腔有无肿瘤及其大小、部位，初步区分囊、实性，有无腹水，了解子宫复旧情况、有无宫腔积血。

3. 肿瘤标记物检测
用于疑有合并肿瘤者。

4. 有关急性胰腺炎和血栓性疾病的相关检测。

六、鉴别诊断

1. 产后合并急性盆腔炎
是指分娩后上生殖系统及其周围组织发生的急性炎症。发病的主要原因是分娩时宫腔操作导致感染，当机体免疫力低下时慢性盆腔炎症也可以急性发作。主要致病菌有两个来源：内源性病原体，即阴道内的菌群，包括需氧菌和厌氧菌，以混合感染多见；外源性病原体：主要为性传播疾病的病原体，包括支原体、衣原体、淋病奈瑟菌、铜绿假单胞菌等。病理类型包括：急性子宫内膜炎、急性子宫肌炎、急性输卵管炎、输卵管积脓和输卵管卵巢脓肿、急性盆腔腹膜炎、急性盆腔结缔组织炎等。

（1）病史：表现为分娩后下腹部持续性疼痛，常伴有发热、恶露增多呈脓性伴有腥臭味。严重者伴有寒战、高热、头痛、食欲减退；炎症累及腹膜者出现消化道症状；盆腔炎性包块位于子宫前方者有膀胱刺激症状，如排尿困难、尿频、尿痛等；位于子宫后方有直肠刺激症状，如腹泻、里急后重和排便困难等。

（2）体格检查：患者呈急性面容，体温可高达 40℃，心率加快，下腹压痛、反跳痛、肌卫明显。重者可出现腹胀、肠鸣音减弱或消失；阴道充血明显、大量脓性分泌物；宫颈充血、水肿，阴道穹窿触痛明显，宫颈有举痛；宫体有压痛，活动受限；两侧附件压痛，宫旁结缔组织一侧或两侧片状增厚或两侧子宫骶骨韧带高度水肿、增粗、触痛。

（3）辅助检查：①白细胞计数上升；②炎症指标如 C 反应蛋白升高；③B 超或 MRI 检查提示盆腔脏器包块或渗出、盆腔有积液。

2. 产后合并急性阑尾炎
由于分娩后子宫尚未恢复到非孕时状态，阑尾的解剖位置也因尚未恢复的子宫而移位。因此，产后阑尾炎的症状、体征与非孕期有不同程度的差异，容易漏诊或误诊。

（1）病史：回顾腹痛史，可发现既往曾经有类似的发作史；多呈典型的转移性腹痛，由胃部疼痛开始，经脐周最后移至右下腹；即从中上腹至右下腹的转移性痛。无诱因可寻，疼痛呈持续性钝痛或胀痛并逐级加剧，常伴有反射性恶心、呕吐及腹泻等症状。

（2）体格检查：①腹部检查，右下腹阑尾点压痛、反跳痛和肌紧张明显。但分娩后子宫尚未恢复正常时阑尾向上向外移位，故阑尾点较未孕时为高，且偏向外侧。无腹腔内出血或休克表现。②阴道检查，宫颈无举痛，恶露无脓性，如果炎症波及右侧输卵管或卵巢，则阴道右侧穹窿饱满有压痛。

（3）辅助检查：①白细胞计数上升；②炎症指标如 C 反应蛋白升高；③B 超检查提示阑尾处有包块或渗出。

3. 产后合并急性胰腺炎 产褥期常因饱食或油腻食物诱发急性胰腺炎,由于胰腺炎症状不典型,容易误诊或漏诊。根据胰腺炎病理特点可分为急性水肿性胰腺炎与出血性坏死性胰腺炎,后者病情凶险,死亡率高。

(1)病史:多见于饱食后突然发作上腹剧痛,持续性加剧,疼痛部位取决于胰腺炎部位。胰头部病变时疼痛部位在右上腹;胰体部病变时疼痛部位在中上腹部;胰尾部病变时疼痛部位在上腹偏左,并向相应侧的肩背部及腰部放射,伴有恶心、呕吐等。

(2)体格检查:上腹部压痛、反跳痛明显,病情加剧时全腹均有压痛、反跳痛,肠鸣音减弱或消失。

(3)辅助检查:①白细胞计数上升;②血、尿淀粉酶升高;③B超或CT检查提示胰腺肿大,质地不均或胰腺边界模糊有浸润。

4. 产后合并胆囊炎或胆石症 产褥期产妇为增加乳汁分泌,经常进食较多油腻食物,如猪蹄汤、鸡汤等,特别是原有慢性胆囊炎时,常促使急性胆囊炎发作。

(1)病史:常为夜间发作并有进食油腻的诱因,表现为右上腹肋缘下持续疼痛,阵发性加剧,可向右前胸及右肩背部放射,伴有寒战、发热、恶心、呕吐。

(2)体格检查:右上腹明显压痛及反跳痛,右肋缘下可触及随呼吸运动触痛的肿大胆囊,Murphy征呈阳性。

(3)辅助检查:①白细胞计数上升;②B超或CT检查提示胆囊增大或有结石,质不均或胆囊外有浸润。

5. 产后胃、十二指肠溃疡或穿孔 常见于产褥期暴饮暴食或吃腐败食物后,既往多有胃、十二指肠炎症病史。

(1)病史:饱食以后上腹或全腹部持续钝痛或绞痛并阵发性加剧,如刀割或烧灼样,难以忍受。由于剧烈疼痛、腹膜充血水肿,渗出大量液体和频发呕吐使血容量减少,以及腹痛吸收大量毒素等原因可导致休克。

(2)体格检查:全腹痛,压痛、反跳痛及腹肌紧张拒按,腹壁如板状,肠鸣音减弱或消失,肝界消失。

(3)辅助检查:①白细胞计数可上升;②立位X线检查见膈下游离气体可以确诊。

6. 急性肾盂肾炎和肾盂积水 产褥期由于出汗多及卧床休息,加上孕期孕激素使输尿管平滑肌松弛,蠕动减弱,分娩后膀胱对张力的敏感性减弱而发生过度充盈,排尿不完全,残余尿增多,为细菌在泌尿系统繁殖创造条件,细菌从膀胱向上扩散或经血液循环和淋巴管直接感染引起急性肾盂肾炎。

(1)病史:起病急骤,常突然寒战,体温可高达40℃或以上,伴一侧或两侧脊肋角部疼痛及膀胱刺激症状,可表现为上腹部疼痛,多为持续性钝痛或胀痛,程度不等。少数为绞痛,并沿输尿管向下腹及会阴部放射。

(2)体格检查:肾区有压痛,脊肋角处有叩击痛,偶有腹肌紧张。急性肾盂积脓时均可表现为上腹痛,呈放射性肌紧张。

(3)辅助检查:①白细胞计数上升;②尿镜检有脓细胞,尿培养有细菌生长;③B超或CT检查提示积液的肾影。

7. 产后合并卵巢肿瘤扭转或浆膜下子宫肌瘤蒂扭转 产后由于子宫缩复作用,以及受肠蠕动或体位急剧改变的影响,可将原有的卵巢肿瘤或浆膜下肌瘤挤压移位,引起瘤蒂扭转及内出血和水肿。

(1)病史:既往有附件包块史或浆膜下肌瘤病史,产后常见与体位改变有关的突发阵发性下腹绞痛,伴恶心、呕吐。若瘤蒂较长,有时疼痛区可上移至中腹;肌瘤发生红色变性时,有持续性下腹剧痛,伴体温升高、呕吐及腹膜刺激等全身不适症状。

(2)体格检查:子宫体大多无压痛,下腹压痛、反跳痛仅局限于附件包块及其周围组织。肿块如被挤压到子宫背后,则不易从腹部摸到包块,且其局部体征被增大的子宫所掩盖。多无移动性浊音,肠鸣音正常。

(3)辅助检查:①卵巢肿瘤扭转时白细胞计数轻度上升;如肌瘤红色变性时白细胞总数明显升高。②B超或CT检查提示肿瘤来自卵巢,扭转后肿块增大,可确定是囊性、实质性或半实质性肿瘤。

8. 产后宫缩痛

(1)病史:产后数天内,子宫肌纤维强烈收缩引起的下腹疼痛,与宫缩剂应用或授乳时因反射性缩宫素分泌增加有关,使宫缩频繁而加剧。经产妇发生宫缩痛多于初产妇,可能与子宫肌纤维断裂、结缔组织增生、宫缩时缺血更明显有关。

（2）体格检查：脐部以下触及子宫，质地偏硬，轮廓清楚；有压痛，但是无反跳痛；体温正常。

（3）辅助检查：①白细胞总数不高；②B超检查提示子宫复旧好，肌层质地均匀，轮廓清楚，盆腔内无积液。

9. 产后合并肠梗阻　产后合并肠梗阻多见于剖宫产术后，尤其是试产后急诊剖宫产或手术时间较长者。发病时间一般在术后24小时以后，多表现为麻痹性梗阻。临床表现与机械性肠梗阻相似，主要由于神经抑制或毒素刺激，使肠道肌肉运动紊乱。此外，分娩后因子宫缩小腹腔脏器移位，以及产妇活动量小、饮食粗纤维少常引起便秘，也可以导致急性肠梗阻。

（1）病史：腹痛多为阵发性剧烈绞痛，麻痹性肠梗阻以胀痛为主，伴有腹胀、恶心、呕吐、排便、排气减少或停止；机械性梗阻呕吐严重，其临床表现和严重程度与梗阻部位有关。

（2）体格检查：腹部膨隆，叩诊呈鼓音，机械性梗阻时可见肠型，而麻痹性肠梗阻一般无梗阻，全腹均有压痛和反跳痛，但是肌紧张不明显。机械性肠梗阻时肠鸣音亢进，有时闻及气过水声，而麻痹性肠梗阻肠鸣音消失。

（3）辅助检查：①白细胞一般在正常范围；伴有感染时白细胞总数明显升高。②X线平片见肠管扩大并且内有积气，有多个液平；完全性肠梗阻则结肠内无气体。

10. 产后肠系膜血管栓塞　不多见，好发在肠系膜根部。可能与雌激素水平升高导致的血液高凝状态有关，易发生在妊娠各阶段和产褥期。尤其是产程时间延长伴有脱水以及凝血系统有关因子发生变化，产后活动量少促使血管内易形成血栓。

（1）病史：往往有妊娠并发症，如妊娠期高血压疾病、胎儿生长受限、各种阴道助产、产后出血史、保胎史、剖宫产或盆腔感染史。产后卧床休息促使血流缓慢，压力下降增加了静脉的负荷。该病的临床症状常与体征不符合，症状不典型，诊断困难易误诊。起病早期腹痛不剧烈，可以伴有恶心、呕吐或肠梗阻的表现。随着疼痛程度加剧，可有原因不明的休克症状。常经剖宫探查明确诊断，诊断不及时则死亡率高。

（2）体格检查：临床症状无特殊性，常表现为脐周剧痛，位置不固定，无肌紧张和反跳痛。

（3）辅助检查：①白细胞总数常明显升高；②X线平片可见不全肠梗阻，有多个液平；③腹部CT检查提示肠系膜和小肠壁明显增厚，腹腔内有积液。

11. 产后子宫内翻　指产后子宫底部向宫腔内陷入，甚至自宫颈或阴道口翻出的病变，是阴道分娩后少见的严重并发症。子宫内翻可以发生在第三产程胎盘剥离前、剥离中及剥离后，一旦发生可以引起大量出血、严重休克及感染。如未及时诊断与治疗，可导致产妇死亡。常见于第二产程延长、第三产程胎盘尚未剥离时，牵拉脐带及粗暴按压宫底时翻出。也有发生在产后2~3天者，可能是由于子宫底部收缩而子宫下段及盆底组织松弛，若同时伴有腹内压增高，如用力向下按压子宫底助娩胎儿及胎盘，或助产者用力牵拉脐带等可使子宫翻出。也有产妇在床上急剧翻身或突然坐起，或用力咳嗽、打喷嚏、排便等使子宫翻出。子宫内翻大多是逐渐发生的。根据内翻程度包括不完全子宫内翻和完全子宫内翻，前者是子宫底向下内陷，可接近或越过宫颈口，但存在部分宫腔；后者是指子宫全部翻出并脱垂，甚至暴露于阴道口。如翻出的子宫体连同部分阴道翻出并悬垂于外阴部，称为翻出子宫脱垂。按发病时间分为急性子宫内翻、亚急性子宫内翻、慢性子宫内翻。急性子宫内翻约占75%，指子宫翻出后宫颈尚未缩紧；亚急性子宫内翻约占10%，指子宫翻出后宫颈已缩紧；慢性子宫内翻约占10%，指子宫翻出宫颈回缩已超过4周，可能由于症状不明显未引起重视，子宫内翻位置已经缩复但仍停留在阴道内。

（1）病史：大部分发生在第三产程处理不当，突发子宫内翻时产妇可有剧烈腹痛而迅速陷入休克状态，可有阴道内大量出血伴有组织突出于阴道内；逐渐发生的子宫内翻症状常不典型，经常与子宫黏膜下肌瘤相混淆。

（2）体格检查：排空膀胱时摸不到子宫底，可在下腹部触及漏斗状的凹陷。外阴或阴道内可见胎盘附着或表面呈黏膜状的肿块，肿块表面呈暗红色，可有输卵管开口。在腹部触到的凹陷内可有输卵管、卵巢、圆韧带，甚至肠管、大网膜等组织。

（3）辅助检查：B超检查提示盆腔内未见子宫，双侧附件移位；子宫内翻时间长时，盆腔内有炎症渗出表现。

12. 产后盆腔内血肿　产后盆腔内血肿较少见,多见于第二产程子宫下段剖宫产,切口裂伤缝扎不彻底,尤其是切口两角部血管回缩没有及时发现,缓慢形成血肿;阴道分娩后盆腔血肿极少见,当第二产程延长粗暴按压子宫体或阴道助产后会阴切口裂伤直达穹窿及盆腔形成血肿。

(1)病史:子宫下段剖宫产术后下腹胀痛逐渐加剧,出血多时呈贫血貌,血肿增大压迫膀胱时可有血尿出现。阴道分娩以后的血肿,多有会阴切口裂伤史。

(2)体格检查:下腹压痛明显,血肿增大时伴有肌紧张及反跳痛。随着出血量增多,患者心率加快、血压下降,呈失血性休克状态。

(3)辅助检查:①血红蛋白呈进行性下降;②腹部B超检查发现子宫下段处回声不均质的包块。

13. 产后肝、脾自发性破裂　相对罕见,多见于妊娠期高血压疾病或肝、脾大病史的孕妇。妊娠期高血压疾病的基本病理生理变化为血管痉挛,可使血管腔变窄,血流阻力增大和血管内循环障碍;血管痉挛除可导致血管壁损害外,还可造成受这些血管供养的各个脏器功能损害。由于妊娠后期肝、脾相对偏大,产时子宫阵缩对肝、脾的摩擦与挤压,以及产后腹压骤降,足以使软而富有血管的肝、脾发生破裂。

(1)病史:大多发生在妊娠期高血压病史或肝、脾大病史患者,先表现为上腹部胀痛,并逐级加重,改变体位时加剧;半数以上伴有恶心、呕吐或失血性休克;阴道出血不多,无发热。

(2)体格检查:全腹膨隆,上腹部压痛明显,拒按,有肌紧张和反跳痛,出血多时伴有移动性浊音,脸色苍白,血压下降。

(3)辅助检查:①血红蛋白呈进行性下降;②腹部B超检查见腹腔内积血,肝包膜下或脾脏包膜下积血;③X线检查见膈下无游离气体。

七、治疗原则

1. 产后合并急性盆腔炎　主要为抗生素治疗,可以及时清除病原体。由于急性盆腔炎的病原体多为需要菌、厌氧菌及衣原体的混合感染,应采用联合用药。给予支持疗法,包括卧床休息,半卧位有利于脓液积聚于直肠子宫陷凹而使炎症局限。同时给予高热量、高蛋白、高维生素流食或半流食,注意纠正电解质紊乱及酸碱平衡,必要时少量输血。

2. 产后合并外科急腹症　产后腹痛与外科急腹症有关时,及时请外科会诊。如合并阑尾炎和急性胰腺炎及胆囊炎时,根据病情行保守治疗或急诊手术;如合并脏器破裂或脏器扭转,则行急诊剖腹探查手术;如产后合并肠系膜血管栓塞,则需在严密监测下抗凝治疗,必要时做剖腹探查。

3. 产后合并卵巢肿瘤蒂扭转和浆膜下肌瘤蒂扭转　需急诊剖腹手术,根据蒂扭转的程度决定手术方式。

4. 产后子宫内翻　复位越早预后越好,经阴道复位可以在最短的时间内使子宫复位,术后注意子宫收缩情况,预防产后出血及再次子宫翻出的可能。根据手术难易程度选择抗生素预防感染,术后应放置导尿管。

5. 产后盆腔血肿　阴道分娩造成的盆腔血肿多见于阴道壁裂伤血肿较大,并向上延至阔韧带内,在髂窝处形成血肿。如病情稳定无活动性出血,可以经阴道进行切开,然后清除积血并引流,术后加用抗生素预防感染。对血压进行性下降、脉搏加快,考虑内出血多时,应及时行剖腹探查手术。剖宫产术后的盆腔血肿,根据血肿大小以及是否为活动性出血采用保守或进腹手术。

(陈丹青)

第三节　产后心悸、气促及呼吸困难

一、定义

是指阴道分娩或剖宫产术后突然发生的心悸、气促及呼吸困难。

二、病因

由于产时产妇用力屏气或胎儿娩出以后的腹压骤减,血液向腹腔脏器血管灌流;同时产后子宫缩小,使供应子宫的大量血液进入血液循环而加重心脏负担。如果产妇的心脏功能良好,除有代偿性心率增快、呼吸频率增加及一过性的心悸、气急外,尚不至于发生持续性的心悸或呼吸困难。

如产后发生持续性的心悸、气促及呼吸困难，多是由于妊娠合并心脏病、先天性心血管畸形、肺功能不全、严重贫血等，影响心、肺功能。

三、病史要点及检查

1. 病史

（1）本次妊娠及分娩经过：包括妊娠期围产检查的情况、产程时间、产时出血量。如剖宫产手术，应了解手术指征、手术经过。

（2）出现心悸、气促时是否伴随其他症状：是否与体位改变有关，四肢活动度情况；有无发热、咳嗽、腹痛等症状。

（3）既往病史：有无心、肺疾病史；家属中是否有代谢性疾病及心肌梗死史。

2. 体格检查重点

（1）一般检查：包括血压、脉搏、呼吸、心肺听诊等检查。

（2）全身检查：如初步诊断为心脏功能不全，则患者半卧位，视诊时注意颈动脉搏动、颈静脉怒张情况；听诊时呈奔马律，双肺有湿啰音，下肢水肿；触诊时应注意肝是否大，腹部有无压痛及反跳痛。如严重贫血导致的心悸、呼吸困难，则取平卧位。腹部检查时注意子宫底高度、质地、有无压痛、阴道出血量等。

四、辅助检查

1. 常规检查 血常规、尿常规、肝功能、肾功能、血气分析、电解质、出凝血时间等。

2. 特殊检查 心电图、X线胸片、超声心动图检查有助于进一步诊断。

五、鉴别诊断

1. 急性左心衰竭 由于左心室收缩力减弱，由肺静脉回流的血液不能从左心室充分排出，引起肺淤血和动脉系统缺血，重要脏器灌注不足。多见于既往有心脏病病史的孕妇。如妊娠前无心脏病病史，在妊娠晚期至产后3个月内发生的以累及心肌为主的扩张性心肌病，则诊断为围产期心肌病。该病病因不清，可能与营养不良、高血压、细菌或病毒感染、自身免疫及内分泌紊乱等有关。妊娠期高血压疾病合并心力衰竭大多具有高血压、水肿、蛋白尿等典型症状。

（1）病史：产后突然出现阵发性呼吸困难、端坐呼吸、频繁咳嗽，咯出大量泡沫性或粉红色泡沫样血性痰。患者语言短促、乏力，有胸闷、胸痛与烦躁不安。

（2）体格检查：患者大汗淋漓，口唇发绀，面色苍白，四肢厥冷。叩诊心浊音界向左下扩大，心动过速，舒张期呈奔马律。肺底部有小水泡音，有时候伴有哮鸣音。

（3）辅助检查：①心电图示左心房和/或左心室肥大、劳损；②超声心动图检查瓣膜、心腔大小和室壁情况，对明确左心衰竭的病因有帮助；③X线检查常有左心室和左心房扩大，肺淤血或肺水肿。

2. 急性右心衰竭 是由于右心室心肌收缩力减弱，由静脉回流的血液不能充分排出到肺动脉，引起体静脉系统淤血和动脉系统供血不足。

（1）病史：大多继发于左心衰竭、产后回心血量突然增加或疲劳，伴有感染、严重贫血、低蛋白血症等病史。

（2）体格检查：患者颈静脉怒张，肺部有湿啰音，右心室肥大，听诊可及收缩期杂音、右心室性第三心音或奔马律；肝大，可以出现胸水、腹水及下肢水肿。

（3）辅助检查：①心电图示右心房和/或右心室肥大、劳损，电轴右偏；②超声心动图检查：常有右心房、右心室肥大及右心室流出道增宽；③X线检查：常有右心或左、右心扩大，有时伴双侧或单侧胸腔积液征。

3. 子痫前期引起的急性心力衰竭 子痫前期患者全身周围小动脉痉挛，血液浓缩，血容量减少，血管内皮损伤。故其心脏负荷属于低排高阻性。低排使心肌能量不足，高阻使左心负荷增加。若在周围血管痉挛未解除前给予扩容治疗，可进一步加重心脏负担，引起急性肺水肿，患者表现为气喘、咳泡沫痰，进而右心衰竭，全身水肿加重。子痫前期合并双胎和贫血或低蛋白血症时，发生急性心力衰竭的机会可增加。

（1）病史：具有子痫前期的临床特征；既往无器质性心脏病或心衰史；突然发生心慌、气急、呼吸困难、发绀、夜间呛咳、吐粉红色泡沫痰、不能平卧等。

（2）体格检查：叩诊左心室扩大，累及右心时心脏向胸骨右缘外扩大；听诊以Ⅲ级收缩期杂音为主；呼吸频率增加，肺底或满肺有湿性啰音，少数患者可有肝区压痛。

（3）辅助检查：①尿蛋白阳性、低蛋白血症或血红蛋白下降;②心电图检查示窦性心动过速,或伴有 T 波改变,S-T 段有时抬高或压低,提示心肌损伤;③X 线检查或超声心动图检查提示心腔扩大,有时伴胸腔积液征。

4. 羊水栓塞 是严重的围产期并发症,死亡率高。迅速而准确的诊断和及时正确处理是抢救成功的关键。产程中存在促使羊水栓塞及不良预后的因素,如经产妇、宫缩强、多产史、引产、死胎或胎膜早破以及胎盘早剥等,而产后突然发生胸闷、气促呼吸困难,甚至发绀,要高度怀疑羊水栓塞。

(1)病史:羊水栓塞的临床表现可因进入体循环的羊水量及机体反应不同差异很大。轻者可表现为轻微咳嗽或短暂的寒战、胸闷,重者可突然发生重度呼吸困难和发绀,数分钟内死亡。产程中发生羊水栓塞多表现为血压下降及无法解释的胎儿窘迫;产后则表现为持续的阴道出血,以及肺动脉高压、心力衰竭、休克、肾衰竭。

(2)体格检查:贫血貌,烦躁或神志淡漠,伴有血压和血氧饱和度下降,脉率细数,呼吸频率急促,肺部听诊有啰音。

(3)辅助检查:①床旁 X 线检查:可见肺门周围点片状浸润,轻度肺不张和心腔扩大。②心电图:示窦性心动过速,右心负荷加重,心肌劳损,提示心肌损害。③经颈内、锁骨下静脉穿刺插管至右心房,沉淀后取沉淀上层絮状物涂片,瑞氏染色,镜下查见鳞状上皮、毳毛或黏液即可确诊。死后可穿刺右心室取血。尸检可于肺血管中查见羊水内容物。④DIC 筛查提示:血小板下降至 $100 \times 10^9/L$;纤维蛋白原降至 2g/L 以下;凝血酶原时间延长 3 秒以上。

5. 血栓性肺栓塞 主要继发于盆腔和下肢的静脉栓塞。由于肺栓塞临床表现无特异性,可能无症状,也可能发生猝死,故存在较严重的漏诊和误诊现象。其发生机制与孕产妇处于高凝状态有关,少数孕妇由于血流过于缓慢,在下肢深静脉形成血栓。分娩后下腔静脉的压迫解除,怀孕期间淤滞于下肢静脉的血流大量反流回心脏,此时静脉内的血栓可能脱落,随血流汇入肺而堵塞肺动脉及其分支。产后由于活动少、出汗多脱水,加上卧床导致肌肉泵功能作用消失,血流缓慢;此外,分娩后或手术致血管壁损伤,易在血管壁形成血栓,产后突然下床活动或用力排便时,下肢由于重力作用及挤压使已形成的静脉血栓脱落,随血

液循环栓塞肺动脉及其分支;加之迷走神经兴奋释放血管活性物质,导致肺血管痉挛,引起肺动脉压增高、右心负荷加重,严重者可致呼吸、循环衰竭而死亡。

(1)病史:多发生于产褥期久卧后下地活动时,出现不明原因的呼吸困难、胸痛、晕厥、休克,或伴有单侧或双侧不对称下肢肿胀、触痛等。有坐月子不下床或突然活动量增多史,应高度怀疑肺栓塞。临床过程和羊水栓塞相似。

(2)体格检查:突发口唇发绀、憋气、呼吸急促,恐惧状,症状进行性加重,呈低氧血症、休克等危象。

(3)辅助检查:①床旁 X 线检查:可见肺门周围点片状浸润,轻度肺不张和心脏扩大;②心电图:窦性心动过速,右心负荷加重,心肌劳损,提示心肌损害;③血气分析、血 D- 二聚体检查;④超声心动图:提示肺动脉高压;⑤CT 或 MRI 检查:可以确诊。

六、治疗原则

1. 心力衰竭 根据病因对症治疗,如单纯左心或右心衰竭,给予降低前负荷或后负荷及强心利尿等治疗。如子痫前期引起的左心衰竭,应积极治疗原发疾病。

2. 羊水栓塞 积极给予抗过敏、解除肺动脉高压、强心等治疗,同时注意凝血功能障碍和肾功能不全的管理。

3. 血栓性肺栓塞 保持呼吸道畅通,解除肺动脉高压,维护生命体征的稳定,启动溶栓及抗凝治疗。

(陈丹青)

第四节 产后尿潴留

一、定义

产后尿潴留是指分娩后 6~8 小时膀胱充盈不能自行排尿或排尿不畅,是阴道分娩后常见的并发症,尤其多见于阴道助产后的产妇。尿潴留常影响子宫收缩,导致阴道出血量增多,易致产后泌尿系统感染。

二、病因

1. 分娩时损伤 凡产程中导致膀胱、尿道及支配排尿的神经纤维损伤均可引起产后尿潴留。分娩时胎先露部压迫盆底或阴道多次检查可使膀胱及尿道水肿,充血加重。尤其在第二产程延长时,胎先露对膀胱颈部长时间的压迫,使支配膀胱和尿道的神经受压而产生功能障碍,导致膀胱感觉及张力减退,逼尿肌收缩力减弱,而尿道的水肿充血又增加了排尿的阻力,特别在阴道手术助产或用暴力按压子宫协助分娩时,胎先露部常易损伤子宫骶骨韧带两侧的副交感神经,使逼尿肌和膀胱内括约肌功能失调而引起尿潴留。

2. 解剖因素 膀胱依赖肛提肌和耻骨尾骨肌作为支托,位于子宫的前方与耻骨联合之间。在妊娠期间由于内分泌变化及子宫的压迫,膀胱及尿道均有水肿、充血,并随着子宫的增大而被推向前上方,并由盆腔移位于腹腔,尿道相应延长。分娩发动后,子宫收缩的压力,特别在第二产程孕妇用力屏气时膀胱内压力明显升高,可造成黏膜的损伤。此外,当胎头通过盆膈时肛提肌过度伸展,使尿道及阴道间组织变松弛,膀胱难以维持正常位置。

3. 产后未及时排尿 因产程过长、体质虚弱或腹壁由于妊娠时扩张松弛,产后腹压下降,逼尿肌收缩乏力,对膀胱内部张力的增加不敏感,又未能及时督促排尿导致尿潴留。

4. 精神因素 会阴部有伤口的产妇因伤口疼痛而不敢用力排尿,或担心伤口裂开、感染而惧怕排尿,使膀胱过度充盈,逼尿肌失去应有的收缩力,反射性抑制尿道括约肌使其痉挛,导致尿潴留。也有部分产妇不习惯床上排尿而导致尿潴留。

5. 药物因素 产妇在产程中应用了大量的镇静剂,如解痉药硫酸镁,特别是莨菪类药物具有胆碱能阻滞剂作用,可降低膀胱肌张力敏感性和收缩功能导致尿潴留。产程中应用分娩镇痛也会增加尿潴留的发生率。

三、诊断

1. 病史 产后6~8小时不能排尿,病史中伴有产程时间长,特别是第二产程延长、腹壁松弛、阴道助产或会阴有伤口缝合史;若伴有宫缩乏力则有产后出血史。

2. 体格检查 耻骨联合上方可触及胀大的膀胱,压之有胀痛感。子宫底上升或触摸不清。

3. 辅助检查 B超检查或导尿有残留尿可以证实。

四、鉴别诊断

1. 产后宫腔积血 宫缩乏力导致产后宫腔积血,下腹膨隆,产妇循环血容量下降导致少尿、无尿。但产后宫腔积血常伴有血压下降、心率加快、脸色苍白等表现。经留置导尿或B超检查可以明确诊断。

2. 脱水 产妇因分娩体力消耗大又未能及时补充液体处于脱水状态,在产后一段时间内因尿少而未排尿。但腹部检查子宫轮廓清楚,质地硬,膀胱空虚。及时补充水分后可以排尿。

3. 溢出性尿失禁 又称假性尿失禁,产妇主诉排尿频繁,但每次排尿量少且不畅。原因是膀胱过度充盈压力增高,当膀胱压力超过尿道内括约肌的张力时便有尿溢出。此种情况易被忽视,误以为产后已解小便,如不及时处理有可能导致自发性膀胱破裂,实际为尿潴留的表现。

4. 无尿 由于急性肾衰竭导致肾脏不能产生尿液。既往大多合并急性或慢性的肾脏损害,如肾小球肾炎、慢性高血压、糖尿病、子痫前期重度,或各种原因所致的低血容量、低氧血症、休克等。需与液体摄入不足相鉴别。

五、治疗原则

留置导尿管长期开放,让膀胱壁肌肉放松,逐渐恢复到正常排尿状态。同时要纠正产妇的一般情况,如贫血、低蛋白血症等。嘱多饮水,防止感染。

（陈丹青）

第五节 产后尿失禁

一、定义

产后尿失禁是指由于妊娠和分娩引起盆底功能障碍,使患者不自主经尿道流出尿液。

二、发生率

文献报道,妊娠期约23%~67%的妇女可发生不同程度的尿失禁,分娩后降至6%~29%,发病率的差异可能与研究对象的年龄、种族、调查设计方式、定义、尿失禁的检测方法不同有关。Morkved等观察144例产后尿失禁病例,结果发现产后8周尿失禁发生率为38%,妊娠时则为42%,差异不明显。国内宋莹等调查23~45岁的620名产妇,发现产后尿失禁总发生率为21.6%,其中剖宫产和阴道产后的发生率分别为6.36%及35%。

三、病因

在妊娠和分娩过程中支撑盆底组织的肌肉、筋膜、韧带常受到过度的牵拉,这些过度的牵拉作用可使盆底组织的结构及功能受到影响,分娩以后使盆底支撑组织的结构在形态和功能上发生不可逆转的改变。80%的妇女第一次阴道分娩后的盆底支撑组织在神经传导方面的改变得到证实。同时,许多研究也显示了某些产科因素,如分娩次数增加、第二产程时间过长、胎儿体重及胎儿头围偏大、阴道助产及会阴切开术等,均可导致盆底、尿道横纹肌的组织部分去神经作用。以上因素导致的盆底和膀胱颈尿道括约肌的损伤,均可从病理生理学的角度解释尿失禁的发生。

四、诱发因素

1. **自身因素** 研究发现幼年时遗尿或成人后膀胱炎病史,以及既往有盆、腹腔手术史的高危人群,其产后尿失禁的发生率明显高于普通人群,并且在产后4~12周以后持续尿失禁的存在中仍占有较高比例;妊娠期存在尿失禁患者其产后尿失禁发生率为61.2%,而早孕期出现尿失禁时,产后尿失禁高达80%。因此,妊娠时出现尿失禁患者,在一定程度上预示其产后尿失禁的发生,并可在以后的长期生活中持续。还有研究发现,妊娠期尿失禁与产后尿失禁一样,是产后5年持续存在尿失禁的危险因素。其原因可能是这些女性自身存在潜在的盆底功能障碍,分娩过程中进一步影响了盆底肌肉及神经,导致产后尿失禁的发生。反复的盆底、尿道括约肌及周围结缔组织的损伤、支撑力的下降,是发病的高危因素,分娩次数的增加成为尿失禁发病的高风险因素也得到了学术界的一致公认。

2. **分娩方式** 产后尿失禁的发生率与分娩方式有一定的相关性。研究发现阴道顺产、产钳助产后的尿失禁发生率均比剖宫产术后高。但也

有人认为,虽然剖宫产降低了尿失禁的发病机会,但妊娠期间激素水平的变化及子宫增大对盆底的牵拉所造成的损伤却不可避免,激素水平的变化及子宫增大本身可使尿失禁的发生率增加,且这种损伤是可以积累的,3次剖宫产后其"保护"作用将丧失。因此,选择性的剖宫产虽然可以防止某些盆底功能的丧失,但经过试产后的剖宫产则没有这些作用。

3. **胎儿因素** 通常认为巨大儿由于体积较大,妊娠期和分娩过程中容易造成对子宫、膀胱颈及尿道周围组织的过度牵拉,产程延长,阴道助产及会阴侧切,因此会增加女性尿失禁发生机会。

4. **其他因素** 有学者认为产后尿失禁的发生与母乳喂养有一定的关系。支持母乳喂养能减少尿失禁发生的学者认为,尿道黏膜和尿道平滑肌上广泛存在着雌激素受体,雌激素可以改善膀胱尿道血液供应,能增加尿道黏膜及黏膜下组织的厚度,增加尿道张力,而母乳喂养能在一定程度上调节产妇的雌激素水平。因此,母乳喂养对妊娠期间的激素水平变化以及分娩引起的盆底牵拉性损伤在一定程度上具有修复作用,能从根本上改善尿道支撑组织的强度,从而减少尿失禁的发生。

五、诊断

尿失禁的诊断包括一般检查和特殊检查。一般检查如症状评分、尿量测定、尿垫试验等简单易行,但准确率较低。特殊检查包括尿流计量、膀胱容量、尿道压力分布图、尿道电阻测定等尿动力学检查。产后尿失禁的检查根据产妇的特点,应选用简单、价廉、易于普及的方法。尿动力学检查虽然是诊断尿失禁的金标准,但检查复杂、费用大,而且有一定副作用,如尿潴留、血尿、尿道感染、发热等。

六、鉴别诊断

1. **膀胱炎** 尿急、尿频、尿痛为膀胱炎的典型表现。产褥期因膀胱张力低、敏感度下降,尿急症状较轻,易漏诊。但尿常规检查有多量白细胞,也可有脓细胞、红细胞,尿培养可查到病原菌。

2. **急性肾盂肾炎** 产褥期好发肾盂肾炎。由于妊娠时子宫右旋导致右侧输尿管受压较明显,使肾盂积水易致细菌感染,故右侧肾盂肾炎发病多于左侧,双侧可同时发病。发病时有寒战、高热,伴有尿急、尿频、尿痛及腰痛、腹痛,疼痛沿输尿管向膀胱部位放射。检查患侧肾区有压痛及叩

击痛,尿镜检有大量脓细胞,多积聚成堆,尿培养多有病原菌生长。

3. 尿瘘　由于难产、滞产,胎儿先露部长时间压迫子宫下段、宫颈、阴道、膀胱或尿道,引起血液循环障碍,导致组织坏死,或因手术损伤可形成膀胱阴道瘘、尿道阴道瘘,甚至子宫膀胱阴道瘘。如瘘孔较小,部分尿液仍可自尿道排出,阴道断续流尿,易与尿失禁或尿频混淆,此种情况多无尿急、尿痛,仔细检查可以鉴别。瘘孔较大者阴道溢尿明显即可鉴别。

七、治疗原则

1. 盆底肌肉锻炼　对轻中度的尿失禁患者效果较好,是最常用的保守疗法。大多数的临床医生把其作为一线治疗方法。

2. 生物反馈训练　是一种行为训练技术,通过置于阴道或直肠内的电子生物反馈治疗仪检测盆底肌肉活动功能,并将信息放大转变为感观信号反馈给患者和治疗者。患者根据信号训练,逐渐形成条件反射,学会自主控制盆底肌的收缩功能。

3. 自我心理调节　尿失禁患者往往有极大的心理障碍,应积极主动地与医生多沟通交流,主动配合医生完成治疗方案,树立战胜尿失禁的信心,这对促进产后尿失禁症状改善和早日康复均有积极的意义。

4. 手术治疗　保守治疗无效或效果欠佳者可结合微创手术治疗。阴道吊带手术是治疗压力性尿失禁的微创手术,将吊带放置于尿道中段下面,其作用为抬高膀胱颈,恢复正常尿道后角度,增强尿道中段的支持,增强尿道紧缩力和尿道张力。手术治疗方法简单、微创、并发症少、恢复快,对压力性尿失禁的治愈率达86%,对混合性尿失禁的治愈率达82~85%。

(陈丹青)

第六节　会阴切口疼痛与肛门坠胀

一、定义

指产后即刻或数小时后会阴切口与肛门部

剧烈坠胀痛,且症状逐渐加重,可伴便意感,需注意产道血肿形成。产道血肿多发生在产后24小时内,虽然发病率低,但临床上往往不易被及时发现,处理不及时可造成产后出血,甚至休克等严重的并发症。患者多表现为会阴伤口疼痛难忍、肛门坠胀、小便困难、烦躁不安。

二、病因

1. 妊娠期高血压疾病　由于全身小动脉痉挛引起周围血管阻力增加,内皮细胞损伤,通透性增加;同时,全身小动脉痉挛导致各重要组织器官缺血缺氧、微血管病损伤及血管脆性增加,引发产道血肿。

2. 产程过快　软产道未得到充分扩张而宫缩很强,胎先露下降的冲力直接造成组织损伤或深部血管的撕裂伤,导致产道血肿形成。

3. 会阴伤口缝合不佳　损伤部位血管未被缝扎或结扎线头脱落,持续少量出血。

4. 凝血功能障碍　妊娠合并血小板减少患者凝血功能降低,同时毛细血管的脆性和通透性增加,发生自发性出血。妊娠合并肝炎患者,肝脏合成凝血酶原减少或维生素K依赖性凝血因子含量减少,造成凝血酶原时间延长。这些患者遇到组织损伤时较易形成血肿。

三、病史要点及检查

1. 病史

(1)有手术产、急产或妊娠并发症,如高血压及肝脏疾病导致凝血功能障碍的并发症。

(2)主诉会阴疼痛或肛门坠胀、便意,并进行性加重。

(3)产后出现原因不明的贫血貌、出冷汗、心率加快、血压下降等休克症状。

2. 体格检查　若为会阴血肿可见局部肿胀增大,表面呈紫蓝色,触痛明显。阴道血肿在外阴部见不到,行肛门指诊或阴道检查时在阴道旁组织内可触及肿胀包块。严重时可向直肠周围发展,并向上延伸至宫颈旁间隙。肿块境界不清,有弹力感或波动感,触痛明显。若向上延伸至阔韧带内形成血肿,可在患侧腹股沟上方或宫体旁扪及肿块,压痛明显。

3. 辅助检查　①血常规、肝功能、肾功能、出凝血时间、DIC检查;②超声检查盆腔内血肿情况;③血型、血交叉。

四、鉴别诊断

1. **伤口疼痛** 产妇在分娩后数小时内诉说会阴伤口疼痛、肛门坠胀时，尚需注意由于麻醉药物消退或缝合过紧时造成皮下淤血、肿胀。但上述原因引起的症状多无进行性加重，止痛药可以缓解。

2. **痔疮** 由于妊娠或分娩可以促使痔疮加重，严重时形成血栓而致肛门疼痛、坠胀，但检查病变局限在肛门。

3. **盆腔内出血** 产后出现腹痛伴有脸色苍白、血压下降、心率加快等休克症状时，且外出血量与休克症状不符合，要注意软产道损伤可能。

五、治疗原则

1. **积极治疗妊娠合并症** 妊娠期高血压疾病患者根据病情应用解痉镇静药物。凝血功能障碍患者产前、产时适当补充凝血因子，防止分娩过程中出血过多，预防产道血肿形成。

2. **妥善处理产程** 如宫缩很强、产程过快时，嘱产妇不要用力屏气，及时配合会阴侧切助产。产后常规检查有无软产道撕裂伤，如有损伤应及时正确缝合结扎止血。

3. **正确处理会阴切口** 凡损伤创面遇有明显搏动性小动脉出血点，最好先给予结扎或单独缝扎止血。伤口顶端的血管可能有回缩，缝合首针时应超越顶端 0.5~1cm，同时要注意缝合伤口不留死腔。如组织损伤有多处渗血，应在阴道内放纱布卷压迫止血，必要时辅以外阴加压，密切观察 24 小时无异常后方可取出。

4. **积极处理红肿** 小血肿促其吸收，大血肿可用注射器抽吸血肿内血液，抽吸困难时切开引流，并结扎出血部位。必要时补充液体，加用抗生素，预防产褥感染。

（陈丹青）

第七节　产后发热

一、定义

正常产妇在分娩后 24 小时内可有轻度体温升高，但一般不会超过 38℃，可能与产妇失水、过度疲劳等有关，大约数小时至十余小时后恢复正常。如果产后 24 小时内体温超过 38℃ 或持续不正常，多数为感染所致，主要见于产褥感染。产褥感染是指分娩后病原体侵入生殖器官，在产褥期引起局部及全身的炎症变化，发病率约为 1%~7.2%。产褥病是指产后 24 小时至 10 天内，每天测 4 次体温，有 2 次达到或超过 38℃。产褥期发热有可能为产褥感染，有可能为其他原因感染，如上呼吸道感染、乳腺炎、泌尿系统感染等。产褥期感染仍是目前产妇死亡的主要原因。

二、病理生理

1. **心血管系统** 妊娠期心血管系统一系列变化在产褥期内尚不能立即恢复到孕前状态。产后 2 周内心排血量仍较正常为多，产后 1~2 周内虽有分娩时失血，但组织内潴留的水分进入血液循环，加上宫缩挤入循环中的血液，全身循环血量仍有一定程度的加大。尤其是产褥期的最初 3 天内，心脏负担仍很重。因产后子宫胎盘剥离后的巨大创面或产道的创伤，常为亚急性心内膜炎的感染源。

2. **呼吸系统** 与非孕期相比，孕妇足月时每分钟通气量比非孕期增加 30%~50%，同时伴有肺泡通气量的增加。分娩时过度换气，$PaCO_2$ 由第一产程的 32mmHg 下降到第二产程的 26mmHg，可出现呼吸性碱中毒。由于失血、体液不足、呕吐，或由于产程延长、疼痛、焦虑、过度换气、呼吸不规律均可导致代谢性酸中毒。此外，妊娠期增大的子宫使膈肌平均升高 4cm，肋骨下角增宽，胸廓展开使胸部横径增加 2.1cm，胸廓周径增加 5.7cm，这些改变使妊娠妇女清除呼吸道分泌物的能力下降，从而使与肺部感染有关的气道阻塞增加。分娩后随着子宫复旧，静态肺活量以及换气量约 3 天后恢复至非孕期的一半，几周后恢复正常。

3. **泌尿系统** 妊娠期由于孕妇及胎儿代谢产物增多，肾脏负担加重，肾脏略增大，长度增加 1~2cm，重量可增加 20% 左右，肾盂容积扩张至 60ml，妊娠期肾小球滤过率（glomerular filtration rate，GFR）增加约 50%。妊娠期妇女泌尿系统解剖和功能发生明显改变，为胎儿的生长发育提供保障。输尿管在妊娠期突出的解剖学改变是输尿管增粗、变长、屈曲，平滑肌张力降低，蠕动迟缓，往往形成输尿管扩张、迂曲,尿流淤滞,膀胱在孕晚期底部扩大加宽。受激素影响,膀胱表面血管增粗、黏膜充血、水肿,在分娩过程中易出现损伤或感染。妊娠导致的这些生理变化,是产褥期合并泌尿系统并发症的基础。产褥期由于膀胱松弛,尿量可达1 500ml,甚至形成尿潴留易引起上行性尿路感染。产后6周约90%的人泌尿系统解剖恢复到孕期状态。

4. 消化系统　妊娠期由于受胎盘分泌的大量性激素影响,始终存在潜在的肝损害。胃肠道平滑肌受激素影响张力减退,蠕动减少、减弱,胃肠排空时间延长,易有上腹部饱胀感。肠蠕动减弱,肠道运输时间延长,因而肠道对水、盐及其他物质吸收增多。妊娠期胆囊平滑肌松弛,胆囊呈低张性扩张,胆囊排空时间延长,胆汁黏稠。产褥期初期由于分娩期的饮食不规律、运动少,胃肠功能负担增加,容易导致消化道感染。随着体内激素撤退,约数天至数周后上述症状逐渐缓解。

三、病因

1. 产褥感染

(1)病原菌的存在:正常产妇在阴道和宫颈内有大量的细菌寄生,包括需氧菌、厌氧菌、真菌及支原体、衣原体。包括致病菌和非致病菌,有些非致病菌在一定条件下可以致病;即使是致病菌也需要达到一定数量或机体免疫力下降时才致病。

(2)外界侵入的病原菌:孕晚期或产时行阴道检查时,无菌操作不严格或器械消毒不彻底可以将病原菌带入阴道;孕晚期盆浴,特别是本身有外阴阴道炎症存在时更易上行感染;孕晚期性生活也可将病原菌带入体内;孕期其他部位的感染,如皮肤疖肿、外耳炎、牙龈炎等可以通过孕妇本人的手传入生殖系统。

(3)绒毛膜羊膜炎:孕期存在绒毛膜羊膜炎临床表现,如先兆早产、早产、胎膜早破或胎儿生长受限等,常无明显感染症状,产后附着于蜕膜的细菌可引起子宫内膜炎。

(4)与分娩有关的因素:如胎膜早破、产程延长多次阴道检查、羊膜腔感染、子宫内胎儿监护、产伤、出血及手术助产、剖宫产等都会增加感染机会。

(5)机体抵抗力下降:产妇由于分娩所致脱水、疲劳、失血、饮食不规律、原有营养不良及慢性疾病等都可使抵抗力降低,增加感染机会。

2. 泌尿系统感染　分娩、产伤、脱水、尿潴留、多次阴道检查、导尿等可引起泌尿系统感染,如尿道炎、膀胱炎、肾盂肾炎。

3. 呼吸道感染　产褥期产妇体质较弱,出汗多,以及呼吸系统从妊娠期到产褥期的生理改变,易患感冒及发生呼吸道感染而发热。

4. 消化道感染　产褥期胃肠功能较弱,活动少,饮食不规律,容易发生消化道感染,如恶心、呕吐、腹泻,以及因胆囊炎、急性胰腺炎而发热。

5. 心内膜炎　原有心瓣膜病变的产妇,产褥期由于血流动力学改变很大,是发生急性肺水肿、心力衰竭的最危险时期,产后发热易并发感染性心内膜炎。

6. 乳腺炎　产褥期乳腺炎常继发于乳头皲裂、乳房过度充盈、乳腺管阻塞,主要病原菌是金黄色葡萄球菌。

四、病原体

1. 需氧性链球菌　该类链球菌的抗原结构复杂,根据其溶血能力分成A、B、C三种类型,以B族溶血性链球菌的致病性最强,可产生多种外毒素和溶组织酶,溶解组织内多种蛋白,使细菌侵袭的致病能力和播散能力增强,易引起严重的产褥感染。B族溶血性链球菌存在于正常阴道菌丛中,在正常妇女阴道中有5%~31%的检出率。

2. 葡萄球菌　葡萄球菌根据其生化特性分为金黄色葡萄球菌和表皮葡萄球菌两种。金黄色葡萄球菌可产生金黄色色素,并能产生细胞外的凝固酶,致病性较强,是最常见的化脓性球菌之一,常隐藏在毛囊、汗腺和皮脂腺内。表皮葡萄球菌感染常引起会阴伤口或剖宫产腹壁切口感染,导致伤口裂开。严重的上行性感染可导致盆腔炎、盆腔脓肿及剖宫产术后胸腹膜炎。

3. 大肠埃希菌　大肠埃希菌是产褥感染最常见的致病杆菌,可产生内毒素引起败血症,出现感染性休克。与其相关的革兰氏阴性杆菌有变形杆菌、克雷伯菌属。大肠埃希菌存在于正常阴道、会阴及尿道上皮。分娩后阴道杆菌丛中的大肠埃希菌迅速增加,成为产褥感染的主要致病菌。

4. 厌氧性链球菌　存在于正常阴道菌丛中,当产道损伤伴有多次产道检查或有胎盘、胎膜残留宫腔,组织缺血坏死可使这些细菌迅速繁殖,且侵入周围健康组织与其他细菌混合感染,形成大量腐臭脓液,是产褥感染中常见的致病菌。

5. **产气荚膜梭状芽孢杆菌** 能释放出糖溶解酶分解肌糖原,故在子宫肌层有气体形成。该细菌还能释放大量外毒素,造成红细胞破坏,引起溶血、黄疸,导致休克和急性肾衰竭,在产褥期感染中少见。

6. **脆性类杆菌** 为绝对厌氧的革兰氏阴性杆菌,可产生内毒素,毒力较大肠埃希菌弱,但可产生肝素酶溶解肝素促进凝血,导致血栓性静脉炎和脓肿。脆性类杆菌大量存在于肠道中,阴道内常与厌氧性链球菌、大肠埃希菌混合感染,是产褥感染主要的致病菌。

7. **支原体** 是一种介于细菌和病毒之间的微生物,特点是无细胞壁,能在无细胞培养基上繁殖;特异性抗体能抑制其生长繁殖;对抑制蛋白合成的抗生素敏感,对影响细胞壁合成的药物有耐药性。在女性泌尿生殖系统已分离出人型支原体和解脲支原体。

8. **衣原体** 与病毒一样只有在细胞内才能进行繁殖。衣原体可引起各种疾病。目前已经证实是女性泌尿生殖系统炎症的常见病因之一,潜伏期较长,常导致慢性的阴道炎症。

五、病史要点及检查

1. **病史**

(1)详细询问妊娠经过及分娩方式:如妊娠期白带情况、产程中阴道检查次数,是否阴道助产、产时出血量;如剖宫产手术,了解手术经过、羊水形状;是否急诊剖宫产、手术时间及抗生素应用情况。

(2)注意发热的伴随症状:如会阴切口的疼痛程度,恶露的形状、气味,有无鼻塞、咽痛、咳嗽症状,有无尿频、尿急、尿痛、腰背部痛,有无恶心、腹痛、腹泻,有无乳房胀痛等。

(3)既往病史:妊娠前详细病史,有无药物过敏史和不明原因的发热史。

2. **体格检查**

(1)一般检查:包括血压、脉搏、呼吸、体温、面容、姿势等检查。

(2)全身检查:心肺听诊时注意心脏杂音、肺部干、湿啰音及哮鸣音;腹部触诊时应注意腹肌紧张度,有无压痛及反跳痛;肾区叩诊时应注意是否两侧均有叩击痛和反跳痛;下肢皮温、肿胀度、活动度是否有差别;双侧乳房是否有红、肿、热、痛。

(3)双合诊检查:注意恶露形状、气味,阴道后穹窿是否饱满,有无触痛,宫颈颜色,有无举痛、宫口大小,有无组织嵌顿,子宫大小、位置、有无压痛,附件有无肿块及压痛。

六、辅助检查

1. **常规检查** 包括血、尿常规;肝功能、肾功能、C反应蛋白、D-二聚体检查等生化指标检测。

2. **B超检查** 了解肝、胆、脾、肾大小;了解子宫复旧情况,有无宫腔积血、盆腔积液。下肢深静脉超声了解是否有静脉栓塞。

3. **血培养、尿培养及痰培养** 用于确定感染部位。

4. **X线或CT检查** 用于排除肺部感染。

七、鉴别诊断

1. **产褥感染** 发热、腹痛、恶露变化是产褥感染的三大主要症状,但是由于感染发生的部位不同、个体对炎症的反应程度不统一,所引起的临床表现也不一样。

2. **会阴、阴道及宫颈感染**

(1)病史:产后会阴切口感染时,会阴部出现疼痛加剧、产妇活动受限。阴道裂伤处感染多继发于阴道手术助产。深度宫颈裂伤伴有感染时,可经淋巴播散或直接蔓延,引起盆腔结缔组织炎,恶露腥臭味。

(2)体格检查:会阴伤口局部红肿、压痛、触之有硬结,伤口处有脓性分泌物。阴道黏膜充血水肿,严重者可出现组织坏死脱落,形成膀胱阴道瘘或尿道阴道瘘。

(3)辅助检查:①白细胞计数上升;②血培养、血生化检查;③B超检查提示盆腔可有积液改变。

3. **产后子宫感染** 大多表现为急性子宫内膜炎和子宫肌炎。细菌从胎盘剥离创面入侵,播散到子宫蜕膜层引起急性子宫内膜炎,如感染播散到子宫肌层,则形成子宫肌炎。当炎症局限于子宫内膜层,局部充血水肿,内膜坏死,有大量脓性分泌物。

(1)病史:常为阴道试产失败后急诊剖宫产的产妇,或有胎盘残留、困难产钳助产者。产妇出现寒战、高热、下腹痛,恶露量可多可少,多有臭味。

(2)体格检查:下腹部有压痛、反跳痛,子宫复旧不良,宫底有压痛、拒压。如伴有全身中毒症状时,表现为急性面容、脉率加快、呼吸频率增加。

（3）辅助检查：①白细胞计数上升；②血培养阳性；③B超检查提示子宫增大、边界模糊,盆腔可有积液改变。

4. 急性盆腔蜂窝织炎 细菌侵入子宫内膜和子宫肌层,并经淋巴、血液循环扩散至宫旁组织,使局部水肿、充血、渗出,形成炎块。若炎症沿阔韧带播散,向外可达骨盆侧壁、向上经子宫角到达髂窝、向后至直肠阴道隔,聚集于直肠子宫陷凹形成脓肿。若炎症继续扩散或脓肿破裂,则引起弥漫性腹膜炎。

（1）病史：寒战、高热、脉速,多伴有一侧或两侧的下腹剧痛、肛门坠胀和里急后重感。

（2）体格检查：急性面容,全腹有压痛,子宫复旧不良,有明显触痛、反跳痛。双合诊检查：阴道、宫颈充血明显,有举痛,宫旁组织一侧或双侧增厚有触痛,或触到肿块,肿块与子宫、盆壁粘连。

（3）辅助检查：①白细胞计数上升。②血培养、血生化检查。③B超检查提示子宫增大、边界模糊;如有盆腔脓肿形成,可见附件包块,边界不清;盆腔可有积液改变。

5. 输卵管炎 产褥期的输卵管炎很少由逆行感染导致,常是原有慢性输卵管炎的急性发作,故发病开始较晚。

（1）病史：多在产后1周左右出现高热、下腹两侧疼痛。

（2）体格检查：子宫两侧有压痛,可触及增粗的输卵管,如与周围器官或组织形成炎性包块,可触及大小不等、形状不规则的有明显压痛的肿块。

（3）辅助检查：①白细胞计数上升。②血培养、血生化检查。③B超检查提示附件处模糊;如有盆腔脓肿形成,可见附件包块,边界不清;盆腔可有积液改变。

6. 血栓性静脉炎 常起源于胎盘附着处的子宫血管内血栓形成伴感染,主要有厌氧类杆菌和厌氧球菌感染。一般分为两类：盆腔血栓性静脉炎（包括卵巢静脉、子宫静脉、髂内静脉、髂总静脉及阴道静脉）和下肢血栓性静脉炎（包括股静脉、腘静脉、隐静脉）。左卵巢静脉可扩展到左肾静脉；右侧可直接扩展到下腔静脉；子宫静脉炎可扩展到髂总静脉,然后至下肢深层静脉炎。

（1）病史：多发生在产后1~2周,连续出现寒战、高热,体温达40℃,呈弛张热。常继发子宫内膜炎,主诉下腹持续性疼痛；下肢静脉栓塞时可

有肿胀,甚至活动受限。患侧皮肤发白,皮温高。

（2）体格检查：由于病变部位深,多无典型的阳性体征。下腹软,有时可触及增粗、压痛的静脉丛。少数患者表现为急腹痛。下肢深静脉血栓形成时,栓塞局部有压痛,有时可触及硬索状有压痛的静脉。

（3）辅助检查：①白细胞计数上升；②血培养、血生化检查；③B超及下肢静脉造影检查有助于诊断栓塞部位；④CT检查可明确脓毒血症并发迁徙性脓肿,以肺脓肿、胸膜炎及肺炎等肺部并发症最常见。

7. 呼吸系统感染 产后呼吸系统感染多见于剖宫产术后体温升高,一般见于产后24小时内。常见的疾病有上呼吸道感染（包括细菌性和病毒性）、细菌性肺炎、吸入性肺炎和肺不张。临床症状包括鼻塞、流涕、咽痛、咳嗽、咳痰及胸痛,胸部X线检查可协助诊断。

8. 泌尿系统感染 有尿急、尿频、尿痛、腰痛及血尿主诉,感染严重者出现高热、寒战。急性肾盂肾炎时检查肾区有叩击痛及压痛。尿液检查可见白细胞、红细胞、管型,尿培养有致病菌生长。

9. 乳腺炎 因乳腺管不通致乳汁淤积所致的发热多见于产后3~4天,一般不超过39℃,吸空乳汁后发热可消退,且持续时间不超过24小时。而由乳腺炎引起的发热常超过39℃,可有畏寒、高热,乳房有肿块、压痛,腋下可触及肿大并有压痛的淋巴结,而生殖系统无感染征象。

10. 产褥中暑 发病季节多为闷热、潮湿的夏季,房间内通风不良,产妇衣着过多。常有中暑先兆,多表现为口渴、大量出汗、疲倦无力、头晕、心慌、胸闷等症状。此时若能移至通风阴凉处,补充水分及盐类,症状能迅速消失。如未及时处理,体温突然上升,可达40℃以上,同时出现面色潮红、剧烈头痛、恶心、呕吐、胸闷加重。严重者可出现昏迷、谵妄、抽搐,如不及时抢救可于数小时内因呼吸循环衰竭而死亡,幸存者也可遗留严重神经系统后遗症。检查可见高热,脉细速,血压下降,皮肤干燥、无汗。生殖系统及其他系统可无感染征象。

11. 产后胆囊炎

八、治疗原则

1. 一般治疗 保持外阴清洁；注意休息,取半卧位,以利于恶露引流；加强营养,如不能进食

应予静脉补液。重症病例或有贫血者可予以少量多次输血,注意纠正电解质紊乱,增强抵抗力。

2. 抗生素应用 根据病灶分泌物细菌培养结果和药敏试验选择最有效的抗生素,但在获得化验结果前必须根据临床经验判断给药。因多为混合感染,常需要联合给药;给药方式以静脉给药为主,用药剂量宜偏大、足量;药物选择应注意对新生儿的影响。

3. 局部病灶处理 外阴或腹部伤口局部热敷或红外线照射可使早期炎症消散。若伤口已经化脓,应尽早拆除缝线、扩创、引流。

4. 血栓性静脉炎 先考虑保守治疗,包括抗菌药物和肝素抗凝治疗。在治疗过程中要随时注意栓子脱落导致肺栓塞的风险。

(陈丹青)

第八节　产后晕厥与休克

一、定义

晕厥是由于脑血液循环障碍所致的一过性意识丧失,大多在脑部由正常供氧突然陷入缺氧状态时迅速出现。产后晕厥多见于产科大量失血导致的失血性休克,是一种急性循环功能不全综合征。由于出血导致的有效血容量减少,心排量不足,或周围血流分布异常,引起广泛的严重全身组织灌注不足,最后引起广泛性细胞功能损伤,生命重要脏器的功能丧失和机体死亡。产后晕厥、休克原因中还包括感染性休克、神经性休克、过敏性休克等,产后患者身体虚弱,耐受能力差,需要及时诊断并处理。

二、病因

机体正常的血液循环维持需要有一定压力泵血的心脏和相当的循环血量。如心脏有疾病,无论是心肌疾患或瓣膜病变以及循环血量减少都可以使心脏泵血受到影响,导致重要脏器血供下降,如脑供血不足则表现为晕厥。神经性休克主要是牵扯性疼痛刺激神经,抑制心血管迷走神经或其他交感神经;此外,视觉或疼痛刺激都可以反射性影响心脏泵血而导致休克。有时候虽然血容量正常但不能完全回流到心脏,影响实际的循环血量,同样也可产生休克。如仰卧位低血压,增大的子宫压迫下腔静脉导致回心血量减少,表现为血压下降、脉搏加快、皮肤苍白等。感染性休克发生在严重感染基础上,是由病原微生物及其毒素在人体内引起的一种微循环障碍状态,致使组织缺氧、代谢紊乱、细胞损害,甚至多器官衰竭,病死率极高。过敏性休克是外界某些抗原性物质进入已致敏的机体,通过免疫机制在短时间内发生的强烈的多脏器受累的症候群。

以上一个或多个因素都可以影响循环血量,导致没有足够的血液供给重要的生命器官,而产生低血氧。在开始阶段表现为脏器功能受抑制,若不能及时纠正,产生无氧酵解使乳酸、丙酮酸增加,使病情复杂,器官受损伤,直至功能不可逆而导致死亡。此外,由于低氧血症及创伤产生的凝血活酶可导致小血管内弥散性凝血,反过来又加重低氧血症,若不及时抢救可导致死亡。

三、病史要点

1. 病史 产褥期晕厥、休克多见于产后大量失血导致的失血性休克,采集病史时要注意详细了解孕前或孕中、晚期有无相关的原发病史,有无妊娠并发症,如子痫前期重度、肝衰竭、肾衰竭、血液系统疾病史等。还应了解分娩过程中有无高危因素以及易致感染的相关因素,如产程时间、分娩方式、出血量,产时有无胎心变化,羊水形状或孕妇生命体征的变化。更应注意晕厥、休克发作的诱因、先兆症状、发作时的表现、伴随症状,以及患者的神志情况、尿量等。

2. 体格检查

(1)一般检查:包括血压、脉搏、呼吸、心肺听诊等检查。

(2)全身检查:检查要全面,特别要注意生命体征检查及神经系统检查有无异常。晕厥、休克患者要边抢救边进行检查,分秒必争。如初步诊断为心脏功能不全导致晕厥,则患者半卧位,视诊时注意颈动脉搏动、颈静脉怒张情况。腹部检查时注意子宫底高度、质地、有无压痛、阴道出血量等。

四、辅助检查

1. 血常规和凝血功能检查 了解血液常规指标,有无严重贫血、感染、出血倾向等。

2. 尿常规检查 检查尿路感染及肾功能情况。

3. 便常规检查 可帮助排除妊娠合并消化道感染引起的休克。

4. 生化检查 了解肝、肾功能，以及有无电解质失衡、酸碱平衡紊乱等。

5. 中心静脉压检查 主要反映大静脉及右心房室的充盈压，即回心血量和右心房室泵出血液的能力。

6. 动脉血气分析 动脉血氧分压（PaO_2）正常值为 75~100mmHg；动脉血二氧化碳分压（$PaCO_2$）正常值为 40mmHg；动脉血 pH 为 7.35~7.45。患者出现休克时，$PaCO_2$ 升高而通气情况良好，可能为严重的肺功能不全先兆。

7. 心电图和心脏超声检查 可帮助了解心脏情况，对羊水栓塞、心衰、心肌梗死、心律失常等有帮助。B超检查可以帮助诊断颅内或腹部病变。

8. X 线和 CT 检查 可帮助排除肺部疾病。

五、鉴别诊断

1. 失血性休克

（1）病史：产褥期失血性休克多为胎盘残留、子宫切口溃疡等创伤造成。但在尚未发现出血病灶之前诊断较为困难。往往见于无明显外出血的盆腔大血肿、子宫破裂，以及各种原因造成的腹腔内出血等。

（2）体格检查：患者脸色苍白、神色烦躁或淡漠、出冷汗、四肢凉、发绀、脉细弱、血压下降。

（3）辅助检查：详见第三章第一节产后出血。

2. 感染性休克 多由细菌感染引起，以革兰氏阴性杆菌多见。发病灶以子宫腔为主，如宫腔内胎盘、胎膜等组织坏死等感染。革兰氏阴性杆菌在坏死组织中迅速繁殖，并裂解释放内毒素。同时感染坏死的胎盘及胎膜组织妨碍抗生素的作用，影响机体的防御机制。由内毒素所致的感染性休克在妇产科感染性休克中占首位。

（1）病史：患者常有明确的感染灶，体温骤然升高至 39~40℃ 以上或骤降至 36℃ 以下，或出现寒战，继而面色苍白、轻度烦躁不安或淡漠，有周围循环衰竭、微循环障碍表现。

（2）体格检查：休克早期皮肤温暖、面色潮红、心率轻度加快；如病情继续发展，患者表现为低血压、皮肤苍白、心率加快、反应迟钝、皮肤湿冷；

如病情进一步发展，患者表现为皮肤发绀、厥冷、昏迷、体温不升、脉细弱或不能触及，血压测不到，可有出血倾向。

（3）辅助检查：①白细胞计数上升，如疾病晚期则白细胞、红细胞、血小板均下降；②炎症指标，如 C 反应蛋白升高；③组织或血培养阳性，感染严重时肝、肾功能都损害。

3. 神经性休克 指控制循环功能的神经调节本身遭到原发性和继发性病因的损害所产生的低血压状态。产后的神经性休克最主要的原因是手术麻醉以后，多数麻醉剂可产生不同程度的周围血管扩张和心肌抑制作用。目前剖宫产或分娩镇痛应用最广泛的硬膜外阻滞麻醉，尤其是高位麻醉可以突然引起呼吸和心搏骤停。脊髓和硬膜外麻醉产生的休克与交感神经阻滞的程度有关。由于外周阻力下降，被阻滞水平以下的血液充盈，引起相对血容量不足，静脉回流减少，心搏输出量下降而产生低血压。此外，尚需注意因麻醉药物本身引起的过敏反应或药物浓度过高所致的低血压。

（1）病史：患者在出现焦虑、心悸、面色苍白之后，尤其在强烈的神经刺激，如创伤、未用麻醉下阴道助产时，突然出现反射性迷走神经兴奋所致的血压下降、晕厥；但不伴有持续而严重的组织灌流不足以及微血管损害；以脑供血不足发生急剧的意识障碍为主要表现。

（2）体格检查：面色苍白、出汗；脉搏细速、呼吸频率加快；血压下降。

4. 过敏性休克 产褥期可因药物、异性蛋白、多糖包括疫苗、抗血清、血液和生物制剂及食物等抗原物质进入体内，引起致敏机体对抗原物质发生强烈的变态反应，导致急性微循环功能障碍，即为过敏性休克。其发生机制为抗原进入体内后刺激淋巴 - 浆细胞，产生 IgE 抗体，并与肥大细胞和嗜碱性粒细胞表面受体结合，当再次遇到抗原时，抗原就与吸附在肥大细胞和嗜碱性粒细胞表面的 IgE 抗原结合，刺激细胞内的一系列酶反应。这些物质作用于效应器，引起血管通透性增加、血管扩张等，导致有效循环血容量减少，血压下降，最终休克。

5. 产后血管虚脱性休克 是由于胎儿娩出、子宫收缩，腹腔内压骤降，引起腹部血管突发的扩张，导致一过性头部血液供应较少所致。多发生于妊娠并发症患者，如妊娠期高血压疾病在应用大量解痉和降压药后,或经长期限制钠盐的摄入所致。此外,贫血、全麻或腰麻、电解质丢失所致的低钠血症、过多应用镇静剂或滞产时亦可发生。患者表现为面色苍白、头晕软弱、脉搏细速、皮肤湿冷、恶心、口渴或偶有一过性意识丧失,但经积极处理后病情很快就会缓解。

六、治疗原则

1. **一般处理**　积极寻找病因,维持生命体征的稳定,给予适当的支持疗法。

2. **特殊处理**　根据病因有针对性抗休克治疗:如失血性休克,边止血边输血维持有效血容量;如感染性休克,积极抗感染治疗,必要时去除感染病灶;如过敏性休克,给予抗过敏治疗。

(陈丹青)

第九节　恶露异常

一、定义

恶露为产后子宫的排出物,含有血液及坏死蜕膜等组织。正常恶露有血腥味,但无臭味,持续时间约产后3~4周。若恶露的性状异常或持续时间过长,则称为恶露异常。如果恶露呈血性、量多且持续时间长,提示子宫复旧不良或子宫内有胎盘或胎膜残留。如恶露呈脓性并有腐臭味,提示可能产后子宫感染。

根据恶露性状分为三种:

1. **血性恶露**　产后头3天恶露中含有血液较多,色鲜红,并含有小血块、少量的胎膜、胎脂和坏死的蜕膜组织等。血性恶露持续3~4天,如持续时间过长表示子宫复旧不良。

2. **浆液性恶露**　由于子宫逐渐修复,恶露由鲜红色转为淡红色,出血明显减少而含浆液较多。恶露中有较多坏死的蜕膜、宫颈分泌物和细菌。浆液恶露可持续7~10天,以后逐渐变为白色恶露。

3. **白色恶露**　产后2周以后,已无出血,子宫内膜逐渐增生并覆盖子宫内壁,恶露呈白色,主要由坏死退化的蜕膜、表皮细胞、白细胞和细菌等组成。白色恶露可持续2~3周干净。

二、产褥期生殖系统变化

产褥期母体各脏器变化最大的是生殖系统,其中又以子宫的变化最大。

1. **子宫复旧**　子宫在胎儿胎盘娩出后逐渐恢复至未孕前状态的过程称为子宫复旧,需时约6~8周,包括宫体、子宫下段和宫颈的变化。

(1)宫体变化:子宫复旧过程肌细胞数量无明显变化,但肌细胞长度和体积却明显缩小,其多余的细胞质变形自溶。因此,随着肌纤维的不断缩复,子宫体积逐渐缩小。胎盘娩出后子宫大小一般为17cm×12cm×8cm,重量约为1 000g,产后1周时降为500g,产后2周降为300g,产后6周一般恢复至孕前大小(50g)。胎盘娩出时,胎盘附着部蜕膜海绵层随胎盘娩出。胎盘附着表面粗糙,分娩后2~3日,蜕膜浅层细胞发生退行变,坏死脱落形成恶露的一部分;深层保留的腺体和间质细胞迅速增殖,成为新的子宫内膜。约在产后第3周除胎盘附着部位以外的子宫内膜基本修复,胎盘附着部位的内膜修复约需至产后6周。子宫肌层的血管由于肌层收缩而被压缩变细,最终闭塞形成血栓,后被机化吸收。

(2)子宫下段变化:产后几周内,被动扩张、拉长的子宫下段逐渐缩复,恢复至非孕时的子宫峡部。

(3)宫颈变化:胎儿娩出后宫颈外口如袖口状,产后2~3日宫口可容2指,产后1周左右宫口关闭宫颈管复原,产后4周左右宫颈恢复至孕前形态。阴道分娩的产妇常因产时宫颈左右两侧撕裂,愈合后宫颈外口呈"一"字形横裂。

2. **阴道、外阴变化**　阴道及会阴部受胎先露部压迫,在产后最初几日内可出现水肿、充血,阴道壁松弛、平坦,弹性较差。阴道黏膜皱襞消失,随后阴道壁水肿逐渐消失,弹性恢复。阴道黏膜上皮恢复到正常孕前状态需等到排卵功能恢复。

三、病因

1. **子宫复旧不全**　正常分娩情况下,第三产程胎盘剥离时血窦开放发生出血,当胎盘完全剥离排空宫腔后,子宫肌纤维发生强烈收缩,将肌纤维间的血管及血窦压迫关闭,使出血迅速减少,开放的血窦在受压关闭后,表面有血栓形成减少出血。因此,任何影响子宫肌纤维正常缩复功能的因素都可以引起产后出血时间延长导致子宫复旧不全,如原发性宫缩乏力、产程延长或急产、产妇过度疲劳、精神过度紧张、子宫过度膨隆、多次生育的经产妇子宫肌纤维有退行性变者。子宫有病变也会导致复旧不全,如子宫肌瘤、畸形、发育不良。胎盘前置胎盘附着在子宫下段易致收缩不良、过去有产后出血史、产时有子宫感染,都可成为产褥期子宫复旧不全的原因,尤其合并产褥期子宫内感染,可影响胎盘剥离后子宫创面的修复过程,已形成的血栓脱落,血窦重新开放,引起子宫复旧不全大量出血。

2. **胎盘胎膜残留** 孕前因多次流产、分娩引起子宫内膜炎,反复刮宫造成内膜损伤等原因引起胎盘胎膜粘连,部分粘连的组织产后滞留在子宫内;妊娠时蜕膜组织发育不良,形成膜样胎盘、副叶胎盘或胎盘附着宫角等情况。因胎盘附着面积过大,或附着处子宫肌肉及内膜发育差,胎盘胎膜不易剥离而残留子宫内;残留组织影响子宫收缩,使胎盘附着面的血窦不能及时关闭而引起产后出血。如产时出血不多,或经用宫缩剂后出血减少,而未及时清除残留组织,残留的胎盘组织发生变性、坏死,机化形成息肉,当胎盘息肉坏死脱落时,暴露基底部血管可引起大量出血。

四、病史要点及检查

1. **病史** 详细询问恶露的性状、量、颜色、有无特殊腥臭味;发生的时间和持续时间,是否伴有外阴瘙痒或灼热感、是否有性交疼痛和盆腔痛;是否有难产病史及胎膜早破史;有无发热和其他伴随症状;诊治经过,是否反复发作等。

2. **体格检查** 全身体格检查要注意产妇营养状况和局部有无出血点、瘀斑等。妇科检查注意外阴、前庭有无炎症及溃疡;检查阴道有无出血点、伤口愈合是否良好,是否充血、水肿,有无溃疡,有无瘘口或赘生物;宫颈有无裂伤、息肉、出血等。双合诊或三合诊时注意子宫的复旧情况、大小、质地、活动度、压痛,如为剖宫产患者需注意子宫局部伤口愈合情况。

五、辅助检查

1. **血常规检查** 了解患者是否有感染、贫血;白细胞及中性粒细胞升高提示炎症可能。

2. **B超检查** 可明确有无胎盘、胎膜残留,以及子宫复旧情况等。

六、鉴别诊断

1. **子宫复旧不全** 产后由于子宫肌的收缩及缩复作用,使肌层内血管的管腔受压或闭锁,子宫肌细胞缺血并发生自溶,子宫体积明显缩小,胎盘剥离面也随子宫的缩小及内膜生长得以修复。子宫不能由产后恢复到孕前状态的过程即为子宫复旧不良。

(1)病史:血性恶露时间长,淋漓不尽,有时可发生大量阴道出血;有感染时,恶露浑浊有腥臭味或为脓性,伴有坏死组织排出,有下腹坠胀、疼痛及腰痛等。

(2)体格检查:子宫较同期正常产褥期的大而软,可有轻度压痛,宫颈软,宫口多未闭,子宫多为后位。

2. **胎盘、胎膜残留**

(1)病史:表现为血性恶露持续时间长,淋漓不尽,多次反复出血,残留组织如发生变性、坏死、机化或形成息肉,则出血可发生在产后数周。如坏死组织脱落暴露基底部血管,则发生大量流血,有时可见胎盘、胎膜碎片排出。因容易继发感染,患者可有体温升高、下腹痛等症状。

(2)体格检查:子宫比同期正常产褥期的大,可有压痛,子宫口松弛,有时可见残留组织堵塞宫口。

(3)辅助检查:B超检查可见子宫内有组织或血块残留。刮出物病理检查可见绒毛组织,若有生存绒毛,HCG测定值升高,但清除胎盘组织后即可降至正常。

3. **胎盘附着部复旧不良** 正常情况下分娩后胎盘附着的面积约手掌大小,以后逐渐缩小,胎盘血管断端栓塞形成,附着部表面组织坏死脱落,创面由新生内膜修复。全过程约需6~8周完成。如胎盘附着部发生感染,影响其修复或复旧不全,可使血栓脱落血窦暴露开放,引起大量出血。

(1)病史:血性恶露持续时间长,大量出血多发生在产后2周左右,也有延迟至产后1~2个月者。如有感染可出现恶露浑浊、有臭味,发热,下腹部不适。

(2)体格检查:子宫比同期正常者稍大而软,可有轻度压痛,宫口松弛,有出血或血块堵塞。刮宫术中可探到胎盘附着部位表面粗糙,此部位多在子宫体部。

(3)辅助检查:刮出物病理检查见坏死蜕膜

组织,无绒毛;蜕膜或肌层血管见大小不等管腔,表示修复过程受阻;再生的内膜和肌层可有炎症反应。

4. 剖宫产术后子宫切口愈合不良　剖宫产手术时选择切口位置、大小不当,可影响切口的愈合;切口过小、过高易造成撕裂,尤其是横切口两侧血管丰富,发生撕裂易引起出血,形成血肿影响愈合。切口边缘止血不彻底,形成血肿;缝合过密、过紧影响血供,切口边缘组织坏死,致愈合不良;肠线融解后血管重新开放而引起大出血。此外,切口感染或全身情况不良,如贫血、营养不良等都可使伤口愈合延期或不愈合。

(1)病史:出血时间多在术后 2~3 周,出血量多,常可引起休克而需切除子宫,保守治疗常无效。

(2)体格检查:大量失血可导致休克,有感染时腹部伤口也可裂开或延期愈合。子宫下段局部有压痛,如情况允许可行子宫动脉栓塞手术,并做好子宫切除及急救准备。

5. 绒毛膜癌　约 10% 的绒毛膜癌继发于足月分娩及早产之后,多数发生在子宫,但也有未见原发病灶即已有广泛转移者。

(1)病史:主要表现为产后阴道持续淋漓不尽的流血,量时多时少,常并发贫血及感染。也有因子宫内膜病变较轻而无阴道出血,或有数次正常月经后才出现阴道出血者。一般无腹痛,但当子宫病灶穿破浆膜层时可引起急性腹痛及其他腹腔内出血症状。子宫病灶坏死继发感染也可引起发热、下腹痛、腰酸或脓性白带。

(2)体格检查:阴道有暗红色血性分泌物,恶臭,子宫大而软、有压痛,有的可发现卵巢黄素囊肿,如肿瘤穿破子宫可形成盆腔或腹腔大出血及血肿,伴有休克表现。可出现肺及脑部转移。

(3)辅助检查:尿 HCG 测定阳性或阴性后又转阳性,或血 HCG 测定值增高,即应考虑本病。B 超检查有助于诊断,最后确诊靠病理检查。

七、处理原则

1. 产时注意检查胎盘、胎膜的完整性。

2. 剖宫产手术时切口选择合适的位置,并且肠线缝合要松紧适中。

3. 积极纠正全身情况,排除妊娠滋养细胞肿瘤。

(陈丹青)

第十节　乳房肿痛

一、定义

产褥期乳房肿痛大多与泌乳、哺乳有关,多见于乳汁淤积、乳头炎、乳晕炎和乳腺炎。

二、解剖和生理

1. 乳房的解剖结构　正常女性乳房由 15~20 个乳腺小叶及周围组织组成。乳腺小叶又由 10~100 个腺泡形成,腺泡是由一层柱状分泌细胞构成的泡状体,周围披覆一层肌上皮细胞,它可将乳汁挤压至腺管系统,从腺泡到小叶内乳腺管,最后汇成输乳管。输乳管周围有环形及纵形排列的平滑肌纤维,通过肌肉的收缩使乳头勃起,便于授乳。

每个乳腺叶有一个输乳管,输乳管通向乳头。围绕乳头的黑色皮肤称为乳晕,乳晕内有很小的腺体,分泌油性液体以保持皮肤健康。乳晕下有乳窦可以收集乳汁,乳头处乳窦变窄,形成小管状与外界相通。

2. 妊娠期乳房的生理变化　妊娠期乳腺的发育受下列激素影响:垂体催乳素、生长激素、雌激素、孕酮、胰岛素、肾上腺皮质激素及甲状腺素等。其中催乳素、生长激素、雌激素、孕酮对女性乳房腺小叶及腺管的发育起重要作用;而胰岛素、肾上腺皮质激素、甲状腺素对乳管上皮细胞的复层化和小叶的形成起主要作用,尤其是胰岛素对乳汁分泌起了准备作用。妊娠期血中催乳素浓度随妊娠孕周增加而逐渐增高,到妊娠 35 周时达到高峰(200μg/L 以上),并一直维持此水平到分娩,分娩后催乳素值逐渐下降,到产后 3 周达非孕水平。

3. 泌乳　妇女妊娠后雌激素水平上升,促进乳腺基质的发育,脂肪堆积增加,乳小管系统广泛生长;孕酮的分泌增加使乳房小叶及腺泡结构发育增大;与此同时,腺垂体分泌的催乳素因雌激素与孕酮的竞争而无法有效泌乳。分娩后,随着雌、孕激素水平迅速下降,在催乳素的作用下开始泌乳。哺乳婴儿可以使血中催乳素维持在较高的浓度。催乳素在哺乳 30 分钟后达到高峰,为下一次哺乳作准备;同时通过反射产生的催产素则很快经血液到达乳房,作用于腺细胞周围的肌细胞,使保存在腺泡内的乳汁经乳小管流到乳窦内。

三、病史要点及检查

1. **病史**　问诊注意青春期发育情况、初潮年龄及月经史;孕产期及哺乳情况;有无脑炎、胸壁创伤等病史;有无下丘脑、垂体疾病的相关症状;有无扪及乳房肿块等。询问发现乳房肿块的时间、肿块的生长情况,有无伴随疼痛及其剧烈程度和确切部位,既往乳房疾病手术史及乳房肿瘤家族史;是否伴有发热,乳汁颜色;有无难产病史及胎膜早破史;是否反复发作等。

2. **体格检查**　乳房的检查必须全面、细致、有序,避免遗漏。

(1)视诊:注意乳腺发育情况、乳房外形及皮肤改变。审视乳房大小、形态,乳头位置是否对称,有无回缩、糜烂、溢液。

(2)触诊:患者取仰卧位,双手交叉置于脑后。依次有序地检查乳房的四个象限、乳头及乳晕区,并朝乳头方向压迫乳晕促使乳头溢液,了解溢液出自乳房何处和性状。如发现肿块,应注意肿块大小、位置、性质(软、囊性、坚韧实质或硬)、边界、活动度,与皮肤、胸壁有无粘连,单个或多发,单侧或双侧乳腺。上述检查完毕后再取坐位,检查锁骨上区域淋巴结、颈部淋巴结。同时触摸腋窝,为使患者胸肌松弛能满意地扪及腋窝顶点,可用右手托起患者右臂,用左手检查患者右侧腋窝;同法检查左腋窝。要注意淋巴结位置、数目、大小、硬度、移动度及压痛情况。

四、辅助检查

1. **血常规检查**　了解患者是否有感染,白细胞及中性粒细胞升高提示炎症可能。

2. **B超检查**　可明确乳房肿块部位,初步了解肿块性质。

五、鉴别诊断

1. **乳头炎**　为哺乳期妇女乳头皲裂使细菌入侵所致。

(1)病史:炎症初期为乳头皲裂,呈放射状小裂口,裂口深者可出血,局部肿胀疼痛而影响授乳。患者多无全身感染中毒症状,可发展为急性乳腺炎、乳腺脓肿。

(2)体格检查:乳房局部有压痛,表面有红肿;同侧腋下淋巴结增大并有压痛。

(3)处理:用吸乳器定时吸出乳汁,局部用油膏外敷,全身应用抗生素治疗。

2. **乳晕炎**

(1)病史:单侧或双侧乳晕部见一个或多个脓疱状感染灶,多为限于局部的浅层脓肿,常无全身中毒症状。

(2)体格检查:乳晕部见白色脓头或形成浅表脓肿,表面结痂,周围红肿不明显,同侧腋下淋巴结可肿大,并有压痛。

(3)处理:感染早期保持乳晕处皮肤清洁,停止授乳。如出现白色脓头,可在无菌条件下用针头刺破,排出脓性分泌物,数日后痊愈。

3. **急性乳腺炎**　多见于产后第3或第4周。以初产妇多见,乳头皮肤娇嫩,易因婴儿吸吮而破裂,病菌乘机入侵,且初产妇缺乏喂乳经验,易致乳汁淤积。

(1)病史:发病前常有乳头皲裂、乳晕炎症或乳汁淤积现象,继而形成乳腺局部胀痛和硬结、红肿,常伴有发热,甚至寒战、食欲差、疲乏等症状。病情发展可形成乳腺脓肿,脓肿发生于乳腺皮下、乳晕皮下、乳腺内或乳腺后方等处。脓肿位置越深,则局部表现越不明显。

(2)体格检查:乳房胀痛部位变硬、红肿及压痛,患侧腋窝淋巴结可肿大。浅表乳腺脓肿局部有波动感,深部脓肿则乳房胀大,压痛明显,白细胞计数增高。

(3)处理:炎症早期患侧乳房停止授乳,并以吸乳器及时吸净乳汁。保持乳头清洁,全身应用足量抗生素。

4. **乳房脓肿**

(1)病史:急性炎症逐渐局限而形成脓肿,畏寒、高热,体温38.5~39℃,甚至达40℃,乳房疼痛加剧。

(2)体格检查:脓肿部位可以深浅不同,可以是单房或多房,脓腔之间有纤维间隔,表浅脓肿波动明显,可以向体表溃破,或穿破乳管从乳头排出脓液;深部脓肿早期不易出现波动感,如未及早切口引流,引起广泛的组织坏死,则慢慢向体表溃破;也可向乳房后疏松结缔组织间隙内穿破,在乳房和胸肌之间形成乳房后脓肿。

(3)处理:在局麻或静脉复合麻醉下进行脓肿切口引流,全身应用足量抗生素。

5. 乳汁淤积

(1)病史：产后 3~4 天乳房充血，淋巴管肿胀，产妇感乳房胀痛，伴有低热。

(2)体格检查：产妇可以有发热，但一般不会超过 38℃，持续数小时至十余小时。整个乳房发胀、充血，但无局限肿块，局部也无红、肿、热、痛。

(3)处理：行乳房热敷、按摩，挤出乳汁，乳腺管畅通后则症状缓解。

6. 多乳头及副乳腺　常见于腋窝部及胸腹部，也可以见于乳房侧方，大多为对称性，位于乳房发育的始基线即自腋窝至腹股沟的连线上，具有遗传性。副乳腺在孕期和产褥期与乳腺有相同的生理改变及泌乳作用，但多无乳头及乳晕，有的与乳房相通。多乳头在孕期及产褥期可增大、变色，但无乳汁分泌。如不伴感染，副乳腺乳汁淤积的肿块多在数日后逐渐吸收消退。

7. 乳腺恶性肿瘤

(1)病史：生育年龄女性较少发病，产褥期诊断者多为孕前或孕期已发病而漏诊的患者。多为乳房单一质硬的结节，好发于乳房外上方，与周围组织界限不清，多无疼痛，少数患者可有隐痛或刺痛，压痛不明显；当乳癌侵入乳房悬韧带时，出现皮肤陷窝，淋巴回流受阻，皮肤呈橘皮样改变；侵入乳腺管时，出现乳头回缩、内陷。

(2)检查：乳房触诊、红外线扫描、X 线、B 超及分泌物细胞学检查有助于诊断。

(3)处理：孕前常规乳房检查，对可疑患者行活组织检查。

（陈丹青）

第十一节　产后精神障碍

一、定义

产后精神障碍（postmatal psychological disturbance，PPD）又称产褥期精神病，是指分娩后 6 周内出现相关的精神和行为障碍。本病的发病因素尚不明，发生率为 0.1%~1.2%。分娩过程是一种躯体和心理应激，产后随着胎盘娩出内分泌变化明显，婴儿的出生使得家庭环境与生活方式和氛围发生了巨大变化，产妇会因此产生一系列的生理问题，心理上也会随生理和环境的变化而改变。若产妇在这一特殊转化时期不能调整适应，特别容易诱发精神障碍。产后精神障碍包括产后郁闷、产后抑郁症和产后精神病。重则有自杀和杀婴危险，应及时诊断和治疗。

二、病因

1. 社会心理因素　由于分娩给妇女带来生理和心理上的巨大应激，常见的心理应激有死产、婴儿畸形、经济困难、婆媳不和、夫妻关系恶化、分娩过程缺乏亲人照顾、对分娩恐惧、妊娠非所愿、对新生儿性别不满意或存在矛盾心理和抚育的焦虑等。有报道，产后精神病患者社会心理支持评分明显低于对照组。社会心理支持是作为社会心理刺激的缓冲因素或中介因素，对健康起间接保护作用，可以维持个体良好的情绪体验及心理状态。产后精神障碍患者对正性事件紧张总值没有明显变化，对负性事件紧张总值则明显升高，生活事件紧张总值也升高。可见社会心理因素在该病的发生中具有重要的作用。

2. 激素水平变化　产后体内激素水平变化是其发生的生物学基础。分娩后激素水平变化包括：

(1)雌激素：产后雌激素急骤变化可导致产后抑郁发作。可能是妊娠期雌激素浓度增高，导致产后抑郁症易感者的雌激素受体敏感性降低，一旦分娩雌激素降为正常，产后抑郁症易感者的雌激素受体功能远低于不易感者，引发抑郁。

(2)催乳素：产后催乳素浓度迅速上升可能引起产后精神障碍。

(3)甲状腺功能：妊娠期抗甲状腺抗体阳性的妇女可增加产后抑郁症危险性。

3. 躯体应激反应　产妇在经历妊娠、分娩之后，身体疲惫虚弱；产程时间较长、难产、产后出血、感染、泌乳不足；新生儿因素，如新生儿窒息、低体重儿、早产等增加产后抑郁症风险。

4. 既往史　有抑郁症病史者产后抑郁发生的风险明显增加 24%。既往有产后抑郁症病史再次产后抑郁症率为 20%~40%。妊娠期抑郁会进一步增加产后抑郁的风险。产后常有睡眠剥夺，加之产后对新生儿护理的应激，是产后抑郁症或产后郁闷的危险因素。经前期紧张综合征和青少年妊娠也是产后抑郁症的高危因素。

5. 家族史 抑郁症一级亲属的抑郁症患病率是常人的 3~5 倍,产后雌激素水平下降,引起心理和躯体应激,增加产后抑郁症患病率 3 倍。

三、诊断

产后精神障碍可合并存在内科和产科疾病,故其诊断不仅要根据发病时间、相关危险因素、病史及临床表现,还要进行全身和产科检查、实验室检查及辅助心理测试等综合分析,方能正确诊断。目前多数学者将产后精神障碍分为产后郁闷、产后抑郁症、产后精神病三类。

1. 产后郁闷

(1)临床表现:以"三轻一无"为特征,即轻度唤醒(轻度心境波动、轻度易激惹、轻度焦虑、轻度害怕、轻度疑病、轻度失眠)、轻度抑郁(注意减退和哭泣小发作)和轻度意识障碍,但无自杀观念,是产后抑郁症的轻型。

(2)诊断:产后郁闷症状在分娩后 2~3 天达高峰,14 天内缓解。如既往有抑郁症病史,产后郁闷是产后抑郁症的高危因素,可能发展为产后抑郁。

2. 产后抑郁症 是指产后 7 天内出现一过性哭泣或忧郁状态,患病率为 10%~15%。

(1)临床表现:分娩 4 周内出现"三有"症状:有过度唤醒(悲伤、沮丧、哭泣、孤独、焦虑、恐惧、易怒、自责自罪、处事能力低下);有抑郁(内疚、不能履行母亲的职责、对生活缺乏信心等);有意识模糊(头昏乏力、失眠、食欲缺乏、健忘)。

(2)诊断:主要结合病史、症状作出诊断。经典的抑郁症诊断需要符合症状持续 2 周。

3. 产后精神病 是与产褥期有关的重度精神障碍和行为障碍,以产后 7 天内发病者居多。

(1)临床表现:产后 4 周内迅速发作,表现为四有:有唤醒症状(失眠),有情感症状(戏剧性心境波动和激惹),有意识模糊(谵妄),有严重忧郁、狂躁等多形性病程及症状。

(2)诊断:生物学特征是睡眠障碍、饮食变化、精神病症状,有自杀、婴儿忽视和杀婴的危险。患者应至专科医院治疗。

四、治疗原则

1. 心理治疗 家庭支持有利于病情恢复;做好宣教,提倡多交流、多沟通;治疗以解释、心理支持及疏导为主。

2. 专科医生会诊 选择合适的治疗方式尽快控制病情。

(陈丹青)

第十二节 剖宫产术后恶心与呕吐

一、定义

是指子宫下段剖宫产手术以后出现的恶心、呕吐现象。据统计,剖宫产术后恶心、呕吐的发生率约为 20%~37%,高危患者发生率达 70%~80%。恶心、呕吐主要发生在术后 24~48 小时内,但也可能持续达 5 天之久。恶心、呕吐可以导致产妇程度不等的不适,严重者可有切口裂开、切口疝形成、水电解质和酸碱平衡紊乱,以及影响口服药物、食物或液体,影响哺乳及产妇休息,甚至引起产后抑郁。

恶心、呕吐的评分为视觉模拟评分:以 10 格直尺作为标尺,一端表示为无恶心、呕吐,另一端表示为极其严重的恶心、呕吐,4 格以下为轻度,7 格以上为重度。

二、发病机制

恶心、呕吐的主要感受器位于内脏和中枢的化学感受器催吐区(chemoreceptor trigger zone,CRTZ)。内脏感受器有两类:机械感受器在肌层内,接受内脏牵拉刺激和物理性损伤刺激;化学感受器在黏膜内,感受肠内环境的变化,对有害物质起反应。接受刺激后,内脏感受器将信息通过迷走神经传入纤维传送到中枢,CRTZ 存在于脑干内。这个区域的化学感受器能感受血液或脑脊液内的毒素变化。从内脏或 CRTZ 传入的刺激能激活呕吐中枢,引发恶心、呕吐。其他通路的刺激也能到达呕吐中枢,特别是前庭迷路系统,它和运动性恶心关系密切。此外,从高级中枢如边缘系统和视觉皮层发出的输入刺激也能导致恶心、呕吐,但是其作用大小并不清楚。

呕吐是由延髓中两个解剖学上相邻而功能不同的结构所控制的:一是神经反射中枢———呕吐中枢,位于延髓外侧网状结构的背部,直接支配呕吐的动作,接受来自消化道、大脑皮质、内耳前庭、冠状动脉及化学感受器触发带的传入冲动;

二是化学感受器触发带,位于延髓第四脑室的底面,接受各种外来化学物质或药物(如阿扑吗啡、洋地黄、硫酸铜、麦角碱等)及内生代谢产物(如感染、酮症酸中毒、尿毒症等)的刺激,然后由此发出神经冲动,传至呕吐中枢,引起呕吐。

三、高危因素

1. 曾经有手术后恶心、呕吐病史者,年轻的产妇。

2. 肥胖、饱胃等胃容量增加的产妇。

3. 有晕动史、偏头痛史、吸烟的产妇。

4. **麻醉用药及方法** 全麻比椎管内麻醉常见,术中使用氯胺酮、新斯的明、阿片类药物时,恶心、呕吐比较常见。

5. 手术时间过长。

6. 手术中或手术后持续性血压过低。

7. 手术后疼痛或过早进食、大量饮水的产妇。

8. **有妊娠并发症和合并症的产妇** 如妊娠剧吐、妊娠期高血压疾病、妊娠合并糖尿病、妊娠肝内胆汁淤积症、多胎妊娠等。

四、诊断与鉴别诊断

剖宫产术后恶心、呕吐的诊断容易,关键是找出恶心、呕吐的原因及鉴别诊断。一旦发生恶心、呕吐,需测量患者的血压等生命体征,防止低血压引起恶心、呕吐,并测量患者的血糖及血电解质。迅速寻找患者的危险因素及原因,尽快解除。

五、治疗原则

剖宫产术后恶心、呕吐的治疗原则是尽可能降低其危险因素和触发因素。如纠正水电解质紊乱,充分给氧,有效镇痛,少量多餐进食,对于中到高危患者应给予有效的药物预防,及时找出引起恶心、呕吐的原因,根据原因采取有效的治疗。一旦发现产妇出血或低血压应迅速补充血容量,针对出血的原因及时止血。如果是水电解质紊乱如低钾、低钠,要及时补充电解质,如产妇已经出现恶心、呕吐也要及时查血电解质,以防止恶心、呕吐引起的电解质紊乱。剖宫产术后的产妇要给予有效的镇痛,防止产妇因为剧烈疼痛引起恶心、呕吐。如果已经解除了恶心、呕吐的原因,可以适当给予抗呕吐药物,如5-HT$_3$受体抑制药、糖皮质激素和氟哌利多是预防恶心、呕吐的有效且副作用小的药物。

(陈新忠)

第十三节 剖宫产术后寒战

一、定义

剖宫产手术中或手术后大部分产妇会出现寒战现象,寒战表现为脸部、下颌、头部、躯干、四肢持续15秒以上的不自觉的肌纤维颤动。据报道,手术中寒战的发生率为56.7%,而在椎管内麻醉下实施剖宫产手术的产妇围手术期发生率达85%左右,冬、春季节气温低,寒战发生率更高,甚至高达90%以上。

寒战是体温调节中枢对周围丢失的热量和温度梯度增加的代偿反应,骨骼肌收缩增加产热,临床上就出现寒战现象。寒战往往伴有产妇的低体温,而体温的恒定是维持机体各项生理功能的基本保证,所以保持产妇围手术期体温的恒定,对预防和治疗寒战十分重要。

二、病因

人体内存在着体温的自动调节机制,与其他生理功能的调节一样,通过中枢神经系统的正负反馈方式,包括温度感受器信号传入、中枢神经调控和传出神经反应三个时相。当体温下降较大时,机体通过寒战等方式维持体温的稳定。引起寒战的原因很多,主要有:

1. **产妇情绪高度紧张** 产妇生产时往往在一个陌生的环境中,身边没有家人的陪伴,而且大部分产妇对整个生产过程和手术步骤不是十分了解,造成产妇精神高度紧张,容易引起寒战。

2. **环境温度过** 一般产妇都身着宽松简单的衣物,保暖不够充分。

3. **椎管内麻醉** 椎管内麻醉后交感神经阻滞导致阻滞区的血管扩张,大量血液分布到体表造成体热散失加快,使体温下降,椎管内麻醉引起体温调定点阈值下降0.5℃。这是引起剖宫产中和术后寒战最重要的原因。

4. 围术期大量输入低于体温的液体,以及术中手术创面热量的蒸发。

5. 妊娠末期子宫增大,血供丰富,术中手术切口创面的冲洗引起的能量损失更明显。

6. 羊水的丢失可带走大量的能量。

7. 有些急诊剖宫产术前疼痛剧烈,麻醉成功后疼痛消失,精神放松后出现寒战。

8. 冬季气温低,现在手术室多为层流手术室,环境温度较低,再加上皮肤消毒时冷刺激和身体暴露等都会使皮肤温度下降,均可引起孕产妇寒战。

三、剖宫产术后寒战对机体的影响

寒战往往伴随产妇的低体温,可引起器官血流明显减少,也会产生一些无氧代谢产物对产妇不利。

1. 对心血管系统的影响　心率、心输出量随体温下降而降低,甚至可能引起严重的心律失常。外周血管阻力增加,使周围循环灌注降低,而寒战增加基础代谢率甚至达 400%,使心输出量增加,引起心动过速和高血压。

2. 对呼吸系统的影响　呼吸节律随体温下降而变慢、变深,呼吸频率和分钟通气量减少,使通气需要量增加。

3. 对酸碱平衡和电解质的影响　降低氧和二氧化碳在血液中的溶解度,使氧离曲线左移。

4. 可升高眼内压和颅内压。

5. 可增加产妇在分娩或手术中的烦躁情绪,还可能增加耗氧量,引起低氧血症,引起乳酸血症和二氧化碳增加。

6. 影响血压、心电图、氧饱和度的监测。

四、临床表现

剖宫产术后寒战表现为手术中或手术后产妇不由自主地颤抖,往往伴随着低体温。寒战程度通常分为 1 级(面颈部出现轻度肌肉颤抖并可影响心电的监测)、2 级(肌肉颤抖明显)、3 级(整个躯体颤抖明显)。

五、治疗原则

剖宫产术后寒战的防治最重要的是预防。一旦出现寒战要排除产妇本身的合并症或并发症。确定因为低体温引起的寒战,在做好预防工作的同时可以使用药物治疗。

1. 安慰产妇　减少产妇对手术室的恐惧感,介绍麻醉手术的过程,增强产妇对医护人员的信任,术中多与产妇交谈,分散其注意力。

2. 保持手术室的温度　不要让手术室温度过低,产妇进入手术室要适当使用一些保温措施,

比如可以使用保温毯,消毒铺巾后胸部和手臂可以盖薄被子。

3. 大量输液和输血时可以使用液体加温器。

4. 常规吸氧　可降低患者的氧耗。

5. 降低手术中的疼痛刺激,加强术后镇痛治疗,减少因为疼痛引起的寒战。

6. 药物治疗　当以上措施实施后产妇还出现寒战时,可以使用药物治疗。

总之通过加强护理、灵活调控手术室的温度、加温输入液体,以及应用药物干预均能有效地预防和控制寒战的发生,提高产妇的舒适度和满意度。

(陈新忠)

第十四节　剖宫产术后皮肤瘙痒

一、定义

是指剖宫产术后全身皮肤出现瘙痒症状,多于产后数小时到 24 小时内发生。引起剖宫产术后皮肤瘙痒的原因很多,大多数与麻醉有关,尤其是与术后椎管内使用阿片类药物镇痛有关。

二、病因

(一)麻醉药物引起的瘙痒

1. 阿片类药物　全身给药可致术后瘙痒,组胺是一种重要的引起术后瘙痒的介质。吗啡、可乐定和哌替啶可引起组织中肥大细胞释放组胺,这种释放是非免疫性的,皮肤的阿片受体可能参与了瘙痒的产生。

2. 局部麻醉药　在一些特定情况下,不同种类的局部麻醉药既可增加又能减少瘙痒的发生。如氯普鲁卡因局部浸润可使真皮内组胺诱发的瘙痒增加,鞘内芬太尼复合普鲁卡因可引起严重的瘙痒。但是局部麻醉药又可通过阻滞组胺敏感初级传入神经元降低瘙痒的发生。

3. 其他药物　肌肉松弛药和阿片类药物可使万古霉素诱发的组胺释放增加。诱发肝内胆固醇沉着的药物也可引起瘙痒,这种瘙痒与吩噻嗪、雌激素、甲苯磺丁脲、甾类化合物等药物应用有关。

（二）其他全身疾病引起的瘙痒

与产妇原来的基础疾病及并发症有关：如慢性肾功能减退患者易瘙痒，与致瘙痒原聚集有关；妊娠肝内胆汁淤积症的产妇术后瘙痒的发生率也很高；某些妊娠糖尿病患者的症状也可能是全身瘙痒；还有极少数产妇术后瘙痒与代谢紊乱、皮肤病有关。

三、发病机制

引起剖宫产术后皮肤瘙痒的机制非常复杂，至今还没有明确原因，可能是多种机制共同作用的结果。从引起瘙痒的原因分析术后椎管内使用阿片类药物是引起瘙痒的最主要原因。

鞘内注入阿片类药物术后镇痛由于作用确切，已为产妇和医生所接受，其机制在于阿片类药物与脊髓背角阿片受体结合，起到镇痛作用，但阿片类药物术后镇痛的副作用也十分明显，主要有呼吸抑制、恶心、呕吐、尿潴留、肠麻痹和皮肤瘙痒等。瘙痒可以由神经病理性、神经源性、混合性和精神性的原因引起。引起瘙痒的刺激可能是物理性的，也可能是化学性的。鞘内注射阿片类药物是引起瘙痒的重要原因，这在剖宫产产妇中尤为常见。据 Kjellberg F 报道，鞘内注射吗啡的瘙痒发生率为 58%，而硬膜外注射吗啡的瘙痒发生率为 60%，并且药物剂量与瘙痒发生率未见明显相关性。Yeh HM 发现剖宫产产妇术后吗啡瘙痒发生率更高达 85%。可见由于产科特殊的生理特点，产妇术后硬膜外吗啡镇痛发生瘙痒并发症极为普遍。

瘙痒可影响产妇的舒适程度，产生烦躁、焦虑等情绪，不利于产妇的休息和术后恢复。另外，瘙痒往往诱发产妇搔抓局部皮肤，增加皮肤感染的发生率，也可间接导致硬膜外导管脱落以致发生镇痛中断。长时间的瘙痒甚至影响产妇对术后镇痛的接受程度。

目前认为阿片类药物鞘内镇痛引起的皮肤瘙痒，可能与组胺释放、机体的感觉调节机制等有关。有人认为机体延髓下部可能存在一个包括三叉神经核在内的瘙痒中心，瘙痒中心学说认为瘙痒是由于脑脊液中的阿片类药物向头部扩散到达三叉神经脊束核，作用于其中的阿片受体而导致的。Collins 认为脊髓轴索内多受纳神经和疼痛信号，但有可能混淆两种信号。应用阿片类药物抑制疼痛信号后，可能使瘙痒信号更加显著。鞘内使用阿片类药物与延髓背角神经元表面和深部的阿片受体有关，表面神经元的易化和与之相对应的深部背角神经元的抑制作用构成了临床所观察到的椎管内注射阿片类药物所导致瘙痒的基础。

四、临床表现

临床表现为全身瘙痒，患者往往不能说出具体瘙痒的部位。由于长期搔抓及皮肤慢性刺激，局部皮肤可出现苔藓样改变，甚至继发感染。因瘙痒呈持续性，常影响睡眠、精神和情绪，甚至导致心理障碍。

瘙痒的评估有多种方法，如定性评分法（分为没有、弱、中等和极度）和视觉模拟评分等。

五、诊断及鉴别诊断

根据患者剖宫产手术后开始全身瘙痒，诊断是比较容易的。但要注意致病的原因及鉴别诊断。剖宫产术后精神紧张、过度疲劳、情绪激动是引起瘙痒的重要因素。全身疾病或机体潜在的某些疾病也可能引起瘙痒，如糖尿病患者瘙痒是其常见症状之一，ICP 患者胆酸潴留也容易引起瘙痒。排除这些原因后，产妇术中或术后曾使用阿片类药物镇痛，尤其是使用椎管内阿片类药物镇痛，往往可明确诊断为椎管内使用阿片类药物引起的瘙痒。

六、治疗原则

剖宫产术后皮肤瘙痒的防治主要是针对病因进行的，要明确引起瘙痒的原因，大部分剖宫产术后瘙痒的主要原因是使用椎管内阿片类药物引起的，所以瘙痒的防治主要是针对这个原因进行，常用药物有非甾体抗炎药、小剂量镇静药、5-羟色胺受体阻断药和抗组胺药。

（陈新忠）

第三篇

妇科症状

第五章

白　带

白带是指外阴、阴道、宫颈、子宫内膜、输卵管所排出的分泌物,严格地说阴道无分泌腺、无分泌物,只有渗出液。由于分泌物主要是白色,所以通常称白带。它是由外阴双侧前庭大腺、外阴汗腺、皮脂腺、宫颈管、子宫内膜腺体及输卵管内膜分泌物、阴道黏膜渗出液等混合而成,其形成与雌激素、炎症、肿瘤、异物、性生活等多种因素有关,内容物中主要含有液体、蛋白、黏液、脱落的上皮细胞、白细胞、微生物等。白带可分正常生理性白带和病理性白带两大类。正常白带为白色稀糊状或蛋清样、黏稠、量少、无腥臭味。正常白带的作用是湿润阴道,在性交时起润滑作用,提高性生活质量,也是反映女性卵巢功能的一个侧面。

白带是女性特有的体液,但女性对白带的认识、感觉、重视程度不一:有些妇女白带增多,但无自觉症状;有的虽白带不多,但因外阴部潮湿或沾染内裤而惶惶不安,引起恐慌;也有对白带异常也不予重视,失去早诊断、早治疗的机会;母亲或保育员等也有对儿童更换的内裤不重视,未及时发现异常。总之,医患均应重视白带,并及时发现问题,及早诊治。

一、病史要点

应识别正常和异常的白带,在病史询问中应细问如下几点:

1. 患者年龄,区分新生儿、青春期前、青春期、育龄期、围绝经期及绝经期;因不同年龄段,由于卵巢内分泌变化,疾病谱不同。

2. 白带多少及性状,有无腥臭或恶臭味。

3. 有无伴有其他症状,如泌尿系统或外阴瘙痒、灼热等症状。

4. 白带增多或异常与月经周期的关系,有无绝经。

5. 与性生活有无关系,涉及性卫生、性伴侣、性频度等。

6. 个人卫生情况,发病前是否使用公用浴盆、浴巾、公用浴池、游泳或不洁性生活。

7. 家人或同居性伴侣中有无类似白带异常情况。

8. 是否放置宫内节育器,尤其是带有尾丝的宫内节育器,或使用子宫帽、阴道隔膜等。

9. 近期是否因其他疾病服用过雌激素类药物,或进行过阴道用药、阴道灌洗。

10. 近期有无施行阴道、宫颈治疗或操作。

11. 有无全身疾病,如心力衰竭、糖尿病等。

二、体格检查及妇科检查

1. **外阴**　外阴、会阴体、肛周、大腿内侧有无皮肤红、肿、破损、湿疹、赘生物,外阴湿润或干燥,有无分泌物沾染及其性状,有无异味。

2. **阴道前庭**　有无充血、分泌物情况,尿道口有无炎症、赘生物。

3. **阴道**　观察白带主要来源于外阴、阴道、宫颈或宫颈管内;白带的性状包括量、色泽、性状;阴道有无红肿、出血点、破损、结节、赘生物;宫颈有无充血、炎症、柱状上皮外翻和/或炎症、肥大、旧裂、宫颈外口开大情况,有无息肉、赘生物;宫颈管内有无赘生物等。

4. **双合诊、三合诊**　除外阴道、宫颈有病变外,妇科其他疾病也可引起白带增多及性状异常,应作双合诊或三合诊检查,了解子宫、附件、盆腔情况,有无子宫肌瘤、盆腔炎症、子宫内膜癌、输卵管癌等,有利于识别和分析白带增多的原因。

5. **全身检查**　结合询问病史,应考虑有无全身性疾病所致白带增多。

三、辅助检查

1. **白带常规观察和取材**　采用膀胱截石位,

正确的白带检查对已婚、有性生活、未婚、女童、绝经后妇女、手术或放射治疗后者均有区别。对已婚、有性生活史者除需要外阴、阴道前庭等视诊外,还应用窥器观察阴道前后壁及侧壁、阴道穹窿、宫颈的白带量及性状后,用棉签或吸管取材。使用棉签者应从阴道壁、穹窿部多处取材,棉签应与阴道壁、穹窿接触且有轻微摩擦,取材时棉签与上述部位接触时间至少 20 秒钟,否则属不合格取材,若取材量少或不能完整代表白带的真实情况,对诊断不利。未婚或女童取白带应与本人或家长说明情况,切忌动作粗暴,用蘸有生理盐水的棉签取材,常为阴道下 1/3 或中段。绝经妇女一般仍可选用窥器取材,绝经年份长者宜选用较小的窥器。

2. 白带常规检查 除上述观察白带的色泽、量、性状外,须作有关常规检查。

(1)清洁度:正常情况下,阴道上皮细胞随月经周期中雌、孕激素的作用发生周期性的变化,特别是表层细胞内富含糖原,糖原分解后经寄生于阴道内的乳杆菌的作用,产生乳酸,使阴道内的 pH 保持在 4.4 及以下的酸性环境,从而可抑制部分致病菌的繁殖,故正常阴道液有自净或灭菌作用。当生殖系统有炎症或 pH 上升时,阴道内环境及微生态即发生改变,出现大量杂菌和白细胞等。根据阴道液中乳杆菌的存在与否,以及杂菌和白细胞的多少,对阴道的清洁度进行分度,称为阴道清洁度。清洁度判断和分度:

Ⅰ度:显微镜下可见大量阴道上皮细胞和大量阴道杆菌。

Ⅱ度:显微镜下可见阴道上皮细胞,少量白细胞,部分阴道杆菌,少许杂菌或脓细胞。

Ⅲ度:显微镜下可见少量阴道杆菌,大量脓细胞和杂菌,表明有炎症存在。

Ⅳ度:显微镜下未见阴道杆菌,除少量上皮细胞外,主要是脓细胞和杂菌,表明有阴道炎症或较重的宫颈炎症。

妇科或计划生育经阴道手术前,阴道清洁度属Ⅲ、Ⅳ度时,应考虑可能有其他病原体存在,必须先行病因治疗,待炎症治愈后方可进行手术。

(2)阴道 pH 测定:阴道上皮细胞随月经周期而改变,在排卵前期受高水平雌激素的影响,阴道上皮增生、成熟,并富含糖原,在阴道乳杆菌的作用下酸度较高;排卵后至月经来潮前,因受孕激素的影响,阴道上皮细胞糖原含量减少并脱落,阴道酸度下降,但正常的阴道环境 pH ≤ 4.5(多在 3.8~4.4)。由于经血的稀释作用,经后阴道 pH 可接近中性。阴道 pH 是阴道自净作用的表现,是人体外阴阴道防御的重要机制之一,乳杆菌在正常阴道菌群中占优势,在维持阴道菌群平衡中起关键作用。当阴道菌群失调时,阴道 pH 也随之改变。

(3)白带酶谱检查:假丝酵母菌外阴阴道炎、萎缩性阴道炎、细菌性阴道病者白带中乳酸脱氢酶(lactate dehydrogenase,LDH)和过氧化物酶活性下降;滴虫性阴道炎者白带中 LDH 和过氧化物酶轻度下降;慢性宫颈炎者白带中 LDH 明显下降;细菌性阴道病者白带中唾液酸苷酶较正常增加 10~100 倍,脯氨酸氨肽酶也明显增加;萎缩性阴道炎者白带中脯氨酸氨肽酶明显增加;滴虫性阴道炎者白带中胱氨酸蛋白酶增加。通过上述检测对阴道微生物、病原微生物、阴道宿主细胞反应水平可作出评价。

(4)阴道内细菌代谢物测定

1)H_2O_2:阴道乳杆菌可产生 H_2O_2,是一种杀菌物质,对维持阴道微生态有重要作用。白带中 H_2O_2 浓度和杆菌数量呈正比,产生 H_2O_2 乳杆菌优势的妇女,患阴道炎的机会很少。

2)胺类测定:阴道白带正常时只能检出少量精胺,但感染时分泌物中可见出大量单胺、腐胺、尸胺等,是使白带产生异味的主要原因。细菌性阴道病产生三甲胺,使白带有鱼腥味,滴虫可产生腐胺,分泌物有臭味。取少许白带置玻片上,加入 10% 氢氧化钾溶液 1~2 滴,立即嗅到鱼腥味为胺试验阳性,多提示有细菌性阴道病存在。

取材要求:取材前 24 小时内应无性交、无盆浴、无阴道冲洗,48 小时内无使用阴道润滑剂、阴道兴奋剂等。取材准确部位是阴道后穹窿部,一支棉签取积脓液,另一支棉签取其他部位。细菌性阴道病在宫颈口取材阳性率几达 100%,而在阴道口仅为 29%。取材标本量应多些。

(5)悬滴法或培养法找阴道毛滴虫:将少许白带置于已预滴生理盐水的载玻片上,立即在低倍显微镜下观察有无活动的滴虫;悬滴法未能找到滴虫,但临床高度疑似者可采用培养法,但需时较长,操作繁琐,故一般门诊患者很少采用。

(6)涂片法或培养法找假丝酵母菌:白带作涂片固定后用革兰氏染色置油镜下,观察有无菌丝体和孢子体,必要时可做培养或药物敏感试验。

(7)涂片法找线索细胞：取白带置载玻片上，加数滴生理盐水混合均匀，用革兰氏染色，在油镜下观察有无线索细胞(即阴道复层上皮脱落的表层细胞，其边缘黏附大量颗粒状物，使细胞边缘原有棱角消失，其颗粒状物为阴道加德纳菌)。见线索细胞即可诊断为细菌性阴道病。

(8)涂片法或培养法找淋病双球菌：前庭大腺、尿道旁腺和宫颈腺体多为淋病双球菌的藏匿之处，故在上述部位取材阳性率高。常在宫颈管取材，先揩净宫颈表面分泌物，以小棉签进入颈管内1~1.5cm处，转动1~2周并停留1分钟，然后取出棉签作涂片或培养。涂片法为经革兰氏染色后，油镜检查中性粒细胞内是否有成对的革兰氏阴性双球菌。通常涂片法阳性率低，宜采用培养法。

(9)沙眼衣原体检测：将颈管分泌物作吉姆萨染色，在光镜下找包涵体，但阳性率低，现可采用单克隆荧光抗体试验或酶直接检查标本中沙眼衣原体抗体。

(10)支原体培养：取宫颈管分泌物培养。目前多认为支原体阳性诊断临床价值不大。

(11)宫颈刮片细胞学或液基细胞学检查：前者常称巴氏涂片，后者常称TCT，是发现宫颈癌前病变及宫颈癌最常用的筛查方法，也可对子宫内膜癌、输卵管癌等脱落细胞进行检查。

1)巴氏涂片分为五级：Ⅰ级为正常细胞，Ⅱ级为良性变异细胞，Ⅲ级为可疑癌细胞，Ⅳ级为高度可疑癌细胞，Ⅴ级为癌细胞。现也要求采用TBS报告方式。用刮片在宫颈清除黏液后做顺时针或逆时针轻刮一周，在玻片上以45°角度顺一个方向作涂片，涂片应均匀，不能重复或来回涂片，涂片后即固定于95%的乙醇液中送细胞室或病理科检查。

2)TCT须采用特制的塑料刷在宫颈及宫颈管取材，先用窥器暴露宫颈，轻轻擦去宫颈黏液分泌物，用特制刷子进入宫颈管及部分在宫颈顺时针方向或逆时针方向连续转动5次，可收集宫颈鳞状细胞和颈管柱状细胞，立即放入装有特殊液体瓶内，连续上下浸动10次，将刷子放入瓶内，弃去手杆，盖紧盖子，送病理科或细胞室检查。

TCT检查的报告单宜采用TBS系统，分为：正常细胞；良性细胞改变：炎症、反应性或修复性；鳞状细胞异常，其中有不典型鳞状细胞意义不明确(ASCUS)；低度鳞状上皮内病变(LSIL)，通常为CINⅠ级；高度鳞状细胞内病变(HSIL)，通常为CINⅡ、Ⅲ级和原位癌及鳞状细胞癌；腺上皮细胞异常，其中又有不典型腺上皮意义不明确(AGUS)、宫颈腺癌等。

(12)宫颈、阴道、外阴病理切片检查：对上述部位的赘生物或疑有恶变者可作活检，病理检查可明确诊断。

(13)分段诊断性刮宫：凡分泌物来自颈管内或其以上部位者，应作分段诊刮，先刮宫颈管，后刮宫腔，将刮出物用95%乙醇或10%甲醛溶液固定后送检。

(14)腹部或阴道超声检查：对明确宫颈管、宫腔、宫体、附件赘生物、肿块等病变与白带异常也有作用。

(15)宫腔镜检查：有助于诊断宫颈管、宫腔病变是否与白带异常有关。

四、生理性白带的鉴别

(一)新生儿白带

女胎形成后，胎盘分泌的雌激素可影响胎儿的阴道和宫颈管黏膜，在出生前阴道内有较多的分泌物。出生后因女婴体内雌激素水平急剧下降，使原受雌激素影响的增生上皮脱落并随阴道内积聚的分泌物排出体外，故新生女婴在最初的7~10天外阴可有较多无色或白色黏稠分泌物，少数新生女婴由于子宫内膜随雌激素水平下降而剥落，可出现撤退性出血，使白带呈粉红色或血性，甚至有少量鲜红血液流出。

(二)青春期白带

随着卵巢的细胞开始发育，女性青春期到来，在卵泡分泌的雌激素作用下，初潮前1~2年开始可有少量黏液样白带，持续至初潮后1~2年，排卵性月经周期建立为止。

(三)育龄期白带

每次月经周期的排卵前2~3天，由于体内雌激素水平逐渐上升达高峰，宫颈管腺体分泌的黏液增多，可出现稀薄透明如蛋清样有一定拉丝度的黏性白带；在月经来潮前2~3天，盆腔充血，此时则有较多黏稠的白带出现。

(四)妊娠期白带

妊娠后，特别是孕3~4个月开始，因胎盘形成，产生的雌、孕激素水平明显升高，阴道壁的渗出液和宫颈腺体分泌的黏液增多，常可有较多黏厚的白带出现。

（五）产褥期白带

产后最初几天有较多的血液排出，称为血性恶露；其后排出物中有较多坏死的内膜组织，内含有少量血液，呈淡红色，称为浆液性恶露；产后10~20天开始排出的为退化蜕膜组织、宫颈黏液、阴道表皮细胞及细菌混合物，色泽较白，称为白色恶露，也叫产褥期白带，一般可持续至产后4~6天，甚至更晚。

（六）外源性雌激素所致白带

使用雌激素类药物治疗闭经或功能失调性子宫出血等妇科疾病，可使宫颈管等分泌物和阴道渗出液增加而出现白带。

五、病理性白带的鉴别

（一）根据白带性状鉴别

1. 透明黏性白带　性状基本与生理性白带相同，类似鸡蛋清，但量较生理透明黏性白带增多，超过正常生理范围，有些妇女自感白带增多，沾染内裤或需使用护垫等。一般多见于慢性宫颈炎、颈管柱状上皮外翻、卵巢功能失调或宫颈高分化腺癌者。

2. 白色或灰黄色泡沫状白带　泡沫状白带常为滴虫性阴道炎的特征性表现，常伴有外阴瘙痒，甚至有尿急、尿频等症状。

3. 凝乳状或豆渣样白带　呈白色豆渣、凝乳状或奶酪状，常见于假丝酵母菌阴道炎，伴有外阴瘙痒或灼痛。妊娠、糖尿病、长期使用抗生素、肾上腺皮质激素或免疫抑制剂均为假丝酵母菌感染的高危因素。

4. 脓性白带　黄色或黄绿色、黏稠呈脓性，伴有臭味，一般为化脓性细菌感染所致，常见于滴虫性阴道炎、急性淋球菌性宫颈炎和阴道炎、急性沙眼衣原体宫颈炎、萎缩性阴道炎，也见于子宫内膜炎、宫腔积脓或阴道内异物残留等患者。

5. 灰白色鱼腥味白带　灰白色、稀薄、有鱼腥味，尤在性交后腥臭更明显，常见于细菌性阴道病。

6. 水样白带　持续性大量如淘米水样白带多见于晚期宫颈癌、阴道癌、子宫黏膜下肌瘤伴感染者。阵发性排出淡黄色水样、粉红色水样白带须考虑输卵管癌的可能。输卵管积水也有间歇性清水样白带流出。

7. 血性白带　白带中混有血应高度警惕子宫颈癌、子宫内膜癌的可能。良性的宫颈息肉、子宫内膜息肉、子宫黏膜下肌瘤、萎缩性阴道炎也有血性白带。放置宫内节育器因嵌顿或虽无嵌顿但有感染者也有血性白带。宫颈炎者，尤在性生活后也可有白带内混有少量血液。阴道溃疡、尖锐湿疣也可出现血性白带。

（二）引起白带异常的常见疾病

1. 外阴病变

（1）滴虫性阴道炎。

（2）假丝酵母菌外阴炎。

（3）外阴脓皮病。

（4）外阴尖锐湿疣。

（5）前庭大腺炎、脓肿。

（6）外阴溃疡。

（7）外阴接触性皮炎。

（8）外阴癌。

（9）外阴其他恶性肿瘤：少见。

2. 阴道病变

（1）各种阴道炎。

（2）细菌性阴道病。

（3）阴道腺病。

（4）阴道癌：可有原发性或继发于宫颈癌，主要为鳞癌，腺癌少见，早期有阴道血性白带，晚期继发性感染有脓性、脓血白带，肿瘤可成硬块或菜花状，触之易出血。

（5）其他阴道恶性肿瘤。

（6）阴道内异物：术后或产后残留纱布、棉球；子宫托长期未取出；幼女自将异物塞入阴道引起感染，出现脓性或伴血性白带，有臭味。

3. 宫颈病变

（1）急、慢性宫颈炎：急性充血、渗出多。慢性呈颗粒状、乳头状，白带增多，常与宫颈癌前病变和宫颈癌并存。

（2）宫颈柱状上皮外翻：与雌激素水平有关。

（3）宫颈息肉：可见不同大小、表面光滑的赘生物，有时易出血。

（4）宫颈肌瘤：宫颈不易暴露，常在耻骨后，易压迫膀胱引起泌尿系症状，子宫正常大。

（5）宫颈结核：常继发子宫内膜和输卵管结核，有肺结核史，阴道可有脓血性分泌物，宫颈呈颗粒状或溃疡，肉眼难与宫颈癌区别，活检可鉴别和确诊。

（6）阿米巴宫颈炎：有肠道阿米巴感染史，宫颈呈溃疡状，有脓血，易与宫颈癌混淆。

（7）宫颈癌：多见于40岁以上女性，现年轻化,有接触性出血,大多为菜花状、结节状或火山口状溃疡,有大量脓性白带;宫颈腺癌常呈桶状,有大量稀薄黏性白带。

4. 子宫病变

(1)子宫内膜息肉:常有不规则阴道流血。B超检查见子宫内膜不规则或息肉状图像。

(2)黏膜下肌瘤、肌壁间肌瘤:常见有脱出宫颈管或阴道内的黏膜下有蒂肌瘤,黏膜下肌瘤未脱出至颈管时,子宫颈常均匀性增大,肌壁间肌瘤或肌瘤部分向子宫腔凸出者也均匀性增大,月经增多,感染者有脓性分泌物。

(3)子宫内膜炎:以急性为多见,慢性者少见,但绝经者也多见,宫腔分泌物排不畅易致积液或积脓,B超检查有助于诊断,应作分段诊刮,排除子宫内膜癌。

(4)宫内节育器:可有月经多、白带增多,尤其是宫颈口及阴道见有尾丝者。

(5)子宫内膜癌:绝经前后妇女多见,早期有月经紊乱或不规则阴道流血,晚期合并血性白带,子宫常增大,诊刮可确诊。

(6)子宫其他恶性肿瘤:原发性,如子宫内膜间质肉瘤、中胚叶肉瘤等;转移性为其他部分转移至子宫,较少见,相关肿瘤标记物可升高,确诊须依靠病理诊断。临床也可有白带增多、血性白带等。

5. 输卵管病变

(1)输卵管炎:炎症者可渗出增多,有白带增多、下腹疼痛等。妇科检查附件处增厚、压痛,或月经异常。

(2)输卵管积水:常为炎症引起积脓、积水,当输卵管远端阻塞,积液可经宫腔排出体外。妇科检查有包块、触痛。B超检查可见腊肠型囊性肿块。

(3)输卵管癌:少见,以40~60岁妇女多见,常为单侧性,有大小不等包块,间歇性腹痛及阴道排液,排出液为淡黄色水样或血性。B超检查有实性或囊实性包块。阴道排出液中偶可找到癌细胞,术前确诊困难,常见手术后病理证实。

六、治疗原则

1. 识别正常和异常的白带。

2. 有异常白带应及时就医。

3. 注意个人卫生、性卫生和经期卫生等。

4. 注意衣着。

5. 定期妇科检查。

6. 忌随便阴道冲洗。

7. 注意卵巢内分泌变化,重视阴道微生态,防治妇科炎症、肿瘤等疾病,做好计划生育和落实合适的避孕措施。

8. 寻找病因,针对性治疗和调整。

（石一复）

第六章

妇科急腹症

腹痛多数是由于腹部脏器疾病,也可是由于腹腔外疾病以及全身性疾病引起的临床常见的症状。病变可以是器质性也可以是功能性,发病原因复杂,当疾病发病突然来势急剧时,通常表现为急性腹痛,急性腹痛是促使患者就诊的常见原因。腹痛有内脏性腹痛、躯体性腹痛和牵涉痛三种。内脏性腹痛是腹腔内脏器受到刺激后,痛觉信号经交感神经传至脊髓,此种疼痛感觉较模糊,多表现为钝痛不适、痉挛,疼痛部位不十分清楚,常近腹部中线,多伴有恶心、呕吐、出虚汗等症状。躯体性腹痛是腹膜壁层和腹壁受到刺激后,痛觉信号经过体神经传导至脊神经根,反映到相应脊髓节段支配的皮肤、肌肉等,因此此种疼痛定位相对准确,疼痛程度剧烈持续,可以出现局部腹肌紧张或强直,体位变化、腹部运动、腹式呼吸和咳嗽等可加重疼痛。牵涉痛也叫感应痛,是腹腔内脏器引起的疼痛,刺激经内脏神经传入影响相应脊髓节段而定位于身体表面,具有体神经传导特点,疼痛部位较明确,程度较剧烈,局部可有压痛、反跳痛、肌肉紧张,疼痛部位与节段神经分布和脏器对应部位相关,如子宫疼痛常位于耻骨上方和下背部位置,阑尾炎早期疼痛在脐周部。

急性下腹痛是妇科急诊的常见主诉,妇科疾病引起下腹痛占绝大多数,也可由邻近的膀胱、输尿管、阑尾、结肠、直肠等脏器病变所导致。在诊断过程中需详细询问病史和全面检查,综合分析作出诊断。

一、病史要点

1. 注意腹痛部位 有全腹痛和局部痛之分,以及上下、左右、脐周等之分,一般以腹部横行可有上、中、下之分,以纵行可分为左、中、右部,由此更具体可见腹部分为九个区域,根据其相关部位的脏器,结合病史、腹痛性质等,便于临床思考。

2. 腹痛起病缓急。

3. 腹痛轻重 如轻微或剧烈。

4. 腹痛性状 如撕裂样、钝性痛、压迫状、刀割样、绞痛、固定或游走状,放射至大腿、外阴等。

5. 腹痛时有无伴发其他症状 如有无胃肠道、泌尿道、妇科症状;也要区分是先有上述伴发症状,还是先有腹痛。

6. 以往有无盆、腹腔手术史。

7. 孕育史和分娩方式。

8. 与月经的关系。

9. 有无盆腔包块史。

10. 有无恶心、呕吐、出冷汗、脉细、面色苍白等。

11. 有无不洁性生活史和多个性伙伴等。

12. 有无盆腔包块及内、外生殖系统肿瘤,及其诊治情况、与腹痛的关系。

13. 排便、排尿情况。

二、体格检查及妇科检查

1. 一般检查 注意患者来时的步态、体态、神态、面部有无痛苦表情、面色有无苍白。测量患者血压、脉搏、呼吸、体温、心肺等全身状况,有无休克现象。注意第二性征发育情况(毛发、乳房、体态等)。

2. 腹部检查 有无腹部膨隆,是否对称,腹部有无瘢痕及其大小、部位、愈合情况;触诊时动作应轻柔,冬天寒冷时检查者手应先温暖,先从远离疼痛的部位开始,逐向疼痛处移动,检查有无肌紧张、触痛和反跳痛,范围大小;有无腹部包块、腹部皮温改变等;叩诊有无鼓音、移动浊音;听诊有无肠鸣音亢进或减弱;肝、脾有无肿大及触痛;膀胱有无充盈。

3. 妇科检查 未婚女性注意处女膜是否完整,处女膜有无裂孔或开口,处女膜无裂孔者有无呈蓝紫色膨出；肛门指诊有无盆腔和/或阴道包块，有无触痛和压痛；阴道检查时注意通畅程度、长度，有无充血、异常分泌物、赘生物；阴道穹窿是否存在、是否饱满、软硬度、触痛等；宫颈有无举痛，颈管内有无赘生物、大小和软硬度等；子宫大小、位置、形态、压痛、活动度、漂浮感等，子宫周围有无肿块、软硬度、活动度、触痛等；附件有无增厚、压痛、肿块、软硬度、大小、形态、活动度，与子宫及周围的关系等。

4. 肾区有无触痛和叩击痛。

三、辅助检查

1. **血常规检查** 红细胞和血红蛋白明显下降提示有腹腔内出血或体表出血可能，白细胞及中性粒细胞升高提示有感染可能。

2. **尿常规检查** 脓尿提示有泌尿系统感染。

3. **血、尿 HCG 测定** 了解有无与妊娠相关的腹痛，如流产、异位妊娠等，结合 HCG 升高、腹痛剧烈、包块、血压、脉搏、血红蛋白等对鉴别有无异位妊娠引起腹腔内出血有帮助。

4. **盆腔 B 超检查** 腹痛时做 B 超检查可了解子宫、附件有无包块，宫内、宫外妊娠，肿块部位、性状等，对腹痛的鉴别和诊断十分有帮助。

5. **阴道后穹窿穿刺** 对疑有腹腔内出血、腹水、炎症疾病或盆腔肿块等鉴别有帮助。抽出液体应注意是否顺利、腹内压、液体量、肉眼观性状，抽出不凝血提示有腹腔内出血，脓性液则为化脓性炎症。穿刺液应作相关检查如常规、涂片、细菌培养和药敏试验及肿瘤标记物测定，如 CA125、HCG 等（通常腹腔穿刺液的测定值大于外周血的测定值）。

6. **腹腔穿刺** 妇科以阴道后穹窿穿刺为多，腹腔穿刺用于腹水性状及其来源的判定，对腹部囊性肿块在未明确其良恶性之前，切勿随意使用，若为恶性肿瘤易引起医源性扩散。

7. **肿瘤标志物检测** 有助于对肿瘤的鉴别。CA125 有助于对卵巢上皮性肿瘤、子宫腺肌病、盆腔子宫内膜异位症、盆腔结核等的诊断和鉴别。

8. **血沉、C 反应蛋白测定** 通常炎症性病变的测定值会升高，但非特异性，结合其他检测可供参考。

9. **腹腔镜检查** 根据病情需要可行腹腔镜检查，此为微创检查，对诊断、鉴别和治疗均有助，主要因在直视下对盆腔检查更为清晰，对子宫、输

卵管、卵巢的病变如炎症、肿瘤及其相互关系，以及对盆腔甚至腹腔病变易于作出鉴别诊断。镜下获取组织送病理检查可确诊。

10. **宫腔镜检查** 对宫颈病变所致腹痛的鉴别有帮助，如盆腔结核、宫腔粘连、子宫畸形等。

11. **影像学检查** CT、MRI 等检查可助鉴别。

12. **诊断性刮宫** 获取子宫腔内膜或赘生物行病理检查，对诊断和鉴别有帮助。

13. **病理组织学和细胞学检查** 在鉴别某些腹痛时也可作为重要的辅助检查。

第一节 妇科感染导致的急腹症

盆腔炎性疾病（pelvic inflammatory disease, PID）是常见的女性生殖系统感染性疾病，多发生在生育年龄和性活跃期，无性生活和绝经后妇女发生率较低。外源性病原体主要为性传播疾病的病原体，如沙眼衣原体、淋病奈瑟菌和支原体。内源性病原体主要为寄居在阴道内的包括厌氧和需氧的微生物群，主要包括金黄色葡萄球菌、溶血性链球菌，大肠埃希菌、消化道球菌、消化道链球菌等。细菌可以沿生殖系统黏膜上行到内生殖器，也可经淋巴系统和血液循环感染内生殖器，腹腔内其他脏器感染后也可直接蔓延到内生殖器发病。根据感染部位和炎症发作程度，急性 PID 主要为子宫内膜炎、急性输卵管炎或输卵管脓肿、急性腹膜炎、盆腔脓肿等，炎症可以局限于一个部位也可同时累及多个部位。

一、子宫内膜炎

急性子宫内膜炎（acute endometritis）是指发生在子宫内膜的急性炎症，也可以是慢性子宫内膜炎的急性发作，常与子宫体炎同时并发。

1. **病因** 急性子宫内膜炎多因上行性感染或周围脏器感染后扩散至子宫内膜层发生急性炎症，子宫内膜出现充血水肿，有浆液性或脓性炎性渗出物，感染严重者有内膜坏死、脱落、局部溃疡形成。病原体多为链球菌、葡萄球菌、大肠埃希菌、厌氧菌、淋球菌、衣原体等。

2. **病史特点** 有近期自然分娩、剖宫产或流产刮宫病史，是导致子宫内膜炎最常见的原因。

宫腔内手术操作史，无严格无菌规程的手术操作，在宫腔或下生殖系统感染存在情况下进行手术，如人工流产术、宫腔镜检查或治疗手术、输卵管造影、通液术，均可以使病原体进入宫腔，导致急性子宫内膜炎。

经期卫生不良或经期性生活、多个性伴侣、不洁性交或性生活过频等均可以引起病原体进入宫腔内引发炎症。子宫恶性肿瘤或放疗后，局部坏死组织感染是急性子宫内膜炎的常见并发症。慢性盆腔炎急性发作、原有慢性盆腔炎病史患者经宫腔或盆腔手术后，可以引起急性子宫内膜炎并扩散到盆腔及其周围组织。

临床起病较急，可出现寒战、发热（体温38~40℃）、头痛、脉搏加快、乏力、出汗。下腹部疼痛，甚至剧痛，腹痛可向双侧大腿放射，通常伴有腰酸、下腹坠胀。白带增多，可呈水样、黄色、血性或脓性白带，伴有臭味或恶臭气味。在月经期可以出现月经量增多，经期延长，产后则可表现为恶露增多或持续不净。

3. **全身检查**　多呈急性病容，痛苦貌，体温升高，心率加快。下腹胀满感，局限的急性子宫内膜炎下腹一般尚软，耻骨联合上子宫部位可有压痛。

4. **妇科检查**　阴道黏膜可充血，阴道内或宫颈口可见大量脓性分泌物，伴不同程度臭味，子宫颈举痛，子宫体饱满增大、质地软、压痛明显；双侧附件可无压痛或轻压痛。

5. **辅助检查**　血常规检查可出现白细胞总数及中性粒细胞升高，CRP升高，血沉加快。宫颈分泌物涂片加药敏，见淋病奈瑟菌阳性对诊断极有帮助。超声检查可见子宫增大，内膜线不清，内膜增厚，宫腔线分离、积液。

6. **处理原则**　急性子宫内膜炎应及时治疗，否则可导致子宫肌炎、输卵管卵巢炎和盆腔炎，甚至败血症。治疗以全身治疗配以局部治疗。卧床休息，以半卧位为宜，饮食给予易消化的半流食，补充液体和纠正水电解质紊乱。高热时物理降温或药物降温，尽量减少妇科检查。抗生素治疗为急性子宫内膜炎的重要治疗手段，在药敏结果未明确前，可以根据临床经验选用广谱抗生素，考虑混合感染时可采用联合用药。有药敏试验结果则选用敏感抗生素治疗。一般情况下不应做刮宫等手术操作，以免炎症扩散。但若子宫腔内有不全流产残留物、胎盘胎膜组织块时，应在感染控制48~72小时后以轻柔的操作钳取大块组织物，待病情完全稳定后彻底清宫；如宫腔内有大量分泌物、宫腔积脓宫颈引流不畅时，在给予足量抗生素同时扩张宫颈引流。宫内节育器导致感染者，感染控制后应取出节育器。

二、子宫体炎

子宫体炎多为子宫内膜炎的并发症，感染由子宫内膜直接浸润或由淋巴管、血液播散至子宫肌层，导致子宫体充血、水肿，甚至发生局限性或弥漫性的坏死和脓肿。患者子宫增大，宫腔扩张，常出现持续性下腹痛，炎症波及子宫浆膜层时可出现盆腔腹膜刺激症状。

1. **病因和病原体**　同急性子宫内膜炎。

2. **病史特点**　急性子宫体炎诱发因素基本同急性子宫内膜炎。症状与急性子宫内膜炎非常相似，常表现为发热、下腹中部疼痛，疼痛程度可较急性子宫内膜炎剧烈，多呈持续性；腰骶部酸痛、下坠感，阴道分泌物增多。炎症累及子宫浆膜层时，可出现盆腔腹膜刺激症状。

3. **妇科检查**　阴道分泌物增多，可呈浆液性或脓性，子宫颈充血可有举痛，子宫体增大、质地软伴压痛，两侧附件区未及异常。

4. **辅助检查**

（1）血常规检查白细胞计数明显升高，中性粒细胞比例增高；血沉加快（>20mm/h），CRP增高（>2mg/dl）。

（2）阴道分泌物湿片检查可有白细胞 ≥ 3/ 高倍视野，宫颈分泌物培养病原体可阳性。

（3）超声检查：提示子宫体积增大，可见子宫体肌层内散在大小不等的液性暗区，严重患者盆腔可见积液。

5. **处理原则**　基本同急性子宫内膜炎，包括去除病因、全身支持治疗和中医中药治疗，静脉抗生素治疗应予足量、足疗程，避免形成子宫体脓肿、慢性子宫体炎和子宫纤维化等。

三、输卵管炎

急性输卵管炎指一般化脓性细菌或淋病奈瑟菌引起的急性输卵管炎症，是常见的女性内生殖器炎症，如炎症经子宫内膜向上蔓延，可引起输卵管黏膜炎症，输卵管黏膜充血肿胀，间质水肿，大量中性粒细胞浸润，输卵管内炎性物质渗出积聚，严重者输卵管黏膜坏死脱落，引起输卵管黏膜黏连,宫腔或输卵管伞部闭塞,早期脓液积聚形成输卵管积脓。如通过子宫颈淋巴管播散到子宫旁结缔组织,则先侵犯输卵管浆膜层,发生输卵管浆膜炎症,然后累及输卵管肌层,而输卵管内膜层不受累或损伤较轻。常见病原体为葡萄球菌、链球菌、大肠埃希菌、淋球菌、沙眼衣原体、支原体等,通常为多种病原体混合感染。

1. 病因 病因与急性子宫内膜炎类似,多有宫腔内操作后感染、分娩后或流产后感染、月经期卫生不良、不洁性生活、异常性生活、慢性输卵管炎急性发作、子宫内膜炎或子宫体炎逆行感染、化脓性阑尾炎扩散累及全身、血液播散的结核分枝杆菌累及输卵管等。

2. 病史特点 多数为生育年龄或性活跃妇女,通常有上述诱因等病史,故病史询问极重要,通常在诱因后1~2周发病。起病前常有全身乏力、腰骶部酸痛、坠胀不适,发病时下腹部疼痛,可以是一侧或双侧,多为双侧,胀痛或坠痛,可伴肛门坠胀或里急后重感。病情严重时可有寒战、高热、头痛、下腹部剧痛、拒身体辗转,可伴恶心、呕吐和尿频、尿痛症状,白带增多,可呈脓性。

3. 全身检查 患者可呈痛苦貌,体温升高,心率加快,下腹部稍胀,一侧或双侧下腹部压痛,严重时腹肌紧张。

妇科检查:阴道内可见脓性分泌物,宫颈充血、举痛明显,子宫体可正常或稍大,有压痛,以子宫两侧宫角部压痛明显,活动受限。双侧附件区增厚、压痛,可触及长条形或不规则痛性包快。

4. 辅助检查

(1)血常规检查白细胞数量和中性粒细胞数量、比例升高,血沉加快,CRP升高。

(2)阴道分泌物白细胞数明显增多;宫颈分泌物涂片和培养＋药敏试验利于诊断和指导治疗。

(3)超声检查:子宫正常大小或略大,附件区可显示长条形或不规则增厚影像,内可见少量为液性暗区,边界欠清楚,有时盆腔内也可见液性暗区。

5. 腹腔镜检查 作为诊断性检查一般不常用。腹腔镜下可见典型的急性输卵管炎表现:输卵管充血水肿,输卵管浆膜面或伞端有脓性液体渗出,可直接取分泌物培养。

6. 处理原则 基本处理同急性子宫内膜炎,注意全身支持治疗,抗生素治疗应予静脉给药和足量、足疗程,治疗彻底,避免转变为慢性输卵管炎。

四、输卵管积脓

通常因急性输卵管炎未能及时有效控制发展而成。

1. 病因 同急性输卵管炎。

2. 临床特点 输卵管积脓或脓肿形成时,患者可呈现高热或弛张热,脉搏快而细数。一般情况差,腹痛症状明显,有时在胀痛基础上突然出现胀痛减轻而随即剧烈腹痛,伴恶心、呕吐,甚至晕厥,常提示脓肿破裂,腹膜刺激症状也较急性输卵管炎时明显。脓肿压迫膀胱时可出现典型的尿频、尿痛等膀胱刺激症状,压迫肠道可同时出现腹泻和里急后重症状。

3. 妇科检查 阴道可充血,阴道内有大量脓性分泌物,子宫颈充血水肿、明显举痛;子宫体略大,有压痛;一侧或双侧附件区可触及由子宫角渐向输卵管壶腹部膨大的形似瓶颈样的囊性肿块或腊肠样囊肿,张力高,压痛明显,囊肿坠于直肠子宫陷凹时,三合诊可明显触及痛性包块。

4. 辅助检查 同急性输卵管炎。超声检查:附件区可显示长条形或不规则包块影像,内为较稠厚的液性暗区,边界欠清楚,有时包块内可见分隔,盆腔内可见液性暗区。

5. 处理原则 基本处理同急性输卵管炎,强调广谱和联合应用抗生素,积极控制感染;如足够剂量抗生素应用后,患者仍高热不退,毒血症状明显,腹痛持续不减轻或加剧,脓肿继续增大伴明显压痛或脓肿破裂,可采取剖腹探查,切除脓肿形成的输卵管并反复冲洗盆腔,必要时作引流处理。

五、输卵管卵巢炎与输卵管卵巢脓肿

1. 病因 急性输卵管卵巢炎是常见的女性内生殖器炎症。输卵管发生炎症扩散至卵巢引起卵巢炎,两者同时发生炎症时则称为输卵管卵巢炎或附件炎。多数双侧附件同时受累发生炎症,单侧附件炎偶见于阑尾炎直接蔓延至右侧附件的附件炎症病变,病原体以化脓菌或淋球菌为主。卵巢由于白膜的存在一般很少单独发炎,常与发生炎症的输卵管伞端粘连而发生卵巢周围炎,炎症物可通过卵巢排卵的破孔侵入卵巢实质而形成卵巢脓肿,如脓肿壁与输卵管积脓粘连并贯通形成通道,即形成输卵管卵巢脓肿,输卵管卵巢脓肿通常是在慢性附件炎屡次急性发作的基础上形成的,也可以发生在急性输卵管卵巢炎初次发病之后。

2. 病史特点　基本与急性输卵管炎和输卵管积脓相同。

3. 辅助检查　同急性输卵管炎。超声检查:附件区可显示长条形或不规则包块影像,内为较稠厚的液性暗区,正常卵巢形态不清楚,卵巢周围增厚或边界不清,卵巢内有大小不等的液性暗区,内液稠厚,盆腔内可见液性暗区。与单纯输卵管炎未形成积液、积脓时易鉴别。

4. 处理原则　基本处理同输卵管积脓,强调积极控制感染;足量抗生素应用,在症状消失后,继续应用抗生素1~2周以巩固疗效,避免形成慢性输卵管卵巢炎和慢性盆腔炎。如药物治疗效果不佳,应及时剖腹探查。

六、出血性输卵管炎

急性出血性输卵管炎是一种因输卵管黏膜充血、水肿、淤血,输卵管血管明显扩张,毛细血管或小血管自然破裂出血,血液流入盆腔内引起的以腹痛和内出血为主要症状的急腹症。

1. 病因　具体病因不清,常继发于人工流产、宫腔操作或分娩以后,与输卵管炎症有关。

2. 临床特点　无停经病史,突然发生的开始于下腹一侧的急性腹痛,可快速扩散到全下腹,但一般较输卵管妊娠破裂为缓,腹痛发生后可有里急后重感,通常不出现休克表现。部分患者可有体温升高。

3. 全身检查　患者急性病容,脉搏加快,血压正常或略降低,出血多者也可明显降低,下腹部压痛、反跳痛及腹肌紧张,移动性浊音一般为阴性。

妇科检查:阴道分泌物可增多,宫颈举痛明显,子宫正常大小、活动,一侧附件可触及条索状包块,质地软,压痛和触痛明显。

4. 辅助检查

(1)血、尿HCG均为阴性。

(2)血常规:血红蛋白降低,白细胞和中性粒细胞升高。

(3)超声检查:子宫大小正常,一侧附件可显示条索状增粗,直肠窝可有少量积液。

(4)后穹窿穿刺:可穿刺出不凝血液。

5. 治疗原则　主要以抗炎、补液等对症治疗为主。如有内出血持续增多、休克等,需剖腹

探查。

七、盆腔腹膜炎

急性盆腔腹膜炎是指女性生殖器炎症波及盆腔腹膜而发生的急性炎症性疾病。炎症侵及的盆腔腹膜发生充血、水肿,并有含纤维素的炎性渗出液,形成盆腔脏器粘连。当炎症严重,有大量脓液渗出并积聚于直肠子宫陷凹内则可形成盆腔脓肿。盆腔脓肿是以急性腹痛为主要症状的急性病症,常与急性附件炎、输卵管卵巢炎和脓肿并存。

1. 病史特点　常有急性内生殖器炎症史、宫腔内或宫颈手术史、产时感染及不洁性生活史。腹痛是主要症状,表现为整个下腹部剧痛,持续性,若病情严重且未能及时治疗和控制,腹痛可遍及全腹,伴有寒战、恶心、呕吐、腹胀、腹泻。炎症刺激或压迫尿道及直肠等可致排尿障碍或排便疼痛、大便含黏液、里急后重等。

2. 体格检查　急性病容,痛苦貌,体温可达40℃或以上,脉搏细速,下腹部有明显压痛、反跳痛、腹肌强直。

3. 妇科检查　阴道内有脓性分泌物,宫颈充血、举痛明显;宫体略大、有压痛、质地软、活动受限,子宫周围及后穹窿均有明显触痛和压痛,盆腔脏器的边界不清楚,如有输卵管和/或卵巢脓肿可有相应体征,盆腔脓肿形成可突出于直肠子宫陷凹,三合诊检查时可触及囊性、张力较高、触痛性、边界不清的肿块。

4. 辅助检查

(1)血常规检查示白细胞总数升高,中性粒细胞数明显升高;血沉增快,CRP升高。尿常规检查可见蛋白、颗粒管型等。

(2)阴道或宫颈分泌物涂片、培养找致病菌及做药敏试验。

(3)必要时做后穹窿穿刺,如抽出炎性或脓性液即可确诊。

(4)超声检查:子宫正常大小,附件区可显示长条形或不规则增厚影像,如输卵管和卵巢积脓可显示相应影像,盆腔内也可见液性暗区。

5. 处理原则　同出血性输卵管炎。

八、盆腔脓肿

盆腔脓肿是指内生殖器及其邻近组织的急性炎症进一步发展而形成的脓肿,包括输卵管积脓、卵巢积脓、输卵管卵巢脓肿,以及由急性盆腔腹膜

炎与急性盆腔结缔组织炎所致的脓肿,这些脓肿各有其特点,也有不少相同之处,都是以急性腹痛为主诉的临床病症。

1. **病因**　急性盆腔炎、急性输卵管炎、输卵管卵巢炎、急性盆腔炎和盆腔腹膜炎等,未能及时有效治疗均可以导致盆腔脓肿的发生。盆腔脓肿病原体主要为需氧菌、厌氧菌、淋病奈瑟菌、衣原体和支原体等,脓液培养常见的是大肠埃希菌和脆弱类杆菌,也有放线菌。

2. **病史特点**　大多有急性盆腔炎症的病因和病史,以及相应的症状表现。盆腔脓肿形成后,多有体温升高,可达39~40℃,伴脉快;下腹部坠胀不适、钝痛或胀痛;可有尿频、尿急、尿痛等膀胱刺激症状;大便次数增多、黏液便、里急后重等直肠刺激症状。少数患者脓肿形成较慢,高热及下腹痛症状不明显,可能为低热。

3. **体格检查**　通常为急性病容,痛苦貌,高热体温可达39~40℃或以上,脉率细速,下腹部有明显压痛、反跳痛、腹肌强直。少数慢性形成者,腹部压痛和反跳痛程度可减轻。

4. **妇科检查**　阴道可充血,宫颈充血、举痛,子宫常大或略大、有压痛、活动受限或固定在一侧;可在子宫的一侧或双侧触及波动的盆腔肿块,界限欠清,下腹有压痛或反跳痛。当形成输卵管脓肿时,可触及双侧输卵管呈腊肠状肿大,有明显压痛。直肠指检括约肌松弛,直肠前壁饱满,有触痛、波动感。

5. **辅助检查**

(1)血常规检查可见白细胞及中性粒细胞显著增多,CRP明显升高,血沉明显加快。

(2)后穹隆穿刺:如抽出脓液,诊断即可确立。

(3)超声检查:可以发现盆腔内不同部位的包块,直肠子宫陷凹包块内可有多种低回声区,包块壁较薄,无血流,边界多不规则。阳性率可达90%以上。

(4)CT检查:可协助诊断。

6. **鉴别诊断**　盆腔脓肿需与阑尾脓肿鉴别,阑尾脓肿常由急性阑尾炎发展而来,无急性盆腔炎症病史,开始有脐周部或上腹部疼痛,然后转移性右下腹痛,伴发热,一般较轻,恶心、呕吐症状较多出现且明显,检查时腹痛位置较高,麦氏点压痛明显,右侧附件可无明显压痛或轻压痛,左侧附件可无压痛,子宫活动度良好。阑尾脓肿包裹形成后一般疼痛和压痛局限于麦氏点或附近,超声检查提示阑尾部位局限性肿块有助鉴别。

7. **处理原则**　基本治疗同急性盆腔炎。

九、盆腔脓肿破裂

已经形成的输卵管脓肿、输卵管卵巢脓肿或盆腔内脓肿如穿孔或破裂,脓液经破口流入盆腹腔内即可引起严重的急性全腹膜炎,若不及时控制将导致败血症和感染性休克,甚至死亡,是盆腔脓肿最严重的并发症。

1. **病因**　导致盆腔内各脏器炎症的各种病因未经有效治疗,可导致输卵管、卵巢和盆腔内脓肿形成。

2. **病史特点**　有急性内生殖器炎症史,脓肿形成后的症状如寒战、高热等,体温高达39~40℃,整个下腹部腹痛剧烈,活动或大便时加重,同时伴有尿频、尿急及尿痛或腹胀、便秘、腹泻等膀胱或直肠刺激症状。盆腔脓肿增大或炎症浸润可自然破裂,脓肿穿孔或破裂,脓液破入腹腔表现为突然腹痛加剧,寒战,高热达40℃以上,大汗,口干,脉搏、呼吸加快且浅促,恶心、呕吐频繁,可出现脱水、酸中毒现象;后期由于大量毒素吸收,患者表现为表情淡漠、面容憔悴、眼窝凹陷、口唇发绀、肢体冰冷、舌黄干裂、皮肤干燥,呼吸急促,脉搏细弱,体温剧升或下降,血压下降,休克及酸中毒等。若病情继续恶化,患者烦躁不安,全身衰竭,甚至神志不清、谵妄、昏迷等,终因肝、肾及呼吸循环衰竭而死亡。急性盆腔结缔组织炎所导致的盆腔脓肿偶有可能自发地穿破阴道后穹隆,自阴道内排出大量脓液,也可能破入直肠由直肠大量排出脓液,患者的症状可迅速缓解。

3. **腹部检查**　全腹明显压痛,拒按,腹肌强直,反跳痛明显,叩诊呈鼓音,肠鸣音减弱或消失。

4. **妇科检查**　阴道口及宫口有脓性分泌物,宫颈举痛明显,宫体及其周围、后穹隆均有明显压痛,下腹拒按,腹肌强直,压痛、反跳痛明显,盆腔脏器边界不清,原有囊肿消失或缩小。

5. **辅助检查**

(1)血常规检查白细胞总数明显增加,核左移,外周血粒细胞可见中毒颗粒,中性粒细胞比例和绝对值明显增高;血沉明显增快,CRP显著升高。

(2)尿常规检查可见蛋白尿、颗粒管型,白细胞增多,尿液比重增加等。肝功能可出现肝酶升高、电解质紊乱,肾功能异常等。

(3)阴道分泌物涂片或培养找致病菌并做药敏试验。

(4)B超检查：子宫正常大小，附件包块变形、缩小或消失，也可见包块破口，内有液体流出，肠道可也不同程度积气，盆腔内有液体积聚。

6.鉴别诊断　盆腔脓肿破裂后导致严重的腹膜炎，需与导致急性腹膜炎的内、外科常见疾病相鉴别。

(1)胃、十二指肠溃疡穿孔：多有慢性溃疡病史，发病前可有暴饮暴食病史。突然发生上腹痛，并迅速弥漫至全腹部，疼痛呈绞痛性，伴有休克症状，全腹呈板样强直，有压痛及反跳痛，X线检查膈下有游离气体。无急性盆腔炎病史，妇科检查体征可不明显或子宫、附件轻度压痛。

(2)急性阑尾炎穿孔：有急性阑尾炎的主要症状，上腹部疼痛，早期腹痛仅限于脐周和右下腹部，伴恶心、呕吐症状，转移性右下腹痛和局部压痛，发热常在腹痛后，一般多在腹痛24小时后，阑尾穿孔才形成弥漫性腹膜炎，穿孔后全腹均有压痛、反跳痛、腹肌紧张，但仍以右下腹压痛最为明显。妇科检查阴道内无脓性分泌物，宫颈常无举痛，附件区未及包块，压痛不明显。

(3)急性出血坏死性胰腺炎：发病前可有暴饮暴食病史，腹痛先出现在上腹部，绞痛状，腰背部呈横形条状胀痛，迅速发生全腹绞痛、腹胀、水电解质紊乱，甚至休克，伴有恶心、呕吐。可有黄疸，检查全腹部均有压痛但以脐上部为明显，血、尿或腹腔穿刺液淀粉酶明显增高可鉴别。

(4)胆囊炎穿孔：一般均在急性胆囊炎48小时后方才穿孔，发病前多有急性胆囊炎或胆石症的症状和体征，如右上腹部持续胀痛，疼痛向肩胛周围放射，或既往有胆绞痛史，多见于40岁以上女性和体弱患者。早期为右上腹部阵发性绞痛，多为胆囊炎结石嵌顿于胆囊管后的胆囊急性炎症。胆囊底穿孔大多为局限性腹膜炎，少数为弥漫性胆汁性腹膜炎，局限性者为右上腹部腹膜刺激征，弥漫性者全腹均有腹膜刺激征。B超或CT检查对诊断有一定帮助。妇产科检查基本为阴性。

(5)外伤性肠穿孔：有腹部闭合性损伤史，伤后即有腹痛，绞痛性，伴呕吐，甚至休克。检查全腹均有压痛、肌紧张与反跳痛，但穿孔部位压痛最明显，肠鸣音消失。X线检查膈下可见游离气体，腹腔或后穹窿穿刺可抽出肠内容物。

(6)卵巢囊肿破裂。

(7)输卵管妊娠破裂伴感染。

(8)宫角妊娠破裂。

（石一复）

第二节　生殖器官畸形导致的急腹症

女性生殖器官在形成和分化过程中，因内源性和外源性因素的影响，可以导致女性内、外生殖器官各种发育异常，某些发育异常可以因月经来潮后经血不能正常排出而发生腹痛或急性腹痛症状为主诉就诊。常见的主要有处女膜闭锁、阴道横隔或斜隔、阴道闭锁、宫颈闭锁、双子宫、双角子宫、纵隔子宫等发育异常。此类腹痛多表现为周期性的腹痛，与月经周期明显相关，但临床表现各有不同，需予鉴别诊断和处理。

一、处女膜闭锁

处女膜闭锁又称无孔处女膜，系泌尿生殖窦在发育过程中阴道末端组织吸收或腔化失败所致。由于处女膜无孔，阴道分泌物和月经来潮后经血排出体外受阻，积聚在阴道内，反复积聚，液体可积聚在子宫腔、输卵管，甚至反流入盆腔内。

1.病史特点　主要表现为青春期发生周期性下腹坠痛，呈进行性加剧。青春期后未见月经血流出，平时白带较少或基本无白带。严重者有周期性腹痛伴肛门或阴道部胀痛，尿频或便意感。急性腹痛时可伴恶心、呕吐症状。

2.全身检查　单纯处女膜闭锁一般体格检查多无阳性体征。

3.妇科检查　外阴发育一般正常，可见处女膜向外膨出而未见阴道口，表面可呈紫色或蓝色，肛门指诊可及阴道饱满膨隆，凸向直肠，向阴道方向按压包块可见处女膜膨出更加明显；子宫积血后增大饱满，输卵管积血时可扪及条形包块。

4.辅助检查　腹部或肛门超声检查可见阴道内和子宫腔内有液体积聚。

5.处理原则　及时手术治疗，切开处女膜排出积血，检查阴道和宫颈正常是否，并修整成有孔处女膜。

二、阴道闭锁

由于泌尿生殖窦未参与形成阴道下段所导致。阴道下段闭锁,阴道上段、宫颈、子宫发育正常,为Ⅰ型阴道闭锁;阴道完全闭锁,合并子宫颈和子宫体发育不良,为Ⅱ型阴道闭锁。

1. **病史特点** 阴道闭锁可因周期性腹痛、进行性加重而就诊。Ⅰ型阴道闭锁,子宫发育正常,症状较早出现,主要表现为阴道上段积血扩张,甚至宫颈和子宫腔积血引起疼痛症状,症状与处女膜相似。

2. **妇科检查** 外阴发育常正常,但处女膜不膨出,表面颜色无改变,肛门指诊可扪及凸向直肠的肿块,但肿块下缘高于处女膜缘。但阴道完全闭锁时,多合并子宫畸形或发育不良,症状较晚,经血积聚在子宫腔和盆腔内,肛门指诊阴道内未扪及肿块,常可合并子宫内膜异位症。

3. **辅助检查** 腹部或肛门超声检查可见子宫腔内和盆腔内有液体积聚,未显示阴道回声。

4. **处理原则** 一旦明确诊断应尽早手术治疗。手术以解除阴道阻塞,能让经血通畅引流,防止阴道挛缩为原则。

三、阴道横隔、阴道无孔型斜隔

阴道横隔为两侧副中肾管会合后的尾端与泌尿生殖窦连接处未能贯通或部分贯通所导致,形成与阴道垂直的隔膜,厚度1cm左右,横隔可以在阴道内任何部位,上、中段多见。完全无孔的横隔称完全性横隔,有小孔者则称不完全性横隔。阴道无孔型斜隔可能为副中肾管下延未达泌尿生殖窦形成一盲端所致,多伴双宫颈和子宫。

1. **病史特点** 患者可出现青春期无月经来潮,并有周期性下腹疼痛,进行性加剧,腹痛时可伴恶心、里急后重等症状。

2. **全身检查** 无腹痛发作时一般无明显阳性体征,腹痛时可见急性病容和痛苦貌,下腹压痛。

3. **妇科检查** 外阴发育正常,处女膜、处女膜口可见,阴道较短或仅见盲端,肛门检查时可及阴道饱满和阴道内肿块,肿块在阴道横隔上方,离处女膜缘有一定距离,宫颈和子宫可及,子宫增大、饱满。双附件多无特殊。

4. **辅助检查** 超声检查可提示阴道内积液,宫颈可显示,子宫腔内积液、盆腔积液,有时输卵管内也可见液体积聚,卵巢回声无特殊。

5. **处理原则** 切除横隔或斜隔,缝合止血,防止挛缩。

四、先天性宫颈闭锁

常由于副中肾管尾端发育不全或发育停止所致的宫颈发育异常,临床罕见。可为宫颈缺如、宫颈闭锁、宫颈狭窄等。

1. **病史特点** 若子宫发育良好,内膜有功能,青春期后无月经来潮,并出现周期性腹痛,进行性加剧,经血回流如盆腔发生子宫内膜异位症表现。

2. **妇科检查** 外阴和阴道可发育正常,未见宫颈或无宫颈外口发现,子宫增大,附件无特殊。

3. **辅助检查** 超声检查可显示实质性宫颈,宫腔内积液,盆腔内也可积液,三维成像可更清楚显示。MRI检查有助于诊断。

4. **处理原则** 手术穿通宫颈,但难度大、成功率较低,手术失败可考虑子宫切除。

五、残角子宫

一侧副中肾管发育成子宫,另一侧副中肾管中下段发育缺陷则形成残角子宫。发生腹痛的为残角子宫有宫腔和功能内膜但与单角子宫不相通的Ⅱ型残角子宫。

1. **临床特点** 青春期后月经来潮,但伴周期性腹痛,经血倒流形成子宫内膜异位而出现相应症状,痛经程度多较无月经的生殖系统闭锁性病因为轻。

2. **妇科检查** 外阴、阴道、宫颈发育一般可正常,一侧单角子宫体积较小,常呈梭形,偏向一侧;子宫另一侧较子宫小的肿块,伴积血时可有压痛,盆腔积血时可有腹膜刺激症状。

3. **辅助检查** 超声检查,尤其是三维超声检查和MRI检查可显示子宫及子宫腔形态。HSG可显示一侧单角子宫形态,另一侧未能显示。宫腔镜和腹腔镜联合检查可明确诊断并及时处理。

4. **处理原则** 非孕期应切除残角子宫和同侧输卵管。早、中孕期明确诊断后,为避免子宫破裂应及时行残角子宫切除。妊娠能发展到晚期而明确诊断,胎儿成熟或促胎儿成熟后,应及时行剖宫产分娩,可切除残角子宫和同侧输卵管。

(石一复)

第三节 妇科肿瘤相关导致的急腹症

一、子宫肌瘤红色变性

子宫肌瘤是发生于子宫的最常见的良性肿瘤,可发生多种变性。子宫肌瘤红色变性是最常见的以急性腹痛为主要症状而就诊的病症。

1. 病因 子宫肌瘤红色变性好发于 20~50 岁,具体发病机制不清,可能与肌瘤内血液循环障碍、小血管退行性变引起血栓、溶血及血红蛋白渗入肌瘤组织内有关,也可能是在发生透明变性的基础上,又发生肌瘤组织缺血性梗死所致。妊娠时多见于妊娠中期及晚期的子宫肌瘤红色变性,尤其多见于直径大于 8cm 的巨大肌瘤。妊娠期受高水平雌、孕激素的影响,血液高凝,肌瘤生长迅速,子宫平滑肌细胞肥大,结缔组织水肿,增大的肌瘤压迫假包膜静脉,或由于其他原因导致静脉回流受阻,引起血液循环障碍,导致肌瘤组织缺血、淤血,进而水肿、渗血、营养不良,最终薄壁小动脉破裂出血及细胞溶解,发生红色变性。子宫肌瘤红色变性病理表现为缺血、淤血、梗死、栓塞及溶血的综合改变。肌瘤体积变大,质地变软,切面为暗红色或肉红色,漩涡状结构消失,肌纤维隐约可见,无光泽,呈弥漫性坏死改变,似半生半熟的牛肉,显微镜下可见肌瘤高度水肿,血管扩张明显、广泛充血,瘤组织内和肌细胞间可见广泛出血及红细胞自溶,肌细胞凝固性坏死,有时还可见静脉血栓形成和透明变性。

2. 病史特点 患者原有子宫肌瘤病史的症状,如月经增多、经期延长、继发贫血等,较大肌瘤有压迫症状如尿频或便秘,并多已经超声检查等明确诊断,在此基础上突发剧烈下腹部疼痛,伴发热、呕吐、脉搏加快等。

3. 全身检查 可见急性病容,痛苦貌,贫血貌,体温升高,心率加快,下腹部肌紧张、轻度压痛或拒按;肌瘤超出盆腔时可扪及下腹部肿块,质地硬,边界清楚,活动度可,局部压痛、反跳痛明显。

4. 妇科检查 外阴阴道和宫颈多无明显阳性发现,子宫不同程度增大或较前明显增大,质地硬,表面可高低不平或某一侧明显突出,边界清,压痛明显。

5. 辅助检查

(1)血常规检查:白细胞计数增高,中性粒细胞可增高。

(2)超声检查:证实有子宫肌瘤,并与前期检查肌瘤体积有增大,影像提示肌瘤内部漩涡状结构不明显或消失,见不规则低回声区,肌瘤周边及内部血流信号较少或消失。

6. 鉴别诊断

(1)浆膜下肌瘤蒂扭转

(2)卵巢囊肿扭转

(3)子宫积脓:可表现为下腹部疼痛、拒按,发热,子宫增大等症状,与子宫肌瘤变性症状相似。妇科检查子宫增大、压痛,但患者此前无子宫肌瘤病史,可有生殖系统感染病史,妇科检查白带明显增多,臭性白带和脓性白带,子宫呈均匀性增大。B 超检查显示为子宫增大,子宫腔内液性暗区,而子宫肌瘤为子宫局部实质性病灶;子宫腔内积液排除后腹痛症状可明显减轻,故可予鉴别。

(4)子宫腺肌病:症状明显时可表现为腹痛、发热和子宫明显压痛等,症状和体征与肌瘤变性类似,局限性腺肌瘤与子宫肌瘤可有子宫增大、月经增多等类似症状。但子宫腺肌病多有继发性痛经和渐进性加重等典型病史,子宫多均匀性增大,较少超过 3 个月大小。超声和 CT 检查有不同于肌瘤等影像学表现,对鉴别有帮助。

(5)胎盘早剥:无子宫肌瘤史的一般容易鉴别,胎盘早剥可表现为突发性下腹痛,子宫质地变硬、压痛,甚至反跳痛,与肌瘤变性相似。但胎盘早剥多有妊娠期高血压疾病史或外力作用史,多有阴道流血,但无发热,子宫呈高张状态,触诊如板样,局部压痛明显,胎位多不清,胎心有改变。超声检查胎盘与子宫壁间有液性暗区,绒毛膜板向羊膜腔突出等典型表现即可明确诊断,严重时出现凝血功能改变。如合并有子宫肌瘤,则需鉴别诊断明确。单纯肌瘤变性,妊娠期多为红色变性,有突发下腹痛,不同程度的发热,子宫压痛以肌瘤部位明显,无阴道流血,子宫非板样状态,胎位一般清楚。超声检查胎盘与子宫壁间无液性暗区,绒毛膜板光整,无凝血功能改变。

7. 处理原则 非妊娠期子宫肌瘤红色变性,肌瘤不大,症状和体征不明显,可采取保守治疗;肌瘤大如孕 2.5 个月,原肌瘤症状明显或经保守治疗无效者,可行手术治疗。根据患者年龄、生育要求、肌瘤大小、部位等行肌瘤剔除术或子宫切除术。妊娠期子宫肌瘤变性,多采用保守治疗,肌瘤剔除术需严格掌握指征,手术易引起妊娠丢失。

二、浆膜下子宫肌瘤蒂扭转

子宫肌瘤根据其在子宫生长部位的不同分为肌壁间肌瘤、浆膜下肌瘤、黏膜下肌瘤、宫颈肌瘤,其中浆膜下肌瘤占总数的20%~30%,有蒂浆膜下子宫肌瘤少见,它与子宫仅一蒂相连,蒂长短和粗细可不一,因活动度较大可发生蒂扭转而产生不同临床变性和病理改变。

1. 病因 原发子宫肌瘤位于子宫表面,瘤体表面仅覆盖浆膜层,当瘤体继续向浆膜面生长,发展到仅有一蒂与子宫壁相连,成为带蒂浆膜下子宫肌瘤,由蒂血管供应肌瘤营养,蒂较长的浆膜下肌瘤,随子宫增大上移,因体位改变或重心移位等原因使瘤蒂发生不同程度扭转。妊娠期浆膜下肌瘤蒂扭转多发生于妊娠3个月后,增大的子宫由空间相对较小的盆腔升入空间较大的腹腔内,肌瘤的空间活动度随之增大,更易发生肌瘤旋转和瘤蒂扭转,因急腹症而就诊。

2. 临床特点 子宫肌瘤为生育年龄妇女常见的良性肿瘤,带蒂浆膜下肌瘤多为单发瘤体,一般不影响宫腔等形态,临床上可无月经改变,但位于膀胱后或子宫后壁峡部等肌瘤可产生压迫症状如尿频、便秘等,瘤体过大也可扪及下腹部肿块。当合并子宫多发肌瘤者临床上常会有月经的改变。浆膜下肌瘤蒂扭转后,由于血流受阻,组织缺血、坏死,引起突然的下腹部剧痛。若在发病早期不全扭转,部分可自行复位,症状可随之缓解。有时扭转的肿瘤因蒂部坏死折断而脱落,掉入盆腔或被挤破,引起化学性腹膜炎,甚至感染。妊娠期子宫浆膜下肌瘤蒂扭转,往往表现为急腹症症状和体征。妊娠期子宫充血、组织水肿、肌细胞肥大,肌瘤迅速增大,浆膜下肌瘤可发生急、慢性扭转,以及肌瘤坏死、感染,表现为以腹痛为主诉的急腹症,扭转时间较长则出现恶心、呕吐、发热等。

3. 全身检查和妇科检查 患者急性病容,无发热或轻度发热,下腹部可有肌紧张、压痛,有时可扪及肿块。妇科检查:子宫可增大或正常大,扭转的肿瘤张力大,蒂部有明显压痛,与子宫相连,腹肌紧张,肿瘤破裂后瘤体可缩小,有明显的腹膜刺激体征。肌瘤掉入腹腔或可摸到游离肿块,反复腹痛或病史迁延的病例多有腹腔内感染体征。

4. 辅助检查

(1)未合并感染者可无明显白细胞升高。

(2)超声诊断带蒂浆膜下肌瘤较诊断其他类型的子宫肌瘤困难,但其瘤体与子宫连接处有来源于子宫浆膜面根须状的蒂部血流信号,具有特征性诊断意义。

5. 鉴别诊断

(1)卵巢囊肿蒂扭转:突发性下腹痛,开始以一侧为主,伴恶心、呕吐,局部压痛和反跳痛等,与浆膜下肌瘤扭转相似。但卵巢囊肿扭转有卵巢囊肿病史,子宫正常大小,附件区扪及肿块,囊性和囊实性多见,中等大小。超声检查囊肿壁多较厚、光滑,与周围组织分界清楚,有时可见瘤蒂血管较粗,扭转呈麻花状改变,直肠子宫陷凹可见少量积液。

(2)急性阑尾炎:典型的转移性右下腹痛,但在孕中、晚期,盲肠和阑尾的位置随子宫增大而逐渐上升,疼痛部位可随之改变,且由于增大的子宫遮挡住病变部位,使腹膜刺激体征不明显而给诊断带来一定困难。但阑尾炎无盆腔肿瘤病史,检查未及肿瘤性肿块,感染扩展迅速,炎性反应明显,如发热、白细胞增高、腹膜炎等发生较早且多见,恶心、呕吐症状明显等可予鉴别。

(3)急性肠梗阻:可有突发下腹痛和恶心、呕吐等相似症状。但腹痛多在脐周,呈阵发性绞痛,伴腹胀、恶心及频繁而剧烈的呕吐,大量失水及电解质紊乱,肠壁可坏死、穿孔。有肠腔或腹腔内感染等是其临床特点。检查腹部可见肠型及肠蠕动波,听诊可听到高调肠鸣音或气过水声。X线片和立位腹部透视可见肠腔内有气体及液平面。而妇科检查子宫、附件正常,结合过去有肠粘连病史而无盆腔肿瘤病史等可以鉴别。

(4)异位妊娠破裂。

6. 治疗原则 浆膜下肌瘤蒂扭转一经诊断需立即行肌瘤切除术。术时注意在钳夹蒂根部前勿使扭转复位。瘤蒂部切口应与子宫壁有一定距离,以备其回缩并覆盖伤口。妊娠期如发生浆膜下肌瘤蒂扭转而出现急性腹痛时,确定诊断后应及时行肌瘤摘除术,术后给予抗感染及保胎治疗等,以防流产或早产。

三、卵巢肿瘤蒂扭转

卵巢肿瘤蒂扭转是妇科常见的急腹症之一，以突发性下腹痛为主诉，是卵巢肿瘤最常见的并发症，一旦发生需要及时诊断和处理，以免损失抢救保留卵巢功能的时机。

1. 病因

（1）卵巢肿瘤瘤蒂较长：儿童时期卵巢位置较高，固有韧带较长，卵巢肿瘤主要位于腹腔内，儿童期多为囊性畸胎瘤或单纯卵巢囊肿，因而儿童期的卵巢肿瘤易发生蒂扭转。卵巢纤维瘤等游离的实质性肿瘤质量相对较重，有一个较长的瘤蒂，在变动体位时容易发生扭转。

（2）肿瘤中等大小、活动度良好：扭转多发生于中等大小的肿瘤，比较光滑、活动、与周围无粘连，蒂长者可长出盆腔上升到腹腔，活动范围增大，易发生扭转。肿瘤若体积过大，占满盆腔，多无活动空间余地，一般不会发生扭转。肿物过小，缺乏扭转重力也不易发生扭转。绝经后妇女由于腹壁松弛及盆底肌肉韧带张力下降，也易发生卵巢肿瘤蒂扭转。

（3）肿瘤重量不均衡：如囊性畸胎瘤实质部位（内容物为骨）与囊性部位（毛发、油脂）等重量相差大，肿瘤重心偏向实质为蒂扭转的高危因素。

（4）体位变动或腹压急剧变动：是卵巢肿瘤蒂扭转的常见诱因。如突然的躯体旋转动作，肿瘤处于相对静止的状态，瘤蒂发生扭转，在体力劳动、体育运动、舞蹈、膀胱快速排空、咳嗽，以及分娩后子宫突然缩小腹压骤降，肿瘤位置变动较大时，均可发生扭转。

2. 临床特点 扭转的部位在卵巢肿瘤的蒂部，首先是供应肿瘤的血流受阻造成淤血、缺血，肿瘤扭转的程度和时间决定病变的轻重。通常剧烈运动或体位变动后，突然出现腹部剧烈疼痛，可进行性加重，逐渐扩展到下腹部。扭转程度越严重，阵发性腹痛越重；扭转缓慢且不严重者，疼痛发作也较轻缓，且可自行解旋，使腹痛减轻并逐渐消失。扭转后静脉回流阻断，瘤体充血肿胀并有轻度渗出，均可刺激腹膜，腹膜牵引绞窄引起反射性恶心、呕吐、腹胀、腹泻、排尿困难、便秘、直肠压迫感、晕厥，急性的严重腹痛可出现休克症状。如不及时处理，蒂扭转进一步发展，动脉血流随之被阻断，血管内血栓形成而梗死，瘤体缺血坏死；继发感染后，出现高热、寒战、持续性腹痛，改变体位时疼痛加剧，患者仍采取强迫卧姿。

3. 全身及妇科检查 患者急性病容，痛苦貌，脸色苍白，出虚汗，心率加快，血压可下降，继发感染体温升高，患者多为强迫某一体位，拒绝改变体位，改变体位时疼痛可加重，下腹部压痛、反跳痛及肌紧张，一侧腹部轻度膨隆，压痛更显著。继发感染者腹肌紧张及反跳痛加重。

妇科检查：外阴阴道多无特殊，摆动宫颈有严重牵引痛，子宫活动度差，检查时腹肌紧张，压痛，甚至拒按，在子宫角处可及触痛显著的增厚组织或张力较大、有触痛的囊性或囊实性或实性肿块，边界一般清，活动受限。

4. 辅助检查 超声检查是诊断卵巢肿瘤最方便、经济、实用的方法，可发现一侧附件囊性或实质性肿块，边缘清晰，有条索状蒂，与宫体相连。彩色多普勒超声显示卵巢动静脉血流减少或断流。盆腔可有少量积液。血常规检查外周血白细胞数量可升高。恶性肿瘤时，肿瘤标记物检测升高，可协助卵巢肿瘤性质的判断。

5. 鉴别诊断

（1）卵巢肿瘤破裂：原有卵巢囊肿史，突发出现下腹痛，局限于一侧下腹部或弥漫至全腹部，并向肩、背部放射，剧烈疼痛之后变为持续性下坠痛，常有阵发性加剧。伴有恶心、呕吐和里急后重症状，如并发肿瘤出血多，可使患者瞬间陷入失血性休克状态；出血少或肿瘤内液少，在剧烈腹痛发作之后随即减轻。妇科检查无明显肿块触及，患侧附件区有压痛，后穹隆穿刺可抽出血液、黏液或浆液性液体。超声检查提示肿块缩小或消失，直肠子宫陷凹液体积聚。

（2）急性阑尾炎：有典型的转移性腹痛，起初表现为上腹及脐周阵发性隐痛或绞痛，伴恶心、呕吐等，数小时后转移并固定于右下腹，呈持续性疼痛。右下腹部腹膜刺激症状明显，可伴有发热、血常规明显升高。妇科检查无肿块触及。超声检查子宫附件区无异常。

（3）输卵管妊娠破裂：发生于停经后的不规则阴道出血，突然出现下腹部撕裂样疼痛，逐渐扩散至全腹；查体见贫血面容，下腹有压痛、反跳痛、肌紧张。妇科检查后穹隆饱满、触痛、宫颈举痛，宫旁一侧附件区增厚、压痛；腹腔内出血多时出现失血性休克症状。HCG多为阳性。B超检查一侧附件囊性低回声区，其内或有妊娠囊，宫内未见妊娠囊；后穹隆穿刺可抽出不凝血液。

（4）急性输卵管炎：下腹部持续性疼痛，发热，白细胞升高。妇科检查举宫颈时两侧下腹部疼痛，仅在输卵管积液时触及肿块，后穹窿穿刺可抽出渗出液或脓液。B超检查两侧附件低回声区。

（5）急性子宫扭转：妊娠期子宫扭转非常罕见，可发生于妊娠各阶段，多见于妊娠早中期。妊娠前有子宫畸形、子宫肌瘤病史，妊娠期突发腹痛、子宫卒中及腹腔内出血、胎死宫内等征象，有助于确诊。

6. 处理原则

（1）卵巢良性肿瘤扭转：一般根据患者年龄、卵巢肿瘤扭转程度和时间、卵巢是否坏死、生育要求等，行附件切除术、卵巢肿瘤切除术、卵巢囊肿剥除术和囊肿复位观察等处理。

（2）卵巢恶性肿瘤扭转：综合年龄、肿瘤病理类型、肿瘤分期等选择个体化治疗方案。

四、卵巢肿瘤破裂

卵巢肿瘤破裂是卵巢肿瘤常见并发症之一，也是引起以腹痛为主诉的妇科急腹症的原因之一。卵巢肿瘤破裂大多为非赘生性囊肿。

1. 病因 卵巢肿瘤多因挤压、碰撞、性交或腹压增加等外力作用后，以及囊肿内压增高而导致囊壁破裂。卵巢囊性肿瘤较囊实性肿瘤更易发生破裂。妊娠黄体囊肿、滤泡囊肿、多发性黄素化卵泡囊肿、子宫内膜异位囊肿等生理性囊肿由于囊壁薄，较易发生破裂出血。妊娠晚期及分娩期合并卵巢肿瘤，因妊娠晚期增大的子宫占据腹腔，推挤压迫肿瘤而致破裂；分娩时腹压增加，肿瘤更易因挤压发生破裂。

2. 病史特点 原有卵巢囊肿病史，卵巢肿瘤破裂后腹痛是主要症状，通常突然开始于一侧下腹剧痛，腹痛严重程度取决于肿瘤的性质、内容物流入腹腔量的速度和多少，以及有无腹腔内出血。单纯性卵巢囊肿破裂，单纯囊内液对腹膜的刺激小，腹痛症状轻，患者仅感觉轻度腹痛，持续时间短并可自然缓解。卵巢恶性肿瘤或畸胎瘤破裂，囊内内容物或脂肪及毛发等内容物流入腹腔，对腹膜强力刺激，引起剧烈的腹痛及恶心、呕吐等症状。恶性肿瘤血管丰富，自发破裂常伴有内出血，除有腹膜炎、腹膜种植转移外还可能发生失血性休克。肿瘤穿破囊壁，溢出囊液刺激腹膜还可造成大量腹水，破裂时间长易继发感染、发热，甚至

中毒性休克。

3. 全身检查 患者急性病容，脸色苍白，心率加快，血压可下降，继发感染体温升高，下腹部压痛、反跳痛及肌紧张，一侧腹部压痛更显著。继发感染者腹肌紧张及反跳痛加重。原有肿块摸不到或扪及缩小瘪塌的肿块。

4. 妇科检查 外阴阴道多无特殊，摆动宫颈有牵引痛，穹窿部有触痛，子宫活动有疼痛感，检查时腹肌紧张，拒按，在子宫一侧压痛明显，原来附件肿块明显缩小或消失。内出血时，可感到附件区或后穹窿膨满。

5. 辅助检查 血常规检查白细胞计数及中性粒细胞增加。如果有内出血，可见血红蛋白下降。超声检查可见附件区原来包块缩小或消失，或见张力低或塌陷的包块，盆腔积液，内出血多时盆、腹腔均见积液。后穹窿穿刺抽出囊液、血液有助于诊断。

6. 鉴别诊断

（1）卵巢扭转。

（2）急性阑尾炎：起病常为上腹部痛或全腹痛，逐渐转移至右下腹麦氏点，发热、恶心、呕吐较突出，压痛、反跳痛及腹肌强直均较明显。双合诊：宫颈举痛及子宫移动性痛轻微。发生于右侧卵巢肿瘤破裂需与急性阑尾炎鉴别，卵巢破裂宫颈举痛及子宫移动性痛明显，轻型者症状渐渐缓解，且有内出血症状及体征。

（3）输卵管妊娠破裂或流产：常有短期停经史、阴道少量流血、反复发作的腹痛。血HCG浓度增高，盆腔触痛明显，可扪到包块。检查下腹部有压痛、反跳痛、宫颈举痛，而子宫大小正常，阴道后穹窿可能饱满，一侧附件区可扪及包块或增厚、压痛，内出血明显时后穹窿穿刺可抽出不凝固血液。卵巢肿瘤破裂多无阴道流血，可能有外力、妇科检查挤压下腹部或性交后发生腹痛的病史。B超检查发现直肠子宫陷凹内有液性暗区及一侧卵巢增大的改变等，有助于诊断。

7. 治疗原则

（1）保守治疗：卵巢生理性囊肿破裂，症状轻，无腹腔内出血或无活动性内充血者，可在严密观察下保守治疗，一旦症状加重内出血增多应立即手术治疗。

（2）手术治疗：手术范围和方式依据患者年龄、生育要求、病情严重程度、囊肿性质等决定。良性肿瘤可行囊肿剥除、卵巢切除、附件切除术，

恶性肿瘤行分期手术或肿瘤细胞减灭术等。

（潘永苗）

第四节　异位妊娠导致的急腹症

异位妊娠是生育年龄妇女以急性腹痛为主诉和症状的常见急腹症。异位妊娠是受精卵着床并发育在子宫体腔以外的输卵管、卵巢、腹腔、阔韧带等部位，胚胎发育到一定阶段可导致破裂、出血等严重并发症，并可危及生命。

一、输卵管妊娠

输卵管妊娠是最常见的妇科急腹症，是早期孕妇死亡的主要病因之一，多见为输卵管壶腹部妊娠，间质部妊娠破裂可导致致命性出血。

1. 病因　各种阻止或妨碍或不利于受精卵进入宫腔种植的因素均可导致输卵管妊娠的发生。常见的因素有输卵管炎、输卵管发育异常、输卵管蠕动功能异常、盆腔炎、盆腔手术史、子宫肌瘤、宫腔手术史、子宫内膜炎、子宫内膜异位、子宫畸形、IUD失败、辅助生殖技术应用等。

2. 临床特点　有性生活的生育年龄妇女，停经一段时间后有不规则阴道出血，出血一般不多。偶尔出血较多伴子宫蜕膜样管型排出。98%以上的患者以腹痛为主诉，腹痛是最常见的症状，输卵管妊娠未破裂时可表现为下腹部一侧轻度或中等程度的胀痛或钝痛，血压、脉搏无明显变化。一旦破裂则表现为下腹部腹痛突然发作，表现为撕裂样痛，持续性或间歇性，出血多刺激膈肌引起肩胛部痛，刺激直肠引起里急后重和肛门坠胀感。内出血较多或大量出血时，出现失血性休克临床表现，血压下降，脉搏加快，脸面苍白、头晕、头昏，甚至晕厥等。输卵管妊娠缓慢出血并在局部形成较大包块超出盆腔时，下腹部可扪及边界不规则、质地较软、压痛性的包块。

3. 全身及妇科检查　患者急性病容，血压下降，脉搏加快，不同程度贫血貌，体温正常或略低，躯体多屈曲，改变体位腹痛加重。出血多时腹部移动性浊音阳性，腹部膨隆，下腹部甚至全腹肌紧张，压痛和反跳痛，压痛通常患侧较明显。

妇科检查：阴道内可见少量血液，宫颈口闭，宫颈可着色，举痛明显，子宫正常大或略大，一侧附件区可及边界不规则、质地中等偏软、压痛明显的包块。内出血较多时，子宫有漂浮感，后穹窿饱满，有触痛。

4. 辅助检查

（1）尿HCG测定：通常阳性，但阴性不能完全排除输卵管妊娠。

（2）血HCG测定：能定量测定HCG值，通常检测β-HCG，输卵管妊娠时HCG值较正常宫内妊娠低，48小时内未能成倍增长。

（3）血常规检查：可有血红蛋白降低、血细胞比容降低等。

（4）B超检查：为输卵管妊娠最常用的检查方法，诊断符合率可达70%~95%。彩色阴道超声等的广泛应用，已使输卵管妊娠能在破裂前获得诊断的可能性大大增加。若在附件区显示圆形、卵圆形妊娠囊，内见胚芽和心搏即可明确异位妊娠；输卵管妊娠若已出血或破裂，则附件区显示不均质包块，直肠子宫陷凹或盆腔内积液，子宫一般正常大或略大，宫腔内未见妊娠囊，可有宫腔积血表现。

5. 阴道后穹窿穿刺　可抽吸出血性液体，输卵管妊娠破裂后阳性率可达90%以上，但只能提示腹腔内出血，且需要与无穿入血管内血液相鉴别，后者静止片刻后血液将凝固，前者一般不会凝固。

6. 腹腔镜检查　可对输卵管妊娠做出早期明确诊断，并及时手术治疗。输卵管妊娠破裂型：腹腔镜下可见盆腔内不同程度积血，病变侧输卵管肿胀，局部膨大，有破裂口，破口处有活动性出血。输卵管妊娠流产型：腹腔镜下可见腹腔内积血和/或凝血块，患侧输卵管壶腹部积血或肿胀，输卵管伞端有血液流出，有时可见伞部绒毛嵌顿。输卵管妊娠本位型（未破裂型）：患侧输卵管局部肿胀、膨大，输卵管表面呈紫色或紫蓝色，间质部妊娠时可见一侧宫角部凸起，表面暗紫色，圆韧带在其外侧。卵巢正常大小，一侧可见黄体。

7. 鉴别诊断

（1）难免流产：有停经、腹痛、阴道流血病史，与输卵管妊娠流产或破裂类似。但难免流产腹痛位于下腹部正中，表现为阵发性坠痛，程度较输卵管妊娠轻，伴阴道流血，可有胚胎组织排出，组织排出后腹痛和阴道出血自然减轻，妇科检查宫颈口开，有时可见组织物堵塞在宫颈口，超声可见宫腔内胚囊及胚胎,而双附件区无包块、盆腔无积液等可明确诊断。

(2)卵巢妊娠:有停经、腹痛、阴道流血病史,与输卵管妊娠流产或破裂类似。卵巢妊娠一般停经史更短,内出血时间早,有时内出血早于阴道流血而急诊就诊,破裂后术前一般难与输卵管妊娠破裂鉴别,通常需术中或术后明确诊断。

(3)宫角妊娠:有停经、腹痛、阴道流血病史,停经时间常较输卵管妊娠时间长,妊娠早期出现反复阴道流血,出血量常多于月经量,腹痛早期可表现为一侧下腹部隐痛或钝痛,一旦破裂则突然出现剧烈撕裂样腹痛,并很快出现腹肌紧张、腹部压痛、反跳痛、肛门刺激、头晕、乏力,甚至晕厥、休克等严重内出血表现。妇科检查可见子宫不规则增大,一侧宫角部突起。三维超声检查基本能明确妊娠囊在子宫部位而诊断,腹腔镜检查能明确诊断。

(4)黄体破裂:无停经史,多发生在月经后半期,表现为下腹部一侧突然疼痛,多无休克或轻度休克症状。妇科检查一侧附件区压痛,但无肿块可触及,子宫正常大小,尿或血 HCG 阴性。超声检查可提示一侧卵巢黄体回声。

(5)卵巢囊肿破裂。

(6)卵巢囊肿扭转。

(7)急性输卵管炎。

(8)急性阑尾炎:有腹痛、腹肌紧张、压痛和反跳痛、肛门坠胀和里急后重感等,与输卵管妊娠破裂症状相似。但急性阑尾炎无停经史,妊娠试验阴性,腹痛开始为转移性右下腹痛,伴恶心、呕吐,体温升高,右下腹麦氏点压痛为主,部位较右附件高。妇科检查子宫和附件多无阳性体征。超声检查子宫和附件无异常发现,阑尾部位有时可显示不均质包块等,可予以鉴别。

8. 治疗原则　超声的广泛应用为早期诊断输卵管妊娠提供了可能,为保守治疗输卵管妊娠创造了条件。一般根据患者年龄、生育要求、内出血状况、包块大小、全身状况、对侧输卵管情况决定治疗方式。

(1)保留输卵管的保守治疗

1)手术治疗:腹腔镜下或进腹的输卵管开窗胚胎取出术、胚胎挤出术、胚胎吸出术、输卵管部分切除后端端吻合术,通常保留输卵管后局部加注 MTX 治疗。

2)化学药物治疗:包括全身和局部用药物杀

胚胎治疗,最常用药物为 MTX。

3)期待治疗:患者一般情况良好,无明显腹痛,输卵管包块直径小于 2cm,未见胚囊和胎心,直肠子宫陷凹无积液或在 100ml 以内,血 HCG 小于 1 000U/ml,动态检测下降明显者,在严密观察下可选择期待治疗。

4)中医中药治疗:一般作为保守治疗的辅助治疗。

(2)根治性治疗:最常用的为腹腔镜下或进腹的患侧输卵管切除术。

二、宫角妊娠

宫角妊娠是指孕卵种植在子宫角部的妊娠,着床部位位于子宫腔角近输卵管开口处,胚胎在此部位发育生长。

1. 病因　可能与孕卵的游走和子宫内膜发育异常等有关,具体原因不详。

2. 临床特点　宫角妊娠主要表现为停经一段时间后,除出现早孕反应外,可在孕早期出现反复阴道流血,血量常超过平时月经量,大多数宫角妊娠在孕 3 个月内流产,个别可能达孕足月者胎盘较难剥离,可发生胎盘植入。腹痛较常见,孕早期可为下腹部隐痛和胀痛,程度较轻,无恶心、呕吐症状,当出现突然剧烈撕裂样腹痛,很快出现腹腔内出血表现时,预示着宫角妊娠的破裂。腹腔内出血多迅猛,不及时救治可危及患者生命。

3. 全身及妇科检查　未破裂前一般全身检查无特殊发现,破裂后可有出血、贫血面容,心率加快,血压下降,脸面苍白,腹部压痛、反跳痛,腹部可膨隆,移动性浊音阳性等内出血表现。

妇科检查:阴道可有出血,宫颈无特殊,子宫增大、不规整,两宫角不对称,一侧隆起或突出,附件区未及包块,破裂后内出血则有下腹部压痛、反跳痛,后穹窿触痛或饱满,出血多时子宫有漂浮感等。

4. 辅助检查

(1)血或尿 HCG 阳性,血 HCG 倍增不及正常宫内妊娠。

(2)超声检查:B 超或三维超声检查可显示胚胎种植的部位。

5. 鉴别诊断

(1)输卵管间质部妊娠:临床症状有时难以与宫角妊娠区别,因间质部妊娠的胚胎是向宫腔外生长,阴道出血量通常较宫角妊娠少,间质部较宫角部肌层薄,故大多数情况下其发生破裂的时间较宫角妊娠早。特点是在超声声像图上可显示胚囊周围虽有薄层肌肉围绕,但其外上方肌层不完全或消失,若能探及圆韧带,可见胚囊位于圆韧带外上方。

(2)宫腔内妊娠流产:可表现为腹痛、阴道流血症状,但宫内妊娠流产阴道出血量常较宫角妊娠多,难免及不全流产时流血增加,可伴组织物排出;子宫均匀增大,形态规则,腹痛为阵发性、下坠痛,腹痛后宫口逐渐开大,妊娠物自然排出或易刮出,完全排出后流血停止或减少,腹痛可明显减轻或消失,无腹腔内出血征象。

三、卵巢妊娠

卵巢妊娠是指孕卵种植在卵巢组织内生长发育的异位妊娠,其发生率占异位妊娠的0.5%~2%,较为罕见。由于卵巢组织中肌性组织含量少而薄,孕卵多在早期死亡,未破裂形成内含胚胎组织的血肿。孕卵存活,胚胎发育至早期即有出血和破裂危险,一般极少超过3个月,因此腹痛、内出血症状往往较早出现。

1. 病因

(1)输卵管炎症或功能异常:因炎症或其他原因造成输卵管蠕动和上皮的纤毛活动异常,发生输卵管管腔扭曲或逆蠕动,使受精卵逆输送至卵巢,多种植在排卵破裂口内。

(2)卵子排出和运行障碍:由于盆腔炎症或卵巢炎症引起卵巢周围粘连,卵泡内压力降低或卵巢颗粒细胞和卵丘紧贴,使卵子排出运行出现障碍,受精在卵巢内或附近发生,并在卵巢局部种植发育。

(3)卵巢组织病变:卵巢产生蜕膜样组织,卵巢表面有子宫内膜异位病灶,都有利于孕卵的种植发育而造成卵巢妊娠。其他如偶然发生的精子与卵子在卵巢表面或组织内受精分裂后直接种植,也可造成卵巢妊娠。

2. 临床特点 症状和体征与输卵管妊娠基本相同。

(1)停经、阴道不规则流血:患者可出现停经一段时间,因卵巢妊娠破裂时间常较早,故患者停经史可不明显;卵巢妊娠破裂后,内出血在短时间内增加,有时患者还未出现阴道不规则流血就因腹痛,甚至晕厥、休克,急诊行手术治疗,因此阴道不规则流血发生率并不高。

(2)腹痛:是卵巢妊娠最主要的症状,腹痛性质可为撕裂样剧痛、隐痛或伴肛门坠痛,常突然发作,为腹腔内出血引起。

3. 全身及妇科检查

(1)血压和脉搏变化:常在急性腹痛后发生,如腹腔内出血量多致血容量不足,出现血压降低和脉搏加快,甚至出现失血性休克。

(2)妇科检查:阴道内可有少量血液,宫颈口闭,子宫正常大小,在一侧附件区常可扪及边界清楚的包块。

4. 辅助检查

(1)血、尿妊娠试验:阳性。

(2)超声检查:子宫正常大或略大,一侧附件区可显示有不规则包块,有时见胚囊样回声有助于诊断。直肠子宫陷凹或盆腔内可见液体积聚。

(3)腹腔镜检查:早期破裂出血不多时,腹腔镜下见盆腔内少量或中量血液或血凝块,双侧输卵管外观未见肿胀、膨大、隆起,表面未见紫色或蓝色等颜色改变,走行自然,与卵巢分开,伞端无活动性出血。一侧卵巢上见破口和出血,卵巢增大,有时见绒毛种植于破裂口处。

5. 诊断 卵巢妊娠术前诊断比较困难,误诊率高,通常在术后明确诊断,卵巢妊娠的诊断标准:患侧输卵管完全正常,并与卵巢分开;胚囊壁为卵巢组织内;胚囊位于正常的卵巢组织内;卵巢及胚囊通过子宫卵巢韧带与子宫相连;显微镜下检查输卵管组织无妊娠证据。符合以上病理学诊断标准的为原发性卵巢妊娠。临床上只要切下的卵巢组织病理学检查见到滋养细胞或蜕膜组织,即使未见妊娠黄体,也应诊断为卵巢妊娠。

6. 鉴别诊断

(1)卵泡破裂

(2)黄体破裂

(3)输卵管妊娠

7. 治疗原则 卵巢妊娠极易破裂,应以手术治疗为主。可在腹腔镜下或进腹行卵巢病灶挖出+卵巢修补术,必要时行卵巢切除术。

四、腹腔妊娠

腹腔妊娠是指孕卵在腹腔内除输卵管、卵巢及阔韧带以外的部位生长发育,罕见,发病率为1:15 000~30 000次妊娠。

1. 病因 腹腔妊娠分原发性和继发性两种。原发性腹腔妊娠是指卵子在腹腔内的大网膜、腹膜、胃、肠、肠系膜、肝、脾等处种植并生长发育。继发性腹腔妊娠常发生于输卵管妊娠流产或破裂后,偶可继发于卵巢妊娠或宫内妊娠时因瘢痕子宫裂开、宫壁发育不良导致破裂或子宫腹膜瘘破裂后,孕卵落入腹腔,在某一部位种植、着床,胚胎继续生长发育。早期多在 10 周内发现,晚期难以辨认原发部位。

2. 临床特点 腹腔妊娠有停经史、早孕反应等一般妊娠征象,但在停经后的不同时期多有突发性下腹剧痛或持续性下腹痛史。部分患者腹痛发作时伴有严重休克或少量阴道流血,随后阴道流血停止,腹部逐渐增大,开始明显胎动,孕妇多伴有不适感,随着胎儿长大上述症状加重。若胎儿死亡,妊娠征象消失,月经恢复来潮,粘连的脏器和大网膜包裹死胎,胎儿逐渐缩小。若继发感染形成脓肿,可向母体的肠管、阴道、膀胱或腹壁穿通。

3. 全身及妇科检查

(1)腹部检查:可发现子宫轮廓不清,但胎儿肢体表浅,似乎在腹部下极易触及,胎位异常,多见横位,先露高;胎儿存活者,胎心异常清晰,腹部可听到母体血管杂音,此系腹腔妊娠较典型体征,常在胎盘附着部位闻及。

(2)妇科检查:先露部位往往在后穹窿处更容易触到;子宫反应性增大、肥厚或轮廓不清;子宫颈移位,朝上,常在耻骨联合后方触及,宫颈部不能触到胎先露。

4. 辅助检查

(1)血、尿妊娠试验:阳性。

(2)超声检查:妊娠早期宫内无妊娠征象,中、晚期可见胎头或胎体贴近母体膀胱,与腹壁间无子宫壁相隔离,而在盆腔内探及子宫即可确诊。

(3)CT 和 MRI 检查:有助于诊断。

5. 鉴别诊断

(1)输卵管妊娠:有停经、腹痛和阴道流血史,输卵管妊娠流产或破裂与早期腹腔妊娠破裂症状和体征相似。早期腹腔妊娠破裂,若仅羊膜囊破裂,羊水流入腹腔,而无胎盘剥离血液流入,则腹膜刺激症状相对较轻,腹痛可呈弥漫性轻至中度的疼痛,压痛、反跳痛轻,腹部无局部明显压痛部位。超声检查附件区无包块、子宫腔内无妊娠征象等可鉴别。

(2)宫内妊娠:妊娠早期有停经史,和妊娠反应相似。但中晚期妊娠时,腹部检查触及胎体和

听及胎心易与宫内妊娠混淆。妇科检查宫颈小、硬,胎先露高,自宫颈触不到先露,如查到旁侧正常大小的子宫和 B 超检查明确正常子宫可鉴别诊断。

(3)盆、腹腔肿块:腹腔妊娠胎儿死亡时间长且形成包块,在盆腔一侧或中上腹部,可误诊为盆、腹腔肿块或肿瘤。B 超检查可发现胎囊、羊水和胎儿骨骼,结合停经和腹痛病史可明确诊断。仅见骨骼的包块需与畸胎瘤鉴别。

6. 治疗原则 腹腔妊娠一旦诊断明确应立即手术治疗。手术前应备足血液和做好必要的肠道准备,术中取出胎儿后在近胎盘部位结扎脐带,除胎盘附着于大网膜和输卵管部位可一并切除胚胎,胎盘附着于其他容易大出血的部位时,可予留在腹腔内不处理,待胎盘慢慢自行吸收。新型的异位妊娠——剖宫产瘢痕妊娠临床日渐增多,也时有腹痛,应引起重视。

(石一复)

第五节 子宫内膜异位症导致的急腹症

一、盆腔子宫内膜异位症

具有生长功能的子宫内膜组织出现在子宫腔以外部位时称子宫内膜异位症,异位于子宫肌层时称子宫腺肌病。两种病症均可发生痛经,甚至剧烈痛经,而且逐渐加重。痛经发作时,患者可因疼痛、全身出冷汗,甚至虚脱、晕厥而到医院急诊。子宫内膜异位症发病多为 30~40 岁妇女,近年来发病率明显增加。内膜多位于子宫肌层、卵巢、子宫骶韧带、子宫后壁、直肠子宫陷凹、乙状结肠、阴道直肠隔及盆腔腹膜处;少见的位于脐部、宫颈、阴道、肺、腹部切口、会阴侧切等处。

1. 病因

(1)子宫内膜种植学说:月经期脱落的内膜经输卵管进入盆腔,在盆腔腹膜上种植生长,此种情况多见于宫颈狭窄、阴道闭锁、人工流产术后或经期行盆腔检查时挤压子宫等。

(2)体腔上皮化生学说:盆腔腹膜经反复经血回流、慢性炎症刺激等作用被激活而转化为子宫

内膜,形成异位内膜。

(3)淋巴及静脉播散学说:肺、皮肤等处可见异位内膜生长,故认为可能是内膜碎片通过淋巴或静脉播散的结果。

(4)其他:如诱导学说,与遗传因素和免疫炎症因素等有关。

通常在不同部位的内膜异位症可用不同的学说介绍,如子宫腺肌症为正常位置的内膜直接侵入子宫肌层所致。卵巢表面及直肠子宫陷凹表现的异位内膜病灶多为经血逆流种植所致;剖宫产术后瘢痕、宫颈、阴道、外阴及会阴部的病灶多由于术时内膜种植所致;脐、腹股沟、肠、肾、膀胱、输卵管等病灶可能为组织化生的结果;肺部病灶可能是由于淋巴或血液播散而形成。

异位内膜组织周期性出血,导致周围纤维组织增生,在病变区形成紫褐色斑点,约50%累及双侧卵巢。在卵巢组织中反复出血,形成单个或多个囊肿,一般直径约5~6cm,最大者可达25cm,称为子宫内膜异位囊肿,囊内容物为陈旧咖啡色样黏稠血液,囊壁很薄,常出现破裂引起急腹症。异位的内膜组织随月经周期而变化,痛经主要是由于异位的子宫内膜于月经期发生水肿、出血,刺激或牵引周围种植引起。体内前列腺素可升高,尤其异位的内膜中前列腺素明显增高,诱发炎性反应,增加通透性,并激活缓激肽,使局部痛觉敏感。

2. 临床特点

(1)痛经:大部分患者有痛经,为继发性和渐进性。疼痛多位于下腹部和腰骶部,可放射到阴道、会阴、肛门和大腿部。有时有性交痛且肛门坠痛。月经前开始痛,经期最剧,经后持续数日。疼痛发作时有面色苍白、四肢冰冷、出冷汗、恶心、呕吐、腹泻,严重时可晕厥。疼痛程度与病灶的多少和盆腔粘连严重程度不一定成正比,广泛的盆腔内膜异位症可能仅引起轻微痛经,而少量病灶可能引起剧烈痛经。

(2)子宫腺肌症的痛经往往剧烈,难以忍受,呈痉挛性收缩痛。

(3)急性腹痛:卵巢内膜异位囊肿可以引起急性腹痛,往往发生在月经期,因经期时囊腔内有较多出血,囊肿迅速胀大,囊内压力增高,可导致囊破裂液体流入腹腔,发生急性腹痛及化学性腹膜炎。

(4)月经失调:月经增多或经量少而经期延长。

(5)不孕:30%~40%的子宫内膜异位症患者可不孕。

3. 全身及妇科检查　急性腹痛时,患者表现痛苦貌,脸面苍白,四肢冰冷,心率加快,血压可正常或略高,肢体卷曲,双手按抚腹部,下腹部可有压痛,但定位多不清。

妇科检查:子宫稍增大或正常,后倾活动度差或固定不动,一侧或双侧附件有不活动的囊肿,伴轻压痛。子宫后壁、子宫后陷窝、子宫骶骨韧带可触及米粒至蚕豆大小不等的硬结节,触痛明显。骶骨韧带增粗增厚,有压痛;病变累及阴道直肠隔时,可在该处触到或看到紫蓝色结节。有时也可在子宫膀胱陷凹部位触到痛性硬结。

4. 辅助检查

(1)血常规检查:一般无明显改变,白细胞和中性粒细胞轻度升高。

(2)超声检查:经阴道或直肠超声检查可显示子宫大小、形状、肌层厚度,肌层内小暗区,双侧附件区单房或多房、壁薄、含稠厚、充满细小光点的囊肿。

(3)其他检查:血 CA125 可有一定程度增高,对子宫内膜异位症诊断有帮助,但一般急诊少用。

5. 鉴别诊断

(1)盆腔炎性肿块:本病在一侧或双侧盆腔可触到有压痛的肿块,很易与内膜异位囊肿混淆。但慢性盆腔炎性形成肿块者均有慢性下腹痛病史,且反复发作,抗感染治疗有效,用药后症状明显好转,下腹痛不限于月经期,平时因劳累、宫腔操作等常发作,后穹隆无触痛明显的结节。超声检查显示内液较清、壁薄、边界不规则的炎性包块。

(2)子宫肌瘤:本病月经量多,子宫增大,表面突起,与子宫腺肌病相似。但子宫腺肌病子宫往往均匀增大,有典型的痛经症状,子宫肌瘤痛经症状无或不明显,子宫局限性增大,子宫腺肌症与子宫肌瘤常同时存在,术前较难鉴别,如果同时有子宫内膜异位,则有助于子宫腺肌症的诊断。

(3)卵巢恶性肿瘤:本病为实性固定不动的包块,有时在盆腔内可触到散在的结节,与异位内膜结节相似。但卵巢恶性肿瘤一般无进行性加重的痛经,且包块多无压痛。超声显示为囊实性或实性包块,可有囊内乳头、血运丰富等恶性肿瘤特征。血 CA125 明显升高,CT 或 MRI 检查均有助于鉴别诊断。

（4）直肠癌：当异位内膜结节侵犯直肠或乙状结肠黏膜层时，往往在该处形成硬块，且有便血症状，与直肠癌相似。但直肠癌便血频繁，与月经无关，无痛经。肛查时硬结四周肠壁狭窄，乙状结肠镜下活检可确诊。

6. 治疗原则　根据患者症状轻重、病灶部位及范围、年龄、对生育的要求，以及是否伴发其他妇科疾病，实施个体化治疗。患者病变轻、年龄小、有生育要求或病变广泛不宜手术时，可采用药物治疗，常用药物有孕激素、达那唑、促性腺激素释放激素激动剂、三苯氧胺等。手术治疗包括保守性、半根治性和根治性手术等。

二、卵巢子宫内膜异位囊肿破裂

卵巢子宫内膜异位囊肿是子宫内膜异位症卵巢型，子宫内膜异位囊肿的内容物为巧克力色，故又称卵巢巧克力囊肿。随着子宫内膜异位症发病率上升，卵巢子宫内膜异位囊肿破裂的发病也随之增多，因囊内压力增高或受外力挤压，异位囊肿一旦破裂，囊内陈旧血液溢入腹腔，刺激腹膜引起剧烈腹痛，即成为妇科急腹症之一。

1. 病因　卵巢子宫内膜异位囊肿形成后，随着病情进展，因月经期囊腔内反复出血，囊内压力急剧增高，在月经前后易发生破裂，也可受外力挤压或妇科检查而使囊肿破裂。如破裂孔小，内容物流出不多可很快被周围组织包围粘连，裂口被堵住，此时虽有腹痛，但却未构成急腹症。溢入盆腔的陈旧经血内如含有活的子宫内膜，可继发种植于腹腔内，使病情进一步发展。囊肿可反复破裂，如破裂口大且内容物流出多，则发生剧烈腹痛。

2. 临床特点　典型的痛经史，并进行性加重，妇科检查或超声检查提示卵巢有囊肿形成。发病多在月经前或月经周期后半期，无闭经或不规则阴道出血，突发下腹剧痛，开始于一侧，继之全腹，伴恶心、呕吐、里急后重感，但很少出现休克或血压下降症状。

3. 全身及妇科检查体征　患者痛苦貌，有明显腹膜刺激征，压痛、反跳痛和腹肌紧张，偶有移动性浊音阳性，通常为阴性。体温、血压一般正常。

妇科检查：一侧或双侧盆腔有周界不清的包块，与子宫紧贴，不活动，明显压痛，疼痛发生后肿块可有部分缩小，部分患者可触到直肠子宫陷凹及宫骶韧带有触痛结节，子宫一般正常大小。合并盆腔内膜异位病灶，粘连严重时子宫活动度差或后倾固定不活动。

4. 辅助检查
（1）血常规检查：一般无明显异常。
（2）超声检查：提示一侧或双侧附件区囊性包块，内液稠，呈细密光点，囊壁薄，无乳头和血流，较此前囊肿体积缩小，盆腔内有黏稠积液。

5. 鉴别诊断
（1）输卵管妊娠破裂或流产：本病有急性腹痛、腹腔内出血体征及盆腔包块，与卵巢子宫内膜异位囊肿破裂很相似。有子宫内膜异位症及痛经史，此次急腹痛无闭经。妇科检查在直肠子宫陷凹有触痛的结节，后穹窿穿刺为暗褐色咖啡色液时，即可诊断为卵巢子宫内膜异位囊肿破裂。输卵管妊娠破裂或流产者，有停经病史，尿或血 HCG 阳性，妇科检查一侧附件区包块，超声提示富含血流包块，后穹窿穿刺为新鲜不凝血液可鉴别。

（2）卵巢囊肿扭转：本病以往无典型痛经史，发生急性腹痛为绞痛状，无内出血症状和体征，腹壁压痛及反跳痛不明显。妇科检查肿块周界清楚，张力高，局部压痛明显，直肠子宫陷凹无触痛结节。

（3）急性阑尾炎：右侧卵巢巧克力囊肿破裂易与急性阑尾炎混淆，两者均有急性腹痛，腹壁压痛及反跳痛明显，但急性阑尾炎一般有转移性下腹痛症状，最明显压痛点在腹壁阑尾点，且直肠子宫陷凹无结节，伴明显的恶心、呕吐和体温升高、白细胞升高等，超声提示无附件包块而出血阑尾区有包块，后穹窿穿刺为脓液，则为急性阑尾炎。

（4）卵巢黄体破裂：多发生在月经前期，无痛经史，腹部压痛、反跳痛不如内膜异位囊肿破裂明显，直肠子宫陷凹无结节，超声可提示一侧黄体回声图像，后穹窿穿刺液为暗色血，不呈咖啡色，可鉴别。

6. 治疗原则　卵巢内膜异位囊肿破裂确诊后应立即行急诊手术，因流出的囊液可引起盆腔粘连，导致不育、子宫肠道粘连等。未生育者仅一侧卵巢受损时，可行囊肿剥出术，保留双侧卵巢。如果患者年龄大且已有子女，附件粘连严重，为了避免以后复发，可切除患侧附件。术时彻底清洗腹腔，尽量切除病灶，松解和预防粘连。术后根据病情可给予药物治疗。

（潘永苗　石一复）

第六节 卵巢扭转导致的急腹症

卵巢扭转是指卵巢或附件的血管蒂以其本身为轴,发生部分或完全扭转,又称附件扭转,可累及同侧输卵管以及其他结构,使血管受压致卵巢实质充血和出血性梗死。通常急性起病,可发生于任何年龄和任何时期,以年轻女性居多,发病率较低。

一、病因

正常输卵管与卵巢活动度极大,可旋转90°而不出现症状,发生重度扭转者较为少见,通常由于输卵管或卵巢系膜过长、输卵管远端系膜发育不全或过度游离、输卵管变异呈螺旋形走向、易弯曲,以及先天性生殖器异常,如骨盆漏斗韧带过长、单角子宫、两侧不对称等所致。一般认为多发生在中等大小的囊性或囊实性肿瘤,也可发生在正常大小的卵巢,可反复发病,常发生于急剧体位变动如突然旋转或猛烈翻身时。另外促排卵治疗后卵巢体积增大,如 OHSS 综合征卵巢体积明显增大,输卵管与卵巢系膜延长,卵巢活动度增加,同时有多个卵泡发育形成滤泡囊肿,继而形成黄体囊肿,使卵巢呈囊实性改变,比重分布不均匀,OHSS 时毛细血管通透性增加,体液外渗,导致腹水。尤其 PCOS 促排卵患者,由于治疗前卵巢囊性增大,近似圆形,质地偏硬,促排卵后卵巢进一步增大,质地不均,易发生扭转,扭转后卵巢体积进一步增大,伴有胸腔积液、腹水,易误诊为卵巢占位性病变。因盆腔左侧为乙状结肠占据而活动空间较小,故附件扭转以右侧多见。卵巢扭转的基本病理改变表现为卵巢血流受阻、水肿、充血,扭转时间过长可合并部分坏死伴少量炎性渗出。

二、病史特点

卵巢扭转典型症状为突发腹痛,多在急剧体位变动,如旋转、翻身后发生扭转,患者均表现有不同程度的下腹痛,由于卵巢扭转可以是完全、部分或间歇性的,故疼痛可以表现为急性锐性疼痛、间歇性疼痛或进行性疼痛,同时伴有恶心、呕吐、肛门坠胀等急腹症表现,少数有发热及泌尿系统症状。可反复发病,一般右侧较左侧发生率高。

三、全身及妇科检查

急性病容,可有体温升高,腹部检查可有腹部压痛、反跳痛、肌紧张。妇科检查时可发现附件区显著触痛,合并卵巢肿瘤者可扪及附件区压痛包块,尤其在包块与子宫之间可触及较局限的压痛点。正常大小卵巢扭转可能扪不到包块。

四、辅助检查

1. **血常规检查**:可有白细胞轻度升高。

2. **超声检查**:B 超检查影像无特异性。彩色多普勒血流成像可表现为卵巢蒂血流消失、卵巢血管环状征象。超声多普勒检查显示扭转的卵巢根部血流存在与否对选择治疗方法有重要的提示意义,可用来判断扭转的卵巢是否可以存活,以决定是否手术切除病变的卵巢。

3. **CT 检查**:超声检查显示困难时可以采用 CT 检查。

五、腹腔镜检查

腹腔镜检查对确定卵巢扭转有重要意义,可明确卵巢是否扭转,并可观察卵巢和输卵管的颜色、质地、扭转的圈数等,判断卵巢存活的可能性,及时手术复位或切除。

六、鉴别诊断

1. **卵巢卵泡或黄体破裂** 发作时间与月经周期有关,常在月经中期或月经前几天,腹痛症状较卵巢扭转明显轻,很少出现恶心、呕吐症状,如出血停止,症状可在 1~2 天消失。妇科检查:附件区未及肿块,附件与子宫相连处压痛较卵巢扭转明显轻,症状严重和持续者,盆腔检查时有直肠子宫陷凹饱满和触痛等体征。超声检查:卵巢根部血流存在,卵巢上可见较小的黄体及血流,直肠子宫陷凹内可见液性暗区。

2. **异位妊娠** 有停经史、急性腹痛及阴道流血,直肠子宫陷凹触痛明显,血 HCG 升高。约有 20% 的卵巢扭转患者同时有宫内妊娠而使血 HCG 升高,但 B 超检查显示宫内胚囊,可与异位妊娠鉴别。

3. **急性盆腔炎** 有急性盆腔炎发作史、性生活紊乱或近期有放置宫内节育器等宫腔操作史,多表现为双侧下腹痛,腹痛较轻,伴有发热和白细胞升高等。查体可触及双侧炎性肿块,急性卵巢扭转的腹痛发作较急性盆腔炎更为突然和剧烈，肿块一般为单侧，多呈球状。

4. **急性阑尾炎** 腹痛开始时位于上腹部或脐周，后转移到右下腹麦氏点，有发热和白细胞升高，伴明显的恶心、呕吐等症状，可发展成全腹膜炎症状和体征。但妇科检查附件区无触痛，盆腔肿块等无异常发现，卵巢扭转者腹痛急骤，发作时即伴有恶心、呕吐，但炎症表现不明显。

5. **浆膜下肌瘤扭转** 带蒂的浆膜下肌瘤扭转容易与本病混淆，通过腹腔镜或 B 超检查可明确诊断。

6. **肾结石** 有反复发作病史，腹痛呈剧烈阵发性，向同侧大阴唇放射，以季肋部、肋脊角或背部叩击痛显著，伴有肉眼血尿，无腹肌紧张、痉挛，未触及附件包块，尿常规有明显改变，超声或静脉肾盂造影可明确诊断。

七、治疗原则

卵巢扭转尤其是完全扭转，一经诊断首选手术治疗，术中根据输卵管、卵巢状况进行处理。早期诊断和手术治疗是决定卵巢最终保存与否的关键因素。对可疑卵巢扭转的病例应及早行腹腔镜探查术，以期早期诊断，镜下复位，提高扭转卵巢挽救率。可行附件扭转复位术和 / 或卵巢固定术、卵巢韧带缩短术等；对扭转时间长、扭转严重、卵巢已经坏死者则行附件切除术。

（潘永苗　石一复）

第七章

慢性盆腔疼痛

下腹痛是妇科最常见的症状之一,因其病因复杂,部位描述不明确、疼痛部位不固定或是由多学科的疾病所致,所以常统称为下腹痛。现将由各种功能性或器质性原因引起的以骨盆及其周围组织疼痛为主要症状,时间超过 6 个月的一组疾病或综合征,称为慢性盆腔疼痛(chronic pelvic pain,CPP)。1994 年国际疼痛研究组织对疼痛进行了定义,是指一种与客观或潜在存在的组织损伤相关的或根据这种损伤进行描述的不愉快的感觉和情感体验,包括两方面的内容:①疼痛是主观体验,每个个体对疼痛的理解,来自于早期的损伤体验;②无法用语言描述的疼痛并不否认疼痛存在的可能性及适宜的对减轻疼痛治疗的需要。

慢性盆腔疼痛既可由妇科疾病所致,也可由内科、外科、神经科等疾病引起,所以应全面考虑,详细询问病史,仔细进行腹部、盆腔及相关的检查,必要时做辅助检查除外妇科以外的疾病。

慢性盆腔疼痛涉及多学科,常经多种、多方治疗仍不能明显缓解,影响正常工作及生活,常伴有抑郁的表现(如早醒、体重减轻、食欲缺乏等)或家庭角色改变。主要包括:

1. 腹壁神经卡压综合征 是在腹直肌外缘范围内,因胸腹段神经卡压引起的急性或慢性疼痛,常表现为无临床特异症状的腹壁痛。

2. 阴部神经痛 是指阴部神经支配区域内非器质性病变引起的疼痛,包括慢性外阴、阴道、肛管和会阴区痛。

3. 外阴前庭痛。

4. 术后神经病理性疼痛。

一、病史要点

1. 下腹痛起病的缓急、有无诱因。

2. 下腹痛的部位、出现时间、持续时间,以疼痛最主要部位为病变部位,同时也了解其他相关疼痛情况。

3. 疼痛有无放射和伴随症状,如恶心、呕吐、肛门坠胀或晕厥、休克等。

4. 疼痛与月经、性生活、劳累、生育等有无关联。

5. 既往有无盆腔、下腹、外阴、阴道、宫颈、子宫及宫腔、外科等手术史;手术经过是否顺利,有无感染、切口愈合不良史等。

6. 有无内科、外科等病史,有无心理疾病等。

7. 有无影响工作、学习、生活等。

8. 以往的诊治情况,使用药物、方法等及其效果。

9. 大、小便情况,排便、排气、肠鸣音情况等。

10. 心理状态、睡眠情况等。

二、体格检查和妇科检查

1. 一般检查 患者就诊时的神态、表情,常规的一般检查。

2. 让患者描述疼痛的部位,自行指出疼痛的部位和范围。

3. 腹部检查 观察腹部有无隆起,是否对称,有无手术瘢痕;触诊应轻柔,先从疼痛远处开始,再移向疼痛中心处,观察有无肌紧张、压痛和反跳痛;有无触及肿块及其压痛情况;下腹部手术瘢痕软硬度,有无触痛,瘢痕下有无硬结,有无深压痛;有无移动性浊音或浊音、鼓音等;听诊有无明显肠鸣音。

4. 妇科检查 外阴常规观察(发育、充血、创伤、瘢痕等)。外阴用棉签检查,寻找疼痛区域,配合三合诊,检查瘢痕范围、深浅等。未婚者可做肛门 - 下腹部联合检查,了解处女膜是否完整,无裂孔者有无蓝紫色组织膨出;阴道有无炎症、赘生物;阴道分泌物多少及其性状,后穹窿有无粘连、饱满、膨出、触痛情况;宫颈大小、前后唇对称情况,有无肿块、赘生物、裂伤,宫颈口开大与否,有无宫颈举痛,宫颈管内有无赘生物;子宫大小、位置、形态、压痛、活动度、与周围相邻器官的关系、有无漂浮感等;双侧附件有无增厚、肿块及其活动度、压痛,判断肿块软硬度及囊实性等。由于盆腔深且腹壁较厚,对这类患者必须做三合诊检查,以了解后盆腔及直肠情况,排除骶骨、尾骨等病变。

三、辅助检查

1. 白带常规检查 有助于了解生殖系统的炎症、肿瘤及内分泌状况。

2. 血常规检查 常规检查红细胞、白细胞及中性粒细胞,有助于对贫血、炎症等的诊断。

3. 尿常规检查 检查有无肉眼或镜下血尿、脓尿等,除外泌尿系统疾病。

4. 血/尿HCG测定 阳性者与妊娠及妊娠相关疾病所致的下腹痛诊断有关。

5. 盆腔超声检查 了解子宫大小、附件病变,区分宫内妊娠或宫外孕、盆腔包块等。

6. 细菌培养 阴道、宫颈分泌物或阴道后穹窿、腹腔穿刺液、中段尿液等作病原体培养和药敏试验,了解有无炎症等。

7. 内镜检查 腹腔镜检查可在直视下诊断,了解子宫、输卵管、卵巢病变(炎症、脓肿、肿瘤)及与其邻近器官的关系,有助于查明盆腔相关病变引起的下腹痛。必要时也可作膀胱镜、肠镜检查。

8. 实验室检查 如肿瘤标记物测定、内分泌测定等,视病情需要采用。

9. 影像学检查 CT、MRI、静脉肾盂造影、消化道造影、骨盆及腹部X线检查,有助于诊断或鉴别诊断。

10. 脊柱检查 了解有无侧弯、骶尾部疼痛。

11. 结核菌素检查 有助于鉴别盆、腹腔结核病变。

四、鉴别诊断

1. 慢性盆腔炎 是引起女性慢性下腹痛最常见的病因,常因急性盆腔炎未彻底治愈病程迁延所致,但也有无急性炎症的发病过程,也可在未婚或未孕育的青少年女性中发生(如非特殊炎症、腹腔或盆腔结核性病变、腹部或盆腔手术后等)。慢性盆腔炎主要包括慢性输卵管炎、输卵管积水、输卵管卵巢囊肿、慢性盆腔结缔组织炎、盆腔和腹腔粘连等。

(1)患者常有下腹部坠胀、疼痛、腰骶部酸痛,常受劳累、性生活、经期等影响,一般无明显发热,常可致白带异常,月经异常或伴有不同程度的经期不适或痛经,病程久及反复发生,治疗效果不明显,影响工作、生活、孕育等,易有心理异常或抑郁、焦虑等。

(2)妇科检查子宫多后倾,活动受限,宫旁组织和骶骨韧带多增厚,有触痛。

(3)慢性炎症附件形成包块或盆腔有包裹性积液,做常规妇科检查或三合诊检查,或通过盆腔超声检查发现子宫旁和后方、一侧或双侧附件囊性包块,可有分隔,少数为混合性回声的包块。

(4)病史中也可有不注意个人卫生、性卫生,或有多个性伙伴、多次流产、宫腔手术操作史等。

2. 盆腔子宫内膜异位症 半数以上患者因慢性盆腔疼痛被诊断为子宫内膜异位症。疼痛的临床症状不典型或虽有严重疼痛症状但无明确病理支持。其疼痛感觉与神经和交感神经营养支持及病变发展有关。神经密集处、深部子宫内膜种植浸润处(如子宫骶骨韧带区域和直肠子宫陷凹)的疼痛较明显。

(1)多见于生育年龄妇女。

(2)有多次子宫手术史(剖宫产、子宫肌瘤剔除手术、刮宫)。

(3)平时有不同程度的慢性下腹痛,更易有继发性进行性痛经、性交痛、排便痛等。

(4)可有月经异常。

(5)常有不孕不育。

(6)妇科检查:子宫正常大小或稍大,后倾,活动差或固定,子宫颈与子宫体交界处在阴道检查或三合诊检查时可触及痛性结节,子宫骶骨韧带增粗或结节状,常有触痛;附件的一侧或两侧可触及不活动的囊性肿块或有压痛。

(7)B超检查:可见附件囊性肿块。

(8)腹腔镜检查:可发现盆腔脏器或表面有蓝紫色斑点或结节,附件粘连,子宫后倾,常与盆底粘连,卵巢可见大小不一的卵巢巧克力囊肿。

(9)实验室检查:CA125大多有不同程度的增高;也有虽有症状,病变范围较大,但CA125正常者。

(10)既往有盆腔子宫内膜异位症或卵巢巧克力囊肿手术史,现复发者。下腹疼痛、不适等症状再现或加重者。

3．子宫腺肌病　多见于经产妇,常与盆腔子宫内膜异位症、子宫肌瘤并存。

(1)绝大多数与孕育、宫腔操作有关,原发者甚少见。

(2)常表现为继发性进行性痛经,经量增大,经期延长。

(3)妇科检查子宫增大、质硬、触痛,病变以后壁明显。

(4)大多不孕不育。

(5)超声检查子宫增大,病变可有局限或弥漫性之分。病变初期以子宫后壁病变为多,仔细辨认图像子宫结合带有异常(MRI上显示更加清楚)。

(6)CA125大多有不同程度升高,但与病变大小、疼痛程度并不一致。

4．盆腔静脉淤血症　是慢性盆腔静脉淤血所致的综合征。

(1)多见于已生育两次或多次人工流产的妇女。

(2)主要有下腹坠胀,下腹、腰骶部疼痛。

(3)常伴有月经过多、白带增多,性交、劳累、久站、久坐后症状加重,平卧后症状减轻。

(4)患者有不同程度的痛经,下腹痛、腰骶部不适等症状可在经前出现,经期加重,经后症状减轻或消失,也可伴有乳胀、乳痛等。

(5)妇科检查:可无明显体征,盆腔无明显异常发现。可有子宫两侧深压痛,子宫常后倾,腹部无压痛、反跳痛;阴道略呈蓝紫色,宫颈可有举痛,子宫可稍大,较软,盆腔无包块结节。

(6)B超检查:可见子宫后倾,宫旁血流丰富,也可经超声测定血流指数。

(7)腹腔镜检查:观察宫旁静脉充盈情况及血管腔大小,有无迂曲、怒张,有无子宫骶骨韧带处腹膜缺损,有无怒张静脉。盆腔静脉造影:注入造影剂后20~40分钟后摄片仍有不同程度的造影剂存留,或观察血管腔大小及迂曲、怒张程度。

(9)临床表现为盆腔坠痛、腰骶部痛、性交痛、白带增多、经量增多。妇科检查阳性体征较少,应怀疑有本病存在。

5．盆腔结核病变

(1)常有腹痛,同时伴有低热、盗汗等结核病症状。

(2)结核性腹膜炎者,腹部有柔韧感,也可有压痛或腹水体征。盆腔结核有腹水型、包块型、粘连型等。

(3)白细胞和中性粒细胞一般不升高,而淋巴细胞可升高,或有血沉升高。

(4)结核菌素试验呈阳性。

(5)患者常有月经失调、经量减少或闭经。

(6)常合并不孕不育。

(7)子宫内膜病理检查是诊断子宫内膜结核的可靠依据。

(8)子宫输卵管造影见宫腔狭窄,输卵管呈串珠状或闭锁等是盆腔结核的诊断要点。腹部平片可见钙化灶。

(9)腹腔镜检查见盆腔及脏器有粟粒样、干酪样病变,镜下活检可证实。

6．盆腹腔粘连　占慢性盆腔疼痛的1/3,疼痛特点为非周期性、持续性和慢性钝痛。粘连可能因盆腔炎症、盆腔手术、子宫内膜异位症或腹部手术、腹部炎症波及等引起。因粘连部位、粘连程度和范围不同等,可表现为腹部疼痛、脐部疼痛、下腹部疼痛及骶骨上疼痛,也可伴随相应症状,如排便异常、随肠蠕动疼痛加重。引起疼痛的原因可能与粘连带增粗、收缩造成组织张力改变、挛缩牵拉,从而影响支配神经,引起疼痛不适。腹腔镜是诊断术后粘连腹痛的可靠手段。

7．盆腔器官脱垂　妊娠、分娩,尤其是产钳、胎头吸引器、臀位牵拉术等过程致盆底肌肉、筋膜及子宫韧带损伤;长期站立、负重、用力屏气、慢性咳嗽、便秘等腹压增加,或肥胖、绝经后女性盆底支持结构的萎缩或松弛,可加重和导致盆腔器官脱垂。常因慢性牵拉出现慢性盆腔疼痛。患者检查时可嘱其屏气或直接观察外阴、阴道松弛程度,有无阴道前壁或后壁膨出、有无子宫颈或子宫体膨出,有无尿失禁、排尿困难、尿潴留、残余尿等。一般患者易诊断和鉴别。

8．泌尿系统疾病所致慢性盆腔疼痛

(1)膀胱疼痛综合征/间质性膀胱炎:两者是否为相同疾病的不同称呼目前仍有分歧。

1)本病是泌尿科的疑难病症之一,病因和发病机制尚不清楚。

2)临床表现以尿急、尿频,膀胱和/或盆底疼痛为主,常在膀胱充盈时疼痛加重,排尿后疼痛减轻。

3)以中、老年女性多见。

4)诊断需临床结合膀胱镜检查,镜下可见膀胱黏膜下点状出血或有溃疡。应排除感染、肿瘤、膀胱子宫内膜异位症等。

（2）尿道综合征：为一组原因不明以长期尿急、尿频、下腹酸胀为表现的症候群。虽有下尿路刺激症状，但无膀胱、尿道器质性或炎症性病变。绝经后女性多见，阴道和尿道黏膜萎缩变薄，括约肌松弛。局部雌激素治疗有一定效果。

9. 消化系统疾病所致慢性盆腔疼痛

（1）肠易激惹综合征：为肠道功能性疾病，以慢性、复发性腹痛及腹部不适为主，排便后症状可改善。常伴有排便习惯改变，腹胀，腹痛以痉挛性、钝痛为主。若上述症状持续 6 个月以上，与大便无关的慢性不间断疼痛，则可排除本综合征。

（2）憩室病：为肠系膜经肠壁肌层缺损处向外形成囊状突出的病理解剖结构，其囊口小而囊袋大，大小不一，多少不定，但常为多发。常有腹部不适、腹痛、排便异常，可有一过性痉挛引起剧烈腹痛，也可继发感染引起憩室炎，化脓、穿孔致急腹症和腹膜炎等，诊断主要为结肠镜、X 线钡餐造影。

（3）克罗恩病：为一组慢性非特异性炎症性肠道疾病。病变主要局限于回肠和盲肠部，也可发生在小肠或结肠。临床以腹痛、腹泻和体重减轻为主，可有发热、乏力、贫血等全身症状，也可有皮肤、黏膜、关节、眼部症状。临床症状结合肠镜、病理检查或影像学等辅助检查可诊断。

（4）溃疡性结肠炎：以青少年为主，临床以持续或反复腹泻、黏液血便、腹痛、里急后重，伴全身发热不适、体重减轻。

（5）慢性阑尾炎：发病常隐匿，急性阑尾炎未彻底治愈也可导致，主要表现为慢性、间歇性腹痛，病程长，无典型急性发作史，反复发作。常为右下腹疼痛，部位较固定，剧烈运动或饱食后可诱发腹痛。X 线钡餐或腹腔镜可确诊。

10. 肌肉、骨骼系统疾病所致慢性盆腔疼痛

如肛提肌痉挛、梨状肌痉挛、骶髂关节功能障碍、尾骨痛等，常可引起慢性盆腔疼痛，需请骨科会诊。如梨状肌痉挛常为大腿外旋时，或上楼、骑车时出现疼痛；骶髂关节病变可有腰骶部、后盆腔钝痛，久坐加重，腹股沟痛，屈髋加重；尾骨或骶骨关节病变，外伤、巨大儿、臀牵引困难分娩史，尤其是有骨盆出口前后径短小或扁平骨盆者易发生。X 线或阴道/三合诊检查触摸骶尾关节有助于诊断。

11. 神经、心理疾病所致慢性盆腔疼痛

遇有精神、心理、社会、家庭因素等刺激即可疼痛发作，无明确部位，检查大多无阳性发现，超声及膀胱镜检查均无异常发现。患者可有焦虑、抑郁等表现。

12. 残留卵巢综合征

为全子宫、子宫次切术后，保留一侧或双侧卵巢后出现的慢性下腹疼痛和/或性交痛。

（1）有上述手术史。

（2）疼痛为周期性或经常性疼痛，可放射至下腹、腰肋部，或为腰腹、腰骶部不适，下腹胀坠感。

（3）子宫切除后将卵巢固定于阴道残端或宫颈残端发生率高。

（4）可有深部性交痛。

（5）妇科检查可能触及卵巢，且有触痛或压痛。

（6）B 超检查可发现卵巢略增大。

13. 残余卵巢综合征

是发生于困难的双侧卵巢切除术后少见的并发症。由于手术难度大，术者认为已完全切除卵巢，实际仍有少许卵巢皮质残余，这些残余物尚有功能，甚至可引起囊肿。

（1）在诊断时应与残留卵巢综合征、额外卵巢及副卵巢等易混淆的情况相鉴别。

副卵巢常远离正常卵巢部位，出现在后腹膜，无症状，罕见；额外卵巢具备卵巢组织结构及正常卵巢功能，并与正常卵巢、阔韧带、卵巢固有韧带或骨盆漏斗韧带没有直接联系或通过韧带有联系，其体积与正常卵巢相似，为罕见的卵巢畸形，也可发生腹痛或牵拉痛。

（2）常发生在困难盆腔手术史者。

（3）术后出现下腹痛，伴盆腔包块。疼痛表现多样，持续性或间歇性，一侧或两侧钝痛、刺痛，进行性加剧疼痛，可向会阴、背部放射，个别疼痛需急诊就诊。

（4）有盆腔压迫感。

（5）多数有性交痛、性交困难。

（6）少数输卵管受侵犯出现肋胁部疼痛。

（7）少数有尿路感染。卵巢压迫膀胱出口，可出现急性尿潴留、尿路梗阻、膀胱刺激症状。

（8）超声检查和静脉肾盂造影有助于诊断。

五、治疗原则

1. 慢性盆腔疼痛病因复杂，涉及学科多，经鉴别诊断后明确由妇产科疾病所致者由妇产科处

理,其他学科原因所致者需转科治疗。

2. 盆腔炎症以抗炎治疗为主,炎性包块经抗炎治疗无效者应手术切除;盆腔子宫内膜异位症、卵巢巧克力囊肿、子宫腺肌病、盆腔肿块等手术和/或药物治疗,年轻、未孕育者在知情同意下可做保留生育功能的手术治疗或观察,必要时行辅助生殖技术;结核病变者行抗结核治疗;盆腔器官脱垂经避免劳累等保守治疗无好转者,可手术治疗;残留或残余卵巢综合征除对症处理外,必要时也可手术将子宫或残余卵巢切除。

3. 消除精神、心理病变,针对焦虑、抑郁采取相应药物治疗。

(丁志明 石一复)

第八章

阴道流血或出血

阴道流血和出血是有区别的。阴道流血包含的范围更广,既可以是某部位明确的出血,也可以是真正出血的部位并不在阴道,而是尚未明确,仅是不同程度的血液经阴道流出,阴道是血液流出的经路,而非此血液一定是阴道部位上的各种病变(损伤、炎症、赘生物等)所致,此时称阴道出血则不妥,实为阴道流血。

阴道出血则是特定的阴道部位病变所致的出血,有特定和准确的病变部位,并非泛指。

综上所述,阴道流血和阴道出血两者在含意、部位、泛指和特指上有区别,不能混淆。

阴道流血或出血的原因众多,有正常与异常之分:新生儿月经、正常女性月经、人工流产或流产、引产后正常范围内的子宫出血、正常产褥期的阴道流血均属正常;其他则属异常。

异常阴道流血或出血分类包括:

1. 按解剖部位分类。

2. 按年龄分类。

3. 按病因分类。

但临床具体分类并不绝对,常是以某一类为主,再加入其他未能按上述归类的混合分类。总之是以便于临床医师思考、记忆为主。

第一节　正常和异常子宫出血

一、定义

子宫出血是因生理或病理改变引起的子宫出血,主要通过阴道排出体外,也可引起腹腔内出血。子宫生理改变引起的出血主要是月经,正常妊娠分娩中的出血和正常产褥所引起的出血,均主要经阴道排出。这属于正常子宫生理改变引起的出血。

子宫病理改变引起的出血,即子宫因子宫内膜、肌层、浆膜病变引起的出血,可由炎症、内分泌、肿瘤、凝血功能、医源性、妊娠和异常分娩等病变引起,绝大多数也经阴道排出体外,也可在子宫肌层、浆膜,甚至在腹腔、卵巢、子宫浆膜等子宫外引起出血,不能排出体外致腹腔内出血。

二、正常子宫出血

(一)月经

正常月经周期为 24~35 天,持续 3~7 天,出血量少于 80ml。WHO 定义未采用避孕措施的妇女月经出血量正常范围为 31~39ml,中国妇女为 47~59ml,日本妇女为 50~56ml。

月经周期的概念为月经来潮第一天到下次月经来潮前一天。月经周期包括卵泡期(从月经来潮至排卵前)、排卵期和黄体期(排卵至下一次月经来潮)。

月经周期长短的差异主要是因卵泡期长短不一,而黄体期相对恒定为 14 天左右。

(二)正常分娩子宫出血

1. **见红**　假临产或分娩前因宫颈内口附近的胎膜,该处的子宫壁剥离,毛细血管破裂有少量出血,并与宫颈管内黏液栓相混,经阴道排出,此为分娩即将开始比较可靠的征象。

2. **正常分娩**　胎儿娩出至胎盘娩出,出血量不超过 300ml。正常产褥期血性恶露持续 3~4 天,出血逐渐减少,并逐转变为浆液性恶露和白色恶露。

三、异常子宫出血

异常子宫出血(abnormal uterine bleeding,AUB)是妇科常见的症状,是指正常月经的周期频率、规律性、经期长度、经期出血量,4 项中任何 1 项不符合,源于子宫腔的异常出血。

1. 明确和了解正常子宫出血(月经),应掌握4个要素:周期频率、规律性、经期长度、经量。

(1)周期频率:<21 天为月经频发;>35 天为月经稀发。

(2)周期规律性(近 1 年周期之间变化):<7 天为月经规律;≥ 7 天为不规律月经;≥ 6 个月无月经为闭经。

(3)经期长度:>7 天为经期延长;<3 天为经期过短。

(4)经期血量:>80ml 为月经过多;<5ml 为月经过少。

2. 分类

(1)慢性 AUB:近 6 个月内至少出现 3 次AUB,不需要紧急处理,但要规范化诊治。

(2)急性 AUB:发生严重大出血,须紧急处理,防止进一步失血,也可见于有慢性 AUB 者。

四、异常子宫出血的临床表现

1. **月经过多**　指经量大于 80ml,流血 >7 天。

2. **月经频发**　指月经周期 <21 天。

3. **不规则出血**　指周期不规则,经期长而不规则,量增多。

4. **月经稀发**　指月经周期 >35 天。

5. **闭经**　≥ 6 个月无月经为闭经。

各种不同表现的异常阴道流血,实际均是由于子宫病变形成的异常子宫出血;可有慢性或急性出血,量多少不定,时间长短不一或不规则,可引起慢性贫血或急性失血性贫血,甚至休克等,也可引起继发感染等。

五、诊断流程

1. **病史**　月经改变、出血模式、性生活情况、避孕措施,除外妊娠、产褥期相关出血;近 1~3 次出血具体日期核对,重点关注自然月经而非药物诱发的人工月经;初潮年龄,初潮后月经情况(周期、经量、有无痛经等),有无治疗及治疗效果等;有无内科疾病(肝病、凝血功能等病变);有无使用激素类药物,具体药物、剂量、服用方法。

2. **全身检查和妇科检查**　性征、身高、泌乳、体重、体毛、腹部包块等有助确定出血来源。排除子宫颈及阴道病变,发现子宫结构异常。

六、辅助诊断

1. 血液检查、妊娠试验或血 β-HCG 检查。

2. **超声检查**　检查子宫大小、肌层或内膜病变;卵巢大小、卵泡数、发育情况;子宫内膜病变、内膜类型、有无息肉。

3. 激素测定。

4. 宫腔镜检查。

5. **诊断性刮宫**　特别是对绝经过渡期或绝经期妇女,须排除子宫内膜良性或恶性病变。

6. 基础体温测定。

7. **其他**　查找感染源,必要时做宫颈细胞学检查。

七、鉴别诊断

1. **子宫内膜息肉**　在生育年龄主要表现为月经过多、经间期出血、不孕,可有不规则出血;绝经妇女表现为少量点滴状出血。也有相当比例的妇女无症状,文献估计整个妇女人群中患病率为 25% 左右,恶变率为 1%~1.6%。病理可分为良性息肉、发生癌前病变息肉、息肉恶变等,具体由病理诊断确定。通常根据临床表现,B 超、宫腔镜检查,诊刮及病理诊断可予确诊。治疗可有期待治疗及刮宫术、宫腔镜下息肉摘除术或子宫切除术;对小息肉也可用物理治疗,如微波、激光、冷冻、双极气化刀、热球治疗等,但应除外恶变者。

2. **子宫腺肌症**　如发生在 30~50 岁多产和多次流产等宫腔镜操作史妇女,与子宫内膜基底层损伤、内膜内陷,甾体激素作用,免疫因素,血管生成,遗传因素等有关。临床表现以进行性痛经、月经多、子宫增大为主,可致不孕或流产。根据临床表现、B 超检查及 CA125 检测易诊断,少数可使用介入超声、MRI、CT、子宫肌层活检等诊断。

本病应与子宫内膜异位症、盆腔子宫内膜异位症、排卵性功能失调性子宫出血、子宫肥大症、间质性子宫内膜异位症等鉴别。

3. **子宫肌瘤**　为妇科肿瘤第一位,约 50%~60% 的妇女患有大小不等、数目不一的子宫肌瘤,从种子肌瘤到近足月大小,症状各异。主要临床表现为子宫出血,月经异常,腹部包块、疼痛,白带增多,压迫症状,贫血,不孕或易流产,少见有高血压、红细胞增多症等。根据病史、体征、妇科检查及 B 超检查等一般不难作出诊断。少数需采用诊刮、宫腔镜、腹腔镜、CT、MRI、X 线辅助诊断。临床应与诊刮腺肌症、妊娠子宫、卵巢肿瘤、子宫内膜息肉、排卵性功能失调性子宫出血、子宫肥大症、盆腔包块、子宫恶性肿瘤(子宫内膜癌、子宫肉瘤）、畸形子宫、子宫内翻等鉴别,妊娠期和产褥期合并子宫肌瘤需与子宫肌瘤红色变性鉴别。治疗可因人而异,个体化治疗。

4. 恶性肿瘤或增生性疾病　恶性肿瘤主要有子宫肉瘤、子宫内膜癌、子宫颈癌及癌前病变、妊娠滋养细胞肿瘤等。临床表现以月经量多、月经紊乱、不规则子宫出血、白带增多为多见。妇科检查应注意子宫颈肉眼所见及做细胞学检查和宫颈 HPV 检测,必要时做阴道镜检查及宫颈活检,不难作出诊断;妊娠滋养细胞肿瘤根据末次妊娠史、葡萄胎病史,以及血 β-HCG、B 超、CT、MRI 等检查也不难作出诊断;子宫内膜癌以诊断性刮宫为主要诊断,可辅以 B 超、宫腔镜检查等;子宫肉瘤术前诊断率不高,大多是术后病理诊断,但对子宫肌瘤增大迅速、质软或绝经后子宫增大者应高度警惕。子宫恶性肿瘤应与流产、排卵性功能失调性子宫出血、子宫内膜息肉、子宫肌瘤、子宫腺肌症等鉴别。

5. 凝血病变　因内科血液系统疾病或有特殊服药史,影响凝血功能,如器官移植后使用排异药物等的妇女易致凝血功能障碍,引起子宫不规则出血。

6. 排卵障碍　常见为无排卵、偶发排卵、排卵后黄体功能不全和多囊卵巢综合征等,临床常有不孕不育、流产、月经紊乱或不规则出血等。

7. 子宫内膜因素　如子宫内膜炎(急性、慢性、萎缩性、结核性、放射性等),子宫内膜增生性疾病主要列入恶性肿瘤或增生性疾病内,实际未达到原位癌和癌时主要还是子宫内膜病变。子宫内膜病变可分为单纯增生、复杂增生和子宫内膜非典型增生,也可合并子宫内膜息肉,临床有月经异常、不孕、流产等表现,B 超检查可见子宫内膜增殖,常无排卵表现,宫腔镜检查及诊刮可予明确诊断。

8. 卵巢功能失调　引起月经异常,常有排卵异常。临床表现也为各种月经异常,诊断须详细询问病史、有关疾病治疗用药史,辅以 B 超、生殖内分泌检查、宫腔镜和诊断性刮宫检查,结合病理,有利于确诊。

9. 医源性因素　如使用避孕药物、宫内节育器,服用激素或激素替代治疗,阴道冲洗,宫腔内灌洗等,临床也可出现月经异常,不规则出血,也易有宫腔息肉、宫腔粘连等发生。

10. 未能归类者　指子宫异常出血未能归入上述多种原因者。

(石一复)

第二节　子宫内膜疾病出血

一、定义

子宫内膜疾病出血是指由于子宫内膜(非子宫肌层、浆膜层)各种原因引起的出血,经阴道排出体外。常易与其他原因引起的阴道流血混淆,也是妇产科阴道流血症状中的主要鉴别内容。

二、子宫内膜的基本知识

正常性成熟期妇女未孕时子宫内膜有周期性变化,出现月经,这是女性健康的象征,也是女性特有的生理现象。子宫内膜与月经、孕育及相关疾病、计划生育、内分泌、炎症、肿瘤、发育异常、子宫内膜异位症、药物、医源性损伤等关系密切,由此可引起许多子宫内膜的疾病,影响妇女生理、心理、生殖健康等。

1. 子宫内膜的组织特点

(1) 对于内分泌的特殊敏感性　内膜不同部位对性激素敏感性、反应性不同,存在一定的个体差异,与 ER、PR 敏感性及形态基础有关。

(2) 子宫内膜周期性变化　子宫内膜有很强的再生能力,易受外界因素的影响。

2. 子宫内膜活检的影响因素　包括重要的临床信息、取样内膜的诊断价值(量/部位/代表性/即时性等)、制片造成的人为假象、病理医生错误判断(局限/简单)及临床医生错误的解读等。

3. 子宫内膜发育的一致性(正常增生期、正常分泌期、口服避孕药)与多样性(妊娠、内膜炎、息肉)。

胚胎学研究表明,原始的子宫是胚胎第 12 周(胚胎 48mm 长度时)时由两条米勒管完全融合而成。子宫重量的增长速度与孕周的增加成正比,子宫及双侧附件的重量在 20 孕周之前每周平均增长 0.04g,22~27 孕周为 0.07g,28~37 孕周为 0.14g,37 孕周以后则为 0.18g。胎龄 26~29 周时,子宫内膜组织厚度增长迅速。子宫内膜在母体孕期激素影响下,自胎儿 20 周开始缓慢生长。出生时大部分新生儿子宫内膜较薄,厚度只有 0.2~0.4cm,表面有一层矮立方上皮细胞,有些新生女婴子宫内膜腺体发育,处在增殖期,部分新生女婴子宫内膜增殖后转为分泌期。

正常生理状况的子宫内膜分为:①新生儿及发育前儿童子宫内膜;②正常育龄妇女子宫内膜;③绝经期子宫内膜。

由于受母体激素的影响,新生女婴的子宫内膜可有生理性变化。有研究发现初生女婴的子宫内膜 68% 呈增生反应,27% 呈分泌反应,5% 呈蜕膜样反应,出生后激素撤退内膜可有增生、分泌、萎缩,也可有少量出血。生后 14 天左右内膜退化,厚度约 0.4mm,呈静止状态,直至月经初潮前。女童开始发育,卵巢中的雌激素促使内膜生长,在初潮后的 1~3 年内常是无排卵性出血。

正常育龄妇女的内膜有周期性变化:增生期、分泌期、月经期。妊娠期子宫内膜刮出物中见绒毛或滋养细胞,可确定为宫内妊娠;如未见绒毛或滋养细胞但可见底蜕膜,则可确定为宫内妊娠,因底蜕膜是胎盘种植之处;刮出物中见蜕膜组织或 A-S 反应的腺体时,应诊断为妊娠,此为与妊娠有关的子宫内膜变化。

绝经期子宫内膜可有单纯萎缩和囊性萎缩。绝经数年因卵巢分泌激素并不完全停止,内膜经一段时间的刺激可出现增生反应,偶可有排卵,使内膜呈分泌反应,故有少量阴道流血。

三、子宫内膜病变的临床表现

1. 主要为月经异常。
2. 初期可有白带异常。
3. 影响生育。
4. 腹痛、盆腔疼痛等。

四、辅助诊断

1. 病史询问,了解出血具体情况、有无规律、与月经关系等。孕育、分娩史、手术史及特殊治疗史。
2. 白带或阴道分泌物做常规检查及细胞学检查。
3. 子宫输卵管造影。
4. 内分泌功能检测。
5. 细胞学、诊刮和病理检查。
6. **超声检查**　三维阴道超声肌层形态改变和病理组织分析,包括子宫内膜厚度、内膜 - 肌层

交界区范围等,腺肌病超声图像中以内膜光环或"Z"交界最常见,内膜下线条性条纹是诊断腺肌病最特异的超声特征,所见内膜下光环及相应变化对诊断腺肌病特异性高。

7. CT、MRI 及 PET-CT 检查。
8. **肿瘤标记物检测**
(1)激素受体标志物:ER、PR 及其亚型 ER-α、ER-β 和 PR-α、PR-β。
(2)血清肿瘤标志物:CA125、CA19-9、CEA、CA153、人附睾分泌蛋白 4。
(3)肿瘤基因标志物:子宫内膜肿瘤标志物在辅助诊断、判断预后和转归、检测病情发展、指导个体化治疗、评价治疗效果和高危人群随访观察等方面都有实用价值。

五、子宫内膜疾病出血的鉴别

1. **卵巢功能失调的子宫内膜病变**　子宫内膜对性激素非常敏感,卵巢功能失调,激素分泌多少,雌、孕激素比例失衡等,都可从内膜变化中反映出来,临床可引起月经异常或阴道流血。

(1)内膜萎缩:临床可见月经量少、周期延长,甚至闭经。
(2)内膜增生反应:常因卵泡发育不良、雌激素分泌少,对子宫内膜作用不足,可引起月经量少、稀发、闭经等。
(3)内膜不规则增生:多见无排卵月经,内膜受一定量的雌激素影响,根据雌激素水平多少可出现不规则增生。
(4)子宫内膜增殖症。
(5)内膜反应不佳:常是黄体发育不全或过早萎缩,内膜受孕激素影响的量不足,临床常有月经周期缩短或周期不规则及不育。
(6)内膜不规则脱落:因黄体萎缩不全持续分泌孕激素,内膜受此影响,不能很快脱落。临床常见周期正常,但经期延长。育龄妇女在流产或产后多见。
(7)内膜分泌反应不同步:常由雌、孕激素比例失调或内膜受雌激素的准备不足引起,多见于更年期月经失调者,也见于流产、异位妊娠或服用避孕药者。
(8)内膜高度分泌:应考虑是否有早孕,也可为孕激素过量者,常表现为月经过多。
2. **各类月经失调的子宫内膜病变**
(1)闭经:大多为雌激素不足,可引起内膜不

同的变化反应,如萎缩、增生反应。如雌激素积累也有不规则增生;闭经而子宫内膜有分泌反应,可说明有黄体存在。闭经也可能因有宫腔粘连、滋养细胞疾病、子宫疾病存在。

(2)月经量少:与无排卵月经、内膜分泌反应差等有关,后者可与雌、孕激素失调,以及内膜结核、多次刮宫、内膜创伤等有关。也有月经量少,但内膜有正常分泌反应,为表层细胞少量脱落所致,但不影响孕卵着床。

(3)月经量多:除外子宫肌瘤等器质性病变,常是由于内膜分泌反应,甚至高度分泌或代谢紊乱所致。

(4)不规则流血:月经不规则、经期长、经量多,常是内膜增殖症或器质性病变。

(5)绝经后流血:通常绝经后无阴道流血,若出现应作诊刮,排除子宫内膜癌等恶性肿瘤,其他如子宫内膜炎症、功能性或非功能性卵巢肿瘤等均可引起绝经后流血。

(6)功能失调性子宫出血(简称功血):常根据临床表现,最后经子宫内膜活检证实,其主要可有无排卵性和排卵性功血,内膜病理上可出现上述卵巢功能失调中的子宫内膜相关类型。

3. 子宫内膜医源性疾病 使用避孕药物、宫内节育器、激素治疗、激素替代疗法、人工流产刮宫、药物性流产、阴道冲洗上行感染等,以及激素药物、宫内节育器对子宫内膜的压迫、机械作用和释放药物、流产刮宫后创伤、阴道冲洗或宫腔内灌注引起化学性内膜炎症等均可使内膜发生变化,临床出现月经异常、不规则阴道流血、宫腔息肉、粘连等各种相应症状。

4. 子宫内膜良性疾病

(1)炎症:因子宫位置较低,又有开口通向阴道,易于引流,且子宫内膜有周期性脱落,浅层子宫内膜感染可随内膜脱落,感染可逐渐消失。

1)子宫内膜炎:可分急性和慢性,急性者常见于流产、分娩、宫腔操作后,慢性者常由于急性时治疗不当或对药物不敏感,病变浸润至内膜基底层,不随月经而脱落,形成慢性内膜炎。急性炎症时内膜间质有灶性或弥漫性中性粒细胞浸润伴充血、水肿,有时有坏死,慢性炎症内膜肿胀,可见浆细胞浸润,也可有成纤维细胞及血管增生,形成肉芽组织或有吞噬细胞。子宫内膜炎可有不规则出血、月经量多、经期延长等。

2)流产后子宫内膜炎:多见于流产后,开始

为急性,后转为慢性。

3)老年性子宫内膜炎:子宫内膜薄,对感染抵抗力差,常为慢性内膜炎改变。内膜表面偶有鳞状化生。

4)结核性子宫内膜炎:子宫内膜结核好发于性成熟和育龄期女性,是引起不孕不育的重要原因之一。内膜结核特殊病理变化是内膜中出现结核结节,中央有巨细胞,外有一群杆形的类上皮细胞围绕,最外有大量淋巴细胞浸润,腺体破坏,表面溃疡,有干酪样坏死物。初可有月经量多,后月经紊乱,经量逐渐减少,直至闭经,子宫内膜破坏,瘢痕形成。

5)合体细胞子宫内膜炎:是指胎盘附着部位组织过度反应性良性病变,1991年WHO将其列入妊娠滋养细胞疾病,主要是种植部位的中间型滋养细胞增多,并侵入子宫内膜和肌层中,常发生在正常妊娠或流产、葡萄胎后。临床表现为产后、流产后或葡萄胎后反复阴道流血,常误认为流产不全或胎盘病变。

6)放射性子宫内膜炎:妇科肿瘤放射治疗后出现放疗反应及并发症,特别在腔内治疗过程中及结束后导致宫腔积液,在此基础上并发感染,出现子宫内膜炎和/或宫腔积脓。

7)特殊子宫内膜炎:①内膜结节病:散在肉芽样病变;②内膜放线菌病:罕见,放线菌经阴道上行感染或血行播散感染内膜,子宫内有脓性肉芽组织囊,也见于放置宫内节育器者;③内膜病毒感染:疱疹病毒;④衣原体内膜炎;⑤内膜弓形体病;⑥内膜血吸虫病;⑦淋菌性子宫内膜炎;⑧子宫内膜软化斑:绝经后偶见肉芽肿性内膜炎,有典型的Michiaelis-Gutmann小体及棒状细菌。

(2)子宫内膜息肉:是由内膜腺体及间质组成的小块状物,向宫腔突出,可无症状或引起月经过多、不规则或绝经后流血。本病任何年龄均可发生,可单发或多发,有蒂或无蒂。根据对卵巢激素的反应可分为未成熟内膜和功能内膜,也可为息肉中混合平滑肌称腺肌瘤样息肉,息肉个别可恶变。

(3)子宫内膜化生:是指一种成熟组织被另一种成熟组织所替代,子宫内膜上皮与阴道、宫颈、输卵管、卵巢生发上皮都具有高度的分化潜力。内膜受激素、炎症等局部刺激,原来内膜腺上皮下的储备细胞可向其他部位的上皮化生。子宫内膜

化生多见于子宫内膜增殖症和绝经后内膜。

内膜化生可分为鳞状化生、黏液(颈管)化生、浆液乳头状化生、纤毛细胞化生、透明细胞化生、骨化生(内膜中小片骨组织,有时是人流后胚胎潴留物或坏死组织钙化后形成等)、间质化生(中胚层成分需与流产后胚胎残留组织或恶性米勒管混合瘤相区别)。

5. 子宫内膜异位症和子宫腺肌病　子宫内膜异位症是指子宫腔外存在有功能性的子宫内膜组织(包括腺体和间质)引起病变,是妇科常见病和多发病,主要分为腹膜型、卵巢型、深部型。子宫腺肌病指子宫内膜在子宫肌层内的良性侵入,伴平滑肌增生,肌层内的内膜灶距内膜基底层 - 肌层交界处多少才算腺肌病,标准不一。育龄妇女子宫 MRI 检查有一明显的低信号密度区域,内侧紧贴高信号密度的子宫内膜层,外侧为等信号的子宫肌层包绕,这一区域称为"子宫内膜 - 肌层交界区"(endometrial-myometrial interface,EMI),是形成子宫腺肌病的病理改变。

6. 子宫内膜增生、子宫内膜瘤样改变及癌前病变性疾病

子宫内膜增生是妇科临床常见病,属良性病变,因具有一定的癌变倾向,被列为癌前病变。以往命名分类较为混乱。1986 年 Kumman 和 Norris 根据增生病变中的组织结构和细胞学表现提出新分类方法,1987 年被国际妇产科病理学界所接受。1994 年版和 2003 年版 WHO 女性生殖系统肿瘤分类中有关子宫内膜增生均采用 Kurman 和 Norris 分类法,将子宫内膜增生分为 4 类,首先根据子宫内膜的结构分为单纯性和复杂性,再根据腺上皮细胞的改变分为典型性和非典型性。

(1)典型增生:不伴非典型性的单纯性增生;不伴非典型性的复杂性增生。

(2)非典型增生:单纯性增生伴非典型性;复杂性增生伴非典型性。

上述分类目前虽被普遍采用,但仍有许多不尽人意之处,分类仍较复杂,诊断重复性差,不同病理医师之间,其至同一病理医师的重复性也差。

2000 年,Mutter 及国际子宫内膜合作组织提出新的分类方法,称为子宫内膜上皮内瘤变(endometrial intraepithelial neoplasia,EIN)。这一分类结合组织形态学、计算机形态测量、分子遗传学、细胞生物学及临床随访资料,并采用 D-score

计分,计算包括间质体积百分比、最短核轴标准差,以及腺体外表面密度等在内的数据,将子宫内膜病变分为三大类(表 8-2-1):

(1)良性子宫内膜增生:由雌激素长期作用所致,孕激素治疗有效,发展成癌危险性较小。

(2)EIN:属于子宫内膜癌的癌前病变。有研究显示,EIN 者随访 1 年内发生子宫内膜样癌的比例高达 41%。

(3)子宫内膜样癌。

表 8-2-1　子宫内膜上皮内瘤变诊断术语

类型	分布	功能范畴	治疗方法
良性子宫内膜增生	弥漫	长期雌激素作用	激素治疗
子宫内膜上皮内瘤变	局灶到弥漫	癌前病变	激素或手术
子宫内膜样腺癌	局灶到弥漫	恶性	根据分期进行手术治疗

EIN 分类提出后推广及认可度并不理想。目前国内外病理学界和临床医生仍普遍采用 1994/2003 年版 WHO 分类法。

7. 子宫内膜恶性疾病

(1)子宫内膜癌:子宫内膜癌不是单一的肿瘤,是由生物学、组织学各异的一组肿瘤组成,包括不同亚型及其独特的病理学表现和生物学行为。目前较为公认的是 2003 年 WHO 女性生殖系统肿瘤分类的子宫内膜癌分类。

1)子宫内膜样腺癌:伴鳞状分化型;绒毛腺型;分泌型;绒毛细胞型。

2)黏液腺癌。

3)浆液性腺癌。

4)透明细胞腺癌。

5)混合性腺癌。

6)鳞状细胞癌。

7)小细胞癌。

8)未分化癌。

近年又提出一型与家族遗传相关的子宫内膜癌,此型内膜癌常伴有遗传性非息肉病性的结直肠癌,即 Lynch Ⅱ综合征。也有个案报道的淋巴上皮样癌、中肾癌、伴有滋养细胞分化的癌等。

此外,在诊断上还有子宫内膜上皮内癌,是指局限于上皮内未突破内膜基底层的内膜癌,也被称为子宫内膜原位癌或浸润前癌,实际临床和病理上诊断不多,与取材部位、镜下诊断标准、诊断时机等因素有关。

(2)子宫内膜转移性癌:常见的内膜转移性癌来自宫颈、卵巢及输卵管。远处病灶转移至内膜者少见,可有乳腺癌、胃肠道癌,也有来自胰、胆囊、膀胱、甲状腺等恶性肿瘤者,但多累及子宫肌层,达内膜者少见。黑色素瘤内膜转移也有报道,偶见慢性白血病、霍奇金病者。

(3)累及子宫内膜的癌肿:①内膜间质肉瘤:直接来自成熟的内膜间质细胞或来自肌壁间有潜在分化能力的原始子宫内膜间质细胞,分低度恶性和高度恶性两种。②恶性米勒管混合瘤:根据含组织类型分为癌肉瘤、恶性中胚叶混合瘤。认为肿瘤是来自子宫内膜的间质细胞或胚胎细胞残留带入米勒管(副中肾管),肉眼观肿瘤长于子宫内膜,常位于子宫后壁,呈息肉状向宫腔突出,多发性,呈分叶状。③米勒管腺肉瘤:肿瘤呈息肉状,宽底,常充满整个宫腔。④异源性肉瘤:表现为息肉状物充满宫腔。⑤内膜原发性淋巴瘤。⑥胎盘部位滋养细胞肿瘤:偶见有子宫内膜呈息肉状向宫腔突起,可通过诊刮后病理诊断。

8. 子宫内膜发育异常　常因胚胎第 12 周时米勒管发育异常所致,出现子宫发育异常,如先天性无子宫、始基子宫、痕迹子宫等形成无宫腔或无子宫内膜病变;子宫发育不良则子宫体小,内膜发育不良、菲薄、月经量少;其他各种子宫发育异常如双角子宫和纵隔子宫等,因宫腔和 / 或内膜异常可致月经异常、不孕或流产、早产、痛经、子宫内膜异位症等。

六、治疗原则

1. **药物治疗**　如激素、抗生素、人工周期、止血药等。

2. **宫腔治疗**　包括引流、灌注、冲洗、刮宫、宫腔镜下各种操作等。

3. **子宫内膜物理治疗**　如电切割、子宫热球治疗、微波子宫内膜切除术、双极气化、射频自凝消融、聚焦超声、宫腔冷冻等去除或毁坏内膜等。

4. **栓塞治疗**

5. **腹腔镜治疗**　腹腔镜下子宫切除、腹部或经阴道子宫切除等。

6. **放射治疗**

(石一复　李娟清)

第三节　子宫肌层病变出血

一、定义

阴道流血是女性生殖器疾病最常见的一种症状,除正常月经外均称为阴道流血。流血的部位多来自外阴、阴道、宫颈、子宫等处。本节主要阐述子宫肌层病变引发的出血经宫颈、阴道流出,指真正的子宫肌层病变引起的子宫出血,也即出血的原因是来自特定的部位——子宫。若子宫流血,则可包括输卵管疾病出血经子宫排出体外,与宫颈、阴道病变所致的出血有区别。

二、病因

子宫肌层可以出现多种类型病变,良性病变包括常见的子宫肌瘤、子宫腺肌症等,恶性肿瘤如子宫肉瘤较少见。临床及病理均可有子宫出血。

1. **体积大的肌壁间子宫肌瘤**　不仅可妨碍子宫的收缩止血,还可因肌瘤向子宫腔方向突出时增大了宫腔面积及内膜面积使宫腔变形,此外子宫肌瘤可能使肿瘤附近的静脉受挤压,导致子宫内膜静脉丛充血与扩张,影响子宫内膜的正常脱落,从而引起经量增多、经期延长或阴道不规则出血。黏膜下子宫肌瘤还容易发生坏死、感染,可有不规则阴道流血或血样脓性排液。

2. **子宫腺肌症**　是指子宫内膜腺体和间质存在于子宫肌层中,伴随周围肌层细胞的代偿性肥大和增生。子宫腺肌症患者部分肌层中的内膜病灶与宫腔直接相连,故认为本病是由基底层子宫内膜侵入肌层生长所致,多次妊娠及分娩、人工流产、慢性子宫内膜炎等造成子宫内膜基底层损伤,与本病的发病密切相关。主要表现为经量过多、经期延长、进行性痛经。

3. **子宫肉瘤**　较少见,恶性程度高,来源于子宫肌层、肌层内结缔组织和内膜间质,也可继发于子宫平滑肌瘤。最常见症状为阴道少量不规则流血或绝经后子宫出血。

4. **剖宫产瘢痕愈合不良**　是剖宫产术的远期并发症,近年来随着剖宫产率的提高,其发病率呈逐年上升的趋势。剖宫产瘢痕愈合不良是指子宫下段剖宫产术后子宫切口部位由于愈合缺陷出现的突向浆膜层的一个凹陷,位于子宫颈内口下方颈管的前壁及左、右壁,肌层菲薄。剖宫产子宫瘢痕愈合不良常见,是因子宫下段解剖结构本身,以及缝、异物反应、血供、炎症、再次剖宫产等因素所致。大多数为愈合不良,表现为经前、经后点滴状出血,以及经期延长、经量增多。B超检查纵切面上可见切口处愈合不良,其中仅有少数呈囊状或袋形者才可称为憩室,而大多数仅为愈合不良及局部有炎症改变。有报道认为积聚的血液在愈合不良部位产生,因该部位收缩功能降低而排出不畅,且症状的轻重与憩室的大小相关,较大者可积聚更多的血液,进而导致更长时间的经后点滴出血。

5. 子宫肌壁妊娠和子宫憩室妊娠　罕见,常为子宫肌层有先天性缺陷或流产手术等肌壁有轻微损伤所致。

6. 宫内节育器嵌顿　是指宫内节育器部分或全部嵌入子宫肌层或浆膜层,导致节育器难以顺利取出,主要有下腹部疼痛、腹坠、腰酸和月经紊乱(多为月经过多)等症状。

7. 胎盘植入　是孕、产妇胎盘的绒毛膜结构生长进入子宫的肌层,导致其胎盘不能自行剥离娩出,或部分性剥离所引起的临床病症,常会引起严重的产后出血。根据植入面积大小,可分为完全性和部分性。部分性植入是指部分胎盘绒毛种植于子宫肌层,分娩后非植入部分的胎盘已剥离,剩余部分胎盘与子宫壁紧密粘连,不能剥离。因胎盘占据宫腔影响子宫收缩,血窦开放,易导致大出血。完全性植入是指全部胎盘绒毛种植于子宫肌层,胎儿娩出后,胎盘不能自行剥离,一般无阴道出血。徒手探查宫腔时,胎盘紧密附着于子宫壁,不能触及胎盘边缘与子宫壁之间的间隙。

8. 妊娠滋养细胞肿瘤　常发生在生育期妇女,与各种妊娠(流产、异位妊娠、辅助生殖技术、早产、足月产和葡萄胎)有关,常有不规则阴道流血,子宫增大,卵巢黄素囊肿,血和尿HCG升高,B超检查见子宫肌层病灶,也可与宫腔内膜贯通,易发生肺、阴道、颅脑等处转移,其他影像学(CT、MRI、X线)检查均可协助诊断。本类肿瘤对化疗特别敏感。

9. 慢性子宫肌炎(或称子宫肥大症)　常与子宫创伤和炎症有关,子宫增大,肌层肥厚,大多呈均匀性增大,质硬。B超检查可辅助诊断。病理所见肌层>3cm。

10. 子宫畸形　属先天发育异常,子宫内膜相应有异常,也可引起子宫出血。

三、临床表现

1. 子宫肌瘤常见症状有月经量增多及经期延长,长期月经量增多可导致继发贫血、乏力、心悸等症状。肌瘤增大使子宫超过3个月妊娠大小者,较易从腹部触及。另外,还有白带增多及压迫症状,如尿频、尿急、排尿困难、尿潴留、下腹部坠胀不适、便秘、输尿管扩张、肾盂积水等。

2. 子宫腺肌症表现为经量过多、经期延长、进行性痛经。疼痛位于下腹部正中,常于经前1周开始,直至月经结束。

3. 子宫肉瘤的最常见症状为阴道不规则流血,量多少不等。另外,有腹痛、腹部包块及相应的直肠膀胱压迫症状(如尿频、尿急、尿潴留、大便困难等)。

4. 剖宫产瘢痕愈合不良的症状主要为经期延长、月经淋漓不尽。

5. 宫内节育器嵌顿主要有下腹部疼痛、腹坠、腰酸和月经紊乱(多为月经过多)等症状。

6. 胎盘植入以大出血、感染为主要症状。

四、病史要点及相关检查

1. 病史

(1)月经史及末次月经,明确有无停经和妊娠。

(2)阴道流血的出现时间、出血量、持续时间、色泽、与月经关系、有无痛经症状。

(3)有无相关伴随症状,如腹痛、腹部包块、尿频、尿急、排尿困难、尿潴留、下腹部坠胀不适、便秘、输尿管扩张、肾盂积水等。

(4)有无剖宫产手术史、剖宫产手术指征、手术经过,有无术后切口感染、愈合不良等情况。

(5)有无宫内节育器放置病史,宫内节育器类型及放置年限,子宫有无畸形,有无困难取环病史,有无宫颈炎症、宫颈物理治疗或多次人工流产造成宫颈粘连等高危因素。

(6)有无不良妊娠史、多次刮宫手术史。

(7)有无子宫肌瘤及子宫腺肌瘤剔除手术史、子宫修复整形手术史。

2. 妇产科检查

(1)体积大的子宫肌瘤可在下腹部扪及实质性不规则肿块。妇科检查子宫增大,表面不规则单个或多个结节状突起。浆膜下子宫肌瘤可扪及单个实质性球状肿块与子宫有蒂相连。黏膜下肌瘤位于宫腔内者子宫均匀增大,脱出于宫颈外口者,窥器检查即可看到子宫颈口处有肿物,宫颈周围边界清楚。

(2)子宫腺肌症患者妇科检查子宫呈均匀性增大或局限性结节隆起,质硬且有压痛,经期压痛更甚。

(3)子宫肉瘤妇科检查子宫增大,外形不规则。宫颈口有息肉或肌瘤样肿块,呈紫红色,极易出血。晚期肉瘤可累及骨盆侧壁,子宫固定不活动,可转移至肠管及腹腔。

(4)剖宫产瘢痕憩室、宫内节育器嵌顿者,妇科检查可无明显体征,伴有感染时可有子宫增大伴压痛。

五、辅助检查

1. 经阴道超声检查 经阴道超声检查可了解子宫大小,分析肌瘤的数目、大小及形态,评估子宫腺肌症、腺肌瘤、肌瘤的分布,明确子宫肌层病变范围及与周围盆腔脏器的关系,观察子宫下段峡部瘢痕处的解剖学形态并测量憩室深度。

经阴道超声是诊断宫内节育器嵌顿的主要方法,可了解宫内节育器的类型、位置、与子宫肌层的关系及有无合并子宫畸形等。

经阴道超声检查提示以下表现时,对胎盘植入的产前诊断有帮助:①胎盘后方正常子宫肌层低回声带消失或变薄(≤1mm),提示胎盘的异常粘连,这种超声现象是诊断胎盘植入最敏感的方法;②胎盘实质内存在显著的多个无回声腔隙;③子宫和膀胱之间的高回声变薄,不规则,或有局灶性的断裂;④胎盘附着处的子宫浆膜面向外突出,与胎盘回声相同;⑤彩色多普勒和能量多普勒表现为胎盘血管从胎盘底部延伸到子宫肌层或膀胱壁。

2. HSG HSG可以用于子宫黏膜下肌瘤的诊断,也可以确定剖宫产切口憩室的位置、大小及形态。

3. 宫腔镜检查 宫腔镜检查可以直视下观察剖宫产切口憩室的位置、形态、大小、深浅、积血的颜色和多少,以及憩室内局部的微小变化(如憩室内膜、息肉、肉芽组织及血管分布情况等)。宫腔镜检查也可以直视下观察宫内节育器的类型、位置、与肌层的关系,检查同时可行直视下取环术。

4. MRI检查 一般情况下,子宫肌瘤无需采用MRI检查。如果需要鉴别诊断子宫肌瘤和子宫肉瘤,MRI增强延迟显像有助于鉴别。MRI检查可显示在胎盘附着处子宫肌层的缺失及侵入肌层的深度。对于子宫后壁和侧壁肌层的胎盘植入来说,MRI可以获得更好的图像。MRI也是用于诊断剖宫产切口憩室的影像学方法。

六、鉴别诊断

1. 子宫肌瘤常易与下列疾病混淆,应予以鉴别:①子宫腺肌病及腺肌瘤;②妊娠子宫;③卵巢肿瘤;④子宫恶性肿瘤;⑤子宫肥大症;⑥子宫内翻;⑦子宫畸形;⑧盆腔炎性包块。

2. 子宫肉瘤和子宫肌瘤均有子宫增大,阴道出血,临床特点类似,鉴别较困难,临床上往往将子宫肉瘤误诊为子宫肌瘤。子宫肌瘤发生于育龄妇女,生长缓慢,绝经后逐渐萎缩,而子宫肉瘤好发于老年妇女,生长迅速。若子宫肿瘤增长迅速,特别是绝经后妇女子宫增大应先考虑子宫肉瘤。细胞学涂片、诊断性刮宫可协助诊断,须依靠标本巨检和病理学检查来鉴别。

3. 盆腔子宫内膜异位症可出现继发的进行性痛经,伴或不伴月经失调。但盆腔子宫内膜异位症的子宫一般正常大小,除非合并有子宫腺肌症或子宫肌瘤等,病灶主要分布在卵巢、子宫骶韧带、直肠子宫陷凹、子宫浆膜面、腹部手术瘢痕处等。

4. 功能失调性子宫出血可分为排卵性和无排卵性两种,前者多见于育龄期妇女,后者多见于青春期和更年期女性。月经改变特点是月经周期紊乱,经期长短不一,出血量时多时少,甚至大量出血。出血期痛经不明显,出血多或时间长者常伴贫血。妇科检查子宫正常大小或饱满略大,子宫质地不硬。超声检查子宫正常大小或均匀略大,肌层回声均匀。诊断性刮宫病理检查可见子宫内膜有不同程度的增生,无分泌期表现。

七、治疗原则

1. 子宫肌瘤 应根据患者年龄、生育要求、症状,以及肌瘤的部位、大小、数目考虑。手术可经腹、经阴道行宫腔镜及腹腔镜下手术。术式有肌瘤切除术、子宫切除术等。选择性子宫动脉栓塞术及超声引导下射频消融术具有创伤小、保留子宫、并发症少等特点,是临床治疗子宫肌瘤的新方法。

2. 子宫腺肌症　应视患者症状、年龄和生育要求而定。年轻或希望生育的子宫腺肌瘤患者可试行病灶挖除术；伴有月经过多的子宫腺肌症，可选择宫腔镜下子宫内膜去除术，术毕宫腔即刻放置释放左炔诺孕酮的宫内节育器。对症状严重、无生育要求或药物治疗无效者，应行全子宫切除术。

3. 子宫肉瘤　原则以手术为主，辅以化疗、放疗的综合治疗。

4. 剖宫产切口憩室　治疗包括宫腔镜电切术、经阴道修补及腹腔镜修补等微创手术。

5. 宫内节育器嵌顿　根据宫内节育器嵌顿的位置、子宫的大小等情况，可应用取钩、取钳，若还不能取出，可在 B 超引导下或宫腔镜下取出，必要时采取宫、腹腔镜联合取出。

6. 若产妇生命体征平稳、胎盘部分植入、出血不多可进行保守治疗。若胎盘植入面积广，伴有大出血，应及早行子宫切除，抢救产妇生命。药物保守治疗胎盘植入常用的药物有氨甲蝶呤、米非司酮、氟尿嘧啶、天花粉及中药等。

7. 妊娠滋养细胞肿瘤　治疗以化疗为主，手术为辅，年轻者和未生育者尽量保留子宫及生育功能和内分泌功能。

8. 慢性子宫肌炎　对症控制月经过多和炎症，必要时切除子宫。

（钱建华　石一复）

第四节　子宫肿瘤出血

一、定义

子宫肿瘤出血属于异常子宫出血的范畴，主要是指妊娠期及非妊娠期妇女由子宫肿瘤引起，来自子宫腔内膜、子宫体肿瘤与宫腔贯通或子宫腔内膜体积增大，或影响子宫收缩或子宫内膜修复，以及宫颈的出血，包括月经经期时间、出血量或出血频次等任何一项异常，排除外阴、尿道、阴道、直肠及肛门的出血。

二、病因

子宫肿瘤出血主要包括子宫良性肿瘤所致子宫出血和子宫恶性肿瘤所致的子宫出血。前者主要是子宫肌瘤；后者主要是子宫颈癌、子宫内膜癌、子宫肉瘤等。

1. 子宫肌瘤　主要是黏膜下肌瘤、肌壁间肌瘤及子宫颈肌瘤，以周期性出血较多为主，表现为月经量增多、经期延长等，也可表现为不规则子宫出血。因子宫肌瘤压迫子宫，使子宫内膜的面积增大，影响子宫收缩，同时肌瘤压迫周围静脉使子宫内膜及肌层内静脉丛扩张充血引起子宫出血。此外黏膜下子宫肌瘤表面溃疡、坏死及感染也会引起不规则子宫出血。该类患者因长期月经量增多，可导致继发性贫血、乏力、头晕、心悸等症状。

2. 宫颈癌　包括子宫颈鳞状细胞癌和腺癌。早期宫颈癌患者可无任何自觉症状，有症状者早期主要表现为接触性出血，如性生活后、宫颈刮片及妇科检查后，也有在便秘使用腹压时出现子宫出血。后期的患者多表现为不规则阴道流血。出血量的多少主要根据病灶大小、部位及侵蚀间质内血管情况而定。外生型癌患者出血时间早，量较多；内生型癌则发生时间晚，相比出血量少，部分晚期患者因肿瘤侵蚀大血管而出现大出血。年轻患者可表现为月经改变，如月经周期缩短、经期延长或月经量增多，易被认为月经紊乱。老年患者多表现为绝经后不规则子宫出血。部分患者因长期出血可导致贫血。

3. 子宫内膜癌　是绝经后子宫出血的常见原因，好发于老年女性。近年来，子宫内膜癌的发生率逐渐上升，大部分子宫内膜癌患者均出现绝经后阴道流血的表现。子宫出血是子宫内膜癌最早出现的症状，也是子宫内膜癌最常见的症状。少数患者可表现为少量血性排液或内裤血染，呈持续性或间断性，偶有大量阴道流血者。尚未绝经的患者，多表现为月经周期紊乱、月经期延长或月经量增多等。

4. 子宫肉瘤　最常见的症状是不规则的子宫出血，量多少不定。早期患者因肉瘤生长在肌壁间，可无明显症状，当突入宫腔后可出现不规则子宫出血。绝经前患者以月经量增多、经期延长、不规则子宫出血为主，绝经后的患者则主要表现为绝经后阴道流血。

5. 其他子宫颈恶性肿瘤　包括子宫颈淋巴瘤、子宫颈黑色素瘤、子宫颈疣状瘤、转移性子宫颈癌等。

6. 其他子宫良性肿瘤　包括子宫腺纤维瘤、

子宫良性脉管瘤及子宫内膜间质结节等。

三、临床表现

1. **月经量增多** 多见于子宫黏膜下肌瘤及肌壁间肌瘤，常合并月经期延长。

2. **不规则子宫出血** 见于子宫颈癌及子宫肉瘤。宫颈癌患者早期多表现为接触性出血，晚期患者则表现为不规则子宫出血。

3. **绝经后子宫出血** 好发于子宫内膜癌的患者，常合并阴道排液，多为血性液体或浆液性分泌物，合并感染时则有脓血性排液。

4. **白带增多** 常合并白带异常、阴道排液。

5. **压迫症状** 因子宫增大出现压迫症状，如压迫膀胱引起尿频、尿急等症状，甚至因子宫增大自身可触及下腹部包块。巨大黏膜下子宫肌瘤可因突出宫颈口，甚至阴道外，患者因外阴脱出肿瘤而就诊。

6. **转移症状** 肿瘤浸润转移的相关症状，如浸润膀胱可出现尿频、尿急、排尿困难，直肠浸润可出现腹泻、便血及直肠阴道瘘等。

7. **腹部包块** 因肿瘤增大迅速，可在腹部或盆腔发现增大的子宫及包块。

8. **下腹疼痛** 常因肿瘤增大迅速或晚期出现下腹疼痛等不适。

四、诊断

对于子宫出血患者，如为生育年龄妇女，应首先排除与妊娠相关性疾病，如流产、异位妊娠等。

1. **病史询问及相关检查**

(1)仔细询问病史，如子宫出血的诱因、出血持续时间、出血量、与月经周期相关性、是否伴有下腹疼痛等；既往史，如出血相关疾病、出血的家族史，在月经量多的妇女中约20%的患者存在血液系统疾病。此外需要仔细询问患者用药史，如华法林、肝素、非甾体类消炎药、激素类避孕药、银杏、人参和益母草等。

(2)体格检查时需注意患者全身状况，如是否存在贫血貌、营养情况、体重及皮肤瘀斑、瘀点及水肿情况，有无肝、脾大等。

(3)盆腔检查：检查时需注意出血来源，排除外阴、阴道、泌尿系及肛门直肠来源的出血。

妇科检查可发现子宫不同程度的增大，表面欠光滑，存在不规则突起。如为黏膜下子宫肌瘤突出子宫颈外，妇科检查时在宫颈口外可见肿瘤，

表面呈暗红色，有时存在溃疡及坏死。

根据病史及临床表现，尤其有接触性出血的患者，需排除子宫颈癌，通过"三阶梯"诊断程序(宫颈细胞学检查、阴道镜检查及镜下宫颈活检术)或宫颈肿块活检明确诊断，必要时行宫颈锥形切除术明确诊断。在明确诊断后，应由经验丰富的妇科肿瘤医生进行全身检查及妇科检查，尤其需行三合诊了解阴道前、后壁有无浸润，宫颈大小，宫旁组织及有无盆腔淋巴结肿大，确诊临床分期。

2. **辅助检查**

(1)常规检查：血常规、尿常规、大便常规、肝肾功能、凝血功能、肿瘤标记物、宫颈 TCT 检查、血 HCG、甲状腺功能等。

(2)超声检查：为目前妇科常用的辅助诊断。了解子宫大小，同时可以显示子宫肌瘤数目、大小、部位及是否发生囊变，有助于鉴别卵巢肿瘤及盆腔包块等；可以评估子宫内膜厚度、宫腔内是否存在赘生物、肌层是否浸润及深度。约99%的子宫内膜癌患者子宫内膜厚度大于4mm，因此对于超声检查提示绝经后妇女子宫内膜厚度大于4mm 时，应行分段诊断性刮宫或行宫腔镜检查观察宫腔内情况，病变或可疑病变处取活检送病理检查。

(3)超声子宫造影：阴道超声对于宫腔内病变诊断的敏感性及特异性分别为 56% 和 73%。对于宫腔内病变如黏膜下子宫肌瘤，超声子宫造影术优于阴道超声。超声子宫造影术是在阴道超声下，向宫腔内注入生理盐水，扩张宫腔后，改变了内膜清晰度，可判断黏膜下子宫肌瘤等宫腔内病变的存在，提高诊断率。

(4)分段诊断性刮宫：一旦除外妊娠，对于45岁以上的有 AUB 的患者，建议行子宫内膜活检排除子宫内膜病变。对于有子宫内膜癌发病高危因素者，如肥胖、不育、绝经延迟，长期服用雌激素、三苯氧胺、PCOS、乳腺癌及子宫内膜癌家族史的 AUB 患者，即使小于 45 岁，也可考虑行分段诊刮术，排除子宫内膜疾病。但分段诊断性刮宫对于宫腔内局部病灶的漏诊率高。

(5)宫腔镜检查：可观察宫腔及宫颈管内是否存在病灶，了解子宫出血病因，同时可在直视下取材活检，明确诊断。随着宫腔镜器械的不断改进，宫腔镜检查及直视下的活检或诊刮已经成为诊断宫腔病变及明确子宫出血原因的首选方法。

它操作简单、安全、全面,直视下取活检准确性高,可以发现盲目诊刮中所遗漏的微小病灶。文献报道即便有经验的妇科专家在分段诊刮时,仍有 10%~25% 的漏刮率,导致宫腔疾病被遗漏,而通过宫腔镜检查能够全面看清宫腔,早期发现可疑的病变,提高子宫内膜癌及子宫内膜病变的检出率。

(6)腹腔镜检查:当子宫肌瘤需与卵巢肿瘤及盆腔包块鉴别时,可行腹腔镜检查,直视下可观察子宫大小、形态,肿瘤位置及性质,同时可达到治疗目的。

(7)根据患者具体情况行 X 线、CT、MRI 检查及静脉肾盂造影等。

3. 不同年龄阶段子宫出血原因

(1)13~18 岁:青春期女性子宫出血原因多为无排卵性功能失调性子宫出血,其次为凝血性障碍性疾病、激素类避孕药物使用、妊娠、盆腔炎性疾病及恶性肿瘤。

(2)19~39 岁:性成熟期女性,首先需排除与妊娠相关的疾病,其次考虑子宫肌瘤、子宫内膜息肉、宫颈疾病、PCOS、子宫内膜增生、激素类避孕药使用等。这一年龄段子宫内膜癌发生率相对较低,但是对于 PCOS 的患者需注意子宫内膜情况。

(3)40 岁至绝经后:该阶段的女性,应首先考虑生殖系统肿瘤,如宫颈癌、子宫内膜癌、子宫肉瘤、子宫肌瘤等,其次考虑卵巢内分泌功能改变所致子宫出血,如无排卵性功能失调性子宫出血、子宫腺肌病、子宫内膜息肉、生殖系统炎症。

五、鉴别诊断

1. 生殖系统炎症　如外阴炎、阴道炎、宫颈炎及子宫内膜炎等。老年性阴道炎患者可出现血性白带,妇科检查时存在老年性阴道炎特有的阴道炎变化,抗炎治疗后可行分段诊刮术排除子宫内膜病变。子宫内膜炎的患者可出现下腹痛或发热等感染症状,抗炎治疗有效,同时可通过诊刮鉴别。

2. 子宫颈息肉或子宫内膜息肉　为宫腔内实质性占位病变,可有月经量增多或经期延长,通过妇科检查或超声检查发现,可通过手术(如诊断性刮宫或宫腔镜检查 + 子宫内膜息肉摘除术)后病理学检查确诊。

3. 子宫腺肌病　患者多伴有子宫增大,月经

量增多,尤其是子宫腺肌瘤与子宫肌瘤类似。但是子宫腺肌病存在继发性渐进性痛经史,子宫多为均匀性增大,很少超过 3 个月妊娠大小,B 超检查有助于鉴别诊断。

4. 妊娠相关疾病　如流产、异位妊娠、妊娠滋养细胞肿瘤等。流产及异位妊娠均有停经、阴道流血或腹痛等症状,妊娠试验阳性,B 超检查可见孕囊、卵黄囊或宫旁有混合性包块,有时宫旁包块内可见妊娠囊、胚芽及原始心搏。妊娠滋养细胞肿瘤可继发于葡萄胎、流产、足月产及异位妊娠,多表现为不规则阴道流血、停经后阴道流血、转移灶及其相应症状和体征,结合血 HCG 测定可明确诊断。

5. 卵巢肿瘤和输卵管癌　如卵巢性索间质肿瘤,具有分泌激素水平的功能,能分泌雌激素,促进子宫内膜增生,引起子宫内膜增厚或过度生长,可表现为月经不规则或绝经后子宫出血,常合并子宫内膜增生,甚至发生子宫内膜腺癌,该类患者建议行分段诊刮术排除子宫内膜病变。输卵管癌主要表现为阴道排液、腹痛及盆腔肿块。部分患者因肿瘤坏死或侵蚀血管出现阴道流血,量少。对于高龄妇女出现不规则阴道流血而诊断学刮宫阴性的患者,需考虑输卵管癌可能。

6. 放置宫内节育器　宫内节育器(intrauterine device,IUD)是我国育龄妇女最常用的避孕方法,具有安全、有效、经济、可逆的特点。放置 IUD 后部分妇女会出现月经异常、下腹部及腰骶部疼痛、白带增多等,其中最常见的是放置 IUD 后子宫异常出血。

7. 无排卵性及排卵性功能失调性子宫出血　无排卵性功能失调性子宫出血主要由下丘脑 - 垂体 - 卵巢轴功能异常所致。长时间雌激素作用于子宫内膜,因无排卵而缺乏孕激素的对抗,引起雌激素突破性子宫出血及撤退性出血。多见于青春期及围绝经期患者。

8. 凝血异常的全身性疾病　最常见的是血管性血友病,患者常表现为初潮开始即月经量增多,反复有牙龈出血、鼻出血、皮肤瘀斑,或是既往有手术或拔牙后出血多。

六、治疗原则

1. 宫腔镜手术已广泛应用于子宫黏膜下肌瘤。

2. 子宫颈癌主要治疗方法为手术、放疗及化

疗联合治疗,手术及放疗为主要治疗手段。

3. 子宫内膜癌早期患者以手术治疗为主,晚期患者主要采用手术、放疗、化疗及激素治疗等综合治疗。

4. 子宫肉瘤采用综合治疗方案,以手术治疗为主,辅助放射治疗及化疗。

(钱建华 石一复)

第五节 与妊娠有关的阴道流血

一、早期妊娠相关的阴道流血

早期妊娠阴道流血中以各种流产最为多见。凡妊娠不足 28 周,胎儿体重不足 1 000g,终止妊娠者为流产。流产小于 12 孕周为早期流产,60% 发生在孕 12 周之前。大于 12 孕周至不足 28 孕周称晚期流产。无外源性因素在黄体后期 β-HCG 升高,但没有延迟月经周期而终止妊娠者称月经样流产,也即目前辅助生殖技术应用后常

称的生化妊娠。若在黄体期 11~13 天起 β-HCG 上升数天,然后再次降为小于 5IU/ml,月经延迟,但未超出原月经周期 14 天而终止妊娠者,称临床前流产(易误认为生化妊娠)。当 β-HCG 升高 11~13 天后仍继续妊娠,但在孕早期发生流产,则称为临床妊娠流产。

正常妇女每个月经周期妊娠概率约为 15%~20%,但不包括月经样流产和临床前流产。有报道,β-HCG 检测在排卵周期丢失率分别为 43% 和 62%,大多是临床前妊娠。所以正常妇女流产率难以确定,相当多的流产发生在非常早期,在着床前数天,需靠实验室检查才能作出诊断(亚临床的自然流产,人们误认为月经周期稍延长、月经量增多或阴道流血)。

流产的转归为先兆流产、难免流产、完全流产、不全流产、稽留流产,还有感染性流产、反复自然流产、习惯性流产等(表 8-5-1)。

二、输卵管妊娠

异位妊娠是指受精卵在正常宫腔着床部位(正常着床部位为子宫底部子宫前后壁)以外着床发育。最常见的是受精卵在输卵管壶腹部着床,

表 8-5-1 常见各种流产的鉴别诊断

鉴别点	先兆流产	难免流产	不全流产	完全流产	稽留流产
阴道流血	量少	逐增多	持续大量流血	逐停止	无出血或少量流血
腹痛	轻或无	阵发性下腹痛、较重	较轻	胚胎排出后逐消失	不明显
宫颈口	闭	有扩张、可见组织物堵塞宫口	有血液自宫口流出,可见部分组织堵塞宫口	关闭	未开和关闭
子宫大小	与停经月份相符	与停经月份相符或略缩小	小于停经月份	接近正常大小	较停经月份小,典型者小于 2 个月
妊娠转归	可安胎后继续妊娠或发展为难免流产或稽留流产	发展为完全流产或不全流产	妊娠停止	妊娠结束	妊娠停止,个别合并部分性葡萄胎
血清 β-HCG	不同程度升高	较正常妊娠为低,但仍有不同程度升高,也有明显下降	明显下降或阴性	转阴性	可略升高或明显下降
B 超检查	宫腔内有胚囊及胎心搏动	宫腔内回声异常,无胎心搏动,孕囊缩小皱缩	宫腔内膜异位常回声,胚胎组织不明显,宫颈、子宫下段有胚胎样物	宫腔无妊娠物或有少量积血	子宫、胚胎均小于停经月份,无胎心搏动,宫内妊娠物不清

形成输卵管妊娠中最多见的类型,就着床输卵管而言,还可有峡部、伞部、间质部之分。异位妊娠中还有卵巢妊娠、子宫角妊娠、峡部妊娠、憩室妊娠、宫颈妊娠、腹腔妊娠、宫内宫外同时妊娠、输卵管葡萄胎和绒癌、肝脏妊娠、脾脏妊娠等。又因剖宫产术增多、辅助生殖技术等开展,新型的剖宫产瘢痕妊娠、辅助生育后异位妊娠增多,故应对正常宫内妊娠、异位妊娠进行鉴别,若考虑异位妊娠时,则上述多种异位妊娠的类型也应予以鉴别。

输卵管妊娠多是以腹痛和腹腔内出血为主要表现,一般阴道流血少量,有时也可因子宫内膜较厚,内膜剥脱不全,子宫收缩差,而导致阴道多量流血而至妇科急诊就诊。因异位妊娠的环境不能形成蜕膜或组织均不如正常的子宫肌层,胚胎组织发育到一定程度均可流产和破裂,引起腹腔内出血,胚胎常早期死亡,而异位妊娠后内分泌变化,使子宫内虽无妊娠,但子宫内膜也有蜕膜形成,当胚胎死亡,内分泌变化,使子宫腔蜕膜失去激素支持而剥脱可引起阴道流血。所以各种异位妊娠者有停经史,一段时间后即有阴道流血。一般出血少,淋漓不净,也有腹痛,程度不一,当所在部位破裂时,则腹痛剧,同时内出血,而出现休克症状、贫血貌等。腹腔检查有移动性浊音。后穹窿或腹腔穿刺可有不凝的陈旧性或新鲜血液,或其中可混有小血块。血清 β-HCG 可不同程度升高,后逐有下降趋势。妇科检查阴道内有少量流血,宫颈举痛,穹窿触痛,下腹部压痛,尤其患侧,甚至可及不整包块。子宫正常大小,当大量腹腔内出血时,可有子宫漂浮感。B 超检查可协助诊断,腹腔积液量的估测,附件包块或不同部位的图像改变,除宫角妊娠、剖宫产瘢痕妊娠等外,子宫腔内未见妊娠物,均有助于鉴别和诊断。

三、宫颈妊娠

宫颈妊娠是指受精卵在宫颈管内着床和发育的异位妊娠。宫颈妊娠罕见,常不能得到及时准确的诊断,易误诊,处理不善可发生难以控制的大出血、休克和孕产妇死亡。

1. 病因 子宫内膜缺陷是引起宫颈妊娠的主要病因,如人工流产、刮宫术、放置宫内节育器、剖宫产术及慢性子宫内膜炎等破坏了子宫内膜,甚至造成宫腔粘连,着床期子宫内膜发育受限使其不适合胚胎的种植而孕卵游走着床在宫颈管内。

由上述子宫的创伤所致宫颈内口松弛使宫颈妊娠的可能性增加。

子宫先天发育不良、内分泌失调、子宫畸形、子宫肌瘤,特别是黏膜下肌瘤造成宫腔变形影响孕卵在宫腔内着床。受精卵运行速度过快,在子宫内膜着床窗口期前进入宫颈管而在其管内种植;或因子宫内膜尚未完全成熟,影响孕卵正常着床而种植在宫颈管。

辅助生殖技术的应用、宫颈管内操作及多个胚胎移植是体外受精胚胎移植术后引起宫颈妊娠的高危性因素。

2. 临床特点 多见于经产妇或有宫腔操作史者,有停经史,停经时间长短不一,停经后阴道流血为主要主诉,流血时间长短不一,流血量多少不定,从少量不规则出血到迅猛出血,有时大量出血可导致休克,甚至死亡。常规子宫收缩剂应用通常无效。

3. 全身及妇科检查 未出血前全身无阳性体征,一旦大出血可表现出血性休克临床表现。

妇科检查:早期宫颈略大变软,充血呈紫色,妊娠继续,随后可宫颈增大增粗,呈圆锥或圆桶状,宫颈外口可略开,宫颈四边较薄,有时可见组织物堵塞,子宫体正常大小,质地略硬,双附件无特殊,检查时切忌用手指探查宫颈管内组织,有导致大出血风险。

4. 辅助检查

(1) 腹部或阴道 B 超检查:可显示子宫正常大或略大,子宫腔内空虚,宫颈内口闭合,与宫体相连呈葫芦状,孕囊或妊娠产物位于膨大的子宫颈管内,与子宫颈有血流相连通,子宫血管扩张及宫颈血管形成丰富,血流阻力指数低。

(2) 血 HCG 测定:血 HCG 升高,但宫颈妊娠时由于血运相对较差,48 小时血 HCG 滴度上升未能翻倍,通常 <50%,可供参考。

5. 鉴别诊断

(1) 宫内妊娠流产:先兆流产时阴道流血不多,流产发展为难免流产或不全流产时,多伴子宫阵缩痛,流血增多,可有胚胎等组织物排出。胚胎组织如已排入宫颈管内,宫颈外口未开大时,须与宫颈妊娠区别,一般 B 超检查可示宫颈内妊娠物,但无环状血流和丰富宫颈血流可鉴别;宫颈内外口均开大时,妊娠物易排出,妊娠物清除后出血停止或减少,子宫收缩剂对减少出血有效。

(2) 黏膜下肌瘤或宫颈肌瘤:可表现为阴道出

血,但无停经及早孕反应,多有经期延长及经量增多病史,血、尿妊娠试验阴性。

(3)宫颈癌:有阴道不规则流血史,但多有接触性出血、阴道分泌物增多或绝经后出血,并可伴有臭味,外生型宫颈癌肉眼易发现和辨认,血、尿HCG阴性,宫颈局部组织病理诊断是最后确诊依据。

(4)前置胎盘:出血时间较晚,多在妊娠中期以后,胎盘附着部位在宫颈内口以上,胎盘完全或部分覆盖住宫颈内口,宫颈不膨大,未临产时宫颈外口不扩张,B超检查可明确诊断。

6. 治疗原则 宫颈妊娠治疗需根据患者停经时间长短,特别是流血症状和宫颈妊娠物大小、局部血流丰富程度、生育功能要求和当地医疗资源条件综合评估后,决定治疗方案。

(1)手术治疗:如宫颈妊娠流产术、经腹宫颈切开取胚后缝合术、宫腔镜下胚胎去除术,术前一般药物预处理或子宫动脉栓塞术后进行手术相对比较安全。根治性手术,采用子宫全切除术。

(2)药物治疗:最常用的药物为MTX,可采用全身或局部药物治疗。

四、葡萄胎

(一)定义

因妊娠后胎盘绒毛滋养细胞增生,间质水肿,而形成大小不一的水泡,成串状且细蒂相连,形如葡萄而得名。葡萄胎可分为完全性葡萄胎和部分性葡萄胎两类,也有双胎之一葡萄胎等。

(二)病因

葡萄胎真正病因仍不明,有关学说众多。目前,较为有共识的是染色体核型变化学说。完全性葡萄胎染色体核型为二倍体,均来自男性配偶,其中90%为46,XX,是由一个细胞核缺失或失活的空卵与一个单倍体精子(23,X)受精,经自身复制为二倍体(46,XX)。另有10%核型为46,XY,是由一个空卵分别与两个单倍体精子(23,X和23,Y)同时受精而成。部分性葡萄胎的染色体核型,90%以上是三倍体,常是69,XXY,也有69,XXX或69,XYY。常是一个似乎正常的单倍体卵子与两个单倍体精子受精,或由一个似乎正常的单倍体卵子(精子)和一个减数分裂缺陷的双倍体精子(卵子)受精而成,有一套多余的染色体来自男方。多余的父源基因物质也是部分性葡萄胎发生的主要原因。

(三)临床表现

葡萄胎患者常可出现阴道流血,妊娠早期并无明显症状,仅可有少量阴道流血,由于诊断技术进步,典型症状已少见。

1. 停经后约80%患者会有不同程度的阴道流血,常发生在停经8~12周,在葡萄胎胎组织排出时或未排出前易有大出血,甚至休克。

2. 典型者子宫可异常增大,超过停经月份,柔软,也有与停经月份相符或小于停经月份者。

3. 易发生早孕反应,较正常妊娠明显,常致较严重的妊娠呕吐。

4. 个别可在孕中期出现子痫前期症状。

5. 少数有甲状腺功能亢进。

6. 腹痛常因子宫迅速增大或在葡萄胎组织排出前,或因卵巢黄素囊肿破裂或扭转时出现。

7. 卵巢黄素囊肿可在单侧或双侧卵巢发生。在葡萄胎排出后3个月左右常可自行消退,若持续时间长或有增大者,则应高度警惕恶变发生。

(四)诊断与辅助诊断

停经史、早孕反应(尤其是较严重)、阴道流血、腹痛、子宫大于停经月份等应考虑本病的诊断。

1. **超声检查** B型超声,尤其是彩色多普勒超声是诊断葡萄胎的可靠和敏感检查。完全性葡萄胎典型者图像见子宫增大,大于孕周,无妊娠囊,无胎心搏动,无妊娠及其附属物,宫腔内为"蜂窝状"不均质密集回声,卵巢可见增大的黄素囊肿,单房或多房,壁薄。彩色多普勒可见子宫病灶处血流丰富。部分性葡萄胎在胎盘部位可出现部分或局灶性的超声图像改变,有的患者可见到胎儿及附属物图像,孕中期者易有羊水过多、胎儿畸形。

2. **HCG测定** 是诊断本病的重要辅助诊断方法。葡萄胎时HCG可异常升高。约半数HCG可大于10万IU/L以上,最高可过数十万或更高。但也有少数,尤其是部分性葡萄胎可升高不明显,在正常妊娠范围或低于正常。

3. 流式细胞仪测定染色体倍数,或其他检测方法均限于研究,不适合临床使用。

(五)鉴别诊断

主要是流产、双胎妊娠、中期妊娠的部分性葡萄胎,需与羊水过多、合并胎儿畸形相鉴别。B超、HCG检查等易鉴别。滋养细胞疾病的卵巢黄素囊肿应与卵巢非赘生性囊肿和卵巢上皮性囊肿鉴别,通过病史、B超、HCG、肿瘤标记物检查等也易鉴别。卵巢黄体囊肿和卵巢黄素囊肿的鉴别,见表 8-5-2。

表 8-5-2 卵巢黄体囊肿和卵巢黄素囊肿的鉴别

项目	黄素囊肿	黄体囊肿
病因	常发生在葡萄胎等妊娠滋养细胞疾病时,其他如妊娠期高血压疾病、卵巢过度刺激综合征 Rh 血型异常	常是排卵
侧别	双侧或单侧	单侧
房,隔	常为多房,有分隔	单房,无分隔
囊壁厚薄	囊壁薄	囊壁较厚
囊液检测	囊液中 HCG 高,可高于外周血 HCG 2~11 倍	囊液中 HCG 阴性,有时 P 升高
持续时间	大多 2~4 个月后自行消退	通常在下次月经前消失

（六）治疗原则

1. 诊断明确即予终止妊娠,清宫,组织病理检查。

2. 黄素囊肿一般不需要特殊处理,可自行消退;若有扭转、破裂、增大等,可在 B 超或腹腔镜下相应处理。

3. 定期随访,预防恶变。有恶变者,以化疗等治疗为主。

五、妊娠滋养细胞肿瘤

妊娠滋养细胞肿瘤包括侵蚀性葡萄胎、绒癌,尚有少见的胎盘部位滋养细胞肿瘤和上皮样滋养细胞肿瘤。妊娠滋养细胞肿瘤 60% 继发于葡萄胎后,30% 继发于流产后,10% 继发于足月妊娠或异位妊娠后,其中侵蚀性葡萄胎几乎均继发于葡萄胎后,绒癌可继发于葡萄胎后也可继发于非葡萄胎妊娠,辅助生殖技术后也可出现妊娠滋养细胞疾病或肿瘤。

侵蚀性葡萄胎是妊娠滋养细胞肿瘤的一种,继发于葡萄胎后,多数在葡萄胎清除术后 6 个月发生。葡萄样组织侵入肌层或转移至子宫外,最常见的转移部位是肺和阴道,少数转移到脑,临床发生阴道大量流血、腹腔内出血、咯血或脑转移症状,病情危重。

绒毛膜癌为一种恶性度极高的妊娠滋养细胞肿瘤,约一半继发于葡萄胎或侵蚀性葡萄胎术后,另外可来自各种流产及异位妊娠、产后,多发生在生育年龄妇女。癌组织除侵蚀子宫肌层外还可转

移到全身各处,最常见为肺、阴道、脑、肝、肾等处。病理镜下无绒毛结构,仅见高度增生的滋养细胞伴核分裂象及出血坏死。患者常死于大出血或全身转移衰竭。此外,还有少见的胎盘部位滋养细胞肿瘤和上皮样滋养细胞肿瘤。

（一）临床表现

1. 在葡萄胎、流产、足月产后或异位妊娠后有不规则阴道流血,量多少不定;若有阴道转移,结节破溃时有阴道直接出血;也可有一段时间正常月经后再停经,后阴道流血。

2. 子宫增大、复旧不全或不均匀增大。

3. 卵巢黄素囊肿。

4. 通常无腹痛,若有病灶破溃可发生急腹痛或内出血、休克等症状。

5. 易发生肺、阴道等盆腔或全身转移病灶及相应症状。

（二）诊断

1. 重视末次妊娠性质及相应临床症状,结合 B 超、X 线、CT、MRI 检查及 HCG 测定,一般不难作出诊断。其中 HCG 测定是主要诊断依据。

2. 葡萄胎后 HCG 检测诊断妊娠滋养细胞肿瘤标准如下:排除葡萄胎残留或再次妊娠,若 HCG 测定 4 次,即第 1、7、14、21 天,高值呈平台状态(指正负相差,也即升高或降低在 10% 以内),并持续 3 周或更长时间;HCG 第 1、7、14 天测定 3 次上升大于 10%,并至少持续 2 周或更长时间。但此在我国应结合国情,因我国各地 HCG 测定方法及数值表示方法不统一,须谨慎。非葡萄胎后妊娠滋养细胞肿瘤者,因流产、异位妊娠、足月产后 HCG 多在 4 周左右恢复正常,若超过 4 周 HCG 仍升高,或一度下降后又升高,除外残留或再次妊娠后诊断妊娠滋养细胞肿瘤可能性大,再结合其他辅助诊断等综合分析考虑。

3. 妊娠滋养细胞肿瘤有病理诊断会更为确切可靠,但妊娠滋养细胞肿瘤采用化疗为主的非手术治疗者,可无病理诊断。

4. 若临床诊断为绒癌,而病理标本见有绒毛样结果或见有水泡样组织,则应修正诊断为侵蚀性葡萄胎。侵蚀性葡萄胎和绒癌是目前唯一的可没有病理诊断,仅根据临床表现、HCG、超声检查等就可诊断的肿瘤,当然有病理诊断更好。

（三）鉴别诊断

1. **流产**

2. **葡萄胎** 可有停经史、早孕反应史,反复

阴道不规则流血或大量流血,出血时可排出水泡状物,孕20周左右仍无胎动,伴有乏力、头晕、贫血症状。妇科检查阴道内无出血病灶,出血来自宫腔内,子宫颈外口松,子宫大于妊娠月份,附件区可及囊肿,B超检查可见宫腔内有落雪样光点,肌层未见异常可鉴别诊断。

3. **绒癌** 发生于各种妊娠后,发生于葡萄胎后者多在葡萄胎清宫术后1年,病理镜下无绒毛结构,滋养细胞高度增生。

4. **剖宫产后瘢痕妊娠** 有停经史,阴道不规则流血或阴道大量流血,向膀胱后破裂出血可形成局限性出血性包块,结合 HCG 升高和超声图像易与侵蚀性葡萄胎,甚至绒癌混淆。仔细询问病史,一般停经史较短,停经后开始少量不规则阴道流血或无出血,多无明显腹痛症状,HCG 升高较后者为低,早期超声检查见妊娠囊和胚芽等可明确诊断,或刮宫见绒毛或胚胎组织,术后出现血流丰富的局限性病灶,无其他转移病灶等可予以鉴别诊断。

(四)治疗原则

1. 化疗为主,手术为辅。个别需加用放疗。

2. 年轻、未孕育者尽量保留卵巢功能和生育功能。

3. 手术对控制大出血、处理某些并发症、切除耐药病灶、减少肿瘤负荷、减少化疗疗程等有一定作用。

（石一复）

第六节 子宫颈出血

一、定义

因各种因素所致宫颈阴道部表面、宫颈组织、宫颈管黏膜或间质的出血,称为宫颈出血。

二、病因

病因可为感染、损伤、手术、分娩、肿瘤、医源性等多种因素。

三、临床表现

出血量多少不定,持续时间长短不一,出血形式多样,可有点滴状或白带内出血,或少于月经或如月经样,或伴有血块;也可有血水样或脓血样,甚至有异味或恶臭,个别急性大出血者血流如注,可致贫血或休克;也有为接触性出血(阴道检查、阴道窥器检查或性交后出血)。

四、病史要点和检查

1. 出血时间、量、性状等。

2. 出血前的相关因素,如炎症、损伤、手术、停经、妊娠、白带性状等。

3. 近期或以往妇科检查及相关宫颈检查结果和治疗史。

4. 有无接触性出血史。

5. 避孕和孕育史。

6. **体格检查和妇科检查** 消毒后小心置入阴道窥器,避免伤及宫颈,用消毒棉棒清洁阴道和宫颈表面后肉眼仔细观察,了解宫颈大小、形态,表面有无创口、裂伤、溃疡,有无赘生物,宫颈管口及颈管内有无赘生物,出血情况,棉棒轻拭或压迫时或取出后有无出血、出血部位,初步了解出血原因。

7. 若有分泌物作白带常规检查、细胞学检查(巴氏涂片或液基细胞学检查)、病原学检查(滴虫、念珠菌、高危 HPV-DNA 分型检测等)。

8. 阴道镜检查。

9. 宫颈活检与宫颈管诊刮。

10. **肿瘤标记物测定** 根据具体宫颈病变和相关病史,选作 CEA、CA125、AFP、SCC、HCG 等检测协助诊断。

11. **B超宫颈检查** 有助于诊断和鉴别,分别观察宫颈管及宫颈形态、大小、内膜、赘生物、间质等。

12. 必要时可作 CT、MRI 检查。

五、鉴别诊断

宫颈的很多疾病都可以引起宫颈出血,表现形式多样,随子宫颈疾病不同而异,常见于宫颈炎症病变及宫颈的恶性肿瘤。

(一)宫颈的一般性炎症

1. **急性宫颈炎** 患者有阴道分泌物增多,呈黄色脓性,可有臭味,妇科检查发现宫颈充血水肿,可有宫颈举痛,局部有接触性出血。严重者宫颈表面上皮剥脱、坏死、溃疡,宫颈黏膜可向外翻出,大量的脓性黏液由颈管内排出,如涂片检查可见大量脓细胞及非典型的上皮细胞,行革兰氏染色可发现细菌,分泌物培养可培养出致病菌,确诊并不困难。

2. 慢性宫颈炎　慢性宫颈炎是妇科疾病中很常见,在已婚,尤其是经产妇中更为多见。白带增多为其主要症状,通常呈脓性黏液,有时伴有血或血丝,可有接触性出血。当炎症波及膀胱三角区时可出现尿痛、尿频或排尿困难等膀胱刺激症状,如炎症蔓延致宫颈主韧带增粗时,腰骶部疼痛更明显。

妇科检查见宫颈有红色大小不等的颗粒糜烂区及颈管分泌脓性黏液样白带。宫颈可有不同程度的糜烂、肥大、外翻、腺体囊肿等。结合临床症状和体征,慢性宫颈炎极易确诊,但需注意与陈旧性宫颈裂伤和子宫颈癌相鉴别。陈旧性宫颈裂伤在用窥器检查时,往往可因将裂伤的子宫颈内膜牵引外翻,误认为是慢性宫颈炎,但如将窥器轻撑开后,外翻的组织即可复原。宫颈炎糜烂型外观与早期宫颈癌较难用肉眼辨别,但后者一般质地较硬、脆,极易出血,而前者质地软,通过宫颈刮片或宫颈活检即可确诊。

(二)特殊炎症性子宫颈出血

1. 病毒性宫颈炎

(1)疱疹病毒性子宫颈炎:病原体为Ⅱ型疱疹病毒,患者可无症状,或于外阴、宫颈等处出现疼痛性疱疹,以后可转为溃疡、坏死,形成菜花状肿物。阴道分泌物涂片检查可见脱落的多核巨细胞,核呈毛玻璃样并含有病毒包涵体。病理切片深棘层细胞层内有水泡,内含清液,有退化上皮细胞、多核巨细胞,核内包涵体有一空隙围绕其周围。血清学检查证明有Ⅱ型疱疹病毒抗体及PCR方法检测出单纯疱疹病毒,均可确诊。

(2)子宫颈尖锐湿疣:多见于年轻妇女,通过性接触传染,宫颈表面呈淡红色、暗红色或污灰色的突起,凹凸不平,有时融合成菜花状,可有接触性出血,需通过活检确诊。病理检查示表面覆盖鳞状上皮,并呈乳头状增生,棘层细胞增生,细胞内有空泡。增生上皮向外呈乳头样突出。

2. 结核性宫颈炎　结核性宫颈炎少见,常由子宫内膜结核蔓延,或经淋巴或血液循环传播。患者往往有下腹隐痛、月经不调、午后潮热、血沉加速等。子宫输卵管造影提示子宫腔变形、狭窄或畸形,边缘锯齿状,盆腔中可见多数钙化点。

阴道检查可见宫颈呈慢性炎症颗粒状或溃疡形成,触之易出血。宫颈活检见宫颈组织内有结核结节及干酪样坏死,可确诊。治疗拟抗结核治疗。

3. 阿米巴性宫颈炎　临床上表现为阴道流血及脓血白带,当结缔组织呈瘤样增生时酷似菜花型宫颈癌,有痢疾病史,分泌物中能找到阿米巴滋养体或宫颈活组织检查可确诊。

4. 血吸虫性宫颈炎　患者有不规则阴道流血、性交痛。阴道检查见宫颈黏膜呈急性或慢性炎症表现,红肿、糜烂或溃疡形成,质硬,接触易出血;有时呈息肉样生长或呈乳头状肿块突出于阴道内,易出现接触性出血。可从患者尿液或粪便中找到血吸虫卵,活组织检查可见多发性炎性浸润灶、小脓肿或非坏死性假结核结节。

(三)宫颈息肉

1. 定义　宫颈息肉是慢性宫颈炎的一种病理改变类型。一般是指宫颈内膜长出的赘生物,故又称宫颈内膜息肉。

2. 临床表现　宫颈赘生物中常见的病变,常可发生在生育年龄、围绝经期,甚至绝经后。患者大多有白带增多、血性白带或接触性出血,尤其在性交后或大便用力后有少量出血,但较小息肉常无症状,仅于妇科检查时在宫颈外口可见到多个红色的小如米粒、大如黄豆或更大的肿物,椭圆或扁圆形,质软,较脆弱,轻触极易出血,多数有蒂,与颈管黏膜相连。病理检查:可见息肉中心为结缔组织,伴有充血、水肿及炎性细胞浸润,表面覆以高柱状上皮,蒂部为纤维组织和血管。

常易引起接触性出血或白带内带血,也可引起不规则阴道流血,也有无任何症状,仅在妇科检查时发现或绝经后阴道流血。一般为单颗,也可为多颗。

息肉绝大多数为良性,罕有恶变。

3. 鉴别诊断　息肉病理组织类型:

(1)腺瘤样型:以宫颈内膜腺体增生为主,息肉较苍白、质地软。

(2)腺囊肿型:体积较大。

(3)肉芽型:息肉色红、质软,实质部分有肉芽组织、毛细血管等,是宫颈内膜慢性炎症肉芽修复组织生长过程中向外突出所致。

(4)血管瘤样型:临床症状有月经后少量点滴阴道流血,触之易出血,息肉呈鲜红色。

(5)鳞形化生型:息肉周围覆盖复层鳞状上皮,有鳞形化生。

(6)纤维型:息肉间质为纤维结缔组织,很少见腺体,质地较硬,有时有成纤维细胞增生,应与葡萄状肉瘤的息肉组织区别。

(7)息肉蜕膜反应:妊娠合并息肉时多见,宫颈息肉内口的间质细胞可转化为蜕膜细胞,应与蜕膜息肉相鉴别,早期妊娠子宫峡部内膜蜕膜组织局部生长突出到宫颈管,也可有 A-S 现象或微腺型增生过长。

(8)高位宫颈息肉:主要是息肉生长于子宫峡部或高位颈管处。

(9)少数宫颈息肉是由于子宫或子宫内膜恶性病变生长,且可在宫颈外口见到,易被误认为宫颈息肉,如子宫肉瘤、子宫米勒肉瘤、胎盘部位滋养细胞肿瘤息肉型、子宫内膜癌累及宫颈者。

(10)个别应与子宫黏膜下有蒂肌瘤鉴别。

4. 处理　息肉形态大多相似,只是大小不同,但病理上也有着多种类型,故息肉摘除后均应送病理检查。通常宜将摘除的息肉放入 95% 酒精或 10% 福尔马林小瓶或塑料袋内送检。

5. 治疗原则

(1)宫颈息肉均应摘除,送病理检查,恶变者应再相应处理。

(2)可采用宫颈物理治疗。

(3)蒂粗大者,切除基底宜电灼。

(4)息肉摘除后应定期随访,因有复发、再发的可能。

(5)妊娠期合并宫颈息肉者通常在孕 12 周后摘除,出血量多或疑有恶变者宜及时处理。

(四)宫颈肿瘤

1. 良性肿瘤

(1)子宫颈平滑肌瘤:宫颈肌瘤可因肿瘤缺血、坏死和感染致不规则出血或臭味脓性分泌物,患者往往有白带增多,可呈血性或脓血性。妇检时可见宫颈增大,颈管变粗,宫颈一侧膨大,另一侧被拉平,宫颈口呈张开状,有时可触及肌瘤蒂或见到脱出宫口或阴道内的肌瘤,大的宫颈肌瘤可将宫体位置上推至中下腹部被触及。B 超检查在宫颈部位可探到实质性肿块,显示较强回声,呈团状或点状,宫颈增宽。

(2)子宫颈血管瘤:子宫颈血管瘤很少见,多为毛细血管型或海绵状血管型。一般无临床症状,可引起出血,特别是海绵状血管瘤是由较大血管所构成,如损伤患处易引起严重大出血,甚至危及生命,检查时可见界限清晰的暗红色或紫色

区域,呈小结节状隆起,表面光滑,压迫时变平色退,放松后又恢复原状。面积较大时呈扁平不规则形,略高出表面,触之有海绵多孔感觉。病理检查:镜下可见无数毛细血管,毛细血管腔内常有红细胞,有的为扩张血管片,厚薄不一,管腔宽窄不一。

(3)宫颈乳头状瘤:宫颈乳头状瘤是位于阴道部宫颈上的良性肿瘤,多发生于生育年龄的妇女,肿瘤的中心由纤维结缔组织组成,肿瘤壁为复层鳞状上皮。常无明显症状,大都在常规妇科检查时偶然发现,宫颈上可见小的乳头状突起,直径很少大于 1cm,95% 的宫颈乳头状瘤是良性的,少数可见鳞状上皮异型性,有不典型增生、原位癌,甚至浸润癌,镜下可见棘层细胞增生,排列整齐,核分裂少见,细胞内含糖元。临床上有阴道分泌物增多、血性白带或接触性出血。治疗应将病灶切除,根部电凝,标本须送病理检查。有 5% 的乳头状瘤可发生恶变。

(4)宫颈乳头状纤维腺瘤:　极少见,是一种良性肿瘤,多发生于绝经期及老年妇女,肿块主要为纤维间质组织,见有分枝状的空隙内有乳头向腔内突出,由单层分泌黏液的柱状上皮覆盖,需靠病理检查确诊。可有阴道分泌物增多、血性或绝经后少量阴道流血。

2. 宫颈恶性肿瘤

(1)子宫颈癌:发病年龄多在 30~50 岁,早期或原位癌可无自觉症状,Ⅰb 期及以后各期最常见的有阴道流血、阴道排液及疼痛,阴道流血早期多为接触性出血、排便后出血、绝经后出血,出血量先少后多,外生型出血早而量多,检查可见宫颈不同程度糜烂,可呈菜花、结节、溃疡空洞等型,组织脆、硬、易出血,晚期扩散至宫旁,宫颈旁组织浸润增厚,通过宫颈活检可以确诊。

(2)子宫颈转移癌:本病主要来自于宫内膜癌,直接向下蔓延至宫颈,临床表现为阴道流血、排液,可行分段诊刮以明确诊断,病理检查大多提示为腺癌。其次来自于绒毛膜癌,病史中有葡萄胎或流产、分娩等病史,临床上可发生不规则阴道流血,伴感染时常外溢恶臭血性分泌物。肿瘤可转移至宫颈,子宫颈呈破溃状,宫颈上、下唇呈紫蓝或紫黑色结节状,表面有破溃或坏死组织覆盖,破溃处有活动性出血,可通过血 HCG 测定、转移灶、病理检查等作出诊断。如有结节破溃出血,可予以碘仿纱布阴道内填塞,治疗以化疗为主,病灶

局限可辅以化疗,病灶大出血多者,可行子宫全切术。

(3)子宫颈恶性黑色素瘤:本病极罕见,主要表现为白带增多、接触性出血或不规则出血,妇科检查早期病变为棕色或黑褐色斑块;生长迅速,广泛转移晚期呈紫黑色肿块,宫颈表面高低不平,有溃疡肿块呈黑色或外周黏膜为黑斑。病理检查瘤细胞由多形性圆形或梭形细胞组成,含不等量黑色素,被覆其上的宫颈鳞状上皮常仍完好。

(4)子宫颈肉瘤:单纯子宫颈肉瘤发病极为罕见,多数合并或来自于子宫肉瘤。宫颈肉瘤早期无特殊临床症状,以后发展有阴道流血及白带增多,阴道流血最初多发生在性交或用力时,量少,患者出现白带增多,呈水样、血性、脓性或伴有坏死组织碎片,有臭味,或有不规则阴道流血,晚期可有大量阴道流血。

妇科检查:发病初期可能仅为小的浸润硬结,随肿瘤长大形成弥漫性浸润的坚实结节,破溃、坏死,外形颇似溃疡型的晚期宫颈炎。宫颈因肿瘤压迫引起变形、坏死、出血,宫颈有时可见呈分叶息肉状、带细蒂、似葡萄状瘤物,可脱出阴道口,有时可见阴道上段皆被肿物充满,质软、脆,易脱落出血。双合诊检查时可触到膨胀增大的宫颈,B超检查可见宫颈管增宽及肿物占据宫颈图像,通过宫颈肿物活检,可明确诊断,通过 CT 或 MRI 检查可查明病变范围与浸润范围。病理检查:瘤组织的构成随不同类型而异,如平滑肌肉瘤来自平滑肌瘤恶变细胞呈梭形,分裂象增多或细胞异型性明显。

(五)子宫颈子宫内膜异位症

宫颈子宫内膜异位症多数由直肠阴道隔或宫颈骶骨韧带上的子宫内膜异位症病灶直接蔓延而来,也有少数患者因手术创伤直接由子宫内膜种植产生。因继发于盆腔子宫内膜异位症,常有痛经、性交痛、不孕等病史。如由子宫内膜直接种植而成,多发生于分娩期子宫颈损伤或宫颈粘连手术后,可有月经前少量出血,经后又有少量出血,故月经可持续十余天,与月经周期密切相关,有的患者可有月经前接触性出血病史。妇科检查:盆腔子宫内膜异位症病灶多位于宫颈外口周围,病灶一般较小,呈针头大小,出血点呈紫红色斑点或结节状,较大者则为紫黑色血性小囊、较硬,月经期肿胀、痛感、可有出血,经后缩小。宫颈子宫内膜异位需与出血性宫颈腺囊肿和宫颈血管瘤相鉴

别。前者具有慢性宫颈炎症史,常伴有宫颈肥大,不具备盆腔子宫内膜异位症的症状与体征。血管瘤较少见,呈深红色或紫色,呈小结节状隆起,表面光滑,压之变平、退色。撤去压力又恢复原状,容易与宫颈子宫内膜异位相鉴别。

(六)妊娠性子宫颈出血(宫颈妊娠)

宫颈妊娠指孕卵在子宫颈管内着床和发育。一般于停经早期即出现反复阴道出血,有时阴道出血大量、迅速可引起休克。宫颈妊娠时,胚胎和绒毛组织因局部张力高常被挤压,供血不良,易引起变性、坏死,伴发感染,可表现为阴道多量血性分泌物,有继发感染时有恶臭。妇科检查:可见宫颈着色明显,呈火山样圆锥体,宫颈阴道段扩张显著,形状不规则,软,伴有新生血管,颈管内可触及如面粉团感的半球形肿物,常有暗红色分泌物流出,子宫体大小正常或略大,质地中等或变软。辅助检查:尿妊娠试验阳性,B超检查可见"沙漏"状子宫,宫颈内有妊娠囊光环,宫颈妊娠的治疗可考虑行保守治疗,必要时手术。

(七)宫颈物理治疗后出血

(八)子宫颈损伤

1. 骑跨式损伤 可引起宫颈不同程度的损伤。宫颈损伤较深可有持续性活动性宫颈出血,表现为有持续性鲜红血液流出。有外伤史,通过妇科检查可确诊。治疗应在抗休克的同时,及时行宫颈裂伤修补术。

2. 意外车祸损伤 可导致骨盆及内、外生殖器损伤或大出血,有时各器官组织难以辨认。

3. 产伤性子宫颈损伤 宫颈水肿,胎头、胎体较大或臀位牵引,易引起宫颈裂伤。各种原因的子宫破裂也易延裂至宫颈,引起出血。

(九)异物性子宫颈出血

老年妇女、幼女或精神病患者有时可因外源性异物引起宫颈出血,同时伴有感染致脓性臭味阴道分泌物,诊断可依据病史及阴道检查而确定。

(十)化学药物性子宫颈出血

用高浓度的酸性或碱性药液冲洗阴道、腐蚀性较强药物做成的栓剂或药片置入阴道等,可引起阴道黏膜及宫颈糜烂、溃疡,造成宫颈出血。

(十一)子宫颈变位

子宫脱垂患者宫颈脱出于阴道外,因与内裤长期摩擦、刺激使受损表皮脱落而形成溃疡,出现血性分泌物,妇科检查发现溃疡,形状不规则,基底为红色,有时覆有脓苔,边缘软,周围组织增厚

角化,结合病史易确诊。

（十二）性交后出血

性交后出血为宫颈癌症的信号,应予重视,宜及早诊治,特别是性交后出血频发和出血量多者。

六、治疗原则

1. 一般性炎症局部使用阴道塞药或表面用药涂抹,慢性宫颈炎常采用宫颈物理治疗,个别严重且无随访条件者可行 LEEP 治疗。

2. 特殊病原体所致炎症则分别针对性治疗,结核性则抗结核治疗。

3. CIN2~3 级者可采用 LEEP 或 CKC+ECC 治疗。

4. **宫颈肿瘤** 按肿瘤处理原则分别治疗。

5. **宫颈创伤** 需缝合、修补、整形术。

6. **出血** 对症用棉球、纱条、明胶海绵、止血胶等治疗。

（石一复）

第七节 青春期前女童阴道流血或出血

临床常见青春期前女童阴道流血,应予仔细评估是真正的阴道流血,还是因阴道病变所致的阴道部出血,两者是有区别的。

一、病因

1. 外伤

(1)偶然性:如外阴挫伤、骑跨式外阴损伤等。

(2)性虐待:如外阴、处女膜、阴道口损伤等。

(3)性割礼。

2. 外阴阴道炎

(1)炎症刺激阴道黏膜。

(2)阴道寄生虫,如蛲虫、阿米巴。

(3)非特异性阴道炎。

(4)化脓性链球菌、阴道炎易致阴道出血。

(5)志贺菌、沙门氏菌等阴道炎,容易伴发阴道流血。

(6)呼吸道菌。

(7)白喉杆菌。

(8)肺炎杆菌。

3. 内分泌疾病

(1)同性性早熟。

(2)假性性早熟。

(3)早熟性初潮。

(4)外源性激素制剂。

(5)甲状腺功能减退。

4. 外阴皮肤病
硬化性苔藓易延误诊断,常有痒、痛、出血、排尿困难等。

5. 人乳头瘤病毒
尖锐湿疣。

6. 异物
如别针、发夹、小电池等异物。

7. 尿道脱垂

8. 凝血功能障碍

9. 出血性疾病

10. 血管病

11. 肿瘤

(1)良性肿瘤。

(2)恶性肿瘤。

12. 外阴先天性病变与外伤性虐待后的愈合异常。

二、病史要点

1. 家长带孩子看病的主诉,有无分泌物、量多少、性状,有无痛感,有无排尿困难,有无外阴红肿、内裤血迹。

2. 有无肛门瘙痒。

3. 会阴卫生情况,是否每日清洁外阴、更换内裤。

4. 外阴皮肤炎症。

5. 儿童及其家属有无上呼吸道感染史,有无腹泻、痢疾史。

6. 有无性虐待,外阴、阴道炎症及直肠炎史。

7. 内衣类型。

8. 有无阴道异物放入史。

9. 有无凝血功能障碍及出血性疾病。

10. 有无肿瘤及肿瘤治疗情况。

三、临床表现

1. 白带增多,性状改变,白带内带血。

2. 见内裤血迹或外阴出血。

3. 外阴疼痛、红肿、皮肤皲裂、裂伤、破溃。

4. 排尿异常,尿道口红肿。

5. 阴道前庭、阴道口、外阴有大小不等的赘生物,或伴有白带增多、脓血样分泌物、新鲜或陈旧出血。

6. 阴唇粘连,排尿非直线状而呈分散状。

7. 处女膜破裂。

8. 外阴色泽改变,呈白色或色素沉着。

9. 发热。

10. 外阴、下腹部疼痛。

四、诊断和实验室辅助诊断

1. 根据病史、临床表现及相关检查,有些青春前期女童的阴道流血／出血容易作出诊断,尤其是显露于外阴部的一些病变。但有些在阴道内的或内分泌出血、凝血疾病、异物或肿瘤等,以及区分炎症及病原体等还需进行相应的辅助诊断才能获得诊断。

2. 体格检查、外阴及小儿妇科的检查等十分重要,可辅助明确诊断,实验室检查或病理检查,对明确诊断十分重要;外阴检查时应注意有无抓痕、充血、水肿、血肿、破裂口、外阴、阴道前庭、阴道口的完整性。

3. 白带化验,取材可在外阴部,若要深入阴道取材应与家属说明,对处女膜较松者可用小棉签进入阴道取材。

4. 疑有异物或阴道内、宫颈有赘生物等,可在麻醉下使用宫腔镜光源探头进入阴道,观察或取材,或取出阴道异物。

5. 细胞学检查可查病原体,排除恶性病变,了解雌激素水平。阴道涂片对了解病变部位及性质等有助;巴氏涂片或液基细胞学检查等。

6. B 超检查了解内生殖器、盆腔有无肿块及内出血等;必要时做 CT、MRI 检查了解盆腔包块性状。

7. 对外伤后外阴有活跃性出血的女孩,可用 2% 利多卡因凝胶涂抹于伤口表面,用温水或生理盐水轻轻地冲洗组织。冲洗可将阴唇伤口聚焦在阴道内的血液洗出,并帮助识别出血来源。

8. 女童或青春前期妇科检查有其特殊性,检查前应向女童及家长、监护人说明,如耳镜或手持镜都是用来进一步检查幼女外阴。妇科检查幼女的体位可如蛙状体位,可平卧或半卧;少女可用膀胱截石位,也可在亲属陪同下取蛙状体位或膀胱截石位;也可采用膝胸卧位检查青春期前少女的外阴、肛门等部位。

妇科检查包括外阴检查、阴道宫颈检查及直肠盆腔检查,具体应个体化进行。必要时在麻醉下采用小儿窥器、宫腔镜、膀胱镜及其他纤维内镜在液体介质帮助下进行阴道及宫颈的检查、取材、活检、异物取出、小肿瘤摘除等。

9. 遭性侵犯少女外阴及处女膜应仔细检查。处女膜缘要用无菌盐水棉签仔细检查。也可用 12~14 号 Foley 导尿管连上 10ml 注射器,内有 5~10ml 含小气泡的水,将导尿管插入阴道内注水后轻轻牵拉小泡至处女膜缘,沿着水泡的四周检查处女膜各个边缘是否完整,检查完后抽出水,再取出导尿管,牵拉时注意动作轻柔。

10. 生殖内分泌检查。

11. 血液系统检查。

五、鉴别诊断

1. 针对病因,结合病史、体格检查、妇科检查及相关辅助诊断,对青春期前女童阴道流血／出血基本可有初步诊断。位于体表的病变较易诊断或鉴别,而诊断因内生殖器病变或全身性原因或少见、罕见的病变所致的青春期前女童的阴道流血／出血则有一定的难度。因此类年幼患者对疾病的恐惧,许多医院未建立小儿妇科和缺乏专业医务人员、无特殊检查设备,或一般妇科、儿科医务人员未予重视或缺乏相应知识等均会影响正确诊断和鉴别。

2. 对女童及青春期前女童阴道流血／出血的诊断和鉴别诊断时,常需多学科合作或会诊。

3. 青春期前女童的阴道流血／出血与成年女性有共性之处,但并非成年女性的缩影。更应考虑其特殊性,包括解剖、生理、心理、发育、内分泌,以及对整个生殖健康的影响。

六、治疗原则

1. 外伤所致血肿应立即冷敷,有破溃须修补。

2. 炎症应予针对病原体治疗,包括温水坐浴、洗涤后干燥外阴、保护皮肤、穿宽松内裤等。青春前期儿童特异性外阴、阴道感染主要采用口服抗菌药物治疗,念珠菌感染可局部用药。

3. 异物应及时取出。

4. 肿瘤应予切除。

5. 内分泌或凝血、出血性疾病请相关专科会诊。

6. 硬化性苔藓应尽早活检,确诊后主要使用类固醇药物治疗。

(石一复)

第八节 绝经后阴道流血

一、定义

绝经后子宫出血是指绝经 1 年以后出现的子宫出血,出血部位较为特定,即各种病变和因素引起的子宫出血。绝经后阴道流血则是泛指绝经后因生殖系统、泌尿系统或内科等其他疾病和原因导致的阴道见有流血,其原因可能是多方面的。除绝经妇女子宫阴道流血外,其他任何部位的流血均可称为绝经后出血,所以绝经后出血的含义更广。

绝经后阴道出血是老年妇科常见的临床症状,是妇科癌肿的信号之一。但随着年代的不同,绝经后阴道流血中所占比例逐渐发生变化,20 世纪 50~60 年代绝经后阴道流血患者中约 50% 为恶性病变,90 年代后恶性疾病为 10%~22.7%,大多报道仍占 20% 左右,其他疾病占 76.2%~87%,主要是经济和诊断水平的提高。绝经年龄越大,阴道流血时间越长,则恶性肿瘤可能性越大。绝经后阴道流血应引起医患双方的重视,切勿掉以轻心。

二、病因

病因的分类各异:有以解剖部位划分;以器官划分;以良性和恶性划分;以炎症性、肿瘤性、内分泌性和特发性划分;以妇科、泌尿科、肛肠科和内科因素等划分(表 8-8-1)。

表 8-8-1 绝经后阴道流血的病因

病变部位	良性疾病	恶性疾病
外阴	外阴炎症、皮肤黏膜破损	外阴癌
	外阴皮下淤血、血肿破裂	外阴转移性肿瘤
	阴道口狭小、性交粗暴致会阴破裂	外阴肉瘤
	外阴良性肿瘤破溃	外阴恶性黑色素瘤
	外阴梅毒、软下疳	
	外阴湿疹、神经性皮炎	
	外阴静脉曲张破裂	
	外阴结核、溃疡	
	外阴尖锐湿疣	

续表

病变部位	良性疾病	恶性疾病
外阴	眼 - 口 - 生殖器综合征	
	外阴营养不良	
前庭	尖锐湿疣	尿道癌
	炎症	前庭大腺癌
	前庭大腺炎破溃	
	尿道外口炎	
	尿道肉阜	
阴道	阴道损伤(性交、药物、机械性)	阴道癌(原发或转移)
	阴道异物	阴道肉瘤
	阴道炎症	阴道黑色素病
	阴道壁膨出、擦损、溃疡	阴道绒癌
	阴道腺病	
	阴道囊肿破溃	
	阴道瘤样病变(以阴道壁息肉多见)	
	子宫全切术后阴道残端肉芽	
	阴道血管瘤破溃	
	阴道阿米巴炎	
	放射性阴道炎症出血	
子宫颈	糜烂、炎症	子宫颈癌(鳞癌、腺癌)
	颈管炎症	子宫颈黑色素瘤
	息肉	子宫颈肉瘤
	宫颈子宫内膜异位症	子宫颈转移性癌
	宫颈平滑肌瘤	子宫内膜癌、肉瘤等累及宫颈
	宫颈血管瘤	子宫颈残端癌
	子宫颈上皮不典型增生	
子宫	卵巢功能失调子宫内膜变化	子宫内膜癌
	绝经后 IUD	子宫肉瘤
	内膜炎症	子宫转移性癌肿
	内膜息肉	绝经后绒癌
	内膜软化斑	
	子宫内膜不典型增生	
	子宫肌瘤(黏膜下)	
	子宫血管瘤	

病变部位	良性疾病	恶性疾病
子宫	子宫淋巴管瘤	
	HRT 后出血	
	血管扩张药物、活血药物	
卵巢	卵巢上皮性良性肿瘤	卵巢上皮性癌
	卵巢卵泡膜细胞瘤	卵巢颗粒细胞癌
输卵管		输卵管癌
		输卵管绒癌
		转移性癌

除上述女性生殖器官各部位可引起绝经妇女阴道和外阴流血外，尚须考虑或排除内科血液病、肛肠科的痔出血或其他病变，也可有表现阴道流血或内裤上沾染血液，常与妇产科所指的绝经后阴道流血相混淆，应予以鉴别。此外，绝经妇女服用含有激素类的补品，也可引起阴道流血。

三、症状

绝经后阴道流血的表现形式多样，应注意量、色泽、气味、有无血块、脓血、白带内带血、流血时间、与性生活关系、有无药物使用、手术、器械损伤、异物、肿瘤、炎症、子宫脱垂等多种因素。

四、诊断要点

1. **病史询问** 询问绝经年龄，阴道流血距绝经年限，流血距就诊时间，流血量多少、色泽，间歇性或持续性，有无性交后出血，有无白带增多，白带内有无带血，有无放置宫内节育器，出血前有无乳胀、下腹坠胀，出血前一段时间有无服用带有激素的滋补品，有无应用激素替代疗法，有无使用血管扩张药或活血类药物。

2. **妇科检查** 检查外阴、前庭、尿道口、阴道口，有无炎症、损伤、赘生物、出血点，有无肛裂、痔疮等。阴道窥器检查阴道壁有无炎症、黏膜出血点、破损、赘生物、溃疡面、异物，阴道穹窿四周是否完整。宫颈大小，是否有糜烂、息肉、赘生物，宫颈口开大情况等。双合诊和三合诊检查子宫大小、质地、压痛、形状、有无高低不平、活动度等。绝经妇女子宫逐渐缩小，若绝经妇女子宫仍如育龄妇女大小，则应视为子宫增大。正常情况下均不能触及卵巢，若触及卵巢或卵巢明显增大，均视为异常。

3. **阴道 pH 测定** 阴道 pH 可影响微生物环境，阴道微生物环境是阴道炎症、内分泌环境和子宫颈癌流行病学研究的常用指标，但阴道 pH 测定未引起普遍重视。绝经前阴道 pH 多为 4.5（67.6%）。绝经后阴道 pH 分布：4.5（34.6%）、5.0（37.2%）、5.5（27.1%）。

阴道 pH 随年龄增加而增加，约 40% 的 50~54 岁绝经前妇女的阴道 pH 开始增加，而且同一年龄中 pH 为 5.0~5.5 者，绝经后较绝经前所占比例大。绝经妇女近年来有性生活者比无性生活者阴道 pH（5~5.5）较高者减少 10%，宫颈癌患者阴道 pH 为 5.0~5.5。

4. **宫颈肿瘤细胞学检查** 正确的宫颈刮片和后穹窿分泌物细胞学检查对诊断宫颈、子宫内膜、输卵管和卵巢恶性肿瘤均有参考价值。因未采取正确的取材、涂片、固定、染色和镜检等，假阴性率较高。检查前禁止阴道用药、冲洗和性生活。正确的宫颈刮片检查如下：

（1）放置阴道窥器暴露宫颈时，注意避免损伤宫颈表面，否则易引起出血或因出血而影响涂片正确的检查。

（2）暴露宫颈后用干棉球擦去表面的分泌物。

（3）以宫颈口为中心，用刮片顺时针或逆时针方向刮一圈，用力程度以刮宫颈表面一周后，去除宫颈刮片后见宫颈表面被刮部分似有渗血样为度。

（4）宫颈刮片宜在鳞柱状上皮交界处进行，老年妇女或外观宫颈正常而疑颈管病变或宫颈桶形增大者宜作宫颈管内刮片。

（5）刮片后即作涂片，刮片与玻片呈 45°，在玻片自左向右涂一层薄层，用力均匀，可在玻片上涂 2~3 条涂片带，切勿来回涂片，以免细胞破坏、重叠等影响读片。

（6）涂片完成后立即将涂片完全浸入 95% 酒精中，注意固定染色和读片。

（7）镜下读片应仔细、认真。

5. **阴道脱落细胞学检查** 取阴道侧壁上端分泌物，涂薄片，以 95% 酒精固定 10 分钟，巴氏染色后观察细胞形态和表层、中层和底层细胞的分布，了解体内雌激素的水平。检查前 1~2 天应禁止性生活，禁止阴道冲洗。主要评定标准成熟指数（MI），计算底层、中层、表层细胞在总细胞数中的百分比，从左到右，底层/中层/表层。如 2/83/15，即表示底层为 2%，中层为 83%，表层为

15%。卵巢功能低下时,左侧数字增加,称左移;雌激素水平升高时,右侧数字增加,称右移。卵巢功能轻度影响为 MI 的表层细胞数在 20% 以下;中度影响为 MI 的表层细胞占 20%~60%;高度影响为 MI 的表层细胞占 60% 以上。卵巢功能轻度低落为底层细胞 <20%;中度低落为底层细胞占 20%~40%;高度低落为底层细胞占 40% 以上。对绝经后阴道流血者,推测其内分泌变化与子宫内膜癌、卵巢性索间质肿瘤等关系均可应用此法。

6. **阴道镜检查** 宫颈可疑癌肿或其他赘生物时可做阴道镜检查,观察细胞形态和血管分布,特别是将宫颈阴道部黏膜放大 10~40 倍,观察肉眼看不到的宫颈表面层微小的病变,发现子宫颈部与癌有关的异型上皮及早期癌变的部位,以便准确选择可疑部位做活组织检查。对绝经后妇女宫颈癌前病变、宫颈癌或其他宫颈病变早期发现、早期诊断,可达到早期治疗的目的。

7. **碘试验** 窥器暴露宫颈后,以无菌棉球轻轻擦去宫颈及穹窿表面的黏液,然后用蘸有碘溶液的小棉球均匀涂布病变部分和周围黏膜,观察着色变化。正常宫颈或阴道鳞状上皮含有丰富的糖原,表面涂碘后可染成棕褐色或黑褐色,其着色深浅与细胞所含糖原多少有关。正常宫颈管柱状上皮或被覆于糜烂面的柱状上皮均不着色。鳞状上皮病变时,如不典型增生或上皮癌变,其上皮内糖原含量明显减少或缺少,故涂碘后不着色或着色很浅。绝经后妇女因雌激素水平低,上皮菲薄,细胞内糖原含量少,故碘液不着色或着色浅。碘试验可区分正常鳞状上皮,或需做活检时提高活检阳性率,或作为术前使用了解癌肿累及部位,供手术切除范围之参考。绝经后阴道流血妇女为排除宫颈病变和活检时常用此法。

8. **子宫颈活体组织检查** 简称宫颈活检或宫颈切片,是从子宫颈病变处切下小块组织,固定、切片、染色和进行显微镜下检查后作出诊断。宫颈活检前先消毒宫颈和阴道,做碘试验、在固有荧光诊断后或在阴道镜下活检,可提高阳性率。取材组织要大,直径在 5mm 以上,否则不易诊断。一般可采用多点或四象限活检。对绝经后阴道流血妇女,做本检查应从颈管鳞柱上皮交界处,甚至颈管取材才能作出诊断。

9. **子宫颈锥形切除术** 子宫颈刮片阳性者即发现癌细胞者,须进一步做子宫颈多点活检或宫颈锥形切除,连续切片病理检查,以明确诊断。

适用于宫颈活检为原位癌,重度不典型增生,宫颈刮片多次阳性,但活检未能发现病变者;重度宫颈糜烂经各种治疗无效者,也可作子宫颈锥形切除术;绝经后阴道流血者,对疑有宫颈上述病变者也可考虑行宫颈锥形切除术。

10. **子宫颈环形电刀切除术** 是通过 Loop 金属丝传导高频交流电,迅速加热,快速切割组织而不影响切口边缘组织的操作。如病变在宫颈管内,可直接选用锥形电极顺时针方向连续移动切除。

11. **子宫颈电灼环切** 可在阴道镜检查的同时切除宫颈上皮移行带及其周围部分宫颈组织。

12. **子宫颈管诊刮术** 是妇科常用的诊断性方法,在分段诊断性刮宫术和单纯宫颈管刮宫术时常用。老年绝经妇女宫颈鳞柱状上皮交界处逐渐向宫颈管移行。一般宫颈外表切片不能诊断者、有宫颈管息肉或其他赘生物者、疑有子宫内膜癌累及宫颈者可用此法。

13. **子宫分段诊刮** 分段诊刮是先刮取子宫颈管内膜,然后再做子宫腔内刮宫,所刮取的组织必须放入不同的标本瓶内分别送病理组织学检查。分段诊刮的目的:

(1)子宫内膜癌的临床分期,若癌肿已侵犯宫颈管为 II 期,必须诊刮子宫颈管,然后做子宫腔诊刮,以明确子宫内膜癌的临床分期。

(2)绝经后的鳞状上皮和柱状上皮交界处将上移至宫颈管内,子宫颈癌变可发生在宫颈管内,宫颈阴道部可能保持光滑,分段诊刮可明确宫颈癌的诊断,尤其是宫颈腺癌。

(3)绝经后阴道流血的恶性肿瘤中以子宫内膜癌为最多,其次为宫颈癌,因此绝经妇女必须采用分段诊刮术。

(4)对某些非器质性疾病引起的子宫出血,在诊刮时全面刮宫可达到止血效果。但分段诊刮也有不足之处:

1)一些子宫内膜息肉,小的或位于宫角部的病灶可能会遗漏。

2)隐匿性的宫颈癌变可能会漏诊。

3)子宫内膜癌组织脱落至子宫颈管或操作时把宫腔组织带到宫颈管时,有可能误诊。

14. **超声检查**

(1)阴道超声:超声是无创伤性检查,采用阴道超声检查测定子宫内膜厚度与子宫内膜组织检查结果进行比较的报道甚多。各家标准不一,其中最低标准以子宫内膜 3mm 为界,也有以 4mm 和 5mm 为界者。

1)阴道超声测量子宫内膜厚度:绝经后阴道流血者阴道 B 超测量子宫内膜:萎缩性子宫内膜平均厚度为 2.4mm;增生性子宫内膜平均厚度为 7.1mm;良性子宫内膜新生物内膜平均厚度为 8.0mm;子宫内膜癌平均厚度为 11.8mm。当子宫内膜厚度 >4mm 时,子宫内膜癌的敏感性和特异性分别为 94.9% 及 43.5%;良性和恶性内膜新生物的敏感性和特异性分别为 84% 及 53%;癌阳性和阴性的符合率分别为 25.3% 及 97.7%。

Granberg 报道正常绝经后妇女的子宫内膜厚度为 3.2mm ± 0.7mm,子宫内膜癌的厚度为 17.7mm ± 5.8mm。绝经后妇女的子宫内膜厚度 >8mm 者,应列入高危人群。超声检查子宫内膜厚度 >4mm(也有报道 >5mm)是判断良性和恶性子宫内膜新生物的敏感参数。绝经妇女使用 HRT 时,通过阴道超声测量子宫内膜,<4mm 时可采用非对抗性激素 HRT,而 >8mm 时应及时加用孕激素。三苯氧胺可导致子宫内膜异常(息肉、增生和内膜癌),可用超声监测子宫内膜,内膜厚度 ≥ 5mm 则异常增多。超声检查正常妇女和良性疾病阻力指数(RI)>0.5,子宫内膜癌的 RI 为 0.34 ± 0.05,子宫内膜血流阻力指数 <0.4,当 RI 在 0.4~0.5 应属可疑患者。

Levine 等推荐绝经后妇女子宫内膜厚度的处理:绝经妇女正常萎缩的子宫内膜很薄,声像测量厚度为 2~3mm;未接受 HRT 的妇女超声检查子宫内膜厚度 <5mm,不必行诊刮术;子宫内膜 ≥ 5mm 应作诊刮术,进一步病理检查明确诊断。绝经后妇女采用 HRT 者,建议子宫内膜厚度 <8mm 为阈值界限,在无症状妇女中不需要进一步检查。

2)阴道超声测量卵巢大小:①应用椭圆计算公式(L×H×W×0.523)计算卵巢体积:<30 岁卵巢平均体积:(6.6 ± 0.19)cm³;30~39 岁卵巢平均体积:(6.1 ± 0.06)cm³;40~49 岁卵巢平均体积:(4.8 ± 0.03)cm³;50~59 岁卵巢平均体积:(2.6 ± 0.01)cm³;60~69 岁卵巢平均体积:(2.1 ± 0.01)cm³;>70 岁卵巢平均体积:(1.8 ± 0.08)cm³。30 岁以后卵巢体积会缩小。绝经前卵巢体积持续 >20cm³ 和绝经后卵巢体积持续 >10cm³ 应视为异常。②正常绝经前妇女卵巢大小为 3.5cm × 2cm × 1.1cm,绝经 3~5 年卵巢大小为 1.5cm × 0.75cm × 0.5cm。③绝经妇

女超声检查卵巢任何一个剖面直径 ≥ 5cm,或体积 >8cm³ 应视为异常。④ Hijjins 以绝经后卵巢体积 >8cm³ 或有异常回声及绝经前体积 >18cm³ 为筛选标准。⑤阴道彩色血流多普勒示波描器:在阴道超声图像特征基础上加上脉冲指数,脉冲指数 <1.0 为恶性,阻力指数 <0.4 为恶性卵巢肿瘤。

(2)经阴道子宫超声造影检查:是在阴道超声基础上为了提高对比度,向宫腔注入液体(多为无菌生理盐水)的超声检查方法,能提高诊断子宫内膜增生、子宫内膜息肉、黏膜下肌瘤的特异性。经阴道子宫超声造影检查联合子宫内膜活检可提高诊断准确性。

(3)三维子宫超声造影检查:有报道三维子宫超声造影检查结果与宫腔镜加刮宫术取得病理诊断相同。

(4)三维立体超声:对子宫内或卵巢病变检查更直观、图像清晰。

阴道超声监测子宫内膜和卵巢大小是对绝经后妇女进行筛查的好方法,但对子宫内膜来说,在区别子宫内膜增生、子宫肌瘤、子宫内膜息肉等方面并不特异,需进一步做病理检查或宫腔镜检查。对卵巢来说除测量其大小外,还须注意卵巢的内壁结构、壁的厚薄、分隔、回声,以及腹腔镜检查、CA125 检测等。经阴道子宫超声造影检查、三维子宫超声造影、三维立体超声等可根据设备条件选择使用。

15. **宫腔镜检查** 是一种侵入性操作,对子宫内膜息肉、黏膜下息肉的诊断较诊刮和超声检查准确。

16. **腹腔镜检查** 绝经后阴道流血妇女,疑有卵巢肿瘤、输卵管癌或子宫内膜癌盆腔转移者须做腹腔镜检查,取可疑处行活检,对腹腔液也可进行各种检测以协助诊断。

17. **CT 检查** 对子宫颈癌、子宫内膜癌、卵巢肿瘤、输卵管肿瘤,以及盆腔、腹腔淋巴转移等均可协助诊断。绝经后阴道流血妇女可采用本法协助诊断。CT 诊断子宫内膜癌的价值主要是可明确子宫内膜癌有无宫外浸润及术前分期,也可发现肿瘤侵及宫壁;子宫颈癌可见宫颈增大,向子宫和宫旁浸润,也可见向外伸出的不规则形分叶状软组织影;卵巢癌可见囊性或实性包块,边缘不规则或模糊,腹腔内不规则结节等。

18. **MRI 检查** MRI 检查显示子宫肌层、宫颈病变优于 CT 检查,可显示子宫内肿瘤的生长

情况,分出器官解剖层次,也可发现盆腔器官受累情况等。

19. 内分泌测定 疑有内分泌功能的卵巢肿瘤应做 FSH、LH、E_2、P、T 等测定,以及肾上腺、甲状腺等内分泌功能检测。

20. 肿瘤标记物测定

(1) HCG:老年妇女有不规则阴道流血者,疑有子宫、卵巢滋养细胞及含有绒癌成分的卵巢生殖细胞肿瘤时,可测定 HCG。

(2) CA125:绝经后阴道流血者,疑有卵巢上皮性肿瘤及输卵管恶性肿瘤时,可测定 CA125。

(3) 其他肿瘤标记物:如 LDH、CEA 等,但特异性不强,对老年妇女阴道流血的诊断及鉴别诊断意义不大。

(4) 鳞状细胞癌抗原:绝经妇女阴道流血疑为宫颈癌、外阴癌时可予鳞状细胞癌抗原检查,协助诊断或随访。

(5) 胎盘蛋白 14:检测血或宫腔冲洗液中胎盘蛋白 14 的含量,对诊断绝经后阴道出血、子宫内膜病理改变,特别是子宫内膜癌很有价值。

21. 癌基因测定 绝经后阴道流血妇女患有妇科肿瘤者可作相关基因的检测,但目前临床并不实用,仅用于研究和有关理论探讨。

五、治疗原则

明确诊断后分别治疗。

(石一复)

第九节 放置宫内节育器后出血

一、定义

放置宫内节育器(IUD)所致出血属医源性出血,与子宫内膜、肌层或操作损伤,或宫内节育器带有激素药物等因素有关,也与炎症、息肉和内分泌因素影响有关。放置宫内节育器是一种安全、有效、简便、副作用小的避孕方法,是目前国内外(尤其是国内)普遍使用的可逆长效避孕措施,在各个国家的使用率分布在 2%~80%,我国是全世界放置宫内节育器最多的国家。

目前,国内外使用的节育器有 40 余种。按性能分为两大类:惰性和活性。早期使用的惰性宫内节育器由惰性材料制成,如不锈钢、塑料、尼龙和硅橡胶等,理化性能稳定,本身不释放任何活性物质。活性宫内节育器是指利用节育器为载体,带有铜或锌等金属、孕激素、止血药物及磁性材料,置入宫腔后在体内能缓慢释放活性物质,从而增加避孕效果,降低副作用。临床上常用的有 T型、宫型、花型、左炔诺孕酮宫内节育系统等。

二、临床表现

一般情况下,放置宫内节育器后可出现少量的阴道流血,持续 7 天左右干净。若在术中或术后出现阴道大量流血,或放置后经量过多、经期延长、不规则的点滴状阴道流血都为放置宫内节育器后出血。

1. 术中、术后出血 为放置术时及术后 24 小时内出血量超过 100ml,或者放置术后流血 7~14 天,出血量超过 100ml 者。

2. 月经量过多或经期延长 月经周期缩短或正常,月经量明显增加,甚至大量出血,或延长 7 天以上、淋漓 10 天以上不净、经间点滴出血。

3. 不规则阴道流血 月经周期和经期均发生紊乱,表现为阴道不规则出血,量多如注或量少淋漓不止。

三、病史要点及检查

1. 病史询问

(1) 术前明确诊断,排除剖宫产切口愈合不良、宫颈息肉、子宫功能性出血、子宫黏膜下肌瘤、子宫内膜息肉、宫颈子宫内膜异位、宫颈癌、子宫内膜癌等引起的阴道不规则流血。

(2) 放置节育器时间:一般为月经干净 3~7 天内忌房事或正常人工流产(孕周 <9 周)术后无感染;目前有一种左炔诺孕酮宫内节育系统,放置时间为月经来潮 7 天之内。

(3) 询问阴道流血出现时间、有无规律、量、色;分娩方式;有无全身性疾病,主要是凝血功能情况。

2. 体格检查 主要是妇科检查。

3. 辅助检查

(1) B 超检查:注意节育器位置。

(2) 血常规、凝血功能检查。

(3) MRI 检查。

(4) 子宫输卵管造影。

(5)宫腔镜检查。

(6)生殖内分泌检查。

四、鉴别诊断

1. 放置左炔诺孕酮宫内节育系统后会有点滴状阴道流血,尤其是放置后半年内,属正常现象。

2. **宫内节育器迷路** 包括下移(宫内节育器上缘距宫底黏膜面 >1cm,子宫正常者距宫底浆膜面 >2cm)、嵌顿、旋转、变形等,结合超声检查可以发现。

3. **其他** 由于剖宫产切口愈合不良、宫颈息肉、子宫功能性出血、子宫黏膜下肌瘤、子宫内膜息肉、宫颈子宫内膜异位、宫颈癌、子宫内膜癌等引起的阴道不规则流血。

4. **术中损伤** 包括宫颈损伤、子宫内膜损伤、子宫肌层损伤、子宫穿孔等。宫颈损伤可出现持续性的阴道流血;子宫穿孔时术者有落空感、无底感,患者可有明显腹痛。

五、治疗原则

1. 严格放、取宫内节育器的操作常规和适应证。

2. 选择合适的放置时间。

3. 按宫腔大小放置适合的宫内节育器。

4. 手术操作时动作轻柔,避免损伤宫颈、子宫体。

5. **抗感染治疗** 放置宫内节育器后子宫内膜会出现不同程度的炎症,尤其是尾丝位于宫颈外的,可能会由于性生活、经期等导致上行感染。

6. 超声检查宫内节育器的位置,排除迷路。

7. 绝经妇女及时取出宫内节育器,以防嵌顿。

(童羿萍)

第十节　炎症性阴道流血或出血

一、阴道炎

阴道炎是妇科最常见的疾病,主要是阴道微生态失衡,乳杆菌减少,pH 升高,阴道清洁度改变,加重阴道菌群失调,引起各种阴道炎症。其他细菌、病原体等增多,引起阴道充血,白带增多、异味、色泽异常,瘙痒,疼痛不适,也可伴有泌尿系症状等。阴道炎也可伴有阴道出血,脓血样分泌物,或性交后有少量阴道出血。

已知阴道炎有二十余种,如滴虫性阴道炎、假丝酵母菌阴道炎、细菌性阴道病、萎缩性阴道炎、婴幼儿阴道炎、非特异性阴道炎等。常见的阴道炎根据症状、体征、白带检查,以及相关病史易于诊断,但也有些特殊阴道炎的诊断比较复杂。

阴道炎中如萎缩性阴道炎,多见于绝经后妇女或雌激素水平较低的妇女,如早绝经、卵巢早衰、放疗、化疗、手术切除双侧卵巢者,表现为脓血性白带或少量阴道出血,或性交、妇科检查后,常伴有外阴灼热或微痒,干涩不适,阴道黏膜萎缩、充血,出血点呈片状出血,黏膜、阴道分泌物中未检到滴虫、念珠菌、线索细胞、淋球菌等。阿米巴阴道炎者有阿米巴肠炎病史,阴道分泌物脓血样,阴道壁黏膜可见溃疡病灶,凹陷状,表面可见脓血。检查时疼痛更明显。脓血性白带检查可见阿米巴滋养体。

二、宫颈炎

宫颈炎可白带内有血、性交后出血、检查后出血,尤其是合并宫颈息肉等更易有阴道流血现象。

(一)子宫颈非特殊性炎症

子宫颈是阻止病原体进入内生殖器的重要防线,但它本身却易受各种致病因素的侵袭而发生炎症。子宫颈炎可分为急性与慢性两种,以慢性子宫颈炎为常见。

1. **急性宫颈炎** 没有慢性炎症成分的急性宫颈炎是罕见的。急性宫颈炎可由宫颈损伤、分娩或流产后不适合的子宫托或阴道内棉球等异物,以及冲洗引起的化学性刺激等导致。

有些病原体对宫颈炎起作用。常见的淋菌和衣原体累及宫颈管内膜腺体,为沿内膜表面扩散的浅表感染。链球菌、肠球菌等可直接引起急性宫颈炎或继发于子宫内膜感染。链球菌及葡萄球菌侵入宫颈较深,进入宫颈的淋巴通道可引起盆腔蜂窝织炎。

急性宫颈炎由于宫颈间质水肿和血供增加,致宫颈增大、坚实、呈红色。组织学所见,黏液产生增加,多核白细胞穿过黏膜进入宫颈管腺体,随后进入子宫颈阴道部的鳞状上皮。间质被多核白细胞广泛浸润且水肿。宫颈鳞状上皮有脱落,内膜腺体分泌亢进。鳞状上皮基膜为多核白细胞浸润，重度时中性白细胞可浸入表层内。重症病例可有脓肿形成和灶性溃疡。

（1）临床表现：急性宫颈炎的主要症状是白带过多、脓性，可伴有腰背痛、盆部下坠感，以及尿急、尿频等排尿症状。有的患者有性交痛，可有轻度体温升高。检查宫颈充血、肿大，有脓性白带从宫颈口流出，量多，特别是淋菌感染。要注意是否同时有子宫内膜感染。

（2）治疗：用抗生素全身治疗。急性宫颈炎不宜行电灼等治疗，否则可使炎症扩散，导致弥漫性盆腔蜂窝织炎。

2. 慢性宫颈炎 较急性宫颈炎多见，特别是在生育年龄妇女中，已婚经产妇中绝大部分有慢性宫颈炎。初潮前和绝经后罕见。在大多数病例中，轻度甚至中度慢性宫颈炎的组织学诊断没有临床意义。慢性非特异性宫颈炎的组织学改变，至少一部分是由于局部改变了宫颈的环境。小的裂伤、阴道pH、菌群的改变可能为慢性感染提供了机会。修复组织水肿和纤维化反应损伤了颈管内膜隐窝的引流，促使感染持续存在。慢性宫颈炎多见于分娩、流产或手术损伤宫颈后，病原体侵入而引起感染。临床多无急性过程的表现。病原体主要为葡萄球菌、链球菌、大肠埃希菌及厌氧菌。此外，衣原体及淋菌感染也应引起注意。宫颈阴道部的鳞状上皮层厚，对炎症的抵抗力强；而宫颈管黏膜柱状上皮层薄，抵抗力弱。病原体侵入宫颈黏膜，即柱状上皮所覆盖的部分，加之宫颈管黏膜皱襞多，病原体潜藏此处感染不易被彻底清除，往往形成慢性宫颈炎。

慢性宫颈炎的主要症状是白带增多。由于致病原因各异，病变的范围及程度不同，白带的量、性质、颜色及气味也不同，可呈乳白色黏液状或淡黄色脓性，伴有息肉形成时易有血性白带或性交后出血。当炎症沿骶骨韧带扩散到盆腔时，可有腰骶疼痛、盆腔部下坠痛。黏稠脓性白带不利于精子通过，可致不孕。慢性宫颈炎最常见的伴发病变为宫颈糜烂。慢性宫颈炎在治疗前应先做宫颈刮片细胞学检查，排除早期宫颈癌或宫颈上皮内瘤变。慢性宫颈炎治疗以局部治疗为主，包括物理治疗、药物治疗和手术治疗。慢性宫颈炎有时可伴有急性炎症变化。从病程发展和组织形态所见应属于宫颈慢性炎，但同时伴有急性炎症变化。

3. 慢性子宫颈炎伴发病变

（1）宫颈糜烂：是妇科临床最常见的一种病变，表现为宫颈外口周围表面呈红色且粗糙，与正常宫颈阴道部的淡红色而光滑不同。糜烂区并非都是真性糜烂，因其表面为颈管内膜柱状上皮所覆盖，看到的是颈管内膜组织。由于颈管内膜上皮只有单层柱状细胞，因此间质内血管的红色就显示出来。

1）宫颈糜烂按发生机制可分为两类。

生理性糜烂：与雌激素的变化有关。新生儿由于受母体雌激素的影响，使颈管内膜柱状上皮移位到外口以外，出生后新生儿体内雌激素逐渐减少，颈管黏膜肿胀减退、缩小，使移位内膜退回到颈管内，这样鳞柱交界外也随之进入颈管内。到青春期卵巢具有分泌雌激素功能，颈管内膜下界又开始下移，部分青春期妇女颈管内膜又可移位到外口之外。妊娠第一胎颈管内膜柱状上皮增生，间质充血水肿、颈管内膜体积增加，致颈管内膜又脱垂移位到宫颈外口之外，这样就形成了生理性糜烂。绝经期后由于卵巢产生雌激素减少以至消失，颈管内膜萎缩，和外口宫颈阴道部的鳞状上皮一起退入颈管以内。这些都属于生理性变动。在不同年龄会出现宫颈管内膜移位引起的生理性糜烂。宫颈柱状上皮和鳞状上皮交界处的转移也相应发生位置移动。

真性糜烂：多见于生育期妇女。宫颈阴道部接近外口的鳞状上皮因炎症或损伤而剥脱，属真性糜烂。但真性糜烂很快被颈管内膜向外生长的柱状上皮所覆盖，表面呈红色，称为一期愈合，也称腺性糜烂。以后这种柱状上皮逐渐被鳞状上皮所替代，称为二期愈合。修复的鳞状上皮可来自糜烂边缘，原先存在的鳞状上皮或残留的鳞状上皮再生，但较多的是由柱状上皮下细胞通过鳞化形成。这种宫颈组织的表面又为复层鳞状上皮所覆盖时，宫颈阴道部的黏膜表面又恢复光滑而呈淡红色。这种新生的或化生的鳞状上皮参与宫颈黏膜鳞状和柱状上皮连接带，即组成了移行带或转化带，由于此处的鳞状或柱状上皮生长活跃而被视为肿瘤的好发部位。除了移行带外，分散的鳞化岛还可以存在于颈管柱状上皮内。

2）临床症状：宫颈糜烂是慢性宫颈炎最常见的伴发病变，症状同慢性宫颈炎，可有白带增多，有时为血性血带，症状严重时可有腰骶部疼痛及盆腔部下坠感。

3）诊断：检查时可见宫颈有不同程度的糜烂。根据糜烂面积的大小可分为三度：轻度指糜烂面小于整个宫颈面积的 1/3；中度指糜烂面占整个宫颈面积的 1/3~2/3；重度指糜烂面占整个宫颈面积的 2/3 以上。根据糜烂的深浅程度可分为单纯型、颗粒型和乳状型。诊断宫颈糜烂时应同时表示糜烂面积和深浅。宫颈糜烂与宫颈上皮内瘤变或早期宫颈癌从外观上难以鉴别，须常规作宫颈刮片细胞学检查，必要时做活检以明确诊断。

4）治疗：避免分娩时或器械损伤宫颈，产后发现宫颈裂伤应及时缝合；定期妇科检查，发现宫颈炎症予以积极治疗。治疗宫颈糜烂以局部治疗为主，可采用物理治疗、药物治疗及手术治疗，物理治疗最常用。

（2）子宫颈外翻：接近外口的颈管内膜向宫颈外口突出，颈管内膜外翻、暴露、呈红色。它可以发生于宫颈裂伤后，或因宫颈管内膜炎使内膜充血、水肿，也可由于雌激素高使宫颈管黏膜肿胀而外翻。临床所见很像宫颈糜烂，但外翻内膜可见纵形皱襞，与糜烂不同。

预防和治疗：引起原因除去后，外翻可以恢复，若为产伤所致宫颈裂伤，则需修补。

（3）宫颈息肉。

（4）子宫颈潴留囊肿：又称 Nabothian 囊肿，是宫颈管内膜腺体颈部狭窄或阻塞后单纯性扩张而形成的。慢性炎致腺上皮鳞化和上皮下间质的纤维化与狭窄和阻塞有关。肉眼观察宫颈表面突出多个青白色小囊泡，如圆丘状，内含无色胶冻样物。囊肿感染时，外观呈白色或淡黄色小囊泡。位于较深部的囊肿可不表现出来，直到宫颈因其他原因被切除时才发现。临床一般无特殊症状。治疗方法参照慢性宫颈炎。

（二）子宫颈特殊炎症

1. 子宫颈病毒感染　流行病学和分子生物学研究表明，病毒以性传播方式感染女性生殖系统，宫颈是病毒容易侵犯的部位。人乳头状病毒、单纯疱疹病毒及巨细胞病毒是感染宫颈的常见病毒，除引起宫颈组织的炎症外，这些病毒在宫颈不典型增生和宫颈癌的发生及发展过程中扮演着极其重要的角色，并有阴道流血。

（1）宫颈湿疣：宫颈湿疣是人乳头状瘤病毒感染所致，通过性接触传播，好发于年轻妇女。约有 20 余种 HPV 亚型与人类生殖系统感染有关。其中 HPV6、11 型主要引起尖锐湿疣病变，而 HPV16、18、31、35、39、45、51、52 和 56 型等，则可引起宫颈良性肿瘤、不典型增生及宫颈癌。

宫颈湿疣通常导致宫颈局部丘疹性或斑疹性病变，以扁平状多见，向外生长成菜花状、乳头状的尖锐湿疣和向内生长的倒生性湿疣均较少见。扁平湿疣呈斑片状，粗糙面如苔藓，临床表现不显著，又称为亚临床乳头瘤病毒感染和不典型湿疣。

（2）宫颈单纯疱疹病毒感染：单纯疱疹病毒（HSV）根据生化、生物学和抗原性不同可分为 HSV- Ⅰ型和 HSV- Ⅱ型。Ⅰ型和Ⅱ型病毒的碱基序列有 50% 是同源的，一般认为，感染女性生殖系统的疱疹病毒属于Ⅱ型，主要通过性传播，密切接触也是重要的传播途径，感染后主要引起生殖器皮肤黏膜的疱疹样改变。

单纯疱疹病毒感染，HSV- Ⅰ型和 HSV- Ⅱ型均可发生在宫颈，当 HSV 感染患者有异常阴道分泌物增多时，通常是宫颈的浅表溃疡引起的。宫颈病变引起水样、血性血清样排泄物。病变开始为空泡，后表面破溃，留下基底部溃疡。原发感染 HSV 后，常再复发。HSV- Ⅱ型感染患者可无症状，或为外阴或阴道疼痛性疱疹，疱疹以后可转化为溃疡、坏死，甚至菜花状生长，犹如癌肿。

（3）宫颈巨细胞病毒感染：巨细胞病毒感染在女性生殖系统以宫颈最为敏感，多呈不显性感染和潜伏性感染。巨细胞病毒感染无明显症状，不容易被察觉，病毒能通过胎盘侵袭胎儿、经阴道侵袭胎儿或经阴道分娩时感染新生儿。宫内感染可引起流产、胎死宫内、早产、发育障碍、畸形（如小头、耳聋、失明）、智力障碍等。

2. 沙眼衣原体子宫颈炎　沙眼衣原体引起的生殖系统感染已成为性传播疾病中最常见的一种，甚至比淋病更多见。沙眼衣原体常与淋球菌混合感染。沙眼衣原体只感染黏膜柱状上皮及移行上皮，而不向深层侵犯。沙眼衣原体的发病机制被认为是一种免疫介导反应，在性传播疾病患者和不孕症患者中感染率更高。20 岁以下性生活活跃女性沙眼衣原体感染率比年龄大的女性高 2~3 倍。性伴侣数目多、经济和卫生条件差也与高沙眼衣原体感染率有关。

在女性生殖系统感染中以宫颈内膜感染最多见，从宫颈内膜逆行向上累及子宫内膜和输卵管内膜。孕妇感染后在分娩时可感染新生儿的眼和肺。临床上子宫颈有黏液脓性分泌物者，阳性检出率达 34%~63%,肉眼检查宫颈肥大、充血,有黏液性脓性白带,也可完全无症状。镜下可见病灶在鳞状上皮交界处即移行带,该处细胞适合沙眼衣原体寄生。

临床上除可引起宫颈管炎外,还可引起急性尿路综合征(尿急、尿频、尿痛、无菌尿)及前庭大腺炎。若沿宫颈黏膜上行感染而致盆腔炎,表现为持续性发热、月经过多、阴道不规则流血、下腹痛。由于输卵管黏膜被炎症破坏,可导致异位妊娠及不孕不育。

诊断主要依靠实验室检查。沙眼衣原体感染治疗可用红霉素;对红霉素不耐受者,可用阿莫西林,阿奇霉素也有效,氧氟沙星是治疗衣原体感染有效的喹诺酮类药。

3. 支原体子宫颈炎 支原体常寄居在泌尿生殖系统黏膜上。支原体与脲支原体可寄居于整个下生殖系统——前庭部、阴道、子宫颈外口及尿道下段,尿道与阴道标本联合培养可获得最高的阳性率。生殖系统支原体对多种抗生素敏感,对林可霉素、氯霉素较为敏感,对四环素、氯霉素及氨基环多醇(链霉素、卡那霉素及庆大霉素)敏感。支原体感染的病例采用强力霉素治疗,首次可加倍用药。

4. 子宫颈淋病 是由于淋球菌感染所致,是重要的性传播疾病,发病率逐渐上升。泌尿生殖系统和柱状上皮是淋球菌侵及的主要部位,病原体通过宫颈感染和进入上生殖系统,引起输卵管炎。若不治疗,10%~17% 的女性淋球菌感染者可发展为盆腔感染。通常认为感染淋球菌的女性有发生潜伏期梅毒的危险。

淋球菌可引起不正常的阴道流血,常是由于宫颈的炎症性反应所致。患者宫颈充血糜烂,有黏液脓性排泄物。将分泌物用革兰氏染色,可在中性粒细胞内找到革兰氏阳性双球菌。多数女性(约 60%~80%)淋病患者早期无症状,易被忽略。在有症状的患者中也局限于下泌尿生殖系统,包括阴道分泌物增多、尿频、尿痛及直肠部位的不适。急性淋菌性宫颈炎时,可见宫颈充血、水肿,有脓性分泌物从宫颈口流出。下生殖系统淋菌感染,若未经治疗有约 10%~17% 的患者可发生上行感染。或由于潜伏于宫颈管内的淋菌因经期、流产、宫腔内操作或产后等,沿生殖系统黏膜上行传播,引起急性子宫内膜炎。急性输卵管炎可进一步发展为输卵管积脓、输卵管卵巢脓肿、盆腔脓

肿、弥漫性腹膜炎及中毒性休克等严重后果。感染后未经治疗或治疗不彻底,可逐渐转为慢性淋病,表现为慢性尿道炎、尿道旁腺炎、前庭大腺炎、慢性宫颈炎、慢性输卵管炎、输卵管积水等。慢性淋病淋球菌不存在于生殖系统的分泌物中,但可长期存在于尿道旁腺、前庭大腺或宫颈黏膜腺体深处,反复引起急性发作。

宫颈淋病的检查可通过宫颈管处分泌物涂片,作革兰氏染色查找淋球菌,分泌物培养对诊断有帮助。宫颈淋病的治疗可选用青霉素,一般主张大剂量、夫妇同治。对青霉素过敏者可选用四环素、红霉素、强力霉素、氟哌酸。对青霉素耐药者,除氟哌酸外,可用壮观霉素每日肌内注射一次,共 2 次。头孢类、喹诺酮类及 β- 内酰胺酶抑制剂对治疗淋病均有效。

5. 子宫颈结核 子宫颈结核临床上并不常见,常由于子宫内膜或输卵管结核蔓延而来,部分是淋巴或血液循环传播所致。常伴有肺部结核,肉眼观察病变不明显,可呈慢性宫颈炎表现,呈颗粒状或溃疡形成,触之出血。组织学上宫颈组织内有核结节,由干酪样坏死类上皮细胞、多核巨细胞组成,围以淋巴细胞浸润。

临床主要表现为带臭味的阴道分泌物及性交后阴道流血。子宫颈可表现为肥大及乳头状增生,或为溃疡。因子宫颈的改变在临床上难以与子宫颈癌区别,故诊断必须做活体组织检查。组织学所见为典型结节,中央有干酪样物。主要用抗结核药物治疗,常用的有利福平、异烟肼、对氨柳酸、链霉素、乙胺丁醇、吡嗪酰胺等。

6. 寄生虫性子宫颈炎

(1)宫颈血吸虫病:罕见,多发生于血吸虫病流行区。往往继发于盆腔或子宫感染,病原为埃及血吸虫,常可引起鳞形上皮呈假上皮样增生。临床表现为白带增多、接触性出血,与子宫颈癌相似。检查可见子宫颈呈乳头状增生,表面形成溃疡,有接触出血。有时呈子宫颈管内息肉样,致月经周期中期有出血。活体组织检查偶可发现血吸虫卵;患者往往因粪便或尿液中发现血吸虫而考虑到是血吸虫感染。血清学检查及皮内试验均有助于诊断。应作全身性治疗,局部用药无效。用六氯对二甲苯治疗后,子宫颈局部病变可逐渐痊愈。

(2)宫颈阿米巴病:宫颈可发生阿米巴病,引起坏死、溃疡,可找到阿米巴滋养体,临床上少见,可继发于肠道阿米巴病。临床主要症状为阴道疼

痛,血性分泌物增多。肉眼检查:早期宫颈外口呈不规则浅表糜烂或溃疡;晚期呈广泛坏死,组织脆,易出血,与宫颈癌相似。镜检显示急性炎症,在渗出或邻近坏死组织内可见阿米巴变形虫,巴氏涂片可见阿米巴滋养体。分泌物培养或活体组织检查,如能发现溶组织阿米巴原虫,即可确诊。注意询问病史,长期腹泻或痢疾病史对明确诊断有帮助。

宫颈阿米巴病的治疗包括局部用药和全身用药,局部可用高锰酸钾溶液冲洗阴道,局部敷卡巴砷或灭滴灵。盐酸吐根碱对阿米巴滋养体有直接杀灭作用,也可口服灭滴灵。

7. 放线菌病子宫颈炎 少见,往往是由于器械或宫内节育器污染传播。当机体免疫力降低,子宫颈局部组织受到损伤时,与放线菌接触容易发病。特征性变化为肿块中央有黄色硫黄样颗粒,此颗粒在镜下为革兰氏阳性,具有边缘部栅状排列的木球状膨大。阴道分泌物增多。检查可见慢性或亚急性子宫颈局部肉芽肿样炎症,坏死性溃疡或瘘管形成。主要用氨苄青霉素肌内注射。严重者可用青霉素静脉滴注,以后改为口服青霉素,共2周。

8. 子宫颈软斑病 罕见,为细菌感染所致。Wahl 曾报道2例子宫颈软斑病,宫颈唇呈菌蕈状,红色如牛肉样,易出血,可有脓性渗出。镜下见无数组织细胞,有时夹有中性粒细胞。组织细胞胞质内有空泡,含有 Michaelis-Gut mann 小体,为嗜碱性同心圆分层结构,直径 20μm。它对铁反应阳性;PAS 反应均阳性。电镜下找到细胞内细菌为大肠埃希菌;也可见到细菌与小体的过渡形态物,故小体为细菌退化后最终形成物。有的组织细胞内仅示 PAS 阳性颗粒。

(石一复)

第十一节 损伤性外阴阴道流血或出血

一、外阴损伤

女性外阴皮下组织疏松,血管丰富,局部受物理性硬物碰撞或尖锐物体直接刺碰易导致皮下血管破裂出血。皮肤有破口时表现为明显的活动性出血,大量流血可引起休克;皮肤未破裂时也可导致皮下血肿形成。

(一)临床表现

患者常痛苦貌,行走困难或走路姿势异常,甚至抬着来急诊就诊,出血多时可有贫血貌、血压下降等表现。妇科检查可见外阴局部破裂口,并有活动性出血,裂口深度深浅不一。无皮肤破口时,可见外阴部肿物突起,压痛显著,有波动感,边界清、表面紫色、紫蓝色或紫黑色,有时边界不清,需仔细探查。除检查大、小阴唇及前庭、会阴皮肤黏膜外,还应仔细检查尿道和尿道口有无裂伤或血肿存在。

(二)辅助检查

1. 血常规检查 出血少时无明显变化,出血多时可表现为血红蛋白降低等。

2. 尿常规检查 中段尿检查无红细胞可排除尿道开放性损伤。

3. 超声检查 外阴超声可显示囊性或囊实性的肿块大小和范围,腹部超声检查可排除子宫和腹腔内出血等。

(三)鉴别诊断

1. 外阴肿瘤 局部肿瘤需与外阴血肿鉴别,外阴肿瘤在无外伤等因素时已经存在,无明显胀痛、压痛及波动感等,非短时间内迅速增大。

2. 巴氏腺脓肿 外阴局部血肿形成与巴氏腺脓肿/囊肿相似,后者有局部疼痛、红肿、皮温升高,检查时局部红肿、发热、波动感明显、压痛明显,巴氏腺开口处有白色小点,腹股沟淋巴结可肿大。无外伤史。

(四)治疗原则

开放性损伤一般给予清创缝合手术,局部压迫包扎。大血肿给予切开清除血块,缝合血管;小血肿可加压包扎观察。适当止痛和抗炎治疗。

二、处女膜损伤

未成年女性遭遇性暴力或成年女性初次性交后导致处女膜裂伤,可有少量至大量出血。

正常处女膜为坚韧的黏膜组织,内含结缔组织、血管和神经末梢,结缔组织越厚处女膜就越厚,裂伤时出血可能多。一般情况下处女膜裂伤后伴少量出血,但强奸和暴力性交时可导致处女膜过度撕裂累及周围组织引起大出血。

1. 临床表现 幼女遭性暴力或成年女性性

生活后,阴道口剧烈疼痛,伴少量或多量出血,行走步态异样,多量出血时可有晕厥。

2. 妇科检查 外阴血染,处女膜见裂痕,裂痕部位活动性出血,阴道内见血液,阴道内可有或无裂伤。

3. 鉴别诊断 主要与阴道、外阴前庭裂伤鉴别,一般直视检查可见裂伤口,按压处女膜裂口处仍有阴道内血液流出者,需检查阴道及以上损伤可能。

4. 治疗原则 处女膜裂伤后少量出血可消毒后压迫止血。裂伤较深伴活动性出血的缝合止血。

三、阴道损伤

阴道壁黏膜为复层鳞状上皮,肌层薄,内含丰富的静脉丛和弹力纤维,伸展性大,血液循环极为丰富。若发生损伤可引起阴道出血,失血过多时可导致休克。损伤范围大时可累及宫颈、会阴,严重时可损伤膀胱及直肠,有时合并骨盆骨折。阴道损伤按病因分为:性交致阴道损伤、产伤、创伤性阴道损伤、烧灼性阴道损伤、异物致阴道损伤、医源性阴道损伤;按解剖位置分为:单纯阴道损伤、阴道合并外阴损伤、阴道合并宫颈及子宫损伤、阴道损伤合并骨盆骨折。

(一)性交致阴道损伤

不同年龄阶段女性(幼女、青春期、成年期至老年)凡因在非月经期性交活动而引起阴道流血,均可称为性交后阴道流血。

1. 病因

(1)正常性行为所致的裂伤

1)哺乳期阴道黏膜脆弱,发生在产后第一次性生活时多见。

2)过度兴奋或粗暴性交。

3)性交姿势不当。

4)男女性生殖器互不适应等个体差异。

5)产后或阴道手术修补术后,缝合过紧、瘢痕或阴道变短浅。

6)阴道发育不全或人工阴道术后。

7)更年期因阴道壁弹性降低且组织脆弱致阴道会阴及肛肠裂伤。

8)阴道疾病,如炎症、肿瘤。

(2)强奸、性虐待所致的裂伤:暴力性交;幼女生殖器发育不完善;其他钝性、锐性物体致阴道损伤;肛内性交所致的肛肠裂伤及阴道穿孔。

2. 临床表现

(1)阴道撕裂伤:常发生于后穹窿,多环绕子宫颈,呈横形或新月形,多位于阴道后壁,边界整齐。有时从处女膜开始至穹窿,延伸至直肠发生直肠阴道裂伤,还可伤及肛门括约肌,穿破腹膜者可引起腹腔内出血,造成休克。

(2)肛内性交所致肛肠裂伤:有肛门内性交史,肛门疼痛、出血、红肿或直肠膨出,肛门裂伤,肛门静脉曲张,直肠穿孔,严重可致直肠阴道瘘。

3. 病史要点

(1)询问阴道流血与性交发生时间的关系、出血多少、是否有疼痛。

(2)性伙伴数,对方体格是否强壮,估计阴茎大小。

(3)性交动作是否粗暴,性交体位。

(4)性交后疼痛情况,是否有行走困难。

(5)有无排尿异常或障碍。

(6)有无停经及妊娠。

(7)有无妇科肿瘤。

4. 体格检查及妇科检查

(1)注意全身状态,发育状况,进入诊室步态。

(2)内裤上有无血迹、有无使用护垫等。

(3)妇科检查:外阴有无红肿、出血,尿道口有无红肿等;阴道口处女膜是否完整,有无裂伤;有无血块凝结或仍有出血,出血量;出血在处女膜损伤处或近处女膜处者,阴道壁有无裂伤。

成年女性可做阴道检查,探查阴道壁,尤其是两侧壁有无裂伤、深浅、大小,有无累及穹窿、盆底或韧带处;同时用阴道窥器检查阴道壁、穹窿、宫颈;也可作双合诊或三合诊检查,了解盆腔及阔韧带有无血肿、妊娠及子宫增大等。

5. 辅助诊断

(1)一般通过外阴、妇科检查及三合诊检查可明确诊断。对幼女需要与家属言明后,用宫腔镜的光照探头对外阴、处女膜、阴道口处探查,必要时探头可进入幼女阴道检查阴道壁有无损伤、血肿,以明确诊断。

(2)对成年女性,可用腹腔镜协助诊断盆腔或阔韧带血块及内出血。

(3)B超检查:可协助诊断。

(4)白带常规检查:明确阴道炎症。

(5)宫颈癌筛查检查。

6. 鉴别诊断

(1)一般女性发育成熟后在首次性交时,由于阴茎插入使处女膜破裂,可有少量阴道流血或混在分泌物中,且有轻微能耐受的疼痛,不久均无症状。通常1~2天左右即恢复,不影响行走、排尿及日常生活。

(2)少数女性因处女膜宽松,或男性阴茎勃起时并不十分粗大,也可无处女膜破裂,直至妊娠分娩前尚属处女膜完整,待胎儿娩出处女膜才裂伤。

(3)幼女、青少年女性遭暴力性侵犯,除处女膜有不同程度的破裂、出血外,常累及外阴、尿道口、阴道壁损伤,可有不同程度出血、血肿或大出血,甚至内出血,出现严重贫血、休克,甚至死亡。

(4)产后和哺乳期性交后出血是因产后雌激素水平低下,阴道扩张及弹性差,性交动作粗暴、急剧等,引起阴道壁裂伤出血。

(5)女性或男方因肢体(尤为下肢残疾)致性交时体位不合,生殖器接触方向有异,用力不当,易致阴道壁损伤。

(6)宫颈息肉:有宫颈息肉者常因性交,尤其是阴茎插入较深与宫颈息肉接触,易有性交后阴道流血,量多少不定,持续时间长短不一,或常为白带内带血,但均发生在性交后,尤其是息肉较大表面血管丰富者。

(7)宫颈炎:宫颈肥大,慢性炎症,糜烂面较大,性交后易致阴道流血。

(8)宫颈癌前病变或宫颈癌:常在性交后有阴道流血,此也被公认为宫颈癌前病变或宫颈癌的危险信号,应引起重视,及早作细胞学和人乳头瘤病毒检测,必要时做阴道镜检查和活检,以排除宫颈癌前病变和宫颈癌。

少数宫颈癌者性交后出血明显,甚至可引起难以阻止的大出血等,是因宫颈癌组织伴有坏死变化,经性交接触使坏死组织脱落,血管暴露破裂,致阴道大量流血。

(9)子宫肌瘤:子宫和/或宫颈黏膜下有蒂肌瘤,脱出于宫颈口或脱入阴道者,表面充血、血管丰富或伴有继发感染者,经性交阴茎的接触等引起不同程度的性交后阴道流血。

(10)子宫恶性肿瘤:原发或继发性子宫恶性肿瘤,如子宫肉瘤、子宫内膜癌、妊娠滋养细胞肿瘤等,尤其是病变位置较低接近子宫下段或宫颈管、宫颈口者,易有性交后阴道流血发生。

(11)妊娠期性交后出血:孕早期、晚期一般不主张有性生活,即使偶有性生活以采用女上位后背或侧位等为宜,以避免正面冲撞,施压易引起

流产,特别是孕早期本身易致流产发生。总之,妊娠期性生活易致流产、早产、胎盘早剥,或因有前置胎盘、剖宫产术史,子宫切口瘢痕愈合不良、瘢痕妊娠,宫颈妊娠、峡部妊娠等病理妊娠状态,再经妊娠期性生活易引起阴道流血,甚至流产、大出血等发生。

(12)阴道炎症:各种阴道炎症时,均因阴道微生态失衡或雌激素水平下降,阴道上皮角化减少,免疫力低下,阴道非正常菌群繁殖,乳杆菌明显减少,阴道黏膜充血、水肿、炎症改变、出血点或出血斑增多,性交时易致阴道壁黏膜损伤,引起性交后流血、白带带血或血性分泌物。

(13)放置宫内节育器:尤其是带尾丝者,性生活后也易引起阴道少量流血、白带带血或血性白带等。因放置宫内节育器易引起上行感染,宫内节育器放置年份久后取出时可分离出病原体,阴道微生态易改变,阴道炎症相对增加;或因宫内节育器移位、扭曲、断裂、嵌顿等发生,在性生活后也易诱发阴道少量流血、白带带血或血性白带等。

(14)全子宫切除:阴道残端肉芽组织增生,如息肉样或片状组织,也易致性生活后接触性出血。

7. 治疗原则

(1)首次性生活后阴道少量流血者无须处置;严重者须消炎、止血或压迫,甚至缝合止血。

(2)有尿道炎症及外阴、阴道损伤者,分别予以消炎、压迫、缝合止血;有血肿形成者按外阴阴道血肿治疗原则处理。

(3)累及盆腔、阔韧带或内出血者,须开腹或行腹腔镜协助处理。

(4)避免妊娠期性生活。

(5)有宫颈息肉者应及时摘除。

(6)积极防治宫颈癌,及时明确诊断,根据孕周、生育与否、病理程度、期别等,按宫颈癌防治原则处理。

(7)阴道炎症者按病原体和症状分别治疗,合并妊娠者按妊娠期原则处理。

(8)幼女、青少年女性的治疗宜与家长充分知情告知,除相应治疗外,应作好心理辅导,保护生殖健康。

(9)各种子宫肿瘤者按其诊治原则处理。

(二)创伤性阴道损伤

1. 单纯阴道损伤

(1)病因:骑车、跨越硬的障碍物,或外物误伤刺入阴道,致外阴和阴道损伤。

（2）临床表现：受伤后有阴部剧烈疼痛及阴道流血，可伴有外阴损伤或血肿，阴道可有裂伤、出血、血肿，如伴有膀胱、直肠损伤可造成尿道阴道瘘或直肠阴道瘘。

（3）治疗原则：应详细检查受伤部位，如有异物可在麻醉下清创后取出异物。阴道及后穹窿的伤口用1号可吸收线间断或连续缝合止血。如有合并膀胱或直肠损伤，应进行修补。

2. 骨盆骨折合并阴道损伤

（1）病因：骨盆骨折时骨折端刺伤阴道壁、耻骨联合分离造成阴道及会阴纵深撕裂；双侧上、下肢骨折后骨盆环前部游离形成剪刀造成阴道撕裂；骨盆遭受加速或减速性暴力时，阴道和周围组织顺应性不同而发生牵扯、挤压而撕裂；直接撞击使阴道口裂伤；暴力使阴道压向耻骨联合致阴道前壁伤。

（2）临床表现：骨盆骨折如有阴道流血应高度警惕合并阴道损伤。由于阴道富有动脉和静脉网，出血有时十分严重，但阴道又是一个肌性管道，创伤刺激和疼痛可使其痉挛，或因创伤小和浅表可使出血不明显，容易漏诊。阴道出血应与月经相鉴别，当发现出血部分来自宫颈时，应考虑合并内生殖器损伤。

（3）治疗原则：单纯阴道撕裂伤用3-0的肠线分层缝合；仅黏膜擦伤则无须缝合；病情危急时，可先填塞纱垫压迫止血，生命体征平稳后再延期修补；如阴道伤与骨盆骨折端相通，即开放性骨折，需充分咬除突出阴道的骨折端再缝合，术后充分引流防止继发感染；如阴道纵深裂伤通入盆腔继发阴道大出血无法控制时，应及时探查盆腔血管是否损伤，即使探查未发现血管损伤而单纯阴道出血时，也可以通过结扎双侧髂内动脉控制出血。阴道裂伤同时合并尿道或肛门直肠损伤时，应以处女膜为标志对合整齐，进行修补，尿道损伤时应行膀胱造瘘，而无论是否合并肛门直肠损伤，结肠造瘘有利于组织愈合与防止感染。

（三）烧灼性阴道损伤

1. 病因

（1）化学药物烧伤：在治疗阴道疾患时误将腐蚀性药物放入阴道内，致阴道黏膜、宫颈发生溃烂或形成溃疡；孩子或精神病患者将腐蚀性药物放入阴道内；自杀时把腐蚀性药物放入阴道内；性虐待时将腐蚀性药物放入阴道内；为了提高性欲把药物放入阴道，使阴道收缩，分泌物减少，阴道

黏膜腐蚀性损伤。

（2）电烧伤。

（3）工业气体烧伤。

（4）烟火烧伤。

（5）医源性烧伤：因采用激光、电灼术治疗阴道疾病引起阴道烧伤。

（6）性虐待性烧伤。

2. 临床表现　阴道内放入药物后有烧灼感，甚至剧烈疼痛，阴道分泌物增多呈脓血性，并有腐烂组织排出，有臭味。可发生阴道狭窄，造成性交困难。发生阴道闭锁时，出现周期性下腹痛。当宫腔感染发生积脓时，可有发热、下腹痛。当形成生殖道瘘时，可出现阴道有尿液或粪便漏出。阴道检查时有时还可看到药物，阴道黏膜充血，分泌物多，呈脓血性；重者阴道黏膜坏死、剥脱，或有溃疡形成。阴道可形成瘢痕粘连、狭窄及闭锁。可发现阴道有瘘孔存在。

3. 治疗原则　当发现放入的是腐蚀性药物后，应立即取出，并用1:5 000的高锰酸钾溶液冲洗，可用pH试纸测定药物的酸碱度，酸性药物用3%的苏打液冲洗，碱性药物用3%的硼酸液冲洗。局部用紫草油或抗生素软膏涂抹。感染严重时应全身应用抗生素治疗。对阴道狭窄、闭锁者应及时进行手术治疗。

（四）阴道异物致阴道损伤

1. 病因

（1）幼女或未成年的女性由于好奇或外阴瘙痒可将异物塞入阴道。

（2）精神病人将异物塞入阴道内，不能自行取出造成感染就诊。

（3）手术或阴道检查时将纱布、棉球等放入阴道内止血而忘记取出。

（4）子宫托放置过久引起阴道黏膜充血、坏死。

2. 临床表现　阴道异物引起分泌物增多，有时呈血性，如为纱布和棉球分泌物多有恶臭味。阴道红肿、疼痛，严重感染时可有发热、尿急、尿频、尿痛或尿潴留等症状。幼女可行肛诊触及阴道异物，异物活动性较大，形状、硬度因异物性质而定，应与卵巢肿瘤或宫颈、阴道内胚窦瘤及葡萄状肉瘤鉴别。必要时在全麻下用鼻镜窥视阴道。成人阴道检查可明确诊断。

3. 治疗原则　幼女的阴道异物，可在麻醉下用鼻镜将阴道扩开，用长钳取出异物，并仔细检查阴道黏膜有无损伤。已婚妇女可直接取出异物，

有损伤及出血时应给予缝合止血。如取出困难时应在麻醉下进行,并给予抗生素治疗。

（五）医源性致阴道损伤

1. 放射性损伤

(1)病因:宫颈癌和阴道癌行放射治疗,阴道、尿道、膀胱和直肠均可受到一定的损伤。

(2)病理:阴道放疗后,黏膜可发生糜烂、红斑和血管扩张,常见于阴道顶部。红斑可持续数月或数年,后转为苍白。阴道黏膜萎缩,阴道口缩小,上皮缺乏基底细胞和基底旁细胞。上皮细胞受放射影响,在早期时细胞肿胀,胞质丰富,空泡化,核增大,可见多核,可持续数月至数年。萎缩细胞代替成熟含糖原的细胞。纤维组织呈玻璃样变,内有微小坏死灶。成纤维细胞呈畸形,血管壁增厚。固有膜内有淋巴细胞和浆细胞浸润。

(3)临床表现:可有乏力、食欲不振、恶心、呕吐等症状。阴道分泌物增多,呈脓血性,如宫腔积血或积脓可出现下腹疼痛、发热。直肠、膀胱损伤时,可出现里急后重、便血、肛门坠胀、尿频、尿血及排尿困难,严重时出现尿瘘或粪瘘。查体时发现阴道黏膜表层脱落形成溃疡;阴道纤维变性,造成阴道狭窄、缩短,有时可发现瘘孔。

(4)治疗:当发生急性放射性阴道炎时应给予阴道灌洗。当发生阴道深的溃疡或坏死时,须行坏死组织的清创。

2. 手术对阴道的损伤　由于宫颈肿瘤、阴道肿瘤行阴道部分或全部切除术,造成阴道缩短、狭窄及缺如;行子宫全切除术时,部分阴道被切除;宫颈糜烂行电灼时误伤阴道;行阴道尖锐湿疣电灼术时损伤阴道。

四、子宫颈损伤

宫颈损伤是正常和异常分娩、中期妊娠引产、吸宫术及意外事故等引起的常见并发症。轻微的宫颈撕裂可自然愈合,严重的宫颈损伤则可导致宫颈裂伤、穿孔,甚至宫颈环状撕脱分离。如未被察觉或修补不当,可导致宫颈机能不全、陈旧性宫颈裂伤及宫颈阴道瘘等后遗症,是日后致不孕、流产的主要原因。

（一）病因

1. 产伤　几乎每例分娩都会有轻度宫颈撕裂伤,一般能自然愈合。当宫颈裂伤超过1cm且有出血而需要缝时,才称为宫颈裂伤。在正常或异常分娩中,常因宫颈口未开全、过早应用产钳或胎头负压吸引;分娩助产时产钳旋转胎头的方法不当;不恰当的强行扩张宫颈或不恰当的应用催产素;宫缩过频、过强以致宫颈口扩张过速;分娩时用力不平行;胎儿过大;滞产,特别是第二产程延长,子宫颈由于长时间受压,发生宫颈水肿、局部缺血,严重时可能使宫颈前、后唇坏死脱落;宫颈过长或较坚韧,宫颈瘢痕水肿或妊娠合并前置胎盘等,均易引起宫颈严重撕裂伤、宫颈阴道后穹窿穿孔,甚至宫颈环状撕脱分离,如未被及时发现或修补不当,则为日后陈旧性宫颈裂伤的主要原因。

2. 中期引产　宫颈裂伤也是中期引产的严重并发症之一。由于中期妊娠引产所致宫缩与生理性宫缩不同,其特点是子宫体部收缩过强而宫颈扩张相对缓慢,当宫腔内容物在强烈的子宫体部收缩下被挤至子宫下段时,子宫颈外口未能相应扩张,并向阴道后穹窿部膨出,使宫颈组织过度伸展、变薄、缺血及缺氧,因此中期妊娠引产常容易引起宫颈阴道部裂伤。其发生的部位常以后唇6、7点处为主,其次为两侧,与正常分娩宫颈损伤多发生于宫颈两侧相反。因中期妊娠引产所致的宫颈损伤常被忽视,是引起陈旧性宫颈损伤的重要原因。

3. 人工流产或自然流产吸宫术　多为子宫颈扩张时所引起,如扩张时用力过强、动作粗暴、不按扩张器顺序扩张。也可因子宫颈口扩张的扩张器大小不够,强行放入吸头进出宫颈而致宫颈损伤。如疏忽未予修补,日后可形成陈旧性宫颈裂伤。

4. 放置或取出宫内节育器　在放置宫内节育器时,宫颈口较紧而未行宫颈口扩张术,强行推入节育器入宫腔也可引起宫颈裂伤。在取出宫内节育器时,强行拉出节育器或取钩器直接损伤宫颈也可引起宫颈撕裂。节育器本身还可刺伤宫颈致宫颈损伤。

5. 其他宫腔手术操作　如各种刮宫、宫腔手术操作、宫腔镜检查或手术,除扩张宫颈口不适当可引起宫颈损伤外,探针、探头、器械、大或锐利的刮匙或卵圆钳强行进出宫颈也可引起宫颈撕裂,发生率与手术者操作技术以及子宫本身情况(哺乳期妊娠子宫、剖宫产后瘢痕子宫再次妊娠等)有关。

6. 子宫脱垂所致宫颈损伤　子宫脱垂是指子宫从正常位置沿阴道下降,子宫颈外口达坐骨棘水平以下,甚至子宫全部脱出于阴道口外。按脱垂的程度不同可分为三度,但只有当Ⅱ度子宫脱垂以后,子宫颈才脱出于阴道口外。如子宫后倾,则宫颈可直接指向泌尿生殖裂,当腹压增加时,子宫颈可穿过泌尿生殖裂向下移位,且因长期处于紧张状态,使子宫颈充血、水肿、纤维化,以致宫颈延长。因此在严重Ⅱ度或Ⅲ度的子宫脱垂患者中,也有宫颈阴道段延长而宫体不完全脱出者。

脱出在阴道口外的宫颈因不断受大腿内侧和衣裤的摩擦、压迫及污染,再加上局部血液循环障碍,尤其是长期子宫脱垂患者,易发生糜烂、感染及摩擦性溃疡出血。长期的炎症和机械性刺激可使宫颈肥大引起病变,甚至子宫颈癌变也可引起出血。另外子宫托的使用也可引起子宫颈血液循环障碍,导致子宫颈发生糜烂、感染及压迫性溃疡出血。

7. 其他 如宫颈手术、高处跌伤及炎症等均可造成宫颈损伤。

(二)临床表现及诊断

子宫颈裂伤时可有不同程度的出血,表现为持续性少量活动性出血,血色鲜红。轻者可仅为黏膜的小裂口,无明显出血。仅在宫颈检查时发现;重者裂伤可贯穿整个宫颈,甚至扩展到穹隆部或子宫旁组织,形成阔韧带内血肿或盆腔内血肿,并可沿腹膜后组织向上直达肾周,形成肾周围血肿,如损及血管可引起严重出血,甚至危及生命。宫颈陈旧性裂伤的临床表现常为腰背酸痛、白带多或性交出血,轻者可无症状。

询问病史时应注意既往有无急产、器械助产等难产史。阴道检查见宫颈外口呈鱼口状裂口或部分宫颈呈舌状,可诊断为宫颈外口陈旧性裂伤。对产程进展不顺利的分娩或手术产后,应想到宫颈撕裂伤的可能,必须常规作宫颈检查。简单可用指法检查,放置中指在宫颈管内,示指按压宫颈至阴道一边,然后用另外两只手指按顺逆时针分别从12点至6点环绕宫颈一圈,可触及宫颈裂伤处。在没有器械或条件较差的基层医院,或在紧急宫颈检查时,不失为一种简单有效的方法。

检查宫颈及阴道上端裂伤时,可用拉钩拉开阴道前后壁,暴露宫颈及阴道上端,并在腹部加压使子宫颈下推而暴露宫颈及阴道上端,可同时用卵圆钳按顺时针或逆时针方向交替钳夹子宫颈,循序检查一周。检查中如发现子宫颈有撕裂,则用两把卵圆钳分别夹住宫颈裂伤的两缘向下牵

拉,使之能直视裂伤的全貌,一定要看到裂伤的顶端。宫颈小撕裂可无明显出血症状,可自然愈合仅留痕迹,使宫颈外口松弛,形成经产型宫颈。

(三)鉴别诊断

1. 子宫颈糜烂 与陈旧性宫颈裂伤均有腰背酸痛、白带增多或性交出血。但本病宫颈呈鲜红色,表面平滑或呈颗粒状,糜烂面大小与窥器撑开程度无关。镜下见表面覆以柱状上皮,间质内有淋巴细胞和浆细胞浸润,血管丰富且扩张。

2. 先天性宫颈管黏膜外翻。

3. 外阴、阴道肿瘤。

(四)治疗原则

宫颈撕裂较深者如在临床上被忽视或误诊为子宫收缩乏力而未作及时修补,可因宫颈变形引起外翻或陈旧性宫颈裂伤。由于宫颈撕裂的损伤组织常为细菌繁殖的基地,细菌可由深的宫颈撕裂处侵入,经淋巴循环进入宫旁结缔组织,造成严重盆腔感染。损伤阔韧带大血管者可有严重出血,甚至死亡。

五、子宫损伤

子宫损伤可表现为子宫穿孔、破裂,甚至断裂,是妇产科的严重并发症,近年来,子宫损伤的发病率已明显降低,但非罕见。子宫损伤若延误诊治,可严重危害患者健康、降低生活质量,甚至危及生命,应引起足够重视,力争及时发现妥善处理。子宫损伤多见于妊娠中晚期和分娩期,与产科因素密切相关,也常见于非产科因素所致的损伤,如子宫器械损伤、子宫物理性损伤等。

(一)病因及发病机制

1. 子宫器械损伤 人流、取/放宫内节育器、清宫、诊刮、钳刮、水囊引产等,是妇产科常见操作。由于宫腔手术全凭术者主观感觉与经验而非直视操作,在客观上存在一定不确定性,使用金属器械在宫腔内操作可能损伤子宫;宫腔镜检查及手术以及射频消融治疗虽可在监视器下操作,但二维平面图像失真,图像大小等与真实情况不同;同时不少患者已存在容易并发子宫穿孔破裂的高危病理因素,如哺乳期子宫、畸形子宫、瘢痕子宫、绝经期子宫、子宫恶性肿瘤、宫内节育器嵌顿异位等,故存在手术操作过程发生子宫穿孔破裂的可能。

致子宫穿孔破裂的器械可以是探针、宫颈扩张条、吸管、刮匙、卵圆钳、宫腔镜手术器械、射频

消融电刀等,以探针及宫颈扩张条多见。穿孔部位常在子宫颈体交界处或宫角。器械所致子宫穿孔破裂如能及时诊断与正确处理,多可避免不良后果。

2. 子宫病理性损伤

(1)炎症引起的子宫损伤多见于子宫手术后伤口感染,多发生于剖宫产或子宫肌瘤切除术后,因子宫切口感染、愈合不良及坏死,继而子宫穿孔或形成腹壁子宫瘘。老年妇女子宫腔化脓性感染也可致子宫自发穿孔。

(2)恶性肿瘤浸润子宫壁肌层,并穿破子宫浆膜,可引起子宫穿孔破裂,若肿瘤破坏血管、侵入阔韧带,还可致腹腔内出血及阔韧带血肿。宫体和宫底部肌层静脉引流均朝向宫角,最后汇入宫角静脉丛,故肿瘤组织最易侵蚀宫角而穿破子宫。肿瘤引起的子宫穿孔破裂最常见于恶性滋养细胞肿瘤、子宫内膜间质肉瘤等。

(3)异位妊娠引起的子宫损伤比较罕见,如子宫瘢痕妊娠、残角子宫妊娠、宫颈妊娠、子宫憩室妊娠、子宫肌壁间妊娠、输卵管间质部妊娠、输卵管残端妊娠等破裂可并发子宫损伤。

(4)子宫动脉栓塞术是治疗子宫肌瘤、产后出血、妇科恶性肿瘤介入化疗栓塞等的新技术,术后可能并发缺血性损伤而致子宫缺血坏死及穿孔破裂;子宫浆膜下肌瘤扭转,局部缺血坏死,也可发生穿孔破裂。

3. 子宫物理性损伤　晚期宫颈癌、子宫内膜癌等采用后装治疗机放射治疗,如宫颈过度扭曲可能引起子宫穿孔,放射剂量过大,子宫耐受射线降低,可能造成子宫局部狭窄、坏死、感染,甚至穿孔。射频消融治疗子宫肌瘤也可造成子宫肌瘤的大面积凝固变性而形成子宫穿透性损伤。也有子宫内膜应用热球治疗引起子宫热坏死穿孔的报道。

4. 子宫外伤性损伤　多见于车祸、外伤、暴力、枪击等意外事件,可造成子宫穿孔破裂,也可造成子宫断裂,常并发骨盆骨折,直肠、膀胱、尿道等损伤,盆腔内大出血或阴道不同程度的出血。

(二)临床表现

主要为不同程度的阴道流血、子宫出血、腹腔内出血或内脏损伤。

1. 子宫穿孔较小者可无症状,仅因术者感到探针或小号扩张器失去阻力,超出子宫应有的长度而发觉。子宫穿孔较大者,多因大号扩张器反复进出,或较大吸管、卵圆钳等穿过子宫损伤所致,子宫破口出血流入腹腔。如出血量不多,血液刺激腹膜引起持续腹痛,有明显压痛、反跳痛及肌紧张等,妇科检查有宫颈举痛、子宫压痛;如出血量多,阴道后穹隆饱满有触痛,面色苍白,疼痛难忍,很快出现呼吸急促、全身冷汗、脉搏细速、血压下降等休克征象。

2. 子宫穿孔并发内脏损伤,症状多较严重。如子宫穿孔后术者未发觉,仍继续操作,可使大网膜、肠管、膀胱等被钳夹、抽吸而损伤,甚至穿孔。大网膜、肠管有时被钳夹或吸出宫颈口,子宫破口大,出血多,患者感到剧烈难忍的牵拉疼痛,甚至休克。如肠管穿孔破裂,迅速发展为气腹、急性腹膜炎;如膀胱损伤穿孔,可引起血尿,尿液进入腹腔引起尿液性腹膜炎。

3. 子宫恶性肿瘤特别是恶性滋养细胞肿瘤可自发穿孔或在诊刮时穿孔。穿孔后可形成腹腔内出血,也可在诊刮时引起子宫大量出血。异位妊娠及外伤引起的子宫破裂,通常腹腔内出血多,病情发展快,很快陷入休克,需要立即剖腹探查。

4. 子宫穿孔后未能及时诊治或化脓性宫腔感染引起穿孔,常继发急性盆腔炎症、盆腔脓肿等,甚至发展为败血症、感染性休克。

(三)诊断

1. 病史　有应用各种器械进行宫腔手术操作史,如人流、放/取宫内节育器、诊刮等;有下腹、骨盆外伤史;自发穿孔破裂者常有子宫恶性肿瘤、宫腔感染、异位妊娠等临床经过,以及放疗、电热治疗史等。

2. 临床表现　患者突感下腹疼痛,或在应用各种器械进行宫腔手术操作时突感下腹剧痛,但也有患者无明显疼痛感。术者应用探针探查宫腔或手术操作时有落空感,无阻力,感觉宫腔深度超过子宫应有的深度或超过原有的探查深度。如患者突感腹部撕裂样疼痛,剧烈难忍,伴恶心、呕吐、阴道出血、面色苍白、全身冷汗、休克前期及休克征象等,腹部检查有明显腹膜刺激征,应考虑子宫破裂、肠管损伤穿孔和/或严重腹腔内出血的可能。

3. 辅助检查

(1)B超检查:可明确子宫有无破裂、破裂部位及腹腔内出血多少。①子宫穿孔时,子宫边界连续性中断,有时可直接显示破裂口。子宫外周近破口处可见混合性包块,直肠子宫陷凹见无回声区。若在放置节育器时穿孔,子宫肌层或盆腔内可见节育器强回声。②子宫破裂:根据破裂程度,可分为不完全性和完全性。前者可见子宫壁局部肌层连续性中断,仅见浆膜回声,胎心多不规则。后者可见胎儿进入腹腔内,胎动、胎心消失;腹腔内有游离液体,呈片状无回声暗区;子宫缩小,周边不清,有时可探及不规则破口。

(2)腹部透视或腹部平片:检查显示膈下有游离气体,说明有肠穿孔。

(3)腹腔或阴道后穹隆穿刺:穿刺液呈血性,说明有腹腔内出血;呈带臭味的黄褐色混浊液体,说明有肠穿孔。

(4)导尿检查:膀胱有损伤,导出尿液可能呈血性;膀胱穿孔破裂,尿液流入腹腔,可能没有尿液导出。

(5)腹腔镜检查:当怀疑子宫穿孔破裂合并腹腔内出血或脏器损伤时,可行腹腔镜检查明确诊断,并在腹腔镜下进行手术修补。

(四)鉴别诊断

子宫损伤常表现为下腹剧烈疼痛、腹腔内出血及休克等,与吸宫负压过大所致疼痛、人流反应综合征、急性盆腔炎等表现类似,应注意鉴别。

1. **吸宫负压过大所致疼痛** 吸宫时负压过大易引起子宫强烈收缩而产生剧烈腹痛,伴恶心、呕吐、一过性血压下降等,吸管进入宫腔有阻力而无落空感,症状持续时间短,停止吸宫后很快缓解消失,不需要特别处理。

2. **人流反应综合征** 可有剧烈腹痛,伴恶心、呕吐、血压下降、休克等,但主要为迷走神经兴奋表现,如心动过缓、心律不齐等,妇科检查无阳性体征,注射阿托品后症状很快好转消失。

3. **急性盆腔炎** 常有剧烈腹痛伴恶心、呕吐等,可有高热,腹部明显压痛、反跳痛及肌紧张,妇科检查有宫颈举痛、后穹隆触痛,子宫正常大小、明显压痛。血常规、血沉及血C反应蛋白明显升高。B超检查子宫肌层回声清晰完整。

(五)治疗原则

1. **保守治疗** 子宫穿孔小,无活动性出血,无肠、膀胱等重要脏器损伤,生命征正常者,可采用保守治疗,严密观察生命征、腹痛及阴道出血情况,应用催产素收缩子宫、抗生素预防感染。

2. **手术治疗** 子宫穿孔大,有活动性内出血者;有腹内脏器损伤或可疑者;保守治疗不但无

效,反而加剧,出现严重感染而不能控制者;子宫破裂、断裂等,均需手术治疗。

(1)腹腔镜手术:器械所致的子宫穿孔可在腹腔镜下电凝止血或缝合修补。

(2)剖腹探查术:①子宫侧壁穿孔、出血多,形成阔韧带血肿,应剖腹探查清理血肿,缝扎止血,放置引流。②异位妊娠所致的子宫破裂,往往出血凶猛,病情急重,很快陷入休克,在抗休克的同时立即剖腹,先阻断血流、清除妊娠产物后立即缝合修补。残角子宫妊娠破裂者行残角子宫及同侧输卵管切除术。③子宫穿孔并发严重感染、炎症者行子宫全切或次全切除,年轻、强烈要求生育或保留子宫者切除病灶后修补子宫。④恶性肿瘤引起子宫穿孔破裂应及时剖腹探查,行子宫全切或次广泛子宫切除术。对强烈要求保留生育功能者,如为恶性滋养细胞肿瘤可行病灶切除后修补子宫,术后规范化疗。⑤外伤造成的子宫穿孔破裂或断裂常伴发邻近器官损伤、血管破裂、骨盆骨折等,应紧急剖腹探查,修补或切除子宫。⑥在剖腹探查时务必仔细检查膀胱、输尿管、肠管、大网膜等,如有损伤应同时修补,必要时膀胱或结肠造瘘,腹腔放置引流管。

(3)术后加强抗感染、营养支持等治疗。

(石一复)

第十二节 手术治疗相关的阴道出血

宫颈或阴道、腹部手术后,由于存在宫颈创面或阴道残端,局部创面未愈合或愈合不良可导致阴道出血表现。阴道残端愈合不良或缝合线脱落、断裂、组织坏死等均可引起阴道出血,出血量时多时少,个别多量出血可急诊就诊,也是手术后因阴道出血妇科急诊的常见原因。

一、阴道手术的阴道出血

(一)定义

指各类阴道手术,包括阴道、宫颈、子宫切除等术时及术后近期和远期的阴道出血。

常见阴道手术种类:

(1)宫颈手术(宫颈锥切、IEEP术、宫颈电熨、

宫颈激光、阴道镜下宫颈活检等)。

(2)子宫脱垂手术。

(3)子宫手术(阴式子宫全切、阴式子宫次切、宫颈广泛切除术等)。

(4)生殖器矫治手术(阴道紧缩术、处女膜修补术、阴道成形术、两性手术等)。

(5)其他:阴道尖锐湿疣、疱疹、宫颈肿瘤等。

(二)病因

1. 损伤。

2. **缝合因素** 基底未缝合止血,形成血肿或切口出血,缝合不严密等。

3. 止血不严密。

4. 炎症、感染、缝线脱落。

5. **术中出血**

(1)常见于解剖层次分离不清,止血不严密。

(2)穿刺部位伤及血管,如全盆底悬吊术。

(3)血管结扎不牢固,滑脱后血管回缩。

(4)术前炎症治疗不彻底,组织水肿质脆致术时渗血多。

(5)妊娠期宫颈锥切极易引起出血,平均出血量可达 216ml,妊娠晚期可达 428ml。

6. **术后近期出血**

(1)一般在术后即发现阴道多量出血,多见于子宫颈锥切、阴式子宫切除等,多为血管结扎不牢固或滑脱,导致线结脱落致断端血管开放。

(2)术后 1 周内持续少量出血,多为剥离面渗血,多见子宫脱垂手术。

7. **术后远期出血** 一般发生在术后 7~14 天后,为创面血痂脱落使血管裸露所致,多见于宫颈锥切及 LEEP 术后。

8. **隐性出血** 无明显阴道外出血,但血压下降、脉搏增快、尿量少、血红蛋白下降,要考虑阴道壁血肿形成可能。多见于子宫脱垂手术。

(三)临床症状

1. 点滴出血。

2. 不规则性出血。

3. 月经样出血。

4. 大出血。

5. 术中出血。

6. 术后近期出血。

7. 术后远期出血。

8. 隐性出血。

9. 贫血。

10. 休克,甚至死亡。

(四)鉴别诊断

1. **血管残端出血** 往往发生在手术当天,量多、鲜红或伴有生命体征的不平稳。

2. **创面渗血** 量相对较少,一般不影响生命体征。

3. **炎性出血** 一般量不多,但持续时间长。往往术前有阴道炎病史但治疗不彻底,或术后有感染迹象。

4. **隐性出血** 阴道出血不多,但可能有生命体征变化。

5. **远期出血** 血痂脱落,多见于局部炎症或妇科检查不当、过早性生活、宫颈子宫内膜异位症等。

(五)治疗原则

1. **术中出血** 手术细致轻巧、层次分明,出血点及时结扎,钳夹组织不易过多,结扎血管要牢靠,不能打活结。

2. 对血管残端出血的患者,要及时缝合,不可过度观察而危及生命。

3. **创面渗血** 可压迫止血,并局部用止血药或云南白药。

4. **炎性出血** 加强抗炎治疗,局部消毒,可用碘仿纱条外敷。

5. **隐性出血** 如血肿大应及时切开引流,结扎残端血管。

6. **远期出血** 根据情况,如出血量多采用局部电凝或缝扎止血,量少可用碘仿纱条外敷消炎和压迫止血,并加强抗炎治疗。

(六)预防

1. 术前阴道炎治疗要彻底。

2. 术前阴道消毒要充分。

3. 术前预防性用抗生素。

4. 掌握手术适应证。

5. 术中解剖层清晰,止血细致彻底。

6. 术后需严密观察血压、脉搏、尿量、血红蛋白情况,发现有出血情况及早处理。

7. 术后复查阴道检查要轻柔。

8. 告知患者注意事项,不能过早性生活。

二、宫颈物理治疗后出血

(一)定义

凡因宫颈炎症或宫颈上皮内瘤变采用物理治疗后引起的非正常治疗过程的宫颈局部出血,称宫颈物理治疗后出血。

常用的物理治疗,包括微波、电灼、激光、聚焦超声、冷冻、红外线、射频消融等,其原理是以各种物理方法将宫颈黏膜外移面的单层柱状上皮破坏,使其坏死、脱落后为新生的复层鳞状上皮覆盖,宫颈转为光滑。宫颈物理治疗后会出现宫颈局部少量出血和阴道分泌物增多,术后 7~10 天开始出现阴道少量流血或流液,一般持续 15 天左右,属于正常的术后过程。当出现阴道流血量持续半月以上、量多于平时月经则属异常。术后未愈合前性生活也可引起出血或增加感染机会。

(二)病因

1. 创面感染。

2. 治疗深度过深。

3. 脱痂时剧烈运动或重体力劳动。

4. 术后有性生活。

5. 术后至月经来潮间隔时间短。

(三)临床表现

出血类型:宫颈点状出血、宫颈点状出血合并渗血、宫颈表面活动性出血、宫颈管出血、宫颈表面接触性出血或月经前后点滴状出血。

(四)诊断与辅助检查

1. 病史询问

(1)术前明确排除急性生殖器炎症及宫颈的病变。

(2)有无严格按照手术规范进行操作。

(3)有无其他系统疾病,尤其是有无凝血功能异常。

(4)询问术后有无性生活、重体力工作史。

2. 妇科检查 物理治疗后的出血主要通过妇科检查发现并诊断。

3. 其他辅助检查

(1)血常规、凝血功能检查。

(2)为排除由排卵性功能失调性子宫出血引起的出血,必要时进行生殖内分泌检查和超声检查。

(五)鉴别诊断

1. 根据出血发生的时间鉴别出血原因 术后近期较多量出血,常见较大血管损伤出血;3~7天后少量出血常是术后充血水肿消退后组织及毛细血管渗血;2 周后常为焦痂部分脱落出血,有时量可较多;4 周左右出血常有感染炎症。

2. 术后感染 宫颈治疗后愈合过程中伴有结痂,局部组织充血、水肿、坏死,以及阴道的细菌环境改变易导致治疗部位感染,会出现分泌物异味,表面可见黄色脓性分泌物附着伴渗血。

3. 血管破裂出血 宫颈炎症常伴有血管增生,治疗时可使增生的血管发生暂时凝固,而表面组织的损伤和结痂面的脱落,可使凝固的血管开放、出血。

4. 宫颈子宫内膜异位 为远期出血,常在月经前后有点滴状、褐色少量出血数天,宫颈表面可见红点、红斑或红线等,月经前后可出现少量暗红色的阴道血性物,妇科检查可发现。

(六)治疗原则

1. 抗感染 根据不同的感染原因进行。

2. 压迫止血或在抗感染治疗同时压迫止血。

3. 对局部出血点烧灼止血 可用聚甲酚磺液表面局部烧灼,也可用浓碘在出血部位烧灼,严重的进行电凝固。

4. 宫颈子宫内膜异位患者的治疗 根据内膜异位面的大小进行局部烧灼、钳夹、搔刮,必要时再次物理治疗。

(七)预防

1. 治疗前排除宫颈恶性病变(包括 CIN Ⅱ 及以上的病变)。

2. 无生殖器急性炎症,必须作妇科检查和白带常规。

3. 治疗时间为月经干净 3~7 天内。

三、子宫全切除后阴道断端出血/流血

子宫全切除术时,阴道断端常与肠线严密缝合,术中仔细检查后无渗血和出血,术后 7~10 天左右阴道断端处肠线融化吸收,阴道内可出现少量血性分泌物,个别可有多量出血,甚至手术后发生大量出血。

(一)病因

手术中缝合断端两侧的阴道上行动脉分支没有单独结扎,或主韧带结扎不够牢固,发生松脱;阴道断端血管未能仔细严密缝合结扎,此类阴道出血可发生在手术后数小时,出血量多,颜色鲜红,有时可导致患者休克。手术中未单独结扎小动脉,手术后肠线融化或手术后阴道断端感染,使肠线过早溶解,血管内血栓受感染脱落引起出血,此种出血相对较晚,可在手术后 10 天甚至 15~30 天时间不等,出血量多少不定。有时手术后突然腹压增加或性生活不当均可导致阴道断端撕裂出血。

(二)临床特点

子宫全切除术后病史,手术后 72 小时内出血多在院内发现和治疗,阴道出血多少不定,多表现

活动性出血,大量出血可导致休克,并出现相应症状。手术7天以后出血可有腹压突然增加、感染、性生活等病史。

(三) 全身及妇科检查

出血少多无全身体征,出血多时可有脸面苍白、心率加快。血压降低等休克表现,合并感染,体温可升高。

妇科检查阴道内可见血液或血凝块,阴道断端可见活动性出血,量较多,颜色鲜红,有时可见搏动性出血,此为小动脉出血;阴道断端活动性出血,出血点不明显,量多少不一,压迫后可暂时止血,多为静脉性出血;而创面断端为渗血状,出血点不明显,量较少,多为毛细血管出血;阴道断端伴坏死组织和臭味,组织松脆,甚至有脓性液体者,为感染并存。

(四) 辅助检查

1. 血常规检查 血红蛋白可降低,白细胞可升高。

2. 超声检查 盆腔内出血或出血积于盆腔内,可显示盆腔内积液。

(五) 鉴别诊断

1. 阴道溃疡出血 可表现为手术后阴道出血,但多为手术中消毒时动作粗暴,擦伤阴道内膜组织,导致手术后阴道局部少量出血,妇科检查可见阴道壁局部溃疡面,并有少量渗血,而无活动性出血可鉴别。

2. 外伤性出血 有阴道外伤病史,阴道出血量不定,可多可少,出血多鲜红,同时伴有疼痛或外阴损伤。妇科检查可见阴道局部损伤创口,活动性出血点或裂伤部位出血,阴道断端完整,无裂口和出血。

(六) 治疗原则

少量出血可自行止血。阴道断端活动性出血,量不多,无明显出血点,可行碘仿纱条压迫止血,48~72小时取出,静脉应用止血药和抗生素。量多,阴道断端可见明显出血点,可予缝合止血;量多伴休克,阴道无法缝合或缝合后仍有出血,并有血压下降,腹腔内出血等,应立即开腹检查,寻找出血部位和动脉出血点,必要时可先行髂内动脉结扎止血,再寻找出血点止血。同时抗休克治疗。

四、子宫切除后残端出血

(一) 定义

凡经腹部、阴道或腹腔镜子宫切除术后(全切或次切后)其残端出血,均称为子宫切除后残端出血。子宫全切术后其残端出血可经阴道流出,或在膀胱腹膜反折腹膜间隙中积聚,也可向腹腔或阴道流出;子宫次全切除者宫颈残端的出血由宫颈管向阴道流出,也可在膀胱腹膜间隙中积累或反折于后腹膜间隙中积聚,或分别向腹腔或经宫颈管阴道流出。

子宫切除后残端出血,现今已少见,主要是子宫切除(全切或次切)后残端缝线质量明显改善,原为羊肠线、猪肠线等吸收差,同一条线中粗细不一,拉力差,易有断裂,现均为可吸收线,无上述缺点;又因注重阴道微生态,术前有炎症均已处理;所以各种子宫切除术后残端出血大为减少,住院时间也缩短。

(二) 病因

1. 残端止血不严密,可有渗血或不同程度的血管性出血。

2. 缝合太稀疏,术后2~3天残端局部充血水肿消退,引起毛细血管渗血或血管出血。

3. 缝线质量问题,拉力差,易断裂,吸收差,易致异物刺激或炎症。

4. 腹压增高,如便秘、咳嗽、蹲地等,易致缝合处组织撕裂,引起出血。

5. 阴道或盆腔炎症,残端处炎症未控制,又因缝线、打结等异物刺激,手术所致局部损伤等原因也易致残端不同程度出血。

6. 若因低蛋白或其他原因仍有大量腹水存在,残端组织易浸在腹水中,影响愈合或造成残端组织愈合不良等致出血。

7. 子宫切除(全切或次切)残端处有癌性病变,或其他盆腔子宫内膜异位症,或炎性、脓性污染等可影响残端处的愈合。

8. 子宫全切或次切其切除处两侧主韧带宜在切除子宫残端稍下方,使该处血管均缝合结扎,而使残端处略高出双侧主韧带,再缝合残端(全切的阴道壁,次切的宫颈前后唇组织),其上血供已少或无几,不易发生术后残端出血。

9. 子宫颈或阴道两侧主韧带等缝合时,必须在血管钳下顶端进针和出针,再在钳夹之上缘缝合结扎,以保证组织的完全缝合结扎,防止血管钳钳夹组织顶端有小部分组织未缝合而易致出血。

10. 子宫次切时,切面可用电灼止血,勿随便电凝、烧灼颈管,数日后颈管黏膜烧灼焦痂脱落出血。子宫次切后阴道断端出血常为子宫次切宫颈断端止血不全或缝合不紧,或手术中使用电刀烧灼宫颈管黏膜,个别为子宫动脉下行支结扎不紧,可在手术后不同时间引起不同程度的阴道断端流血,点滴状、月经样、较多或大量阴道流血,个别发生休克。也有在断端上,膀胱腹膜反折处形成肿块。

(三)病史要点

1. 询问子宫切除病史、手术途径、手术时间、难易度、缝合方式及残端病理情况。

2. 术前阴道、盆腔有无炎症,白带常规。

3. 术后发热,有无感染情况。

4. 有无腹压增高史。

5. **出血情况** 术后即有出血、2~3 天后出血、1 周内出血、1~2 周出血,超过 2 周或更长时间出血;出血量多少,需否使用护垫或月经垫,有无沾污衣裤、床单,有无血块;出血色泽:鲜红、暗红,脓血样,白带中带血。

6. 有无缝线、坏死组织脱出。

7. 有无排尿、排便异常。

8. 有无头晕、头昏,血压、脉搏等改变。

(四)临床表现和体征

1. **阴道流血 / 出血**

(1)若术后返回病房不久即有阴道流血,可能为术中切除全子宫或次全切除残端出血较多,积累在阴道内,经手术室、病房搬动,可有阴道积血或流血,但此后基本即止;若仍有新鲜、活动性持续出血,常是残端较大血管结扎止血不紧或滑脱。

(2)若术后 2~3 天或稍长时间有少量较新鲜渗血,常见原因为手术切口部因术后充血水肿好转消退,原缝合处组织稍有松弛,残端处毛细血管可有少量渗血。

(3)若术后 7~10 天左右或更长时间出血,常为切口残端处局部炎症感染所致。

2. 有超过正常子宫切除手术经过的出血及血常规表现,除考虑术后感染外,还应考虑有无残端异常。

3. 个别因膀胱腹膜有血肿,出现下腹部疼痛、不适,有的可有影响排尿症状。

4. 子宫全切术后 3~12 个月,在阴道残端有息肉或肉芽样生长,或阴道残端和阴道炎症,可有少量不规则阴道出血、白带内带血或性交后出血。

5. 若有阴道残端血肿可有下腹疼痛或隐痛。

6. 阴道窥器检查残端可见阴道残端愈合不良,局部有裂隙,可见未吸收缝线、脓痂样覆盖或肉芽样组织增生。

7. 阴道双合诊检查或肛门腹部检查阴道残端处或子宫次切顶端可及增厚不规则包块,触痛;阴道双合诊检查时手套指上有血液沾染。

(五)辅助诊断

1. 阴道或肛门 B 超检查残端有无包块,必要时可做 CT、MRI 检查。

2. 细胞学检查,排除恶变。

3. 分泌物(白带)检查。

4. 肿瘤标记物测定,如 SCC、CA125 等。

5. 有赘生物如息肉、肉芽片状及其他赘生物等应做细胞学 / 病理切片检查,尤其是恶性肿瘤子宫全切、次广泛切除、广泛切除术者应切除残端。

(六)鉴别诊断

一般根据病史,阴道出血情况,阴道窥器局部检查,妇科双合诊、肛门腹部检查,B 超,肿瘤标记物,阴道分泌物检查,必要时病理检查易予鉴别。

1. 主要是区别残端肉芽、息肉。

2. 重点排除恶性肿瘤、阴道残端复发。

3. 阴道残端出血包块与盆腔包块的鉴别。

(七)治疗原则

1. 全身和 / 或局部抗炎。

2. 局部可用止血、消炎药物,明胶海绵压迫止血,出血多时可用碘仿纱条填塞或局部小块敷贴。

3. 个别须再次缝合阴道黏膜。

4. 膀胱腹膜反折处有血肿等,可引流、防感染、理疗等处理。

5. 个别也可介入栓塞治疗。

6. 肉芽、息肉等须切除送病理检查。

7. 若为恶性肿瘤阴道残端复发,则按恶性肿瘤处理。

五、子宫剖宫产瘢痕愈合不良出血

(一)定义

先前子宫下段剖宫术后,因愈合缺陷出现切口处与宫腔相通的一个凹陷,凹陷下瘢痕,使经血积聚,导致经期延长,经间期阴道流血,甚至不孕、痛经等。

(二)病因

1. 宫颈宫体肌肉组织结构不同,切口上缘短、厚,下缘长、薄,切口不易对齐。

2. 下缘切口接近宫颈或在宫颈上,血供较少。

3. 感染因素,影响切口愈合。

4. 缝合因素,过紧、过稀,影响血供或局部出血、血肿。

5. 缝线因素,线结、异物。

6. 子宫内膜切口处异位。

7. 后倾后屈子宫,宫腔内容物排出受阻,宫内压增高。

8. 多次剖宫产,瘢痕上结瘢痕,血供、愈合影响。

(三)临床表现

1. **异常阴道流血**　月经周期常无异常,但经量多、经期延长、阴道淋漓流血。

2. 不孕。

3. **影像学表现**　B超检查见楔形或囊状液性暗区与宫腔相通,肌层厚度减薄。

(四)治疗

1. **保守治疗或非手术治疗**

(1)激素治疗:有促凝作用,使憩室中的内膜组织与子宫内膜同步发育和脱落,增加血管内膜完整性。

(2)人工周期3~6周期,避孕药3~6周期。

2. **手术治疗**

(1)Hys:电灼凹陷底部血管及具有分泌功能的内膜组织,减少分泌物。

(2)阴式手术:经阴道前穹窿切开并切除瘢痕组织

(3)开腹手术。

（何晓音　童羿萍　潘永苗　周怀君　石一复）

第十三节　血液系统疾病导致的阴道流血

由于造血功能异常或凝血因子、凝血机制异常导致局部出血后血液无法凝固,出血不断,甚至大量出血,女性患者可表现为月经量增多、经期延长或不规则出血。有时开始时仅以月经过多和经期明显延长而就诊妇科。常见的血液系统疾病如血小板减少性紫癜、再生障碍性贫血、白血病。

一、血小板减少性紫癜

血小板减少性紫癜是一种自身免疫性疾病,发病机制可能与机体产生损害自身血小板的抗体有关,这种抗体主要由脾脏产生,血小板被致敏后寿命大大缩短,很快被破坏失去功能,使凝血功能发生障碍,出血难以凝固止血。临床主要表现为皮肤、黏膜出血,全身出现瘀斑和出血点,多见鼻出血、牙龈出血,女性表现为月经过多、经期延长,伴有便血和呕血症状,但妇科检查和超声检查等子宫附件无异常发现。外周血小板测定小于 1×10^9/L,急性型可小于 2×10^6/L,血液中大部分可检测出抗血小板抗体,凝血时间延长,毛细血管脆性试验阳性等可明确诊断。

二、再生障碍性贫血

再生障碍性贫血(简称再障)是多种病因引起的骨髓造血功能衰竭,临床表现为全血细胞减少的一组综合征。

1. **病因**　可能与造血祖细胞内源性增殖缺陷、造血组织产生免疫反应、造血微环境支持功能缺陷和遗传因素等有关。

2. **临床特点**　以贫血、出血和感染为三大主要症状,临床根据贫血程度、起病缓急分为急性和慢性再障两类。女性偶尔可因月经过多和经期明显延长就诊时检查发现原发病症为再障。急性再障往往起病急,病情进展迅速,贫血进行性加重,伴有头晕、乏力、心悸,皮肤、黏膜出血,也可消化道和泌尿道出血,表现为便血和血尿,月经来潮则出血量明显增多且不凝,经期明显延长,一般止血药难以止血,妇科检查子宫无异常发现。感染以肺部感染最常见,常伴严重内脏出血。慢性再障起病缓慢,贫血常为首发和主要表现,出血程度较轻,也可表现为月经量多和经期明显延长。

3. **辅助检查**　血常规表现为全血细胞减少,网织红细胞 <1%,绝对值 <15×10^9/L;白细胞明显减少,中性粒细胞绝对值 <0.5×10^9/L,血小板 <20×10^9/L。慢性再障则血红蛋白下降缓慢,网织红细胞、红细胞、中性粒细胞和血小板较急性型为高。

4. **治疗原则**　支持治疗、激素治疗、免疫治疗和化疗等内科综合治疗,必要时骨髓移植。

三、白血病

白血病是造血系统的一种恶性疾病,主要为大量未成熟和形态异常的白血病细胞无法控制的增殖,白血病细胞进入血液循环而浸润到各脏器,导致骨髓正常造血功能抑制和衰竭,临床表现为出血、贫血、感染和乏力等症状,肝、脾、淋巴结肿大,以及胸骨压痛、中枢神经系统受浸润等体征。

1. 临床特点 有全身乏力、食欲缺乏、发热症状,出血可表现为鼻出血、月经过多、经期延长、淋漓不尽;常伴有程度不等的贫血。

2. 妇科检查 外阴、阴道无特殊表现,子宫和附件也无异常发现。

3. 辅助检查

(1)血常规检查:红细胞和血红蛋白偏低,白细胞计数明显增多。

(2)血涂片:可见成熟白细胞明显减少,出现相当数量的有核原始细胞,骨髓涂片可见粒细胞显著增生。

4. 治疗原则 参见内科相关治疗。

(潘永苗)

第十四节 激素类药物导致的阴道流血

患者使用雌激素或孕激素治疗功能失调性子宫出血或激素补充治疗不当可导致阴道异常出血,是常见的医源性阴道流血。应用激素治疗后出血可停止,激素减量、漏服、撤退,植入孕激素避孕条等时可引起阴道不规则流血。

一、病因

患者多有排卵性功能失调性子宫出血病史,在采用雌激素和孕激素治疗过程中,子宫内膜在足量雌激素作用后未能有足量孕激素转换拮抗,使子宫内膜未能向分泌期转化,出现内膜突破性出血;或治疗过程中突然停药,使子宫内膜不能继续维持生长,出现激素突然撤退性出血等。

二、临床特点

患者有月经不调或排卵性功能失调性子宫出血病史,在激素治疗过程中,药物减量、漏服药物或突然停药后,出血不规则至多量,甚至大量出血,色鲜红,伴头晕、乏力、晕厥等,但多无腹痛、腹胀,无发热和里急后重感等。

三、妇科检查

阴道内可见多量血液或血块,阴道壁完整,宫颈口可见血液流出,子宫正常大,质地中等,无压痛,双侧附件无特殊。

四、辅助检查

1. **血常规检查** 血红蛋白可降低。

2. 血、尿 HCG 阴性。

3. **超声检查** 子宫正常大小,宫腔内可有积血,内膜厚或厚薄不一,回声不均,双附件未显示异常。

五、治疗原则

已婚患者停用一切激素药物,予全面诊刮能迅速止血,病理检查可明确诊断。刮宫后可予雌、孕激素周期治疗。未婚者可按照青春期排卵性功能失调性子宫出血治疗。

(石一复)

第十五节 性交后阴道流血

一、定义

不同年龄阶段女性(幼女、青春期、成年期至老年)凡因在非月经期性交活动而引起阴道流血,均可称为性交后阴道流血。

二、发病机制

阴道口是排出月经的出口,也是性交时阴茎进入阴道的入口,其大小、形状各异。阴道口位于尿道外口后方前庭后部,其周缘覆有一层很薄的膜样组织,称处女膜,厚约 2mm,处女膜内含有结缔组织、血管和神经末梢。处女膜的中央有一裂口,能使经血排出,处女膜的形状、宽窄、伸展度各不相同。其形态有唇形、伞状、半月形、环状、筛状等。在初次性交时,当阴茎进入阴道会使处女膜破裂,可引起出血或轻度疼痛。

阴道壁由黏膜、肌层和纤维组织膜构成,富有伸展性。静息状态阴道前、后壁相贴,在性兴奋时扩张、膨胀,以便容纳勃起的阴茎,阴道在性交时可依照阴茎大小恰好贴附着阴茎,感受阴茎的刺激,阴道肌肉层在性交达高潮时可产生节律性收缩,导致性交快感。

但上述均因阴道发育、年龄、生殖内分泌激素、体位、暴力等因素影响,在性交时,尤其是初次性交时易发生性交后阴道流血。

由于组成处女膜的黏膜组织很薄弱,可因剧烈运动,如骑马、骑车、外阴碰撞、损伤、杂技、舞蹈等而破裂,所以,也有少部分女性初次性交时未必有破裂和出血。

三、病史要点

1. 询问阴道流血与性交发生时间的关系,出血量及是否有疼痛。
2. 性伙伴数,对方体格是否强壮,估计阴茎大小。
3. 性交动作是否粗暴,性交体位。
4. 性交后疼痛情况,是否有行走困难。
5. 有无排尿异常或障碍。
6. 有无停经及妊娠。
7. 有无妇科肿瘤。

四、体格检查及妇科检查

1. 注意全身状态及发育状况。
2. 内裤是否更换,内裤上有无血迹,有无使用护垫等。
3. **妇科检查** 外阴有无红肿、出血,尿道口有无红肿等;阴道口处女膜是否完整,有无裂伤处,有无血块凝结或仍有出血,出血多少。

成年女性若确系性交损伤,与患者及家属说明后宜做阴道检查,探查阴道壁(尤其是两侧壁)有无裂伤、深浅、大小、有无累及穹窿及盆底或韧带处;同时用阴道窥器检查阴道壁、穹窿、宫颈;也可作双合诊或三合诊检查,了解盆腔、阔韧带有无血肿,有无妊娠,有无子宫增大等。

五、辅助检查

1. 一般通过外阴、妇科检查及三合诊检查可明确诊断,尤其是对已成年女性。但对幼女需要与家属言明后,用宫腔镜的照明探头检查外阴、处女膜、阴道口,必要时宫腔镜照明探头可进入幼女阴道以检查阴道壁有无损伤、血肿,以明确诊断。
2. 对成年女性有时也可采用腹腔镜协助诊

断盆腔或阔韧带血块及内出血。
3. B超检查也可协助诊断。
4. 对有非法暴力倾向者应及时收集残留精液、精斑等作为证据。
5. 白带常规检查,明确阴道炎症。
6. 宫颈癌筛查检查,如细胞学、HPV 检测、阴道镜、颈管诊刮、宫颈活检、碘试验等。

六、鉴别诊断

1. 一般女性发育成熟后在首次性交时,由于阴茎插入使处女膜破裂,可有少量阴道流血或混在分泌物中,且有轻微、能耐受的疼痛,不久均无症状。通常 1~2 天左右即可恢复,不影响行走、排尿及日常生活。
2. 少数女性因处女膜宽松或男性阴茎勃起时并不十分粗大,可无处女膜破裂,直至妊娠分娩前尚属处女膜完整,待胎儿娩出处女膜才裂伤。
3. 幼女、青少年女性遭暴力性侵犯,除处女膜有不同程度的破裂外,出血常累及外阴、尿道口、阴道壁损伤,可有不同程度出血、血肿或大出血,甚至内出血,出现严重贫血、休克,甚至死亡。
4. 产后和哺乳期性交后出血是因产后雌激素水平低下,阴道扩张及弹性差,又有性交动作粗暴、急剧等引起阴道壁裂伤出血。
5. 女性或男方因肢体(尤为下肢残疾)致性交时体位不合,生殖器接触方向有异,使力不当易致阴道壁损伤致性交后出血。
6. **宫颈息肉** 宫颈息肉患者常因性交,尤其是阴茎插入较深,与宫颈息肉接触易有性交后阴道流血,量多少不定,持续时间长短不一,常为白带内带血,但均发生在性交后,尤其是息肉较大、表面血管丰富者。
7. **宫颈炎** 宫颈肥大、慢性炎症、糜烂面较大,在性交后易致阴道流血。
8. 宫颈癌前病变(宫颈上皮内瘤变)或宫颈癌,常在性交后有阴道流血,被认为是宫颈癌前病变或宫颈癌的危险信号,应引起重视,及早作细胞学和人乳头瘤病毒检测,必要时做阴道镜检查和活检,以排除宫颈癌前病变和宫颈癌。少数宫颈癌患者性交后出血明显,甚至引起难以阻止的大出血等,为宫颈癌组织伴有坏死变化,经性交后接触使坏死组织脱落,血管暴露破裂,致阴道大量流血。

9. 子宫和／或宫颈黏膜下有蒂肌瘤,脱出于宫颈口或脱入阴道者,表面充血、血管丰富或伴有继发感染者,可有不同程度的性交后阴道流血。

10. **子宫恶性肿瘤** 原发或继发性子宫恶性肿瘤,如子宫肉瘤、子宫内膜癌、妊娠滋养细胞肿瘤等,尤其是病变位置较低接近子宫下段或宫颈管、宫颈口者,性生活后也易有性交后阴道流血发生。

11. **妊娠者性交后出血** 孕早期、晚期一般不主张有性生活,即使偶有性生活以采用女上位、后背或侧位等为宜,以避免正面冲撞,施压易引起流产,特别是孕早期本身易致流产发生。妊娠期性生活可引起阴道流血,甚至流产、大出血等。

12. **阴道炎症** 各种阴道炎症时均因阴道微生态失去平衡或因雌激素水平下降,阴道上皮角化减少及抵抗力、免疫力低下,阴道非正常菌群繁殖,乳杆菌明显减少,阴道黏膜充血、水肿、炎症改变、出血点或出血斑增多,性交时易致阴道壁黏膜损伤,易引起性交后流血或白带带血、血性分泌物出现。

13. 放置宫内节育器,尤其是带尾丝者,性生活后也可引起阴道少量流血或白带带血、血性白带等,常在性交后出现。因放置宫内节育器易引起上行感染,宫内节育器放置年份久后,在取出的宫内节育器上易分离出病原体,阴道微生态易改变,阴道炎症相对增加;或因宫内节育器移位、扭曲、断裂、嵌顿等,在性生活后也易诱发阴道少量流血、白带内带血或血性白带等。

14. 全子宫切除者,阴道残端肉芽组织增生,如息肉样或片状组织,也易致性生活后接触性出血。

15. 排卵期出血。

七、治疗原则

1. 首次性生活后阴道少量流血者,无须处理;严重者须消炎、止血或压迫,甚至缝合止血。

2. 有尿道炎症、外阴、阴道损伤者分别予以消炎、压迫、缝合止血;有血肿形成者按外阴阴道血肿治疗原则处理。累及盆腔、阔韧带或内出血者,须开腹或腹腔镜协助处理。

3. 累及盆腔、阔韧带或内出血者,须开腹或腹腔镜协助处理。

4. 避免妊娠期性生活。

5. 有宫颈息肉者应及时摘除(一般根据息肉

大小、孕期,以孕中期为宜)

6. 积极防治宫颈癌,及时明确诊断,根据孕周、生育与否、病理程度、期别等按宫颈癌防治原则处理。

7. 阴道炎症者按病原体和症状分别治疗,合并妊娠者按妊娠期原则处理。

8. 幼女、青少年女性的治疗宜与家长说明,作好心理辅导,消除阴影,保护生殖健康。

9. 子宫肿瘤者按其诊治原则处理。

(石一复 周怀君)

第十六节 妇科肿瘤导致的阴道流血或出血

一、外阴肿瘤流血或出血

易被误认为阴道流血或出血,应与真正的阴道流血或出血鉴别。

1. **外阴部良性肿瘤** 来源于外阴上皮细胞的有乳头状瘤、纤维乳头状瘤、色素痣等;来源于外阴部附件的肿瘤有汗腺瘤、皮脂腺瘤等;来源于中胚叶的肿瘤有脂肪瘤、纤维瘤平滑肌瘤、血管瘤、淋巴管瘤等;来源于神经源性的肿瘤有外阴神经鞘瘤、神经纤维瘤。

2. **外阴皮肤和黏膜上皮不典型增生肿瘤** 如外阴鲍文样丘疹病、外阴表皮内瘤变。

3. **外阴恶性肿瘤** 如外阴鳞状上皮癌(原位、浸润癌)、疣状癌、基底细胞癌、Paget病。

4. **外阴腺体来源的恶性肿瘤** 如前庭大腺癌、女性尿道癌、外阴汗腺癌。

5. **外阴其他恶性肿瘤** 如肉瘤、黑色素瘤、绒癌、卵黄囊瘤、外阴转移性癌等。

二、阴道肿瘤

1. **囊肿及瘤样病变** 如阴道腺病、阴道子宫内膜异位症。

2. **阴道良性肿瘤** 如乳头状瘤、纤维瘤、平滑肌瘤、血管瘤、神经纤维瘤等。

3. 阴道鳞状上皮不典型增生和原位癌。

4. **阴道恶性肿瘤** 如阴道鳞癌、阴道腺癌、阴道肉瘤、转移性癌、黑色素瘤、内胚窦瘤等。

三、子宫颈肿瘤

1. **子宫颈瘤样病变**　如息肉、宫颈子宫内膜异位症、宫颈肉膜囊性隧道状腺丛（宫颈内膜良性病变，常误诊为分化良好的腺癌或腺瘤样增生）。

2. **宫颈良性肿瘤**　如乳头状瘤、平滑肌瘤、绒毛膜腺瘤、血管瘤等。

3. **宫颈上皮内肿瘤**

4. **宫颈恶性肿瘤**　如宫颈鳞癌、腺癌、肉瘤、绒癌、转移性癌等。

四、子宫肿瘤

1. **子宫肌瘤**

2. **子宫内膜病变**　包括瘤样病变、息肉、内膜上皮内瘤变、子宫内膜癌等。

3. **子宫肉瘤**

4. **妊娠滋养细胞疾病或肿瘤**　如葡萄胎、侵蚀性葡萄胎、绒癌、上皮样绒癌、胎盘部位滋养细胞肿瘤、中间型滋养细胞疾病。

5. **子宫转移性肿瘤**

6. **少见的子宫肿瘤**　如子宫良性脉管瘤、子宫囊肿、良性畸胎瘤、子宫纤维化脂肪瘤等。

五、卵巢肿瘤

1. **卵巢瘤样病变**　如卵泡囊肿、黄体囊肿、黄素化囊肿、卵巢子宫内膜异位囊肿、多囊卵巢等。

2. **卵巢良性肿瘤**

3. **卵巢交界性肿瘤**

4. **卵巢恶性肿瘤**

5. **卵巢转移性肿瘤**

6. **卵巢绒癌**

7. **卵巢肉瘤**

六、输卵管肿瘤

1. **输卵管良性肿瘤**　如乳头状瘤、腺样瘤、血管瘤、平滑肌瘤、畸胎瘤、纤维瘤、输卵管葡萄胎等。

2. **输卵管恶性肿瘤**　如输卵管癌、输卵管绒癌、肉瘤、转移性输卵管癌等。

七、妊娠滋养细胞疾病或肿瘤

妇科肿瘤中除阴道部的肿瘤（瘤样病变、上皮内瘤变、原位癌、各种癌和肉瘤等），因病变在阴道或病变累及或转移到阴道可致阴道出血外，其大多表现仅为阴道流血。

妇科肿瘤早期可无症状，肉眼诊断困难，虽可见局部异样，但确诊常须依靠病理检查。外阴肿瘤若引起出血须与真正的阴道流血或出血鉴别。除病史、症状、体征外，辅助检查包括 B 超、肿瘤标记物、内镜（腹腔镜、阴道镜、输卵管镜等）、细胞学检查等，但最后确诊尚需依靠病理。

（石一复）

第九章

闭　　经

闭经即无月经或月经停止。闭经可分为生理性闭经(指少女青春期前期,妊娠期,哺乳期和绝经后妇女)和病理性闭经(包括原发闭经和继发闭经)。

以往认为凡年满 18 岁尚无月经来潮者称原发性闭经,现今由于青春期提前,凡年满 16 岁,有身高快速增长的现象,女性第二性征出现,月经仍未来潮者;或年满 14 岁,无身高快速增长现象、无月经来潮和第二性征者,均为原发性闭经。初潮后月经停止超过自身 3 个月经周期时间,或月经停止时间超过 6 个月者,为继发性闭经。无子宫内膜增生、分泌和月经者为真性闭经。若实际有月经形成,但由于下生殖系统(宫颈、阴道和处女膜)梗阻,使经血滞留于子宫腔或阴道内而无经血外流者称为假性闭经,也称隐性闭经(表 9-0-1)。

一、病史要点

应了解患者年龄,是否有过月经,以判断是原发性或继发性闭经。

(一)原发性闭经

1. 幼年生长发育和营养状况。

2. 学习成绩、智力,对环境、外界的反应。

3. 有无低热、盗汗、周期性腹痛、腹部包块、肛门坠胀、便意等。

4. 有无接受特殊检查及其结果(如胸部 X 线、盆腹腔 B 超、内分泌测定、染色体检查),是否接受中药、西药或手术等治疗,其效果如何。

5. 以往有无结核、甲状腺疾病、妇科肿瘤、血液病、腹部或盆腔或下生殖系统手术、放疗及化疗史。

6. 已婚或未婚,有无性生活史,性生活有无

表 9-0-1　闭经病因及分类

按引起闭经疾病性质	先天性	包括染色体及基因突变引起肿瘤发育异常于生殖系统畸形,如宫颈、子宫发育不全;子宫缺如;卵巢先天发育不良
	创伤性	子宫内膜、卵巢手术,放射性破坏,子宫体手术切除,垂体或下丘脑创伤
	感染性	子宫内膜结核,卵巢严重感染
	内分泌失调	卵巢早衰,席汉综合征,Kallmann 综合征,甲状腺、肾上腺功能异常
	肿瘤	卵巢功能性肿瘤,肾上腺肿瘤,垂体性肿瘤,颅咽管病等
	全身因素	营养不良,贫血,药物,情绪
按引起闭经的主要部位划分	子宫性及下生殖系统闭经 卵巢性闭经 垂体性闭经 下丘脑性闭经	
按卵巢功能障碍的程度划分	I 度闭经	卵巢具有分泌雌激素功能,子宫内膜已受一定量雌激素作用,用孕激素后有撤药性出血
	II 度闭经	卵巢分泌雌激素功能缺陷或停止,子宫内膜未受雌激素影响,用孕激素后不出现撤药性出血

异常。

（二）继发性闭经

1. 初潮年龄，月经情况（周期、经期、色泽、有无痛经、末次月经）。

2. 有无诱因，如工作压力大、精神创伤；环境变化；服药史（减肥药，精神疾病药物如奋乃静、氯丙嗪、西咪替丁，或长效避孕药）；接触放射性物质。

3. 相应症状，腹痛、腹胀、腹部肿块，分娩时大出血，毛发脱落，乳房萎缩，畏寒，性欲减退，消瘦体重减轻，情绪，记忆力，睡眠等情况。

4. 有无接受特殊检查和治疗，其结果和效果。

5. 婚育史，孕产史，有无产后大出血，产褥感染，哺乳情况，哺乳时限等。

6. 以往疾病和手术史，如结核、肿瘤、慢性病、糖尿病、精神病史，人工流产史，子宫内膜手术，子宫、卵巢手术史（切除、剥除、部分切除、单侧、双侧、使用电切割等）。

（三）病史要点

1. 母亲孕期情况及早孕服药史，有无接触有毒有害物质及放射性物质。

2. 出生情况与同龄儿童生长发育、智力对比。

3. **下生殖系统闭经** 有无周期性下腹痛、便秘、尿频、尿潴留。

4. **子宫性闭经** 有无低热、结核患者接触史、盗汗、腹痛、宫腔感染和手术史。

5. **卵巢性闭经** 有无眼距宽、低鼻梁、面部多痣、颈蹼、桶形胸、乳头距离增宽、肘外翻、第四指/趾骨短。

6. **垂体性闭经** 有无产后大出血、性欲减退、毛发脱落、畏寒、乏力等。

7. **下丘脑性闭经** 有无进食量少、体重明显减轻、过度运动，以及精神、环境改变。

8. **重视月经史** 初潮，闭经年龄，出潮后月经变化情况，近3次自然月经情况，使用药物后月经情况。

9. 乳房发育及身高增长开始时间；阴毛出现时间，腋毛出现时间；有无使用促生长药物等。

10. **孕产、避孕史** 孕次、产次、人工流产数、药物流产数、自然流产史、术后出血和感染情况、术后月经改变，哺乳时间。

11. 妇科内分泌疾病史，治疗方法及效果。

12. **家族史** 指父系、母系、兄弟姐妹患病史，女性家属早绝经史。

二、体格检查及妇科检查

（一）体格检查

1. **一般情况** 发育、营养状况、身高、体重、神态、智力等；有无皮肤苍白、痤疮、突眼、甲状腺肿大、喉结、颈蹼、肿大淋巴结、毛发、肥胖等。

2. **第二性征** 毛发分布（尤其是下腹、外阴、体表分布），乳房、乳头、乳晕发育，有无溢乳。

3. **胸部** 胸廓形态，心肺检查。

4. **腹部** 脂肪形态，毛发，肝、脾有无肿大，腹部有无包块（部位、大小、质地、活动度，有无疼痛），有无腹水。

5. **脊柱和四肢** 有无畸形和活动障碍，有无关节畸形、指/趾异常，有无肘反翻，双手持平后两中指尖距与身高之比。

（二）妇科检查

1. **外阴** 毛发分布，阴蒂大小，大、小阴唇发育及色泽，有无畸形。处女膜有无膨出，有无蓝紫色改变；外阴有无肿块及其大小、形状、色泽，有无出血；腹股沟部有无色块。

2. **阴道** 深浅，黏膜色泽，有无横隔，隔上有无开口，有无阴道内瘢痕及其位置、大小、弹性等。

3. **宫颈** 大小，发育情况，开口，必要时用探针探查看能否进入，有无阻挡，有无粘连或不平感。

4. **子宫体** 有无子宫及其大小、位置、形态、活动度，周围有无相连包块。

5. **附件** 有无增厚、包块或结节感，包块与子宫的关联性，包块大小、质地，有无压痛。

三、辅助检查

（一）实验室检查

1. **卵巢激素测定** 血雌二醇（E_2）水平反映卵泡发育程度，是评定卵巢功能、女性性发育、性成熟、月经失调、绝经、性分化异常和卵巢女性化肿瘤的指标。E_2 分泌增加见于女性性早熟、卵巢颗粒细胞肿瘤、甲亢等；E_2 分泌降低见于原发或继发性性腺发育不全、PCOS、绝经期或席汗综合征。孕激素（P）测定可作为判断排卵黄体功能、月经失调等的指标。睾酮测定对女性假两性畸形、PCOS、多毛症、卵巢男性化肿瘤、卵巢间质细胞增生症等有助。若雌、孕激素水平低，提示卵巢功能衰竭；若睾酮值高提示 PCOS、卵巢男性化肿瘤或雄激素不敏感综合征等可能。

2. 催乳素及垂体促性腺激素测定 催乳素（PRL）正常值 <25μg/l，PRL 升高可见于哺乳、乳头刺激、性交、运动等，PRL 升高应进一步测定 TSH；若 TSH 升高则为甲状腺功能减退，TSH 正常而 PRL>100μg 则应做头颅 CT 或 MRI 检查，排除垂体肿瘤；PRL 降低可见于下丘脑 - 垂体疾病，如席汉综合征。

促性腺激素包括促卵泡激素（FSH）和黄体生成激素（LH）。FSH、LH 同时升高，提示垂体 FSH、LH 腺瘤、先天性性腺发育不全（特纳综合征、单纯性性腺发育不全、卵巢早衰、自然绝经、卵巢切除、放疗或去势后妇女）；当 E_2 水平低于卵泡早期，FSH > 40IU/L 提示闭经原因在卵巢；LH 升高，LH/FSH >2~3 时，可能为 PCOS；促性腺激素降低见于下丘脑 - 垂体功能减退，FSH、LH 均 <5IU/L，见于席汉综合征、神经性厌食、严重营养不良等。

3. 肾上腺皮质功能测定 肥胖、多毛、痤疮者，或疑有库欣综合征者应测定肾上腺皮质功能。促肾上腺皮质激素（ACTH）参考值为 7.2~63.3pg/ml（1.6~13.9mol/L）。ACTH 升高见于垂体 ACTH 腺瘤和肾上腺功能减退，ACTH 降低见于肾上腺皮质增生症、库欣综合征等。

4. 甲状腺功能检查 甲状腺功能异常（亢进或减退）可引起女性青春期发育延迟、月经失调、不孕、流产、溢乳、胎死宫内、闭经等。血清促甲状腺素（TSH）正常值为 2.2~8.0mmol/L，若 >10mmol/L 可诊断原发性甲减。甲状腺素（T_4）正常值为 61~119nmol/L，游离甲状腺激素（FT_4）为 4.6~9.8nmol/L。三碘甲状腺原氨酸（Ts）正常值为 1.2~3.2nmol/L，若 >3.5nmol/L 提示甲亢。

（二）影像学检查

B 超检查有无子宫、子宫大小及阴道、宫腔、输卵管内有无积血；双侧卵巢大小，有无肿瘤、盆腔包块、腹水等。疑有结核者，须做 X 线检查，已婚者可作输卵管子宫碘油造影。疑垂体肿瘤需做 CT 或 MRI 检查。

（三）宫腔镜、腹腔镜检查

对疑有子宫性闭经者作宫腔镜检查以了解宫腔有无粘连，或子宫内膜病理检查；腹腔镜检查用于了解子宫、卵巢、输卵管发育有无病变，以及对盆腔病变、包块等检查和鉴别。

（四）诊断性刮宫

无宫腔镜检查条件时，可使用诊断性刮宫取出内膜或组织作病理检查，也可了解宫腔通畅、变形、狭窄情况，以及有无狭窄、阻碍等。

（五）外周血染色体检查

原发闭经者常需作此检查。

（六）抗米勒激素检查

抗米勒激素（AMH）检查对诊断性腺发育异常、性分化异常、PCO、高雄激素血症、卵巢早衰、预测绝经等有助。AMH 正常值：非孕妇女卵泡期为（1.4±0.9）ng/ml，排卵期为（1.7±1.1）ng/ml，黄体期为（1.4±0.9）ng/ml。不同年龄妇女参考值：20~31 岁为（4.94±0.17）ng/ml；32~34 岁为（4.25±0.17）ng/ml；35~37 岁为（3.22±0.15）ng/ml；38~40 岁为（2.13±0.15）ng/ml；41~43 岁为（1.47±0.13）ng/ml；≥ 44 岁为（0.95~0.14）ng/ml。

四、病因部位诊断试验

（一）孕激素试验

孕激素试验是评估内源性雌激素的快速、简单方法。黄体酮每日肌内注射 20mg，共 5 天；或口服甲羟孕酮 10mg/d，共 5 天；或口服黄体酮胶囊 200mg/d，共 5 天。停药 2 周内有撤药性出血为阳性反应，提示体内有一定量的内源性雌激素，为 I 度闭经，若孕激素试验后无撤药性出血为阴性反应，说明体内雌激素水平低下，为 II 度闭经，或子宫病变所致闭经，应进一步作雌、孕激素序贯试验。

（二）雌、孕激素序贯试验

每晚睡前服戊酸雌二醇 2mg，连续 21~28 天，最后 10 天同时每日加上屈螺酮 10mg，一日二次，停药一周左右发生撤药性出血为阳性，提示子宫内膜功能正常，可排除子宫性闭经，若撤药后无出血，则应重复一次试验，若仍无出血可诊断为子宫性闭经。

（三）垂体兴奋试验

了解垂体 GnRH 的反应性。将安那瑞林 25μg 溶于生理盐水 2ml 中，30 秒钟内快速注入肘静脉内。注射前及注射后 30、90 分钟分别静脉采血测 LH、FSH 水平。垂体反应正常。则注射后 30 分钟 LH 值较注射前升高 2~4 倍；若垂体无反应或低弱反应，注射后 30 分钟 LH、FSH 值仍无升高 <2 倍，提示垂体功能减退，闭经原因起于垂体或下丘脑；若垂体反应亢进，则 30 分钟 LH 值比基础升高 4 倍以上，30 分钟、90 分钟 FSH 峰值 >20IU/L。卵巢功能衰退时 LH、FSH 反应均亢进；PCOS 时 LH 反应亢进，但 FSH 低下，30、90

分钟峰值 <10Iu/L。

也有将 LHRH100μg 溶于 5ml 生理盐水中静脉注射,于注药前和注药后 15、30、60 及 120 分钟分别抽血测 LH 值。若给药后 30、60 分钟 LH 值超过给药前 3 倍,提示下丘脑性闭经。

一般垂体在较长时间内缺乏 LHRH 的刺激后可出现惰性,仅注射一次 LHRH 可能不发生反应或反应迟钝。因此,当垂体无反应时须多次重复试验才有意义。

(四)垂体促性腺激素测定

若雌激素试验无反应,FSH>40Iu/L,提示卵巢性闭经;若 FSH、LH 均 <5Iu/L,则行垂体兴奋试验。

五、闭经诊断步骤

继发性和原发性闭经的诊断流程见图 9-0-1、图 9-0-2。

六、鉴别诊断

1. 先天性下生殖系统反应异常 在女性分化过程中,副中肾管头端、末端依次分化为输卵管、子宫和阴道上段,泌尿生殖窦分化为阴道下段,此时若分化异常致子宫、宫颈、阴道、处女膜发育异常可引起闭经。

(1)无孔处女膜:因月经初潮后原发性闭经、周期性腹痛或反复、阴道积血、急腹痛而就诊。月经潴留多,子宫阴道积血,引起耻骨上剧痛、盆腔包块、排尿困难、尿频或尿失禁。

(2)先天性无阴道:也称 Mayer-RoKitansky-Kuster-Hauser 综合征。主要为原发性闭经,性交困难或性交痛,体格、乳房发育正常,外阴发育不良,阴毛稀,无阴道开口,尿道下移,会阴体发育不良。超声检查无阴道,可见实体未腔化的幼稚子宫,双附件正常,1/3 有肾和泌尿道畸形。

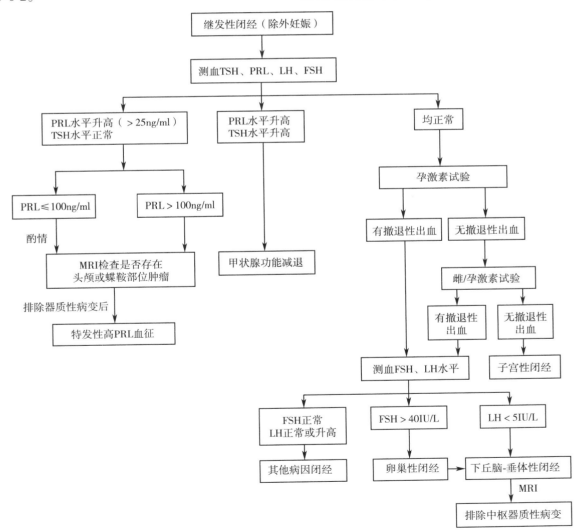

图 9-0-1 继发性闭经诊治流程

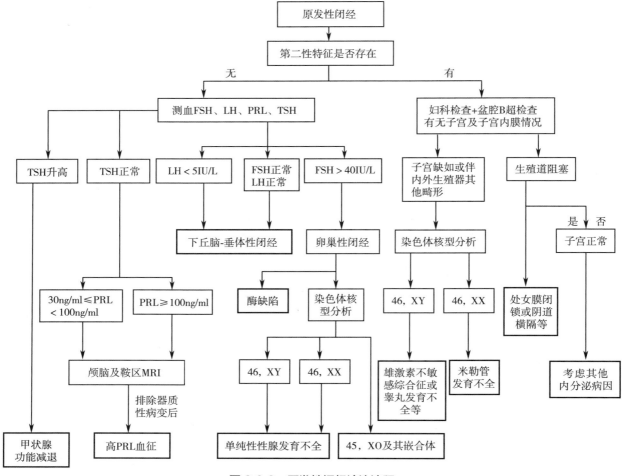

图 9-0-2　原发性闭经诊治流程

（3）阴道横隔：有完全性和部分性，大多位于阴道中上段，也有高位和低位之分。原因不一，横隔可阻断经血引流，引起阴道、子宫积血及相应症状。

（4）阴道斜隔：有完全性和部分性，妇检为双子宫、单宫颈。完全斜隔一侧经血引流通畅，另一侧经血潴留引起周期性腹痛、盆腔包块。不全性斜隔经血引流不畅，可有感染、排恶臭液、慢性腹痛。子宫输卵管造影腹腔镜、静脉肾盂造影有助于诊断。

（5）宫颈 - 宫腔粘连（Asherman 综合征）：由宫颈管及子宫内膜损伤、感染、粘连、破坏子宫内膜引起。

（6）雄激素不敏感综合征完全型：又称睾丸女性化综合征或假男性两性畸形，染色体为46，XY，性腺为睾丸，可位于腹腔或腹股沟区，具有男性睾酮水平。外阴被动发育为女性，有短浅阴道，但无子宫和输卵管，有乳房发育，但乳头发育差、乳晕苍白，阴毛、腋毛稀少，为原发闭经。

2. **卵巢性闭经**　卵巢先天发育不全或功能缺陷，卵巢周期异常，结构破坏，或卵巢肿瘤等引起卵巢激素水平低，或取法周期性变化，发生闭经。

（1）特纳综合征：为先天性染色体异常，也是人类唯一能生存的染色体单体综合征。卵巢不能生长和发育，呈条索状纤维组织，出生已无卵子，故缺乏女性激素，导致第二性征不发育和闭经。染色体为45，X/46，XX 嵌合体，当46，XX 细胞占多数时，卵巢能发育且维持正常功能，此类女性后发际低、颈蹼明显、盾形胸、乳头间距宽、肘外翻、多痣，易有心脏、肾、指 / 趾甲发育不良，第四掌骨短，外生殖器婴儿型，子宫不能触及，生长迟缓，青春期无性征，原发闭经。

（2）单纯性性腺发育不全：卵巢呈条索状无功能实体。有些有乳房发育和闭经，但此后继发闭经，生殖器发育不良，第二性征差，有 46，XY 单纯性腺发育不全（Swyer 综合征），性腺条索状，原发闭经，身材偏高大，腋毛、阴毛少，雌激素水平低，

Gn 水平增高,T 水平低。

(3)卵巢不敏感综合征(卵巢抵抗综合征):卵巢形态饱满,第二性征差或不发育,闭经。

(4)卵巢早衰:40 岁之前绝经,继发闭经,围绝经期症状。

(5)卵巢肿瘤:产生雄激素的卵巢睾丸母细胞瘤、卵巢门细胞瘤等。

(6)卵泡膜细胞增殖症:非肿瘤性疾病,过多雄激素可引起闭经、去女性化、男性化表现。

(7)多囊卵巢综合征:闭经前有月经稀发,无排卵性月经,伴肥胖、多毛、痤疮、不孕,B 超检查见卵巢增大、卵泡串珠状,LH/FSH>2~3,睾酮值高。

3. 垂体性闭经

(1)席汉综合征:产后大出血、休克引起垂体急性缺血或坏死,引起生殖器、甲状腺、肾上腺皮质性腺功能低下,闭经,无乳汁,性欲减退,毛发脱落,畏寒,乏力,第二性征衰退,生殖器萎缩,嗜睡,低血压等。

(2)垂体肿瘤:如催乳素、生长激素,促甲状腺、促肾上腺皮质腺瘤,均有闭经。

(3)空蝶鞍综合征:蝶鞍膈先天发育不全、肿瘤或手术破坏,脑脊液流入蝶鞍的垂体窝,垂体受压缩小,蝶鞍扩大,出现闭经、高催乳素血症。X 线、CT 及 MRI 检查见蝶鞍增大。

(4)淋巴细胞性垂体腺炎:有广泛淋巴细胞组织内浸润。垂体功能减退,闭经,溢乳。影像学检查可见垂体增大。

(5)内分泌肿瘤性腺瘤:是常染色体遗传的家族性疾病。

(6)促性腺激素受体基因突变:LH 受体基因错义突变可引起原发闭经;FSH 受体基因突变可引起卵巢早衰及高促性腺激素性闭经。

4. 下丘脑性闭经

(1)精神性闭经:由应激、精神心理因素引起。

(2)营养性闭经:由饥饿、禁食、胃肠不吸收、营养缺乏、慢性消耗性疾病引起。

(3)运动性闭经:也称运动相关功能性下丘脑闭经综合征,是由剧烈竞赛、超负荷训练、重体力劳动引起的闭经,属可逆性功能性下丘脑性闭经,中等运动量(中长跑、游泳、芭蕾舞、田径、艺术体操)妇女月经失调多,闭经多发生在每个赛季末。

(4)假孕性闭经:属于精神 - 神经性闭经,是人类精神和意念调控生殖内分泌功能的典型例证。患者多盼子心切或幻想妊娠,多见于婚变、期盼妊娠、近期流产、婴儿夭折后妇女。患者有闭经、腹胀、自觉胎动、乳胀、溢乳、胃肠道反应(恶心、呕吐等),常伴有焦虑和抑郁症。

(5)药物性闭经:包括性激素、避孕药、雄激素、麻醉药、多巴胺受体阻断剂,如多潘立酮、利血平、奋乃静、氯丙嗪、苯妥英、阿米替林、5- 羟色胺、西咪替丁等,可致月经失调、闭经或闭经 - 溢乳综合征。

5. 其他
如甲亢、甲减、先天性肾上腺皮质增生、Addison 病。

七、治疗原则

1. 强调针对病因进行个体化治疗。

2. **全身体质治疗** 适合于闭经由潜质疾病或营养缺乏所致者,应积极全身疾病治疗,增强体质,补充营养。

3. **心理治疗** 因精神因素受刺激者应消除其精神紧张和焦虑,进行心理治疗。

4. 子宫和下生殖系统性闭经,经手术校正或切除相关部位和组织,使经血通畅,有的须配合药物治疗或人工周期、抗结核治疗、雌激素补充治疗。

5. **卵巢性闭经** 补充雌激素或人工周期,减少雌激素症状,防止骨质疏松和心血管疾病,卵巢肿瘤应予手术治疗。

6. **中枢性闭经** 积极治疗原发病,肿瘤则需手术治疗或放疗。

(石一复　王惠兰　张治芬)

第十章

痛　经

痛经是指月经期出现的下腹部痉挛性疼痛，伴有头痛、恶心、呕吐、腹泻、腹胀、腰酸、腿痛等症状。妇女正常月经期也可有轻度下腹痛、腰骶部酸痛和下垂感，但并不影响生活、工作、学习等，此为正常生理现象。当疼痛影响到正常工作、生活和学习时，临床才能诊断为痛经。

痛经是妇科常见症状，有许多妇科疾病可引起痛经，所以对痛经者必须予以鉴别，明确诊断，分别治疗。国内外痛经的发生率难以精确统计，因此痛经的发病率差异甚大，与调查、询问的正确性，妇女本身重视程度，对疼痛的感受等均有关。

痛经发生的病因与精神和体质因素、前列腺素分泌异常、缩宫素和加压素异常、疼痛神经元假说、内分泌因素、生殖系统畸形等多种因素有关。

1. 原发性痛经　也称痉挛性痛经或功能性痛经，是指非盆腔器质性病变引起的痛经，为内分泌功能失调所致，多见于初潮后青春期少女。

2. 继发性痛经　也称充血性痛经或症状性痛经，是指由盆腔解剖和 / 或器质性病变引起的痛经，多见于成年妇女，以 30~40 岁为多见。引起继发性痛经的原因包括子宫内膜异位症、子宫腺肌症、慢性盆腔炎、子宫肌瘤、盆腔静脉淤血症、卵巢肿瘤、子宫内膜息肉、子宫腔粘连、子宫畸形、阴道发育异常、放置宫内节育器等。

一、病史要点

1. 月经史　包括初潮、周期、经期、经量、有无血块、有无膜样物排出。

2. 疼痛性质　原发或继发，痛经和月经关系，疼痛波及范围。

3. 疼痛有无诱因　如受凉、过度劳累、精神紧张、焦虑等。

4. 疼痛与手术关系　询问有无妇产科手术史、手术发现和诊断；有无盆腔手术史（包括非妇产科手术史）。

5. 疼痛严重程度　有无面色苍白、四肢厥冷，甚至虚脱。除腹痛外有无伴发症状，如头痛、虚弱、乏力、恶心、呕吐、腹泻、腰背痛、膀胱直肠刺激症状，如尿急、尿频、肛门坠胀感等。

6. 婚育史　结婚年龄、妊娠、分娩、流产、引产、剖宫产史。

7. 计划性育史　避孕、节育、服避孕药史，有无刮宫、放置宫内节育器。

8. 疼痛程度

（1）轻度：痛经不影响正常生活、工作、学习，无全身症状，不需药物治疗。

（2）中度：痛经影响日常生活、工作、学习，需用止痛药治疗。

（3）重度：痛经明显影响日常生活、工作、学习，全身症状明显，需要用镇痛药。

二、体格检查和妇科检查

1. 全身检查　包括注意全身健康、发育和营养状况，包括生命指标，精神、神态，心、肺、肝、脾、腹部体征，下腹有无手术瘢痕等。

2. 妇科检查　未婚少女肛、腹诊检查。妇科检查时注意子宫大小、质地、活动度，有无结节、血块，子宫骶骨韧带及双侧附件有无增厚、结节、血块、粘连，有无触痛、压痛。妇科检查包括阴道检查和三合诊检查。

三、辅助诊断

1. B超检查　了解盆腔内有无器质性病变，对子宫大小，子宫肌层厚度，子宫内膜，子宫腔形态，卵巢大小，有无占位性病变，输卵管有无结节、积水,盆腔内有无积液,内生殖器与肠道、膀胱等关系。

2. 必要时可作子宫输卵管碘油造影、宫腔镜、腹腔镜、CT、MRI 等检查,以确定有无盆腔子宫内膜异位症、卵巢巧克力囊肿、子宫腺肌症、子宫肌瘤、盆腔感染、生殖系统结核、子宫畸形、生殖系统梗阻、盆腔静脉淤血症、宫腔粘连,以及子宫黏膜下肌瘤、息肉等。

3. 实验室检查

(1)生殖内分泌检查。

(2)肿瘤标记物检查。

(3)超敏 C 反应蛋白。

(4)结核菌素检测。

(5)染色体检查。

(6)血常规、血沉、HCG 检查。

四、鉴别诊断

(一)原发性痛经

原发性痛经应注意与继发性痛经和妇科急腹症鉴别。原发性痛经特点:

1. 初次痛经,少数在初潮时即出现痛经,多数在月经初潮后 6~12 个月排卵周期建立时出现,至 25 岁左右症状多缓解或消失,也有结婚生育后消失。原发性痛经一般多见于有排卵性月经的年轻未婚妇女。

2. 痛经大多在月经来潮时出现,持续 6~12 小时,很少超过 24 小时。

3. 痛经类似分娩时的痉挛性腹痛,主要位于耻骨联合上方的下腹部,可放射至腰骶部和大腿内侧。

4. 剧烈疼痛时伴有恶心、呕吐、腹泻、膀胱直肠刺激症状,如尿急、尿频、肛门坠胀、便意,也有出冷汗、面色苍白、四肢厥冷,甚至虚脱如休克样。

5. 痛经时使用非甾体抗炎药物,如布洛芬、吲哚美辛等均可缓解疼痛,而一般止痛解痉药治疗多无效。

6. 妇科检查无明显器质性病变。

7. 个别育龄期妇女行经时有大片子宫内膜排出,甚至内膜如子宫腔形状称膜样月经,排出前有下肢正中痉挛样疼痛,较为严重,排出后疼痛即消失。也有个别子宫颈内口或宫颈管相对狭窄或经血块较大,在经血或经血块排出前有较明显疼痛,但通常一般检查未发现明显器质性病变。

(二)继发性痛经

1. 盆腔子宫内膜异位症

(1)好发于 30~40 岁妇女,尤以不孕者,除青春期以下女性罕见外,其他年龄阶段女性均可见,甚至绝经后女性。

(2)以继发性痛经、进行性加剧为典型症状。

(3)疼痛以经前 1~2 天开始,月经第一天最剧,以后逐渐减轻,持续至月经结束为止。

(4)疼痛多位于下腹部及腰骶部,可放射至阴道、会阴、肛门及大腿内侧。

(5)本病疼痛除月经痛上述描述的症状外,还可有慢性盆腔痛、排便痛、性交痛,个别有急腹痛。

(6)常伴有月经不调、经量增多、经期过长。

(7)常合并有一侧或双侧卵巢巧克力囊肿,通常粘连(与子宫、输卵管、直肠、盆腔等)。

(8)妇科检查可有子宫增大,活动差或有压痛,盆腔可及包块,子宫骶骨韧带处触痛结节。

(9)常有原发或继发不孕不育。

(10)盆腔 B 超检查可查子宫、包块大小、位置、相互关系,附件囊肿大小、性状及周围粘连关系。

(11)CA125 大多可有不同程度升高。

(12)开腹或腹腔镜检查以明确诊断。

2. 子宫腺肌症

(1)是女性多见病和常见病,好发于 30 岁以上妇女,痛经、不孕为其典型症状。

(2)痛经性质与盆腔子宫内膜异位症相似。

(3)痛经逐年加剧,伴经量增多、经期过长。

(4)子宫有不同程度增大,可呈均匀性或不规则增大,以子宫后壁增厚或病变为多见。

(5)常合并有子宫肌瘤、盆腔子宫内膜异位症或子宫内膜病变。

(6)血清 CA125 可正常或不同程度升高。

(7)B 超检查在子宫肌层可见局限性回声增强,子宫肌层内肿块边界不清,有别于子宫肌瘤。

(8)MRI 检查注意结合带,即子宫内膜与子宫肌层内层近子宫内膜处的结构变化。

3. 慢性盆腔炎

(1)大多患者均有急性盆腔炎史,后转为慢性盆腔炎,或有结核性腹膜炎或肺结核病史。

(2)平时有慢性下腹痛史,腰骶部不适,经期可加剧,劳累、性交后可有加重。

(3)白带增多或异常分泌物。

（4）常有月经异常，如痛经、月经紊乱等。

（5）易有原发或继发不孕不育现象。

（6）有盆腔、下腹部、子宫、附件手术史易发生本病。

（7）妇科检查可有宫颈举痛，子宫压痛，附件触痛、压痛、增厚等发现，或在子宫旁的一侧或两侧扪及增大包块，活动差，常有触痛。

（8）子宫输卵管造影可发现阻塞、通而不畅、扭曲、积水等。若为结核性则典型者可见输卵管呈串珠状或僵直样改变，子宫内膜薄、瘢痕痉挛或粘连等改变。

（9）个别患者可 CA125 轻度升高或 CRP 升高。

（10）开腹或腹腔镜检查可见盆腔粘连、输卵管积液等变化。

4. 子宫肌瘤

（1）除黏膜下子宫肌瘤在经期可引起痛经外，子宫肌壁间肌瘤也可引起不同程度的痛经，合并盆腔子宫内膜异位症，子宫腺肌症者也常有痛经。

（2）除子宫浆膜下肌瘤外常有月经量多、经期延长、周期缩短，常致不同程度的贫血。

（3）妇科检查除肌瘤尚小时外，子宫均有不同程度增大，呈均匀性或不规则形等。

（4）白带可增多，尤其是子宫黏膜下肌瘤者。

（5）子宫肌瘤增大者，根据其生长部位可产生不同程度的压迫症状，如尿急、尿频、排便不畅等。

（6）B 超和 MRI 检查对子宫肌瘤生长部位、大小、与邻近组织关系及诊断十分有助。

（7）宫腔镜、腹腔镜的应用对诊断、治疗、鉴别均有帮助。

5. 盆腔静脉淤血症

（1）盆腔静脉淤血症易引起痛经、月经多、白带增多等，是由于盆腔静脉血流缓慢、淤滞而引起的综合征。

（2）多数有痛经，常在经前数日即有下腹及腰骶部不适，主要表现有下腹坠胀、疼痛，腰骶部疼痛，月经期加重，平卧或休息症状可缓解，

也有乳房痛。

（3）劳累、性交、久坐、久站后症状加重，平卧后症状减轻。

（4）妇科检查两侧下腹部有压痛，但无肌紧张及反跳痛等妇科阳性体征；阴道充血或阴道宫颈呈蓝紫色；宫颈有举痛；子宫增大，大多为后倾子宫；宫旁也有触痛，但无明显包块及增厚现象。

（5）阴道 B 超检查可显示子宫旁血管充盈，多普勒检查见血流丰富。

（6）盆腔静脉造影显示血管充盈，造影剂有残留，扩张静脉可是正常的 2~3 倍。

（7）腹腔镜检查见子宫常后倾，宫旁静脉怒张，阔韧带底部近骶骨韧带处可见腹膜缺陷，其中可见怒张的静脉。

6. 生殖系统畸形

（1）先天性生殖发育异常，合并阴道横隔、斜隔，阴道闭锁，无孔处女膜，子宫发育不良，残留子宫等因月经排泄不畅或无法排出，引起痛经。

（2）青春期妇女无月经，周期性腹痛，逐渐加重。

（3）腹部可触及包块，不活动，压痛。

（4）有尿急、尿频、排尿不畅或大便不畅、硬结、便秘等。

（5）妇科检查可见无孔处女膜，因处女膜闭锁经血无法排出，经血积蓄使处女膜膨出。肛门检查可扪及向直肠膨出近肛门处有囊性包块。

7. 放置宫内节育器
常可出现不同程度的腹痛，尤其是宫内节育器太大与宫腔大小不一致，易致嵌顿、扭曲、断裂等。

8. 宫腔粘连和宫颈粘连
因宫腔、宫颈手术或炎症等发生粘连，影响经血排出易致痛经。

9. 慢性子宫肌炎

（1）因多次宫腔操作，继发感染后子宫肌层慢性炎症。

（2）经期常有腹痛及痛经。

（3）月经量可增加，经期延长。

（4）B 超检查显示子宫肌层较肥厚，通常 >3cm。

10. 慢性盆腔痛（表 10-0-1）。

表 10-0-1 痛经与其他疾病的鉴别

疾病	发病年龄	腹痛与月经关系	妇检	B超	腹腔镜	其他检查
原发性痛经	青少年	围月经期出现	(−)	(−)	(−)	
子宫内膜异位症	生育期	围月经期出现,继发性逐渐加重	可触及发现异位病灶	可发现异位病灶	可发现异位病灶	
子宫腺肌病	生育期	围月经期出现,继发性逐渐加重	子宫增大	子宫增大,回声不均	子宫增大	
盆腔炎	生育期	与月经无关	子宫、附件压痛	可有盆腔积液	盆腔充血粘连	
宫颈管粘连	生育期	宫腔操作后出现月经期下腹痛	子宫可增大、压痛	宫腔积液		探针不能进入,宫腔分离后经血流出
盆腔淤血综合征	生育期	持续性下腹坠痛、腰痛、性交痛,月经期加重	子宫肥大、后位,宫颈呈紫蓝色	迂曲的盆腔静脉		盆腔静脉造影显示盆腔静脉淤血
处女膜闭锁或阴道横隔	青少年	周期性下腹痛	可发现闭锁的处女膜或阴道横隔	宫腔内有积血		

(石一复 徐春琳 杜 辉)

第十一章

不 孕 症

第一节 概述

世界卫生组织（WHO）2012年将不孕症与心血管疾病和肿瘤列为当今影响人类生活和健康的三大疾病。

在妇产科门诊以不孕为主诉而就诊者日见增多。不孕不育并不威胁患者生命，或伤害患者身体，但仍是不幸的病态，或者说不孕症是一种疾病。患者遭受因不能完全作为一个母亲的生物学角色而带来精神创伤。不孕症是妇产科的常见病，是一种特殊的生殖健康缺陷，是目前生殖医学领域的主题之一。不孕症常有生理、病理、心理问题并存，给家庭和社会带来影响。近30年来，不孕症发病率明显上升，与晚婚晚育、婚前或计划外妊娠人工流产、性传播性疾病、不良的生活方式、工作紧张和环境等因素密切相关。

一、定义

世界卫生组织（WHO）于1987年，我国卫生部于1993年均将婚后夫妻有正常性生活而未采取任何避孕措施，一年以上未能受孕者定义为不孕。不孕原因属女方称女性不孕，不孕原因属男方称男方不育。正常夫妻每月受孕率为20%~50%，假如有100对夫妻尝试孕育，50对在5个月内受孕，70对在10个月内受孕，87.5对在15个月内受孕，剩下的12.5对就可能面临不孕不育问题，也有认为85%左右的夫妻在一年内均可受孕，10%可能在2年内怀孕，余下的即可能面临不孕不育问题。所以上述组织界定为不孕症的时间为1年是有道理的，适龄男女在婚后1年不孕者应引起重视，积极检查和治疗。

2013年美国生殖学会和辅助生育学会更新了不孕症的定义：不孕症是一种疾病，是指经过12个月或更长时间适当、适时的无保护性交或供精人工授精治疗后仍不能实现成功妊娠。与以往相比，增加了"经供精人工授精治疗仍未妊娠"，充分考虑了因男方因素导致不孕的定义，更人性化。

不孕与不育定义和意义不一。不育是指有过妊娠，但均以流产、早产、死胎、死产告终，从未获得活婴，也即虽有胚胎着床和一定程度的发育，但有胚胎成长障碍或娩出障碍。

二、不孕症分类

（一）男女方因素不孕

1. **不孕原因属女方称女性不孕** 如卵子本身异常、生殖系统障碍，不能使精、卵相遇，精子不能穿透卵子透明带，或精子虽能进入卵子细胞质内但不能结合，或胚胎在子宫内膜着床障碍等。

2. **不孕原因属男性称男性不孕** 以精子异常为主，也可以是精浆异常。

3. **性功能障碍** 主要是男女各自心理因素造成，如男子的阳痿、女子的阴道痉挛症等。

（二）原发和继发不孕

1. **原发不孕** 指一对夫妇暴露于妊娠可能（希望妊娠、未避孕、正常性生活）1年或1年以上未妊娠。

2. **继发不孕** 指有过妊娠，暴露于妊娠可能1年或1年以上未能再妊娠（哺乳期的闭经不计在内）。

（三）治疗和预后之分的不孕

1. **绝对不孕** 夫妇一方有先天性或后天性解剖上或功能上缺陷，因无法校正而不能受孕。

2. **相对不孕** 夫妇一方因某些因素影响受孕，经过适当治疗可能受孕。

（四）单因素、多因素不孕之分

三、影响不孕的原因

（一）影响女性生育功能的因素

从职业、工作密集、噪音、热、湿、生理紧张、用眼过度、过敏、工业物质、农用化合物、电离辐射、精神神经等多方面均可对孕育产生或多或少的影响。其影响为：

1. 环境因素 引起月经失调，直接或间接影响孕育，如有机染料、有机苯（制鞋业）、乙烯氧化物、无机汞等。

2. 可能对女性孕育产生副作用的治疗和药物 细胞毒药物（如抗癌药）可致闭经、无排卵；类固醇药物，如口服避孕药、雌激素、孕激素等；地西泮药物，如治疗精神分裂症药物导致高泌乳素血症；抗抑郁药也可导致高泌乳素血症；降压药如利舍平、甲基多巴也会导致高泌乳素血症；胃肠道药物如甲氧氯普胺、多潘立酮等均有影响女性生育的副作用。

3. 心理因素 生活节奏紧张，工作条件对内分泌的影响；思想观念的变化，导致婚龄和育龄的推迟；心理负担过重、焦虑、压抑、恐惧等均对生殖内分泌有影响，影响孕育。

（二）女性不孕不育的原因

1. 外阴阴道性不孕

（1）生殖系统异常（先天或后天）：如先天性无阴道、阴道部分或完全纵隔、阴道横隔、斜隔等。

（2）手术、创伤引起外阴和阴道损伤或狭窄。

（3）阴道痉挛。

（4）阴道炎症：病原体或白细胞吞噬精子，阴道微生态改变，影响精子活力等。

（5）两性畸形：女性或男性假两性畸形，真性两性畸形，芳香化酶缺陷引起的外阴阴道畸形，DES综合征影响女性分化。

2. 宫颈性不孕 畸形，位置异常，炎症，宫颈黏液功能异常、炎症、手术等。

3. 子宫性不孕 畸形、发育异常、炎症、息肉、子宫内膜增殖症、子宫良性恶性肿瘤、子宫腺肌病等。

4. 输卵管性不孕 先天输卵管缺如或后天因素，如炎症、手术导致解剖或功能异常等。

5. 卵巢性不孕 排卵障碍、肿瘤、严重炎症（如结核）、卵巢子宫内膜异位症、手术损伤、发育异常等。

6. 内分泌失调性不孕 排卵障碍、性分化异常、闭经、多囊卵巢综合征、多毛症、男性化、高泌乳素血症、甲状腺及甲状旁腺疾病、黄体功能不全、卵巢早衰等。

7. 复发性自然流产 可以是遗传因素、感染因素、内分泌因素，以及子宫局部环境不良、免疫因素等。

8. 子宫内膜异位症。

9. 性传播性疾病。

10. 异位妊娠及盆腔感染性疾病后遗症。

11. 原因不明性不孕。

12. 遗传性不孕 染色体异常、性腺发育异常、基因异常。

13. 多种原因引起的持续性无排卵 下丘脑性闭经（精神、营养因素）、服用抑制下丘脑药物，以及席汉斯综合征、垂体瘤、空蝶鞍综合征、卵巢性病变（特纳综合征、卵巢发育不全、卵巢早衰、7α-羟化酶缺乏、假两性畸形等）。

14. 免疫性不孕 抗精子抗体、抗心磷脂抗体、抗绒毛膜促性腺激素抗体及子宫内膜自身局部免疫问题等。

15. 其他原因 慢性病、饮酒、吸烟、营养因素等。

四、不孕症诊断

（一）询问病史

1. 结婚年龄，健康状况，夫妇是否分居两地。

2. 性生活情况，婚后有无采用避孕方法及时间，性生活频率，有无性交困难、性交痛等。

3. 月经史，初潮年龄，月经周期，行经时间，月经量，痛经史。

4. 既往有无结核史，有无盆腹腔痛、头痛溢乳史，有无内分泌疾病如甲状腺疾病等。

5. 家族中有无精神病史、遗传病史、出生缺陷、智障，不孕不育史。

6. 继发不孕不育者了解以往流产及分娩经过，有无感染。

7. 过去手术史，重点是盆腹腔手术史。

8. 近期用药和药物过敏史。

9. 性传播疾病史。

（二）体格检查及辅助检查

1. 全身发育和营养状况、第二性征发育情况、体格发育有无畸形、皮肤色泽和毛发分布、乳房有无溢乳、视野有无改变。

2. 甲状腺有无肿大、结节，柔软度及活动度等。

3. 妇科检查 双合诊和三合诊,了解内外生殖器发育状况及有无畸形,阴道、宫颈异常排液和分泌物,子宫大小、形状、位置和活动度,附件包块和压痛,直肠子宫陷凹的包块、触痛和结节等,盆腔和腹壁压痛反跳痛,盆腔包块等。

4. 胸片除外结核。

5. 疑似甲状腺病变,做甲状腺功能检查。

6. 怀疑垂体病变,做蝶鞍区摄片及泌乳素测定。

7. 疑有肾上腺疾病作尿 17- 羟皮质类固醇、皮质醇测定。

（三）女性不孕特殊检查

1. 卵巢功能

（1）排卵检查:首选 B 超、内分泌测定,也可选用基础体温（BBT）、宫颈黏液、阴道脱落细胞及子宫内膜检查（必要时）,必要时行宫腔镜、腹腔镜检查有无排卵征象。

（2）生殖内分泌测定:促卵泡生存激素（FSH）,黄体生成素（LH）,雌二醇（E_2）,孕激素（P）,睾酮（T）,泌乳素（PRL）,前 4 种激素水平的周期性变化明显,LH 和 FSH 峰在排卵前 24 小时出现,LH 峰前 24 小时有 E_2 峰,P ≥ 9.6nmol/L 提示有排卵,LH/FSH、T、PRL 有利于诊断 PCOS、闭经溢乳综合征。

（3）子宫内膜诊断性刮宫:评估黄体功能不全。

2. 输卵管通畅试验 男方精液检查、女方卵巢功能正常,则可进行此试验。常用方法子宫输卵管造影、B 超下输卵管通液和腹腔镜下亚甲蓝通液,分别对了解输卵管通畅、畸形、结核、子宫黏膜下肌瘤、盆腔情况及输卵管通畅程度各具优缺点。输卵管通液术已弃用,因正确性和主观性有影响。

3. 免疫学试验 抗精子抗体阳性,女性宫颈黏液抗精子抗体 IgA、IgG（+）,性交试验精子大部分失活,体外宫颈黏液精子接触试验（+）,为免疫性不孕。

4. 腹腔镜检查 结婚多年不孕,疑有盆腔子宫内膜异位症、盆腔感染性疾病未怀孕者,建议直接作腹腔镜检查,直接观察盆腔各器官并行亚甲蓝通液。

5. 宫腔镜检查 发现宫腔内病变（粘连、肌瘤、息肉、畸形、输卵管开口等）者。

6. 必要时做宫腔镜和腹腔镜联合检查。

7. 其他检查。

（四）男方情况和精液检查

因妊娠与男女双方均有关,在女性不孕诊治中,必须对男方健康状况、性功能、精液检查等进行了解。如果首次精液分析结果异常,应进行再次检查,至少须有两次检查结果。首次精液检查前宜禁欲 2~7 天,相隔 2 周为宜。第一次与第二次精液检查间可有性生活,但次数不宜过多,避免感冒发热、过度劳累等。男性每次精液检查可有 10% 左右的误差,所以有两次精液检查报告后作出评估较为可靠,必要时作第三次精液检查。精液检查有助于对女性不孕症原因的分析,也有利于男性科或泌尿科针对男性不育的诊治。

（五）女性不孕不育症诊断步骤

1. 简单而实用的初筛 因考虑孕育是夫妻双方共同的事,男方因素不能忽视,且男方检查相对简单,先排除男方因素后,则重点对女方进行逐步检查,女方检查较为繁琐,有些检查不是随时可进行,与月经周期中不同天数和时间有关,有些检查进入子宫腔,甚至体内等,所以应分四个步骤:第一步:男方精液检查;第二步:女性妇科体格检查;第三步:卵泡监测;第四步:输卵管通畅试验。

在女性不孕病史采集和体格检查中,应增加对职业及已知环境危害的评估,重视环境污染对不孕的影响;排卵功能的评估应作为对所有女性不孕检查中的重要步骤;对原发不孕、年轻、不孕年限较短的无排卵性不孕患者,可以试行 3~6 个周期的诱发排卵,若仍未获得妊娠应进行其他评估;卵巢储备功能评估对孕育关系重大;子宫内膜诊刮对评估黄体功能不全有意义。

2. 女性生育力的临床评估

（1）年龄。

（2）实验室检查:生殖内分泌测定,宫颈黏液功能,阴道细胞学,必要时查肿瘤标记物、染色体,以及相关不孕的特殊检查。

（3）排卵功能检测:基础体温测定,宫颈黏液评分,阴道脱落细胞学,内分泌功能,子宫内膜检查,以及 B 超、宫腔镜、腹腔镜检查等。

（4）性交后试验。

（5）子宫内膜活组织检查。

（6）妇科影像学检查:B 超、X 线、CT、MRI 等。

（7）妇科内镜检查。

3. 卵巢储备功能检查

4. 下列情况宜及早进行医疗咨询和临床诊疗

（1）女方年龄超过 30 岁的不孕者。

（2）初潮后 15 年尚未生育者（错失最佳生育年龄）。

（3）女方有月经不调史和闭经史。

（4）疑有或确诊有子宫、输卵管、卵巢、子宫内膜异位症者。

（5）女方有流产、盆腔或下腹部手术史者。

（6）配偶有影响生育病因者。

第二节　输卵管性不孕

输卵管阻塞、通而不畅或输卵管功能不良为女性不孕的主要原因，占 25%~50%。

一、解剖和生理

输卵管在人类生殖过程中起重要作用，因为精子运送、获能、卵子摄取、受精、受精卵早期发育均在输卵管内完成。输卵管位于子宫两侧，长约 8~12cm，分间质部、峡部、壶腹部和伞部四部分，又分浆膜层、肌层和黏膜层。黏膜层在壶腹部最厚，皱襞最多，间质部最少。黏膜上皮由曲纤毛细胞、分泌细胞、楔形细胞和未分化细胞组成。

输卵管蠕动有伞部向峡部扩散的蠕动和相反方向的逆蠕动两种。输卵管平滑肌收缩受神经内分泌调节，主要由交感神经和副交感神经支配。输卵管有 α 和 β 两种肾上腺受体：α 受体有兴奋作用，雌激素增加受体敏感性，使输卵管收缩，峡部闭锁；β 受体有抑制作用，孕激素增加 β 受体敏感性，使输卵管松弛，有利于受精卵向宫腔运送。

输卵管黏膜也受雌激素和孕激素影响，随月经周期，雌激素、孕激素发生周期性变化，但这种变化不如子宫内膜明显。在排卵前输卵管黏膜细胞达最大，在雌激素影响下，纤毛细胞的纤毛量增加，纤毛摆动频率增加，输卵管液量达高峰，输卵管液中 K^+、Cl^- 含量大于血清中含量，而 Ca^{2+} 低于血清，HCO_3^- 浓度较高，维持输卵管液呈碱性，有助于放射冠细胞从卵子分开及刺激精子呼吸。

输卵管在月经中期，管腔液中含有大量糖原，在淀粉酶和乳酸脱氢酶作用下形成葡萄糖和丙酮酸盐，前者是精子代谢基本物质，后者有助于受精卵的发育。精子在女性生殖系统内快速上行至输卵管壶腹部是主动和被动运动的结果，除精子游动外，输卵管逆蠕动、纤毛摆动及管腔液流动均协

助精子自输卵管子宫连接处向壶腹部运动。卵子借助输卵管肌肉和韧带收缩、纤毛摆动的协同作用被摄入输卵管，输卵管肌肉蠕动和纤毛摆动迅速将卵子送至峡部-壶腹部连接处，由于峡部闭锁作用而暂停于此。受精后体内孕激素水平升高，兴奋 β 受体，峡部松弛，受精卵通过峡部到达子宫腔，种植和发育成胎儿。

二、病因

输卵管病变中以炎症引起阻塞或通而不畅占首位。近年来未婚先孕、人工流产、性传播疾病等增加，引起输卵管粘连、阻塞和不畅者增多。此外，异位妊娠发生呈增高趋势，子宫内膜异位症、盆腔手术等也均与输卵管粘连、阻塞、通而不畅有关。

具体以炎症来说，输卵管炎症的病因包括：

1. 产后、流产后、剖宫产后细菌通过子宫内创面或胎盘剥离面或胎盘、胎膜残留，子宫切口感染等涉及输卵管而致炎症。

2. 邻近器官炎症蔓延，如阑尾炎、腹膜炎等。

3. 经期性生活或不洁性交。

4. 妇科手术操作，如放、取宫内节育器及人工流产、药物流产后、各种宫腔操作、下腹部手术均有感染输卵管可能。

5. 性传播疾病病原体上行性感染。

6. 全身感染性疾病累及盆腔和输卵管。

7. 急性炎症未彻底治愈，又有不洁性生活等。

其他如全身性结核病变、妇科肿瘤压迫、病变累及，以及盆腔子宫内膜异位症、输卵管发育异常等均易使输卵管发生相关病变。

三、诊断

1. 详细询问病史很重要，包括月经情况、经期卫生、初次性生活年龄、性卫生、性伙伴、妊娠分娩史或同居史、避孕史，以及盆腔、腹部或女性生殖系统的手术操作史等，有关治疗经过及效果等也有参考意义。

2. **妇科检查**　三合诊检查及辅助诊断。不孕不育症涉及面广，必须通过男女双方全面检查。若双方有病变则应同时诊治，若仅为女方输卵管病变所致不孕，则重点在女方进行相应的检查。一般在女方进行输卵管病变相应检查的同时，对其配偶的精液情况也应有了解。

3. 对输卵管病变不孕夫妇的基础检查，配偶

应作精液检查,正常精液参考 WHO 公布的数值(表 11-2-1,表 11-2-2)。

表 11-2-1　精液分析参考值范围

参数	参考下限
精液体积(ml)	≥ 1.5(1.4~1.7)
精子浓度(10^6/ml)	≥ 15(12~16)
精子总数(10^6/一次射精)	≥ 39(33~46)
前向运动精子(PR,%)	≥ 32(31~34)
总活力(PR+NP,%)	≥ 40(38~42)
精子形态(正常形态,%)	严格标准下 ≥ 4(3.0~4.0)
pH	≥ 7.2
过氧化物酶阳性白细胞(10^6/ml)	<1.0
免疫珠实验(与免疫珠结合的活动精子,%)	<50
MAR 试验(与颗粒结合的活动精子,%)	<50
精浆锌(μmol/一次射精)	≥ 2.4
精浆果糖(μmol/一次射精)	≥ 13
精浆中性 α-葡糖苷酶(mU/一次射精)	≥ 20

表 11-2-2　少精子症、弱精子症分度

分类	轻度	中度	重度
少精子症	15×10^6/ml>精子浓度 ≥ 10×10^6/ml	10×10^6/ml>精子浓度 ≥ 5×10^6/ml	5×10^6/ml>精子浓度 >0
弱精子症	32%>PR ≥ 20%	20%>PR ≥ 10%	PR<10%

4. 卵巢功能检查　了解卵巢排卵功能、内分泌功能及卵巢储备功能。激素测定以月经周期的第 2~5 天血清基础内分泌水平的检测最重要,可反映卵巢的基础状态及其储备能力。黄体中期血清 E_2、P 水平可反映卵巢黄体功能。基础 FSH 水平升高表明卵巢储备能力下降。

5. 输卵管通液检查　因黏液堵塞、组织碎屑或蛋白质样物质滞留所致输卵管近端阻塞,治疗方法包括经宫腔镜、超声、X 线(介入治疗)、输卵管镜引导下行经宫颈输卵管插管疏通术。但

有造成输卵管损伤,甚至急性炎症、盆腔粘连的可能。

对远端阻塞者不能强行再通,以免发生输卵管穿孔或损伤。对结节性输卵管峡部炎、盆腔炎性疾病、EMs 产生的纤维化造成的解剖学阻塞,不适合行疏通术,如伴有输卵管积水建议行近端输卵管切除。对于年龄较大的近端输卵管阻塞者,如果同时伴有男性不育的因素,应当首选体外受精技术。腹腔镜、宫腔镜对输卵管疾病的检测使用较多。

四、治疗原则

1. 输卵管修复、整形术　术前行子宫输卵管造影并结合 B 超检查,了解盆腔输卵管和子宫状况。传统的剖腹输卵管矫治术,甚至腹腔镜手术仅适用于输卵管远端阻塞和盆腔粘连者,对输卵管近端阻塞或宫腔内粘连往往无用。手术矫形可以恢复部分患者的输卵管功能。

2. 宫腹腔镜联合检查及手术　如输卵管伞成形术、输卵管造口术、输卵管吻合术、盆腔粘连松解术。

3. 介入放射学治疗。

4. 体外受精和胚胎移植。

5. 配子移植技术。

(石一复)

第三节　子宫性不孕

子宫为一壁厚腔小的肌性中空器官,是胚胎着床、发育、生长的场所,其形状、大小、位置和结构随着年龄的不同而有所差异,并由于月经周期和妊娠的影响而发生变化。子宫形态和功能的异常,不但可导致受精、着床障碍,还可引起流产及早产。子宫性不孕约占女性不孕症的 30%~40%。造成子宫性不孕的原因包括子宫发育异常、宫腔粘连、子宫内膜炎、子宫肌瘤和子宫内膜息肉等。

一、子宫肌瘤与不孕

子宫肌瘤由平滑肌及结缔组织组成,又称为子宫平滑肌瘤,是女性生殖器官中最常见的良性肿瘤,多见于 30~50 岁妇女。

（一）子宫肌瘤引起不孕的机制

子宫肌瘤特别是巨型多发性子宫肌瘤可使宫腔变形，导致宫腔狭窄，内膜变薄，影响卵子移植、胚胎移植和孕卵着床；输卵管间质部被肌瘤挤压不通畅，妨碍精子通过，阻碍精子与卵子结合；宫颈肌瘤导致宫颈口位置改变和阻塞，影响正常受精；黏膜下肌瘤则可直接影响孕卵着床。子宫肌瘤可引起子宫肌壁、子宫内膜静脉充血、扩张及异常分布，内膜炎症、溃疡、过薄、萎缩等，引起宫内生化环境的改变，不利于孕卵着床，同时，子宫肌瘤可改变子宫的收缩力，影响配子的运输和胚胎种植。此外，子宫肌瘤的一些并发症也可能导致不孕：①子宫肌瘤出血导致感染，若输卵管发生阻塞可引起不孕；若子宫内膜发炎，炎症渗出物有杀精子的作用，同时有碍受精卵在子宫着床，也可造成不孕。②子宫肌瘤患者中有部分伴有子宫内膜增殖症，临床表现为不规则阴道流血，提示卵巢功能失调，不能按月排卵或无排卵，也是导致不孕的原因。

子宫肌瘤患者多数可以受孕、妊娠直到足月。然而有些育龄妇女不孕，除肌瘤外找不到其他原因，而行肌瘤切除术后即怀孕，说明不孕与肌瘤有一定关系。肌瘤的生长部位、大小、数目可能对妊娠结局有一定影响。子宫肌瘤局部子宫内膜往往供血不足，胚胎营养不良而易流产。黏膜下肌瘤的存在使子宫收缩频率增加，也可造成流产。小的壁间肌瘤对体外受精胚胎移植术妊娠结局存在潜在的负面影响。黏膜下肌瘤和突向宫腔内的肌瘤可能影响生殖预后，但子宫壁间肌瘤和浆膜下肌瘤不影响生育。

（二）子宫肌瘤性不孕的诊断

询问病史与妇科检查是诊断肌瘤的基本方法，但对子宫肌瘤合并不孕患者有必要进行宫腔形态的检查。

1. B超检查 无损伤，可重复，现已广泛应用于临床，成为子宫肌瘤的主要辅助诊断方法；可明确肌瘤的所在部位、大小及数目，作为子宫肌瘤术后随诊检查的依据；对突出于宫颈口的较大黏膜下肌瘤可了解蒂根部位；肌瘤合并妊娠，可了解胎儿情况；肌瘤红色变性病情变化随诊等。

2. 子宫输卵管造影（hysterosalpingogram, HSG） 可以显示宫腔有无变形和占位性病变，同时可显示输卵管是否通畅，不通畅者可显示阻塞部位。

3. 宫腔镜检查 可在直视下观察宫腔内病变性质，确定病变部位并能准确地取材活检，可同时对黏膜下肌瘤进行切除治疗。

4. 腹腔镜检查 可以直接观察子宫表面的形态，确定病变部位并能对肌瘤进行切除治疗。宫、腹腔镜联合检查可明显提高诊断效果。

5. 子宫声学造影（sonohysterogram, SHSG） 在测量子宫肌瘤的大小、位置和肌瘤向宫腔内突出的程度方面最准确，可以和宫腔镜检查一起作为子宫肌瘤不孕患者评价宫腔形态的工具。

（三）子宫肌瘤性不孕的治疗

应根据患者年龄，生育要求，症状，子宫肌瘤部位、大小、数目，输卵管通畅状况，以及患者的全身状况，决定保守或手术治疗。

1. 药物治疗。
2. 手术治疗。

二、子宫内膜炎、子宫肌炎与不孕

子宫内膜炎为妇科常见病，子宫体部的炎症以子宫内膜炎为主。按照病程不同可分为急性子宫内膜炎和慢性子宫内膜炎。

（一）子宫内膜炎导致不孕的机制

1. 子宫内膜炎时子宫内膜的免疫平衡遭到破坏，有利于胚胎着床的细胞因子如 IL-1b、GSF-1 减少，可导致不孕和流产。

2. 子宫内膜间质细胞在分泌期和早孕期形态发生变化，蜕膜间质细胞有分泌和营养功能；内膜间质细胞通过产生细胞外基质成分如纤维连结蛋白等，可使子宫内膜和蜕膜有利于胚胎囊种植和早孕期滋养叶细胞侵入。子宫内膜炎症可影响间质细胞功能导致不孕。

3. 子宫内膜局部的炎性渗出和炎性介质可影响子宫内膜发育，并导致子宫内膜损伤，影响孕卵着床导致不孕。某些严重的病原体感染还可以引起早期胚胎发育异常导致流产。

（二）子宫内膜炎的诊断

1. 根据病史、典型的症状和体征，如查体时子宫增大，有压痛，出现全身体质衰弱等现象，急性子宫内膜炎诊断并不困难。慢性子宫内膜炎患者常诉有不规则阴道流血或月经不规则，有时有轻微下腹痛及白带增多；有部分患者无症状，多由妇科其他疾病如做诊断性刮宫术时发现，妇检子宫可增大，有压痛。

2. 阴道、宫颈和宫腔分泌物检查 包括细胞学、细菌学和病原体检查。

3. 宫腔镜检查 为不孕不育患者的常规检查,子宫内膜炎在宫腔镜下表现为子宫内膜充血呈火红色,血管增多呈现裸露状;除观察子宫内膜炎症外,宫腔镜还可以发现输卵管开口周围炎。

4. 腹腔镜检查 对输卵管阻塞、盆腔粘连所致不孕者有诊断价值。

5. 诊断性刮宫 可了解子宫内膜组织学变化,如内膜结核、内膜息肉等。

（三）子宫内膜炎的治疗

急性子宫内膜炎及时有效地治疗可完全恢复,并不影响生育功能,需采用全身治疗及局部治疗,及时解除症状并保持输卵管功能。慢性子宫内膜炎常合并宫颈炎、子宫肌炎、附件炎和盆腔结缔组织炎,治疗预后较差。

三、子宫内膜息肉与不孕

子宫内膜息肉的形成被认为与炎症、内分泌紊乱,特别是雌激素水平过高,雌、孕激素受体比例失调有关,炎症导致子宫内膜局部血管和结缔组织增生,形成蒂性息肉状赘生物突入宫腔内,大小、数目不等;子宫内膜受雌激素持续作用发生局灶性增生的良性病变也可以形成子宫内膜息肉。如果月经未发生改变,小的子宫内膜息肉常易漏诊。

（一）子宫内膜息肉导致不孕的机制

1. 内膜息肉充塞宫腔,妨碍精子和孕卵存留和着床。

2. 内膜息肉合并感染,改变宫腔内环境,不利于精子和孕卵的成活。

3. 内膜息肉妨碍胎盘植入和胚胎发育。

4. 合并输卵管或卵巢炎,可引起梗阻性或无排卵性不孕。

（二）子宫内膜息肉的诊断

1. 超声检查 超声检查建议在卵泡期进行,见宫腔内有实质性强回声光团或充盈缺损,且宫腔形态异常,内膜线不规整,考虑子宫内膜息肉。

2. HSG HSG见子宫内出现充盈缺损或子宫壁不规则,提示子宫内膜息肉的可能,但不能与子宫黏膜下肌瘤、气泡相区别。

3. 诊断性刮宫 对内膜息肉的诊断有一定困难,分段诊断性刮宫为盲目性操作,由于漏刮和刮宫时对息肉结构的破坏,也可能因刮出的组织过少不足以做病理检查。

4. 宫腔镜检查 既能明确子宫内膜息肉的存在,给予定位,又能行宫腔镜下子宫内膜息肉摘除。

（三）子宫内膜息肉的治疗

子宫内膜息肉的治疗方法主要为手术治疗,如子宫内膜息肉摘除术、刮宫术、宫腔镜手术。

四、子宫内膜结核与不孕

子宫内膜结核多发生于年轻妇女,通常没有特异性症状,由于常累及子宫,可引起不孕症。

（一）子宫内膜结核导致不孕的机制

子宫内膜结核可破坏子宫内膜组织,导致子宫性闭经。子宫内膜的反复损伤和修复可致局部瘢痕形成和宫腔粘连,导致不孕。由于往往同时有输卵管结核存在,输卵管局部积水、串珠样改变、僵硬,甚至被包裹性积液所包埋,使输卵管失去正常功能而导致不孕。

（二）子宫内膜结核的诊断

1. 诊断性刮宫和活体组织病理性检查 对不孕及可疑患者均应取子宫内膜做病理组织学检查,诊刮应在月经来潮后12小时内进行,注意刮取两侧子宫角内膜,刮出的组织应全部送病理检查以免漏诊。因诊断性刮宫有引起结核扩散的危险,术前、术后应使用抗结核药物进行预防性治疗。

2. HSG 为诊断结核的有效方法,可以了解宫腔形态及输卵管通畅情况,发现肉芽肿钙化、双侧输卵管阻塞、子宫内膜不规则或广泛的瘢痕形成,甚至宫腔塌陷和粘连。在HSG中,子宫内膜结核可呈现下列特征性影像:①子宫腔挛缩变形;②宫腔内充盈缺损;③子宫角部梗阻;④子宫内膜瘘;⑤造影剂进入子宫静脉丛;⑥合并输卵管结核,如出现输卵管僵直、梗阻、串珠状改变和伞端闭锁等。

3. 宫腔镜检查 可直接发现子宫内膜结核病灶,并可在直视下取活组织做病理检查。

4. 腹腔镜检查 在诊断女性盆腔早期结核上较其他方法更有价值。可以观察子宫和输卵管的浆膜面有无粟粒状结节、输卵管周围有无膜状粘连等,但无法对子宫内部进行观察。

5. 结核分枝杆菌培养 取经血、刮取的子宫内膜作培养,如结果为阳性,可进一步做药敏试验以指导临床治疗。经血培养可避免刮宫术引起的结核扩散,但阳性率低于子宫内膜细菌学检查。

6. 病理检查 如在切片中找到典型的结核结节即可确诊。子宫内膜有炎性肉芽肿者应高度怀疑内膜结核。无结核性病变但有巨细胞体系(巨噬细胞对结核分枝杆菌有较强的吞噬、杀伤作用)存在也不能否认结核的存在。

7. 其他检查 包括结核菌素试验、血沉、结核抗体检测、X线检查等,对病变部位无特异性,仅作为临床诊断的参考。

(三)子宫内膜结核的治疗

1. 药物治疗 为子宫内膜结核的首选治疗,原则为早期、联合、足量、全程。

2. 手术治疗 用于药物治疗后包块不消失、症状反复、疗效欠佳、疗程延长、粘连的患者。

3. 辅助生殖技术。

五、子宫内膜增生与不孕

子宫内膜增生是指发生在子宫内膜的一组增生病变,其发生与雌激素(E$_2$)分泌过多,子宫内膜长期受E$_2$刺激而孕酮水平缺乏有关。子宫内膜增生具有一定的癌变倾向,被列为癌前病变。

(一)子宫内膜增生导致不孕的机制

子宫内膜增生患者往往因排卵和内分泌情况异常导致不孕,主要原因有以下几点:①子宫内膜增生患者在卵泡正常成熟以后并不出现LH高峰,不发生排卵;②由于持续性卵泡长期存在并且新生的卵泡继续产生E$_2$,刺激垂体泌乳素(PRL)细胞分泌PRL,形成高PRL血症,患者出现泌乳、闭经或月经稀少等症状而导致不孕;③卵巢长期持续不排卵,导致卵巢功能紊乱,出现LH/FSH比例失调,持续升高的LH促使卵泡膜细胞增生,分泌大量雄激素,导致不孕;④持续卵泡的长期存在,反复出现无排卵周期,导致卵巢多囊性病变引起不孕。此外,子宫内膜增生对子宫内膜容受性的影响可能也是患者不孕的原因。

(二)子宫内膜增生的诊断

1. 子宫内膜病理组织学诊断 是确诊本病的依据,内膜取材方法有:宫腔内吸取组织作细胞涂片;子宫内膜活检,分段诊断性刮宫术为诊断本病的主要方法。

2. 宫腔镜检查 不但可以直接观察宫内膜情况,还可以在直视下进行刮宫术或负压吸引,诊断准确性较高。

3. 超声检查 可了解有无多囊卵巢。子宫内膜增生过长在B超上表现为内膜回声的周期性变化消失,或不典型内膜增厚伴内部回声不均匀,甚至宫内显示团块状强回声,并出现斑点状及低回声小暗区。但需注意与正常分泌期子宫内膜、不全流产及子宫黏膜下肌瘤鉴别。

4. HSG 由于子宫内膜增生的程度及类型差异,子宫输卵管造影的X线特征有所不同。

5. 血清激素测定 此类患者无排卵,仅雌激素水平随卵泡的生长和萎缩而增减,而孕激素仅维持在卵泡期的低水平。合并多囊卵巢综合征者,还可能存在高雄激素和LH、FSH的相应变化。

(三)子宫内膜增生的治疗

1. 孕激素治疗。

2. 促排卵药物治疗。

3. 辅助生殖技术。

六、宫腔粘连与不孕

宫腔粘连是由于手术、刮宫、电灼和药物腐蚀等原因,导致子宫内膜损伤和感染引起的子宫颈管、子宫内膜和子宫肌层粘连,宫腔变形,月经失调和不孕的综合征。根据粘连部位和程度,可有不同的症状,发生在宫底和宫体处者,常致不孕或流产;发生于子宫狭部者易致痛经和不孕;广泛粘连则造成月经量减少,甚至闭经。宫腔粘连占不孕症的40%。

(一)宫腔粘连导致不孕的机制

人工流产、药物流产后刮宫、剖宫产、宫腔镜下子宫内膜切除术所致的损伤和感染破坏了子宫内膜层组织结构及功能的完整性,引起宫壁组织瘢痕愈合,宫腔变形、狭窄,甚至闭锁,降低了子宫容受性,影响孕囊植入和胚胎发育,引起不孕和流产。

(二)宫腔粘连的诊断

凡有各种可能损伤子宫内膜的宫腔操作史者,临床有不孕、流产或经量减少以至闭经,均应考虑宫腔粘连可能,结合必要的辅助检查可以确诊。

1. HSG 宫腔粘连患者进行子宫造影检查时,广泛粘连者可见宫腔变形缩小,呈花蕾状或仅显示呈盲端的子宫颈管,而宫腔闭锁;宫腔局部粘连可表现为各种形态的一个或多个充盈缺损,轮廓清晰、形态不规则、边缘不整,且不因注入造影剂的量和压力而改变。HSG对可疑宫腔粘连是一种有效的诊断方法,能判断宫腔封闭的程度。

2. 超声检查 超声检查对子宫腔粘连伴有宫腔积血者诊断价值较大,对不伴有宫腔积血者诊断较困难。

3. 宫腔镜检查 可见到结缔组织在充盈的膨宫液体中漂浮如絮状,或结缔组织使宫腔硬化,色苍白,散布于正常内膜之间。严重者,粘连组织形成粗细不等的束带。宫腔镜不仅是可靠的诊断手段,能对宫腔粘连的部位、范围以及组织学类型作出准确诊断,还可同时分离粘连恢复宫腔的正常结构,提高妊娠率。

(三)宫腔粘连的治疗

宫腔粘连分离成功后,宫腔内应放置宫内节育器,临床证实可预防宫腔再次粘连。术后给予雌激素、孕激素人工周期治疗,促进子宫内膜的生长、修复、避免粘连再次发生。需生育者可于月经恢复正常后 3 个月取出宫内节育器。严重宫腔粘连患者可多次手术。

七、子宫发育异常与不孕

子宫的形成要经过两侧米勒管的发育、靠拢、合并、成腔,中隔的融合消失及肌层的产生等复杂步骤,其中的任何环节异常都可导致子宫发育异常,形成不同类型的子宫畸形。子宫发育异常是生殖器官畸形中最常见的一种,临床上由此造成的不孕、不育及异位妊娠并不少见。

(一)子宫发育异常的类型及其与不孕的关系

子宫发育异常主要是通过影响孕卵的植入和发育而导致不孕的,这主要是由于:①子宫本身的形态和容积异常,不利于孕卵植入、胎盘形成和胚胎发育;②子宫内膜发育或分化不良影响孕卵的植入和胚胎发育;③子宫肌层发育不良,不利于孕卵的植入和胚胎发育,易引起早期妊娠流产;④子宫腔形态异常,子宫轴向失常,胎儿宫内活动受限,引起胎儿位置异常、胎儿宫内生长受限或易发生流产、早产。其中,单角子宫和双子宫不孕症发生率最高,双角子宫和完全中隔子宫受孕率最高,单角子宫妊娠结局最好,双角子宫妊娠结局最差,其次是残角子宫,自然流产率以双角子宫最高(40.91%),双子宫、残角子宫、中隔子宫也有相当的流产率。

1. 先天性无子宫及子宫发育不全 这类患者往往表现为原发不孕。

(1)先天性无子宫:常合并先天性无阴道,也可能表现为两侧实质性肌性结节,成为痕迹子宫。

(2)始基子宫:这种子宫很小,多无宫腔或虽有宫腔但无内膜生长,因此无月经。

(3)幼稚子宫:这类子宫的宫体比正常小,宫颈相对较长,宫颈与宫体的比例为 2:1 或 1:1。幼稚子宫可造成痛经、月经过少、闭经或不孕。

2. 两侧米勒管侧向融合受阻 最为常见,由于融合时期及程度不同,可形成不同的畸形。

(1)单角子宫:一侧米勒管发育形成一单角子宫,有正常发育的卵巢和输卵管,另一侧米勒管未发生或发育,同侧输卵管、卵巢往往缺如。单角子宫可以有正常妊娠,但容易引起流产或难产。

(2)残角子宫:若妊娠发生在残角子宫内,人工流产时无法刮到可导致漏吸、漏刮;至妊娠 16~20 周时,往往因破裂而发生严重内出血危及生命。

(3)盲角子宫:两侧米勒管发育良好,但一侧宫角未与对侧或阴道沟通,有的盲角子宫本身具有发育不良的阴道,但不与正常阴道相通。

(4)双子宫:两侧米勒管各自发育成子宫、宫颈和阴道,各有一侧的输卵管和卵巢只与对侧正常宫腔不相通,由于宫腔容量受限,可能导致胎儿宫内生长受限。

(5)双角子宫和鞍状子宫:米勒管发育阶段子宫底部融合不良,导致子宫角部各有一角突出,称为双角子宫。轻者仅宫底部稍向下凹陷似马鞍状,称鞍状子宫,凹陷重者可形成心型子宫或弓状子宫。妊娠后易引起流产和胎位异常。

(6)中隔子宫:子宫外形正常,宫腔完全或部分被中隔分隔,常伴有阴道中隔,易发生流产、早产和胎位异常。

3. 米勒管会合后管道未贯通 无宫腔而形成实质性子宫,亦无内膜。这种子宫外形似正常,较小,无内膜,无法妊娠。

(二)子宫发育异常的诊断

凡有原发闭经、痛经伴月经不畅、反复流产、死胎、早产及胎位异常史者,应考虑子宫发育异常的可能,结合妇科检查和必要的辅助检查确诊。

1. B 超检查 用于子宫发育异常的诊断,简便、直观、无损伤,但需要较为丰富的经验。

2. HSG 对设备没有过高要求,简单易行,是诊断子宫畸形的主要方法,可以显示出各种类型的异常,但对于残角子宫无宫腔或与主体宫腔不相通时,造影不能显示。双阴道、双宫颈、双子宫时注意分别注入造影剂。

3. **宫腔镜和腹腔镜检查** 宫腔镜是比较实用的技术,主要用于诊断宫腔内畸形,可以同时进行一些矫正手术,但无法观察子宫外部形态。腹腔镜可以直接观察子宫、卵巢和输卵管的形态,当有其他生殖系统畸形存在时有利于同时观察。宫腔镜和腹腔镜联合使用可明显提高诊断效果。

4. **MRI检查** MRI可以显示子宫内膜及宫颈发育,以及是否伴发子宫内膜异位症,有助于明确诊断,有效评估患者的生殖能力;对于超声检查结论不确定的病例,进一步行MRI检查有助于明确诊断。

(三)子宫发育异常的治疗

先天性子宫发育异常如果无临床症状,可不治疗,如有闭经、痛经、不孕、异常妊娠等情况,应采取治疗措施。

1. **幼稚子宫** 可试行内分泌治疗,以使子宫平滑肌细胞增生、肥大,促进子宫发育。

2. **双角子宫和弓形子宫** 可行矫正手术。

3. **中隔子宫** 可行宫腔镜下中隔切除手术。

子宫发育异常矫正术后的患者,因子宫伤口较大孕晚期有子宫破裂风险,应避孕1年以上再考虑妊娠,孕期加强随访,分娩时多考虑剖宫产术。

八、子宫体恶性肿瘤与不孕

对于早期、分化好的年轻子宫内膜癌患者,可考虑采用保留生育功能的治疗方案。保守治疗方式分两种:保守性手术联合大剂量孕激素治疗保留卵巢功能;单独应用大剂量孕激素治疗保留生育能力。保守治疗获得缓解后,对于输卵管通畅者建议促排卵或者促排卵人工授精,如 AIH ≥ 3 个周期未孕,可选择体外受精胚胎移植术。若合并有输卵管因素或男方因素时,应尽早行体外受精胚胎移植术。

(石一复)

第四节 宫颈性不孕

正常育龄期妇女的子宫颈位置是指向阴道后穹窿,当性交及男方射精后宫颈外口浸于阴道后穹窿的精液内,以利于子宫通过宫颈管上游,以

增加受孕机会。宫颈外口、颈管和内口的位置随卵巢的周期性变化而异。月经期整个宫颈管较为松弛,宫颈外口在卵泡期逐渐开大,排卵时开得最大,直径达 3mm;排卵后外口逐渐缩小,至行经后为 1mm。排卵后宫颈内口紧张度不断增加,颈管内口缩小,颈管伸长,宫颈外口也相应缩小,直至月经来潮,这种周期性变化有利于排卵前期精子上行。

宫颈管黏膜有许多陷窝系统组成宫颈腺体结构。陷窝的表面积在排卵前明显增加。宫颈管上皮由无纤毛的分泌细胞和纤毛细胞组成,前者能分泌黏液,月经中期分泌量最多。纤毛细胞的表面纤毛向阴道侧摆动,使黏液从分泌细胞表面流向阴道。宫颈黏液是宫颈分泌细胞分泌物的不均匀混合物,主要功能是在排卵或接近排卵时利于输送精子,其他时间则阻止精子上游,也可对精子起保护作用,并可补充精子所需要的能量,在雌激素作用下,有利活动强的正常精子进入女性生殖系统。宫颈黏液也能贮藏精子和精子获能。

宫颈黏液有黏滞性、延伸性、流动弹性,有一定的可塑性,也可形成结晶。宫颈黏液也有周期性变化,排卵期黏液分泌量多,含水量增加达 98%,pH 为 7.2~9.5,伸展性强,黏液中钠、氯和糖原含量最高,蛋白含量低,雌激素对宫颈腺体分泌有刺激作用,而孕激素和雄激素,起抑制作用。

宫颈黏液有可溶性和不可溶性两种成分。不可溶性是以糖蛋白为主的黏蛋白组成微胶粒相互集合成纤维网;网中充满可溶性血浆、无机盐、糖类、脂类、蛋白、酶等。在电镜下,纤维网主体结构排列复杂。间隙窄的称 G 型黏液,排列较整齐平行;间隙较宽的称 E 型黏液,又分 E_L 型和 Es 型,Es 排列整齐,间隙宽,黏稠度低,最适于精子通过。排卵后以 G 型和 E_L 型的黏液为主,纤维网的排列错综复杂,间隙变窄,精子上行的阻力增加而不利于通过。宫颈黏液有似生物阀门的作用。

性交后,约在 1.5~3 分钟即能在颈管内口查到精子,10~30 分钟即可在输卵管壶腹部找到精子。精子沿 E_s 型黏液移行到宫颈管内黏膜隐窝内,精子贮藏于宫颈隐窝内,甚至性交后第 6~7天,宫颈黏液中仍有活动精子存在,可以缓慢长期地释放,能有效地延长单次或受精后的受孕机会。

正常宫颈黏液的生物化学周期性变化,见表 11-4-1。

表 11-4-1 正常宫颈黏液的生物化学周期性变化

生化指标	围排卵期	黄体期
分泌量	0.2～1.0ml	0～0.1ml
阻抗	低	高
NaCl	＞0.8%	＜0.8%
盐/有机物比	高	低
白蛋白含量	0.1～1.0g/L	2.0～2.5g/L
溶酶体含量	0.01～0.1g/L	0.2～2.0g/L
胰酶抑制物	0.01～0.05g/L	0.1～1.0g/L
Ig含量	0.03～0.3g/L	0.1～3.0g/L
类脂含量	低	高
电解质含量	低	高

一、子宫颈性不孕的机制和疾病

宫颈管是精子上行到达输卵管的必经之路，是精子通过的第一道关口，颈管黏液是精子生成、获能的良好场所和有关物质，而且对上行的精子具有一定的筛选作用，精液中的畸形精子均不能进入宫颈管黏液中。子宫颈解剖生理上的任何改变均可影响精子通过，可不同程度地干扰精子在女性生殖系统内正常输送和运行，从而降低生育能力。

1. **宫颈位置** 正常宫颈多指向后穹窿，性交后宫颈可浸在后穹窿的精液中，使精子易通过颈管而到达输卵管壶腹部。若宫颈外口朝向前方，影响宫颈与后穹窿精液的接触，易致不孕。

2. **慢性宫颈管炎** 此时宫颈黏液性状发生改变，黏液中因炎症可有白细胞和细菌，可使精子活动减弱。大肠埃希菌、白色念珠菌、嗜碱性粪球菌、铜绿假单胞菌等均对精子有凝集作用。

3. **宫颈黏液含水量** 含水量高，易使精子穿透黏液而进入，若含水量低则妨碍精子穿透，宫颈管内精子含量减少，内分泌紊乱可引起宫颈黏液性状改变对生育不利。

4. **宫颈手术** 手术可能破坏宫颈腺体及其分泌功能。因此对不孕者不宜行宫颈物理治疗或锥形切除术。

5. **先天性宫颈管狭窄和闭锁** 主要是双侧米勒管下段管腔形成和融合不全所致。颈管狭窄和闭锁经血排出不畅，引起痛经或子宫内膜异位症，日后影响生育。宫颈异常，宫颈黏液也易引起分泌异常，造成不育。

6. **双宫颈和宫颈纵隔** 先天发育异常常引起不孕。

7. **宫颈糜烂** 宫颈局部鳞状上皮破坏，被柱状上皮取代，炎症时吞噬细胞可吞噬精子，细菌含量增多，如宫颈管炎也影响生育。

8. **宫颈肿瘤** 子宫颈肌瘤、子宫内膜异位症及颈管息肉，可使颈管变形、狭窄，影响精子正常上行，并易引起宫颈感染和出血，均可致不孕。

9. **宫颈裂伤** 产钳、引产时，扩张宫颈造成损伤。

10. **宫颈粘连** 常继发于宫颈手术后，因炎症形成粘连，影响精子进入，可致不孕。

11. **宫颈过长** 先天性宫颈过长所造成的不孕症的原理与子宫脱垂相同，主要是子宫颈位置过低，男方精液不易积存在阴道内，或使子宫颈口处于精液前方，以致子宫颈不能浸泡在精液中，从而减少精子进入子宫颈管的机会，降低了生育力而造成不孕。

12. **宫颈过短** 宫颈的长度短于1cm，称为宫颈过短，常因先天性子宫颈和子宫发育不全，其次为产伤导致宫颈撕裂损伤未及时缝合，造成子宫颈伤口不规则愈合而形成宫颈过短。宫颈过短，性交后不易使子宫颈浸泡在精液中，特别是子宫颈裂伤，在性交时子宫颈失去吸引作用，影响精子进入宫腔而造成不孕。

13. **宫颈黏液功能异常** 宫颈及其颈管腺体是卵巢激素的重要靶组织，其解剖学形态和宫颈黏液分泌除卵巢激素的消长而有周期性变化，与受孕功能密切有关，当卵巢功能失调，宫颈黏液分泌的数量和质量影响精子的活动、储存、成活和获能而致不孕。如无排卵、黄体功能不全、黄素化不破裂卵泡综合征、高催乳素血症等；服用克罗米酚、三苯氧胺；宫颈炎症；宫颈管损伤，如刮宫、电熨、手术损伤和分娩时宫颈严重裂伤；阴道宫颈腺病等病变，均可使宫颈黏液减少或产生宫颈黏液功能不良，不利于精子穿透。

14. **宫颈免疫功能异常** 宫颈和宫颈黏液具有生殖免疫屏障作用，宫颈也是精子及其抗原进入机体的重要通道，人类精子和精液抗原是一个庞大的抗原系统，有7种精子抗原、3种精子顶体抗原，以及精浆特异性抗原、精浆血型抗原和组织相容性抗原，均能引起原因不明性不孕。

二、辅助检查

1. **窥器检查** 观察宫颈位置、形状、外口大小，宫颈黏液量，有无宫颈糜烂、颈管炎或息肉、赘生物等。

2. **探针检查** 了解宫颈管长度,其与宫腔比例,有无粘连、狭窄,有无赘生物。

3. **造影检查** 可了解宫颈管长度、形状,有无颈管,是否有狭窄、赘生物及结核所致颈管毛刷样改变。

4. **宫颈黏液检查** 可反映卵巢功能,吸取收集宫颈黏液,测其量、拉丝度,有无羊齿状结晶,进行 Insler 宫颈评分。

5. **其他检查** ①性交后试验;②精子宫颈黏液接触试验;③抗体测定。

三、治疗原则

1. 颈管狭窄及粘连可于排卵前扩张宫颈管。

2. 宫颈糜烂、宫颈管炎治疗。

3. 宫颈息肉摘除,宫颈肌瘤行摘除或剜出术。

4. 宫颈黏液细菌培养,选用敏感抗生素治疗。

5. 宫颈陈旧性裂伤,予以修补。

6. 宫颈黏液异常治疗,黏液少而黏稠可经阴道用雌激素栓剂治疗或口服小剂量雌激素,共 10 天;黏液过多行病因治疗。

7. 精子与宫颈黏液不相容可行宫颈黏液交换,即在排卵期、消毒阴道和宫颈后,吸净黏液,用交叉试验相容性好的供者宫颈黏液注入患者颈管内。

8. 血清或宫颈黏液中抗精子抗体阳性,可嘱不孕夫妇用阴茎套避孕半年至 1 年,阻断精液抗原,待抗精子抗体滴度下降后,在预测排卵期停用,可使受孕机会增加。

9. 宫腔内人工授精,对宫颈位置异常、宫颈局部病变、宫颈黏液异常、精液异常、精子与宫颈黏液不相容者均可用。

10. 子宫颈内口机能不全,于妊娠 12~15 周做子宫颈内的缝合术。

11. 改善阴道和宫颈局部环境,如应用甲硝唑溶液灌洗以提高阴道清洁度;用生理盐水或 5% 葡萄糖溶液灌洗以稀释黏稠的宫颈黏液,以利精子穿透;以 0.5%~1% 碳酸氢钠液于性交前 30~60 分钟灌洗阴道,以碱化局部的酸性环境,提高精子成活率。

12. 采用助孕技术,包括供精者人工授精、丈夫精子优化后人工授精、阴道内受精、IVF-ET、GIFT 及 ICSI 等。

13. 子宫颈免疫性不孕可用精子洗涤优化后在诱发排卵条件下选择排卵时间进行宫腔内受精,克服精子不能穿透宫颈黏液的困难,将精子越过宫颈管直接注入宫腔上端,提高受孕率。

也可男方使用避孕套,使精子不接触宫颈黏液,不继续致敏宫颈上皮不断产生抗体,长时间后宫颈黏液中抗精子抗体可自动消失。服用肾上腺糖皮质激素可以降低抗精子抗体的滴定度,如泼尼松 20mg 口服,每天 3 次,连用 7 天,抗体滴度及精子与宫颈黏液接触试验的精子振颤现象可改善。

(石一复)

第五节 卵巢性不孕

卵巢性不孕是女性不孕不育的重要原因之一。卵巢性不孕包括排卵障碍、卵巢疾病,以及其他全身内分泌功能影响致内分泌失调影响卵巢功能、激素平衡和排卵等。

一、排卵障碍

1. **下丘脑性无排卵** 可因器质性病变致功能衰竭,如咽鼓管肿瘤、下丘脑神经核先天发育不良、颅内严重感染或外伤;功能性因素,如精神高度紧张或精神疾病;体重过轻或过重;剧烈运动;神经性厌食;药物性因素,如长期服用氯丙嗪、避孕药等。

2. **垂体功能障碍** 垂体肿瘤、损伤、缺血、炎症、空蝶鞍综合征、闭经溢乳综合征等。

3. **卵巢性无排卵** 先天性卵巢发育异常、卵巢早衰、卵巢对促性腺激素不敏感综合征、多囊卵巢综合征、卵巢未破裂卵泡黄素化综合征等。

二、卵巢肿瘤

卵巢肿瘤有良性、交界性和恶性之分,可为原发也可为继发。

1. **分类** 卵巢肿瘤组织类型复杂。卵巢肿瘤对生育力的影响主要取决于肿瘤性质和大小,单侧肿瘤可不影响受孕,双侧肿瘤可因排卵障碍或卵巢功能异常而致不孕。肿瘤大或粘连、浸润等,易引起压迫、破溃、浸润等影响孕育或危及母婴。妊娠期卵巢肿瘤随子宫增大,位置改变,易出现并发症,若为恶性肿瘤,妊娠易致其生长和播散。

2. **辅助诊断**
(1)基础体温测定。
(2)宫颈黏液检查。
(3)生殖内分泌测定。

（4）子宫内膜活检。

（5）内分泌功能试验：如孕激素试验、雌激素（人工周期）试验、垂体兴奋试验等（表11-5-1）。

表 11-5-1　内分泌功能试验结果分析

试验	结果分析
黄体酮试验	阳性：表明子宫内膜有增殖改变而无分泌期现象（无排卵）
	阴性：表明子宫内膜无增殖改变（无排卵、无卵泡发育）
雌激素试验（人工周期试验）	阳性：表明子宫内膜对雌激素有反应，病因不在子宫
	阴性：表明子宫内膜萎缩或先天性缺如
促性腺激素试验	阳性：提示无排卵病因在垂体或下丘脑
	阴性：表明病因在卵巢
垂体兴奋试验	阳性：无排卵病因在下丘脑
	阴性：表明病因在卵巢
克罗米芬试验	阳性：提示下丘脑功能无损伤
	阴性：下丘脑功能失调

（6）卵巢储备功能：卵巢内存留卵泡的数量和质量可反映女性的生育功能。卵巢储备功能评价方法：

1）年龄：随年龄增长，卵母细胞数量、质量均下降，卵泡闭锁加快，颗粒细胞增殖率下降，凋亡升高，均导致卵巢储备功能下降。随年龄增长，IVF获卵数、受精卵数、种植率、临床妊娠率均明显降低。

2）基础激素水平：是指月经第3天FSH水平，是临床衡量卵巢储备功能常用的指标.也有人认为GnRH-a降低后的月经第2天FSH水平是预测卵巢反应性敏感的指标。基础FSH/LH：生理情况下，随卵巢功能下降FSH和LH上升，FSH升高比LH更快，所以卵巢储备功能下降首先表现为FSH/LH升高。FSH/LH>3可作为评定卵巢储备功能降低的指标。

3）超声检查：卵巢体积：随年龄增大卵巢体积缩小，含卵泡数减少，卵巢储备功能下降，三维B超监测早卵泡期卵巢体积<3cm^3，周期取消率上升，取卵数、妊娠率明显下降。即使增加促性腺激素量，周期取消率仍超50%。窦卵泡数：窦卵泡是成熟卵泡前体。B超表现直径<10mm的卵泡，其数目能很好反映卵泡池中剩余的原始卵泡数，窦卵泡（2~5mm）数<5个，预示卵巢储备功能下降。窦卵泡数如在低反应、正常反应和高反应中有显著差异，不仅可预测卵巢低反应，还可预测卵巢反应过激，警惕OHSS发生。

4）刺激试验：克罗米芬兴奋试验、外源性FSH刺激试验、GnRH-a刺激试验等。

5）细胞因子检测：抑制素B、抗米勒管激素等。

对其他排卵障碍者，必要时还可行ACTH兴奋试验、地塞米松抑制试验及TRH兴奋试验。辅助诊断还包括宫腔镜、腹腔镜、CT、MRI、X线检查及染色体检查等。

三、黄体功能不全引起的不孕

黄体功能不全（luteal phase defects，LPD）是指黄体发育和功能不全，孕激素分泌不足，子宫内膜分泌不良伴有月经失调的综合征。虽有排卵但常可引起不孕不育或流产，在不孕症、早期流产、习惯性流产、子宫内膜异位症、高泌乳素血症中常见。

1. 原因　主要是下丘脑-垂体系统的GnRH-Gn分泌失调，高泌乳素血症，医源性因素（使用克罗米芬、合成安宫黄体酮、前列腺素）等。

2. 临床表现

（1）黄体功能不全，即黄体过早退化和萎缩，黄体期<10天，引起月经频发，周期缩短，经前出血，月经过多，不孕，早期流产，子宫内膜病理为子宫内膜不规则增生或分泌不足。

（2）黄体萎缩不全：黄体期>14天，不能在3~5天内完全退化，使孕酮持续分泌，造成子宫内膜脱落不全。临床表现为经前出血、经期延长、月经过多、淋漓不净和贫血。

3. 诊断

（1）病史：月经失调、流产史或卵巢手术史等。

（2）症状：月经失调、不孕、反复流产。

4. 辅助诊断　诊断性刮宫、基础体温测定、激素测定、阴道细胞学检查、宫颈黏液检查、B超检查等。

5. 治疗原则　促排卵，辅助黄体功能治疗。

（朱依敏　石一复）

第六节　子宫内膜异位症性不孕

子宫内膜异位症近年来发病率有明显上升趋势。约25%~35%的不孕症患者合并子宫内膜异位症，患子宫内膜异位症的妇女中不孕症的发病率约为30%~50%。

一、子宫内膜异位症与不孕的关系

1. **盆腔局部环境改变** 重度子宫内膜异位症导致盆腔内广泛粘连,卵巢与输卵管的生理解剖关系被破坏,引发不孕。

2. **卵巢的分泌功能和排卵功能异常** 子宫内膜异位症患者不孕与卵巢功能有密切的关系。卵泡形成受损,卵泡质量差,卵巢的破坏,卵巢局部微环境改变,腹腔微环境改变均可引起卵巢功能的受损,从而引起生育功能障碍。子宫内膜异位症患者子宫内膜的广泛种植可造成卵巢实质的破坏,卵巢粘连形成瘢痕,颗粒细胞凋亡导致排卵障碍。同时,子宫内膜异位症往往合并高泌乳素血症、黄体功能不全、卵泡黄素化未破裂综合征,从而影响卵巢功能。卵巢巧克力囊肿对卵泡发育有破坏作用,使卵母细胞质量下降,导致卵母细胞发育、受精、种植能力下降。

3. **免疫功能异常** 内膜异位症时,异位内膜碎屑被体内免疫系统作为外来异物而识别,刺激机体内大量巨噬细胞进入盆腔,吞噬并清除这些物质。巨噬细胞具有摄取抗原和强化免疫原的能力,内膜碎屑被吞噬后,其抗原决定簇被识别和强化,继而呈递给 T、B 淋巴细胞,激活体内的免疫系统产生抗子宫内膜抗体,干扰和妨碍精卵结合、受精卵的着床和胚囊的发育而导致不孕或流产。子宫内膜异位症患者的盆腔非特异性炎症反应,实际是由于子宫内膜异位症特异的免疫反应所致。

二、诊断

育龄妇女有继发性痛经进行性加重、不孕或慢性盆腔痛,盆腔检查扪及与子宫相连的囊性包块或盆腔内有触痛性结节,可初步诊断为子宫内膜异位症。腹腔镜检查和活组织检查可以确诊和确定分期。子宫内膜异位症的症状和体征有时不符,典型的痛经症状为继发性痛经,多于月经前 1~2 天出现至月经第 1 天最剧烈。疼痛部位多为下腹深部和腰骶部,有时放射至会阴、肛门及大腿。少数患者长期下腹隐痛,与月经不同步,性交痛,月经异常的内膜异位症患者不孕率高达 50%。

典型的盆腔子宫内膜异位症可在妇科检查时发现子宫后位、固定,直肠子宫陷凹、骶韧带、子宫后壁可触及痛性结节。怀疑子宫内膜异位症时,须做三合诊检查。在妇科检查时可触及一侧或双侧附件肿块,有时与子宫粘连不活动。阴道或腹部超声检查是鉴别卵巢异位囊肿和直肠阴道隔内膜异位症的重要方法。盆腔 CT 及 MRI 检查对盆腔内膜异位症有诊断价值。血清 CA125 测定在诊断子宫内膜异位症中特异性较高而敏感性较低,单独用于诊断内膜异位症的价值有限,可用于监测疗效和复发。腹腔镜检查目前已成为早期诊断的首选方法,特别适用于盆腔检查和 B 超检查均无阳性发现的不孕或腹痛患者。

三、子宫内膜异位症分期

有利于确定进一步的不孕不育治疗方案。临床分期采用 1985 年美国生育学会提出的修正子宫内膜异位症分期法。此分期法需经腹腔镜或剖腹探查确诊,并要求详细观察和记录内膜异位病灶部位、数目、大小、深度和粘连程度,最后进行评分。

四、生育力指数分期系统

2010 年,Adamson 和 Pasta 发表了预测内膜异位症合并不孕患者的子宫内膜异位生育指数(endometriosis fertility index,EFI)分期系统。该评分法结合年龄、不孕年限、既往妊娠史、输卵管和卵巢的最小功能评分、rAFS 内膜异位症病灶评分和 rAFS 内膜异位症总积分,可以较好地预测生育力。EFI 在 0~10 分之间,EFI 7~8 分的妇女术后 12 个月累计妊娠率为 40%,24 个月累计妊娠率为 60%。具体评估得分包括组织因素得分与手术因素得分。手术因素得分中包括输卵管、输卵管伞和卵巢的最小功能得分(表 11-6-1,表 11-6-2)。

表 11-6-1 子宫内膜异位症患者生育力评估(EFI)

病史因素			手术因素		
因素	描述	得分	因素	描述	得分
年龄			LF 分		
	≤ 35 岁	2		7~8(高分)	3
	36< 年龄 <39	1		4~6(中等)	2
	≥ 40	0		1~3(低分)	0
不孕时间			AFS 内膜异位症评分		
	≤ 3 年	2		<16	1
	>3 年	0		≥ 16	0
既往妊娠			AFS 总分		
	有	1		<71	1
	无	0		≥ 71	0
总的病史因素			总的手术因素		

EFI=总的病史因素 + 总的手术因素:

$$\boxed{} + \boxed{} = \boxed{}$$

组织　　　手术　　　EFI 得分

表 11-6-2　输卵管最小功能形态的描述（LF）

组织部位	功能异常	描述	得分
输卵管	正常		4
	轻度	轻微损伤致输卵管浆膜炎	3
	中度	中度损伤致输卵管浆膜或肌层炎症；中度的运动功能受限	2
	重度	输卵管纤维化或轻度/中度输卵管峡部结节输卵管炎，严重运动受限	1
	丧失功能	输卵管完全梗阻，广泛的纤维化或输卵管炎输卵管峡部结节	0
输卵管伞	正常		4
	轻度	输卵管伞轻度损伤导致极小的瘢痕	3
	中度	受到中度损伤形成中度瘢痕，输卵管伞结构的中度丧失和极小的伞内纤维化	2
	重度	重度损伤形成严重的瘢痕，输卵管伞结构的严重丧失和中度的伞内纤维化	1
	功能丧失	输卵管伞严重损失，广泛瘢痕形成，完全丧失输卵管伞结构，输卵管完全闭锁或输卵管积水	0
卵巢	正常		4
	轻度	卵巢体积正常或几乎正常；极小或轻度损失致卵巢浆膜炎	3
	中度	卵巢体积减少三分之一或以上；卵巢表面中度损伤	2
	重度	卵巢体积减少三分之二或以上；卵巢表面严重损伤	1
	功能丧失	卵巢缺如或被粘连完全包裹	0

根据手术结论评估最小功能（LF）

得分	描述		左侧	右侧
4	正常	输卵管	☐	☐
3	轻度功能障碍			
2	中度功能障碍	输卵管伞	☐	☐
1	严重功能障碍			
0	缺失或无功能	卵巢	☐	☐

最小功能得分计算：将左侧附件 ☐ + ☐ = ☐
及右侧附件最低得分相加。如果　　左侧　右侧　LF 得分
一侧卵巢缺失，最小功能得分为
具有卵巢一侧附件的最低分 ×2

五、鉴别诊断

卵巢恶性肿瘤多有持续性腹胀、腹痛，疾病进展迅速，有的可出现恶病质表现，查体除可触及包块外，直肠子宫陷凹质硬，结节常无触痛，并伴有腹水，B 超检查多提示囊实性或实性包块，肿瘤内部血流丰富，CA125 等肿瘤标志物明显升高。盆腔炎性包块多有反复发作或急性盆腔炎病史，伴发热，查体腹部可有压痛、反跳痛等腹膜炎表现，血象升高，抗炎治疗有效。

六、治疗原则

子宫内膜异位症性不孕的治疗方法有药物治疗、手术治疗和助孕治疗。提高妊娠率、缓解疼痛和尽可能延缓复发是治疗的主要目的，辅助生殖技术是患者获得妊娠的重要措施。

（石一复）

第七节　内分泌因素与不孕

除卵巢和子宫等因素导致不孕外，还有许多内分泌疾病也可造成女性不孕，主要为下丘脑-垂体因素，包括器质性疾病和非器质性疾病。

1. **肥胖生殖无能综合征**　常为肿瘤、炎症、少数退行性变或先天缺陷所致，病变主要累及下丘脑，导致促性腺激素分泌 GnRH 不足及其他代谢障碍。患者表现为肥胖、性发育不全、性功能减退，以及由原发肿瘤引起的视野缺陷、头痛等颅内受压症状。

2. **席汉综合征**　见于产后大出血引起的低血容量性休克，垂体血管栓塞、缺血，腺垂体坏死，或因垂体肿瘤、感染或损伤等原因导致垂体功能减退，促性腺激素、促甲状腺激素和促肾上腺激素生成不足，引起闭经、乳房萎缩、性欲减退、毛发脱落、第二性征衰退、生殖器萎缩，并有畏寒、嗜睡、乏力、低基础代谢和低血压。

3. **下丘脑-垂体因素**　如外伤、脑炎、脑膜炎。

4. **高泌乳素血症**　见于下丘脑-垂体肿瘤，如颅咽管瘤、神经胶原细胞瘤、催乳细胞瘤等；炎症，如颅底脑膜炎、结核、放线菌、梅毒等；损伤，如外伤、手术等。临床以下丘脑-垂体功能异常

的高泌乳素血症为多见，PRL >25μg/L，以闭经、溢乳、无排卵、不孕为特征。多囊卵巢综合征也有PRL 升高。有高泌乳素血症与多囊卵巢综合征并存的可能，两者之间真正关系尚不清楚。药物因素，如服用避孕药、麻醉剂、多巴胺酶抑制剂等也可出现高泌乳素血症。也有异位高泌乳素分泌，如某些肺癌、胚胎癌、阿迪森病等。

5. 神经性厌食 年轻女性节食过度，导致体重下降、闭经、低血压、下丘脑功能抑制。

6. 精神因素 精神紧张、情绪抑郁、环境改变、盼子心切、畏惧妊娠等强烈精神因素均可引起机体应激状态，导致闭经等。

7. 与下丘脑 - 垂体功能异常有关的卵巢病变

(1) 单纯性腺发育不全综合征：临床以原发闭经为主要症状，性腺未发育，呈条索状，性腺激素水平低下，缺乏负反馈导致促性腺激素水平升高。染色体异常可有 46,XX（身材正常，无面容和体格异常，女性生殖器）和 46,XY（女性外生殖器或外生殖器畸形，性腺为睾丸，青春期出现男性化）。

(2) 特纳综合征：又称原发性卵巢功能不全，表现多为女性，性腺呈条索状，智力低下，躯干矮小，发际低，蹼状颈，肘外翻，第二性征不发育，染色体核型为 45,XO。

（朱依敏　石一复）

第八节　其他原因导致的不孕

一、免疫因素

不孕若超过 3 年，除外其他因素不孕，应用可靠的血清或生殖系统局部（主要是宫颈黏液）检查存在抗生育免疫异常，精子、精浆或受精卵为抗原物质，常在炎症、外伤等有缺陷的阴道和子宫上皮引起免疫反应，产生抗精子抗体，或在不孕女性血清中存在透明带自身抗体，抵抗精子顶体酶对透明带的降解作用或使胚泡封固在透明带而无法着床。

二、男性因素

在不孕中所占比例逐渐增多，女性不孕检查时丈夫必须同时检查。主要有精液异常，精子畸形、弱精症、少精症或无精症等，精索静脉曲张，小睾丸，原因不明或免疫性因素。

三、年龄因素

女性生育能力最强的阶段为 21~24 岁，男性为 24~25 岁，此后生育能力都随年龄增长而下降，35 岁后明显下降，与卵子本身缺陷、黄体功能、影响和损伤生育力的疾病有关，如盆腔炎、子宫内膜异位症、性传播疾病等。卵母细胞是人体最大的单细胞，发育过程大致为原始生殖细胞迁移、分化，形成始基卵泡，启动生长形成初级卵泡、次级卵泡，最终发育为成熟卵泡排出。人类在出生时的始基卵泡数量约为 30 万 ~ 50 万个，其中最终能够发育成熟并排卵的不过 400 个左右，仅占总数的 0.1%，大部分的卵母细胞在生长过程中都发生了凋亡和闭锁。卵母细胞必须经过启动生长和选择生长两个重要的阶段，才能最终发育成优势卵泡，在体内这两个阶段都受各种因素的严格调控。随年龄增长卵母细胞数量直线下降，对生育能力影响关系也大。

四、营养因素

激素、微量元素、脂肪含量等，与精子、卵巢生长发育、生育力、性腺功能等有关。

五、烟、酒及麻醉剂

对卵泡、精子及下丘脑 - 垂体促性腺激素的调控而影响生殖功能。

六、环境因素

周围物理、化学因素影响，农药、药物、大气环境等对卵子、生育力的影响。

七、精神因素

可影响排卵或发生闭经，也可影响输卵管功能及性功能等。

八、性生活频率

过少、过频对受精机会及精液质量等有影响，进而影响生育。

（朱依敏　石一复）

第十二章

青春期发育异常

第一节　性早熟

一、定义

性早熟（precocious puberty）是指性成熟的开始年龄显著提前。世界上多数国家关于正常青春发育的调查显示，女孩开始乳房发育的平均年龄是 11 岁（标准差 1.2 岁），月经初潮的平均年龄是 13 岁（标准差 1.14 岁）。临床上将性早熟患儿的年龄界限定于乳房开始发育的年龄较正常人群的平均年龄提前 2.0 个标准差，即女童在 8 岁前，出现阴毛、腋毛生长、乳房增大等任何一项或多项第二性征，或月经初潮出现于 10 岁以前，称为性早熟。

性早熟主要表现是患儿的生长速度突然增加、生殖器官及性征的发育成熟较同龄儿童提前。患儿虽然性发育提前了，但性心理并没有提前，因此体格和性征的提前发育可使得患儿感到自卑、退缩，甚至行为异常。同时，由于雌激素的分泌促使了生长激素的分泌，IGF-1 增加，使患儿在短时间内的身高增长迅速，增长速度达到正常同龄儿童的 2 倍以上，约持续 2 年，之后增长速度减慢，骨骺提前闭合，过早地停止了生长，最大的危害是使患儿最终身高较低，约 1/3 患儿身高低于 150cm。

二、病因

依照性早熟的发病机制和临床表现将其分为中枢性（促性腺激素释放激素依赖性）性早熟和外周性（非促性腺激素释放激素依赖性）性早熟，以往分别称为真性性早熟和假性性早熟。

中枢性性早熟具有与正常青春发育类同的下丘脑 - 垂体 - 性腺轴的发动、成熟的程序性过程，直至生殖系统成熟；即下丘脑提前分泌和释放促性腺激素释放激素，激活垂体分泌促性腺激素，使性腺发育并分泌性激素，从而使内、外生殖器发育和第二性征出现。

外周性性早熟是各种原因引起的体内性甾体激素升高至青春期水平，故只有第二性征的早现，不具有完整的性发育程序性过程。

（一）中枢性性早熟

1. 中枢神经系统器质性病变　如下丘脑、垂体肿瘤或其他中枢神经系统病变引起的性早熟。此外，脑炎、结核性脑膜炎、头部损伤或先天性畸形，如脑发育不全、小头畸形、脑积水、神经纤维瘤病 I 型等，也可破坏下丘脑与垂体间通道或下丘脑失去更高中枢的控制而活性增加，从而诱发性早熟。

2. 特发性中枢性性早熟　对性早熟患儿进行了全面检查，但未能发现任何器质性病因。患儿表现为第二性征进行性发育成熟，甚至月经来潮，并建立排卵周期。血中雌二醇水平和垂体促性腺激素浓度达青春期或成人水平。骨龄明显提前，身高和体重的增长明显较同龄儿童提前。女孩以特发性中枢性性早熟为多见，占性早熟的 80%~90%。

3. 不完全性中枢性性早熟　是性早熟的特殊类型，患儿有第二性征的早现，控制机制也是下丘脑 - 垂体 - 性腺轴发动的，但性征发育呈自限性。最常见的类型为单纯性乳房早发育，若发生于 2 岁内女孩，可能是由于下丘脑 - 性腺轴处于生理性活跃状态，又称为"小青春期"。

4. 由外周性性早熟转化而来。

（二）外周性性早熟

按第二性征特征分类，早现的第二性征与患儿原性别相同时称为同性性早熟，与原性别相反时称为异性性早熟。常见的病因分类为：

1. 同性性早熟（女性第二性征）

（1）卵巢功能异常：如 McCune-Albright 综合征是一种少见的散发性先天性疾病,临床典型的三联征：①躯干有边缘不规则、界限清楚的皮肤咖啡色斑；②多发性骨纤维异样增殖,多累及颅面骨、股骨近端和骨盆,不对称分布,表现为局部疼痛和骨骼囊性变,易发生病理性骨折,或因隆起造成局部压迫神经的症状,造成失明、失聪、内分泌功能障碍；③一个或多个内分泌腺体增生或腺瘤引起的自主性功能亢进,最常见的是卵巢自主性的功能性滤泡囊肿,导致假性性早熟症。

（2）卵巢良性占位病变：如自律性卵巢囊肿,由于非持续性的分泌雌激素,可引起一过性性早熟表现,当有大滤泡囊肿重复形成时,可有反复阴道流血。

（3）分泌雌激素的肾上腺皮质肿瘤、卵巢肿瘤及异位分泌人绒毛膜促性腺激素的肿瘤：瘤细胞可使血中雌激素浓度明显增加,致使乳房发育,甚至阴道流血。青少年型颗粒细胞瘤预后较好。原发性绒毛膜上皮癌分泌的大量 HCG 有类似 LH 的效应,能刺激卵泡发育而分泌雌激素。偶见生殖细胞肿瘤和性索间质细胞肿瘤导致的性早熟。

（4）外源性雌激素摄入：如儿童误服含雌激素或促性腺激素的药品、营养品,或接触含有雌激素的化妆品等。已妊娠妇女继续哺乳,母乳中过多的雌激素有可能导致小儿发生性早熟。

2. 异性性早熟（男性第二性征）　见于先天性肾上腺皮质增生症、分泌雄激素的肾上腺皮质肿瘤或卵巢肿瘤,以及外源性雄激素摄入等。

三、临床表现

（一）中枢性性早熟

1. 第二性征提前出现（符合定义的年龄）,并按照正常发育程序进展。女孩可有乳房发育,身高增长速度突增,阴毛发育,一般在乳房开始发育2 年后初潮出现。

2. 有性腺发育依据,女孩按 B 超检查判断。

3. 发育过程中出现身高增长突增。

4. 促性腺激素升高至青春期水平。

5. 可有骨龄提前,但无诊断特异性。

不完全性中枢性性早熟中最常见的类型为单纯性乳房早发育,表现为只有乳房早发育而不呈现其他第二性征,乳晕无着色,呈非进行性自限性病程,乳房多在数月后自然消退。

（二）外周性性早熟

1. 第二性征提前出现（符合定义的年龄）。

2. 性征发育不按正常发育程序进展。

3. 性腺大小在青春前期水平。

4. 促性腺激素在青春前期水平。

四、诊断和辅助检查

诊断的目的是为了寻找病因,以确定是中枢性还是外周性性早熟、是特发性还是病理性、是永久性还是一过性。总之,需要通过详细的询问病史、查体以及相关的辅助检查查找病因,明确诊断,为进一步的治疗奠定基础。

（一）病史及查体

1. 病史　性征出现的年龄、进展速度、有无既往病史,注意询问出生过程,有无产伤及窒息；幼年有无发热、抽搐及癫痫史；有无头部外伤手术史；发病前后有无其他重大疾患；有无误服内分泌药物或接触含激素的物品或食品；有无类似家族史等。

2. 查体　身高、体重对性早熟的判断有重要价值。中枢性性早熟女孩因生长高峰提前,身高和体重常超出同龄儿童 2 个标准差以上；而假性性早熟儿童的身高和体重基本与年龄相符。还应注意生长曲线及速度,及其相当于同年龄同性别正常身高的百分位点。检查营养状态、健康情况、智力及反应等。重点检查第二性征的发育情况及 Tanner 分期。中枢性性早熟乳房发育较成熟,内外生殖器已发育,并有黏液分泌,还可有月经来潮。单纯乳房提早发育者乳房体积较小,乳头和乳晕发育不明显,内、外生殖器不发育。外源性性早熟乳房体积较小,但乳晕和乳头着色明显,外生殖器也有着色,小阴唇色深,阴道口有分泌物,部分患儿有阴道流血。盆腔检查除了解子宫发育情况外,重点应排除生殖器官其他疾病。

（二）辅助检查

1. 基础性激素测定

（1）基础促黄体生成激素（LH）有筛查意义,如 LH<0.1IU/L 提示无中枢性性早熟发动,LH>3.0~5.0IU/L 可肯定已有中枢性性早熟发动。若单凭基础性激素值不能确诊时,需进一步行激发试验。

（2）β-HCG 和甲胎蛋白（AFP）应当纳入基本筛查,是诊断分泌 HCG 生殖细胞肿瘤的重要线索。

(3)雌激素和睾酮水平的升高有诊断意义。雌激素水平测定简便而常用的方法是阴道脱落细胞涂片检查,或抽血测定 E_2 浓度水平。中枢性性早熟、分泌雌激素肿瘤及外源性假性性早熟雌激素水平均明显升高,而单纯乳房提前发育者雌激素水平不高或稍高。

(4)促性腺激素释放激素激发试验

1)方法:GnRH 2.5~3.0μg/kg(最大剂量100μg)皮下或静脉注射,于注射的0、30、60和90分钟测定血清 LH 和卵泡刺激素(FSH)水平。

2)判断:如用化学发光法测定,激发峰值 LH>3.3~5.0IU/L 是判断真性发育临界点,同时 LH/FSH 比值 >0.6 时可诊断为中枢性性早熟。目前认为以激发后 30~60 分钟单次的激发值,达到以上标准即可诊断。如激发峰值以 FSH 升高为主,LH/FSH 低下,结合临床表现进行判断,可能是单纯性乳房早发育或中枢性性早熟的早期,后者需定期随访,必要时重复检查。

2. B超检查 可通过测量子宫和卵巢的体积是否比同龄儿童增大,间接估价体内雌激素的状态。单侧卵巢容积 ≥ 1~3ml,并可见多个直径 ≥ 4mm 的卵泡,可认为卵巢已进入青春发育状态;子宫长度 3.4~4cm 可认为已进入青春发育状态,可见子宫内膜影提示雌激素呈有意义的升高。但单凭 B 超检查结果不能作为性早熟的诊断依据。

3. 骨龄 骨龄是预测成年身高的重要依据,但对鉴别中枢和外周性性早熟无特异性。骨龄比实际年龄提前 2 个标准差以上,可能是中枢性性早熟。若在观察过程中,骨龄的增长与年龄增长之比大于 1.2 时,表明患者极大可能为进展型中枢性性早熟。而假性性早熟患儿骨龄基本与实际年龄相符。

4. 病因诊断 中枢性性早熟病因诊断需做脑 CT 或 MRI 检查(重点检查鞍区),尤其是以下情况:①确诊为性早熟的所有男孩;② 6 岁以下发病的女孩;③性成熟过程迅速或有其他中枢病变表现者。Chalumeau M 分析认为中枢性性早熟患者中,若年龄 <6 岁、血 E_2 水平 >110pmol/L 且无阴毛发育,为中枢神经系统疾病的高危人群,应进行 MRI 检查。

外周性性早熟病因诊断按照具体临床特征和内分泌激素初筛后进行进一步的内分泌检查,即根据需要进行性腺、肾上腺或其他相关器官的影像学检查。如有明确的外源性性激素摄入史,可酌情免除不必要的检查。

五、治疗原则

(一)去除病因

对有明确病因或很可能与某种病因有关的性早熟,最主要的治疗是去除病因。如外源性性早熟患儿切断与激素类物品的接触;中枢神经系统肿瘤的位置多不宜手术,但这些肿瘤多为良性且生长缓慢,故不需要手术治疗。

(二)药物治疗

药物治疗主要用于中枢性性早熟,目的是控制卵巢分泌过多的雌激素使第二性征发育中止,抑制排卵和行经,延缓骨骺闭合。

1. 中枢性性早熟 治疗目标为抑制过早或过快的性发育,防止或缓释患儿或家长因性早熟所致的相关社会或心理问题;改善因骨龄提前而减损的成年身高。

(1)孕激素:以往治疗性早熟主要以孕激素制剂为主。

(2)GnRH-a:GnRH-a 是当前主要的治疗选择,机制为通过调节垂体抑制 LH 和 FSH 的分泌,抑制卵巢雌激素分泌。

2. 外周性性早熟 按不同病因分别处理,如各类肿瘤的手术治疗、先天性肾上腺皮质增生症予以皮质醇替代治疗等。

(三)心理治疗

性早熟患儿的智力和心理并不提前,对于过早的性成熟没有心理准备以及适应能力,往往易造成困惑、恐惧、自卑等心理压力。家属也常为之焦虑不安。故在对性早熟患儿进行治疗的同时,应给以患儿及家属心理疏导和医学常识的教育,解除不必要的顾虑。

(石一复 王惠兰 白金敏)

第二节 女性青春期延迟

一、定义

青春期延迟是指青春期发育较正常人群性征初现的平均年龄晚 2 个标准差以上,即年龄已经达到 13 岁,但女孩无乳房或其他第二性征发育迹象。阴毛的发育未出现在此定义中,因为阴毛的发育可能与肾上腺功能初现和成熟有关,阴毛发育的启动可独立于下丘脑 - 垂体 - 性腺轴的激活。

青春期延迟对女青少年的心理影响有所不同,发育延迟会暂时影响婚后的生育,而一旦发育正常之后,则不影响生育。

二、病因

1. 体质性青春期发育延迟　又称为特发性青春延迟,最常见,是指健康的女孩 13 岁后仍未进入青春发育期,经各种检查未发现病理性原因。与真正病理性疾病不同,体质性青春期发育延迟目前被认为是正常青春期发育时限变化的一个极端情况。一般是性腺功能初现和肾上腺功能初现均延迟。性征延迟发育是由于下丘脑促性腺激素释放激素(GnRH)脉冲式分泌功能延迟发动,使下丘脑 - 垂体 - 性腺轴功能较晚激活所致。该类青春期延迟患者通常有青春期延迟的阳性家族史。

2. 促性腺激素性性腺功能低下　由于缺乏 GnRH 脉冲分泌,导致卵泡刺激素(FSH)和黄体生成素(LH)减少,这与下述情况相关:

(1)中枢神经系统疾病:主要是神经系统肿瘤,与青春期延迟相关的神经系统肿瘤较常见的是颅咽管瘤,还包括松果体瘤、异位松果体瘤、生殖细胞瘤和泌乳素瘤等,这些位于鞍区的肿瘤可干扰 GnRH 合成与分泌,常伴有几种垂体激素的缺乏和异常。其他中枢神经系统疾患如中枢神经系统感染、损伤或先天畸形均可有促性腺激素分泌障碍而发生青春期延迟。

(2)孤立性促性腺激素缺乏:患者仅促性腺激素缺乏,而不伴有生长激素(GH)或其他垂体激素的异常。如 Kallmann 综合征所致的促性腺激素缺乏是由于在胚胎发育过程中,由于嗅觉缺失蛋白基因缺陷导致 GnRH 神经元不能从嗅球移行到下丘脑,进而导致低促性腺激素性性腺功能低下和嗅觉丧失。

(3)特发性垂体功能低下矮小症:通常是由于下丘脑释放因子缺乏引起。臀位出生及围产期的损伤可与这种孤立垂体功能低下相关。

(4)功能性促性腺激素缺乏:如严重的全身性疾病、慢性系统性疾病、营养不良、神经性厌食、过度运动等,均可导致促性腺激素分泌低下,无法启动性腺轴的功能活动,导致青春期延迟。

(5)高泌乳素血症:可因泌乳素(PRL)直接抑制 GnRH 脉冲分泌的作用引起低促性腺激素症。若青春期前出现高泌乳素血症,则性腺功能可出现延迟或中断,并伴有泌乳。

3. 高促性腺激素性性腺功能低下　是由于性染色体异常所致的性腺发育不全、缺性腺及性腺损伤,使性腺不能合成和分泌足够的性激素,雌二醇(E_2)水平低下,干扰了对下丘脑和垂体的负反馈调节,导致 FSH 和 LH 水平升高,如特纳综合征。此外,青春期发育前的卵巢早衰、幼年时切除卵巢或因卵巢部位的化疗或放疗损害了卵巢功能,均可影响青春期发育。

三、临床表现

1. 体质性青春期延迟是儿童青春期发育延迟的主要原因之一,临床特征为身材矮小、幼稚,13 岁仍无第二性征发育,身高可能较同龄儿童矮 2 个标准差,从外观上看年龄较其实际年龄要小,骨龄延迟,但身高及生长速度与骨龄相符。血 FSH、LH、E_2,以及 LH 对 GnRH 反应均为青春期前水平。患者通常有青春期延迟的阳性家族史,外生殖器发育无畸形。

2. 低促性腺激素性性腺功能低下表现为青春期延迟、不孕、血清促性腺激素水平低下(LH 和 FSH 的水平均低于 10mIU/ml)。依据不同的病因,本症可有不同的临床表现。

(1)颅咽管瘤为导致下丘脑、垂体功能障碍和性幼稚的最常见肿瘤,患者常表现为头痛、视野缺陷、矮小、性征不发育、糖尿病和肢体乏力,除性激素低下外,还有其他激素受累,如 GH、TSH、肾上腺皮质激素或血管加压素等。其他鞍区肿瘤可能会出现烦渴、多尿、泌乳、视力障碍或生长障碍等。

(2)孤立性促性腺激素性缺乏,因性激素水平低下,骨骺闭合减慢,使长骨得以生长,表现为四肢长、指距大、上身与下身的比例减小。Kallmann 综合征是一种较常见的孤立性促性腺激素性缺乏,除性幼稚外,还常表现为嗅觉障碍、闭经、唇腭裂、小脑性共济失调、神经性耳聋、病态性口渴等症状,血 FSH、LH 和 E_2 均低下。

(3)特发性垂体性矮小症,常因下丘脑释放激素缺陷导致垂体功能低下,患者先表现为矮小继而出现性幼稚。仅有孤立性 GH 缺乏的患者,当骨龄达到青春期发育年龄时,会自动出现青春发育的特征;而伴有促性腺激素缺乏者在接受 GH 治疗时,虽骨龄超过青春期发育年龄,仍不能有自动的青春期发育。

(4)神经性厌食是一种由于精神心理和内分泌异常导致的功能性促性腺激素缺乏,表现为性征不发育、原发性闭经或继发性闭经。营养不良和慢性疾病如炎症性肠病、囊性纤维病、甲状腺功能减退等,可导致 GnRH 分泌受损而引起下丘脑性性腺功能不足,引起原发性或继发性闭经。有些高强度训练的运动员或芭蕾舞演员,因运动量大、体脂过少,抑制了下丘脑 GnRH 脉冲发生器,造成促性腺激素分泌不足,导致青春期发育延迟,原发性和继发性闭经的发生率也较高。积极去除原发病因,可恢复下丘脑 - 垂体 - 性腺轴的功能活动,使青春期继续发育。

3. 高促性腺激素性性腺功能低下,先天性异常多见,常表现为性幼稚。特纳综合征(45,X 或其他变异型)患者卵巢不发育,呈条索状。特征性表现为身材矮小,常见的骨骼特征包括肘外翻、第四掌骨变短、短颈、高颚弓和 Madelung 畸形(桡骨远端变形及尺骨向移位),青少年期可发生脊柱侧凸。颈后区淋巴系统发育异常可造成短颈和颈蹼、外周淋巴水肿、后发际低。其他特征包括:双侧中耳炎、感觉神经性耳聋、心脏畸形、肾脏异常、指甲发育不全或过度凸起,以及多发色素痣。患特纳综合征的女孩语言能力正常,但其视觉处理空间、视觉感觉能力、运动功能和非语言记忆能力与正常女孩相比存在缺陷。

四、诊断

详细询问病史对确定青春期延迟的病因非常重要,如患者青春期发育是否已开始、是否由于其他疾病而接受治疗、是否有青春期延迟的家族史、是否伴有嗅觉丧失或神经系统异常等。

全面的体格检查,包括记录生长情况,以评估身材和生长速度的改变,以及与身高不相称的体重减轻。实验室检查包括垂体促性腺激素、PRL、E_2 的测定,对鉴定疾病在性腺、垂体及下丘脑是必要的。骨龄确定可评价青春期延迟的程度,监测以后的发育过程,估计最终成人身高

(图 12-2-1)。

五、鉴别诊断

(一)性腺功能减退的鉴别诊断

1. 促性腺激素分泌过多的性腺功能减退 以 LH、FSH 升高为特点。

2. 永久促性腺激素分泌不足的性腺功能减退 以低水平的 LH、FSH 为特点。

3. 短暂的促性腺激素分泌不足的性腺功能减退 是功能性的促性腺激素分泌不足的性腺功能减退。除了性腺功能减退,青春期延迟也可继发于其他原因所致的下丘脑 - 垂体 - 性腺轴成熟延迟。

(二)青春期延迟与性幼稚的鉴别诊断

青春期延迟与性幼稚的鉴别诊断,见表 12-2-1。

六、治疗原则

1. 体质性青春期延迟一般不需治疗,但要提供必要的咨询及心理疏导,定期评价性征发育和有关激素的检查,必要时可适当给予药物治疗。

2. 去除或纠正原发疾病 若存在中枢神经系统肿瘤或其他疾患,可根据情况决定手术或非手术治疗。许多功能性的促性腺激素低下是可以纠正和调整的,如改善营养状态、增加体重等。

3. 治疗性腺功能低下

(1)促黄体激素释放素:适用于垂体对下丘脑激素 LHRH 反应良好的患者。

(2)尿促性腺激素:只用于婚后有生育要求的患者。

(3)溴隐亭:适用于高泌乳血素所致的青春期延迟。

(4)雌激素:无生育要求的患者可采用雌、孕激素替代治疗。使用过程中应注意监测骨龄和身高的变化,适时调整剂量,以免身高过高或生长受抑制,必要时可加用生长激素。

4. 高促性腺激素性性腺功能低下患者因卵巢本身的功能障碍,故只能用雌激素替代治疗至患者 50 岁。Y 染色体存在的性腺发育不全,应尽早行性腺切除,术后应用雌激素替代治疗。

5. 对身材矮小的性腺功能低下或已明确 GH 缺乏的患者,一经诊断,应尽早应用 GH 治疗,治疗期间不可同时用雌激素;停用 GH 治疗后可开始性激素补充治疗。

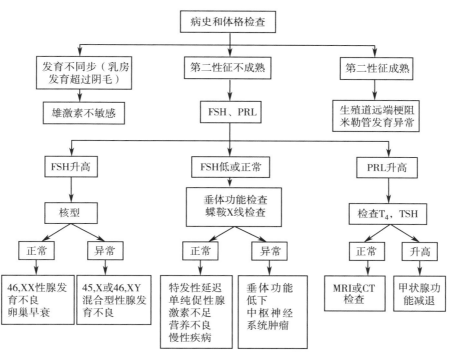

图 12-2-1　表型为女孩的患儿青春期发育延迟或中断的评估流程

表 12-2-1　青春期延迟与性幼稚的鉴别诊断

病种	身材	促性腺激素水平	LH 对 GnRH 反应	血性激素水平	硫酸脱氢表雄酮（DHAS）水平	染色体核型	嗅觉及其他
体质性青春期延迟	比实际年龄矮，与骨龄相符	青春期前水平，以后可正常	青春期前型，以后可为成人型	低，以后可正常	比实际年龄低，与骨龄相符	正常	正常
孤立性促性腺激素缺乏	正常，无青春期生长高峰	低	无反应或青春期前型	低	与实际年龄相符	正常	正常
Kallmann 综合征	正常	低	无反应或青春期前型	低	与实际年龄相符	正常	缺乏或低下
特发性垂体激素缺乏	矮小，自幼生长慢	低	无反应或青春期前型	低	通常低	正常	正常
中枢神经系统肿瘤	发病后生长速度减慢	低	无反应或青春期前型	低	正常或比实际年龄低	正常	正常
Tuner 综合征	自幼矮小	高	高反应型	低	正常或与实际年龄相符	XO 或变异形式	正常
单纯性腺发育不全	正常	高	高反应型	低	正常或与实际年龄相符	X X 或 XY	正常

（徐春琳　白金敏　张治芬）

第十三章

经前期综合征

经前期综合征是指月经来潮前（黄体晚期或月经后半期）周期性出现情感、行为和躯体障碍等的综合征，表现为精神紧张、精神过敏、焦虑、抑郁、食欲缺乏、腹胀、水肿、乳房疼痛、失眠和工作能力下降等。临床特征多样，在月经开始即可消失。在月经周期的卵泡期没有症状，是诊断经前期综合征的先决条件。轻型称为经前期综合征，重型称为经前期焦虑症。

一、病因

1. 卵巢激素学说　认为雌激素与孕激素比例失调和孕激素分泌降低是发病的主要原因，引起性激素分泌的中枢神经系统某些异常生化反应可增强发病的易感性。

2. 5-羟色胺学说　5-羟色胺的生成减少和功能降低是引起患者焦虑、抑郁、情绪波动等症状的主要原因，也与阿片肽和单胺类异常有关。

3. 社会心理假说　女性具有社会性（工作、学习和社会活动）和母性（家庭、抚育子女）的双重人格特征，本症可能是两种意识之间冲突的表现。

4. 认知和社会学习学说　女性对生理性月经产生的不适当认知和反应，试图通过焦虑、烦躁、抑郁、逃学和暴饮暴食等宣泄而缓解精神紧张和窘迫状态。

5. 内分泌因素　内分泌调节轴功能异常，包括下丘脑-垂体-卵巢轴、下丘脑-垂体-肾上腺轴、下丘脑-垂体-甲状腺轴的异常。

6. 其他　与前列腺素作用或维生素 B_6 缺陷有关。

经前期综合征发作的有关活动包括：月经开始或绝经前的前 1~2 年；停止使用避孕药；在一段没有月经的时间后；孩子降生或孕期停止；妊娠期高血压疾病使妊娠过程相对复杂；女性绝育术后；不寻常的创伤；秋冬季节。

二、病史要点

1. 月经史、婚育史、家族史、精神病史、药物治疗史等。

2. 症状发作与月经的关系　是否周期性（常为月经来潮前 10 天左右）发作，行经时即逐步消失。

3. 发作前有无诱因　有无严重生活、精神创伤和刺激。

4. 有无原发性精神疾病，有无心、肝、肾等脏器疾病。

三、临床特点

1. 精神症状　焦虑包括精神紧张、情绪波动、易激怒、不安、无耐心；抑郁包括哭泣、精神紊乱、社交退缩、失眠。

2. 身体症状　水潴留包括体重增加、肿胀、乳房疼痛、腹胀；低血糖包括头痛、喜甜食、食欲增加、疲乏；疼痛包括肠痉挛、背痛、乳房痛、痛经。

3. 诊断标准　自我报告在 3 个月经周期的每次月经前 5 天内，至少存在以下躯体和情感症状中的一种：情感症状中的抑郁、暴怒、易怒、焦虑、骚乱状态、回避社交；躯体症状中的乳房触痛、腹部胀痛、头痛、四肢肿胀。上述症状在月经最初 4 天内缓解，至少在月经周期第 13 天之前不会出现，且症状在无任何药物治疗情况下出现。

四、体格检查及妇科检查

1. 全身检查　神志、血压、脉搏、呼吸等检查；乳房有无胀满、触痛、压痛，有无全身其他部位水肿。

2. 精神和神经系统检查　逻辑思维、感觉力、定向力和记忆力是否正常；有无亢奋症状，严重者可有攻击性和破坏性；有无自杀、自残倾向。具有诊断和鉴别价值的是经前期综合征患者虽可有焦虑、抑郁、注意力不集中等，但无上述有关精神神经症状。

3. **妇科检查** 双合诊或三合诊,有无子宫增大、盆腔压痛、肿块等。

五、辅助检查

1. **实验室检查** 血、尿常规,肝、肾功能,电解质,血糖,血脂检查,以除外器质性疾病。

2. **内分泌功能检查** 包括性腺功能检查、甲状腺功能检查、胰腺功能检查等。

3. **超声检查** 包括盆腔和腹部超声检查。

4. **催乳素测定** 经前不适者催乳素水平可能较高,可引发无排卵月经或黄体发育不良,致孕激素分泌不足。

5. **基础体温测定** 大多为双相型体温,但排卵后体温升幅不高或呈爬坡性上升,或有明显波动,或上升持续日短,均有黄体功能不全的表现;也可有单相型体温出现。

6. 脑电图检查。

六、鉴别诊断

1. **经前头痛和月经期偏头痛** 经前头痛多为双侧性,但也有单侧性,疼痛部位不定,常为颞部及枕部。头痛在经前数天出现,伴有恶心或呕吐,呈持续性或时发时停,可能与间隙性颅内水肿有关。月经期偏头痛为月经期特异性发作的偏头痛,月经后自然消失,无其他精神、心理和躯体症状。头痛常为单侧,发作前几分钟或几小时出现头晕、恶心、呕吐,发作时常伴有视物模糊等。

2. **经前水肿** 为水钠潴留所致,可有眼睑、手足轻度水肿,乳房肿胀、触痛,腹胀。严重者可出现全身水肿,对生活、工作、学习有影响,月经后症状自然消失。经前水肿应与如下的水肿鉴别:

(1)局部原因水肿:如局部病变、淋巴管病变、静脉阻塞等,与手术、炎症、创伤有关。

(2)全身疾病性水肿:如心源性水肿、肾性水肿、肝硬化性水肿等。

3. **乳房水肿** 应与乳腺疾病,乳腺囊性化,乳房良、恶性肿瘤等鉴别。常可有经前触痛,发现乳房肿块、结节,注意乳房有无触痛、硬结、形态、边界是否清楚。乳腺 B 超检查有助于诊断或鉴别。

4. **经前精神症状与精神或神经性疾病鉴别** 经前不适出现的症状易误认为精神或神经性疾病。

(1)焦虑性神经症:包括广泛焦虑症和发作性惊恐焦虑疾病,以突发性和反复性发作为特征,与月经周期无明显相关性。

(2)双相情感性障碍:属于情感或心境障碍,有明显家族史,可分为抑郁型、狂躁型、混合型。抑郁型者长期忧愁,情绪低落,负罪或无助感,失眠或嗜睡,也可有自杀、自残倾向。狂躁型有精神亢奋,可有攻击或破坏行为。

(3)抑郁症:有忧愁、焦虑、情感淡漠、注意力不集中、自责、绝望、睡眠障碍和自杀倾向,与月经关系不大。

(4)心境恶劣障碍:为情感障碍疾病长期情绪低落,心境郁闷,抑郁,自闭,焦虑,疲乏无力,体弱,睡眠障碍,有自杀倾向,与月经关系不大。

(5)心身性疾病:临床表现为躯体症状与体征不对称,即体格检查所见难以解释其症状。也可有疼痛、躯体障碍。

(6)月经性癫痫:以月经期癫痫发作为特点,无明显精神和神经症状。

(7)周期性精神病:可在经前数天开始月经后自行缓解,每月月经期反复发生,也有一年仅数次发作。表现症状与经前期综合征类似,但无水钠潴留症状,多见于 13~18 岁女性。可有发育停滞、身材矮小、生殖器发育不全。脑电图检查可见异常,如不同程度的弥漫性异常改变,节律紊乱,出现异常波形。

5. **慢性疲劳综合征** 为亚健康状态,长期反复出现严重疲乏、无力、焦虑、忧郁、体质虚弱、食欲减退、睡眠障碍。本综合征与慢性病毒感染、白色念珠菌感染、慢性汞中毒、贫血、低血糖、甲状腺功能减退和长期失眠有关,与月经无关。

七、治疗原则

1. 常规治疗,包括改善生活方式、饮食习惯,以及激素、药物等治疗。

2. 劳逸结合,充足睡眠,适当运动,改善饮食习惯,建议低脂肪、低热、低糖饮食或素食,可减轻和缓解经前期症状。

3. 使用雌激素通过抑制卵巢功能改善经前期症状,孕激素治疗效果有争议。也可使用联合口服避孕药。

4. 抗焦虑、抗抑郁和抗惊厥药物。

5. 可少量使用利尿药。

6. 使用食物添加剂,如维生素类、中草药。

7. 非药物治疗,如针灸、松弛疗法(瑜伽等)。

(张治芬 石一复)

第十四章

绝经期综合征

一、定义

1. 自然绝经 指由于卵巢功能丧失而导致月经永远停止,连续闭经 12 个月而无其他明显的病理性和生理性原因,则可认为末次月经是自然绝经。绝经必须在停经 ≥ 1 年时回顾性确定。

2. 围绝经期 指妇女绝经前后的一段时期,包括从临床特征、内分泌及生物学方面开始出现卵巢功能衰退的征兆,至末次月经后 1 年。为避免混淆,建议在研究中停用"更年期"这一名称。

3. 绝经过渡期 指绝经前的一段时间,即从生育期走向绝经的过渡时期,包括从临床特征、内分泌及生物学方面开始出现卵巢功能衰退的征兆,至末次月经。

4. 绝经前 通常是模糊的指绝经前的 1~2 年或绝经前的整个生育期。此含义跨度太大。WHO 建议采用后者,即绝经前的整个生育期。

5. 绝经后期 末次月经后直至生命终止的整个时期,不论人工绝经或自然绝经。

6. 人工绝经 手术切除双侧卵巢(切除或保留子宫),或因化疗、放疗丧失卵巢功能。

7. 单纯子宫切除 至少保留一侧卵巢,用于描述术后卵巢功能可能维持一段时间的妇女。

8. 早绝经 理想的定义为绝经年龄低于人群绝经年龄均值的 2 个标准差。目前实际普遍接受以 40 岁以前绝经为早绝经。

绝经期综合征是指妇女绝经前后出现的一系列绝经期症状。绝经的判断是回顾性的,停经超过 12 个月随诊方可判定绝经。

围绝经期是妇女自生育期规律月经过渡到绝经的阶段,也是妇女由生殖能力的性成熟过渡到失去生殖能力的老年期的过渡,称更年期或围绝经期。包括出现与卵巢功能下降有关的内分泌、生物学和临床特征,至末次月经后一年。

围绝经期包括绝经前期(一般在绝经前 2~5 年开始)、绝经期(停经 1 年者)和绝经后期(一般在绝经后持续 6~8 年)。

绝经年龄与遗传、营养、地区、环境、吸烟等因素有关。

二、围绝经期和绝经后的性激素及抑制素变化

1. 雌激素 绝经过渡早期特点是雌激素水平波动大,整个绝经过渡期雌激素不是呈逐渐下降趋势,而是在卵泡生长发育停止时,雌激素水平才下降。绝经后雌激素主要来自肾上腺素皮质以及卵巢的睾酮和雄烯二酮,经周围组织和脂肪中芳香化酶作用转化为雌酮。

2. 孕酮 在绝经过渡期仍有排卵时有孕酮分泌,但量少,绝经后极少量孕酮可来自肾上腺。

3. 雄激素 绝经前主要来自卵巢,绝经后绝大多数(85%)来自肾上腺,余 15% 来自卵巢间质细胞。

4. 促性腺激素 绝经过渡期仍有排卵的妇女,FSH 在多数周期中升高,LH 正常范围,绝经后 FSH、LH 明显升高,FSH 升高更明显。FSH/LH>1。自然绝经 1 年内 FSH 上升 13 倍,而 LH 上升 3 倍,绝经 2~3 年 FSH/LH 达最高水平,以后随年龄增长逐渐下降,但仍在较高水平。

5. 抑制素 绝经后妇女血抑制素浓度下降,较雌二醇下降早且明显,可成为反映卵巢功能衰退更敏感的标记。

三、绝经过渡期和绝经后的相关变化

1. 内分泌改变 下丘脑促性腺激素释放激素、垂体促性腺激素(主要是 FSH 升高较 LH 明显)、性甾体激素(E_2,雄烯二酮,睾酮下降)、抑制素下降、瘦素变化(绝经前略高,增加瘦素量,相同

绝经时间内,随体重增加瘦素明显升高),其他如肾上腺、甲状腺素总 T_4 下降等。

2. 卵泡减少和逐渐耗竭。

3. 卵巢体积逐渐减小。

4. 出现相关月经周期改变。

5. 出现相关血管舒缩症状、心血管症状、骨关节症状、泌尿道症状、性功能减退等一系列改变,引起相应症状。

四、绝经期相关症状

绝经是几乎每个女性都会面临的问题,绝经意味着卵巢功能衰竭,预示生殖能力终止。但卵巢功能的衰竭通常是缓慢渐进,其相关症状也逐步出现,所以也有上述 8 个定义的划分。通常女性 40 岁以后即逐渐出现相关轻微症状。实际围绝经期包括绝经前 2~5 年开始,绝经期(停经 1 年)和绝经后期(一般在绝经后持续 6~8 年)。此期卵巢激素分泌逐渐减少,全身器官特别是女性生殖器官相应衰退,并产生一系列生理和心理改变及症状,表现多种多样,常称更年期综合征,现也称绝经期综合征。

临床表现主要如下:

1. **月经变化** 周期改变,如月经不规则,停经一段时间后子宫长期出血,反复多次,直至最后月经完全停止,少数为月经周期正常,突然月经停止,不再来月经。

2. **血管舒缩症状** 阵发性潮热、出汗,发热。出现前有类似头痛的短暂头部压迫,继而头、颈部潮热,迅速波及上胸、背部,直至全身,随之全身出汗,潮热消退。出现次数各异。

3. **心血管系统症状** 包括高血压、心悸、假性心绞痛。

4. **骨关节和肌肉症状** 关节疼痛、僵直,活动受限,活动时弹响,严重者关节渗液等,好发于手、足、膝和踝关节。

5. **骨质疏松** 骨质疏松、身体变矮、脊柱后凸和行走困难。

6. **精神、生理异常** 出现抑郁、失眠、注意力不集中、情绪波动、易怒,严重者如精神病样。

7. **泌尿生殖系统症状** 有尿急、尿频、尿痛或尿失禁。生殖器官萎缩,阴道干燥,性欲减退,性交痛或白带增多,外阴瘙痒等。

8. **皮肤改变** 皮肤干燥、弹性减退,皱纹增加,面部出现色素斑;头发及阴毛脱落;乳房下垂,失去弹性。

五、诊断

1. 凡 40 岁以上妇女出现上述临床表现的一种以上症状,即使月经正常,也应考虑本病症的可能。不足 40 岁的妇女,因长期闭经,卵巢早衰,双侧卵巢切除,或放疗、化疗者出现上述症状,也大多为本病症。

2. **妇科检查** 外阴萎缩,阴道黏膜苍白、变薄、充血,子宫小于正常。

3. **内分泌测定** FSH、LH 值高于正常,血 E_2 下降至 20ng/L 以下。

4. **骨密度测定** 采用双能 X 线骨密度仪检查,骨密度水平低于正常。

5. **治疗试验** 凡出现上述临床表现,一般药物治疗无效时,采用雌激素实验治疗 2 周,能缓解症状者也为本病症。若无缓解,则考虑其他病变。

六、鉴别诊断

1. **甲状腺功能亢进** 可发生于任何年龄,年龄大发病有心率不加快、食欲亢进,不呈兴奋型,而表现为抑郁、淡漠、多疑、焦虑等。鉴别方法为测定甲状腺激素功能,常为 TSH 低于正常,T_4 升高。

2. **冠状动脉粥样硬化性心脏病** 以心悸、心律不齐、胸闷为主要症状,宜考虑本病。进行体格检查和心电图检查,也可用雌激素试验治疗,请内科会诊。

3. **高血压病** 头痛、血压波动或持续高血压应先考虑高血压病。

4. **精神病** 以精神症状为主要表现时,须进行鉴别,请精神科医师会诊。

5. **妇科炎症** 以阴道炎为主要症状时,须排除滴虫、真菌或细菌性阴道病等,进行白带常规检查即可确定。

6. **泌尿系统感染** 以尿频、尿急、尿痛为主要症状时,需排除泌尿系统感染。

七、治疗原则

1. 根据绝经相关激素补充治疗规范诊治流程处理。

2. **雌激素补充治疗**

(1)适应证

1)绝经相关症状。

2）泌尿生殖系统萎缩。

3）骨质疏松危险因素。

(2)禁忌证

1）已知或怀疑妊娠。

2）原因不明的阴道流血。

3）已知或怀疑有乳腺癌。

4）已知或怀疑有与性激素相关的恶性肿瘤。

5）患有活动性静脉或动脉血栓及最近 6 个月内栓塞性疾病。

6）严重肝肾功能障碍。

7）血嘌呤病和耳硬化症。

8）禁用孕激素的脑膜瘤。

(3)慎用

1）子宫肌瘤。

2）子宫内膜异位症。

3）子宫内膜增生史。

4）未控的糖尿病和严重的高血压。

5）有血栓倾向。

6）胆囊疾病、癫痫、偏头痛、哮喘及高催乳素血症。

7）系统性红斑狼疮。

8）乳腺良性疾病。

9）乳癌家族史。

3. 具体药物治疗坚持个体化治疗原则,在医师指导下应用。

4. **健康指导**　运动,保持正常体重,健康饮食,补钙和维生素 D,戒烟、控酒,增加社交和脑力劳动。

（张治芬　石一复）

第十五章

毛发增多和脱落

毛发增多是指身体任何部位（全身或局部）的毛发比同龄健康人或同种族人长出多而粗、长而黑的毛发。毛发脱落主要表现在头发、阴部毛发、腋部毛发的稀疏和逐步脱落。毛发增多主要发生在上唇、下颌、颈部、胸部、脐耻连线、阴部、肛门周围，以及上肢、下肢，个别还可有背部、面部，甚至耳或鼻。

毛发的主要成分是角蛋白。角蛋白由多种氨基酸组成，其中胱氨酸含量最高，可达15.5%。金属铅、砷对毛发的角质有强的亲和力，在铅和砷中毒时，毛发内的含量明显增加。

毛发的生长受神经、内分泌系统的调控，特别是内分泌的影响较明显。睾酮能促使躯干、四肢、胡须、腋窝及阴部毛发的生长。

不同部位的毛发各有作用。头发有保护头皮作用，可避免机械及日光对头皮的损害；眉毛沿眉弓倒"月牙形"分布，有利于沐浴、雨水及汗水自然向两侧分流，可避免污水对眼睛的损害；睫毛是眼睛的"守门员"，避免漂浮物或飞虫对眼的成熟，可立即关闭上、下眼睑；鼻毛为呼吸系统的门户，有防尘、吸附病原微生物，防止进入呼吸道，也可防止鼻前庭炎、咽炎、气管炎等作用；腋毛有排汗作用，防摩擦及增加腋窝的透气作用，儿童腋窝无腋毛，易发生腋窝间擦疹等。

毛发发生变化多为常见疾病的临床表现之一。

人体有三种体毛：①终毛，又长又粗，带有颜色，直径较粗，如眉毛、睫毛、胡须、腋毛和阴毛；②毫毛，很纤细，如手臂上的毫毛；③胎毛，常在出生后就自然脱落。

一般来说体毛的浓密或稀疏主要与遗传因素有关，如出现突然增加或脱落，许多可预示身体有病变，如激素水平失衡、卵巢病变、肿瘤。

一、病史要点

1. 毛发增多或稀疏发病的年龄、速度　毛发增多发生在婴儿和儿童期多为先天性或医源性（如因病服用肾上腺皮质激素）；青春期发现多为多囊卵巢综合征、库欣综合征、肾上腺肿瘤、先天性肾上腺皮质增多症等；更年期发病则多见于妇女长须糖尿病综合征；毛发增长速度快、增多严重，则肿瘤可能性大。女性青春发育期如上唇毛发如胡须样长出，大多为生理性，须与青春期多囊卵巢或其他疾病及早区分，以免延误诊治。罕见的"毛孩"可自婴幼儿期逐步加重。女性一个乳头上长出多于8根毛，也被称为多毛症。

2. 家族史　特发性妇女多毛有遗传因素，卵巢和肾上腺疾病引起的多毛也常与家族史有一定的关联。

3. 月经史　了解初潮年龄，初潮后月经变化。

4. 药物史　了解使用睾酮、肾上腺皮质激素、雄性激素类似药物（达那唑、孕三烯酮等）的剂量及时间，通常短期或少量使用者影响不大，长期或大量使用者则明显有关。

5. 毛发稀疏或脱落　是否与放疗、化疗有关，要仔细询问化疗具体药物、剂量、疗程等。化疗易致毛发稀疏、脱落，但停药后会逐步好转和头发再生。头发稀疏也与家族史、激素水平有关。也要询问有无产后大出血或垂体损伤，尤其是产后大出血所致席汉综合征者。

6. 有无精神压力、精神创伤。

7. 有无女性斑秃。

8. 头发开始稀少是否进入更年期。

二、体格检查和妇科检查

1. 一般情况　注意体型、肥胖、高矮，多囊卵巢综合征者大多体征无异常，可稍有肥胖，典型肥胖者约占 1/3；库欣综合征为向心性肥胖；巨人症者 10 岁即可达成人身高，常伴有指端肥大现象；女童有无性早熟现象。

2. **多毛分布和毛发增生程度** 毛发分终毛、毫毛和胎毛三种。多毛是指终毛，其有两种：一是全身或局部增多，增粗，但毛发分布正常，常与遗传或全身疾病有关；二是女性或儿童中多见的毛发增多呈男性型分布，常与垂体、肾上腺、卵巢等内分泌器官疾病有关。若有高胰岛素血症、胰岛素抵抗，如多囊卵巢综合征者也有部分伴有黑棘皮症。要注意乳晕和乳头部的毛发，如有 >8 根毛发者也属异常，可称为多毛症。检查时还要注意黑痣部位、发际处、手臂、小腿、阴部、腹中线、外阴、肛周、胸部、背部、腰部、腋部，甚至大腿部毛发分布，具体可参考表 15-0-1。

表 15-0-1 多毛程度 Ferriman-Gallwey
评分法（F-G 多毛评分法）

部位	级别	标准
1. 上唇	1	外侧毛少许
	2	外侧小胡须
	3	胡须从外侧向内延伸未达中线
	4	胡须延伸至中线
2. 下颌	1	少许散在的毛
	2	分散的毛有小积聚
	3 和 4	完全覆盖，少而重
3. 胸	1	乳晕周围的毛
	2	另加中线的毛
	3	这些区域融合覆盖 3/4
	4	完全覆盖
4. 背上部	1	少许散在的毛
	2	较多但仍分散
	3 和 4	完全覆盖，少而重
5. 背下部	1	背部一簇毛
	2	一些横向延伸
	3	覆盖 3/4
	4	完全覆盖
6. 上腹部	1	少许中线毛
	2	较多但仍在中线
	3 和 4	一半和完全覆盖

续表

部位	级别	标准
7. 下腹部	1	少许中线毛
	2	一条中线毛
	3	一条带状中线毛
	4	倒 V 型生长
8. 臀	1	生长稀疏未超过表面 1/4
	2	较多但仍未完全覆盖
	3 和 4	完全覆盖，少而重
9. 腿	1、2、3、4	如臀

3. **男性化表现** 有无痤疮、多少、分布，阴毛分布形态，乳房大小、有无萎缩，喉结状况，发音有无变声，肌肉毛发程度，有无女阴男性化等异常。有关痤疮采用 Ross 临床评分标准（表 15-0-2）：

（1）轻度（丘疹样痤疮）：数目 ≤ 20 个，无囊性结节样病变。

（2）中度（丘疹样痤疮）：数目 >20 个，有囊性结节样病变。

（3）重度（面部出现大量囊性结节痤疮）。

表 15-0-2 Rosenfield 痤疮临床评分

评分	类型	临床表现
0	无	无
1	轻微	痤疮 ≥ 2mm，面部或躯干 <10 个
2	轻	痤疮 10~20 个
3	中	痤疮 >20 个或脓疮 <20 个
4	重	脓疮 ≥ 20 个
5	囊性	炎性病损 ≥ 5mm

4. **头发稀疏或脱落** 女性头发有无斑秃；是否进入更年期因雌激素水平下降，雄激素上升，易开始头发稀少；注意梳头、洗头或头发脱落情况，或枕头上发现毛发多少；有无头癣，或使用染发、烫发等。

5. **妇科检查** 注意外阴发育，有无阴蒂肥大，阴毛稀密程度，肛门周围毛发情况，已婚者阴道腹部双合诊检查盆腔、卵巢大小，有无卵巢肿瘤。

三、辅助检查

1. **实验室检查** 对毛发增多女性应作生殖内分泌检查和相关检查，包括卵泡刺激素（FSH）、黄体生成素（LH）、睾酮（T）、雌二醇（E$_2$）、硫酸脱氢表雄酮（DHEAS）、催乳素，以及空腹血糖、血脂、17-羟孕酮等。

主要注意睾酮，若有升高，应考虑肾上腺和卵巢问题；如 LH 升高或 LH/FSH 升高，应考虑多囊卵巢综合征；DHEAS 升高常为肾上腺病变；如 DHEAS 正常但 T 明显升高，多为卵巢性病变。

疑有库欣综合征时，应做小剂量地塞米松抑制试验。疑有先天性多毛症应作染色体检查。有头发斑秃，更年期毛发开始稀疏、脱发等，体内雄激素含量上升。产后大出血所致席汉综合征者性激素、肾上腺皮质功能、甲状腺功能均有不同程度下降。

2. B 超检查　对卵巢肿瘤、多囊卵巢综合征及肾上腺疾病，分别作盆腔和肾区 B 超检查。

3. X 线、CT 及 MRI 检查　对肾上腺和卵巢肿瘤有较高诊断价值，对垂体腺瘤、蝶鞍部病变也有价值。X 线片上可显示蝶鞍大小，有无变形，该处骨质有无变薄、破坏。

4. 脱眉毛者应作梅毒、甲状腺素测定。脱发也应作头皮屑真菌检测。

四、鉴别诊断

（一）多毛

1. 生理性多毛

（1）女性青春期发育时。

（2）女性妊娠时脑垂体功能活跃，促肾上腺皮质激素分泌增加，促进肾上腺皮质的雄激素分泌，是妊娠期女性发生四肢等处毛发增多的原因。甲状腺素对眉毛的生长也有促进作用。

2. 先天性全身多毛症　由于基因突变常染色体显性遗传所致。出生时即可有多毛，以后逐增多、增长、加重。到学龄前期可除掌趾外全身多毛，可长达 10cm 左右。此类因基因突变，常染色体显性遗传还有两种脸型，一种是狗脸型，另一种是猴子脸型。前者除毛发满布全身（除掌趾外），睫毛、眉毛变浓而明显，常有牙齿发育不良和外耳畸形；后者出生时即全身多毛，但常死于婴儿期。幸存者出现明显猴子脸，有宽而扁平的鼻子、厚而下垂的口唇及凸颌。

3. 先天性局部性多毛症　是先天性畸形，在青春期前先有胡须、阴毛。痣样多毛症在出生或幼年期发病，其毛的长度、直径、颜色、粗细、硬度与生长部位和年龄不相称。毛痣是在黑色素痣的

表面长出较多粗毛。先天性脊柱裂常在颈椎及骶椎部位有局限性多毛出现。

4. 各种症状性毛发增多　某些全身性疾病可表现有多毛，以多毛为主要症状而就诊。多为先天性疾病，或先天性和后天性内分泌紊乱，遗传性疾病，或疾病治疗中出现医源性多毛及相应症状。

（1）多囊卵巢综合征：以闭经、不孕、多毛、肥胖为主要表现，出现不同部位、不同程度的多毛，尤以手臂、小腿、发际、后颈部明显，阴毛呈男性型分布，可伴有不同程度的痤疮。激素测定主要可有 LH/FSH、LH、T 升高。常伴有高胰岛素血症、高雄激素血症和 / 或胰岛素抵抗。B 超检查可见双卵巢增大，多个大小不等卵泡，并有卵泡在卵巢皮质分布成"串珠状"。女性中多毛现象绝大多数与 PCOS 有关。

在诊断和鉴别中，对青春期女性尤应注意 PCOS 主要临床特征与青春期生理变化非常相似，其相似处有：①雄激素分泌增多和高雄血症；②胰岛素抵抗及代谢性高胰岛素血症；③月经初潮后 1~3 年内大多是无排卵周期，随下丘脑 - 垂体 - 卵巢轴成熟，青春晚期健全排卵功能；④正常青春期女性 B 超检查常见多卵泡表现，但小卵泡数的 PCOS 少，无间质回声增强和体积增大，排卵后小卵泡逐渐减少；⑤青春期促性腺激素呈脉冲分泌，LH 对 GnRH 反应增强，仅 LH/FSH 由 <1 转为 >1。

正常青春期生理变化与青春期 PCOS 临床表现也有相似之处：①正常青春期少女在初潮 2 年内有月经不规则，青春期 PCOS 月经异常发生率高，PCOS 者月经异常明显增高，超重和肥胖明显增高；②青春期 PCOS 高雄血症发生率明显增高；③青春期 PCOS 胰岛素抵抗程度加重，有糖代谢异常。

青春期少女有下列情况者应及早筛查和区分是否是 PCOS：①有多毛、痤疮伴月经不规则和肥胖者；② PCOS 发生在青春早期即需治疗或常规治疗无效的严重疾病者；③初潮 2 年仍不能建立正常月经周期者；④青春期体重增长过度，伴黑棘皮症、代谢综合征及 2 型糖尿病家族史者。

（2）卵巢男性化肿瘤：如睾丸母细胞瘤、门细胞瘤等可产生大量雄激素，具男性化，同时出现多毛现象。此外，有 12% 的两性母细胞瘤、20% 的性母细胞瘤、10% 的卵泡膜细胞瘤，可有男性化表

现，也有多毛现象。

（3）肾上腺肿瘤：与上述卵巢男性化肿瘤一样，临床可多毛症来得突然而严重。血睾酮（T）和脱氢表雄酮（DHEAS）水平明显增高。这些肿瘤释放出雄性激素，导致体毛迅速生长。

（4）高雄性素血症：雄激素过多引起性毛过度生长，异常分布，去女性化或男性化。临床表现为多毛、月经失调、不孕、无排卵、胰岛素抵抗、肥胖、卵巢或肾上腺疾病。病因与遗传种族和返祖现象、下丘脑 - 垂体疾病（肢端肥大症、库欣病、催乳素腺瘤、脑炎、外伤等）、肾上腺疾病（先天性肾上腺皮质增生、21- 羟化酶缺陷等）、卵巢病变（PCOS、男性化肿瘤）、两性畸形、孕期 HCG 相关性多毛、医源性因素等有关。因高雄性激素升高，可引起多毛。

1）先天性肾上腺皮质增生：雄激素分泌过多，最常见是由于酶的缺乏所致。在女性中造成女性男性化，女性染色体为 46，XX，性腺为卵巢，内生殖器有输卵管和子宫，但外生殖器有不同程度男性化，女性患者男性第二性征发育早，如阴毛、腋毛、胡须等在儿童期即出现。女婴发生外生殖器异常、高血压、脱水、失盐表现，应考虑本病；成年女性原发闭经或有男性化表现，也应考虑本病。应作全面检查，包括染色体、17α- 羟孕酮测定。若疑有 21- 羟化酶缺乏需行 ACTH 兴奋试验，若水平在 3~10ng/ml 时应考虑本病（正常女性 <3ng/ml）。

2）库欣综合征：肾上腺皮质功能亢进，由 ACTH 过多或肾上腺肿瘤所致。临床表现为向心性肥胖、高血压、高血糖、多毛、痤疮、月经失调、不育等一系列症状。其中多毛占 64%~81%，高血压占 74%~87%，肥胖占 79%~97%。临床主要可见满月脸、水牛背、多血质面容、皮肤紫纹、痤疮、骨质疏松。内分泌检查可显示皮质醇分泌过多。

3）巨人症和肢端肥大症：是腺垂体嗜酸细胞瘤，分泌过多生长激素而引发一系列异常表现。骨骼、软骨、软组织等增生，脏器功能和代谢紊乱，临床表现为巨人症或肢端肥大症。也可有多毛、闭经等，身材高大，手、足厚大，面貌粗陋，下颌骨肥大，四肢末端指 / 趾骨增大等。根据典型临床表现，X 线、CT 或 MRI 检查，以及测定生长激素（>10ng/ml），易于诊断和鉴别。

（5）妇女长期糖尿病综合征：以更年期妇女为主，可有长胡须、全身多毛、显著肥胖，常伴糖尿病、高血压，除多毛外无其他男性化表现。

（6）遗传性疾病

1）叶啉病：红细胞生成性叶啉病常见暴露部位皮肤多毛；迟发性叶啉病先发生前额多毛，再扩至颊和颏部，可有色素沉着、大疱、硬皮病样改变。

2）Hurler 综合征：婴幼儿期即有多毛，以面部、躯干、四肢为多见。

3）Cornelia de lange 综合征：以多毛和多种畸形为特征，多毛部位广泛，头发浓密。五官和骨多种畸形。足短小，外貌丑陋，常在成年前死亡。

4）Donahue 综合征：以多毛、大耳、宽鼻、厚唇、性早熟、外生殖器肥大、乳房肥大、智力发育迟为特征，常早年死亡，为隐性遗传病。

5）多毛肘综合征：也称肘毛增多症。为常染色体显性遗传，也可能是隐性遗传。

6）Rubinstein-Taybi 综合征：多毛，面部为高弓形眉，耳位低，鹰钩鼻，头小，下颌大，身体、智力发育迟缓，运动神经阻滞，常有呼吸系统感染。

7）Bloom 综合征：以面部毛细血管扩张性红斑、对日光敏感、侏儒为三特征，可伴有多毛，与多种白血病及胃、肠、皮肤癌等并发，是主要死因。

（7）药物性多毛：女性长期服用睾酮、肾上腺皮质激素引起胡须和体毛增多、浓密；青霉素、环孢类药物可致躯干、四肢多毛；儿童癫痫服用苯妥英钠 2~3 个月可出现多毛症，停药 6~12 个月可逐渐恢复正常；补骨脂可引起多毛、色素沉着。

（8）慢性炎症和静脉曲张可致病变部多毛。

（9）物理刺激引起多毛：长期摩擦、搔抓、打石膏可造成面部多毛。

（10）精神神经性多毛：伴发精神分裂症、癫痫、多发性硬化症等可有多毛。

（二）毛发稀疏、脱发

1. 生理性脱毛

（1）产后体内激素水平迅速下降，常出现产后脱发现象。

（2）更年期妇女体内雌激素下降，而雄激素上升，则头发开始有稀疏、脱落。

2. 毛发稀少有关的遗传性疾病

（1）X 连锁少汗性外胚层发育不全：可出汗减少，皮肤干燥，毛发稀疏。有常染色体显性与常染色体隐性表现。

（2）Witkop 综合征：累及毛发、牙齿、指甲的出汗性外胚层发育不良，毛发细，生长缓慢，稀疏。

牙齿间隙大,甲生长缓慢。

(3) Clouston 综合征:细发,毛发稀疏,甲营养不良,皮肤角化不良,易裂,指、肘、膝关节及腋窝色素沉着。

(4) EEC 综合征:肢端、皮肤、甲、泪、齿发育不良,可有毛发稀疏、干燥,常有睫毛、眉毛缺失。

(5) 2 型色素失禁症:X 连锁显性疾病,80%有牙齿异常,儿童期毛发稀疏,晚期卷发,毛发粗糙,还可有斑秃,30% 有眼部病变,14% 有癫痫,若为男性胎儿易自发流产,超声检查有水肿表现。

(6) Coffin-Siris 综合征:常染色体显性遗传,毛发稀疏,面容粗糙,甲发育不全,特别是有第5 指。

(7) Nicolaides-Baraitser 综合征:癫痫发作、毛发稀疏、短指畸形、掌关节肿胀。

(8) 毛发 - 鼻 - 指 / 趾综合征:常染色体显性遗传。主要有头发细、稀少,营养不良性脱发,短指畸形。致病基因为位于 8q24 的 TRPSI。

(9) MenKes 综合征:X 连锁隐性铜代谢疾病。主要有头发稀少、卷发,进行性神经系统损伤伴癫痫与痉挛。

3. 生活方式与毛发　营养缺乏,月经过多,压力过大,生活不规则,染色、烫发、洗发过勤可致毛发脱落;化疗、放疗可致脱发,与化疗药物种类、剂量有关。化疗药物不会引起完全脱发,但会致头发变细、变色、易折断。化疗开始后 2~3 周内,泰素类、烷化剂可引起完全秃头并进展迅速。化疗结束后几乎所有人可毛发再生,3~6 个月恢复正常。

4. 席汉综合征　产后大出血可发生席汉综合征,易致毛发脱落。

5. 斑秃　临床常见的毛发疾病,常为突然出现一处或多处局限性斑片状脱发,可见于身体任何有毛发的部位,但以头发多见。少数患者较严重,眉毛、胡须、腋毛、阴毛等体毛的脱落称普秃。真正原因不明,与遗传、自身免疫、内分泌、感染或精神应激等有关。有约 1/3 患者伴有过敏性疾病,如湿疹、哮喘、荨麻疹,或自身免疫性疾病,如白癜风、类风湿关节炎等。常见诱因是睡眠障碍和精神因素,如熬夜、精神紧张、情绪大起大落、家庭环境变化等。

6. 减肥(减重)手术后　以女性为多,发生在体重下降最快的时间,因体重快速下降,全身皮下脂肪组织迅速变薄,头皮组织也迅速减少,难以支撑随之脱发。减肥(减重)手术后脱发不需要治疗,也不要额外补充营养,半年左右等体重快速下降结束,头皮结构恢复正常,自然会长出新的毛发。

五、治疗原则

1. 针对病因分别治疗,避免精神神经刺激。

2. 补充多种氨基酸,特别是胱氨酸治疗毛发疾病,对提高毛发主要成分角蛋白有助。

3. 改变不良生活方式,减少烫发或染发,减少外用化妆品刺激。

4. 积极治疗有关原发疾病引起的毛发增多或稀疏、脱落。有真菌感染者头皮屑检测真菌,相应治疗。

5. 修剪毛发要谨慎。

6. 斑秃可用糖皮质激素,外用 2%~5% 米诺地尔液促进毛发生长,补充维生素和微量元素。

7. 必要时请皮肤科协助诊治。

(周怀君　石一复)

第十六章

肥　胖

肥胖是指体内脂肪堆积过多和／或分布异常，体重增加，是因遗传、内分泌、饮食、运动和环境因素在内的多种因素相互作用所引起的代谢性疾病。

随着生活条件改善，饮食、营养、运动等管控不当，或因内分泌、代谢性疾病的发生，我国超重和肥胖的患病率迅速上升，甚至在幼小儿童中也不少见。

肥胖症作为内分泌疾病和代谢综合征中最常见表现之一，与多种疾病，如2型糖尿病、血脂异常、高血压、某些内分泌疾病或癌症相关。肥胖症及相关疾病可损害身心健康，使生活质量下降、社交影响、预期寿命缩短，成为全世界的健康问题。

一、病史要点

1. **肥胖起始时间及发展过程**　包括出生、幼年、婚育、绝经前后的肥胖和体重变化。

2. **与肥胖相关的因素**　如疾病、用药史、妊娠、分娩、产褥等变化。

3. **家族史**　父母及家庭成员肥胖和体重情况。

4. **饮食习惯**　有无多食、贪食、喜甜食、睡前进食、喜肉食、挑食等不良习惯；食物结构；过量进食等。

5. **运动量**　运动少、活动少、劳动少、长期卧床、坐姿；有无原坚持锻炼，突然中止或运动量骤减现象；有无因病治疗而营养进食增加，活动减少。

6. **特殊药物服用史**　如肾上腺皮质激素长期和剂量较大的使用。

7. **精神因素**　精神放松、各方面压力较小者。

8. **产褥经过**　休息、营养、进食、活动情况，是否母乳喂养等。

二、体格检查

1. 体重、身高、胸围、腰围、臀围、血压。

2. **脂肪分布情况**　腹部型肥胖、外周型肥胖、向心性肥胖。

3. 有无伴有水肿。

4. 皮肤有无紫纹或妊娠纹。

5. 有无多毛、痤疮、黑棘皮病。

6. **体重指数测定**　体重指数（BMI）＝体重（kg）/身高（m²），简单实用，易于操作，基层单位或家庭均可测量和计算。

7. **标准体重**　常用标准体重公式如下：

（1）标准体重（kg）＝身高（cm）－105。

（2）标准体重（kg）＝［身高（cm）－100］×0.9。

8. **肥胖度**　肥胖度 ＝（实际体重 － 标准体重）/标准体重 ×100%。

9. **皮下脂肪厚度测定法**　具体测量方法为患者左上肢屈肘 90°，在鹰嘴和尖峰之间取中点，然后在该处捏起 1cm 的皮肤，其褶皱的长轴与上臂的长轴平行，用量角器测定皮肤褶皱的厚度。测定压力，通常要求固定为 10g/mm³。一些患者脂肪主要堆积在腹部和腹腔内，此法测定脂肪厚度并不能反映真实变化。此外，还有肩胛下区皮肤褶皱厚度（正常女性 9~12mm，超过 14mm 可诊断肥胖）和三角肌区皮肤褶皱厚度（正常女性 13~25mm，超过 30mm 为肥胖）。

10. **腰臀比值（WHR）**　是目前测量腰围的简单可靠的方法，是诊断腹部脂肪积聚最重要的临床指标。

（1）腹围：受试者站立位，双足分开 25~30cm，使体重均匀分布，测量髂前上棘和第 12 肋下缘连线的中点水平，于平稳呼吸时测量。

（2）臀围：测量环绕臀部的骨盆最突出的周径。高腰臀比称中心型脂肪分布，低腰臀比称周围型脂肪分布,女性腰臀比 >0.85 为中心型肥胖。

三、辅助检查

1. 血糖、糖耐量、血脂、血胰岛素、肾上腺皮质醇测定。

2. 生殖内分泌测定。

3. **CT、MRI 检查**　成本高、繁琐,临床少用。CT、MRI 扫描腹部第 4~5 腰椎间隙水平,以腹部脂肪面积 ≥ 100cm² 为腹内脂肪增多。

4. **盆腔 B 超检查**　排除多囊卵巢综合征、卵巢肿瘤等,若合并生育、月经等问题也应作盆腔 B 超检查。根据需要做肾上腺、甲状腺、性腺、胰腺扫描。

5. **染色体检查**　诊断或排除多种遗传性肥胖综合征。

四、鉴别诊断

(一)生理性体重增加和肥胖

1. **婴幼儿**　体重增加和肥胖现象,尤其是母乳充足,或人工喂养进食糊类添加食物。

2. **青春发育期**　体重增加,脂肪增多。

3. **妊娠期**　青少年女性应注意末次月经,停经史,腹部增大,胎动、胎心等。

4. **产褥期**　休息、卧床、营养(尤其是营养过度、过剩者),活动少、多餐。

5. 运动突然骤减或中止者,短期有体重反弹。

(二)病理性体重增加和肥胖

1. WHO 推荐采用 BMI 对肥胖分类(表 16-0-1)

2. 由于亚太地区成人 BMI 标准与 WHO 标准有所不同,故亚洲成人 BMI 标准、腰围水平及相关疾病危险性关系见表(表 16-0-2)。

3. 2003 年《中国成人超重和肥胖症预防指南(试用)》以 BMI ≥ 24kg/m² 为超重,≥ 28kg/m² 为肥胖,女性腰围 ≥ 80cm 为腹型肥胖。

4. 2004 年中华医学会糖尿病分会建议代谢综合征中肥胖的标准定义为 BMI ≥ 25kg/m²,肥胖并非单纯性体重增加,若体重增加是肌肉发达,则不应认为肥胖。

5. **单纯性肥胖**　临床大多肥胖若无明确病因,患者无内分泌和代谢性疾病,常有家族史,常与少运动、喜食油腻食品和甜食,脂肪分布均匀,

表 16-0-1　WHO 关于成人体重指数(BMI)标准

类别	BMI(kg/m²)	相关疾病危险性
体重过低	<18.5	低(也有相应其他疾病危险增加)
正常范围	18.5~24.9	平均水平
超重	>25	增加
肥胖前期	25~29.9	增加
Ⅰ度肥胖	30~34.5	中度增加
Ⅱ度肥胖	35~39.5	严重增加
Ⅲ度肥胖	≥ 40	极严重增加

表 16-0-2　亚洲成人 BMI 标准、腰围及相关疾病危险性关系

类别	BMI(kg/m²)	腰围水平(cm)	
		男 <90,女 <80	男 ≥ 80,女 ≥ 90
体重过低	<18.5	相关疾病危险性低(但其他疾病危险性增加)	相关疾病危险性处于平均水平
正常范围	18.5~22.9	平均水平	相关疾病危险性增高
超重	≥ 23		
肥胖前期	23~24.9	相关疾病危险性增加	相关疾病危险性增高
Ⅰ度肥胖	25~29.9	相关疾病危险性中度增加	相关疾病危险性增高
Ⅱ度肥胖	≥ 30	相关疾病危险性显著增加	相关疾病危险性增高

皮肤出现条纹,24 小时尿 17- 酮和 17- 羟皮质类固醇可增高。应与皮质醇增多症鉴别。多见中年以后,特别是围绝经期妇女有自发性肥胖倾向。单纯性肥胖分:①体质性肥胖:发生在 25 岁以前有家族遗传倾向,患者出生即肥胖;②营养性肥胖:也称获得性和外貌性肥胖,因营养过度、活动少。肥胖形态分女性肥胖(梨形):脂肪集中于躯体下部(臀部和腹部);男性肥胖(苹果形):脂肪分布躯体中心,储存于腹部、内脏、肠系膜。

6. 多囊卵巢综合征。

7. 内分泌性肥胖

(1)下丘脑性肥胖:见于下丘脑炎症、肿瘤、损伤、先天性和遗传性因素。下丘脑食欲中枢损害、食欲异常,导致多食,引起肥胖;也可有性功能异常、性早熟、甲状腺功能异常、肾上腺皮质功能亢进、闭经、溢乳、尿崩等表现;神经系统障碍可有嗜睡或失眠等。

(2)垂体性肥胖:垂体 ACTH 瘤、催乳素腺瘤、生长激素瘤等,除肥胖外有垂体压迫症状,如头痛、视力障碍等。

(3)甲状腺性肥胖:甲状腺功能减退患者。

(4)肾上腺皮质醇增多症(库欣综合征)。

(5)胰岛性肥胖:常见 2 型糖尿病者,以中年女性为多,有自发性功能性低血糖,因多食导致肥胖。

(6)性腺功能紊乱及减退性肥胖:围绝经期和 PCOS 者因性腺功能紊乱致肥胖。性腺性肥胖脂肪积聚较均匀,以胸、腹、臀部脂肪积聚为特点。

8. 遗传性肥胖

(1)肥胖生殖无能症:又称 Frohlich 综合征。由下丘脑、垂体及周围病变引起神经内分泌紊乱。青春期前发病,表现为肥胖、性发育不全或性功能减退。肥胖以乳房、下腹部和生殖器附件最明显。

(2)性幼稚 - 色素性视网膜炎 - 多指 / 趾畸形综合征:又称 Laurence-Moon-Biedl 综合征,为常染色体隐性遗传病,多有家族史,表现为肥胖、智力低下、色素性视网膜炎、多指 / 趾畸形、生殖器发育不全,尿 17- 酮、血 LH 低于正常。

(3)肝糖原贮积症:又称 von Gierk 综合征,为常染色体隐性遗传,患者呈肥胖体态,面部、躯干部皮下脂肪丰富,发育迟缓,身材矮小,四肢短,呈侏儒状,有肌无力、低血糖、肝肾增大、高脂血症、高乳酸血症。

(4)肥胖 - 多毛 - 额骨肥厚综合征:又称 Morgagni-Stewart-Morel 综合征。表现为肥胖、头痛、女性男性化、精神症状。肥胖以躯干及四肢端较明显。X 线检查显示额骨增生,多见于绝经女性。

(5)痛性肥胖综合征:又称 Dercum 综合征。神经性脂肪过多,以绝经期妇女多见。脂肪存积躯干、颈部、腋部、腰及臀部,出现多发痛性脂肪结节或痛性脂肪块,疼痛为针刺样或刀割样剧痛,阵发性或持续性,沿神经干无压痛。常有停经过早、性功能减退。

(6)进行性脂肪营养不良症:又称 Barraguer-Simons 综合征。进行性脂肪营养不良,发病年龄 4~15 岁,女性多见,上半身皮下脂肪层进行性萎缩,轻者表现为面部脂肪萎缩,也可波及上肢、躯干,下半身皮下脂肪正常或异常增加。皮肤可有色素沉着、女子多毛、甲状腺功能亢进、高脂血症、糖尿病等。

(7)长须妇女糖尿病:又称 Achard-Thiers 综合征,或称糖尿病女性长须综合征或女性库欣综合征。表现为女性绝经后出现糖尿病、肥胖、高血压、多毛、乳房萎缩等。

(8)脑 - 肥胖 - 眼 - 骨骼综合征:又称 Cohen 综合征,出生发病,有颅面畸形、小头、小眼、先天愚型样眼袋、斜视、小颌、骨骼畸形、猿样皮纹、儿童期肥胖、肘外翻、膝内翻、肌无力等。

9. 药物性肥胖
长期服用避孕药、糖皮质激素、氯丙嗪等。停药后大多可以恢复。

10. 腹部或盆腔巨大肿瘤
如巨大子宫肌病、巨大卵巢肿瘤、腹部肿瘤等误以为肥胖,通过询问月经变化、B 超等影像学检查或肿瘤标记物测定等鉴别。

11. 腹水
也有误认为肥胖者,通过腹部检查(望、触、叩、听、移动性浊音、B 超等影像学检查)可予鉴别。

五、治疗原则

1. 合理营养,避免不良生活习惯。

2. 适当运动。

3. 正确指导产褥期营养。

4. 防止和减少药物性肥胖。

5. 治疗原发性疾病,请专科医师协助诊治。

6. 在医生指导下减肥,如药物治疗或手术治疗(胃成形术、胃旁路术、局部切除术等)。

7. 中医治疗。

(李娟清 石一复)

第十七章

泌　乳

正常情况下,在妊娠时可发生泌乳,尤其是产后哺乳期。若妇女在非孕期或停止哺乳1年后仍有泌乳则为异常现象。

一、病史要点

1. 泌乳发生的时间,与妊娠、哺乳、断奶等关系。

2. 泌乳性状、量,有无血性。

3. 单侧泌乳或双侧泌乳。

4. 与月经关系,有无伴发月经异常,尤其是闭经、月经量少和稀发现象。

5. 有无不孕不育。

6. 有无乳房疾病,尤其是乳房肿块等。

7. 有无视力、视野异常。

8. 有无精神、神经疾病,长期服用相关药物(如氯丙嗪、奋乃静、多潘立酮、阿片等药物),可干扰多巴胺合成或阻断其与受体相结合,从而使催乳素或泌乳素分泌增多导致泌乳。

9. 下丘脑疾病(炎症、肿瘤等)、垂体疾病(肿瘤、空泡蝶鞍综合征)、甲状腺功能减退(原发或继发)、肾功能不全、肝硬化、神经性疾病、药物(利血平、雌激素、避孕药、多巴胺等),以及刺激乳头等均可使泌乳素升高,可引起泌乳。

10. 有无应激状态,如精神紧张、剧烈运动、寒冷、性生活、手术等可出现泌乳素升高。

二、临床表现

1. **泌乳**　有自觉溢出或更换内衣时发现,量多少不一,有的仅在挤压时,或触摸挤压时有乳汁挤出。可一侧或双侧乳房出现上述现象,挤出非血性乳白色透明液体。

2. **月经稀少或闭经**　为常见临床症状,临床上称为闭经溢乳综合征。

3. **多毛**　有些患者可伴有多毛、痤疮现象,是

由于泌乳素升高刺激肾上腺分泌雄性激素所致。

4. **视力异常**　若由下丘脑、垂体肿瘤而压迫视神经等,可出现视力、视野异常、斜视、复视等。

5. **不孕、不育**　由于PRL升高出现无月经或闭经,影响排卵而致无受孕可能;也可引起黄体功能不全,易致不易受孕或即使受孕也发生流产。

6. **低雌激素性症状**　出现潮热、出汗、乳房缩小、阴道干涩、性功能减退、性生活困难、骨质疏松等。

三、体格检查及妇科检查

1. **全身及乳房检查**　身高、体重、全身一般情况。乳房检查及挤压、乳房大小、有无肿块、挤压乳房有无泌乳现象,并观察其量和性状。

2. **妇科检查**。

四、辅助检查

1. **实验室检查**　测定PRL水平,避免空腹时间过长。若PRL值明显高于正常者一次检查即可确定;若PRL测定结果是正常上限3倍以下时至少检测2次,以确定是否为高PRL血症。正常血清PRL为30ng/L。女性不同生理阶段血PRL的分泌不同,PRL分泌呈脉冲式。晨后1小时内急剧下降,上午9~11点为低谷,所以一般测定宜在上午9~11时进行。采血时应嘱安静1小时,因精神紧张、寒冷、剧烈运动、性生活、手术等应激状态下可导致PRL水平升高数倍。

2. **血FSH、LH测定**　可正常或偏低。

3. **其他内分泌检查**　测定甲状腺功能了解有无甲状腺功能减退;测定肾上腺功能了解有无皮质醇增多症。

4. 根据病史还需选择妊娠试验、乳腺钼靶检查等。

5. **MRI检查**　PRL>100ng/L时应进行垂体

MRI 检查,了解是否有垂体微腺瘤或腺瘤,也可明确视交叉神经与垂体瘤的关系。MRI 检查在妊娠期也可使用。

6. 眼底检查 若垂体肿瘤可累及或压迫视交叉神经引起视神经盘水肿,视野缺损。

7. 乳汁检查 将溢出或挤出的乳汁滴于低倍显微镜下观察,见到大小不等的脂肪滴即可诊断为乳汁。挤出的清水或黄色液体不是泌乳,若为血性分泌物应除外乳腺肿瘤。

五、鉴别诊断

1. 生理性泌乳与病理性泌乳

(1)生理性泌乳:以妊娠、哺乳期为主,但在应激情况下个别女性可能有泌乳素增高,促进乳腺发育、乳汁生成及泌乳的启动。

(2)病理性泌乳:如甲状腺功能低下、肾功能不全、肝硬化、神经性疾病、药物等,也可引起高泌乳素血症。

2. 单纯泌乳

(1)多发生在产后有哺乳者,可能与乳腺对 PRL 敏感性增加有关。尤在断奶后一段时间,乳汁分泌少量,通常仅在挤压乳房时才有少量乳汁挤出,不挤压时则无乳汁溢出。

(2)无闭经或月经稀发现象。

(3)若不采取避孕措施仍可妊娠。

(4)血 PRL 在正常范围内。

3. 功能性高泌乳素血症

(1)除有泌乳外,血 PRL 升高。

(2)乳汁分泌量较多,即使不挤压乳房也有乳汁溢出。

(3)与服用可导致 PRL 增高的多种药物有关,如利血平、氯丙嗪、奋乃静、多潘立酮、避孕药、多巴胺等。

(4)多伴有闭经及不孕不育史。

(5)无头痛、视力减退等症状。

(6)血 PRL 值高于正常值,一般在 200ng/L 以内。

(7)CT、MRI 检查未发现垂体或下丘脑肿瘤,但不能排除存有 <3mm 的垂体小微腺瘤的存在。

4. 病理性高泌乳素血症

(1)乳汁分泌量多,有溢乳。

(2)有闭经、不孕的主要症状。

(3)血 PRL 在 200ng/L 以上。

(4)头颅 CT 或 MRI 检查在下丘脑或垂体可发现腺瘤。

六、治疗原则

1. 治疗目的 控制高泌乳素血症,恢复正常月经和排卵,减少乳汁分泌,改善其他症状,如头痛、视觉障碍。

2. 垂体腺瘤可首选多巴胺激动剂或换代产品甲磺酸硫丙麦角林。补充维生素 B_6。

3. 垂体大腺瘤,药物控制不理想或有明显不适症状则外科手术治疗。

4. 不能耐受药物或手术者可放射治疗。

5. 可使用口服雌激素治疗,个别泌乳量较多者可试用中药芒硝外敷乳房。

（石一复）

第十八章

下腹 / 盆腔包块

下腹 / 盆腔包块是妇科常见症状,也是下腹 / 盆腔检查时常见的体征。由于下腹部也是盆腔组成的一部分,且盆腔也位于下腹部,所以盆腔包块或下腹部包块关系密切,难以区分。女性的盆腔包块大多来源于女性生殖系统,增大时常可在下腹部扪及,包块不大时常在作妇科检查时方可触及,或在 B 超等影像学检查时发现。

一、病史要点

1. 患者月经史、年龄、婚育史,以及及包块发生发展过程的相应症状,有助于诊断。

2. **年龄** 幼女、绝经后妇女出现盆腔或下腹部包块以卵巢肿瘤为多见,且恶性可能较大;青春期女性盆腔包块与肿瘤、生殖系统畸形经血梗阻,无法外流,致阴道、宫腔大量积血有关;育龄妇女应除外妊娠,多见于炎性肿块、子宫肌瘤、卵巢子宫内膜异位症。

3. **月经史** 有无停经伴有下腹 / 盆腔包块;有无月经过多伴有盆腔包块;有无继发痛经伴有下腹 / 盆腔包块;月经异常或绝经后阴道流血,伴有下腹 / 盆腔包块常与妇科肿瘤关系密切。

4. **婚育史** 未婚有包块与子宫畸形、卵巢子宫内膜异位、结核、卵巢肿瘤等有关;已婚有性不洁或多个性伴侣,或发热与盆腔炎性包块等有关。

5. **以往史** 有无盆腔 / 下腹部手术史,所致炎性肿块,或肿瘤复发,是否以往有某些肿瘤,现是否复发或转移等。

6. **包块增长速度** 何时发现、大小,以后定期检查增大速度;短期内迅速增大须疑有恶性肿瘤;肿瘤实性也以恶性可能为大;炎性肿块须抗炎治疗,生理性囊肿可缩小或自行消失。肿块是否在晨起未排空膀胱时自可触及,排空膀胱后是否消失或仍存在。

7. **包块出现后的伴随症状** 如腹痛(急性或慢性)、压迫症状(尿急、尿频、排尿不畅、便秘等)、消化道症状(恶心、呕吐、食欲下降、上腹饱胀、肛门坠胀、里急后重等)等。晚期者可有贫血、消瘦、恶病质、发热等。

二、体格检查

全身检查,除外恶性肿瘤。重点为腹部(尤为下腹部)、外阴、阴道检查,行双合诊、三合诊检查。未婚者肛腹联合检查,除特殊情况且征得家属 / 本人同意外忌用阴道窥器检查。检查应在排空膀胱和排便后为宜,有大便秘结、便秘者宜先排便,必要时用开塞露或灌肠后检查。

1. **下腹部检查** 视、触、叩、听诊对诊断均有意义,注意下腹部包块的部位(居中、左侧或右侧为主,或占满整个下腹);包块质地、软硬、囊性或实性;估计包块大小;包块形状(腹壁肥厚或有感染时则难以查清楚);边界是否清楚,与周围有无关联;包块可否活动,活动时有无疼痛,有无压痛、反跳痛,疼痛部位、程度。

2. **妇科检查** 包块尚未超出盆腔时腹部检查常不清楚,若是位于后盆腔或盆腔深处,则妇科检查可发现包块,而腹部检查常未能发现。

三、辅助诊断

1. **实验室检查** 包括血、尿常规,白带常规或培养找病原体,有助于生殖系统感染性疾病的诊断;血、尿 HCG 有助于正常妊娠、异位妊娠、滋养细胞疾病 / 肿瘤的诊断;肿瘤标记物的测定有助于妇科肿瘤的诊断。

2. **影像学检查** 以盆腔 B 超检查最为常用和方便,探查盆腔有无肿块,大约确定来自部位,包块大小、性质(囊性、实性或囊实相间,囊壁厚薄,有无分隔,囊液性状,囊壁有无赘生物),与妊娠有无关系。除 B 超检查外,必要时可作 X 线、

CT 及 MRI 等检查。

3. **细胞学检查** 盆腔穿刺液、包块穿刺液、腹水等均应做细胞学检查;包块做涂片和细胞学检查。

4. **染色体检查** 胸水、腹水也可做染色体检查,若为多倍体和非整倍体则恶性肿瘤可能性大。

5. **腹腔镜检查** 可了解病变部位、性状、与周围组织关系,必要时活检或手术治疗,对诊断和治疗均有作用。

6. **包块穿刺** 可经腹壁或阴道后穹窿穿刺,也可在 B 超、腹腔镜介入下穿刺,根据穿刺液性状可协助诊断,同时可作细胞学或染色体检查。但从肿瘤诊治原则来说,忌随便穿刺,因易致囊液扩散、污染、粘连等。

四、初步诊断

1. **与妊娠有关包块** 增大的子宫、异位妊娠、妊娠滋养细胞疾病／肿瘤。

2. **生殖系统畸形所致包块** 外阴、阴道、宫颈、子宫发育异常,影响经血排出,日久后在阴道、子宫大量积血,可形成包块。

3. **生殖系统肿瘤所致包块** 子宫、卵巢、输卵管肿瘤等。

4. **生殖系统炎性包块** 输卵管积水,输卵管卵巢脓肿、积液,卵巢脓肿,盆腔积脓等。

5. 盆腔子宫内膜异位症和卵巢巧克力囊肿。

6. 卵巢生理性囊肿。

7. 卵巢过度刺激综合征。

8. 残余卵巢综合征。

9. 残留卵巢综合征。

10. 充盈膀胱。

11. **肠道肿块** 肠管、大网膜粘连,肠系膜囊肿,阑尾脓肿,乙状结肠、直肠疝。

12. 肾下垂。

13. 游走脾。

14. **盆腔异物** 术后盆腔内异物残留,如纱布。

15. **后腹膜肿瘤** 大多位于腹膜后方、固定不动,以实质性多,CT 和 MRI 检查有助于诊断。

16. **淋巴囊肿** 广泛子宫切除及盆腔淋巴结清楚术后,淋巴管未结扎或术后引流不畅,积聚在盆腔,常在两侧腹股沟上方。

(石一复)

第十九章

妇 科 发 热

发热是临床各个学科均常遇到的疾病症状，发热不是一个独立的疾病而是一个病理过程。本章将计划生育有关的发热症状放在妇科疾病发热中一并描述，因绝大多数医院未设立计划生育科，一般并入妇科范围。

根据体温调节理论，发热是指在热源作用下，体温调节中枢的调定点上移而引起的调节性体温升高，当调节性体温上升超过正常值0.5℃时称为发热。病理性发热如感染或炎症性发热均属此类。少数病理性体温升高是由于体温调节中枢失调或调节障碍而产生，其本质不同于发热，称为过热，如先天性汗腺缺乏所引起的散热障碍、甲状腺功能亢进引起的异常增温、环境高温（中暑）引起的体温升高等。此外，在剧烈运动时，妇女月经前期、妊娠期等体温也可升高0.5℃，但这些均属于生理性体温升高，也不能称为发热。一般体温升高<38℃者称低热，38~39℃者称中度热，39~40℃为高热，>41℃为过高热。

发热是疾病的信号和重要的临床表现，但不同人对发热高低的反应不一，如产科的发热常有细菌及其毒素、病毒和其他微生物感染盆腔及其内器官或外阴、阴道等所致。妇产科发热常与外阴、阴道、子宫颈、子宫附件（输卵管、卵巢）、盆腔及邻近脏器等有关。

一、病史要点

1. **重视病史询问** 有关发热的缓急程度，波动情况，具体体温高低，持续或间歇，昼夜变化，体温变化与治疗的关系等。

2. 发热时有无出汗、畏寒、寒战。

3. 发热时有无下腹痛、里急后重或放射痛。

4. 发热前月经情况，有无不规则阴道流血。

5. 发热前后白带量、性状异常等。

6. 发热前有无流产、分娩、手术（外阴、阴道、宫腔、盆腔等）史。

7. 性生活、性卫生、性伴侣情况。

8. 以往有无类似发热，有无诱因。

9. 发热有无伴有呼吸系统、泌尿系统症状，如鼻塞、咳嗽、咳痰、胸痛、腰痛，以及尿频、尿急等。

二、体格检查和妇科检查

1. 观察患者全身一般情况、表情神态。有无急性或痛苦貌，测定脉搏、呼吸、血压等，病情紧急时，需要边救治边询问病情。

2. **全身检查**

（1）面部有无潮红或苍白，眼结膜、咽喉有无充血，扁桃体有无肿大。

（2）颈部淋巴有无肿大、压痛，是否固定。

（3）心脏听诊，肺部仔细检查有无支气管炎或肺部感染。

（4）腹部检查：包括视、触、叩、听，特别是有无压痛、反跳痛及肌紧张；有无腹水；有无移动性浊音，也可超声协助探查和诊断。腹部有疼痛应注意部位、疼痛性质，如钝痛、绞痛、局限性、持续性、间歇性，撕裂样、刀割样、放射样等。下腹部压痛等提示盆腔和盆腔内生殖系统病变，如子宫内膜炎、附件炎、全腹膜炎、盆腔腹膜炎等。腹部包块伴有压痛常是附件炎、子宫及附件肿块、肿瘤等。典型的腹部有揉面团感应考虑结核性病变。

（5）肾区有无疼痛。

（6）四肢、皮肤检查：有无水肿、创伤；皮肤温度、湿度及出汗情况；下肢有无血栓性静脉炎。

3. 妇科检查

(1)外阴:有无炎症、水肿、破溃、脓痂、包块、疝肿;阴道前庭和尿道口有无充血、流液、流血、红肿、压痛,若有创口,查看愈合情况,双侧或一侧下端有无前庭大囊肿或脓肿。

(2)阴道:阴道壁色泽,有无出血、破溃、血肿、赘生物、囊肿、分泌物,分泌物的量、色泽、气味、有无脓样,是否呈豆渣样或灰白色。阴道后穹窿是否存在,有无触痛,是否饱满。

(3)宫颈:大小、色泽、外口开大或闭合。颈管口或内部有无赘生物,宫颈有无撕裂,创面情况,有无出血,宫颈有无糜烂或柱状上皮外翻,表面有无脓性分泌物或脓痂。子宫颈有无触痛。

(4)子宫:采用双合诊和三合诊检查,子宫大小、形状、活动度、软硬度、有无压痛。子宫后有无包块、结节、触痛,包块可否运动、质地。

(5)双侧附件:采用双合诊或三合诊检查,有无增厚,包块质地(实质、囊性、囊实相间)、有无压痛及其大小、形状、与子宫及周围关系,是一侧还是两侧病变。

三、辅助检查

1. 血常规检查 若由细菌引起感染,则白细胞常总数和中性粒细胞升高。若由病毒所致的发热,常是白细胞总数不高或下降,淋巴细胞相对升高。

2. 尿常规检查 尿液色泽,是否浑浊或肉眼血尿。镜检有无白细胞、红细胞、上皮细胞、脓细胞、管型等,可辅助检查有无尿路感染。

3. 尿或血清β-HCG测定 判断有无与妊娠相关各种疾病。

4. 红细胞沉降率测定 若增高常见于急性炎症、结核性病变、恶性肿瘤等。

5. C反应蛋白测定 升高常见于急性炎症。

6. 白带常规检查或培养、药敏试验。

7. 宫颈管分泌物检查 宫颈分泌物培养及药敏试验,对寻找淋球菌和结核分枝杆菌、HPV感染有助。

8. 血培养及药敏试验 尤其高热者,应做血培养及药敏试验。

9. 超声检查 对发现和鉴别包块大小、位置、性状与周围关系等十分有助,还可了解盆腔病变,探查腹水量、质地、性状,探查肾区、膀胱、输尿管等。

10. 细胞学检查 包括宫颈、阴道、腹水及各种肿块穿刺液等涂片、液基细胞学检测。

11. 宫腔镜检查 用于诊断和治疗,明确病变和发热原因。

12. 腹腔镜检查 用于诊断和治疗,明确病变和发热原因。

13. X线检查 明确病变和发热原因。

14. CT、MRI检查 对了解包块性质、大小、部位与邻近器官关系有帮助。

15. 实验室特殊检查 针对性传播疾病的相关特殊检查,如梅毒检测、阿米巴病检测等。

四、鉴别诊断

1. 外阴病变

(1)外阴性传播性疾病

1)疱疹病毒外阴炎:可有红斑、丘疹、水疱、溃疡,常有不洁性交史,HSV实验室检查可诊断。

2)软下疳:大小阴唇、阴蒂、阴道口、会阴等,可有红斑、脓疱、破溃、边缘不整、脓性分泌物,涂片或病理可诊断。

3)外阴梅毒:外阴少见,边缘清,硬结隆起,中央凹陷,腹股沟淋巴结硬、化脓。晚期梅毒,外阴可有溃疡、树胶样等。有不洁性生活史,梅毒螺旋体抗原血清学检查,性病实验室VDRL、TPHA检查可诊断。

4)性病性淋巴肉芽肿:初疮破溃,淋巴结破溃,瘘管,有发热、寒战等。有不洁性交史,血清学补体结合试验或病理可诊断。

5)外阴阿米巴:外阴疼痛,溃疡灶边界清,溃疡向四周及深部扩散,有坏死,脓液恶臭气,肛周脓肿,或有宫颈炎、阴道炎。分泌物找到阿米巴原虫可诊断。

(2)外阴非传播性疾病

1)外阴脓疱性毛囊炎或疖肿:有脓疱或毛囊处硬结,肿痛,破溃有脓液,局部有红、肿、热、痛,化脓者有发热等,易于诊断。

2)外阴丹毒:发病急,寒战,发热,外阴皮疹、红斑、触痛。

3)前庭大腺炎或脓肿:于大阴唇下1/3见红肿硬块,疼痛,发热,排尿痛或行走困难,有波动感,可发展为脓肿,大小不一。

(3)外阴肿瘤:特别是外阴恶性肿瘤广泛手术和局部淋巴结清扫术后局部创口愈合不良,继发感染,局部组织坏死,有脓液、脓痂等,也有发热表现。

（4）外阴损伤

1）外阴皮下淤血及血肿：因外阴血管丰富，外伤后皮下组织小血管破裂，渗出血液在疏松组织中扩散所致，疼痛剧烈。可影响排尿，易发生尿潴留，若有继发感染，脓肿形成，则有发热等。

2）会阴损伤：分娩损伤、侧切、粗暴性交、强奸、性虐待或肛交、阴蒂上放金属环、割礼手术等，以及烧伤、烫伤、化学损伤等。有疼痛、发热、继发感染，也可影响泌尿系统或生殖系统等引起相应症状。

2. 阴道病变

（1）阴道炎：阴道炎有 30 余种之多，但通常阴道炎无体温升高，因阴道引流较为通畅。但若合并阴道异物、阴道损伤、肿瘤继发感染、阴道手术等，也可有发热、阴道分泌物增多等。

（2）阴道损伤：损伤范围大时可累及宫颈、会阴，严重时损伤膀胱、直肠等，也有发热及伴随症状。阴道损伤按病因可分：性交伤、产伤、外伤、灼烧伤、异物伤、医源性损伤（如手术损伤）等。

（3）阴道异物：可引起阴道分泌物增多和感染，长期存留引起泌尿生殖系统瘘、阴道溃疡、盆腔脓肿、结石等。异物也可由他人或自行塞入，如纱布、棉球遗留，未及时取出可形成炎症、粘连、嵌入，引起阴道瘘、阴道部分或完全闭锁。异物进入邻近器官，可形成盆腔感染、脓肿等。也有使用月经塞形成中毒性休克综合征，患者有高热、头痛、呕吐、腹泻，个别有 DIC 死亡报道。

（4）阴道手术：由于阴道本身有数十种细菌等病原体，若阴道微生态不平衡，因术前、术中、术后创伤，不同异物（缝线、止血材料等）及不同器械（手术刀、电刀、电切、电凝等）物理作用，以及对组织愈合的影响，感染等可致发热。

3. 宫颈病变

（1）急性子宫颈炎：可由宫颈手术、宫颈损伤、分娩、流产、不合适的宫托或阴道内棉塞等异物，以及阴道冲洗或药物化学性刺激等所致。主要症状为白带过多、脓性，伴腰酸，下垂感。可有轻度体温升高。根据病史、阴道窥器检查及相应症状易于诊断。必要时通过实验室可行病原体检查，予以鉴别病因及病原体（支原体、衣原体、淋球菌等）。

（2）宫颈肿瘤：尤其是宫颈炎症者，局部癌灶浸润、坏死、脱落，继发感染，分泌物呈脓性、血性、异臭等。若因手术或放疗后均可有发热症状出现。

（3）宫颈损伤：常有陈旧性宫颈裂伤、产伤、宫颈撕裂、宫颈环状撕脱、宫颈机能不全、子宫颈瘘、宫颈粘连等。一般陈旧性、已形成瘢痕或已自行修复形成慢性病灶者，不会引起发热，但在创伤、撕裂、脱落初期（或手术修复之后），易有出血、疼痛。此时，易致感染有轻度或中度发热。

（4）宫颈手术：现常用 LEEP、CKC、宫颈物理治疗、宫颈部分或完全切除术等。因术前阴道和宫颈炎症未控制，术中、术后感染，可有轻度或中度发热。通过阴道窥器检查或肛诊有触痛等可诊断。

4. 盆腔炎 多发生在流产后、产后、剖宫产后、妇科手术及不洁性交后，细菌进入继而感染。此外，月经期性交、计划生育手术操作、个人卫生习惯不良等也易致病原体进入而得病。不洁性交多为淋球菌感染。单纯支原体、衣原体感染一般无发热症状。盆腔炎病原体以需氧菌中的葡萄球菌、链球菌、大肠埃希菌和厌氧菌中的消化链球菌、脆弱类杆菌、产气荚膜状芽胞杆菌为主，疾病发作时常伴有发热症状。慢性发病时大多无明显发热症状。

（1）子宫疾病

1）急性子宫内膜炎：多发生在感染性流产、宫腔内手术操作、感染性传播疾病、经期不卫生、不洁性交、宫腔内病变坏死、宫腔内放射治疗；引产后、产后及剖宫产后；输卵管通液、造影后，宫颈物理治疗后，计划生育宫内放置或取出宫内节育器后等。体温常在 38℃左右。下腹压痛，一般均能耐受，也可有放射到大腿内侧，伴腰骶不适。白带增多，呈水样、黄白色脓性或混有血性。若为厌氧菌感染则分泌物有恶臭。妇科检查子宫压痛。宫颈可有举痛。可有白细胞升高，C 反应蛋白及血沉升高。炎症可向肌层、附件、盆腔结缔组织扩散，则体温也伴随上升。宫腔、宫颈管培养，必要时做血培养及药敏试验，有助病原体检测和诊断。

2）宫腔积脓：急性或慢性子宫内膜炎后，子宫腔可部分或整个宫腔粘连，宫腔炎性分泌物不能外流或引流不畅而积聚宫腔，可形成宫腔积脓（液）。见于绝经后妇女、萎缩性阴道炎、宫颈物理治疗后、宫颈恶性肿瘤等。症状差别很大，有些仅有发热、腹痛、下腹坠胀、腰酸背痛等症状，分泌物呈浆性、脓性或血性，子宫增大、质软、有触痛，有时宫旁伴有增厚。超声检查宫腔有液性暗区或低回声,或有散点状、片状强回声。宫腔镜有诊断及治疗作用。

3)其他宫腔内感染:病原体有病毒(巨细胞病毒、多种肝炎病毒、风疹病毒、柯萨奇病毒、乳头状病毒等)、梅毒螺旋体及原虫(弓形虫、疟原虫等)。典型者可有发热、经量异常、白带增多。

4)子宫内膜结核:感染常来自输卵管结核的直接蔓延。病变常先出现在两侧宫角和宫底部,可侵入浅肌层,临床有不孕、月经失调、下腹坠胀、白带增多。全身症状为结核中毒症状,主要为低热、盗汗、乏力、食欲下降、体重减轻等。也有见于经期发热,甚至有高热39℃左右,经期过后发热消退。常合并有肺、肾、胸膜、腹膜等结核。可有腹水型,或腹部揉面团感,也有包块结节型。大多妇科检查无明显体征,少数盆腔可扪及结节,久病和严重者有冰冻骨盆,须与恶性肿瘤鉴别。B超、X线、HSG、结核菌素(PPD)、血常规、血沉、子宫内膜病理组织学、宫腔镜、腹腔镜等检查有助于诊断和鉴别。临床应与子宫内膜异位症、盆腔恶性肿瘤、盆腔炎、子宫内膜癌等鉴别。

5)子宫体疾病急腹症:发病急骤,剧烈腹痛,病情危急,需紧急处理,甚至抢救,如子宫扭转、子宫平滑肌瘤红色变性、子宫内翻等,也包括子宫非产科因素的损伤(器械伤、病理性损伤、子宫物理性损伤等)。初始时常无发热,若未及时处理,易有阴道内分泌物增多、出血,累及周围脏器,可有气腹、急性腹膜炎,或盆腔、腹腔、泌尿道、胃肠道等相应症状,个别严重者可引起休克、脉细、血压下降等。常需根据病史、症状,以及实验室、X线、超声、腹腔镜、宫腔镜、膀胱镜检查等诊断和鉴别。

6)子宫手术:子宫次切、全切、广泛切除和/或盆腔淋巴结切除术,甚至伴有脏器切除,术后易有发热症状,除有手术因素外,常因伴有呼吸道、胃肠道、泌尿生殖系统并发症所致。

(2)输卵管病变

1)输卵管炎:输卵管是女性生殖器官最易感染的器官,很少独立存在,大多是急性盆腔炎症的组成部分或发展阶段。

非特异性急性输卵管炎:常见于流产、剖宫产、月经期性交、妇科手术操作后,也可由邻近器官蔓延、慢性炎症急性发作、全身性疾病(如败血症、菌血症)等引起。近年多为淋菌及沙眼衣原体等病原体因尿道炎、前庭大腺炎等上行感染所致。因病因及病变范围表现各异,可有发热(可达

39~40℃)、下腹疼痛、白带增多、阴道不规则出血,少数有尿路刺激症状。妇科检查阴道、宫颈充血,分泌物黄白色或脓性,有时带臭气,子宫、附件压痛或有包块。

诊断单纯性急性输卵管炎诊断标准(表19-0-1):明显的下腹部压痛,可合并或不合并反跳痛,宫颈举痛,附件压痛,以及宫颈内淋菌或沙眼衣原体培养阳性、体温 >38℃、白细胞超过 10×10^9/L,三项中之一。

表 19-0-1　急性输卵管炎的临床评分标准

评分	临床表现
重度(3分)	检查轻微用力时,患者有明显压痛或宫颈举痛
中度(2分)	容易通过观察面部表情得知
轻度(1分)	通过面部表情得不到证据
正常(0分)	不能诱发任何异常不适

评估项目得分相加为总分,最高分为9分。治疗前后可使用及评估治疗效果

本病应与输卵管妊娠流产或破裂、急性阑尾炎、卵巢囊肿扭转等鉴别(表19-0-2,表19-0-3)。

2)出血性输卵管炎:是急性输卵管炎的特殊类型,输卵管黏膜血管扩张、淤血、肿胀,细小血管自发性破裂出血,血液流入腹腔引起剧烈腹痛和腹腔内出血。有下腹痛,部分伴有阴道不规则流血,也有恶心、呕吐、腹泻等。部分体温升高,脉快。妇科检查:阴道后穹窿饱满、触痛,宫颈举痛;子宫正常大小,附件增厚、压痛。尿或血清HCG阴性。白细胞及中性粒细胞中度升高。B超检查可见直肠子宫陷凹有液性暗区,后穹窿穿刺有不凝血液,可呈淡红色、水样液,少数有暗红色或陈旧血液。腹腔镜检查可确诊。

3)输卵管积水或输卵管卵巢积水:是慢性输卵管炎的并发症,为多种细菌的综合作用。临床症状不甚明显,大多有慢性盆腔炎及多年不孕史,表现为下腹痛、腰痛、性交痛、月经不调、白带增多。妇科检查见附件增厚,可触及条索状或包块伴压痛。B超检查时在附件区见有大小不等无回声区,呈曲颈瓶或腊肠形,囊壁厚薄不一,张力差,囊内可有分隔。附件区卵巢边缘囊性包块内不完全分隔带对诊断输卵管积水有重要意义;也可形成输卵管积脓或输卵管卵巢积脓,出现典型盆腔炎症状和/或体征。

4)急性淋菌性输卵管炎:由淋病双球菌通过性接触传播,潜伏期2~5天,最初感染下生殖系统,通过宫颈上行,侵入输卵管导致急性输卵管炎。常有不洁性生活史或多个性伴侣,发病前与淋病者有性接触。发热是本病最早的症状,体温可高达39~40℃。感染局限在下生殖系统时很少有发热。可有腹痛,白带增多、脓性,伴泌尿道症状。盆腔检查可见外阴及尿道口充血、红肿、触痛;阴道宫颈充血,有脓性分泌物,子宫压痛,双侧附件压痛,甚至可及肿块。实验室检查取阴道、尿道或宫颈分泌物涂片或培养,可找到革兰氏阴性双球菌。

5)输卵管妊娠:发生在输卵管不同部位,输卵管妊娠不同种类症状可有差异。主要通过病史(停经、腹痛、阴道流血)、体征及HCG、超声、后穹窿穿刺、腹腔镜检查等予以诊断和鉴别。

(3)卵巢病变:卵巢非特异性炎症是盆腔感染性疾病(盆腔炎或PID)的疾病谱之一。

1)急性卵巢炎:单纯急性卵巢炎少见,多是由急性输卵管炎波及。急性卵巢炎时炎症多局限于卵巢浅表部分,表现为卵巢周围炎,有纤维素性或脓性物附着,皮质无血肿、水肿。发热、下腹痛是主要症状,病情严重者可有寒战、头痛,体温高达39~40℃,伴消化道症状,阴道充血、分泌物脓

表 19-0-2 鉴别诊断表

项目	出血性输卵管炎	异位妊娠	卵巢囊肿扭转	化脓性阑尾炎
病史	有流产、宫腔操作史	有停经史	体位突然改变	无停经史
发病程度	发病缓慢	发病较急	发病较急	发病缓慢
体温	病初即发热	病初多无发热	可伴发热	伴发热
腹痛	下腹持续钝痛	腹痛激烈呈撕裂样	一侧下腹痛,逐步加剧	转移性右下腹痛
后穹窿穿刺	抽出血水样液体	抽出不凝血	—	有时可抽出脓液
β-HCG	正常	升高	正常	正常
超声	盆腔少量积液,输卵管增粗或有包块	宫腔内空虚,宫旁不规则回声	一侧附件区低回声,边界清,有条索状蒂	子宫附件区无异常回声

表 19-0-3 出血性输卵管炎与输卵管妊娠破裂或流产鉴别

项目	出血性输卵管炎	输卵管妊娠破裂或流产
停经史	无	多有
不孕史	无	多有
腹痛特点	突发下腹持续性疼痛	突然撕裂样疼痛,自下腹一侧开始,向全腹扩散
阴道流血	无或少有	有,少量暗红色,可有蜕膜组织或管型排出
休克	无	较多者有
体温	升高	正常或有时升高
盆腔检查	宫颈举痛,附件增厚,压痛	举宫时一侧下腹痛,宫旁或直肠窝有肿块
白细胞	增高	正常或有时升高
血红蛋白	正常或轻度下降	下降
妊娠试验	阴性	阳性
超声	双附件低回声	一侧附件低回声或有妊娠囊
手术所见	腹腔内积血,输卵管增粗,脓肿,管腔扩大,有积血	腹腔内积血,输卵管一侧肿大,表面紫蓝色,周围血肿

性,穹窿触痛,附件触痛或有包块。

2)卵巢脓肿:病原体通过卵巢表面破裂口进入卵巢实质引起卵巢炎,进而形成脓肿。除上述急性卵巢炎症状外,还可伴有腹膜炎体征,重者可有血压下降、脉细或出现感染性休克。

3)结核性腹膜炎:结核性卵巢炎占 20%~30%,半数双侧卵巢累及,活动期可有结核病的全身症状,如发热、盗汗、乏力、体重下降等,有时仅有轻微发热。患者可有月经紊乱、经期腹痛加重等。

4)其他:如卵巢放线菌病、日本血吸虫卵巢炎、异物肉芽肿卵巢炎、结节病卵巢炎、巨细胞病毒卵巢炎少见,大多可由病理诊断。一般发热不明显。

(4)急性盆腔腹膜炎或全腹膜炎:急性输卵管炎、急性附件炎等症状未控制时,炎症可扩散至盆腔腹膜或全腹膜,引起炎症。体温可升高持续不降,呈弛张热,腹痛范围大,有明显中毒症状,血象升高,伴有胃肠道、消化道、泌尿道症状。

(5)急性盆腔结缔组织炎:常为盆腔手术后化脓性细菌感染盆腔双侧阔韧带所致。可出现盆腔包块,在超声等介入引导下可抽出脓性液体。转为慢性者可呈冰冻骨盆样,需与盆腔结核、盆腔恶性肿瘤鉴别。

(6)结核性盆腔炎:常继发于肺、肠、肠系膜、腹膜结核之后。经血行传播,也可经淋巴或直接蔓延。常有午后发热,个别可有高热,其他有不孕、月经异常、盗汗、腹痛等。盆腔结核可有包块呈囊性或实性。盆腔检查、X 线、B 超、病理、膀胱镜、宫腔镜、血沉测定等均有助于诊断和鉴别。

5. 女性生殖系统恶性肿瘤 晚期者呈现恶病质状态,继发感染可出现不同程度的发热;癌细胞本身也是一种致热源。根据病史、手术史、月经史、辅助诊断及全身状态等,可以诊断。

6. 妇科手术后发热 妇科手术后发热常见,与阴道微生态、外阴解剖结构、手术易使阴道与盆腔贯通操作、月经等有关。术后 3 天内发热(<38℃)常为生理性吸收热,若 3 天后仍有发热,应视为病理性,须分析和鉴别。

(1)吸收热:术后 3 天内发热(<38℃)。

(2)术后切口感染:除外吸收热外,首先考虑切口有无感染,切口疼痛情况是否加重,局部有无渗液、渗血、渗脓,切口愈合有无红、肿、热、痛等,切口有无硬结或出现肿块波动感等。除腹部创口外,还需注意隐蔽的阴道残端或子宫次切端、附件

切除部位,可通过阴道窥器观察,肛门指诊、B 超等检查。肥胖者、腹部脂肪厚者易致脂肪液化,继发感染可致发热。

(3)泌尿道感染:较常见,尤其是老年妇女或原有上述疾病者。妇科手术大多放置导尿管也易致泌尿道感染,引起炎症和不同程度发热,应密切观察排尿情况及肾区叩痛,注意尿常规和血常规变化。妇科大手术或粘连手术等也易致输尿管损伤,尿瘘、粪瘘等均可因感染致发热或发生急性肾盂肾炎、肾积水、尿液外溢等。

(4)呼吸道感染:老年妇女或经气管插管麻醉者易致呼吸道感染,有咳嗽、痰多、咽喉疼痛症状,听诊有湿啰音,胸部 X 线或 CT 等检查有阳性发现。

(5)术后输液、输血反应发热:若输液器或输入液体时消毒不严,致热源可引起高热,通常在输液不久即发生,有寒战、发热等不适。若输入血型不合的血液可迅速引起高热、酱油色尿、尿少、尿闭等。上述发现处理不当者,有致死危险。

(6)药物热:属机体对药物的超敏反应。常在用药 7~10 天以上者发生,也有同时出现药疹,常在用药后 24~48 小时内热度下降。停药前宜除外上述多种妇科发热原因,勿随意诊断药物热。

(7)重症监护室常见发热:除疾病本身严重因素外,进入重症监护室的患者常戴有多枚导管(输液管、导尿管、气管插管、氧气管、引流管等),其入口有的为自然通道,有的是小手术切开后置入,局部创口也易致感染发热,患者大量使用激素、抗生素等,使口腔、胃肠道、阴道、皮肤等多处微生态失衡,多种致病菌或机会感染细菌均能乘虚而入使感染加重,发热持续或经久不退等。此类患者的发热不可忽视,尤其是阴道念珠菌感染、口腔和肠道念珠菌感染均易发生。

五、治疗原则

1. 针对不同发热原因治疗。

2. 应用抗生素治疗,药敏试验后更有针对性,有中毒症状时可短期使用肾上腺皮质激素。

3. 手术治疗,包括手术切除、切口引流、扩创、再次手术等。

4. 相关继发病变治疗和 / 或对症处理。

5. 异物清除。

6. 请相关专科医生会诊,协助诊治。

(石一复 杨建华)

第二十章

外阴皮肤黏膜色素减退

外阴皮肤黏膜色素减退是由多种外阴或阴道不同病变引起的一种症状,是妇女较常见的一种主诉,可能涉及多学科,如妇科、皮肤科、遗传或免疫。

一、病史要点

外阴皮肤黏膜色素减退,可是局部病变,也可能是全身疾病的局部表现,病史询问必须全面。

1. 外阴皮肤黏膜色素减退起病于何时、是否逐步增大、进展程度。

2. 有无外阴瘙痒、灼痛,已婚者有无影响性生活或性欲。

3. 有无白带增多史及白带性状。

4. 有无过敏史。

5. 外阴清洁卫生状况,是否使用香皂、药皂,或喷洒有关除臭剂。

6. 有无长期穿紧身不透气的尼龙、合成纤维内裤。

7. 有无二便失禁或尿液长期慢性刺激。

8. 有无家族史。

9. 有无全身或局部营养不良。

10. 有无基因检测及其结果。

11. 有无做过特殊检查,如局部切片、阴道镜检查、性激素检查。

12. 以往治疗史,包括治疗情况及效果。

13. 有无外阴潮湿、光刺激、摩擦、老年性萎缩等。

14. 阴道有无炎症、白带增多,对外阴皮肤形成慢性刺激。

二、体格检查和妇科检查

1. **全身体格检查** 有无体表其他部位皮肤病变,排除与全身有关的皮肤病。

2. **妇科检查** 重点是外阴,包括阴阜、阴蒂、大小阴唇及小阴唇黏膜、阴蒂包皮、大腿内侧会阴体及肛门周围。观察皮肤色泽、色素减退部位、范围、边界,皮肤厚度、软硬、粗糙与否,有无抓痕、破溃、皲裂、丘疹、血痂、赘生物等。

3. 阴阜、阴蒂及与大小阴唇连接处的皮肤、色泽,有无粘连、皲裂、感染,有无遮盖尿道口而影响排尿。

4. 阴道前庭及阴道口有无炎症,有无色素减退。

5. 阴道是否充血,阴道分泌物性状、气味。

6. 有无尿瘘、粪瘘。

7. 宫颈有无炎症、息肉、赘生物、溃疡。

8. 肛门周围有无炎症、皲裂。

三、辅助诊断

1. 白带常规检查,必要时培养找病原体。

2. 血、尿、便常规检查。

3. 血糖检测。

4. 阴道镜检查。

5. 外阴组织病理切片检查。

6. 内分泌激素检查。

7. 为排除过敏所致,需做过敏原检测。

四、鉴别诊断

(一)阴道炎症

1. 长期感染念珠菌外阴阴道炎或滴虫性阴道炎症者,因长期外阴部位受白带刺激,可使皮肤有色素减退,但不严重,治疗后可恢复。

2. 均有白带增多,尤其是念珠菌外阴阴道炎者白带呈凝乳状或豆渣样,黏附在小阴唇内侧及黏膜上;滴虫性外阴阴道炎白带呈泡沫状或脓性,阴道黏膜可见散在出血点。

3. 均有奇痒或虫爬感、灼热感。

4. 白带常规可找到典型的孢子体或假菌丝,

261

或找到阴道毛滴虫。

5. 外阴有抓痒痕。

6. 可有尿急、尿频、尿痛等泌尿系症状。

（二）外阴及黏膜白斑

是指黏膜白色角化过度及浸润性斑片。根据有无间变分无间变的单纯性白斑或白色角化病，以及有间变的女阴白斑病或癌前期白斑。真正的癌变率不高，约 4%~5% 可能癌变，绝大多数为非癌前期病变。

1. 病因不明，与某些全身因素，如糖尿病、内分泌紊乱、营养不良、维生素缺乏等有关。

2. 有的与卵巢内分泌功能有关。

3. 部分与病毒感染有关（HPV 病毒、EB 病毒）。

4. 外阴局部慢性刺激，如外阴湿热，摩擦等有关。

5. 多见于中年或绝经后妇女。

6. 皮损好发于阴道黏膜、尿道口黏膜、阴蒂、小阴唇内外侧及大阴唇内侧。常为单片或数片不规则白色斑片，少数可边界不清，表面角化、粗糙，触之有硬韧感。

7. 瘙痒。

8. 个别有皲裂，小片糜烂、破损。

9. 可做 HPV 检测，必要时阴道镜下局部活检可明确诊断，排除癌变。

（三）外阴白癜风

以局部性或泛发性皮肤色素脱失为特征的疾病，以侵犯皮肤色素为主，同时也侵犯全身其他色素细胞。

1. 病因不明，与遗传、自身免疫、黑色素细胞自身破坏、精神神经化学病变有关。

2. 可发生在任何年龄，常在儿童期或青少年期发病。

3. 早期为淡白色色素斑，边界不清，逐渐扩大形成色素脱失斑，呈乳白色或瓷白色，边界清。

4. 可发生在任何部位，以日光暴露部位、擦烂区、骨突处好发。好发部位依次为面部、上肢、下肢、腹部、胸部、背部、颈部、外生殖器及肛周。

5. 多无自觉症状，可因机械性刺激、日晒、化学药物、感染、冻疮等局部刺激使局部白斑出现。

6. 会阴及外生殖器为白癜风好发部位，儿童最先发生在生殖器和肛周黏膜。

7. 病理检查见白斑处表皮基底层黑色素细胞减少或缺失，黑色颗粒缺失。

（四）外阴白化病

白化病是一种先天性眼、皮肤、毛囊黑色素合成障碍的遗传性疾病。眼皮肤白化病是异源性常染色体隐性遗传病。

1. 患者表现为细丝状淡黄色或银白色毛发，虹膜淡蓝色，瞳孔红色，常有畏光、流泪等。

2. 全身皮肤呈乳白色或粉红色。

3. 由于缺乏黑素保护，皮肤易发生畸形或慢性日光损害，易发生鳞癌、基质细胞癌。

4. 外阴部皮肤是全身白化病的一部分，表现为淡黄色阴毛；外阴、大阴唇皮肤呈乳白色或粉红色；小阴唇、阴道黏膜色鲜红。

5. 须与白癜风鉴别，白癜风为后天发病，白斑由小逐渐扩大，无眼部症状。

（五）外阴鳞状上皮增生

是外阴鳞状上皮细胞良性增生，以往称为外阴增生性营养不良，目前归属外阴皮肤和黏膜上皮内非瘤样病变。

1. 病因不明，可能与外阴潮湿、阴道排出物刺激、局部营养失调或代谢紊乱、过敏等有关。

2. 多见于中年或绝经后老年妇女，但也有幼女发生。

3. 病损主要累及大阴唇、阴唇间沟、阴蒂包皮和阴唇后联合等处，常呈对称性。

4. 外阴奇痒难忍。

5. 皮肤颜色在病变早期较轻，为粉红色或暗红色，角化过度部位呈白色。

6. 外阴因长期搔抓和摩擦而皮肤增厚，色素增加，皮肤纹理突出，可见表皮破裂、裂隙、溃疡等。

7. 病理活检为表皮层角化过度或角化不全，棘细胞层不规则增厚，上皮脚之间的乳头明显。

8. 应与糖尿病外阴炎、念珠菌外阴炎、接触性外阴炎等鉴别。上述疾病也因长期受刺激后外阴过度角化，局部角化表皮常脱屑呈白色，但在原发疾病治愈后，瘙痒和局部白色区域可消退。外阴部股癣、牛皮癣也可引起皮损和皮肤色素减退。

（六）外阴硬化性苔藓

是以外阴及肛周皮肤萎缩变薄为主要特征的皮肤病。近期有研究认为，本病发生与阴性脊柱裂有关，为局部神经对血管、皮肤黏膜调控障碍。腰骶神经支配外阴皮肤、黏膜、血管、肌肉，儿童月经前神经发育不完全及绝经期妇女神经系统功能衰退，可患该病。有母女姐妹等直系家族性发病报告。也有学者认为发病与自身免疫、血清中二氢睾酮水平低有关,但真正病因不明。

1. 可发生在包括幼女在内的任何年龄段妇女,通常以 40 岁左右发病率最高。也有称本病呈双峰样高发年龄,主要发生在月经前女童和围绝经期女性,前者占 22%,后者占 60%。有报道最小年龄为生后 4 个月,女童平均发病年龄为 5.4 岁。

2. 根据病损部位及病变发展可分为外阴型(病变部位仅在外阴部)、会阴体型(病变部位为外阴、会阴体)及肛周型(病变部位为外阴、会阴体、肛周)。

3. 病理特征为表皮萎缩,表层过度角化,黑色细胞减少使皮肤发白。

4. 外阴明显瘙痒,烧灼感。

5. 病变位于大阴唇、小阴唇、阴蒂、阴唇后联合及肛周,常呈对称性。早期皮肤发红,后发展为皮肤黏膜变薄、失去弹性、干燥易皲裂,阴蒂萎缩,大、小阴唇融合,甚至完全消失。阴道口挛缩狭窄,性交困难。

6. 外阴鳞状上皮增生与外阴硬化性苔藓两者常合并。

五、治疗原则

1. 外阴炎症者分泌物找病原体,按相关阴道炎症治疗。

2. 糖尿病性外阴炎宜积极治疗糖尿病。

3. 外阴黏膜白斑宜积极治疗伴发疾病,纠正内分泌紊乱及营养不良,补充维生素。

4. 外阴白癜风可用光化疗法、皮质类固醇激素口服或局部外用、中医中药等治疗。

5. 外阴白化病应对症处理,如避免日晒、应用遮光剂等,定期复查防癌变。

6. 外阴鳞状上皮化生及外阴硬化性苔藓宜保持外阴干燥、透气,不用肥皂等刺激性物擦洗外阴,避免搔抓,可使用镇静、抗过敏药,局部以皮质醇激素外涂,也可用激光、超声聚焦局部治疗,必要时手术治疗。

(石一复　祁文瑾)

第二十一章

腹 部 增 大

一、定义

腹部增大指各种原因引起的广泛性或局限性的腹壁、腹腔和盆腔的器官与组织的异常增生、肿大、膨胀或腹腔内积液、积气导致的腹部周径（腹围）增大的表现。腹围的正确测量方法是协助患者取舒适平卧位，用软尺（以厘米为单位）围绕脐部水平一周进行测量，注意应测量腹部最突出的部分，一般为肚脐下3横指的地方。测量时软尺完全贴紧身体，但不要勒紧腹部。应每日清晨在空腹状态下排尿后测量腹围，观察患者腹围变化情况，为治疗提供依据。

二、病因

腹部增大可分生理性腹部增大和病理性腹部增大两大类。

1. 生理性腹部增大 多见于妊娠和生理性肥胖。

2. 病理性腹部增大 根据累及的范围分为局部腹部增大与全腹增大。

（1）局部腹部增大常由腹腔内脏器的肿块（腹块）引起，是各种原因引起的腹壁、腹腔和腹膜后的器官与组织的异常增生、粘连、肿大、膨胀或畸形移位的表现。按来源不同可分为腹壁、腹腔、腹膜后肿块；按腹部体表投影划分为九个区域：分别是右上腹、中上腹区、左上腹、右侧腹区、脐区、左侧腹区、右下腹、下腹区、左下腹肿块；以其病理特点又可分为五大类：①先天性，如先天性胆总管扩张症、先天性幽门肥厚性狭窄、先天性巨结肠、多囊肝、多囊肾；②炎症性，如肝脓肿、胆囊积脓、回盲部结核、肠系膜淋巴结核、阑尾周围脓肿等；③损伤性，如后腹膜血肿、脾包膜下出血、肠系膜血肿等；④梗阻性，如胆道梗阻、幽门梗阻、乙状结肠扭转、肾盂积水等；⑤肿瘤性，如肝癌、

胃癌、子宫肌瘤、卵巢癌等。

（2）全腹增大多是由于腹腔积液（腹水）或腹内积气。

三、病史要点

包括年龄、性别、月经史、腹部增大的快慢、累及范围，如为腹部肿块，应特别注意肿块发生的诱因、部位、大小、形状、活动及发生发展的过程，以及有无伴随症状及全身健康状况的改变。

1. 询问月经史，末次月经，明确有无停经和有无妊娠。

2. 出现时间 如自幼腹部增大应考虑先天性疾患；儿童时期出现多为肠套叠、蛔虫性肠梗阻、肾胚胎瘤等；青少年常见淋巴肿瘤、结核病变；女性患者应考虑生殖系统疾患；老年则多见肿瘤，其中恶性肿瘤居多。

3. 发病诱因 了解腹部手术史、外伤史、传染病史，以及有无与牲畜接触史和流行病区居住史等。如粘连性肠梗阻的患者通常有腹部手术史；腹部外伤后不久出现腹部增大伴明显压痛，可能为腹腔内出血或血肿等；饱食后突发的腹部增大伴腹痛，可能是肠扭转；来自流行病区的腹部增大应考虑寄生虫病的可能。

4. 发生发展状况 腹部增大的速度与疾病的良恶性有关，良性疾病多较缓慢，恶性疾病可在短期内迅速增大。对于腹部肿块应注意肿块初发的部位、大小、活动和发展速度，炎性肿块多时大时小，局部有压痛；良性肿块生长缓慢；恶性肿块可在短期内迅速增大并伴局限性疼痛反应。

5. 伴随症状

（1）发热：伴有发热者应考虑炎症性疾病。

（2）恶病质表现：伴消瘦、贫血、持续低热，多为恶性肿瘤或结核性疾病。

（3）呕吐、排便排气停止：伴剧烈腹痛、呕吐、腹胀者提示肠梗阻形成。

（4）水肿：腹水伴全身水肿者，常发生于心、肾疾病，营养障碍等；腹水出现在下肢水肿之后者，应注意充血性心力衰竭、心包炎、营养障碍、下腔静脉阻塞等；如单纯腹水无全身水肿，或腹水出现在其他部位水肿之前，多见于肝硬化失代偿期，腹、盆腔脏器癌肿的腹膜转移，结核性腹膜炎，恶性淋巴瘤，肝或门静脉血栓形成等。

四、临床表现

患者自觉腹部憋胀、下坠感，个别患者如果肿物较大或腹水严重会感觉气促或呼吸困难。肠梗阻患者可出现恶心、呕吐、腹胀、停止排气排便等典型症状。

五、体格检查

1. **全身检查**　有无体温升高、贫血、消瘦、黄疸、恶病质等与恶性肿瘤相关的体征；注意全身其他部位有无与腹部肿块相似的肿块及锁骨上窝淋巴结肿大。

2. **腹部检查**

（1）望诊：检查腹水可取仰卧位、侧卧位及肘膝位三种不同体位。腹部增大明显时可见腹壁皮肤紧绷发亮，大量腹水时，仰卧位见腹部两侧膨胀形如蛙腹。

（2）触诊：腹部可触及包块，良性肿物边界清楚，一般活动好。子宫肌瘤变性及囊肿蒂扭转者可触及压痛。

（3）叩诊：少量腹水，应取肘膝位进行叩诊，若平卧位时脐部叩诊鼓音，而肘膝位变为浊音，提示有腹水存在。应注意当腹水量少时，体格检查多无异常。中度腹水采用左右侧卧位相交替叩诊，可检出移动性浊音。大量腹水时可出现振水音。如腹腔有粘连，腹水被包裹分隔，影响流动，此时移动性浊音亦不明显。此外，还应注意有无肠型、腹水征，有无肠蠕动，肠鸣音亢进或气过水声，有无腹膜刺激征。对腹部肿块要注意其部位、大小、数目、形状、边界、质地和活动度，有无压痛或搏动感，注意肿块是否随呼吸上下移动及与周围脏器的关系等。

3. **妇科检查**　引起腹水的妇科疾病多为恶性肿瘤，故应行双合诊及三合诊检查，重点了解子宫、附件及盆腔情况，病灶是否累及盆壁，骶韧带是否受累等。

六、辅助检查

1. **超声检查**　是明确腹部肿物或腹水较为敏感、简便的方法。一般腹腔内有300ml左右液体即可测出，同时还可明确腹水是游离的还是分隔状的。B超还可了解肝胆胰脾等病变，为诊断腹水的病因提供线索。此外，B超可指导腹腔穿刺定位，尤其是腹水量少时或存在分隔时更有意义。

2. **CT扫描**　可明确腹部肿物或腹水的存在部位，同时还能较好地鉴别腹部实质性或囊性、肿块的位置及大小。尤其是对恶性腹水有重要的诊断价值，常可发现肿瘤的部位、大小，此外对肝硬化及胰腺病变的诊断也有价值。

3. **MRI检查**　可较好地显示肿块及肿块与周围脏器的关系，有利于病灶定位及病灶与相邻结构关系的确定。

4. **X线检查**　有助于肠梗阻的诊断，腹部胃肠钡餐造影或钡餐灌肠检查有助于胃肠肿瘤及结核的诊断，胸片检查可了解心、肺病变情况。

5. **腹腔镜检查**　集诊断与治疗为一体的方法。临床意义：

（1）可用于盆腹腔肿块、腹水、腹胀的明确诊断。

（2）良性肿瘤及早期恶性肿瘤的手术治疗。

（3）若妊娠晚期、肿瘤过大达脐耻中点以上、腹膜炎、肿块粘连于腹壁不宜进行此检查。

6. **腹水检查**

（1）肉眼外观：漏出液常为淡黄色、清亮；渗出液常为深黄、混浊或为脓性；乳糜性腹水外观乳白、混浊；血性腹水外观暗红或淡红。

（2）生化检查：黏蛋白定性试验（Rivalta试验）、蛋白定性、葡萄糖测定、乳酸测定、酶活性测定（乳酸脱氢酶、淀粉酶、溶菌酶、腺苷脱氢酶等）。腹水淀粉酶测定对坏死性胰腺炎有诊断价值。腺苷脱氢酶检测对结核性腹膜炎有诊断参考价值。

（3）细胞学检查：包括炎性细胞和癌细胞。注意所取腹水量足够多，需反复多次抽取腹水找癌细胞，但阳性率不太高，故阴性亦不能除外恶性肿瘤。

（4）细菌学检查：包括涂片和细菌培养，必要时加做厌氧菌培养。阳性结果对感染性腹水有诊断意义,同时可行药物敏感试验指导临床用药。腹水中找抗酸杆菌和结核分枝杆菌培养,对结核性腹膜炎有诊断价值,但阳性率低,临床实际应用价值有限。

(5)染色体核型分析:腹水中细胞染色体数目和形态变异若以超二倍体为主,且属非整倍体,有染色体结构异常,则恶性腹水的可能性较大。

7.肿瘤标志物检查 疑有肿瘤所引起腹部增大,常作下列相关检查。

(1)癌抗原125(CA125):CA125是从卵巢浆液性癌细胞株 OVCA433 得到的抗原,其相应的单抗为 OC125。分子量 >20 万,是一种大分子多聚糖蛋白。其正常值 <35kU/L(酶免疫法)。

(2)糖链抗原 19-9(CA19-9):CA19-9是用人结肠癌细胞株免疫 BALBC/C 鼠,并与骨髓瘤进行杂交所得的单克隆抗体,该抗体能与这一类肿瘤相关的糖类抗原起反应,该抗体所识别的肿瘤相关抗原即为 CA19-9。免疫放射度量分析(IRMA)法与酶放大免疫法(EMIT)正常参考值均小于 37.0U/ml。卵巢上皮性肿瘤也有约37%~53% 的阳性表达,卵巢黏液性囊腺癌 CA19-9 阳性表达率可达 76%,而浆液性肿瘤则为 29%,卵巢良性肿瘤的灵敏度为 20%。

(3)癌胚抗原(CEA):正常值 <5μg/L(酶免疫法)。CEA 为广谱肿瘤标志物,对卵巢上皮性肿瘤较敏感,特别是在卵巢黏液性囊腺癌时阳性率为 32.5%,平均血清水平为(97.8±20.4)μg/L,均高于卵巢浆液性肿瘤(P<0.01),故 CEA 是诊断卵巢黏液性囊腺癌较好的肿瘤标志物。主要意义在于它对术前 CEA 水平高的患者可进行治疗中的检测及治疗后的观察。

(4)组织多肽抗原(TPA):TPA 是一种非特异性肿瘤标志物,广泛存在于多种器官来源上皮性肿瘤中,特异性较低。在卵巢癌的血清检出率达 67%~85%,与 CA125 相比,卵巢黏液性囊腺癌阳性率相对高,约为 66%,因此两者结合有助于判断肿瘤来源及性质。

(5)糖链抗原 54/61(CA54/61):CA54/61 是用两个人的肺腺癌细胞株免疫制备的单抗 MA54 和 MA61 识别的抗原。正常(参考)值为 12U/ml。卵巢癌阳性率分别为 61.2% 和 50.4%,而在黏液性腺癌中阳性率更高,可达 75.0% 和 64.4%,阳性率高于 CA125。与以浆液性癌升高明显的 CA125 联用可将阳性率提高到 85%,故应进行 CA54/61 和 CA125 的联合检测。

(6)糖链抗原 72-4(CA72-4):卵巢上皮性癌的敏感性为 42%,特异性高达 99%。目前普遍认为 CA72-4 是检测卵巢黏液性囊腺癌较好的肿瘤标志物。其在卵巢交界性黏液性囊腺癌中阳性率也较高,与 CA125 联合检测能提高卵巢癌初次诊断的敏感性和特异性。

(7)NB70/K:NB70/K 在黏液性囊腺瘤也可表达阳性,因此在临床应用中可互补检测,提高肿瘤检出率,特别利于对卵巢癌患者进行早期诊断。

(8)甲胎蛋白(AFP):肝癌细胞和卵巢生殖细胞肿瘤都有分泌 AFP 的能力。正常值 <20μg/L(放射免疫分析法)。

(9)人绒毛膜促性腺激素(HCG):目前研究认为检测总 β-HCG 对监测滋养细胞肿瘤较为理想。正常参考值为非孕时血清 β-HCG<3.1μg/L(放射免疫分析法),尿 HCG<312U/L(酶联免疫吸附分析法)。

(10)性激素:卵巢性索间质肿瘤中有部分类型具有分泌类固醇激素功能,因此性激素可作为具有类固醇激素分泌功能的卵巢肿瘤的标志物。

(11)碱性磷酸酶(ALP):妇科恶性肿瘤主要是 PALP 升高,其中卵巢浆液性囊腺癌阳性率达 80%。因此联合测定 PALP 与 CA125 能提高卵巢上皮癌的诊断率。

(12)乳酸脱氢酶(LDH):因许多组织的 LDH 含量均较丰富,引起升高的疾病很多,故 LDH 特异性不强。可用于卵巢上皮癌和卵巢生殖细胞肿瘤的检测,且还可对卵巢无性细胞瘤进行病情监测。

(13)附睾特异性生育相关蛋白 4(HE4):*HE4* 基因最早发现于人类附睾上皮细胞,为新的血清标志物,在良性卵巢肿瘤患者及正常人血清中含量极低,但在卵巢癌患者血清中含量很高。对卵巢癌的诊断具有比 CA125 更高的敏感性和特异性(特别是在卵巢浆液性囊腺癌及子宫内膜样癌中)。在鉴别卵巢良性肿瘤和 I 期卵巢恶性肿瘤的患者方面,HE4 是最佳的单用肿瘤标记物,为 HE4 用于早期预测卵巢恶性肿瘤提供了依据。

CA125 联合 HE4 检测:近年来国外多中心研

究表明利用 CAl25 和 HE4 的检测值建立的卵巢癌风险预测模型（ROMA）可用于评估绝经前和绝经后的盆腔肿瘤妇女患有上皮细胞型卵巢癌风险。在临床工作中 CA125 和 HE4 的联合检测同时也是卵巢癌术后随诊检测的重要指标。HE4 和 CA125 也呈动态地下降，表明血清 HE4 和 CA125 水平的高低与卵巢癌的发生与发展关系密切，在筛查卵巢癌、评价手术疗效等方面起一定作用。

七、鉴别诊断

（一）腹水

腹水是引起腹部增大的主要原因。文献报道腹水病因中以慢性肝炎、肝硬化居首位，约占80%，其次为重症肝炎、肿瘤（10%~15%），再次为结核性腹膜炎。引起腹水的病因，见表 21-0-1。

表 21-0-1　腹水的病因

1. 肝脏疾病	（2）腹膜肿瘤：胃、肝、胰、结肠、卵巢癌的腹膜播种
（1）肝硬化	
（2）原发性及继发性肝癌	（3）胰源性腹水
（3）病毒性肝炎	（4）胰腺炎（尤其是急性重症胰腺炎）
2. 心血管疾病	
（1）慢性心功能不全	（5）胰腺假性囊肿
（2）心包炎	（6）胰管结石
1）渗出性心包炎	（7）胰腺肿瘤
2）缩窄性心包炎	（8）血液透析相关性胰腺炎
（3）克山病	（9）肾源性腹水
（4）限制型心肌病	（10）慢性肾小球肾炎（肾病型）
（5）下腔静脉阻塞综合征	（11）肾病综合征
（6）肝小静脉闭塞征	4. 营养障碍性疾病
（7）门静脉阻塞	（1）恶性营养不良
1）门静脉血栓形成	（2）蛋白质丢失性胃肠病
2）慢性门静脉炎	5. 其他
3. 腹膜疾病	（1）黏液性水肿
（1）腹膜炎症：急性腹膜炎、结核性腹膜炎、自发细菌性腹膜炎、阿米巴肝脓肿破裂、真菌性腹膜炎等	（2）梅格综合征
	（3）系统性红斑狼疮

1. 临床表现　少量腹水（300~500ml）时，可无明显不适；中等量腹水（500~3 000ml）时，患者多自觉腹胀，呈膨隆的腹部外形，体格检查时可有移动性浊音；大量腹水（3 000ml 以上）时，两侧肋腹膨出如蛙腹，检查可有液波震颤；可表现为呼吸困难及下肢水肿。

不同疾病引起的腹水常表现出不同的伴随症状，由心脏疾病引起的腹水查体时可见有发绀、周围水肿、颈静脉怒张、心脏扩大、心前区震颤、肝脾肿大、心律失常、心瓣膜杂音等体征。肝脏疾病常有面色晦暗或萎黄无光泽，皮肤、巩膜黄染，面部、颈部或胸部可有蜘蛛痣或肝掌，腹壁静脉曲张，肝脾大等体征。肾脏疾病引起的腹水可有面色苍白、周围水肿等体征。面色潮红、发热、腹部压痛及腹壁有柔韧感可考虑结核性腹膜炎。消瘦、恶病质、淋巴结肿大或腹部有肿块多为恶性肿瘤。

2. 腹水的诊断流程

（1）乳糜性腹水：呈乳白色，比重为 1.012~1.018，静置液上层呈乳酪样。加入苏丹Ⅲ乙醇溶液，腹水呈红色，即乳糜试验阳性。常见病因：丝虫病性肉芽肿、淋巴结核、腹膜后肉瘤或纵隔肉瘤等；外伤、手术后瘢痕形成等阻塞或压迫胸导管与乳糜池；先天性淋巴管扩张症、肠系膜扭转与成人乳糜泻等。此外，有一类腹水外观呈乳糜样，但乳糜试验为阴性，称为假性乳糜性腹水，常见于结核性腹膜炎、腹膜癌、慢性肾炎及腹腔内淋巴肉瘤等。

（2）化脓性腹水：混浊，比重 >1.018，多形核白细胞明显增加，常 >5×10⁹/L，涂片及培养可发现致病菌。常见原因有化脓性腹膜炎、阿米巴肝脓肿及腹腔内脓肿破裂等。

（3）血性浆液性腹水：多为淡红色或暗红色，一般细胞数 >0.5×10⁹/L。见于恶性肿瘤、结核性腹膜炎、急性出血性坏死性胰腺炎及子宫内膜异位症等。

（4）血性腹水：外伤性以肝脾破裂等最为常见，非外伤性以异位妊娠、黄体破裂居多。此外，也见于腹腔内癌组织破坏、脱落出血等。

（5）浆液性腹水：淡黄色，清，细胞数 <5×10⁹/L，最为常见，病因复杂。可结合腹水的性质（漏出性和渗出性）进一步分析。漏出性腹水常见原因：肝源性、心源性、静脉阻塞性、营养缺乏性等；渗出性腹水常见原因：自发性细菌性、继发性、结核性、胰源性、胆汁性、真菌性腹膜炎等。

漏出性腹水和渗出性腹水的鉴别要点：

1）漏出性腹水：多为淡黄色，稀薄透明，相对密度多在 1.018 以下。黏蛋白定性试验阴性,定量小于 0.25g/L。

2)渗出性腹水:可呈不同颜色或混浊。不同病因的腹水可呈现不同的外观,如化脓性感染呈黄色脓性或脓血性;铜绿假单胞菌感染腹水呈绿色;黄疸时呈黄色;血性腹水见于急性结核性腹膜炎、恶性肿瘤,渗出液相对密度多在 1.018 以上,黏蛋白定性试验阳性,定量大于 0.25g/L。

对腹水的诊断首先应确认是否有腹水,然后根据腹水的性状对浆液性、化脓性、血性、血性浆液性与乳糜性五大类腹水作出鉴别诊断,进一步将浆液性腹水作出渗出性还是漏出性诊断。再则结合不同的临床表现特征进一步鉴别。

(二)腹部肿块

腹部肿块一般起源于所在部位的脏器,可引起腹部增大的腹部肿块多为体积较巨大的腹部肿块。

1. 上腹部肿块

(1)肝脓肿:可表现为右上腹部膨隆。原因多为阿米巴或细菌感染,临床多表现为寒战、高热、肝区疼痛、肝大等。实验室检查血白细胞升高、核左移;X 线检查右胸腔反应性胸膜炎、胸腔积液;B 超检查见肝脏囊性或囊实相间性占位;CT 检查可明确诊断。

(2)肝海绵状血管瘤:是一种良性的肝脏肿瘤,巨大的肝海绵状血管瘤可引起局部体表膨隆。该病以 30~50 岁最为多见。临床多表现为上腹隐痛不适、食欲不振、恶心、呕吐等消化道症状,巨大血管瘤可压迫邻近器官出现腹胀、腹痛、嗳气等。查体右上腹扪及包块,钝圆、表面光滑,可有囊性感、无压痛,随呼吸上下移动并与肝相连。实验室检查多无异常。B 超检查血管瘤呈强回声且内部回声均匀,如有钙化可见强回声后伴声影。CT 平扫表现为低密度且密度均匀,瘤内偶见钙化,呈圆形或不规则形强回声,病灶边缘通常清晰光滑。CT 增强扫描表现为早期病灶边缘呈高密度强化,随后增强区进行性向中心扩展,延迟扫描病灶呈等密度充填。肝动脉造影对血管瘤的敏感性及特异性均较高。

(3)原发性肝癌:妊娠期少见。一般早期症状不明显。最常见的症状和体征有肝区疼痛、肝大,可伴有消化系统症状,腹水、黄疸,进行性体重减轻,发热。甲胎蛋白升高。B 超表现为肝癌波

型、丛状波、迟钝微小波及肝出波衰减,可明确癌肿大小、形态、部位。肝癌应注意与肝硬化、肝脓肿、肝包虫病和肝良性肿瘤鉴别,也要与继发性肝癌相区别。后者病情发展较缓慢,无肝炎、肝硬化表现,可发现肝脏以外原发癌病灶,AFP 检查多为阴性。

(4)脾大:是一种常见的临床表现。根据脾大的程度可分为 3 度:轻度脾大,脾下缘在肋下 2cm 以内;中度脾大,脾下缘在肋下缘 2cm 至平脐;重度脾大,脾下缘超过脐水平至盆腔。可引起腹部增大的脾大多为中重度脾大。原因有:肝脏疾病(肝癌、肝炎、肝硬化、脂肪肝等)、血液病(白血病、溶血性贫血、骨髓增殖性疾病等)、感染(传染性单核细胞增多症、呼吸道感染、疟疾、伤寒等)、风湿性疾病(系统性红斑狼疮、干燥综合征等)、肿瘤(消化道肿瘤、淋巴瘤、妇科肿瘤等)、脾脏原发性疾病(脾脏囊肿、脓肿及脾脏原发肿瘤)、消化道疾病(消化道出血、消化道溃疡、炎症性肠病等)、代谢性疾病(糖尿病、高脂血症等)、艾滋病等。血液病性脾大临床多表现为贫血、出血点或瘀斑。实验室检查对脾大的原因诊断有重要意义,包括血常规检查、血小板计数、网织红细胞计数、嗜酸性粒细胞计数、血红蛋白电泳、红细胞脆性实验、酸溶血、直接抗人球蛋白、寄生虫及原虫检查、肝功能检查、骨髓检查或骨髓活检、血清学抗原抗体检查、淋巴结穿刺或活检、脾穿刺或活检、腹腔积液常规检查等。常用的辅助检查有 B 超、超声心动图、X 线、CT、MRI、内镜、下腔静脉造影等。

2. 下腹部肿块

(1)子宫肿块。

(2)卵巢肿块。

(3)输卵管肿块。

(4)膀胱肿块:膀胱充盈、膀胱肿瘤。

(三)腹腔积气

如肠梗阻、胃肠穿孔。

(四)妊娠子宫

患者有停经史、早孕反应,详细询问病史,妊娠则有闭经史,注意肿物与闭经月份是否相符。早期妊娠的子宫体软而呈球形,囊样感,子宫体很像卵巢肿瘤,易发生误诊。辅助检查:尿妊娠试验为阳性,血清 β-HCG 升高,妇科 B 超检查可发现妊娠囊或胚胎,可予以确诊。

（五）异位妊娠

患者可有停经、腹痛、阴道流血等异位妊娠的临床表现。妇科检查有宫颈举痛和摇摆痛。子宫形态异常，小于停经月份，附件区可触及不规则包块，局部压痛。辅助检查：血清 β-HCG，妇科超声检查，必要时可予以腹腔镜检查，可以明确诊断。

（六）单纯性肥胖

是各类肥胖中最常见的一种，约占肥胖人群的 95%。这类患者全身脂肪分布比较均匀，没有内分泌紊乱现象，也无代谢障碍性疾病，往往有家族肥胖病史。这种主要由遗传因素及营养过剩共同作用引起的肥胖，称为单纯性肥胖。

鉴别要点：多有家族史。单纯性肥胖中的腹部型肥胖又称向心性肥胖、内脏型肥胖、苹果形肥胖，脂肪主要沉积在腹部皮下及腹腔内，四肢则相对较细。中重度肥胖患者可引起心悸、胸闷、腰膝酸软、肢体沉重、气急及焦虑、忧郁等。辅助检查：①检测血清皮质醇及皮质醇节律，结合小剂量地塞米松抑制试验可以除外库欣综合征；②T_3、T_4、TSH 等甲状腺功能检查，有助于除外间脑性、垂体性、肾上腺皮质功能、甲状腺功能和自主神经紊乱等；③ X 线检查蝶鞍是否扩大，骨质有无明显破坏。肥胖的人除腹壁由于脂肪堆积增厚，致腹部呈球形膨胀外，身体其他部位也有脂肪堆积现象，但无蛙腹及脐下陷，也无移动性浊音。

（七）肠道肿瘤

肠道肿瘤包括发生于小肠和大肠的良性、恶性肿瘤。临床表现因肿瘤发生的性质和部位而异。一般良性肿瘤可无症状或症状很轻。有的恶性肿瘤早期也无明显症状。肠道肿瘤中，小肠肿瘤的发病率较胃和大肠等部位为低。由于妊娠期肿瘤受到子宫的影响，早期不容易被发现，可能仅表现为宫高或腹围增大。

1. 鉴别要点 家族中有结直肠肿瘤病史。某些结肠疾病，如克罗恩病或溃疡性结肠炎可能增加结直肠肿瘤的发病机会。一些家族性肿瘤综合征，如遗传性非息肉病结肠肿瘤，可明显增加结直肠肿瘤的发病机会，且患者发病年龄更为年轻。

2. 临床表现 早期肠癌的临床特征主要为便血和排便习惯改变，在癌肿局限于直肠黏膜时便血作为唯一的早期症状者占 85%，多为长期便潜血阳性导致贫血，偶有便鲜血或大量新鲜血便，甚至发生休克。近半数病例于腹部可触及肿块，空肠肿瘤常在左上腹部可触及肿块，回肠肿瘤的肿块则多在下部腹或右下腹部可触及。肠外生性肿瘤多数体积大，良性肿瘤表面平滑、边界清楚、活动度较大，恶性肿瘤多数边界不清、表面不光滑、硬、活动度较小。若肿块时隐时现，出现时伴有腹部阵发性疼痛，在成年人应考虑为肿瘤引起肠套叠。结肠肿瘤检查有腹部膨隆，少数有肠型出现，听诊肠鸣音呈阵发性亢进或气过水声，部分可触及肿块。

3. 辅助检查

（1）血常规检查：在肿瘤出血的情况下可出现贫血表现，如红细胞和血红蛋白的降低；并发腹腔感染时，白细胞计数升高，中性粒细胞比例增加。

（2）粪便隐血试验：可为持续阳性。

（3）尿 5- 羟胺吲哚乙酸和血液 5- 羟色胺测定：如临床表现为类癌综合征，定量测定尿液 5- 羟胺吲哚乙酸和血液 5- 羟色胺水平可确定诊断。

（4）小肠钡剂造影：传统钡剂造影由于钡剂在小肠充盈不连续、影像迂回重叠和小肠蠕动快等原因，正确诊断率仅为 50%。

（5）纤维内镜检查：应用内镜检查小肠病变，由于妊娠期操作困难，成功率较低；同时因受内镜视野所限，诊断率不高。

（6）超声检查：能较好显示肿瘤的部位、大小、形态、内部结构、与肠壁关系、浸润深度、周围淋巴结，以及远处转移情况。必要时可在 B 超引导下穿刺活检，操作中应注意避免损伤肠管或血管。

（7）腹部 CT 和 MRI 检查：某些小肠肿瘤如脂肪瘤、平滑肌肿瘤、恶性淋巴瘤有特定的 CT 和 MRI 影像学所见，还能判定有无腹腔内淋巴结、肝、脾等器官转移。但小的肿瘤不能显示其特有的 CT、MRI 影像。

（8）双腔气囊管插入检查法：带气囊的导管经鼻插入小肠后，随小肠向远侧蠕动，逐段吸取小肠内容物行细胞学和常规检查，可确定出血部位和查找肿瘤细胞。

（9）腹腔镜检查：近年有报道经腹腔镜观察各段小肠，切取部分病变肠管和肠系膜淋巴结行病理检查，尤其在恶性淋巴瘤与克罗恩病鉴别困难时有一定诊断意义。

八、治疗原则

1. 如为腹部肿块,应判断腹部肿块的性质,确定腹部肿块所在脏器或组织,进行相应处理。

2. 腹水患者应尽快确定腹水的性质,积极寻找病因。

3. 腹部增大为腹腔多种脏器或组织不同疾病所致的病理体征,在急腹症时,常是突然发病或原发病发生急性病理改变的结果,一般都是病情危重、变化迅速,应根据病因和病变对患者带来的危害程度处理。

4. 单纯性、不完全性肠梗阻,特别是广泛粘连者,一般选用非手术治疗;粘连性肠梗阻经非手术治疗病情不见好转或病情加重,或怀疑为绞窄性肠梗阻者,考虑行手术治疗。

（赵卫红　郝　敏）

第二十二章

子 宫 增 大

一、定义

正常子宫呈前后略扁的倒置梨形,长度为7~8cm,宽度为4~5cm,厚度为2~3cm,容量约5ml,超过此正常范围的称为子宫增大。

二、病因

(一)生理性子宫增大

1. 正常的增大子宫也称子宫肥大症,主要是由于多次妊娠所致。

2. 妊娠子宫,主要是妊娠期雌激素的作用使子宫肌层变大。

(二)病理性子宫增大

1. **肿瘤** 如子宫肌瘤、子宫肉瘤、子宫内膜癌、滋养细胞疾病、转移性肿瘤。

2. **病理性妊娠** 流产、异位妊娠中的宫角妊娠。

3. 子宫发育异常。

4. 阴道发育异常。

5. 子宫腺肌病。

6. 慢性子宫肌炎。

三、病史要点

1. 询问月经史及妊娠史,明确有无停经、妊娠等情况。

2. 子宫增大的时间,是否有加重,病情变化的缓急。

3. 是否伴随其他症状,如大、小便改变,阴道排血、排液等。

4. 体重是否有变化。

5. 既往是否有其他疾病。

6. 有无发热、贫血。

7. 家族史情况。

8. 就诊和治疗情况。

四、临床表现

1. 压迫症状,如压迫直肠或膀胱,可出现二便改变,如尿频、便秘等。

2. 腰痛、腰酸等症状。

3. 随着子宫的增大,子宫质量可伴随增大,牵拉固定子宫的器官,从而出现下坠症状。

4. 子宫增大可使子宫内膜面积增大,出现白带增多、经血过多等症状。

五、辅助检查

1. 测血 HCG 和肿瘤标志物系列。

2. 阴道分泌物检查。

3. **生化检查** 如肝、肾功能及电解质检测。

4. **B 超检查** 可以检查子宫的形态、子宫增大的情况、子宫与周围组织的关系等,对于滋养细胞、子宫肌瘤等疾病可以初步确诊。

5. **诊断性刮宫检查** 可明确是否存在子宫内膜病变。

6. 宫腔镜和腹腔镜检查。

7. 如有腹水,可以对腹水进行病理学检查。

8. **其他特殊检查** 考虑癌症扩散的,可行 X 线、CT 及 MRI 检查。

六、鉴别诊断

(一)子宫肥大症

1. **病史** 子宫肥大症是一种生理性子宫增大,主要是由平滑肌细胞的肥大及肌细胞周围结缔组织增生导致。子宫肥大症常见于经产妇,因多次生育,子宫反复胀大和缩小,刺激了肌层的弹性纤维组织增生。此外,盆腔炎症、淤血、产后反复宫腔感染等疾病可能与子宫肥大症的发生相关。

2. **临床表现**

(1)症状:子宫肥大症可表现为月经增多、经期延长,妇科查体可扪及子宫增大,因此容易与子宫肌瘤混淆,尤其是小肌壁间肌瘤。

(2)体征:月经过多造成贫血者,可有贫血貌。妇科检查发现子宫增大、软,表面光滑,孕6~8周大小,很少超过孕2个月子宫大小。有炎症者在附件区可能伴有炎性肿块或增厚,并有轻微的压痛。如果探测宫腔,多不见宫腔变形,也不感觉有肿块存在。

3. 辅助诊断 如妇科超声检查(见不到肌瘤声像表现)、CT、MRI 等可协助诊断,腹腔镜检查有一定价值。诊断性刮宫可了解宫腔情况,同时活检子宫内膜,以排除恶性病变,一般无阳性表现。

(二)妊娠子宫

此类妇女多有停经、早孕反应、尿频等变化,妊娠试验为阳性,超声检查可以明确诊断。

(三)子宫肌瘤

1. 病史 子宫肌瘤是女性生殖器官最常见的一种良性肿瘤,多见于 30~50 岁女性,常在绝经后逐渐萎缩。肌瘤主要由平滑肌细胞组成,其中存在少量结缔组织纤维为其支架。典型的肌瘤为实性球形结节,表面为受压的子宫肌层,包含结缔组织和小血管形成的假包膜。在显微镜下观察,肌瘤的平滑肌增生肌束呈不同方向排列,形成漩涡或栅栏状结构。血管通过假包膜进入肌瘤内部并在肌瘤内呈树杈状分支营养肌瘤。随着肌瘤增大其表面血管增粗,由于缺乏外膜血管易受压而引起循环障碍,使肌瘤中心缺血发生各种类型的退行性变。

2. 临床特点

(1)多数患者无症状,仅于妇科检查或超声检查时发现。

(2)阴道流血:多数病例表现为月经量增多、经期延长或周期缩短,少数病例表现为不规则阴道流血,主要取决于肌瘤生长的部位。

(3)腹部包块:下腹部可扪及实性肿块,不规则,特别是在膀胱充盈时腹部包块更为明显,好似增大的不规则子宫。

(4)白带增多:肌壁间肌瘤可有白带增多,黏膜下肌瘤更为明显,感染坏死时可产生多量脓血性排液,伴有臭味。

(5)压迫症状:肌瘤增大时常可有压迫周围邻近器官产生症状,多见于子宫下段及宫颈部肌瘤。压迫膀胱可产生尿频、尿急,甚至尿潴留;压迫直

肠可产生排便困难。

(6)腰酸、下腹部坠胀及腹痛:一般患者无腹痛,常主诉为下腹坠胀、腰背酸痛。浆膜下肌瘤蒂扭转时可出现急腹痛。肌瘤红色变性时,腹痛剧烈且伴有发热。

(7)其他症状:患者可伴不孕、继发性贫血等。

(8)妇科检查:子宫不规则增大、质硬,表面呈多个球形或结节状隆起。若为黏膜下肌瘤,可见宫颈口或颈管内有球形实性包块突起,表面暗红色,可有溃疡、坏死。

3. 辅助检查

(1)超声检查:示子宫增大,失去正常形态,肌瘤区出现圆形低回声区或近似漩涡状结构的不规则较强回声。超声检查能准确显示肌瘤的数目、大小及部位。

(2)诊断性刮宫:探测宫腔大小、宫腔形态及不规则突起,并刮取子宫内膜送病理检查,以除外并存的子宫内膜病变。

(3)宫腔镜检查:直接窥视宫腔形态,可见突起在宫腔内的肌瘤,明确诊断并指导治疗方案(图22-0-1)。

(四)子宫肉瘤

1. 病史 子宫肉瘤是高度恶性的女性生殖器官肿瘤,发病率很低,好发于 50 岁左右的妇女。

2. 临床表现 患者可有不规则的阴道出血,腹部包块生长快,肿瘤向周围浸润产生压迫症状。妇科查体可扪及子宫增大、质软、表面不规则,癌灶增大自宫口脱出时可见息肉样赘生物,质脆,触之易出血。

3. 辅助检查 对于肿块突破子宫内膜者,诊刮可以很好地鉴别出子宫肉瘤,但不排除因漏刮产生误诊的可能性。如果肉瘤尚位于肌层内,需要借助彩色超声多普勒检查、CT、动脉和淋巴造影等辅助检查,最后的确诊仍须根据病理切片检查。

(五)子宫内膜癌

1. 病史 子宫内膜癌是妇科常见肿瘤,多见于绝经后妇女,好发年龄在 60 岁左右。

2. 临床表现 主要为绝经后阴道出血或血性白带;未绝经者表现为经量增多、经期延长或经间期出血,与子宫肌瘤尤其是黏膜下肌瘤有相似的症状。子宫内膜癌晚期患者可以出现下腹及腰骶部疼痛,以及伴发全身症状,如贫血、消瘦、发热、全身衰竭等。妇科检查:早期子宫正常大小、活动,双附件区无特殊表现;晚期子宫增大、固

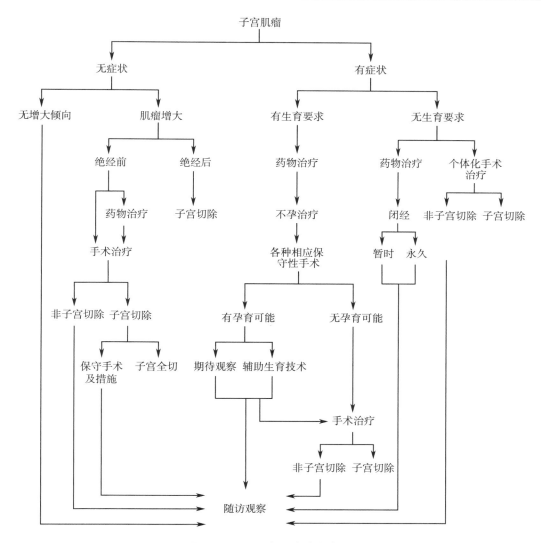

图 22-0-1 子宫肌瘤诊治流程

定,宫旁或盆腔内可扪及不规则结节状肿块；如癌组织长大至宫口脱出,质脆,触之易出血。

3. 辅助检查 通过分段性诊刮及彩色超声多普勒、CT、MRI 等检查,结合临床表现可以确诊。

（六）滋养细胞疾病

（七）转移性肿瘤

1. 病史 为原发肿瘤的瘤细胞经过淋巴管、血管或体腔侵入子宫,形成于原发病类似的肿瘤,且两者没有解剖部位关系。肿瘤可来源于胃肠道、乳腺、生殖器、肺、肾、胆道、胰腺、皮肤等。

2. 临床特点

（1）子宫转移通常发生在原发肿瘤诊断后的几年内,因而是恶性肿瘤晚期的表现。但有时子宫转移肿瘤类似于原发癌。

（2）大体观：子宫表面可有多个分开的肿块位于表面,提示转移,多由子宫附件区经血管、淋巴道转移而来,因而此处多受累。

（3）转移来的肿瘤多为胃肠道肿瘤。

（4）腹水：转移性肿瘤的出现腹水者较多。

（5）盆腔巨大肿块：几乎所有的病例均可触及肿块。

（6）症状：可伴有一些原发灶的症状,如腹痛、腹胀、肠道症状或体重下降等。

3. 辅助检查 大多数患者血沉可增快,虽非特异性,但有一定参考价值。癌胚抗原测定大多数增高。有腹水的患者,在腹水检查时可找到印戒细胞及发现染色体数目和结构异常,可作为辅助诊断的参考。

（八）流产

（九）异位妊娠中的宫角妊娠

（十）子宫发育异常

1. 病史 双子宫或残角子宫梗阻型、宫颈畸形时,可造成宫体的增大,畸形子宫一般没有月经的改变,但可以因宫腔畸形造成不孕。

2. 临床特点 妇科检查时可感到子宫形态的异常,好似与子宫硬度一致的肿物。

3. 辅助检查 彩色超声多普勒检查、子宫输卵管造影可以明确诊断。

(十一)阴道发育异常

1. 病史 阴道发育异常可致阴道梗阻,月经或排液不畅可造成宫体的增大。

2. 临床特点 患者可有无月经来潮的临床表现,妇科检查时可发现阴道通畅性不佳。

3. 辅助检查 彩色超声多普勒检查、宫腔镜检查可以明确诊断。

(十二)子宫腺肌病

表现为月经过多、经期延长,患者常有刮宫、引产史,且进行性加重。妇科检查时子宫呈均匀增大,很少超过孕3个月大小,子宫在月经期增大明显,月经后缩小。

1. 子宫腺肌病的超声图像特征

(1)子宫均匀增大呈球形,子宫肌层呈不同程度增厚。月经前后子宫大小和内部回声发生变化。

(2)子宫内膜厚度变化不明显,且内膜线多前移。

(3)弥漫型子宫腺肌病的子宫切面多呈不均质低回声暗区或小结节,肌层内可见多发散在的小囊;局部型腺肌病即子宫腺肌瘤,表现为不均质强回声,边界模糊不清、无包膜,不超过孕3个月大小,腺肌瘤与子宫肌壁无界限,腺肌瘤回声较强,内可见无回声小囊。

(4)子宫腺肌病患者子宫壁异位病灶内呈星点状彩色血流信号,可探及低流速血流,病灶周围极少探及规则血流,瘤体的大小取决于病灶内反复出血的情况,瘤体内部及病灶区域血管分布较正常少,血管管径及血供变化不明显,与正常妇女的RI无明显差别或稍低于正常妇女。

(5)子宫腺肌病血供可能来源于子宫内膜的支持,因而CPI显示子宫腺肌病血供呈"棒状",血流频谱显示为低速高阻血流或静脉型低速血流,与正常子宫螺旋动脉血流频谱相一致。

(6)经宫腔导管向子宫腺肌病患者宫腔内注入3%的过氧化氢3~5ml,立刻出现一条强回声带,随后向肌壁弥散,呈树枝状或斑点状强回声。

2. 子宫腺肌病的MRI表现 CT对软组织的分辨率有限,在显示病灶的有无及与子宫肌瘤的鉴别上敏感度不如MRI。MRI检查有软组织分辨率高、可以从多方位进行扫描、无创性等优点,是诊断子宫腺肌病最可靠的方法,矢状面T_2WI是诊断子宫腺肌病的最佳序列。

(1)子宫增大,边缘较光滑。

(2)T_2WI显示子宫的正常解剖形态扭曲或消失。

(3)子宫腺肌病病灶本身的MRI信号低于周围正常肌肉组织,与周围组织边界不清楚,病灶内可见散在的点状强回声。

(4)子宫结合带增宽。

(十三)慢性子宫肌炎

1. 病史 是由于分娩和宫腔手术损伤,细菌从创面入侵所致。累及蜕膜或内膜者称子宫内膜炎,如果感染深入肌层则形成子宫肌炎,还可累及宫颈。

2. 临床表现 患者有发热,下腹疼痛、压痛,阴道分泌物增多和白细胞增高等表现。

3. 辅助检查 妇科超声表现为子宫均匀性增大,回声增高,外1/3肌层内见扩张的子宫动脉分支。由于子宫表面充血水肿,见浆膜层与肌层间为一暗带,呈双层结构。形成蜂窝织炎时,子宫表面可见形态不规则的低回声区。宫腔内积脓时,宫腔内有液性暗区。

(十四)宫腔积脓

是宫腔内有脓液积滞。当患有急性或慢性子宫内膜炎时,宫颈口堵塞,引流不畅,分泌物滞留在子宫内,即可发生宫腔积脓。子宫颈恶性肿瘤、严重的慢性宫颈炎、老年性阴道炎,以及宫颈电烙、冷冻或锥切后,均可造成子宫颈管狭窄。

1. 病史 子宫内膜癌、宫腔放射治疗,以及宫颈和宫腔手术史。

2. 临床表现 出现下腹痛,伴发热、寒战等全身症状。少数患者宫腔积脓也可以无明显症状。

3. 体征 妇科检查时可发现子宫呈球形增大、柔软,有触痛,压痛明显。宫旁结缔组织可有明显增厚,并可有附件的炎性包块同时存在。宫颈管可见脓性分泌物。

4. 辅助检查

(1)白细胞计数升高,中性粒细胞增多。

(2)超声检查示子宫增大,宫腔内有液性暗区,强光点。

（3）腹腔镜及宫腔镜检查。

（十五）产后子宫复旧不全

产后子宫复旧不全也称产后子宫复旧不良，是指产后 6 周子宫仍未能恢复到非孕状态。原因复杂，如由于部分胎盘、胎膜残留；子宫内膜炎或盆腔感染；子宫过度后倾、后屈，影响恶露排出；多胎妊娠，羊水过多，过大胎盘；也有因伴子宫肌瘤、子宫肌腺瘤，使子宫复旧功能受损。

1. 症状 主要是血性恶露持续时间延长，从正常的仅持续 3 天延长至 7~10 天，甚至更长。若病因为胎盘残留，则血性恶露持续时间长，血量也明显增多，恶露常浑浊或伴有臭味。有时能见到坏死的残留胎盘组织和 / 或胎膜组织随恶露一起排出。在血性恶露停止后，若有脓性分泌物流出提示伴有子宫内膜炎症。患者常有腰痛及下腹部坠胀感。但也有少数患者血性恶露量极少，主要是下腹部出现剧烈疼痛。

2. 体征 行双合诊检查，常发现宫颈较软，宫颈外口至少能通过 1 指，子宫较同时期正常，产褥子宫稍大、软，多数子宫呈后倾后屈位并有轻微压痛。若因子宫内膜炎、子宫肌炎或盆腔感染所致的子宫复旧不全时，子宫压痛更明显，甚至附件区也有不同程度的压痛。

3. 辅助检查

（1）实验室检查：根据病情选择做血、尿、便常规等检查。

（2）超声检查：见子宫较大且子宫腔内有残留胎盘或残留胎膜影像，可确诊为胎盘残留或胎膜残留所致的子宫复旧不全；见子宫肌壁间肌瘤或子宫腺肌瘤影像，即可确诊子宫复旧不全的病因。

七、治疗原则

（一）子宫肥大

无不适症状，无须处理。

（二）正常妊娠

早孕确诊后，予以观察。

（三）子宫肌瘤的治疗原则

子宫肌瘤的处理，根据患者年龄、症状、肌瘤大小、有无变性、生育要求及全身情况全面考虑。对于肌瘤小于妊娠 10 周子宫大小、无明显症状或近绝经期的患者，可以 3~6 个月复查一次。有手术指征者手术治疗。肌瘤小于 2 个半月妊娠子宫大小、症状较轻、近绝经年龄及全身情况不能手术的患者，可以药物治疗。

（四）子宫肉瘤

1. 手术治疗 可行全子宫切除术。

2. 放疗 子宫肉瘤对放射线敏感性较低，对转移或复发的晚期肉瘤患者，一般主张用 ^{60}Co 或深度 X 线作为姑息治疗，以延长生命。

3. 化疗 细胞毒性抗癌药对子宫肉瘤的转移及复发有一定疗效。

（五）子宫内膜癌

主要治疗方法为手术、放疗及药物（化学药物及激素）治疗。

（六）子宫及阴道发育异常

子宫发育异常如为非梗阻型，不引起临床症状，可不必处理。如因子宫发育不良引起闭经、痛经、不孕或习惯性流产，可试用内分泌治疗。药物治疗无效者，可考虑手术矫正。阴道发育异常如为梗阻型，可考虑手术矫正。

（七）子宫腺肌病

1. 保守治疗。

2. 手术治疗。

（八）慢性子宫肌炎

对慢性子宫肌炎的治疗多采用磺胺及抗生素治疗。

（田小庆 郝 敏）

第二十三章

卵 巢 增 大

一、定义

卵巢增大是指各种原因,如发育异常、解剖异常、遗传免疫功能失调、肿瘤、内分泌失调、炎症、妊娠和药物等,导致卵巢体积超过同龄正常卵巢的体积。卵巢的大小和形态随年龄及生理状态而变化。青春期以前,卵巢较小,表面光滑;青春期开始排卵后,表面逐渐凹凸不平,呈灰白色,性成熟期卵巢最大。生殖年龄妇女卵巢约4cm×3cm×1cm大小,重5~6g,绝经期后,卵巢一般不再排卵,结缔组织增生,卵巢逐渐萎缩变小变硬,可缩小到原体积的一半。

二、病因

(一)卵巢发育异常

引起卵巢增大的卵巢发育异常主要包括额外卵巢、副卵巢、异位卵巢。

(二)解剖位置异常

卵巢下垂、子宫后位等使卵巢血液循环障碍,致卵巢淤血、水肿,一般较大,有时呈囊状。卵巢扭转后也会影响卵巢血供致组织缺血、水肿,体积增大。

(三)遗传免疫因素

引起卵巢增大的性腺发育异常与遗传免疫因素有密切关系。

(四)卵巢内分泌功能异常

卵巢一方面分泌多种激素,另一方面又受多种激素的控制和调节,使下丘脑 - 垂体 - 卵巢轴功能紊乱,胎儿、新生儿受胎盘分泌激素及母亲激素的影响,致卵巢增大,如多囊卵巢综合征和生理性卵巢囊肿等。

(五)炎症

如卵巢脓肿、输卵管卵巢脓肿、输卵管卵巢囊肿等可致卵巢增大。

(六)卵巢肿瘤

卵巢的组织学发生复杂,形成的卵巢肿瘤多种多样,包括卵巢上皮性肿瘤、卵巢生殖细胞肿瘤、性索间质肿瘤和转移性卵巢肿瘤四大类。

(七)卵巢子宫内膜异位症

子宫内膜异位症好发于卵巢组织,形成囊肿导致卵巢增大。

(八)妊娠

正常妊娠时卵巢受雌孕激素影响增大或异位妊娠的包块。

(九)药物

助孕治疗中的卵巢增大有卵巢过度刺激综合征、卵泡未破裂黄素化综合征等。

三、病史要点

(一)患者年龄

包括新生儿期、青春前期、青春期、育龄期、围绝经期及绝经期。因不同年龄段卵巢大小和形态不同,不同年龄段的主要疾病谱等均有助于疾病的鉴别。

(二)月经史

月经失调、痛经、停经史,经期伴随症状,有无下腹部疼痛、乳房胀痛等。

(三)生育史

不孕史,妊娠次数,分娩次数,剖宫产手术史,有无早婚、早育、多次流产史。

(四)手术史

腹部、盆腔手术史,尤其是妇科手术史。

(五)妊娠史

妊娠期卵巢的形态结构、生理活动与非妊娠期不同。要注意询问妊娠是否为自然妊娠,是否有促排卵、人工辅助生殖技术助孕等。

(六)家族史

家族中妇科疾病发病情况,如卵巢肿瘤、多囊卵巢综合征病史等。

（七）现病史

1. **腹痛**　包括腹痛诱因、部位、性质、程度、持续时间、发作频率等。

2. **发热**　常见于感染,故伴发热提示为输卵管、卵巢脓肿等;慢性低热可见于结核。

3. **消化道症状**　食欲减退、恶心、呕吐、腹胀等,卵巢癌晚期多伴有消化道症状;卵巢肿瘤蒂扭转可伴随恶心、呕吐。

4. **卵巢增大速度**　增长缓慢,无伴随症状可能为良性或生理性;增长迅速,可能为恶性肿瘤。

（八）避孕方式

节育器的类型、口服避孕药及是否使用皮下埋置避孕剂等。

（九）激素类药物用药史

有无全身疾病,如甲状腺疾病、糖尿病病史等。

四、临床表现

1. **月经异常**　停经者可能为妊娠;月经量多或紊乱可能为卵巢功能性肿瘤;月经稀发、闭经多见于多囊卵巢综合征。

2. **腹痛**　突发剧烈腹痛,可见于卵巢肿瘤、卵巢扭转、卵巢破裂;周期性腹痛多为卵巢子宫内膜异位囊肿。

3. **发热**　炎性卵巢增大多有发热。

4. **压迫症状**　巨大卵巢肿瘤可压迫膀胱、直肠,引起尿频、排尿不畅、排便困难,严重时可使横膈上移,心肺受压,出现呼吸困难、心悸。

5. **恶病质**　恶性肿瘤晚期可出现消瘦等恶病质。

6. **恶心、呕吐**　可见于妊娠早期、卵巢恶性肿瘤晚期。

7. **腹胀、食欲减退**　常见于卵巢恶性肿瘤致腹水、消化道症状。

五、辅助检查

（一）实验室检查

1. **血常规检查**　白细胞总数及嗜中性粒细胞百分比升高可提示炎症存在;异位妊娠破裂可表现出血红蛋白进行性下降。

2. **尿妊娠试验**　阳性提示妊娠,考虑与妊娠相关的疾病。

（二）影像学检查

1. **超声检查**　包括 B 型超声和彩色多普勒血流显像,能准确显示盆腔卵巢增大的部位、性质、血流情况,是明确卵巢增大原因的重要检查方法。

2. **X 线检查**　卵巢畸胎瘤行腹部 X 线检查可显示牙齿、骨质及钙化囊壁;胃肠造影可区别腹水与巨大卵巢囊肿,了解胃肠道是否有卵巢转移性癌的原发病灶,明确肿物与肠道的关系,以及肠壁有无破坏现象。

3. **CT 检查**　盆腔内脂肪组织较多,多种器官之间天然对比良好,并且盆腔内器官受外界运动影响小,CT 对盆腔器官的外形和结构显示清楚。盆腔 CT 检查可以通过口服对比剂的方法,有助于肠管与盆腔生殖器相区别。CT 盆腔增强检查对卵巢病变范围的观察及髂血管区淋巴结的鉴别更有意义。但 CT 检查尚难发现亚临床病灶。

4. **MRI 检查**　MRI 检查能很好地确定盆腔病变的起源部位和范围,便于疾病的诊断和鉴别诊断;对已确诊女性生殖系统恶性肿瘤,能准确进行分期并指导治疗,对疾病治疗后的随访,MRI 能分辨治疗后纤维化和肿瘤复发等。

（三）肿瘤标志物检查

肿瘤标志物是肿瘤细胞异常表达所产生的蛋白抗原或生物活性物质,可在肿瘤患者的组织、血液或体液及排泄物中检测出,有助于肿瘤诊断、鉴别诊断及监测。

（四）腹腔穿刺

经穿刺抽出血液、脓液或腹水有助于鉴别诊断。

（五）腹腔镜检查

可对卵巢增大做出鉴别诊断,并可取活组织病理检查,以明确诊断。

六、鉴别诊断

卵泡受下丘脑 - 腺垂体 - 卵巢轴的调控进行周期性发育,任一环节的激素失衡都可能形成卵巢生理性囊肿。卵巢的胚胎学发生中,组织结构及成分复杂,故易发生多种肿瘤类型引起卵巢增大。卵巢的内分泌功能维持女性一生的月经、妊娠等生理活动,各个生理期激素变化均能引起卵巢体积的变化。常见疾病的鉴别诊断如下:

（一）额外卵巢

额外卵巢（supernumerary ovary）属于卵巢数量及位置的异常，具备典型卵巢组织及正常卵巢功能，可位于正常卵巢位置以外的其他腹盆腔任何位置及腹股沟外阴等处，与正常位置的卵巢完全分开，并与正常卵巢、阔韧带、子宫卵巢韧带或输卵管卵巢韧带没有直接或通过韧带联系，体积和形状与正常卵巢相似，直径约 1~2cm，为罕见的卵巢畸形，无一例能在手术前获得诊断。额外卵巢可位于盆腔、腹膜后腔、主动脉旁、结肠系膜或大网膜等处，多位于腹膜后输尿管与乙状结肠之间、子宫骶骨韧带左侧方、大网膜处、回肠系膜处等位置。额外卵巢的确切发生率尚不清楚，文献报道，额外卵巢在尸检病例中约占 1 : 29 000。在胚胎形成早期，原始生殖细胞群在向卵巢位置移行过程中发生了异常，在正常卵巢位置以外形成了完全独立的卵巢始基，以后发育成额外卵巢。

鉴别要点：一般无明显症状及体征，主要依靠超声、CT 或 MRI 检查，确诊靠手术病理学检查。部分患者可能发生纤维瘤、囊性成熟性畸胎瘤、畸胎瘤恶变、囊腺瘤等各种卵巢肿瘤，如不发生肿瘤则很难引起注意。额外卵巢必须含有卵巢滤泡组织；额外卵巢与原来正常位置的卵巢分开，且明显具有独立的卵巢始基。

（二）副卵巢

副卵巢是指在正常卵巢附近出现多余的卵巢组织，具有正常的卵巢组织结构和功能，位置通常接近或连接于正常位置的卵巢，也可能与阔韧带、卵巢固有韧带或骨盆漏斗韧带相连，但更多见于靠近子宫或子宫角附近的阔韧带内，体积一般较小，直径 1~2cm，多数 <1cm，可多个出现，呈结节状。副卵巢的发生一般认为是由于卵巢始基或在卵巢发育过程中分离出小块组织所致。分离的原因可能是由于胚胎发生腹膜炎性粘连而分割卵巢所致，或胚胎卵巢扭转引起血运障碍而划分卵巢组织引起。

鉴别要点：一般无明显症状及体征，部分患者可能由于发生卵巢肿瘤或在剖宫产过程中发现。副卵巢必须含有卵巢滤泡组织，位置接近正常位置的卵巢或与正常卵巢相连结。起源于副卵巢的卵巢肿瘤应注意与其他部位的卵巢外肿瘤相鉴别。其他部位的卵巢外肿瘤内皆缺乏正常的卵巢间质；而副卵巢来源的肿瘤尚残存正常的卵巢间质。副卵巢也应注意与额外卵巢鉴别。后者与正常位置的卵巢完全分开，并与正常卵巢间没有直接或没有通过韧带的联系。

（三）异位卵巢

异位卵巢是指卵巢在发育过程中受阻，仍停留在胚胎期的位置而未下降至盆腔，或下降过度超出双侧卵巢窝，甚至盆腔以外的位置。异位卵巢可以为单侧，也可以为双侧，患者多无月经改变症状，多在腹盆腔或腹股沟疝手术时发现，甚至在手术切除后的病理检查时才可被发现。

鉴别要点：在月经初潮后，部分异位卵巢患者可能由于伴有卵巢发育不良，或致卵巢血运障碍，使性激素合成分泌异常而出现月经过多或过频，甚至月经稀发、闭经等现象。多数异位卵巢患者伴有不孕及其他器官的发育异常。影像学上表现为局部占位病变。

（四）卵巢淤血症

卵巢因淤血而水肿，白膜粗糙，一般较大，有时为囊状，长期淤血因结缔组织增生而变硬变小。病因包括卵巢下垂、子宫后位、子宫卵巢丛血管下降屈曲于骶凹两侧，静脉压力升高，回流受阻，致使静脉处于淤血状态；早婚、早育、孕产频繁、过早负重、长期便秘、慢性咳嗽等。

鉴别要点：多发生于生育年龄妇女，临床表现为慢性耻骨联合上区弥漫性疼痛、两侧下腹痛、盆腔痛及腰骶痛，经前期、长期站立、性交时可加重，部分可有白带增多为清澈黏液、月经过多、外阴阴道坠痛等。腹部检查于耻骨联合上区及下腹部两侧有深压痛，无固定压痛点。妇科检查子宫多后位、稍大，宫颈肥大、紫蓝色，附件可有深压痛。盆腔静脉造影、盆腔血流图、体位试验可协助诊断。

（五）卵巢肿瘤蒂扭转

卵巢囊肿蒂扭转是指供应卵巢囊肿的血管发生了扭曲，使卵巢囊肿缺血，甚至坏死破裂，引起剧烈腹痛，为妇科急腹症，约 10% 卵巢囊肿可发生蒂扭转。蒂扭转好发于瘤蒂长、中等大、活动度良、重心偏于一侧的肿瘤（如囊性畸胎瘤、黏液性及浆液性囊腺瘤最易发生蒂扭转），多发生在体位急骤变动、妊娠早期或产后。

鉴别要点：多有卵巢肿瘤病史，常于妊娠期子宫增大或体位变化时突发下腹痛，多伴有恶心、呕吐，妇科检查可及附件区囊性包块，压痛点固定，瘤蒂处压痛最明显。

（六）多囊卵巢综合征

多囊卵巢综合征（polycystic ovarian syndrome，PCOS）是育龄妇女较常见的内分泌症候群。1935年，Stein 与 Leventhal 首先描述双侧卵巢肿大者伴不孕、多毛与肥胖等表现，称为 Stein-Leventhal 综合征。随着检测技术的发展，认识到多囊卵巢并非是一种独特的疾病，而是一种多病因、表现极不均一的临床综合征。卵巢多囊改变呈均匀性增大，为正常妇女的 2~5 倍。临床表现多样，有不孕、多毛、肥胖、痤疮、月经不规律或月经稀发、继发闭经、男性化、长期无排卵等。激素测定 LH/FSH ≥ 2~3，高雄激素血症。超声提示一侧或双侧卵巢直径 2~9mm 的卵泡 ≥ 12 个和 / 或卵巢体积 ≥ 10ml。超声图像可见双侧卵巢增大（1~4 倍），包膜厚而回声略强，包膜下有许多小囊肿，多少不等，直径多不超过 1cm。子宫正常大小或小于正常。

鉴别要点：①病史多有月经稀发或闭经，伴肥胖、多毛和不孕；②高雄激素血症，包括高睾酮血症和雄激素过多体征；③超声检查卵巢多囊性改变，必要时检测血清空腹胰岛素水平。

（七）卵泡膜细胞增殖症

卵泡膜细胞增殖症是指临床上出现女性男性化等一系列症状和体征，同时具有卵巢泡膜细胞增生的病理改变的一组症候群。本症早在 1949 年为 Culiner 及 Shippel 所描述，指出间质中有黄素化泡膜细胞，但与邻近的卵泡无关。

鉴别要点：临床表现及内分泌检查与多囊卵巢相仿但更严重，血睾酮值高，血硫酸脱氢表雄酮正常，LH/FSH 可正常。卵巢活组织检查，镜下见卵巢皮质黄素化的卵泡膜细胞群，皮质下无类似多囊卵巢综合征的多个小卵泡。

（八）卵巢过度刺激综合征

卵巢多发性卵泡及黄体囊肿伴间质水肿，致卵巢不同程度增大。多见于促排卵药物引起，个别可见于自然妊娠。引起卵巢过度刺激综合征的药物有氯米芬、绒促性素、尿促性素、尿促卵泡成熟激素、促性腺激素释放激素等。

鉴别要点：表现为恶心、呕吐、腹泻，严重者可出现腹水、胸水、血容量下降，甚至休克、水电解质平衡失调、血液浓缩、血凝异常、血栓形成。

（九）卵巢冠囊肿

位于输卵管系膜的外侧部，输卵管远侧部骑跨在囊肿上，紧密与之相联，其内下方为正常卵巢，囊壁薄，完全游离，内容物多为水样或浆液，偶因内出血而呈深棕色。

鉴别要点：一般无特殊症状，仅在囊肿增大时感患侧下腹坠胀。超声图像可见单房、壁薄的囊性肿物，内为无回声液性暗区。小者可位于子宫旁或位于直肠窝内，大者多位于子宫上方，与膀胱相邻，其间仅有一很薄的隔，容易与较大的卵巢单纯性囊肿相混淆，找出患侧卵巢则诊断成立。

（十）炎性囊肿

输卵管炎症感染侵犯卵巢，形成多发脓肿，相互融合而成卵巢脓肿，与输卵管积脓贯通，形成输卵管卵巢脓肿，炎症逐渐消退后，脓液吸收经历时间长，最后形成输卵管卵巢囊肿。

鉴别要点：输卵管卵巢脓肿可为双侧或单侧性，为囊性包块，由于粘连而呈不规则外形，壁较厚，内可见不光滑的分隔，液性区常含不等量沉积物。

（十一）输卵管卵巢囊肿

输卵管卵巢囊肿属于附件囊肿，多由炎症刺激引起。

鉴别要点：多有盆腔炎病史，囊肿体积一般较大，直径可达 20~30cm，壁薄，表面光滑，囊壁由输卵管内膜与卵巢本身构成，两者融合为一，含多隔及液性区，与盆腔组织有粘连。

（十二）卵巢脓肿

细菌侵入卵巢引起炎症形成卵巢脓肿致使卵巢增大。卵巢手术或卵泡破裂后感染、附近炎性病灶如输卵管炎、阑尾炎等扩散等。

鉴别要点：多有手术史，特别是卵巢手术、胃肠道手术、阴式手术，术后即有高热、寒战、下腹剧痛、食欲缺乏等，也可伴发尿频、尿急、腹胀、便秘或腹泻等。查体时见急性面容、高热、脉搏快、腹肌紧张，有压痛及反跳痛。妇科检查见阴道多量脓性分泌物、宫颈举痛、子宫压痛、附件区可及囊性包块、压痛明显。化验血象高、血沉快、宫颈分泌物培养阳性，后穹窿穿刺、超声及腹腔镜检查可协助诊断。如有寒战等败血症表现时，应注意是否存在卵巢血栓性静脉炎。

（十三）生理性囊肿

发育的卵泡不排卵或闭锁卵泡持续生长形成卵泡囊肿，或黄体超过 2 周仍持续生长形成黄体囊肿，因两者可自行消失，称为卵巢生理性囊肿。

1. 卵泡囊肿 卵泡成熟后不破裂或闭锁，卵巢持续增大，使卵泡腔液体潴留形成卵泡囊肿。

鉴别要点：多发生于生育期。一般直径为

1~3cm,偶可达 5~6cm。大多数无症状,可自然吸收。增大时,可有患侧不适或发生扭转,甚至积血破裂而引起内出血,表现为突发下腹痛。部分有持续分泌雌激素功能而出现月经异常。超声图像可见附件区有一壁薄的小囊肿,单侧性最大直径很少超过 5cm,内含清亮液。

2. 黄体囊肿 最为常见,属生理性,在月经周期及妊娠期均可见到。正常黄体囊肿开始直径多为 1.2~1.7cm,以后逐渐消失。

鉴别要点:妊娠早期黄体囊肿直径可达 3cm,个别直径可增至 10cm。超声图像可见附件区有一壁薄的囊肿,早孕期过后逐渐消退。因持续分泌孕激素有月经延迟,继而出现月经淋漓不尽或不规则子宫出血。

3. 卵泡膜黄素囊肿 大量 HCG 过度刺激卵巢皮质的闭锁卵泡,卵泡膜细胞对 HCG 较颗粒细胞敏感,导致卵泡膜细胞黄素化,最终形成黄素化囊肿。

鉴别要点:常见于葡萄胎、绒癌,个别见于双胎妊娠及正常妊娠,也可见于应用促排卵药物后。常为双侧性、多囊性,分隔,表面凹凸不平,壁薄,内含清亮液体,大小差异悬殊。超声图像表现:在子宫两侧、上方或直肠窝内可见到囊肿,包膜清晰、光滑,囊内含隔常呈放射状分布,可见血流,房内为清亮液性暗区。

(十四)卵巢子宫内膜异位囊肿

卵巢子宫内膜异位囊肿是子宫内膜异位症的一种病变。如果月经期脱落的子宫内膜碎片,随经血逆流经输卵管进入盆腔,种植在卵巢表面或盆腔其他部位,形成异位囊肿,这种异位的子宫内膜也受性激素的影响,随同月经周期反复脱落出血,如病变发生在卵巢上,每次月经期局部都有出血,使卵巢增大,形成内含陈旧性积血的囊肿,这种陈旧性血呈褐色,黏稠如糊状,似巧克力,故又称"巧克力囊肿"。囊肿可以逐渐增大,有时会在经期或经后发生破裂,但恶变率较低。

鉴别要点:多有典型临床症状,如继发渐进性痛经、不孕、性交痛、慢性盆腔痛。病史长者盆腔粘连,致囊肿与子宫紧密粘连,固定不活动。囊肿表面有一层增厚的纤维囊壁包绕,故内诊时几乎无囊性感,有时与附件炎性包块难鉴别,子宫骶韧带或子宫后壁可及触痛性结节。超声图像表现多为单侧,也有双侧,一般为正圆形、张力较大的囊性肿物,但遇有粘连或受周围盆腔脏器挤压则可变为不规则形。囊肿包膜厚而表面不光滑,生长初期囊肿增大迅速,壁较薄,后期常壁厚。囊肿常与子宫密切粘着,致使子宫有"缺损"或"压迹"表现。囊内回声因病史长短有差异:病史短者囊内含有均匀低回声颗粒;病史长者囊内含颗粒密度增加,回声增强。有时壁内面有贴壁的强回声斑或囊内粘连带,也有囊内含清亮液性暗区。

(十五)卵巢妊娠

卵巢妊娠(ovarian pregnancy,OP)是指受精卵在卵巢组织内种植和生长、发育,是一种特殊的少见的异位妊娠。以受精卵种植部位为基础,卵巢妊娠分为:

1. 原发性卵巢妊娠 孕卵在卵巢内发育,卵巢组织完全包裹胚胎。孕卵种植于卵巢上,不论在卵泡内还是在卵泡外,包括卵巢表面、皮质内、髓质内。临床上所见的卵巢妊娠,绝大多数为原发性卵巢妊娠。根据植入部位的不同,可分为卵泡内、卵泡旁、皮质旁、髓质内 4 种形式。根据孕卵在卵巢内种植部位而分为卵泡内型及卵泡外型:①卵泡内型指孕卵种植及发育在卵泡内;②卵泡外型指孕卵在卵巢间质中受孕并种植发育,随孕卵生长发育可向内或向外伸展于卵巢中。

2. 继发性卵巢妊娠 孕卵沿输卵管逆行到卵巢上,发育于卵巢表面或接近卵巢,孕卵囊壁一部分为卵巢组织。

3. 混合性卵巢妊娠 孕囊壁由部分卵巢及其他器官或组织所构成。

鉴别要点:卵巢妊娠大多发育不超过孕 3 个月而破裂,如果孕卵在早期死亡而无破裂,则形成卵巢肿块致使卵巢增大。临床表现与其他异位妊娠一样,即停经、腹痛、阴道流血、早孕反应。超声表现为子宫略增大、饱满,有较厚蜕膜。附件区可见包块破裂后,与输卵管妊娠破裂后包块不易区分,破裂时间的早晚不同,因此有时能看到圆形包块,内含不规则胎囊或胎芽,胎囊周围壁较厚且较疏松。同时在直肠子宫陷凹内见液性暗区。化验血 HCG 升高、尿妊娠试验阳性。

(十六)卵巢肿瘤

卵巢肿瘤是致卵巢增大的常见疾病。卵巢良性肿瘤多无症状,常在妇科检查时偶然发现。肿瘤增至中等大小时,感腹胀或腹部扪及肿块,多为囊性,边界清楚,表面光滑,活动好。如肿瘤继续长大占据盆、腹腔,可出现压迫症状,如尿频、便秘、气急、心悸等。卵巢恶性肿瘤早期常无症状,可在妇科检查时发现。注意症状为腹胀、腹部肿块及腹水,三合诊检查在阴道后穹窿可触及盆腔硬结节,肿块多为双侧,实性或半实性,表面不活动,常伴有腹水。常见致卵巢增大的卵巢肿瘤如下:

1. 卵巢良性上皮性肿瘤

(1)临床表现:起病缓慢,病程较长,一般无明显症状,腹部扪及包块常是唯一主诉,患者常因体检发现盆腔包块而就诊。肿瘤大时可出现尿频、排尿和大便困难等压迫症状。卵巢良性上皮性肿瘤全身症状良好,全身浅表淋巴结无肿大。

(2)妇科检查:可有单侧或双侧附件区包块,圆形或卵圆形,囊性、活动、无痛、表面光滑、界限清楚,直肠子宫陷凹光滑,腹水征(−)。

(3)超声检查:多为囊性或以囊性为主的混合性回声,形态规则,边界清楚、整齐,壁光滑、完整,单房者居多,多房囊肿隔薄而规则,一般无腹水,彩色超声可见肿瘤内无回声或低回声的囊性部分无血流信号,囊壁和囊内间隔上可见细条状血流,可记录到低速中等阻力动脉频谱,最大血流速度15cm/s 左右,RI 值 0.40。卵巢良性上皮性肿瘤可分为浆液性上皮肿瘤及黏液性上皮肿瘤。超声表现:浆液性上皮肿瘤的 B 型超声表现为圆形或椭圆形,外表光滑,单房居多,壁薄,囊内含透明液或略混浊囊液,也有少量的隔,含有单个或少数内生性乳头或外生乳头,轮廓清晰。浆液性上皮肿瘤囊肿的壁较厚,内壁不平,呈毛刷样,实际此为小疣状乳头,覆盖部分内壁。肿瘤标记物检查,卵巢良性上皮性肿瘤 CA125、CA19.9、CEA 一般正常。

2. 卵巢交界性上皮性肿瘤

(1)临床表现:约 65% 的卵巢交界性上皮性肿瘤患者 20~40 岁女性多见,早期无明显症状,肿瘤可以长得较大,因而可在腹部扪及包块,或出现压迫症状而就诊。

(2)妇科检查:可在一侧或双侧附件区扪及囊性包块或以囊性为主的混合型包块,边界清楚、活动、无压痛。

(3)肿瘤标志物:CA125、CA19.9、CEA 诊断意义不确切。p53 在良性上皮性卵巢肿瘤中表达较弱或不表达,而在恶性及交界性卵巢肿瘤中 p53 中、高表达,高于良性卵巢肿瘤。p53 在交界性上皮性卵巢肿瘤中的较强表达,提示 *p53* 基因突变率的增加,survivin 表达高于良性上皮性肿瘤。

3. 卵巢恶性上皮性肿瘤

(1)临床表现:占卵巢恶性肿瘤的 85%~70%。多发于育龄期妇女,中位数年龄为 45 岁,少数发生在绝经期妇女,卵巢恶性上皮性肿瘤早期多无症状,部分患者主诉腹部不适或有卵巢功能障碍等。患者病程发展快,可出现胃肠道症状,如腹胀、腹痛、食欲缺乏、消化不良等,最终出现恶病质。患者除出现腹部包块症状外,还可能会出现腹水,盆腔内可能会有散在的结节。

(2)妇科检查:卵巢恶性上皮性肿瘤,盆腔包块多为双侧,实性或囊实性,固定,形状不规则,表面呈结节感,直肠子宫陷凹可扪及结节,腹水征(+),有时合并上腹部包块,如肝区结节、"大网膜饼"等。卵巢恶性上皮性肿瘤标志物 CA125、CA19-9、CEA 常一项或多项升高。

(3)超声检查:卵巢恶性上皮性肿瘤的包块多为实性,形态不规则,内部回声强弱不均,囊性者囊壁不规则,或有突向囊腔的实性区域,隔增厚不整齐,有浸润或肿瘤向外生长时包块轮廓不清,边界不整齐,常合并腹水。具体表现:①浆液性囊腺癌:常为囊实性,囊壁较厚,内回声较复杂,特点为囊内壁或隔上突出较大实性块,量多时呈偏实性包块,或内层隆起一层很厚的实性区似囊内衬里,囊内隔局部变厚薄不均状,如有乳头向壁外生长则在子宫周围及盆腔内蔓延形成盆腔内复杂的实囊性肿块,常合并腹水。②黏液性囊癌:回声类型为 Ⅳ 型或 Ⅴ 型,如果具有黏液性囊腺瘤的回声特征,如多隔多房、囊性区内有黏液的密集云雾状低回声等,可以与浆液性者鉴别,但多数情况下无法鉴别。

(4)CT 检查

1)浆液性囊腺瘤:主要表现为囊实混合性的不规则软组织肿块,大小不一,大者可占据整个盆腔,肿块呈分叶状,壁厚,不规则。囊内 CT 值密度稍高,约为 22~38HU,软组织密度的乳头状突起多。静脉注射对比剂后乳头状突起及囊壁明显强化。

2)黏液性囊癌:较大肿物在多隔多房的基础上变得更复杂,有以下形式:①石花菜状,囊内多隔,有一主干,从主干伸出许多须状分支,似多须状石花菜;②芦苇状,囊内许多隔似芦苇丛生,结构复杂;③孤独乳头状,囊内壁突出一实性较大乳头,内回声较疏松,仔细观察其内为许多隔叠加而成;④囊内多隔,但隔变得很粗,厚薄不均,隔相交处出现实性大结节,从囊壁处也可出现实性乳头或结节；⑤多合并腹水。

3）子宫内膜样卵巢上皮癌：为以实性为主的混合瘤，可有隔，大部分为实性区，少有囊液，无特异性。CT表现为巨大多房的以囊性为主的肿块，肿瘤切面呈多房，房腔内充满黏液，有明显强化的增厚间隔，CT值为30~40HU，较浆液性囊腺癌略高。包膜不完整，有较大的乳头状突起，形态不规则。

4. 卵巢无性细胞瘤　起源于有性分化以前的原始生殖细胞，故名无性细胞瘤，是国内常见的生殖细胞肿瘤之一。

（1）临床表现：多见于儿童、青少年和妊娠期妇女，75%发生于10~30岁。无性细胞瘤常见的首发症状为腹胀、腹痛，一部分合并性腺发育不良，病情发展迅速，可出现血清甲胎蛋白或人绒毛膜促性腺激素升高，或者出现性早熟、男性化表现。大多数患者的血清乳酸脱氢酶和碱性磷酸酶升高。

（2）妇科检查：包块一侧居多，为实性，圆形或椭圆形，边界尚清楚。肿瘤表现为类圆形或者分叶状肿块，多为单发。

（3）超声检查：①肿瘤呈实性回声，圆形或椭圆形，肿瘤体积大时内可见出血坏死的声像图表现，瘤体内液性暗区及条索状回声。②肿瘤有包膜，声像图边缘清晰，轮廓规则。③肿瘤后方回声呈增强效应；盆腔可见大小不等液性暗区。

（4）CT检查：卵巢无性细胞瘤大多呈实质性，但内部有不同程度的坏死出血，为无强化的低密度区，非坏死部分有较明显强化。少数病灶内部坏死明显，呈囊实性。CT扫描动脉期可见强化，由于含纤维组织，分隔在MR、T_1WI和T_2WI均呈低信号，易于显示，钙化在本病少见。

（5）MRI检查：多数为较大实质性肿块，少数为囊实性肿块，实性部分T_2WI为稍高信号，T_1WI为稍低信号，囊性部分为T_2WI呈高信号，T_1WI为低信号，病灶内可见T_1WI为低信号，T_2WI为高信号或T_1WI及T_2WI均为低信号的纤维分隔，未见明显脂肪信号。部分病灶内见粗大动脉血管，表现为平扫时可见流空血管影，增强呈血管强化影。增强后实质部分可见较明显强化。部分肿瘤周围出现少量腹水，病灶处邻近附件结构不清。肿瘤可见侵犯子宫、膀胱或髂血管。

5. 未成熟畸胎瘤　是一种少见的恶性生殖细胞瘤，在卵巢恶性生殖细胞瘤中占第2位，多见于中青年，好发于10~20岁的女性。

（1）临床表现：腹部包块、腹痛、腹胀，包块进行性生长，可伴发腹水、体重减轻等。

（2）妇科检查：好发于一侧，呈圆形，混合性包块偏实性，边界清楚，包块较大，平均直径约20cm。临床上CA125、AFP、HCG同时升高，应考虑未成熟性畸胎瘤可能。

（3）超声检查：肿瘤病灶比较大且增长迅速，平均直径在20cm左右，形态呈椭圆形，欠规则，边界清楚，包膜完整。回声包块内为囊实混合破絮状回声，可有实性强回声和低回声，囊壁回声增强，后方有声衰减征。彩色血流显像肿瘤的周边有血流信号，实性肿瘤内可检测到少许点状低速血流信号。

（4）CT检查：混杂密度实性肿块，病灶内几乎均有多发、散在钙化和脂质征，位于肿瘤囊内实性团块中，分布散在、凌乱或呈"簇"状，常可见条带状略低密度影，术后镜下此区为脑组织。

6. 卵巢成熟畸胎瘤

（1）临床表现：临床上通常无症状，多在盆腔检查或其他原因开腹手术时发现，部分患者可有下腹部坠胀、隐痛或扪及下腹包块。大部分卵巢成熟性畸胎瘤为囊性，又称皮样囊肿，肿瘤直径一般为5~10cm，圆形，表面光滑，常为单房。

（2）超声检查：①类囊型，多为圆形或椭圆形，囊壁较薄，内为密集反光较强的光带，这类图形易与卵巢子宫内膜异位囊肿相混淆，后者有痛经史，囊肿内含细小光点而非强光点或带可区分；②面团征型，囊内出现强光团回声，边缘较清晰，附于囊肿壁一侧，光团后方无声影；③发团征型，囊内可见一圆形光团，表面为强回声或呈弧形强光带，后方衰减，并伴明显声影，肿块后壁及轮廓不清；④脂液分层征型，上层为脂质成分，呈均质密集细小光点，反光强，下层为液性无回声区。

（3）CT检查：包括卵巢实质包绕肿块、卵巢静脉征、瘤体内脂肪多位于肿瘤囊内，在活体内以液态形式存在，表现为囊内脂液或脂肪小球、脂-液平面、骨骼或钙化等。

7. 卵巢卵黄囊瘤

（1）临床表现：又名内胚窦瘤，好发于儿童、青少年，平均年龄为19岁，是第3位卵巢恶性生殖细胞肿瘤，肿瘤增长迅速，又易薄膜破裂及腹腔种植，常有腹部包块、腹胀、腹痛及腹水，常因肿瘤巨大发生出血、坏死及囊性变而导致体温增高，部分患者可出现甲亢及麦格综合征症状，大多数内胚窦瘤患者血清AFP检测水平增高。

（2）妇科检查：常发生于单侧卵巢，呈圆形或卵圆形，实性，界限清。

（3）超声检查：实性为主的囊性结构，实性部分较均质的等回声或稍低回声，内见大小不一、边界清晰的小囊腔，瘤体较大；彩色超声显示肿块实性部分内血管扩张，血流信号非常丰富，血流阻力很低。

（4）CT与MRI检查：显示盆腔实性肿瘤或实性与囊性混合存在，实性部分造影后增强。

8. 卵巢颗粒细胞瘤

（1）临床表现：平均发病年龄在42~47岁，大部分患者均因腹腔或盆腔肿块及雌激素相关症状就诊。雌激素症状是指，对于幼年处于青春期前的女孩，过多的雌激素使其表现为性早熟，并非真正意义上的性早熟，是一种假性性早熟；对于生育期妇女，主要表现为月经紊乱；对于绝经期妇女表现为绝经后出血。颗粒细胞瘤患者少数可出现腹痛、腹水。

（2）妇科检查：一侧附件可扪及实性或部分囊性肿块，直径平均大小约10cm，表面光滑。血液中雌激素水平增高，由于雌激素作用，子宫内膜诊断性刮宫可有单纯型或复杂型增生过长的病理变化。

（3）超声检查：呈圆形或椭圆形，或分叶状，混合型以实性为主，有时表现为多房分隔，内含无数密集小囊，由于肿瘤产生雌激素的作用，瘤体内部血管扩张明显，血管阻力下降；彩色超声表现为肿瘤内部实性部分血流信号异常丰富呈低阻高速型，常合并子宫内膜增生，子宫增大，肌层血流信号增强。

（4）MRI检查：主要为囊实性肿块，T_2WI上信号较高，常伴有子宫增大及子宫内膜增厚。囊腺癌形态不规则，囊壁及囊内分隔不规则，毛糙，常有软组织结节伸入腔内，T_2WI上为高信号。

9. 卵泡膜细胞瘤

（1）临床表现：平均发病年龄在53岁左右，因卵泡膜细胞分泌雌激素，可有子宫内膜增生，表现为闭经；也可出现子宫内膜异常增生，导致出血；当卵泡膜黄素化时可出现男性化体征，即不育、多毛、痤疮、声音低沉等，可有腹痛、腹水、恶病质，并发硬化性腹膜炎。

（2）妇科检查：发现盆腔包块，子宫正常大小，为单侧包块，实性，圆形，表面光滑，平均直径在8cm左右。

（3）超声检查：为圆形实性肿块，边界及轮廓清晰，内为密集均匀稍低回声，由于透声性良好，后方回声轻度增强，类似囊性肿物，与巧克力囊肿的云雾状高回声相似，肿块没有较清晰的囊壁结构，内部回声在调大后可见轻度栅栏状衰减；彩色超声在肿瘤内部可显示散在分布的较弱血流信号，为低速、中等阻力血流频谱，RI约在0.50，最大血流速度为15cm/s，也可见高速低阻力型频谱。

（4）CT检查：肿块小时呈实性，体积增大可伴囊性，增强扫描有强化。

（5）MRI检查：T_1WI上肿瘤呈低信号；T_2WI上呈低信号，肿块实性，当肿瘤增大时，部分肿瘤发生囊性变、坏死、出血，表现为高、低信号混合；增强扫描时有强化。因该肿瘤分泌雌激素，绝经后妇女可见子宫肥大、子宫内膜肥厚表现。

10. 卵巢纤维瘤 多见于中老年妇女，单侧居多，患者常因腹部包块就诊，腹痛，肿瘤常并发腹水或胸水。

（1）妇科检查：附件区可扪及外形不规则、质地极为坚硬但可活动的包块，伴有腹水。

（2）超声检查：为圆形或椭圆形实性肿块，边界及轮廓清晰，无包膜回声，内部回声为不均质实性高回声，伴有较重的衰减，后方界限不清；彩色超声在肿块的附近可见少许血流信号，可记录到中等阻力动脉频谱，肿块后部因有声衰减常无血流显示。

（3）CT检查：呈实性肿块，密度类似子宫肌瘤，与周围组织境界清楚；增强扫描时强化。

（4）MRI检查：T_1WI呈稍低信号，T_2WI呈明显的低信号，增强扫描后轻度强化，动态扫描时表现为弱的延迟增强；如有变性坏死，T_2WI可表现为高、低不等的混杂信号；有部分患者可以显示腹水征。

11. 卵巢纤维瘤病 目前认为此肿瘤来源于卵巢上皮和间质，99%为良性勃勒纳瘤。

（1）好发于年轻女性，半数以上月经异常，包括阴道不规则流血、月经过多或闭经等症状。

（2）超声检查：实性肿块，瘤体内部回声因明显衰减而无法显示，整个瘤体表现为扇形深重声影，呈蛋壳征。当肿瘤与其他囊性卵巢肿瘤并存时，声像图较复杂，可以在囊肿内囊壁上找到瘤体。

（3）CT检查：肿瘤含囊性成分，壁厚。

（4）MRI检查：T_1WI上肿瘤为低或等信号；T_2WI上为低信号，当瘤体有囊性变时，呈多囊性高信号,增强造影实质部分及囊间隔上有强化。

12. 转移性卵巢肿瘤 有非卵巢来源的肿瘤病史,卵巢有丰富的淋巴和血液供应,使卵巢成为一个容易发生转移性肿瘤的部位,可有来源于胃肠道转移性卵巢肿瘤、乳腺转移性卵巢肿瘤、生殖系统肿瘤的转移性卵巢肿瘤。

(1)病史:此类患者多有原发肿瘤病史,转移性卵巢肿瘤以来源于胃肠道的卵巢转移性肿瘤较多。

(2)超声检查:多为双侧卵巢受累,肿块薄膜反射不清,但边界清晰,其内实性部分回声较高,有时伴衰减;与原发于卵巢的恶性肿瘤不同的是,瘤内血流频谱以中等阻力为主,难以记录到低阻力血流,常在盆腹腔其他部位扫查到边界不清、有相似回声的肿块,合并腹水。一般来说,盆腔内多病灶且肿瘤不大时,多考虑转移性或原发于生殖器官以外的肿瘤。

(3)CT与MRI检查:多为双侧型,肿瘤可为实性、囊性或混合性。CT造影后肿瘤部分增强,由于卵巢反应性地产生大量致密的胶原组织,T_2WI上转移性卵巢癌呈低信号,T_1WI呈等信号。肿瘤体积不大时,因造影后卵巢实质部分受肿瘤侵犯而强化,间质部分的纤维间隔无强化,肿瘤类似蜂窝状结构。转移瘤太大时卵巢结构完全破坏消失,肿瘤内可见坏死和出血。

七、治疗原则

(一)卵巢淤血症
解除长期站立、慢性咳嗽等病因。

(二)卵巢脓肿
脓肿未破裂时应用抗生素治疗,双侧包块>5~8cm、静脉应用抗生素72小时无效、包块持续存在、脓肿破裂者可行剖腹或腹腔镜下手术引流,根据年龄及生育要求,行保守或根治性手术,同时积极支持治疗。

(三)卵巢肿瘤蒂扭转
一经确诊,应尽快行手术治疗。术时应在蒂根下方钳夹后再将肿瘤和扭转的瘤蒂切除,钳夹前不可将扭转恢复,以防栓塞脱落。

(四)多囊卵巢综合征
调整生活方式、降低高雄激素血症、改善胰岛素抵抗状态、调整月经周期、促排卵,必要时行腹腔镜下手术治疗。

(五)卵泡膜细胞增殖症
尚无特殊的治疗方法使排卵或月经恢复正常。对于症状显著者可给予泼尼松治疗,尤其对多毛和有男性化表现者更为适宜。症状不缓解者,可手术切除卵巢,术后给予雌激素治疗,以维持和保证性发育。

(六)卵巢过度刺激综合征
提高循环胶体渗透压,解除胸水、腹水的压迫,改善微循环及毛细血管通透性,纠正水电解质与酸碱平衡失调和血液浓缩状态,保持有效血容量,维持正常的尿量。

(七)卵巢冠囊肿
手术剥除囊肿。

(八)炎性囊肿
抗炎治疗。

(九)输卵管卵巢囊肿
对包块持续存在者行手术治疗,手术方式根据年龄及生育要求决定。

(十)生理性囊肿
不须特殊处理,暂观察。

(十一)卵巢子宫内膜异位囊肿
对于年轻、有生育要求者,行囊肿剥除术,术后药物辅助治疗;对于年龄较大、无生育要求者,可行根治手术治疗,切除子宫及双侧附件。

(十二)卵巢异位妊娠
可行腹腔镜或开腹手术,术中视病灶范围可行卵巢部分切除术或附件切除术,如需要保留卵巢行妊娠病灶清除术,术后需监测血β-HCG;对于未破裂、病情平稳、病灶较小、血β-HCG<2 000U/L、肝、肾功能及血常规正常者,可行MTX药物保守治疗。

(十三)卵巢肿瘤
1. 卵巢良性肿瘤 先除外生理性囊肿,对于<5cm的囊性肿物、肿瘤标志物正常者,应在月经后早卵泡期行超声检查,如果月经后囊肿消失,考虑为生理性;一旦除外生理性肿物,应行手术治疗。年轻有生育要求者,行卵巢肿瘤剥除术;年龄较大、无生育要求者,可行患侧附件切除术,绝经后建议行全子宫+双侧附件切除术。

2. 卵巢交界性、恶性肿瘤 手术为主、化疗为辅。对早期、年轻有生育要求、符合保留生育功能指征的患者行保留生育功能的手术;对于无生育要求的患者行全面分期手术;对晚期患者行肿瘤细胞减灭术。

(张海涛 郝 敏)

第二十四章

外阴相关症状

第一节 外阴瘙痒

一、定义

外阴瘙痒是由多种局部或全身原因引起的一种症状，是妇科疾病中的常见症状。外阴是特别敏感的部位，妇科多种病变及外来刺激均可引起瘙痒，入睡前或夜间症状加剧，严重者寝食难安、坐卧不宁。外阴瘙痒多发生于阴蒂、小阴唇、大阴唇、会阴和肛周。因不断搔抓，外阴皮肤可有抓痕、红肿及糜烂，色素沉着，甚至出现湿疹样变、苔藓样变。

外阴瘙痒可分为原发性和继发性两种。原发性瘙痒最初发生于表现正常、没有疾病的皮肤和黏膜组织；继发性瘙痒常是某种基础病的一部分，如外阴阴道假丝酵母菌病、硬化性苔藓、银屑病或外阴上皮内肿瘤。原发性瘙痒可观察到"先瘙痒后丘疹"，继发性瘙痒则表现为"先丘疹后瘙痒"。由于瘙痒而搔抓或摩擦，原发性与继发性瘙痒可能呈相似的临床表现。

本节只讨论外阴皮肤和黏膜病变引起的瘙痒。

二、病因

1. **各种外阴皮肤病** 特别是外阴鳞状上皮细胞增生，各种外阴皮炎等。

2. **局部刺激** 主要是外阴、阴道、宫颈、宫体和附件炎症产生的异常分泌物的刺激。

3. **外阴寄生虫病** 如阴虱、疥疮等。

4. **不良卫生习惯** 不注意外阴局部清洁，经期卫生巾、平时穿不透气化纤内裤均可因局部长

时间湿热瘀积而诱发瘙痒。

5. **全身性疾病的外阴局部症状** 如糖尿病、尿毒症、维生素 A 或 B 缺乏、妊娠期肝内胆汁淤积症等。

6. **不明原因的外阴瘙痒** 部分患者外阴瘙痒十分严重，但找不到明显的全身或局部原因。目前有学者认为其发病可能与精神或心理因素有关。

7. **银屑病** 有家族史、遗传倾向。

8. **阴道炎症** 多种阴道炎症也有外阴瘙痒，尤其是念珠菌、滴虫性阴道炎等常伴有外阴瘙痒。

三、临床表现

外阴瘙痒多位于阴蒂、小阴唇，也可波及大阴唇、会阴，甚至肛周等皮损区。常为阵发性发作，也可为持续性，一般夜间加剧。不同疾病和不同个体瘙痒程度有明显差异。长期搔抓可引起抓痕、血痂、红肿及糜烂，复发者可致色素沉着，甚至出现湿疹样变、苔藓样变。阴虱常难以发现，但可找到附于毛干上的呈铁锈色虫卵，在阴毛处可有虫爬感。

无原因的外阴瘙痒一般仅发生在生育年龄或绝经后妇女，多波及整个外阴部，但也可仅局限于某处或单侧外阴，虽瘙痒十分严重，甚至难以忍受，但局部皮肤和黏膜外观正常，或仅有因搔抓过度而出现的抓痕和血痂。

四、病史要点

1. 外阴瘙痒的部位、范围、时间、程度、性质，加重和缓解因素，与外阴部温度、潮湿或干燥程度的关系，偶发或持续或反复发作。

2. 能否忍受或剧痒难受，有无坐立不安需抓痒，有无抓破外阴皮肤，引起出血、疼痛。

3. 外阴色素有无改变，是局部或整个外阴。

4. 有无伴随症状,如阴道分泌物症状、排尿异常或尿路症状。

5. 有无糖尿病、尿毒症,是否妊娠,妊娠时间。

6. 个人卫生情况,有无使用刺激外阴物品如香皂、药皂,喷洒各类除臭液,使用护垫等。

7. 内裤是否为紧身的尼龙、化纤制品,有无穿紧身牛仔或皮裤等。

8. 有无尿失禁、尿瘘、粪瘘等,有无尿液、粪便污染外阴等慢性刺激。

9. 性卫生或有无不洁性生活史。

10. 有无食物、生活用品等过敏或刺激史。

11. 有无外阴皮肤病史。

五、体格检查及妇科检查

1. 全身检查 注意有无全身体表皮肤疾患,除外外阴瘙痒是全身皮肤病的局部症状或病变之一。

2. 是否患有糖尿病、尿毒症、贫血等。

3. 妇科检查

(1) 外阴清洁情况,有无污渍、尿液、粪便残留。

(2) 外阴皮肤、色泽、厚度、弹性、软硬度,局部或是累及整个外阴,有无抓痕、皮肤破溃、继发感染、丘疹、脓疱、血痂或赘生物。

(3) 阴阜及阴毛,有无虫卵、阴虱。

(4) 小阴唇外侧及内侧、阴道前庭、尿道口。

(5) 阴道黏膜有无充血、出血点,以及阴道分泌物的性状、色泽、气味。

(6) 宫颈是否光滑,有无炎症、息肉、脓性分泌物等。

六、辅助检查

1. 血常规、尿常规。

2. 白带常规。

3. 血糖、糖耐量试验。

4. 病原体检查,找虫卵、阴虱、白带内病原体。

5. 必要时作外阴阴道镜检查,也可在阴道镜下作切片检查。

6. 个别患者需作性病相关检测。

七、鉴别诊断

1. 外阴湿疹 外阴湿疹是一种由多种病因引起的变态反应性皮肤病,过敏是发病的重要原因。其特征为多形性病损、炎性渗出伴剧烈瘙痒。外阴湿疹可累及外阴及周围皮肤,症状为剧烈瘙痒。急性期表现为红斑、水肿、丘疹、水疱成群聚集。水疱可融合、破溃、糜烂、渗出、结痂。病损常对称分布,较局限,并反复发作。亚急性期表现为糜烂、渗出减少,出现结痂、脱屑。慢性期表现为皮肤肥厚、皲裂、脱屑、伴色素沉着或减退。病理变化以渗出性病变为主。急性期:棘细胞内和细胞间水肿,有海绵形成,水疱内含少量淋巴细胞,毛细血管扩张血管周围有少量淋巴细胞和组织细胞浸润,表皮角质层有浆液渗出而结痂。亚急性期:皮损表皮轻度肥厚,角化不全,棘层细胞内及细胞间水肿,有少数水疱,真皮血管周围有较多淋巴细胞和组织细胞浸润。慢性期:表皮细胞过度角化或局灶性角化不全,真皮毛细血管扩张血管周围有淋巴细胞、组织细胞浸润,棘细胞层增厚。

2. 外阴接触性皮炎 是皮肤或黏膜接触外源性物质后在接触部位发生的炎症性反应,轻症时局部呈红斑,淡红至鲜红色,稍有水肿,或有针尖大丘疹密集,重症时红斑肿胀明显,在此基础上有多数丘疹、水疱,炎症剧烈时可以发生大疱。患部常明显肿胀,自觉剧烈瘙痒或烧灼感、胀痛感。在接触部位突然发生境界清晰的急性皮炎,皮疹多为单一形态,除去原因后皮损很快消退等特点,容易诊断。反复接触或处理不当,可以转为亚急性或慢性皮炎,呈红褐色苔藓样变或湿疹样改变。

3. 外阴神经性皮炎 以外阴瘙痒为主,皮肤苔藓化,皮肤增厚、粗糙,外阴见大小不等扁平丘疹密集成片,表面有碎小鳞屑,并可见抓痕、血痂、色素沉着或色素减退。发生部位常见于大阴唇及会阴部,亦可见于股内侧。病理检查为表皮角化过度,棘层肥厚,表皮突延长可伴有轻度海绵形成,真皮部毛细血管增生,血管周围有淋巴细胞浸润或可见真皮成纤维细胞增生呈纤维化。

4. 外阴银屑病 又称外阴牛皮癣,皮损通常与头皮、躯干、四肢伸侧等处病损同时存在,仅少数患者单独发生。患者有轻重不等的外阴瘙痒、灼热感或极度不适感。具有典型外阴部病损:表面增厚、变红,被覆一层细小的粟粒状疣痂,痂皮下有点状暗红色丘疹。阴阜部病变似脂溢性皮炎,身体其他部位有银屑病皮损,有薄膜现象,诊断可以成立。病理检查寻常型银屑病皮损的基本特点是表皮角质层增厚、角化不全及颗粒层减少或消失;表皮棘层肥厚,表皮突下延呈杵状,少量中性粒细胞聚集于角化不全区形成 Munro 微脓肿;真皮乳头上方棘层变薄;真皮乳头毛细血管扩张迂曲,达到顶部;真皮浅层血管周围单一核细胞浸润。红皮病型银屑病组织学改变除了银屑病的基本特点外,还可出现慢性皮炎湿疹的改变。脓疱性银屑病组织学特点与寻常性银屑病大致相同,但表皮棘细胞间水肿较明显,表皮上部出现海绵状脓疱,腔内为中性粒细胞。

5. 外阴皮肤脂溢性皮炎 是发生于皮脂溢出基础上的一种浅表性、慢性炎症性皮肤病,主要发生于身体皮脂腺丰富的部位,外阴部主要累及腹股沟、耻骨部、会阴皱褶处、两臀间,皮损表现为边界清楚的弥漫性红斑或痂皮上覆油腻性鳞屑或黄色结痂,散在或融合,慢性病例可出现银屑病样损害,可有程度不同的瘙痒。病变时好时坏,低温潮湿时发作较频繁。组织病理检查见表皮灶性角化,在不全表皮内偶见中性粒细胞,棘层轻度肥厚,可见棘细胞内、间质水肿,真皮血管周围有轻度淋巴细胞浸润。实验证明脂溢性皮炎患者抗微生物 IgG 抗体及卵圆形糠秕孢子菌提取物诱导的淋巴细胞刺激反应均低于正常人。

6. 外阴硬化性苔藓 病变主要侵犯阴蒂及其包皮、小阴唇、阴唇后联合及肛周,是最常见的外阴白色病变。临床表现为外阴瘙痒、性交痛及烧灼样感或疼痛。典型临床体征是外阴萎缩,表现为小阴唇变小,甚至消失,可与阴蒂粘连。大阴唇变薄,阴蒂萎缩而其包皮过长;皮肤颜色变白、发亮、皱缩、弹性差,常伴有皲裂及脱皮。病变通常对称,并可累及会阴及肛周而呈蝴蝶状。早期病变较轻,皮肤红肿,出现粉红或象牙白色丘疹,丘疹融合成片后呈紫癜状;晚期皮肤菲薄、皱缩似卷烟纸或羊皮纸,阴道口挛缩狭窄。病理检查有角化过度,棘细胞层萎缩,真皮水肿和胶原纤维变性。

7. 外阴鳞状上皮增生 是病因不明的以鳞状上皮细胞良性增生为主的外阴疾病,多见于 30~60 岁妇女,以外阴瘙痒为主要症状,患者多难耐受而搔抓,主要累及大阴唇、阴唇间沟、阴蒂包皮、阴唇后联合等处,病变可呈局灶性、多发性或对称性。病变早期皮肤暗红或粉红色,角化过度部位呈白色。病变晚期则皮肤增厚、色素增加、皮肤纹理明显,出现苔藓样变,似皮革样增厚,且粗糙、隆起。严重者有抓痕、皲裂、溃疡。

主要病理变化为表皮层角化过度和角化不全,棘细胞层不规则增厚,上皮脚向下延伸,末端钝圆或较尖。上皮脚之间的真皮层乳头明显,并有轻度水肿及淋巴细胞和少量浆细胞浸润。但上皮细胞层次排列整齐,保持极性,细胞大小和核形态、染色均正常。

8. 外阴硬化性苔藓合并鳞状上皮增生 两种病变同时存在,可能是在原有硬化性苔藓的基础上,由于长期瘙痒和搔抓导致局部出现鳞状上皮增生,约占白色病变的 20%。此种病变与单纯鳞状上皮增生相比,更易合并不典型增生,应特别重视病理检查。主要临床表现为局部烧灼感、瘙痒及性交痛,外阴皮肤皱缩、变薄,伴有局部隆起、角化过度。

9. 阴虱病 是一种由寄生在人体阴毛和肛门周围体毛上的阴虱叮咬附近皮肤,而引起瘙痒的接触性传染性寄生虫病。通常由性接触传播为主,常为夫妇共患,以女性为多见。根据有性接触史或其他感染史,阴毛区瘙痒,皮损主要为抓痕、血痂、继发性脓疱疮、毛囊炎、灰青色或淡青色斑等可作出诊断。在耻骨部皮肤或阴毛区查见阴虱或虱卵即可确诊。

10. 外阴疥疮 是由疥螨在人体皮肤表皮层内引起的接触性传染性皮肤病,可在家庭及接触者之间传播流行。临床表现为外阴皮肤处有丘疹、水疱及隧道,夜间瘙痒加剧为特点。有传染病接触史,若找到疥螨即可确诊。

11. 外阴尖锐湿疣 是由 HPV 感染所致的以肛门生殖器部位增生性损害为主要表现的性传播疾病。患者多有不洁性生活史或配偶感染史,潜伏期平均为 3 个月,大多发生于 18~50 岁的中青年人,多见于大小阴唇、后联合、前庭、阴蒂、宫颈和肛周。损害初起为细小淡红色丘疹,以后逐渐增大增多,单个或群集分布,湿润柔软,表面凹凸不平,呈乳头样、鸡冠状或菜花样突起,红色或污灰色,根部常有蒂,且易发生糜烂渗液,触之易出血。皮损裂缝间常有脓性分泌物淤积,致有恶臭,且可因搔抓而引起继发感染。本病常无自觉症状,部分患者可出现异物感、痛痒感或性交痛。

辅助检查:醋酸白试验阳性,核酸杂交可检出高危 HPV-DNA 分型检测相关序列,PCR 检测可见特异性高危 HPV-DNA 分型检测扩增区带等。

12. 外阴表皮内瘤变 是一组外阴病变,与 HPV 感染有关,是外阴癌的前期病变。最常见症状为外阴瘙痒不适和烧灼感,或发现外阴结节。病灶表现为表皮增生,可出现皮肤增厚斑块、乳头或小的赘疣,表面可呈灰白色、黑色素沉着或暗红色,肿瘤表面干燥、脱屑,边界不清楚。瘤灶常可多发,并可相互融合。常可见病理性核分裂,上皮的中上层出现较活跃的有丝分裂,核浆比例增加,散在多核及未成熟细胞的增加。另外还包括角化过度、角化不全等非特异性改变。根据细胞的成熟度、核的异型性、细胞排列结构以及有丝分裂活性,VIN 可分为 1 级(轻度不典型性)、2 级(中度不典型性)、3 级(重度不典型性或原位癌)。年轻患者的 VIN 常自然消退,但 60 岁以上或伴有免疫抑制的年轻患者可能转变为浸润癌。

13. 外阴鳞状上皮癌　最常发生在大阴唇,其次是小阴唇、阴道前庭及阴蒂等处,与 HPV 感染有关。长期顽固性外阴瘙痒为外阴鳞状细胞癌患者的常见症状,病程一般较长,瘙痒以晚间为重。早期为局部出现丘疹、结节或小溃疡,晚期病灶常表现为溃疡型菜花样或乳头样肿块,表面可因破溃和继发感染而有血性或脓性分泌物,有触痛。常与外阴营养不良疾患共存。诊断主要依据临床症状及活体组织病理切片检查,在甲苯胺蓝染色后的不脱色区处取活检,可获得较准确的诊断结果,必要时还需多次、多处活检方能最后确诊。

14. 外阴疣性癌　又称湿疣性癌,与 HPV 感染关系密切。发生于较年轻妇女,肉眼观表面为一巨大菜花状组织,质软的疣状癌肿,可伴轻微外阴瘙痒。肿瘤表面为乳头状,镜下呈乳头状结构,表面覆以过多角化细胞,癌细胞浸润处形成不规则细胞巢,最具特征的是出现明显的挖空细胞和挖空细胞性不典型。

八、治疗原则

1. 外阴湿疹　一般治疗尽可能追寻病因,隔绝致敏源及各种不良刺激治疗。局部治疗:急性期用生理盐水冷湿敷。亚急性期可用糊剂、霜剂,也可选用各类皮质类固醇霜剂。慢性期治疗原则为止痒、抑制表皮细胞增生、促进真皮炎症吸收。

2. 外阴接触性皮炎　保持外阴清洁干燥,内裤应宽松、透气,不用劣质卫生用品。局部皮肤治疗;内服有抗过敏、止痒作用的抗组胺药。

3. 外阴神经性皮炎　局部用药:皮质醇类软膏或局部封闭。物理治疗:同位素、X 线、激光、液氮冷冻等。

4. 外阴银屑病

(1)全身治疗:①免疫抑制剂:氨甲蝶呤、羟基脲、环孢素、他克莫司、雷公藤总甙;②维 A 酸类;③抗生素类;④皮质类固醇激素;⑤甲砜霉素;⑥维生素制剂;⑦免疫增强转移因子、冻干卡介苗素、疫苗疗法。

(2)外用治疗:常用皮质类固醇激素、维 A 酸类、维生素 D_3 类似物、他克莫司软膏等。

(3)物理疗法:浴疗、发汗疗法、透析疗法、高压氧疗法、光量子血液疗法等。注意生活规律,调节饮食,少吃多脂、多糖及辛辣刺激性食物,多吃蔬菜,避免精神过度紧张,睡眠应充足。

5. 外阴皮肤脂溢性皮炎

(1)全身治疗:复合维生素 B,瘙痒明显者可给予抗组胺药治疗,炎症明显范围较大时可用抗生素,顽固病例可选用抗真菌药。

(2)局部治疗:原则为去脂、杀菌、消炎、止痒。

(3)中医治疗。

6. 外阴白色病变

7. 阴虱病　治疗方案须个体化;规则治疗并随访;追查传染源,进行检查和治疗;性伴侣应同时进行检查和治疗。

(1)一般疗法:剃除阴毛,内衣、内裤及洗浴用具应煮沸消毒,保持清洁卫生。患者应避免性生活,以免传染他人。外用药物擦拭患处。

(2)药物治疗:林旦、马拉硫磷洗剂等。性伴侣也应接受检查,必要时进行治疗,以防再感染。

8. 外阴疥疮　常用抗疥疮的外用药物:①10% 硫黄(儿童 5% 硫黄)、3% 水杨酸软膏。②1% 林丹软膏,注意神经毒性,孕妇、儿童和哺乳期妇女禁用。凡上述外用药物治疗后,应观察 2 周,如无新皮损出现,方可认为痊愈。

9. 外阴尖锐湿疣　治疗诱因,如阴道炎、淋病等治疗;免疫疗法,提高机体免疫力;化学治疗:0.5% 鬼臼毒素酊、5% 咪喹莫特霜、80%~90% 三氯醋酸或二氯醋酸外用;冷冻疗法;激光治疗;电灼治疗;氨基酮戊酸光动力学疗法;巨大疣体可手术治疗,对疣体整个或分批切除。

10. 外阴瘙痒　最简便的暂时止痒方法:用塑料袋内装冰块,冷敷局部,迅速止痒,效果好,经济。

(姚济芬　石一复)

第二节　外阴炎症

一、外阴性传播疾病

（一）外阴尖锐湿疣

尖锐湿疣（condyloma acuminatum, CA）又称性病疣（venereal warts）、生殖器疣（genital warts），是由人类乳头瘤病毒（human papilloma virus, HPV）感染所致的生殖器、肛门部位的表皮瘤样增生性疾病。尖锐湿疣是性传播疾病，发病率高，在我国居性病第二位。人乳头瘤病毒有潜在致癌性，与生殖器、肛门癌的发生有一定关系。

HPV 有高度的宿主和组织特异性，只侵袭人体皮肤和黏膜。现已知有 200 余种亚型，每型 HPV 与特殊的临床损害有关，且各有其好发部位。外阴尖锐湿疣多由 HPV-6、HPV-16、HPV-11 感染引起，少数由 HPV-5、HPV-18、HPV-31、HPV-33、HPV-38 感染引起。

HPV 主要通过性接触传染，少数可通过污染的衣裤、毛巾等感染。HPV 常通过性接触微小糜烂面进入分化上皮的基底组织造成感染。从接触病毒到出现临床症状，潜伏期为 3 个月或更长。病毒感染人体后在表皮细胞层复制，并侵入细胞核引起细胞迅速分裂，同时伴随病毒颗粒繁殖与播散，形成特征性的乳头状瘤。外阴尖锐湿疣好发于性活跃期中青年妇女，青春期和绝经后偶尔有之，性伴侣常有同类疾病。

病变以性交时容易受损伤的部位多见，多在皮肤和黏膜交界的大阴唇、小阴唇、阴蒂、阴道前庭、尿道口、肛门周围。自觉症状常不明显，部分患者有外阴瘙痒、烧灼痛或性交后疼痛。初起为淡红色针头大丘疹或微小散在的乳头状疣，继之增大且数目增多渐融合成菜花或鸡冠状突起，质软，顶端可有角化或感染溃烂。

临床上常有肉眼难以发现的亚临床感染，多发于阴唇系带、阴道口、小阴唇、阴蒂头部及尿道口绒毛状隆起，有时可融合成颗粒状，可有外阴瘙痒和烧灼感。

部分患者感染 HPV 后不发病，成为病毒携带者。尖锐湿疣多合并有一种或多种性传染疾病。大量资料证实，外阴、肛周尖锐湿疣可转化为鳞状细胞癌，这种转化通常要 5~10 年。

1. **诊断**　根据在外阴、尿道口、肛门周围肉眼可见的乳头状、菜花状或鸡冠状增生物，结合有不洁性交史，可作出初步诊断。对可疑病损可进行醋酸白试验，但其并非对 HPV 感染特异，常有假阳性。多数学者认为组织细胞学检查以空泡化细胞作为诊断尖锐湿疣的标准，特异性高但敏感性差，也可做免疫组织化学检查。

2. **鉴别诊断**

（1）外阴鳞状细胞癌：常为单个单侧病灶，癌周明显浸润，常形成溃疡，病理学检查可明确诊断。

（2）女性假性湿疣：病损对称分布于双侧小阴唇内侧，为直径 1~2mm 淡红色小丘疹，表面光滑，呈绒毛状或鱼子状，有时可见息肉状小丘疹，一般无自觉症状。病理学检查可明确诊断。

（3）二期梅毒扁平湿疣：病变呈扁平状隆起，无蒂，湿润而光滑，病损处可查到大量梅毒螺旋体，梅毒血清反应阳性。

（4）鲍温样丘疹：该病与 HPV-16、HPV-18 感染有关，皮损有斑疹、苔藓样或色素性丘疹，疣状或斑状，多见于青壮年，有自行消退趋势。组织学类似鲍温病。

3. **治疗**　目前治疗方法主要有外科切除、电凝、冷冻、CO_2 激光疗法、腐蚀剂、抗代谢剂和免疫疗法等，HPV 疫苗对预防子宫颈癌前病变和癌有一定作用。多采用综合治疗，去除外生性疣和合并感染，保持局部清洁干燥，不用毒性大的药物或遗留瘢痕的方法，避免性交引起的组织损伤，同时检查性伴侣是否患有尖锐湿疣。

（二）外阴假性湿疣

女阴假性湿疣又名绒毛状小阴唇，是发生在女性阴唇黏膜的良性乳头瘤。损害与早期的尖锐湿疣相似。本病似属女性黏膜的异常增生，病因不明，有学者认为本病的发生与念珠菌感染有关。本病多见于青年女性。典型损害约为直径 1~2mm 的淡红色或白色丘疹，表面光滑，排列密集而不融合，对称分布于两小阴唇内侧，呈绒毛状或鱼子状外观，有时可见息肉状小丘疹。阴道前庭亦可累及。自觉症状缺如或有微痒。多数患者不清楚何时起病。部分患者伴有阴部念珠菌感染。组织病理可见表皮乳头瘤样增生，真皮血管扩张，周围有以淋巴细胞为主的炎症细胞浸润。

根据特征性的鱼子状小丘疹，对称分布于小

阴唇内侧,一般可以诊断。主要与尖锐湿疣相鉴别。后者多有不洁性交史,损害发展较快,典型为菜花状、鸡冠状。组织病理见表皮有空泡细胞,乳头瘤病毒抗原检查多呈阳性等。

一般不需特殊治疗。自觉瘙痒者可用液氮冷冻疗法。有息肉状损害者可用 CO_2 激光烧灼。伴有阴部念珠菌感染者应对症治疗。

(三)生殖器疱疹

生殖器疱疹(genital herpes,GH)是由单纯疱疹病毒(herpes simplex virus,HSV)引起的急性生殖器感染。GH 是常见的性传播疾病,HSV 是生殖器溃疡最常见的原因。

HSV 属于疱疹病毒的一种,血清学分为HSV-1 型和 HSV-2 型。HSV-2 型是生殖器疱疹的常见病原体(占 85%~90%),少数是 HSV-1 型引起的(约占 10%)。在体外不能生存,人是其唯一的宿主。

一般于早年性生活开始时获得感染,HSV-1型感染多发生在 15 岁以前。而 HSV-2 型感染多发生在青春期后,且与性接触关系密切,性自由、同性恋者发病率高。HSV 经皮肤黏膜或破损处进入体内,在表皮或真皮细胞内复制,并播散到周围的细胞,使感染的表皮细胞遭受破坏。感染可原发也可继发,原发感染潜伏期为 2~7 天。初次感染 HSV 后,许多人可产生抗体或因免疫力强而不发病。GH 除性接触传染,少数可通过游泳池或污染 HSV-2 的衣物、被褥、器械等传染。孕妇感染后在分娩时可经产道感染新生儿;当机体抵抗力降低时,病毒可通过胎盘感染胎儿;授乳时乳头有感染灶可感染婴儿。

1. 临床表现　妇女原发 GH,外阴先有烧灼感、刺痒感,继之出现双侧散在性红斑或丘疹,在此基础上出现成群水疱,水疱迅速侵蚀,造成小片皮肤甚至全部外阴表浅痛性溃疡,逐渐结痂。伴有发热、头痛、全身不适、双侧腹股沟淋巴结肿大。少数患者出现排尿困难、尿潴留。病变持续 2~6周后无瘢愈合。复发 GH 一般均在原处,溃疡常较小、较少,先出现瘙痒、烧灼及麻刺感,全身症状轻。HSV-2 型感染复发者较多。

2. 诊断　根据有不洁性交史,外阴部典型的急性双侧性皮损和实验室检查结果可诊断。

HSV 感染实验室检查包括:

(1)培养法:在疱疹出现 24~48 小时后,自水疱底取标本进行组织培养分离病毒,为目前最敏感和最特异的诊断方法。但其所需技术条件高,故不能普及。原发病疹愈后 2 周即查不出病毒。

(2)涂片法:刮取溃疡部位后做巴氏涂片染色常可找到提示病毒感染的特征性巨细胞包涵体。此法简单、快速、便宜,但不能区分 HSV 感染与水痘 - 带状疱疹病毒感染,敏感性仅为病毒分离的60%。

(3)血清学方法:血清学试验检测疱疹病毒抗体效价增加 4 倍或更高提示原发性感染,可用放射免疫测定(RIH)或酶联吸附试验(ELISA)。

(4)PCR 方法:用 PCR 检测 HSV-DNA,具有快速、敏感性和特异性高的特点,能提高生殖器溃疡患者中 HSV 确诊的能力。但近来认为其假阳性率较高,不宜单独作为临床诊断试验。

3. 鉴别诊断

(1)外阴部带状疱疹:水疱呈群集性单侧分布,不超过中线,伴疼痛。

(2)软下疳:糜烂面有不规则的基底和刀切样出血性边缘,初期无水疱。溃疡涂片查到杜克雷嗜血杆菌可确诊。

(3)梅毒硬下疳:常为单个无痛性溃疡,边缘质硬隆起。梅毒血清学试验阳性。

(4)固定性药疹:药疹多为大疱、糜烂、渗出明显,其他部位如口唇、手足有时也有同样损害,多有用药史而无性接触史,愈后多有色素沉着,再服致敏药可在原发疹处发疹。

4. 治疗　疱疹病毒感染病变具有自限性,除非有继发感染,否则病变都能自愈。治疗目的主要是缓解症状,减轻疼痛,缩短病程及防止继发感染。

(1)一般治疗:主要包括保持疱壁完整、清洁及局部干燥。可用等渗盐水清洗,吸干,注意不让疱顶脱落。局部冷敷、5% 的盐酸利多卡因软膏或口服止痛药治疗。

(2)抗病毒治疗:①阿昔洛韦;②万乃洛韦;③泛昔洛韦;④更昔洛韦(双羟丙氧甲基鸟苷);⑤利巴韦林。

(3)免疫治疗:①干扰素(interferon,IFN);②聚肌胞;③转移因子;④左旋咪唑。

(4)局部治疗:可选用软膏局部涂布:①0.5%碘苷软膏;②0.5% 新霉素软膏;③5% 阿昔洛韦软膏。

(四)传染性软疣

传染性软疣(molluscum contagiosum)是由痘

病毒中的传染性软疣病毒所致的表皮增生性传染病。传染性软疣病毒是含双股 DNA 的痘类病毒，可经接触传染、自身接种或通过性接触传染，人类是该病毒的唯一天然宿主。流行以温热、潮湿地区及经济落后国家较多。通过性接触传染者病损在外阴部。

1. 临床表现 潜伏期为 1 周至 6 个月，一般为 2~7 周。外阴皮肤散在或簇集半球形丘疹，直径 2~8mm，中心呈脐窝状，有蜡样光泽，初期质地坚硬，成熟变软，中央可挤出凝乳状物质（软疣小体）为本病特点，皮损数目不等，或少数散在，或数个簇集，互不融合。自觉微痒，大多数可自然消退，一般持续半年，有些则达数年之久。

2. 诊断 根据本病临床上有特征性皮损诊断不难。组织活检或皮损刮取物作涂片，染色后显微镜下可见细胞质内大量特征性包涵小体（软疣小体）即可确诊。病理检查更为明确。

3. 治疗 本病是一种良性自限性疾病，治疗只是为了预防传播。常用方法：①清除软疣小体，刮除或根部化学腐蚀；②电干燥或干冷冻；③软疣巨大者可手术切除；④ 0.1% 维 A 酸外涂。对患者要追踪 6 周以上，性伴侣应同时检查。

（五）阴虱病

阴虱病是由寄生于生殖系统或偶尔在其他毛发部位的阴虱反复叮咬吸血引起的瘙痒性皮肤病。近年来，随着性传播疾病的增多，我国阴虱病已有不少报道。

根据虱子形态和在人体上寄生部位的不同而分为头虱、体虱和耻阴虱。耻阴虱主要寄生于较疏而粗的体毛上，以阴毛和肛周毛上最为多见，偶见于腋毛、眉毛或睫毛。在人体上，阴虱的生活周期（即从卵到成虫）约为 30~40 天。成虫生活时间约为 30 天，脱离人体不能存活，24 小时内即死亡。阴虱最适宜的温度为 29~32℃，温度达 40℃即不能摄食（吸血）。相对湿度为 76%，不喜潮湿，如衣着湿润，则爬离人体。阴虱喜趋向粗糙的表面、黑暗和黑色环境，行动缓慢，呈半透明，只有在吸饱血后才容易被发现；每天吸血 4~5 次，每次历时 3~10 分钟，吸血时将管状口附器刺入皮肤内并射出涎液。涎液具有刺激性，而且是法定乙类传染病如斑疹伤寒、回归热和战壕热等病原体的传染媒介。

耻阴虱主要经不洁的性接触传播，虽亦可通过被褥、内衣裤、浴巾、坐厕等上脱落的阴毛因附有阴虱或虱卵而间接接触传播，但其脱离宿主只能存活 1 天，故不是阴虱传播的主要途径。偶有母亲传染给婴儿和儿童。一次性接触后感染阴虱的机会为 95%。

1. 临床表现 阴虱病最常见于青春期或青年人，女性多见。潜伏期一般 7~30 天不等。主要表现为外阴瘙痒，有时累及肛门周围。瘙痒程度个体差异很大。可有阴部、腹股沟、下腹部奇痒，初期在夜间痒，严重者昼夜不停痒。局部皮肤可因搔抓可引起抓痕、血痂，亦可见湿疹化和继发细菌感染而形成脓疱疮、毛囊炎或炎症性丘疹。阴虱所致的特征性损害为蓝色斑，豆粒大或指甲大钢灰色色素性斑点，压之不褪，无炎症反应。考虑是由于皮肤对阴虱涎液的反应。灭虱后青斑可继续存在数月。部分患者能自行见到阴虱和虱卵，甚至捉住阴虱。

2. 实验室检查

（1）阴虱病的实验室检查，主要是找阴虱和阴虱卵。

（2）阴虱的颜色大多与患者的阴毛颜色相似。故寻找时要仔细分辨，必要时可用放大镜。

（3）可用眼科剪刀将可疑体毛剪下放在载玻片上或在体毛上，先滴一滴 10% 氢氧化钾溶液，稍加热后盖上盖玻片镜检。抓到虱和卵时，经显微镜检查，可见到典型的蟹样形态或靠近毛根部的典型虱卵。

3. 诊断与鉴别诊断 如见到患者内裤里有铁锈点斑状污秽时，应认真检查。不仅要检查阴毛、肛毛部皮肤，还要检查腋部、眼睑和股部。

（1）性接触史。

（2）阴部瘙痒。

（3）皮损主要为抓痕和血痂，个别患者可见青斑。

（4）在耻骨部皮肤或阴毛上查见阴虱或虱卵可确定诊断。

应与阴部瘙痒症、阴部湿疹、阴部神经性皮炎、脂溢性皮炎、毛囊炎、脓疱疮等相鉴别，这些疾病均无阴虱和虱卵。另外，需与疥疮鉴别。疥疮可发生于任何年龄，男女均等；好发于腹股沟、会阴部、股内侧；病损为红丘疹、水疱、隧道及脓疱；镜检可见到疥螨和虫卵。

4. 治疗

（1）严禁搔抓，彻底剃除阴毛。

（2）注意个人卫生，勤洗澡，所用内裤及被褥应煮洗、熨烫。

（3）应注意检查和治疗其他性传播疾病。

（4）严禁不洁性交。对患者、配偶、性伴侣或密切接触者同时进行治疗。

（5）药物：可选用下面一种方案进行治疗。

1）10% 樟脑醑。

2）优力肤霜。

3）1% 的 γ-666 霜剂或洗剂。

4）1% 扑美司林（二氯苯醚菊酯），外用，可用于妊娠或哺乳期。

5）0.5%~1% 马拉硫磷粉剂或霜剂。

6）25% 苯甲酸苄酯洗剂或乳剂，外用。

7）10%~15% 硫黄霜，外用。

8）30%~50% 百部酊，外搽。

9）百部 30g 煎水洗阴部。

10）百部浸于 75% 乙醇或白酒中 24 小时后，用百部乙醇溶液涂擦。

11）百部风洗剂：百部、蛇床子、防风、细辛各 20g，水煎洗。

12）阴虱灵：由 75% 乙醇 100ml、蛇床子 5g、百部 20g、氧氟沙星 2g 组成。

13）食醋：取食醋 250g 加热至适温（约 40~50℃），用加厚纱布浸泡醋中后，敷贴患处，再用塑料薄膜包缠纱布外面 1 小时。

（6）美国疾病控制中心推荐治疗方案（选一种）

1）1% 林丹香波：使用 4 分钟后彻底清洗。

2）1% 硫氧吡啶锌霜：外用 10 分钟后洗去。

3）含有胡椒基丁醚的吡瑞司林（除虫菊酯）：10 分钟后洗去。

（六）软下疳

软下疳（chancroid）是由杜克雷嗜血杆菌感染引起的急性化脓传染性疾病，主要侵犯外生殖器及腹股沟淋巴结，属经典性病。杜克雷嗜血杆菌是一种革兰氏阴性短杆菌。本病经性接触传播，间接传染少见。

1. 临床表现 女性软下疳潜伏期短，通常为 7~8 天，发病前无前驱症状。好发部位为大阴唇、小阴唇、阴蒂、阴道口、会阴及肛门等处。初起为炎性红斑或丘疹，1~2 天后形成脓疱，破溃后形成溃疡，直径 0.5~2cm，疼痛明显，边缘不整呈潜行性穿凿，边界清楚，周围组织充血有红晕，溃疡基底部覆以黄白色脂样苔或混有脓性分泌物，触之柔软易出血。由于自身接种，周边可出现成簇的卫星状溃疡。溃疡可在 2 个月内自愈，残留瘢痕。约 50% 的病例于发病后 1 周出现急性疼痛性腹股沟淋巴结肿大，彼此粘连形成团块，其上皮肤红肿，称为软下疳横痃，多为单侧性，可形成脓肿，破溃后形成脓肿呈"鱼口状"。

临床上常可见到多形软下疳：

（1）毛囊性软下疳：初为毛囊炎，化脓破溃后在阴部毛发处形成较深的小溃疡。

（2）矮小软下疳：溃疡很小，基底不规则及出血性边缘。

（3）隆起性软下疳：肉芽组织增生，导致溃疡面高起于皮肤表面。

（4）崩蚀性软下疳：溃疡向深部发展，组织坏死，覆以黑色痂皮。

（5）巨大软下疳：溃疡向周围扩展，形成巨大溃疡。

（6）匍行性软下疳：溃疡向外扩展，而初起溃疡则愈合。

（7）混合性软下疳：软下疳和梅毒螺旋体感染形成的硬下疳同时存在，但常表现为软下疳。

2. 诊断

（1）根据患者有性乱史，其后 7~8 天出现外阴损害，1~2 周发生痛性横痃；临床检查可见特征性溃疡，暗视野检查及梅毒血清试验阴性，从临床或培养除外生殖器疱疹，可初步诊断为软下疳。

（2）实验室检查

1）直接涂片：从溃疡底部或边缘取材，或从未破的横痃中抽取脓液涂片，染色可查到革兰氏阴性短杆菌，排列呈长链状。但多数研究者认为此法敏感性和特异性不够，可出现假阳性和假阴性。

2）培养：一般自淋巴结或溃疡处取标本。病理检查：本病组织病理改变较为特殊，典型者有诊断意义。为急性化脓性改变，溃疡边缘表皮增生，溃疡底部显示"三带"的特殊组织象。

3. 治疗 杜克雷嗜血杆菌对抗生素耐药报道较多，故应行抗生素敏感试验，以指导临床用药。

（1）全身治疗：美国疾病控制中心推荐的治疗软下疳药物：①阿奇霉素；②头孢曲松；③环丙沙星；④红霉素。我国目前除应用上述方案外，常用的治疗药物还有：①复方磺胺甲基异噁唑；②强力霉素；③红霉素与强力霉素联合应用；④大观霉素；⑤阿莫西林。

（2）局部治疗：保持局部清洁,外涂红霉素软膏、鱼石脂软膏;对已经化脓的淋巴结一般不宜切开,可反复穿刺吸脓,注入抗菌药物。

使用避孕套是控制和预防软下疳的有效措施,治疗期间严禁性生活。早期有效地控制感染皮损并追踪传染源,性伴侣不论有无症状均应治疗。应注意是否与其他性病混合感染,尤其是否同时合并 HIV 感染。

（七）外阴梅毒

外阴梅毒是由苍白密螺旋体(treponema pallidum,TP)感染引起的慢性全身性疾病的外阴局部病变。主要通过性接触传播,为人与人之间传染的性病,梅毒患者是唯一的传染源。梅毒早期传染性大,主要经性行为传播,占 95% 以上,此外也可因输血、胎传、产道传染、接吻、授乳、接触污染的物品或医疗器械受感染。

1. 临床表现 梅毒早期主要表现为皮肤黏膜损害。外阴部各期梅毒的表现各异。一期梅毒硬下疳(chancre)是 TP 入侵人体后的首发症状,为入侵部位发生的炎症反应,潜伏期 2~4 周,平均3 周。女性硬下疳常位于阴道内或子宫颈部,外阴较少见,为边界清楚、边缘质硬隆起、中央略凹陷的无痛性溃疡,呈肉红色的糜烂面,上有少量渗液,内含大量螺旋体。同时可伴有患侧腹股沟淋巴结肿大,称梅毒横痃。淋巴结的特点为质硬、不融合、不痛,表面无红肿、化脓,穿刺液中含有大量的螺旋体。硬下疳不经治疗也可于 3~8 周内自然消退。二期梅毒疹种类甚多,一般于感染后 7~10周或硬下疳后 6~8 周出现,外阴部对称分布的斑疹、丘疹、玫瑰糠疹样疹、脓疱疹及溃疡等,可同时存在。可见扁平湿疣、虫蚀状脱发和色素减退。一般无自觉症状,传染性强。晚期梅毒主要病变部位是心血管与神经系统。外阴表现为:①结节性梅毒疹:呈铜红色浅溃疡,愈后遗留浅瘢痕,边缘又出现新溃疡;②梅毒树胶肿:开始为小硬结,渐大而形成浸润斑块,中心软化为溃疡。

2. 诊断

（1）病史应重点询问不洁性交史和梅毒家族史。检查外阴部皮肤黏膜出现典型病损,包括硬下疳和各种皮疹,应取其渗出物或邻近淋巴结穿刺液行暗视野显微镜检查,若发现 TP 即可确诊。

（2）实验室检查

1）组织及体液螺旋体检查

暗视野显微镜检查:用玻片刮取皮损处渗液,找活动的梅毒螺旋体,对早期诊断具有重要价值,特别是一期梅毒,梅毒血清反应阴性时。如检查为阴性结果,应至少再检查一次。

免疫荧光染色:用已知抗螺旋体抗体血清加培养物进行吸收,再与异硫氰酸荧光素相结合,在荧光显微镜下见到亮绿色者为阳性。

2）梅毒血清试验:抽取静脉血 2ml,放入非抗凝试管内静置,取上层血清作梅毒血清试验。分为以下两大类:

非梅毒螺旋体抗原血清试验:一般用作梅毒筛选试验,观察疗效、复发及再感染。用心磷脂作抗原,测定血清中抗心磷脂抗体,亦称反应素。①性病研究实验室试验(venereal disease research laboratory test,VDRL);②不加热血清反应素玻片试验(unheated serum reagin test,USR);③快速血浆反应素试验(rapid plasma reagin test,RPR)。

梅毒螺旋体抗原血清试验:用活的或死的 TP 来检测 TP 抗原,因其敏感性和特异性高,一般用作确诊试验。①梅毒螺旋体血凝试验(treponema pallidum heamagglutination assay,TPHA);②荧光梅毒螺旋体吸收试验(fluorescent treponemal antibody absorption,FTA-ABS);③梅毒螺旋体制动试验(treponemal pallidum immobilization,TPI)。

3）分子生物学技术检测 TP:应用聚合酶链反应(polymerase chain reaction,PCR)法检测 TP,因其假阳性率高,不宜单独作为临床诊断试验。

3. 治疗

（1）治疗原则: 明确诊断,早期规则、足量治疗,夫妇同治,治疗期间禁止性交,严格判愈,治愈后 3 年内定期复查。

（2）治疗方案

1）早期梅毒(一、二期及病程在 2 年以内的潜伏梅毒)

青霉素:①普鲁卡因青霉素 G,80 万 U 肌内注射,每日 1 次,连续 15 日;②苄星青霉素 G,240万 U 肌内注射,分两侧臀部注射,每周 1 次,共2~3 次。

青霉素过敏者:①红霉素 500mg 口服,每日4 次,连服 15 日;②四环素 500mg 口服,每日 4次,连服 15 日;③多西环素 100mg 口服,每日 2次,连服 15 日。

2）晚期梅毒

青霉素:①普鲁卡因青霉素 G,80 万 U 肌内注射,每日 1 次,连续 20 日;②苄星青霉素 G,240 万 U 肌内注射,每周 1 次,共 3 次。

青霉素过敏者:①红霉素 500mg 口服,每日 4 次,连服 30 日;②四环素 500mg 口服,每日 4 次,连服 30 日;③多西环素 100mg 口服,每日 2 次,连服 30 日;④米诺环素 100mg 口服,每日 2 次,连服 20 日;⑤阿奇霉素 500mg 口服,每日 1 次或隔日 1 次,连服 10 日。阿奇霉素对皮损效果较好,推荐用于对青霉素过敏和合并衣原体感染者。

(八)腹股沟肉芽肿

腹股沟肉芽肿又称杜诺凡病、杜诺凡肉芽肿,是由肉芽肿荚膜杆菌感染引起的一种以外生殖器和腹股沟的渐进性、无痛性、匐行性溃疡和慢性肉芽肿为特征的慢性传染性疾病。本病主要为性接触传染,也可通过非性接触传染,并非高度传染性,往往只有在反复接触后才会引起感染发病。

1. 临床表现 潜伏期 8~80 日。女性好发于大阴唇、小阴唇、阴唇系带,并自阴唇系带起沿外阴向前呈 V 形发展。开始为单个或多个暗红色丘疹或皮下结节,破溃形成界限清楚、深大、不痛、易出血的肉红色溃疡,边缘高起呈卷边状或陡堤状,表面有污秽分泌物,恶臭分泌物为特征性表现。由于自身接种可播散卫星状病灶。全身症状轻。继发感染可致生殖器广泛坏死,并出现疼痛。

少数通过血液或淋巴途径播散到身体其他部位。约 10% 病例病变扩散到腹股沟区而引起弥漫性皮下和皮内肿胀或化脓,但其下淋巴结很少受累,因此称为假性横痃。病程多呈慢性,可迁延数年甚至数十年,后期溃疡愈合后可有增生性瘢痕,形成阴道狭窄。经久不愈的肉芽肿和瘢痕组织可发展成鳞癌。

2. 诊断 根据好发于性活跃和卫生较差的人群,外阴慢性或复发性溃疡,有恶臭分泌物,结合病原体检查可以诊断。

(1)病原学检查: 取少量肉芽组织、病变组织边缘或基底部做压片、涂片,加甲醇固定,行 Wright 染色或吉姆萨染色镜检。如涂片检查阴性时应取活检。

(2)组织病理检查:溃疡中央表皮缺失,边缘棘层肥厚,呈假上皮瘤样增生,真皮内炎细胞浸润,以组织细胞和浆细胞为主,散在由中性粒细胞

组成的小脓肿,淋巴细胞极少。在组织细胞内可见脂质内包涵体,即 Donovan 小体。

3. 治疗

(1)全身治疗药物:四环素、复方磺胺甲噁唑、多西环素、红霉素(主要用于孕妇和儿童)。以上药物选择一种或交替使用。治疗要持续到损害完全消退,用药至少 3 周。严重病例上述方案可补充链霉素。

(2)局部治疗:保持局部清洁,对症处理,可用 1∶8 000 高锰酸钾溶液浸泡清洗,再外涂红霉素或四环素软膏,防止自身接种形成新的溃疡。

(九)性病性淋巴肉芽肿

性病性淋巴肉芽肿又称第四性病,是以衣原体感染引起的外生殖器溃疡和腹股沟淋巴结化脓穿孔为主要表现的慢性传染性疾病。

引起性病性淋巴肉芽肿的病原体是沙眼衣原体 18 个血清类型中的 L1、L2 和 L3 血清型,寄生在细胞内,人类是此种衣原体的唯一宿主。发病高峰与性活跃年龄一致,20~30 岁,女性少见,男女之比约为 5∶1,性别差异可能是由于女性淋巴回流向深髂部,故不易被发现。

1. 临床表现 潜伏期为 3~30 日,一般为 7~12 日。典型的临床经过分三期:

(1)早期生殖器初疮:女性表现为外阴部位细小的丘疹或疱疹,称为初疮。初疮很快破溃形成圆形浅溃疡,边界清楚,周围有红晕,质软,1 周左右自愈而不留瘢痕,无自觉不适。

(2)中期淋巴结病:初疮消退后 2 周左右,附近淋巴结出现疼痛性肿大,相互融合并与皮肤粘连成块,表面皮肤呈紫色或青色,称第四性病横痃。女性表现为腹股沟及直肠、髂部淋巴结炎,导致腹痛及腰痛。经 1~2 周后,淋巴结软化破溃,排出黄色浆液或血性脓液,并形成许多瘘管,愈后留有大块挛缩性瘢痕。如股部淋巴结同时受累,可形成特征性的沟槽症。在此期间可出现发热、寒战、恶心、呕吐、关节痛等全身症状,也可有多形红斑、荨麻疹、假性脑膜炎、肝炎等并发症。

(3)晚期生殖器象皮肿和直肠狭窄:在早期损害出现 5~10 年后,可发生阴唇象皮肿,伴慢性溃疡及瘢痕,瘢痕收缩引起的直肠狭窄,常有化脓性淋巴结炎,肛门周围瘘管,致排便困难,脓血便,可有发热、肌肉酸痛、关节痛等全身症状。部分可

发生恶变。

2. 诊断 本病的诊断主要根据病史、临床表现和实验室检查来确定。患者有不洁性交史,在外阴部出现过表浅糜烂或溃疡,1~4周后出现单侧或双侧腹股沟淋巴结炎,有沟槽症及多个瘘管,自愈后留有瘢痕。发生淋巴结炎时有发热、寒战、关节痛等症状。病程较长。

3. 实验室检查 本病的确诊有赖于病原体分离和血清学检查。

(1)衣原体培养:抽取有波动感的淋巴结内脓液,接种于小鼠的脑组织内或鸡胚卵黄囊,可分离出衣原体,但敏感性不高。

(2)血清学检查:血清补体结合试验最具诊断意义且敏感性高。在感染后4周出现阳性,抗体水平1∶64以上时有诊断意义。但此试验对本病无特异性,仍应结合临床分析。

(3)病理检查:初疮为非特异性炎症改变。淋巴结的变化则可高度提示本病,主要表现为分散的上皮细胞岛形成,在增大的上皮样细胞岛中可发生中心坏死,充满嗜中性细胞,并有巨噬细胞。切片中一般找不到病原体。

4. 鉴别诊断

(1)腹股沟肉芽肿:外阴匐行状溃疡,边界清楚,无疼痛,附近淋巴结不肿大。活组织检查吉姆萨染色,在肉芽肿性损害的单核细胞内可查出Donovan小体。

(2)软下疳:横痃疼痛明显,破溃为单房性,脓肿呈"鱼口状"。原发初疮分泌物可查到杜克雷嗜血杆菌。

(3)硬下疳:梅毒性横痃质硬,不融合,不痛,很少破溃。皮损分泌物可发现梅毒螺旋体,梅毒血清反应多为阳性。

(4)直肠癌:发病年龄较高,有恶病质表现。病理检查可明确诊断。

5. 治疗 需早期治疗,用药时间要长。

(1)全身治疗:可酌情选用下列药物口服:①四环素;②复方磺胺甲基异噁唑;③红霉素;④多西环素;⑤米诺环素。

(2)局部治疗:淋巴结未化脓者可行冷湿敷或超短波治疗。有波动感横痃可用无菌针筒从病损上部正常皮肤进针抽吸脓液,禁止切开排脓,以免瘘管形成,不易愈合。局部可用1∶5 000~1∶8 000高锰酸钾溶液清洗,外用磺胺粉。若溃烂较严重可行植皮术,直肠狭窄者可行扩张术,严重者及象皮肿可行外科手术切除。

(十)外阴阿米巴病

外阴阿米巴病是由溶组织阿米巴(entamoeba histolytica)侵犯外阴皮肤、黏膜而引起的病变。人体通过饮食,吃下被阿米巴包囊污染的食物或水,在结肠内形成病灶,并产生阿米巴痢疾,阿米巴痢疾可由擦伤的肛门或外阴直接蔓延,也可通过内裤、毛巾、浴具等生活用品或性交感染受损的外阴皮肤、黏膜感染,极少数可通过血流传播。成人的外阴阿米巴病常合并阿米巴宫颈炎,可能与性交引起的相互感染有关;婴儿的外阴阿米巴病常继发于严重的阿米巴痢疾。

1. 临床表现

(1)外阴阿米巴溃疡:外阴部可有多个疼痛溃疡,圆形或不规则,境界清楚,溃疡向四周及深部迅速扩散,可融合成数厘米至十几厘米的大溃疡,溃疡面为暗红色的肉芽组织,表面覆盖着坏死组织及脓液,有恶臭。溃疡的边缘不整齐,有的边缘可外翻,内缘向内凹陷,形成很深的穿凿状,表面有咖啡色的分泌物,在分泌物和坏死组织中能查到阿米巴原虫。

(2)外阴阿米巴肉芽肿:在溃疡的基础上溃疡底部肉芽组织增生形成增生性肉芽肿,呈高低不平的乳头瘤样结节或菜花状隆起,质地较硬,触之易出血,表面有脓血性分泌物,有恶臭,在分泌物中能查到阿米巴原虫。

(3)肛周阿米巴脓肿:常继发于严重的阿米巴痢疾,在肛门周围可形成一个深在性的脓肿,有波动感。

(4)阿米巴阴道炎、阿米巴宫颈炎:外阴阿米巴病可直接蔓延或通过性交感染,病变累及阴道及宫颈,一般表现为阿米巴溃疡。

2. 诊断 根据临床表现,对病灶边缘的分泌物作刮片悬滴镜检,可找到活动的阿米巴原虫,病变累及阴道和宫颈者应作相应的涂片检查。

有时,外阴阿米巴病灶需与外阴肿瘤或其他感染性病变相鉴别,可作活组织病理检查。阿米巴病灶表皮溃疡,边缘表皮增生,棘层肥厚,真皮水肿,有淋巴细胞、浆细胞、中性粒细胞、嗜酸性粒细胞浸润,小血管、淋巴管扩张。在坏死组织中可找到成群的阿米巴滋养体,呈圆形,直径20~40μm,内含有空泡及红细胞和核碎片,在滋养体的外周常可见到一个空白圈。

3. 治疗

(1)口服药物

1)甲硝唑:首选。

2)氯喹。

3)喹碘方。

4)抗生素:并发细菌感染时可选用相应的抗生素。

(2)局部处理

1)每日清洗患处,外敷甲硝唑软膏,如合并细菌感染可选用有效的外用消毒液湿敷。

2)根据皮肤损害情况,进行清创术、切除术、植皮术或电灼、微波、激光等理疗。

(3)去除感染源:治疗阿米巴病的原发灶(如阿米巴痢疾),以口服甲硝唑为主;注意饮食卫生,内衣裤煮沸消毒;配偶或性伴侣、同居家人作相应的检查和必要的治疗。

(十一)外阴疥疮

疥疮是由疥螨寄生于人体皮肤表层所引起的传染性皮肤病。外阴部皮肤柔嫩,是疥疮的好发部位。

疥虫主要经过人的密切接触(皮肤与皮肤的接触)传染,通过衣服、被褥等间接传播的危险性很小,成人疥疮可通过性接触传染。疥疮常在家庭和学校及其他集体中流行。疥虫挖掘隧道及其排泄产物造成剧烈瘙痒,引起皮肤红色丘疹、水疱、小脓疱等皮肤损害。

1. 临床表现 外阴部剧烈瘙痒,以夜间为重,使人不能入睡,此为疥虫对温度和光敏感引起活动性增高的结果。在外阴部皮肤薄嫩皱褶处可见红色小丘疹、丘疱疹、小水疱、隧道、结节和结痂。隧道呈浅黑色弧形或弯曲的线状,长2~3mm,是疥疮的特征性皮损。结节是机体对疥虫抗原的超敏反应,常发生在小阴唇,呈棕红色。由于搔抓可继发湿疹样变和感染,可引起脓疱疮、毛囊炎、淋巴结炎等。即使疥虫有效地被消灭后,皮疹和瘙痒仍持续存在较久。

2. 诊断 根据疥疮接触史,外阴部出现剧烈瘙痒,夜间尤甚,伴皮肤多形性损害,找到特征性皮肤隧道、疥虫及其产物可作出诊断。寻找隧道方法:用蓝墨水滴在可疑隧道皮损上,再用棉签揉擦30秒至1分钟,然后用酒精棉球清除表面墨迹,可见染成淡蓝色的隧道痕迹。疥虫检查法:

(1)挑法:选用6号针头,持针与皮肤平面成10°~20°角,针口斜面向上,在隧道末端虫点处,距离虫点底部1mm,垂直于隧道长轴进针,直至虫点底部,并绕过虫体,然后放平针杆(5°~10°角),稍加转动,则疥虫落入针口孔槽内,缓慢挑破皮肤出针,虫点多在水疱的边缘。

(2)刮片法:对丘疹提倡用此法检查,先用消毒外科刀片沾少许矿物油,寻找新发的炎性丘疹,平刮数下以刮取丘疹顶部的角质部分,至油滴内有细小血点为度。连刮6~7个丘疹后,移至载玻片,镜下可发现的常是幼虫,偶有虫卵及虫粪。

3. 治疗 以外用药治疗为主,常用药物有:

(1)10%~20%硫黄膏:先用热水清洗外阴,然后搽药,反复涂搽。

(2)10%优乐散乳剂和洗剂:有杀虫和止痒作用。浴后涂搽,24小时后可重复使用,48小时后洗去,可用于少年儿童、婴儿、孕妇和哺乳期妇女。但擦伤和有渗出的皮肤部位禁用。

(3)1%林丹:涂搽患处,只需1次治愈率可达96%~98%。因有中枢神经系统毒性,孕妇、儿童、婴儿和哺乳期妇女禁用。因疥虫杀死后仍有瘙痒存在,应告知患者,以免滥用药物致中毒。

(4)其他措施:为减少再感染,应消除污染物其传播的可能性,完成治疗后,应对所有与患者皮肤接触的物品进行消毒,如煮沸、烫洗等。家庭或同宿舍内的患者或性伴侣均应同时治疗。

二、外阴非性传播疾病

(一)外阴脓疱性毛囊炎

外阴脓疱性毛囊炎是指外阴皮肤毛囊及毛囊周围的化脓性感染。病原菌为金黄色葡萄球菌或表皮葡萄球菌。阴道分泌物刺激外阴,外阴出汗、潮湿,不注意外阴的卫生,肥胖,摩擦,皮肤受损伤(包括术前备皮损伤),随之葡萄球菌侵入毛囊,在毛囊口形成脓疱。

1. 临床表现 开始时外阴皮肤毛囊口周围皮肤发红、肿胀及疼痛,逐渐形成圆锥形脓疱,中心为一根穿出的阴毛,脓疱可为多发性,相邻的小脓疱可相互融合形成大脓疱,伴外阴严重充血、水肿及疼痛。如感染向纵深发展,可演变为疖病。

2. 诊断 根据临床表现,即以阴毛为中心的浅表性脓疱,炎症较轻,浸润不深,便可作出诊断。脓液作细菌培养及药敏试验有助于选择抗生素。

3. 治疗

（1）去除病因：尽可能保持外阴清洁、干燥。

（2）病变早期可用 0.02% 高锰酸钾温水坐浴，每天 2 次。

（3）脓疱成熟者刺破引流，清除脓液以生理盐水或其他外用消毒液冲洗，然后外涂抗生素软膏、磺胺软膏或 2% 碘酊。

（4）脓疱经处理后 3 天尚未干燥结痂者，应寻找原因，如合并继发念珠菌感染，应采取进一步治疗措施。

（二）外阴疖病

外阴疖病是外阴皮肤毛囊及皮脂腺周围的急性多发性脓肿，可反复发作。病原菌主要为金黄色葡萄球菌，其次为白色葡萄球菌。常发生于夏季，潮湿、多汗，外阴皮肤受摩擦易破损，葡萄球菌侵入毛囊或汗腺，引起单个毛囊及其所属皮脂腺的急性化脓性感染。此外，贫血、慢性肾炎、糖尿病、营养不良、维生素缺乏、长期使用糖皮质激素及机体免疫功能低下者，皆易发病。外阴瘙痒症患者及不注意外阴清洁者，也易感染。

1. 临床表现　开始时外阴皮肤毛囊处发生红点、疼痛发硬，略高于周围皮肤，继而逐渐增大成圆形紫红色的硬结。皮肤肿胀紧张及疼痛，硬结边缘不清楚。腹股沟淋巴结肿大，明显触痛。以后疼痛加剧，硬结的中央变软，表面皮肤变薄并有波动感。随之，中央顶端出现黄白色点，不久破溃，脓液排出后疼痛立即缓解减轻，周围红肿也随之消退，最终愈合形成瘢痕组织。疖肿多半发生在大阴唇的外侧面。多发性外阴疖病可引起患处剧烈疼痛，影响工作和休息。

2. 诊断　疖肿浸润较深而大，局部红、肿、热、痛明显，中央有脓栓，易于诊断。但应与痈和痱疖相鉴别：痈的表面有多个蜂窝状脓栓，局部红肿更为显著，疼痛剧烈，全身症状明显；痱疖又称假性疖病，系汗腺化脓感染，常与红痱同时存在，似疖肿，浸润比较局限，且局部疼痛和周围炎症均不如疖肿明显。

3. 治疗

（1）全身治疗：病变严重或有全身症状者应口服或肌内注射抗化脓性感染药物，必要时可根据脓液培养及药敏试验选择药物。

（2）局部治疗：　未形成脓头者可用 2% 碘酊外涂，或每日外敷 10% 鱼石脂软膏、芙蓉叶软膏。已形成脓肿者应立即切排引流，不可挤压，以免引起血行扩散。

（3）物理治疗：病变早期可采用热水袋热敷，75% 酒精湿热敷，以及紫外线、超短波、透热疗法等均有助于减轻疼痛，消散炎症，或促进脓肿成熟软化。

（三）外阴丹毒

外阴丹毒是由链球菌引起的外阴皮肤炎症。病原菌为 A 族 B 型溶血性链球菌。多由于外阴皮肤黏膜受损，诱发细菌侵入，但也可由血行感染。

1. 临床表现　丹毒的潜伏期为数小时至 3~5 天。发病急剧，常先有恶寒、发热、头痛、恶心、呕吐等前驱症状，然后出现外阴皮疹，皮疹初为结节状红斑，迅速蔓延向周围形成一片红斑，境界清楚，局部红、肿、热、痛，触之患处皮肤表面紧张灼热，明显压痛。有时可出现水疱，甚至坏疽。双侧腹股沟淋巴结肿大、压痛。

2. 诊断　丹毒皮损典型易诊断，外周血白细胞明显升高。应与接触性皮炎及蜂窝织炎进行鉴别。接触性皮炎有接触外界刺激物的病史，无全身症状，有外阴瘙痒。蜂窝织炎红肿境界不清，中央部红肿最著，越向边缘则炎症逐渐减轻，浸润深者化脓现象更明显。

3. 治疗

（1）卧床休息：多饮水并注意水电解质平衡。

（2）全身使用抗生素：以青霉素为首选，也可选用头孢类抗生素。如上述药物过敏也可用红霉素或磺胺类药物。

（3）局部治疗：0.1% 依沙吖啶溶液或苋煎液冷敷。

（四）前庭大腺炎

前庭大腺炎又称巴氏腺炎，为多种细菌感染所致的前庭大腺炎症。本病常为混合感染，病原菌复杂，国内多为葡萄球菌、链球菌、大肠埃希菌、淋球菌等，国外及国内个别地区以淋球菌为主，也可由厌氧菌（包括类杆菌）感染所致。前庭大腺感染时常先累及腺管，腺管口因炎症充血水肿而阻塞，分泌物及渗出物不易外排可形成前庭大腺脓肿。

1. 临床表现　开始大阴唇后 1/3 处发现红肿硬块、疼痛，触痛明显，排尿疼痛，步行困难。多为单侧性，偶可双侧发病。此后肿块表面皮肤变薄，周围组织水肿，有波动感、发展至脓肿。肿块大小不一，多呈鸡蛋大小。常伴腹股沟淋巴结肿大。严重者可有发热、头痛等全身症状。如不处理，脓肿可自行破溃，脓液流出后局部疼痛缓解、充血水肿减轻、全身症状即可消失。但破口较小，脓液不能完全排净，病变可反复发作。

2. 诊断　根据临床表现较易诊断。有分泌物或脓肿，应及时切除（最好在使用抗生素前），做细菌培养（包括厌氧菌培养）及药敏试验。脓肿切除者，培养取材应尽可能靠近脓肿壁，必要时可切取少许脓肿壁坏死组织送培养。

3. 治疗

（1）休息：有全身症状者应卧床休息。

（2）局部热敷、红外线或微波理疗。

（3）全身使用抗生素：可选用青霉素，也可选用头孢类、喹诺酮类药物，或根据药敏试验选用。

（4）脓肿形成者应立即切除引流。

（五）外阴结核

外阴结核非常罕见，偶尔可继发于严重的肺、消化道、胸腹膜或内生殖器官的结核。

病原菌为人型和牛型结核分枝杆菌两种，前者首先感染肺部，后者则先感染消化道，然后再分别通过各种途径播散到机体其他部位，包括外阴。致病性结核分枝杆菌需氧，营养要求较高，在良好条件下仍生长缓慢，约18~24小时才能繁殖一代（一般细菌平均20分钟繁殖一代）。

1. 临床表现　外阴结核好发于阴唇或前庭黏膜，分为溃疡及增生两型。前者病变发展较缓慢，开始常为一局限性小结节，很快破溃成一边缘软薄而穿掘的浅溃疡，形状不规则，基底凹凸不平，覆有黄色干酪样污苔，在渗出液中可找到结核分枝杆菌。腹股沟淋巴结常肿大，病变可扩散至会阴、尿道及肛门，并使阴唇变形。外阴结核本身不引起疼痛，但摩擦或尿液刺激可诱发剧痛。

2. 诊断　外阴部发生经久不愈的慢性溃疡，而身体其他部位有结核者，应疑诊为外阴结核。少数外阴结核可能找不到原发结核病灶。溃疡型外阴结核需与一般性外阴溃疡、梅毒性溃疡、软下疳、外阴癌等相鉴别。确诊主要依靠分泌物涂片找结核分枝杆菌或活组织检查。

3. 治疗

（1）全身治疗：包括全身支持疗法和抗结核药物治疗。

（2）局部治疗：局部保持干燥、清洁，尽可能

避免继发其他病原体感染；估计病变一次可切净者，应在全身抗结核治疗的基础上作局部病灶切除。

三、外阴非感染性疾病

（一）白塞综合征

白塞综合征的真正病因尚不明确。病变主要为小动静脉炎，常发生于青年期。口腔和外阴常同时发生溃疡，兼有虹膜睫状体炎，又名眼-口-生殖器综合征。除眼、口、生殖器外，可伴有其他系统的症状。慢性过程，反复发作。

1. 临床表现

（1）生殖器症状：溃疡可发生于外阴各部，多在小阴唇和大阴唇的内侧，其次为前庭黏膜及阴道口周围。有时发生在会阴及肛门，有时高达宫颈。溃疡数目及大小不定，有的较多、较浅。溃疡边缘向内陷进，周围红肿，溃疡覆盖着一些脓液，经常数周才愈合。

坏疽型溃疡较严重，患者可有发热及全身不适、局部疼痛。溃疡数目往往较少，边缘不整齐及内陷。周围炎症显著，表面有污黄色或灰黑色坏死假膜。强行剥去假膜，露出高低不平的基底。有时溃疡迅速扩展，形成巨大的蚕食性溃疡，而使小阴唇残缺不全，边缘柔软无浸润，溃疡的病理检查无特异性。

（2）口腔症状：大多数患者都有口腔黏膜损害，且常为本病最早出现的症状。口腔损害为典型的口疮性溃疡。可发生于口腔黏膜的任何部位和舌及扁桃体，容易反复发作。

（3）眼部症状：眼部症状最常见为结膜炎、虹膜睫状体炎和前房积脓；其次为角膜炎、视网膜炎、脉络膜炎和视神经萎缩等。眼部损害常可导致视力减弱，甚至失明。

（4）皮肤症状：皮肤损害有各种类型，如脓疱疮、毛囊炎、疖、蜂窝织炎和溃疡等。用消毒针刺皮肤会出现小丘疹或脓疱。

（5）心血管系统症状：病变常累及静脉。小的如视网膜血管，大的如上、下腔静脉均可受累。肺部血栓性静脉炎可引起肺梗死，可反复咯血。多发性肺动脉血栓形成可引起肺源性心脏病。

（6）关节疼痛及关节炎：多为单关节炎，以膝、踝及腕关节最常受累，有不同程度的功能障碍，以后可恢复正常。

（7）中枢神经系统：血栓性静脉炎及微血管周

围炎,可引起脑组织病灶性软化。神经系统症状较其他症状出现晚,可出现头晕、记忆力减退、严重头痛、运动失调、反复发作的截瘫与全瘫和昏迷等。临床表现有脑干、脑膜、脑炎症候群及器质性精神错乱症候群。

2. 诊断 眼 - 口 - 生殖器综合征中有两种以上典型症状者不难诊断。皮肤针刺反应也可帮助诊断。在急性发作期,白细胞中度增多,血沉显著加快。

3. 治疗 有全身症状时应适当休息,增加营养,服用维生素 B、维生素 C 等。在急性期应用肾上腺皮质激素类药物。但在血栓性静脉炎及中枢神经系统受累者,使用激素时常需同时应用抗生素。病情稳定后,应逐渐减少激素剂量。免疫抑制剂如环磷酰胺或硫唑嘌呤等与激素联合应用,也有一定的疗效。在慢性期,可用中医治疗,以清热、解毒、燥湿、祛风、止痒和止痛为主。注意保持外阴清洁、干燥、减少摩擦等。

(二)外阴克罗恩病

克罗恩病又称局限性肠炎,是病因未明的胃肠道慢性炎症性疾病,其特征是从口腔至肛门各段消化道的节段性特异性病变。临床上以腹痛、腹泻、腹块、瘘管形成和肠梗阻为特点,可伴有发热、贫血、营养障碍及关节、皮肤、眼、口腔黏膜、肝脏等肠外表现。重症患者迁延不愈,预后不良。发病年龄多在 15~30 岁,男女患病率相同。典型组织学特征包括炎性细胞浸润、溃疡和脓肿形成。约 10%~25% 的病变组织中可以找到非干酪性肉芽肿。约 22%~75% 的克罗恩病患者出现相关的黏膜皮肤症状。克罗恩病累及阴道者很少见。Burgdorf 等将克罗恩病肠外损害归为四类:①皮肤肉芽肿,包括肛门直肠周围窦道、瘘管形成;②口腔黏膜阿弗他样溃疡;③营养改变,如锌缺乏;④特发性病变,多行性红斑、后天性大疱性表皮松解症、坏死性血管炎。其中肛周皮肤病变最多见,在 25% 的克罗恩病中,首发症状表现为肝周病变。

本病的病因尚未完全明确,可能和以下因素有关:①遗传易感性;②细菌、真菌及病毒感染;③免疫因素。

外阴克罗恩病的特征性病变是非干酪性肉芽肿浸润皮下组织,且向皮下脂肪扩展。

1. 临床表现 发热、腹痛、腹泻和易疲劳为常见症状;部分患者出现腹胀、下腹部肿块、

14%~17% 的患者出现肛周瘘管和窦道,其中 21% 的患者瘘管和腹腔相通。肠外损害包括关节、皮肤、肝胆等,可以表现为关节炎、脂肪肝、小胆管周围炎、硬化性胆管炎、肝周脓肿,其他少见的症状还有结节性红斑、坏疽性脓皮病、吸收障碍综合征、舌炎、咽部溃疡及疖病等。

大部分阴道克罗恩病患者伴有回结肠炎或有肠切除史。克罗恩病外阴病灶临床可以表现为外阴肿胀、会阴部溃疡、皮肤皲裂、皮赘,其他少见的症状还有双侧或单侧外阴肥大、多行性红斑、外阴脓肿、会阴瘘管或窦道形成等。克罗恩病病变表现多样,容易被误诊,尤其是没有肠道症状作为本病的首发症状时。约有半数以上患者还会出现月经异常。

2. 诊断 年轻患者有肠道克罗恩病外阴出现上述表现时,应考虑克罗恩病累及外阴。活检组织发现有非干酪性肉芽肿,且能排除其他有关疾病者,才能确诊。应与以下疾病鉴别:擦烂、结节病、性病淋巴肉芽肿、化脓性汗腺炎、深部真菌感染、放线菌病、外阴结核等。

3. 治疗 主要采用内科治疗和局部护理,有胃肠炎症首先治疗胃肠病变。

(1)首选药物为柳氮磺胺吡啶(SASP),口服 2~4g/d,如果单药使用 1~2 个月症状未缓解,合并使用高剂量糖皮质激素。

(2)甲硝唑可作为 SAPS 的二线药物或在皮质激素治疗间隔期使用。

(3)糖皮质激素适用于暴发型或重症型患者,可以进行局部激素注射。

(4)可以考虑免疫抑制治疗,口服硫唑嘌呤,一般给 1.5mg/(kg·d),分次口服。也有报道,局部注射硫唑嘌呤 40mg 对缓解外阴肿胀和疼痛有较好的效果。

(5)以上治疗无效者可考虑手术治疗。

(三)外阴过敏性皮炎

接触性或刺激性皮炎属过敏性外阴炎的特殊类型,常被妇科医师所忽视,许多物质可引起过敏性接触性皮炎的发生,刺激性接触性皮炎发生于摩擦、创伤或应用化学制品后。这些化合物可能是被患者或其配偶所用,包括生殖器局部药物、剃毛乳膏、剃毛洗剂、指甲膏等。局部药物成分是最常见的致敏原。非处方抗生素、抗真菌制剂、抑制射精的麻醉剂都已被证明是皮肤致敏原。妇女对阴道液体的过敏反应也是常见情况之一。丙二醇

是一种被广泛应用的载体,化妆品、身体洗液、止汗剂、润滑剂和局部用药中都含有这种物质,也是重要的致敏原。

外阴过敏性皮炎呈多样性临床表现,可表现为严重的瘙痒、皮肤干燥和特殊的苔藓样硬化斑,荨麻疹,大小阴唇、阴蒂部位容易消散的红斑瘙痒症皮肤病损,外阴部位的皮肤划纹症,卵形或圆形的生殖器药疹伴有轻微的瘙痒和烧灼感等。

(石一复)

第三节 外阴痛

一、定义

外阴灼痛、刺痛、触痛或刺激为特征的慢性外阴不适,统称为外阴痛(vulvodynia),持续 6 周就可确诊。女性外阴部皮下组织疏松,富有血管、神经、脂肪,轻微受损即可出血,且因神经丰富易引起疼痛。

国际外阴阴道疾病研究协会(ISSVD)定义外阴痛为外阴不适,最常为烧灼痛,不伴随相关的可见表现或特殊的临床可识别的神经功能紊乱。并非感染、炎症、肿瘤或神经功能障碍造成。

根据疼痛的范围分为广泛性和局限性外阴痛。根据诱发性、非诱发性或混合性进行亚型的区分,常见亚型为诱发性前庭痛和非诱发性广泛性外阴痛。诱发性前庭痛以往称为前庭炎或外阴前庭炎综合征,是指疼痛局限在前庭区,是绝经前妇女最常见的一种症状,以按压前庭出现剧烈的烧灼痛或锐痛为特征。

诱发性前庭痛可分为原发性和继发性:原发性是指在初次使用卫生棉塞或初次性交时出现疼痛;继发性是指初次使用卫生棉塞或初次性交时未出现疼痛,以后逐渐发展形成的前庭疼痛。

非诱发性广泛性外阴痛以整个外阴区弥散性出现自发性烧灼痛为特征,有时疼痛可放射到肛门区、后背、大腿或阴部神经支配的其他部位,常见于围绝经和绝经后妇女。非诱发性广泛性外阴痛的疼痛可表现为间歇性或持续性,尽管典型的疼痛是非诱发性的,但很多病例可出现激惹后加剧,无法解释的缓解期或暴发期,可有红斑出现。

二、病因

1. 外阴痛的病因是多样性的,在外阴痛病例活检或切除的前庭组织中出现挖空细胞,提示可能是 HPV 病毒感染。

2. 有学者推测外阴痛与高草酸尿有关,尖锐的草酸盐结晶与上皮表面接触引起严重灼痛。

3. 流行病学调查发现,外阴疼痛前患荨麻疹、昆虫叮咬过敏史和季节性过敏史的妇女发病约高 2 倍,提示环境性过敏反应的妇女更倾向发展为外阴痛。

4. 有报道称外阴痛与纤维肌痛、间质性膀胱炎和肠激惹综合征发病的相关性很高。

5. 有报道曾受严重性虐待的妇女显示出外阴疼痛症状的概率则是无此遭遇妇女的 6 倍。

6. 在外阴痛妇女前庭切除术或活检的皮肤标本中发现上皮内神经分布增加,且特殊组织病理染色后发现 C 类纤维痛觉感受器数量增加。提示受侵袭部位神经供给改变,可能是触摸导致的疼痛敏感性增加或持续性疼痛的病理生理基础。

7. 目前,最被认可的假说为外阴痛是一种慢性神经源性疼痛综合征。

三、临床表现

1. 外阴痛的妇女年龄大多数在 20~50 岁,但在未成年人(4~11 岁)中也有存在。

2. 外阴前庭受压后出现外阴痛,外阴前庭区有红斑、触痛。

3. 在月经期、性交后出现外阴刺激痛,外阴可有红斑和轻度脱屑。

4. 好发于绝经期妇女,常为持续性、非激惹性外阴自发性烧灼痛,偶可累及肛周、会阴、大腿内侧,可伴有其他慢性疼痛。外阴偶见红斑,多无异常,无明显触痛、压痛。

5. 外阴痛可导致患者焦虑和抑郁,但不会影响生育和分娩能力。

四、病史要点

外阴痛是一个排除性诊断,全面的病史采集和体格检查非常重要。包括既往史、过敏史、既往治疗情况和外科手术史;首次出现疼痛的时间,疼痛持续和发作时间,诱发疼痛的事件;患者的性生活、性经历等。

1. 以往阴部有无疾病、过敏、外伤、手术史、药物过敏史等。

2. 首次出现疼痛的时间,疼痛性状,持续时间或发作时间,缓解因素。

3. 疼痛有无诱因,如性交、久坐或坐下时、骑自行车、妇科检查器械进入等。

4. 性活动史。

5. 有无外阴肿块、赘生物、炎症、瘙痒、皮肤疾病。

6. 有无白带增多、色泽异常,有无阴道流血或外阴出血等伴随症状。

7. 幼年发育,第二性征发育情况。

8. 有无绝经,有无外阴萎缩。

五、体格检查

1. **全身检查** 主要是在疼痛时注意全身情况,有无因疼痛剧烈或失血等引起生命体征的改变。

2. **妇科检查** 主要是外阴和阴道,有无肿块、出血、皮损;外阴有无触痛,触痛的具体部位;阴道前庭有无触痛;阴道检查时置入扩阴器或手指时疼痛程度和具体部位;阴道触诊,了解有无肿块、瘢痕,会阴体等部位有无触痛、硬结、肿块等。

(1)患者取膀胱截石位,仔细检查外阴是否有感染、外伤或皮炎,如硬结、表皮剥落、裂隙、溃疡、苔藓样变、色素减退、色素沉着、瘢痕或外阴结构变化。

(2)使用阴道镜检查可以提高外阴视诊效果。

(3)用湿润的棉拭子触诊大阴唇、皮褶内沟、会阴、小阴唇、阴蒂和外阴前庭。

(4)应在前庭7个部位轻轻触诊:尿道上部和尿道下部,尿道两侧,后前庭的4、6、8点。如果存在弥散性烧灼感或高低不平的粗糙感可能提示神经功能紊乱,有必要进行彻底的神经检查。

(5)用窥器检查阴道时,不应触及前庭,以免引起患者疼痛。观察阴道黏膜的颜色和表面情况,并取分泌物做检查培养。

(6)阴道指诊时以单指指检,触诊肛提肌检查是否存在疼痛,压力过高提示盆底功能障碍。

(7)触诊尿道和膀胱,若有压痛证明存在间质性膀胱炎。触诊子宫的质地、附件和直肠以证实是否存在肿块。最后在坐骨棘上触诊阴部神经,因为压痛可以作为阴部神经病或阴部神经卡压的一个标志。

(8)所有外阴疼痛的妇女都应做全面的体格检查,目的是找到引起外阴阴道疼痛的病因及明确的疾病。

六、辅助检查

1. **B超检查** 有助于盆腔、盆底、会阴部肿块及结构位置改变等的探查。

2. **MRI检查** 有助于会阴部肿块、会阴侧切处的子宫内膜异位症病灶的诊断。

3. **盆腔X线检查** 了解有无合并骨盆骨折。

4. 阴部肿块、赘生物、溃疡等处,局部活组织病理检查。

5. 相关病毒检测。

七、鉴别诊断

1. **外阴损伤**

(1)外阴血肿

(2)处女膜裂伤:多因第一次性交或遭强暴,此后会逐好转消失。

2. **外阴感染** 毛囊炎、疖肿、外阴急性蜂窝织炎、外阴丹毒(乙型溶血性链球菌感染);外阴疱疹、带状疱疹。

3. **外阴溃疡** 外阴眼-口-生殖器综合征,若三个主要病症中具有两个,并有其他系统中的一个损伤,即可诊断本病。外阴部疼痛是本病的临床症状之一。外阴溃疡见于大小阴唇内侧、阴道口周围、会阴、肛门等处,溃疡为圆形或椭圆形,疼痛及溃疡可反复发作。口腔溃疡是最早出现的临床症状,可发生在口腔黏膜的任何部位,也可在舌、扁桃体处,易反复发作。眼部病变以虹膜睫状体炎为主。其他有皮肤损伤、心血管、结缔组织(关节疼痛、关节炎)、中枢神经、消化系统等症状。

4. **外阴前庭综合征** 具体原因不明,是仅局限于女性外阴的综合征。当性交时男方生殖器接触外阴、妇科检查置入阴道窥器、手指接触阴道口时或触摸外阴前庭部,或将栓剂送入阴道时、棉签轻压处女膜环或阴道后系带时,即感疼痛,而具体检查并不能发现明显异常。患者不能进行正常性生活,可伴有尿痛、尿频,或伴有阴道炎症,但不严重。病变3个月之内者属急性,超过3个月者属慢性。

5. **女性外阴不适** 是女性外阴多种症状的复合体,包括外阴疼痛、性功能障碍和心理问题,体检难以发现异常。有人认为本病是外阴前庭综合征最大的亚类。

6. **外阴子宫内膜异位症** 因阴道手术、会阴侧切、会阴正中切开等致阴道黏膜破损,活性子宫内膜种植于上述创面,可逐渐形成外阴子宫内膜异位症。患者有周期性会阴疼痛,结节逐步增大、疼痛,坐时或性交时或肿块增大后平时也有外阴疼痛。使用 GnRH-a 类药物可好转,根据病史、症状、体征或 CA125 升高等基本可诊断,但彻底治疗需将肿块切除,并可获得病理确诊。

7. 感染　尿路感染、巴氏腺脓肿、外阴阴道假丝酵母菌病、生殖器疱疹、带状疱疹、HPV 感染、传染性软疣、滴虫病等。

8. 肿瘤　各种外阴良性肿瘤、外阴上皮内瘤样病变及外阴癌。

9. 低激素水平　如萎缩性阴道炎。

10. 皮肤病变　过敏性和接触性皮炎、湿疹、化脓性汗腺炎、扁平苔藓、硬化性苔藓、银屑病。

11. 阴部神经卡压、损伤或手术后引起的阴部神经系统异常。

12. 系统性疾病　克罗恩病、白塞综合征、干燥综合征和系统性红斑狼疮等。

13. 免疫性改变　白细胞介素 -1、肿瘤坏死因子及 α- 干扰素水平等改变。

八、治疗原则

1. 停止可能刺激皮肤的所有行为,使用正确的外阴护理方法。烧灼痛或性活动前可使用 2% 利多卡因凡士林软膏。

2. 一线治疗药物为神经性疼痛药物,如阿米替林、地昔帕明等。

3. 局部治疗有 5% 利多卡因软膏、雌激素、硝酸甘油、阿米替林 / 巴氯芬软膏。

4. 强化盆底肌肉治疗对部分患者有用。

5. 手术切除适用于疼痛部位明确者,如前庭痛。治疗前庭痛的手术方法有:①局部前庭切除术;②广泛前庭切除术;③会阴成形术。

6. 心理咨询和性治疗。

(姚济芬　石一复)

第四节　外阴水肿

一、定义

水肿是指皮肤深层和 / 或皮下组织异常的液体潴留。水肿按分布范围可分为全身性水肿和局部水肿,孕妇的外阴水肿往往是全身水肿的一部分,外阴炎症、分娩、外伤等所致的水肿一般局限在外阴。引起水肿的液体可来自毛细血管扩张和过多的血浆渗漏至外周组织,如炎症、外伤引起的水肿;也可来自淋巴通路病变、缺损、受阻使组织液回流障碍,常见的为手术、外伤引起的水肿。

二、病因

1. 产后外阴水肿　多因临产后滞产、第二产程延长,胎头压迫外阴时间过长,致血液回流不畅,组织液渗透至疏松结缔组织中所致。与助产人员保护外阴手法不当、外阴严重裂伤、反复阴道检查、外阴缝合技术不过关等因素也密切相关。

2. 过敏性外阴水肿　与某些外用药物、乳胶(避孕套、阴道隔膜、手套)、卫生巾等接触后所致。

3. 急性外阴炎症　如外阴阴道假丝酵母菌病等。

4. 外阴皮肤丝虫病　人体感染的丝虫有 8 种,在我国主要是斑氏丝虫和马来丝虫两种,以斑氏丝虫多见,外阴感染淋巴丝虫病后,雌虫在人体淋巴管内不断产生微丝蚴,淋巴丝虫的微丝蚴寄生于淋巴系统引起淋巴管炎、淋巴管阻塞,最后阻塞的淋巴管发生曲张,所辖部位的皮肤营养发生障碍,皮肤慢性增厚,形成外阴象皮肿。

5. 外阴淋巴水肿　由外阴、盆腔大手术致血液、淋巴回流受阻引起。

6. 外伤性水肿　单独的外阴损伤多为骑跨伤所致,外阴软组织挤压于硬物和耻骨联合间,致使外阴部位组织搓擦损害,毛细血管断裂,炎性反应渗出较多形成局部水肿,使大小阴唇及周围组织肿胀,致使排尿困难。外阴部位神经纤维丰富敏感,损伤后疼痛明显。往往与血肿合并存在,外伤愈合后可自然消退。

三、临床表现

水肿往往发生在大、小阴唇,急性期呈肤色或略微发红,边界不清,表面光滑,区域性皮肤肿胀因肿胀程度不同可有不同的疼痛感,用指尖下压可产生凹陷。如为炎症、过敏引起的水肿可有瘙痒,伴有抓痕,长期可有色素沉着。外伤和外阴手术者可见局部手术周围肿胀明显,伴疼痛,水肿为非凹陷性水肿。

外阴皮肤丝虫病的阴蒂、大小阴唇呈局限性或弥漫性增厚,外阴淋巴水肿,表面粗糙,皮肤有色素沉着。局限性肿大多见于阴蒂部,阴蒂肥大增厚,可呈腊肠形、圆桶形或乳房形。严重的橡皮病一侧或整个外阴肿大,有时形如肿瘤,悬垂于两股之间。由于静脉及淋巴回流受阻,皮肤营养障碍,可引起瘙痒,抓破后容易引起继发性感染,形成溃疡,疼痛,有分泌物等,甚至发生慢性溃疡,经久不愈。

四、诊断

1. **病史** 有无过敏史及盆腔、外阴手术史,分娩助产情况,外伤的时间、部位,各种外阴、阴道炎史。

2. **辅助检查** 外阴皮肤丝虫病患者于午夜12时前后2小时取指尖或耳垂血数滴查微丝蚴。血清抗链球菌溶血素"O"值可能增高。

五、鉴别诊断

1. **产后外阴水肿** 产前无外阴水肿,由于第二产程延长、外阴严重裂伤等引起,水肿于保护会阴部位和切口周围明显。

2. **过敏性外阴水肿** 患者有过敏史,如为避孕套、阴道隔膜、手套过敏则以小阴唇明显。外用药物、卫生巾所致过敏则病变范围与过敏原大小基本一致。

3. **外阴淋巴水肿** 由外阴、盆腔大手术致血液、淋巴回流受阻引起。可表现为一侧大小阴唇,也可双侧同时受累,往往伴有下肢水肿,且为非凹陷性水肿。

4. **外阴皮肤丝虫病** 依据外阴的局部表现,在午夜12时前后2小时取患者指尖或耳垂血数滴查微丝蚴。如找到微丝蚴即可确诊,但阴性亦不能除外该病。血清抗链球菌溶血素"O"值可能增高。病理检查有助于诊断。

5. **外伤性水肿** 有明确的外伤史,水肿与外伤部位一致,往往与血肿合并存在,外伤愈合后可自然消退。

六、治疗原则

1. **产后外阴水肿** 保持外阴部清洁干燥,避免长期受压,25%硫酸镁或95%酒精湿敷,提高

助产技术。

2. **过敏性外阴水肿** 去除过敏原,局部25%硫酸镁或95%酒精湿敷,严重者可口服抗过敏药。

3. **外阴淋巴水肿** 减少会阴部的压迫,局部对症治疗,预防感染。有报道保留大隐静脉的外阴癌手术能减轻外阴切口和下肢水肿。

4. **外阴皮肤丝虫病** 局部保持清洁干燥,防止继发感染,口服乙胺嗪,大的象皮肿可考虑手术切除。

5. **外伤性水肿** 清创缝合后预防感染,局部可湿敷治疗,外伤愈合后水肿可自然消退。

(林 俊 姚济芬)

第五节 外阴过敏性皮炎

一、定义

过敏性皮炎是由过敏原引起的皮肤病,主要是指人体接触到某些过敏原而引起皮肤红肿、发痒、风团、脱皮等皮肤病症。过敏原可分为接触过敏原、吸入过敏原、食入过敏原和注射入过敏原四类。每类过敏原都可以引起相应的过敏反应,主要表现为多种多样的皮炎、湿疹、荨麻疹。外阴过敏性皮炎是外阴皮肤接触刺激物质或致敏物而发生的炎症,在临床上易被误诊。

二、病因

外阴过敏性皮炎可能由多种物质刺激外阴局部组织引起,常见的刺激性致敏因素有:

1. **药物** 用于治疗外阴疾病的很多药物都可能引起外阴部皮肤黏膜的过敏反应。外用药物中的其他成分,如酒精、防腐剂、基质成分等均可成为变应原引起过敏。外阴过敏性皮炎最常见的药物变应原有局部麻醉剂、局部抗生素、皮质类固醇及防腐消毒剂。西药过敏较为多见,新霉素是局部外用抗生素中最常见的过敏原,而中药中的某些成分也可成为过敏原。

2. **体液** 异常的阴道分泌物、粪便(酵素)、精液、汗液、尿液(氨)等长期刺激外阴局部可引起迟发型超敏反应,引起相应症状。伴有外阴瘙痒

的患者更易发展为接触性皮炎,其原因可能在于局部外用药物的频繁过度使用。

3. **外用品** 女性卫生用品如卫生巾、润滑剂、肥皂和清洁剂等可刺激局部引起过敏反应。

4. **食物** 某些食物可能在人体的某一特定阶段引起过敏,常见食物有海鲜、牛奶、番茄、果仁、大豆、花生等。

5. **精神心理因素** 外阴过敏性改变也可能是神经性皮炎在局部的表现,往往由皮质抑制和兴奋功能紊乱所致,情绪波动和辛辣食物可能使病情加重。

6. **虫源性皮炎** 蚊虫叮咬、某些局部寄生虫产生的毒素也可以导致外阴过敏性皮炎。

三、临床表现

外阴过敏性皮炎多发生于大、小阴唇及阴道前庭、尿道口等处,常以局部疼痛、烧灼感及瘙痒为主要症状。表现为急性红斑、水肿,有丘疹或疱疹;较重者可发生表皮松解及剥脱,形成糜烂;严重者可有灼伤,形成溃疡和继发感染;慢性者常表现为在淡红斑基础上的持续脱皮、细屑。

四、病史要点及相关检查

1. **病史**

(1)一般情况,包括年龄、身体状况、生活及工作环境等,发病时间、地点、季节、有无规律性、是否有明确的诱因、饮食习惯、日常生活习惯、工作状况等,药物过敏史和特殊物质过敏史。

(2)出现外阴充血、肿胀、瘙痒等症状的时间,有无伴随症状(尿频、尿急、尿痛等尿路刺激症状)及其出现时间,有无明确加重、缓解因素。

(3)既往病史,有无家族史或外阴特殊疾病病史。

2. **体格检查**

(1)外阴视诊:是否有局部充血、水肿、红斑、丘疹和糜烂,注意外阴色泽变化,以及异常分泌物情况。有时可见抓痕。

(2)外阴触诊:有无局部皮温升高,有无皮下结节、囊肿等。

五、辅助检查

1. **过敏原检测**

(1)斑贴试验:是检测接触过敏原的经典方

法,利用不同的过敏原试剂制作斑试剂或贴块,固定到患者背部或前臂屈侧的正常皮肤上经48小时取下,根据局部皮肤出现反应情况判读结果。

(2)针刺实验:也称皮肤非特异性过敏反应,在针刺后12~48小时开始出现米粒大小的红色斑丘疹,即为阳性。该项检查价格便宜,易于应用。但实验时患者会有轻微痛感,针刺后有可能引发感染,导致皮肤的破损,还可能引发严重的过敏反应。

(3)开放式饮食激发试验:主要适用于食物性过敏原检测。将可疑食物从小剂量开始分次给予,观察并记录皮肤、呼吸道、消化道、心血管反应直至摄入整份食物或出现临床症状。阳性者可确诊为食物过敏。

2. **血清学检测** 主要是血清变应原特异性IgE检测,属于间接检测方法,采集患者少许静脉血即可完成,接受度较好,安全方便,准确可靠,对预防和治疗过敏性皮炎具有指导意义,但检验价格稍高。

3. **其他** 生物共振技术可以便捷无创地对较多的过敏原进行特异性物质波检测,有助于明确过敏原,达到有效预防或治疗过敏性皮炎的目的,但技术的应用尚存在争议。

六、鉴别诊断

1. **药疹** 有些药物可引起皮肤过敏反应,西药过敏较为多见,如青霉素、磺胺类、安乃近等,中药的某些成分也可能成为过敏原。一般发病前3周内有用药史,典型的皮疹为局限性圆形、椭圆形的水肿性鲜红或紫红斑,边界清楚,中央呈深紫红色,可有水疱或大疱,愈后留有色素沉着。接触同类药物可反复多次发作,致色斑加深不退。局部瘙痒、疼痛,有时还会伴有低热。

2. **接触性皮炎** 可由化纤布料、外用药品、化学品、植物等引起。接触部位皮肤出现水肿、红斑、丘疹,严重者可有水疱、脱皮等,外阴瘙痒、疼痛,可有烧灼感。

3. **湿疹** 是一种过敏性炎症性皮肤病,有明显渗出倾向,近年来发病率有上升趋势,可能与化学制品滥用、环境污染、生活节奏快、精神压力大等因素有关。病程长短不一,发作无规律,睡眠不好或精神紧张时症状可加重。急性期表现为外阴弥散潮红,出现丘疹、水疱、糜烂、渗出等。皮损边界不清,伴剧烈瘙痒,搔抓易致感染、结痂,反复发作后可转为慢性，表现为浸润、肥厚、皮肤粗糙，表面有糠皮状鳞屑，常伴有抓伤、血痂和色素沉着。

4. 虫咬皮炎　是昆虫如蚊、蠓、白蛉、跳蚤等叮咬引发的变态反应性皮炎。皮损主要表现为绿豆或大豆大小的风团样疹，顶端有丘疹或水疱，陈旧的丘疹中心仍可见叮咬口。丘疹的数目不定，常散在分布并成批出现。奇痒，搔抓可致表皮脱离、结痂，继发感染者可发生脓疱疮。皮损消退后多有暂时性色素沉着，部分转变为外阴瘙痒症。

5. 外阴瘙痒症　瘙痒为许多外阴过敏性疾病的共同临床表现和典型自觉症状。如果仅有皮肤的局限性瘙痒而无明显原发性损害时，称为外阴瘙痒症。患糖尿病、贫血及肝、肾疾病，以及外部刺激、寄生虫感染等均是瘙痒症的原因，但其机制尚不明确。临床上通常没有特征性皮损，由于反复搔抓可致出血、结痂，日久可出现苔藓样变、湿疹样变或感染后的继发性损害。外阴瘙痒症可根据局部阵发性剧痒而无原发性皮损作出诊断。当有继发皮疹时则需结合病史和临床特点，排除瘙痒性皮肤病和其他外阴疾病后方可确诊。

6. 多形红斑　病因不明，目前认为是变态反应所致，可能与各种病原微生物感染、内脏疾患、妊娠、月经、食物、药物有关。春秋季好发，10~30岁人群发病率最高。重症多形红斑主要损害口腔、外阴部、肛门周围及其黏膜，也可见于躯干、颜面、四肢。初发为大小不等、略呈水肿性的红斑或斑丘疹，境界清楚，红斑表面可迅速出现大疱，疱液澄清或混有血液，疱壁较薄易破，破后呈红色糜烂面，干燥后结成浆痂。有轻重程度不等的瘙痒和疼痛。

7. 大汗腺痒疹　好发于青春期，为一种大汗腺导管开口部位发生角栓性阻塞，致该腺体分泌物潴留所致的内分泌因素相关疾病，可于月经期加重，妊娠期稍轻，更年期可自愈。皮疹见于腋下、乳房、耻骨及会阴部，为针头至绿豆大小毛囊性丘疹，圆形，稍硬，皮色正常或淡黄，群集分布，但相互不融合。有的丘疹顶端可见开口，用力挤压时会有少许浑浊液体排出。可有痒感，有时较剧烈。

8. 股癣　是指特发于腹股沟、外阴、会阴及肛门的皮肤真菌感染。病原以小孢子菌、毛癣菌为主，也有表皮癣菌。皮损初发为丘疹、水疱或丘疱疹，而后形成圆形或近圆形的红斑，中心皮损消退，而边缘扩展成环状损害。多伴痒感。在活动性损害的边缘刮取皮屑可检查出真菌。

9. 尿布皮炎　又称尿布疹或红臀，主要因尿布未能及时更换及保持干燥，二便浸渍臀部，刺激皮肤所致。临床表现为外阴、大腿内侧及臀部尿布接触处出现大片潮红斑，其上可有丘疹、斑疹，可继发脓疱、糜烂或溃疡。

10. 外阴擦烂　是由于汗腺分泌过多、外阴潮湿或局部不洁所致的外阴局部炎性反应，多见于肥胖、糖尿病妇女和婴儿，湿热季节易发。患者有局部瘙痒、疼痛、灼热不适，最初在大、小阴唇皱襞处出现潮湿鲜红或暗红色斑，境界清楚，范围与相互摩擦的皮肤皱襞面一致，继而出现肿胀、表皮剥脱，有浆液渗出。

11. 神经性皮炎　又称慢性苔藓，是以阵发性剧痒和皮肤苔藓样变为表现的慢性炎症性疾病，病因尚未明确，与精神及情绪有密切关系，情绪波动和辛辣饮食可加重和诱发本病。外阴为神经性皮炎好发部位，初起时自觉患处皮肤瘙痒感，阵发性加重，夜间为甚，患处皮肤因搔抓或摩擦等刺激，逐渐增厚成苔藓样变，患部皮肤干燥、皮纹增深、肤色转深逐渐至暗褐色，皮损上丘疹密集，皮疹呈多角形并覆以碎小鳞片，表面可有抓伤、出血结痂、糜烂渗出。病程长者皮损中央肥厚明显，边缘处多角形皮疹变少变薄，与正常皮肤界限分明。

12. 寄生虫病妄想症　属思维障碍疾病，见于性格执拗、精神紧张、敏感多疑者。患者坚信自己感染了某种皮肤寄生虫病，感觉局部皮肤瘙痒，有虫爬及虫咬感，查体可见表皮剥脱、抓痕、血痂、外皮侵蚀，甚至溃疡，有时可因周围毛囊受影响而使皮肤增粗发红。

七、治疗原则

1. 一般处理　避免接触可疑过敏原；饮食宜清淡，忌烟、酒及辛辣刺激食物；选用宽松透气的内衣，保持外阴清洁，局部忌用肥皂，可用冷水或冰水坐浴止痒。

2. 全身治疗

(1)抗组胺药虽然对变态反应过程没有直接影响，但能产生镇静止痒效果。可选用长效抗组胺药，如氯雷他定10mg口服，每天一次。

(2)急性期可选钙剂静脉推注，常用10%葡萄糖酸钙，每天1次。

(3)脱敏治疗：若能明确过敏原，在联合治疗控制症状的基础上采用脱敏治疗,可有效防止外阴过敏性皮炎发作,是针对病因治疗过敏性疾病的方法。

3. **局部治疗** 根据皮疹特点选用清洁、止痒、抗菌、抗炎和收敛的药物。

(1)红肿、糜烂、渗液的皮损,选用 3% 硼酸或 0.02% 呋喃西林溶液冷湿敷。

(2)皮损症状减轻,渗液减少时,可外涂氧化锌油或糠馏油糊剂。

(3)仅有红斑、丘疹和小水疱的皮损,可选用炉甘石洗剂或粉剂。

(4)慢性病损:常用糠馏油和含有糖皮质激素的软膏或霜剂;局限肥厚性病损可用糖皮质激素皮内注射,每周 1 次,共 4~6 次。

4. **预防性使用抗生素** 皮损广泛且有糜烂、渗液者,即使没有明显细菌感染的表现,也应给予抗生素治疗,如红霉素 250mg 口服,每天 4 次。

5. **中医治疗** 原则为急则治其标,缓则治其本。急性发作期的治疗为疏风清热、凉血解毒、平喘、止痒等;慢性病期的治疗为健脾益肾、补益气血,以扶正为主。

（祁文瑾）

第六节 外阴异常感觉

一、定义

外阴异常感觉包括外阴蚁行感、烧灼感、异物感和外阴脱垂。

1. **外阴蚁行感** 患者感觉外阴特别是阴毛处有虫爬感,伴瘙痒明显。

2. **外阴烧灼感** 常见于外阴阴道假丝酵母菌病,外阴奇痒,有烧灼感,外阴红肿、有抓痕,严重者皮肤皲裂、表皮脱落。

3. **外阴异物感** 外阴尖锐湿疣患者感觉尖锐湿疣生长部位有异物感,与湿疣生长速度快相关。其他外阴肿块生长到一定大小时也有异物感。

4. **外阴脱垂** 偶见有尿道脱垂,发生于女孩或绝经后妇女,是由于尿道发育不良,组织薄弱,周围组织松弛,加上各种腹压增加而发生。

二、病因

外阴蚁行感的病原体以阴虱为主。外阴烧灼感常见于外阴阴道假丝酵母菌病,病原体为假丝酵母菌。外阴异物感以外阴尖锐湿疣患者明显,是低危型 HPV 感染所致。尿道脱垂原因不很清楚,可能病因有:①雌激素缺乏;②儿童期解剖因素:儿童期骨盆发育较浅,尿道黏膜及黏膜下层间弹力纤维组织缺乏;③感染、会阴外伤、便秘、慢性咳嗽等。

三、临床表现

外阴蚁行感、烧灼感、异物感往往伴外阴瘙痒,常是瘙痒感更明显。外阴红肿、有抓痕,严重者皮肤皲裂、表皮脱落,尖锐湿疣所致的外阴肿块生长很快,大时如鸡冠状或菜花样突起,表面红色或污灰色。

偶见有幼女尿道脱垂的文献报道,患者有间断外阴血性分泌物、尿痛伴外阴瘙痒,处女膜正上方处有一鲜红色赘生物、质地柔软,大小为 1.5~2cm,似囊袋样组织脱出在外阴口外,遮盖部分尿道口及部分阴道,用 3mm 宫腔软镜检查,检查镜从脱出囊袋样组织中进入了膀胱,发现此赘生物来自尿道,与尿道黏膜连续,与阴道无关,确诊为尿道黏膜脱垂。

四、病史要点及检查

1. **病史** 包括性生活史,及其性伴侣的性生活史和外生殖器情况。外阴蚁行感、烧灼感、异物感出现的时间,伴随的其他如瘙痒、出血、肿块大小等情况,有时患者可自己找到虫体或虫卵。

2. **妇科检查** 外阴阴道假丝酵母菌病患者外阴红肿,有抓痕、血痂,严重者皮肤皲裂、表皮脱落;小阴唇内侧和阴道黏膜上有白色膜状物附着,擦去后可见黏膜红肿,有浅表糜烂或溃疡;白带呈豆渣样或者凝乳块样,无特殊气味。阴虱患者外阴红肿,有抓痕,阴毛处更明显,严重者可继发脓疱疮、毛囊炎等。尖锐湿疣患者皮损初起为细小淡红色丘疹,以后逐渐增大增多,单个或群集分布,湿润柔软,表面凹凸不平,呈乳头样、鸡冠状或菜花样突起。外阴脱垂患者可有间断外阴血性分泌物、尿痛伴外阴瘙痒,处女膜正上方有一鲜红色赘生物,质地柔软,遮盖部分尿道口及部分阴道。

3. 辅助检查　阴虱病在耻骨部皮肤或阴毛区查见阴虱或虫卵,即可确诊。外阴阴道假丝酵母菌病白带检查找到假丝酵母菌,即可确诊。尖锐湿疣对病变区行醋酸白试验为阳性,核酸杂交可检出高危 HPV-DNA 分型检测相关序列,PCR 检测可见特异性高危 HPV-DNA 分型检测扩增区带等。尿道脱垂可用 3mm 宫腔软镜检查,检查镜从脱出囊袋样组织中进入了膀胱,发现赘生物来自尿道,与尿道黏膜连续,与阴道无关,可确诊为尿道黏膜脱垂。

五、鉴别诊断

1. 阴虱病　是由寄生在人体阴毛和肛门周围体毛上的阴虱叮咬附近皮肤,而引起瘙痒的接触性传染性寄生虫病。通常由性接触传播,常为夫妇共患,以女性为多见。根据有性接触史或其他感染史,阴毛区瘙痒,皮损主要为抓痕、血痂、继发性脓疱疮、毛囊炎、灰青色或淡青色斑等可作出诊断。在耻骨部皮肤或阴毛区查见阴虱或虫卵即可确诊。

2. 外阴阴道假丝酵母菌病　是由假丝酵母菌引起的常见外阴阴道炎症。临床症状为外阴奇痒、烧灼感、白带增多,还可有尿频、尿痛及性交痛。白带呈豆渣样或者凝乳块样,无特殊气味;外阴红肿,有抓痕,严重者皮肤皲裂、表皮脱落;小阴唇内侧和阴道黏膜上有白色膜状物附着,擦去后可见黏膜红肿,有浅表糜烂或溃疡。白带检查找到假丝酵母菌,即可确诊。1 年发作 4 次的为复发性外阴阴道假丝酵母菌病。

3. 外阴尖锐湿疣　是由 HPV 感染所致的以肛门生殖器部位增生性损害为主要表现的性传播疾病。患者多有不洁性生活史或配偶感染史,潜伏期平均为 3 个月,大多发生于 18~50 岁,多见于大小阴唇、后联合、前庭、阴蒂、宫颈和肛周。损害初起为细小淡红色丘疹,以后逐渐增大增多,单个或群集分布,湿润柔软,表面凹凸不平,呈乳头样、鸡冠状或菜花样突起。红色或污灰色。根部常有蒂,且易发生糜烂渗液,触之易出血。皮损裂缝间常有脓性分泌物淤积,致有恶臭,且可因搔抓引起继发感染。本病常无自觉症状,部分患者可出现异物感、痛、痒或性交痛。

辅助检查:醋酸白试验阳性,核酸杂交可检出高危 HPV-DNA 分型检测相关序列,PCR 检测可见特异性高危 HPV-DNA 分型检测扩增区带等。

4. 外阴脱垂　有幼女尿道脱垂的文献报道,患者有间断外阴血性分泌物、尿痛伴外阴瘙痒,处女膜正上方处有一鲜红色赘生物、质地柔软,大小为 1.5~2cm 左右似囊袋样组织脱出在外阴口外,遮盖部分尿道口及部分阴道,用 3mm 宫腔软镜检查,检查镜从脱出囊袋样组织中进入了膀胱,发现此赘生物来自尿道,与尿道黏膜连续,与阴道无关,确诊为尿道黏膜脱垂。

六、治疗原则

1. 阴虱病　治疗方案须个体化;规则治疗并随访;追查传染源,进行检查和治疗;性伴侣应同时进行检查和治疗。

(1)一般疗法:剃除阴毛,内衣、内裤及洗浴用具应煮沸消毒,保持清洁卫生。患者应避免性生活,以免传染他人。外用药物擦拭患处。

(2)药物治疗:林旦、马拉硫磷洗剂等。性伴侣也应接受检查,必要时进行治疗,以防再感染。

2. 外阴阴道假丝酵母菌病　消除诱因,若有糖尿病应积极治疗,及时停用广谱抗生素、雌激素及皮质类固醇激素。

(1)单纯性外阴阴道假丝酵母菌病:局部用药,可选用咪康唑栓剂、克霉唑栓剂、制霉菌素栓剂放入阴道内。

(2)严重的外阴阴道假丝酵母菌病:延长局部治疗时间至 7~14 天;或首次口服氟康唑 150mg,72 小时后再服 1 次。

(3)复杂性外阴阴道假丝酵母菌病:初始治疗达到真菌检查阴性后开始维持治疗。初始治疗若选择局部治疗,则延长治疗时间至 7~14 天;口服药物,首次口服氟康唑 150mg,第 4、7 天各加服 1 次。维持治疗方案:克霉唑栓剂 500mg,每周 1 次,连用 6 个月;氟康唑 150mg,每周 1 次,共 6 个月。

3. 外阴尖锐湿疣　治疗诱因,如阴道炎、淋病等治疗;免疫疗法,提高机体免疫力;化学治疗:0.5% 鬼臼毒素酊、5% 咪喹莫特霜、80%~90% 三氯醋酸或二氯醋酸外用;冷冻疗法;激光治疗;电灼治疗;氨基酮戊酸光动力学疗法;巨大疣体可手术治疗,对疣体整个或分批切除

4. 尿道脱垂　治疗多在全麻下环状切除脱

垂黏膜,细线缝合边缘,不能切除尿道外口周围的前庭黏膜以免发生尿道口狭窄。

（林 俊 姚济芬）

第七节 外阴肿块

一、定义

外阴肿块是指女性阴阜、阴唇、阴蒂和前庭(包括尿道口、前庭大腺、阴道口和处女膜)等处的皮肤、黏膜、腺体和结缔组织发生的炎性肿块、良性和恶性肿瘤。炎性肿块常见有前庭大腺脓肿和囊肿、尖锐湿疣、外阴疖肿等;良性肿瘤主要有平滑肌瘤、纤维瘤、脂肪瘤、乳头瘤、汗腺瘤、神经纤维瘤、淋巴管瘤及血管瘤等;恶性肿瘤以外阴鳞状细胞癌最为多见,占外阴癌的90%,其余还有外阴黑色素瘤、外阴基底细胞癌、前庭大腺癌等。

二、病因

（一）炎性肿块

可有不洁性生活史,病原体有病毒和细菌两大类,病毒以人乳头瘤病毒(HPV)和疱疹病毒多见,细菌多为葡萄球菌、大肠埃希菌、链球菌及肠球菌等,随着性传播疾病发病率的增加,淋病奈瑟菌及沙眼衣原体已成为常见的病原体。易发病部位以外阴破损皮肤、毛囊、前庭大腺等多见。当前庭大腺管急性炎症消退后腺管阻塞、前庭大腺管损伤,如分娩或会阴侧切时损伤腺管、先天性腺管狭窄、分泌物排出不畅等使前庭大腺管阻塞可形成前庭大腺囊肿。

（二）肿瘤

引起外阴肿瘤的原因常见有外阴感染、机械刺激、过敏性外阴炎、全身性疾病等。

1. 良性肿瘤 根据来源组织不同,可分为外阴上皮来源肿瘤、外阴部附件来源肿瘤、中胚叶来源肿瘤、神经源性肿瘤,发病机制不明,发病年龄以中老年妇女为主,个别肿瘤常常见于婴儿如血管瘤。

2. 皮肤黏膜上皮的不典型增生 外阴鲍文样丘疹病和外阴表皮内瘤变与HPV感染有关,免疫功能缺陷者易发病;外阴表皮内瘤变与外阴营养不良有关。吸烟可能与外阴表皮内肿瘤有一定关系。

3. 恶性肿瘤 外阴鳞状上皮恶性肿瘤除Paget病以外与HPV感染密切相关,而外阴腺体来源的恶性肿瘤、外阴其他恶性肿瘤的发病原因均不明,部分肿瘤可能与染色体的杂合性缺失、抑癌基因的突变或丢失、致癌基因活性增加有关。如外阴卵黄囊瘤为胚胎发育过程中生殖细胞错位,停留在外阴部并发生异常分化而成。生殖系统的恶性肿瘤也可转移至外阴。

三、临床表现

在外阴部可及大小不定的肿块,早期无明显症状;除炎性肿块外一般无疼痛,也无明显压痛;质地可呈囊性、实性或囊实性;可固定不动或可推动,一般与周围皮肤组织界线清楚;恶性肿块晚期时可出现溃疡、出血、坏死等,并可出现腹股沟淋巴结肿大。

四、病史询问及检查

1. 病史 出现肿块的时间,肿块生长的部位,发现肿块时的大小、质地、表面颜色,有无疼痛感、压痛,有无瘙痒感或异物感,有无渗出物,有无影响性生活或走路等。在外阴转移性肿瘤的诊断过程中,应仔细询问病史,尤其要注意既往是否有妇科良、恶性肿瘤及全身其他部位脏器的诊治病史。

2. 外阴检查 外阴发育情况,查看肿块生长的部位、大小、质地、活动度、压痛,表面有无渗出和破溃,腹股沟淋巴结有无增大等。

3. 盆腔检查 阴道、宫颈、宫体与双侧附件有无肿块,肿块外观、大小、质地、活动度、压痛情况如何,盆腔其他部位有无肿块等。

五、辅助检查

1. 肿块活检或切除后病理检查,对病灶范围不清者用1%甲苯胺蓝有助于提高病理检查的准确性并排除浸润癌。

2. 如为炎性肿块有渗出或分泌物,可取分泌物做培养加药敏试验。

3. HPV及其他病毒的检测。

4. 必要时可做肿瘤标记物检测。

5. 考虑恶性肿瘤者可行腹部、盆腔B超,CT和ECT骨扫描等检查,了解外阴部位病灶的大小、肿瘤侵犯骨盆及骨膜的深度、腹股沟淋巴结及盆腔淋巴结是否受累，以及有无远处转移。

六、鉴别诊断

（一）炎性肿块

1. 前庭大腺脓肿与囊肿 前庭大腺位于两侧大阴唇后部，腺管开口于小阴唇内侧靠近处女膜处，在性交、分娩或其他情况污染外阴部时，病原体容易侵入而引起炎症。前庭大腺炎如未得到及时治疗，造成急性化脓性炎症则成为前庭大腺脓肿。在急性炎症感染时脓液被吸收后也可形成囊肿，而前庭大腺腺管开口部位阻塞，分泌物积聚于腺腔可形成前庭大腺囊肿，如继发感染形成脓肿而反复发作。

可有急性前庭大腺炎病史，局部有红、肿、热、痛，即患侧外阴部肿胀、灼热感、疼痛剧烈，有时有坠胀及大小便困难的感觉。如已形成脓肿，触之肿块局部可有波动感，触痛明显，如未及时处理，脓腔内压增大时可自行破溃。前庭大腺炎常有腹股沟淋巴结肿大、体温升高及白细胞计数增加等。

前庭大腺囊肿小且无继发感染，患者可无自觉症状；若囊肿大，患者可感觉外阴部坠胀或性交不适。检查见大阴唇下 1/3 有囊肿，多呈椭圆形，大小不一，囊肿多为单侧，也可为双侧。

2. 外阴尖锐湿疣 尖锐湿疣是由 HPV 感染所致的以肛门生殖器部位增生性损害为主要表现的性传播疾病。患者多有不洁性生活史或配偶感染史，潜伏期平均为 3 个月，大多发生于 18~50 岁的中青年人，多见于大小阴唇、后联合、前庭、阴蒂、宫颈和肛周。损害初起为细小淡红色丘疹，以后逐渐增大增多，单个或群集分布，湿润柔软，表面凹凸不平，呈乳头样、鸡冠状或菜花样突起，红色或污灰色。根部常有蒂，易发生糜烂渗液，触之易出血。皮损裂缝间常有脓性分泌物淤积，致有恶臭，且可因搔抓而引起继发感染。本病常无自觉症状，部分患者可出现异物感、痛痒感或性交痛。

辅助检查：醋酸白试验阳性，核酸杂交可检出高危 HPV-DNA 分型检测相关序列，PCR 检测可见特异性高危 HPV-DNA 分型检测扩增区带等。

3. 外阴疖肿 外阴疖肿是由葡萄球菌等细菌感染引起的，一般是外阴毛囊炎、皮脂腺周围发炎后，炎症向深部发展所致。起初局部皮肤出现结节，基底部较硬，红、肿、热、痛明显。逐渐地，结节化脓变软形成脓肿。严重者可伴有腹股沟淋巴结肿大。疖肿可发生一个，也可多个发生。如果外阴疖肿反复发作，应注意有无糖尿病等全身性疾患。

（二）良性肿瘤

1. 外阴上皮来源肿瘤

（1）外阴乳头状瘤：外阴乳头状瘤分为两类，即乳头状瘤与疣状乳头状瘤。此外还有一种以上皮增生为主的纤维乳头状瘤，可视为外阴乳头状瘤的一种亚型。肿瘤多见于中老年妇女，病变多发生在大阴唇，也可见于阴阜、阴蒂和肛门周围。病变生长缓慢，可无症状，但也可有外阴瘙痒及局部炎症病史，可单发或多发，病变一般不大，偶有大至 4~5cm。肿瘤可带蒂呈葡萄状或者菜花状。如肿瘤较大，因反复摩擦表面可溃破、出血和感染。妇科检查时发现外阴部有乳头状肿块，可单发或多发，质略硬。确诊应根据活检后病理学结果。乳头状瘤恶变率低，为 2%~3%。纤维乳头状瘤一般不恶变。

（2）外阴软纤维瘤：外阴软纤维瘤是一种以纤维血管为核心、角化的鳞状上皮所覆盖的良性息肉肿块，常较小且软，是一种有蒂的良性肿瘤。多生长于大阴唇等皮肤部分，为芝麻粒或米粒大小，淡褐色或深褐色，可见肿瘤呈类圆形，息肉状，常有蒂，表面皱襞较多。有的可类似于尖锐湿疣。可存在很多年，一般为多发。临床常无症状，有时肿块受摩擦而有不适感。极少数会形成大的软纤维瘤。当血供不足时，可发生溃疡。在蒂扭转或破溃时，可出现症状，主要为疼痛、溃破、出血和感染。切除后病理检查可确诊。

2. 外阴部附件来源肿瘤

（1）汗腺瘤：多发生于大阴唇及会阴汗腺。多见于性发育成熟妇女。肿瘤为一界限清楚、隆起于周围皮肤的结节，大多直径 0.1~1cm，肿瘤包膜完整，与表皮不粘连，瘤体可推动。结节质地软硬不一，缓慢生长，无症状。有时由于囊内的乳头状生长可突出溃破至壁外，呈少量出血，伴感染时有发痒、痛感症状。镜下见高柱状或立方形的腺上皮交织形成绒毛状突起。病理特征为分泌形柱状细胞下衬有一层立方肌上皮细胞。一般为良性，极少恶变。

（2）皮脂腺瘤：外阴皮脂腺瘤（外阴粉瘤）因皮脂腺管阻塞而形成，易发生在黏膜部位，一般仅

1~3mm 大,往往无自觉症状。手术切除病理检查可明确诊断。

(3) 毛发上皮瘤:是起源于外阴毛发的良性肿瘤。一般认为本病可能起源于多潜能的基底细胞,是向毛发结构分化的良性肿瘤,多为常染色体显性遗传,好发于青春期与幼女期,无自觉症状。皮损直径在 2~10mm,为半球形透明的小结节,表面光滑,质地坚实,数量十个不等。小的损害可融合成较大结节。皮损组织病理表现:瘤体位于真皮,可见基底样细胞肿瘤团块、毛乳头样结构和角囊肿,周边绕以结缔组织。

3. 中胚叶来源肿瘤

(1) 外阴脂肪瘤:是由成熟脂肪细胞构成的良性肿瘤,生长于阴阜、阴唇或外阴其他脂肪组织处,肿瘤大小不一,呈小息肉状,有报道直径大者可达 17cm,并在皮下隆起,大多无蒂、较软,有的为分叶状。以育龄妇女多见,瘤体生长缓慢。瘤体较小时无不适症状,当肿瘤较大时,出现行走不便和性生活困难。镜下肿瘤由成熟的脂肪细胞构成,无明显的结缔组织包膜,瘤细胞间散布有纤维结缔组织条索,间质有多少不等的纤维组织和血管。

(2) 外阴纤维瘤:是来自于外阴纤维组织的肿瘤,多发生于育龄期妇女,生长缓慢,一般不恶变。此瘤多数位于大阴唇,少数见于小阴唇、阴蒂及圆韧带。患者可看到或触及肿物。肿瘤大体呈圆形或形状不规则,光滑,质硬,色如正常皮肤或呈深红色,可推动或有蒂呈悬挂状,如被覆上皮溃破可有出血及分泌物增多。病理检查切面为致密性灰白色纤维组织呈束状纵横交错排列或呈现漩涡状排列,镜下为有包膜的纤维结缔组织。

(3) 外阴平滑肌瘤:外阴平滑肌瘤好发于大阴唇、阴蒂及小阴唇,一般为单发,呈圆形或椭圆形,表面光滑,质地偏硬,有包膜,活动好,无压痛。临床上有两种表现形式:一种表现为隐藏于组织内的结节,往往没有什么症状,仅患者自己感到局部隐隐有一小肿块而已;另一种表现为有蒂的或凸出于皮肤表面的块物,有性交困难、行动不便等。病理检查时镜下可见平滑肌细胞呈纵横交错、平行或漩涡状排列,胞质呈伊红色,核长杆形,两端钝圆,核周有晕状空隙,肌束之间有纤维间质。

(4) 外阴颗粒成肌细胞瘤:是来源于神经组织生长缓慢的良性肿瘤,一般无特异的症状,也无压痛,多位于大阴唇,生长缓慢,局部呈结节状隆起,多呈单个肿块,直径 0.5~3cm,偶有多发性结节,表面皮肤有时有色素减退。肿瘤一般有较宽的基底,质地较坚韧,切面无包膜,边界清楚,质地均匀,切面呈淡黄色或灰黄色,有光泽。镜检见瘤细胞集合成粗条索状或巢状,为细纤维分隔,细胞大多角形,边界不清,胞质丰富,含有明显的细伊红色颗粒核,经特殊染色显示并非黏液也不是糖原,但苏丹黑 B 为阳性,PAS 染色经酶消化后仍为阳性,说明很有可能是糖蛋白并有类脂物,支持其神经源性的组织来源学说。

(5) 外阴血管瘤:外阴血管瘤多属先天性,大多于出生时或出生后数周出现,在围绝经期和老年期也可出现。血管瘤是由于血管异常排列及分布而发生的。患者可有外阴压迫症状和垂重感。血管瘤直径 1~6mm,呈圆形、微隆起的结节样或疣状,表面覆盖皮肤为鲜红色、紫红色、蓝色,边缘清楚,可压缩者称草莓状血管瘤。肿块主要侵犯大阴唇深部,导致一侧大阴唇增大变形,瘤体多呈扁平或不规则形状,有的可高出皮肤呈结节状或分叶状,为红色、蓝色及紫色,触之柔软如海绵状者为海绵状血管瘤。孤立呈蕈状或有蒂、易出血者,称肉芽肿型血管瘤。发生在老年性妇女的血管瘤一般大小为 1~5mm,暗红色或紫色,似丘疹状,不易压缩,常为多发性。

(6) 外阴淋巴管瘤:呈单个或多个浅红色或灰白色囊性结节,小则直径 6mm,大则达儿头大,是由淋巴管扩张增生而成。外阴淋巴管瘤可分为单纯性淋巴管瘤、海绵状淋巴管瘤及囊性淋巴管瘤。肿瘤为单个或多个,灰红色,质软,边界不清晰,一般无症状。肿瘤表面可有水疱,破裂后流出淋巴液。镜下可见在真皮或皮下组织内有呈囊性扩张的淋巴管,其内层为内皮细胞所覆盖。囊腔内积有淋巴液及淋巴细胞。

4. 神经源性肿瘤

(1) 外阴神经鞘瘤:多发生于 40~50 岁的妇女,由周围神经的 Schwann 鞘(即神经鞘)所形成的肿瘤,位于外阴的柔软肿块通常无自觉症状,有时伴有疼痛及压痛。神经鞘瘤损害常可引起疼痛,特别是阵发性疼痛,因此疼痛性肿物往往要怀疑到本病。肿瘤可有完整的包膜,切面实性,白色韧带,常见淡黄色斑区,可伴少数囊腔,含淡黄色液体,也有以囊性为主者。镜下见包膜内有许多小血管,部分肿瘤细胞排列紊乱,结缔组织呈细网状,并可见组织变性而形成的小囊肿,囊腔内充满液体。另一部分肿瘤细胞排列较密集、核长、梭形成栅栏状排列，同时与无核区域相通。外阴神经鞘瘤的一个特点是在许多血管周围有一层厚的胶原纤维鞘。

（2）外阴神经纤维瘤：往往幼年发病，有家族史，常位于大阴唇。孤立的肿块生长缓慢，通常无疼痛感，瘤体较大时有时出现坠痛不适，很少恶变，但妊娠时可有明显增大。单发瘤体较小、质软，常带蒂，表面色素沉着，瘤体显著凸出于皮肤表面，形成球形或有蒂的疝囊样肿块，可用指尖将瘤压入皮内，肿瘤有明显的弹性，皮肤上见咖啡斑样大小不等。有学者认为，直径超过 1.5cm 咖啡斑有 6 处以上可诊断多发性神经纤维瘤。孤立性神经纤维瘤直径 1cm 左右，不伴有多系统病变。局限性神经纤维瘤的特征是多个孤立的神经纤维瘤聚集在一起。镜下见主要由波浪状嗜酸性纤维构成，大部分无胶原纤维束方向排列。结缔组织细胞和胶原纤维散在，神经鞘细胞排列成束，呈条状或漩涡状结构，间质可见纤维组织及血管，瘤细胞呈细长的梭形，核深染细长曲折。

（三）皮肤黏膜上皮的不典型增生

1. 外阴鲍文样丘疹病 是一种发生于年轻人外生殖器部位的多发性扁平丘疹，常与 HPV 和 HSV 感染有关。女性外阴及肛周有粉红色或棕红色小丘疹或如疣状，直径 0.2~1.0cm，平均 4mm，常与尖锐湿疣共存，病变范围小，无溃疡、结痂，不浸润皮下组织，部分病例可在 3 个月至 1 年内自然好转或消退。镜下见表皮角质层角化不全，棘层增生，部分细胞不典型增生，细胞大小不一，核质比例增大。细胞核不规则堆积，呈"风吹倒"样改变，有丝分裂活跃，出现成簇的有丝分裂象，奇异核或多核。表层内有少数空化细胞，真皮毛细血管扩张，淋巴细胞浸润。外阴鲍文样丘疹病为良性病变，可复发，有 2.6% 的恶变率。

2. 外阴表皮内瘤变 是一组外阴病变，与HPV 感染有关，是外阴癌的前期病变。常见症状为外阴瘙痒不适和烧灼感，或发现外阴结节。病灶表现为表皮增生，可出现皮肤增厚斑块、乳头或小的赘疣，表面可呈灰白色、黑色素沉着或暗红色，肿瘤表面干燥、脱屑，边界不清楚。瘤灶常可多发，并可相互融合。常可见病理性核分裂、上皮的中上层出现较活跃的有丝分裂，核浆比例增加、散在多核及未成熟细胞增加；角化过度、角化不全等非特异性改变。根据细胞的成熟度、核的异型性、细胞排列结构以及有丝分裂活性，外阴表皮内瘤变可分为 1 级（轻度不典型性）、2 级（中度不典型性）、3 级（重度不典型性或原位癌）。年轻患者的外阴表皮内瘤变常可自然消退，但 60 岁以上或伴有免疫抑制的年轻患者可能转变为浸润癌。

（四）恶性肿瘤

1. 外阴鳞状上皮恶性肿瘤

（1）外阴鳞状上皮癌：最常发生在大阴唇，其次是小阴唇、阴道前庭及阴蒂等处，与 HPV 感染有关。长期顽固性外阴瘙痒为外阴鳞状细胞癌患者的常见症状，病程一般较长，瘙痒以晚间为重。早期为局部出现丘疹、结节或小溃疡，晚期病灶常表现为溃疡型菜花样或乳头样肿块，表面可因破溃和继发感染而有血性或脓性分泌物，有触痛。常与外阴营养不良疾患共存。诊断主要依据临床症状及活体组织病理切片检查，在甲苯胺蓝染色后的不脱色区处取活检，可获得较准确的诊断结果，必要时还需多次、多处活检方能最后确诊。

（2）外阴疣性癌：又称湿疣性癌，与 HPV 感染关系密切。发生于较年轻妇女，肉眼观表面为巨大菜花状组织，质软的疣状癌肿，可伴轻微外阴瘙痒。肿瘤表面为乳头状，镜下呈乳头状结构，表面覆以过多角化细胞，癌细胞浸润处形成不规则细胞巢，特征是出现明显的挖空细胞。

（3）外阴疣状癌：是一种特殊的低度恶性鳞状细胞癌，与 HPV 感染无关，通常发生于 50 多岁的绝经后妇女。肿瘤生长缓慢，半数患者有 3~10 年的病史，皮损发生浸渍部位呈乳头瘤状增生，腹股沟淋巴结因反应性增生而肿大。镜下为分化良好的鳞状上皮，呈乳头状生长，乳头中心缺少结缔组织，核分裂罕见，乳头表面为角化过度和角化不全，细胞为多边形，钉脚钝圆或弧形，有融合，伸入间质并压迫间质，是推移性浸润，肿瘤的底部与间质分界清楚而平整，无明显破坏性浸润，角化珠多在肿瘤深部，核分裂罕见，间质内有重度慢性炎症，有淋巴细胞和浆细胞浸润，是一种特征性伴随病变。

（4）外阴基底细胞癌：多见于 55 岁以上妇女。可能来源于表皮的原始基底细胞或毛囊。大阴唇有小肿块，发展缓慢，很少侵犯淋巴结。镜下见肿瘤组织自表皮基底层长出，细胞成堆伸向间质，基底细胞排列呈线圈状，中央为间质，有黏液变性。应检查全身皮肤有无基底细胞癌。

（5）外阴 Paget 病：病变多发生于大阴唇和肛

周,病灶高出皮肤,局部增厚,有硬结,皮肤表面有脱屑,常有色素减退类似白斑,外阴瘙痒和烧灼感是常见症状。病理检查可见典型的有空泡形成的Paget细胞,约有半数的患者可累及汗腺。

2. 外阴腺体来源的恶性肿瘤

(1)前庭大腺癌:多见于老年妇女,50~60岁为发病高峰年龄。原发癌50%以上为腺癌,鳞状细胞癌占30%左右。前庭大腺癌位置较深,故早期无症状,最常见症状为阴道疼痛和肿胀,有硬结。中晚期患者前庭大腺肿物溃破出现溃疡,合并感染可出现脓肿、渗液或流血。体格检查时,于阴唇下1/3可见肿胀,能触及深部硬实呈结节状的肿块,表面皮肤完整。诊断标准:①肿瘤解剖学部位在小阴唇深部;②肿瘤表面上皮常完好;③镜下在肿瘤周围组织中可找到前庭大腺组织,如见到癌组织,则证据确凿;④肿瘤为腺癌,尤其是分泌黏液的腺癌;⑤肿瘤累及前庭大腺的大部分,并在组织学上符合前庭大腺;⑥其他处无原发肿瘤。

(2)女性尿道腺癌:多见于老年妇女,早期常无症状,易被忽略,常见症状为尿道流血和血尿,其他症状有尿频、尿痛、排尿烧灼感、排尿困难或性感不快等。位于尿道远段的肿瘤,早期可见到乳头状肿物或表浅小溃疡,逐渐发展为菜花状肿块,凸出于尿道口。尿道近段肿瘤则局部有肿胀感、变硬和压痛。阴道触诊可估计病变范围。位于尿道近段的肿瘤有时表现为尿道弥漫性浸润,活体组织病理检查可以确诊。免疫组织化学显示PSA阳性染色。患者血清中PSA升高,手术切除肿瘤后迅速下降。故手术前后血清PSA监测有助于诊断和判断疗效。

(3)外阴汗腺腺癌:外阴汗腺腺癌多来自于大汗腺,也可来自于小汗腺,多为单发性皮下结节或肿块,质地坚实。直径通常<1cm,偶可达5cm,表面出现溃疡后合并感染,则可产生渗液及脓性分泌物,可有外阴局部瘙痒。病理检查示汗腺癌多为实质性肿块,无包膜,与周围组织分界不清;切面呈黄白色或灰红色,可伴有出血及点状坏死,少数伴有透明样变和小囊肿形成。

3. 外阴其他恶性肿瘤

(1)外阴肉瘤

1)外阴平滑肌肉瘤:来自外阴肌层的平滑肌细胞或外阴血管壁的平滑肌纤维,少数由外阴平滑肌瘤恶变而来。常表现为缓慢生长的无痛性肿

块,初起时肿块较小,位于皮下,可无任何症状,也可数年内无变化。大多见于前庭大腺周围的深部软组织、阴唇系带,偶发生于阴蒂、阴阜和会阴。肿块通常为5~10cm不等,圆形或椭圆形,孤立或多发实性结节状。一般因患者无意中触及肿瘤或出血和疼痛而就诊。早期患者肿块表面皮肤完好,随着肿瘤发展,皮肤受累后出现充血、溃疡。晚期肿瘤可能侵犯深部组织,而固定于耻骨、坐骨上,或出现远处转移。对浸润皮肤或皮肤已溃疡者,可钳取组织活检;对皮肤完好者,可作针吸活检或穿刺活检,也可做切取活检或切除活检。

2)外阴横纹肌肉瘤:是发生于儿童的最常见的软组织肉瘤,20%发生于盆腔及生殖系统,是高度恶性肿瘤。常表现为外阴肿胀或进行性增大的块物,部分呈息肉状或菜花状外观,初起时肿块较小,位于皮下,可无任何症状。以后肿块逐渐增大,侵犯皮肤形成溃疡,有不规则阴道出血和排液。患者往往因肿块、出血和疼痛而就诊。诊断必须结合针刺活检或手术切除标本的组织细胞学检查。但即使在高分化的横纹肌肉瘤中也常无明显的横纹,且组织学诊断横纹肌肉瘤难度大,所以确诊需结合免疫组化和细胞、分子遗传学检查。同时需进行X线、阴道B超、腹部B超、CT和MRI检查,了解病变部位受累情况。

3)外阴隆凸性皮肤纤维肉瘤:常见部位为大阴唇,以左侧更多见。主要表现为逐渐侵袭性生长侵及皮下组织,初起一般为无痛性的斑块状实性结节,经数年后可生长迅速,互相融合呈较大的不规则肿物。肿块加速生长期可伴有局部疼痛、触痛和溃疡,疼痛可放射至大腿内侧。病理检查中找到致密的成纤维细胞排列成车轮状结构,缺乏一般皮肤纤维组织细胞瘤所见的继发性成分,如巨细胞黄色瘤细胞、炎细胞等。

4)外阴上皮样肉瘤:偶然发现位于大阴唇、阴蒂和尿道周围的结节,起初时肿块很小,位于皮下,可无任何症状,部分可有外阴瘙痒。随肿块逐渐增大,侵犯皮肤形成溃疡,当合并感染时可出现疼痛、出血。体格检查外阴局部皮肤出现丘疹或结节,颜色可为灰色、红色、褐色、棕色或白色,可为单个或多个,融合或分散。位于浅表的肿瘤,早期就引起皮肤溃疡。深在者往往沿深筋膜生长,硬韧。结节状区域不易活动,有时有疼痛或压痛。因本瘤生长缓慢,无特殊不适,临床中容易发生误

诊,应先排除转移可能,可借助于光镜、电镜和各项免疫组化指标检测或特殊染色检查。必要时检测细胞遗传学有无异常。

5)外阴恶性纤维组织细胞瘤:多见于大阴唇。多数表现为无痛性、活动的皮下肿块,亦可表现为迅速生长的突出的巨大块物,可伴表面皮肤溃疡。可分为浅在型与深在型。浅在型虽然可达筋膜,但多限于皮下组织,极少数也能侵犯浅表皮肤而发生破溃。深在型肿瘤或者完全位于肌肉内,或者从皮下组织通过筋膜进入肌肉。病理检查边界尚清楚,无真正的包膜,细胞形态多种多样,主要是成纤维细胞样细胞和组织细胞样细胞,核分裂象多见。

6)外阴纤维肉瘤:好发于大阴唇或阴蒂,有或无痛性肿块,边界清楚,硬度不等,纤维组织多而恶性程度低则质坚硬,反之则质较软。大小1~8cm不等。肿物体积小时可活动,长大后多粘连固定。肿块局部温度可较高,表面可见毛细血管扩张。可伴发区域淋巴结转移肿大。诊断依据病理组织检查。

7)外阴脂肪肉瘤:外阴肿块常位于大阴唇,肿块大小1~5cm,圆形或椭圆形,孤立或多发。早期患者肿块表面皮肤完好,可无任何症状,随着肿瘤发展,皮肤受累后出现充血、溃疡、感染和出血,偶尔表现为外阴疼痛、不适、进行性消瘦。晚期肿瘤可能侵犯深部组织,而固定于耻骨、坐骨上,或出现远处转移。病理检查脂肪瘤无细胞大小不一和核异型性,纤维间隔较窄而不明显,亦无异型细胞和脂母细胞浸润其间,或可见纤细的丛状毛细血管网。

8)外阴恶性颗粒细胞瘤:一般无特殊症状,大多是偶尔发现,阴唇处多见,偶见于阴蒂。多单发,多发性结节少见。通常表现为真皮或皮下孤立的无痛结节,大小1.5~12cm不等,质硬。肿块边界不清,因此肿瘤常带有周围的脂肪和肌肉。切面肿瘤呈灰黄色。镜下表现为瘤细胞大小不等,呈巢状或索状,胞体圆形、多边形、卵圆形、梭形不等。胞质丰富,充满大小相似、分布不均匀的嗜酸性颗粒,PAS阳性。胞核大小不等及深染,核分裂象>2/10HPF,可见凝固性坏死,见到转移则诊断更为明确。免疫组化为瘤细胞呈S-100蛋白和神经元特异性烯醇化酶(NSE)阳性。由于恶性颗粒细胞瘤核的异型性和细胞多形性可不明显,而临床良性的颗粒细胞瘤可表现为核多形性和核

分裂象增多,同时良性颗粒细胞瘤可为多中心病灶,所以良、恶性较难鉴别,尤其应特别注意恶性颗粒细胞瘤中组织学表现为良性而生物学行为是恶性者,要在转移前作出诊断往往较困难。所以在诊断时应多取材、多切片,仔细查找核异型区,特别注意血管侵犯。

9)外阴恶性神经鞘瘤:是来源于施万细胞、神经细胞或神经元细胞的高度恶性肿瘤,大多发生于大阴唇,亦有见于小阴唇、阴阜、阴蒂和肛周,肿块逐渐生长,快速生长者常伴有疼痛,不能行走。肿块硬且有触痛,大小2.5~12cm。位于大阴唇者常有衣物刺激痛,位于小阴唇的有性交痛,而位于肛周的常伴排便痛。偶伴排尿困难、食欲减退和体重下降。镜下为漩涡状或丛状排列的梭型细胞,胞质丰富,异型性模型,核分裂象多,免疫组化大多数S-100阳性。

10)外阴卡波西肉瘤:在艾滋病患者中发病率高,表现为生长缓慢伴有外阴瘙痒和烧灼感的肿块,有外阴疼痛和阴道排液、表面皮肤破溃伴发下肢淋巴水肿等症状。体格检查时可见红色、褐色或蓝色斑片或丘疹,亦可融合成斑块或结节,呈息肉状或乳头状。大多有表面皮肤破溃并伴发下肢淋巴水肿。镜下分混合细胞性、单细胞性和间变性3种类型;又可按肿瘤中血管成分的数量以及梭形细胞的形态,分为血管瘤型和肉瘤型两种组织学类型。早期真皮内可见血管分布增加,伴间质水肿,炎细胞浸润,并有较多血管外红细胞及含铁血黄素沉积。当病变进展时,炎细胞减少,出现梭形细胞区,与血管瘤样区相混杂。梭形细胞束似纤维肉瘤样,但其中有含红细胞的裂隙,细胞内、外可见大小不等的PAS阳性透明小体。再进展则小血管逐渐闭塞,梭形细胞胞核变大,深染,核分裂象增多,最终形成高度恶性的肉瘤样。

(2)外阴转移性癌:与原发癌肿组织来源及病因相同,原发肿瘤的扩散主要通过静脉癌栓逆行转移到外阴,也可通过淋巴转移或直接蔓延而来。宫颈癌可由血液循环及淋巴转移到外阴,也可直接经阴道累及外阴。内膜癌、卵巢癌、绒癌可经血流逆行转移到外阴,也常通过圆韧带的淋巴途径转移到腹股沟淋巴结。直肠癌可直接向周围组织浸润,或经淋巴结转移到阴道和会阴左侧卵巢静脉直接引流至左肾静脉,因此,原发肾癌外阴转移多来自左侧。病史中患者既往或正患有恶性肿瘤

者,存在来源于外阴以外的原发灶,外阴出现痛性或无症状的肿块;外阴肿瘤的病理形态或细胞形态符合来源组织肿瘤的形态;无怀疑肿瘤原发于外阴的依据等可诊断。

(3)外阴黑色素瘤:常见于无毛发分布区,65%~70%起自于外阴的黏膜面,25%仅累及一侧大阴唇,10%累及阴蒂,约有20%的患者就诊时呈广泛病变。最常见的主诉是外阴肿块,其次为外阴出血或瘙痒,外阴溃疡、排尿困难、疼痛,头痛和体重减轻不太常见,一些合并有先前存在痣的患者出现痣增大等改变。体格检查见局部皮肤或黏膜呈蓝黑色、黑褐色或无色素,病变界限不清,病灶为扁平、凸起或息肉状,可有溃疡、肿胀或皮肤卫星状转移结节形成等改变。病变范围小者数毫米,大者十余厘米。10%的黑色素瘤为无色素的黑色素瘤。光镜下特点:黑色素瘤由上皮细胞、痣细胞和梭状细胞组成,这3种细胞的黑色素程度不同。组织形态变化很大,可类似于上皮或间叶来源的肿瘤,也可类似于未分化癌。细胞大小差异明显,呈圆形、多角形、梭形或多形性。核异型性明显,亦可见多核或巨核细胞。常有明显的核仁,核分裂象多见。瘤细胞多呈巢状或弥漫分布,少数浅表型瘤细胞仅在表皮内浸润。黑色素瘤细胞 Keratin、Vimentin、S-100、HMB-45 等抗原的联合组化染色有助于黑色素瘤的诊断和鉴别诊断。一般 Keratin 呈阴性染色,Vimentin 及 S-100 全部阳性反应。HMB-45 为恶性黑色素瘤的特异性抗体,但有些恶性黑色素瘤不表达色素抗原,文献报道 HMB-45 在恶性黑色素瘤中表达率为 90.6%。组织培养:无色素的黑色素瘤也可行组织培养产生黑色素。

(4)外阴罕见恶性肿瘤

1)外阴卵黄囊瘤:多发生于大阴唇,也可见于阴蒂。无痛性硬块,有活动度,大小不一。表面皮肤可红肿、溃烂,有的仅表现为外阴肿胀,病程短,发展快。病理大体为棕褐色或灰白色肿块,有假包膜,切面囊、实性兼备。镜下有相互交通的管腔,血管和放射性瘤细胞冠形成本瘤特征性的 SD(Schiller-Duval)小体是诊断的主要依据。免疫组化肿瘤组织 AFP 呈阳性表达,也可有血清 AFP 升高。

2)外阴 Merkel 细胞瘤:为皮肤原发小细胞癌,类似肺燕麦细胞癌。为大阴唇、小阴唇、前庭大腺、阴蒂、后阴唇系带的活动的无痛性肿块,有

的可出现局部接触性出血和溃疡。转移部位可以较广。肿瘤位于表皮,侵犯真皮,黄色或红紫色肿块,表面光滑,大小 1.5~9cm,质硬。切面灰白色,边界不规则,伴局灶出血、坏死。镜检见大小一致的小圆形细胞排列呈梁状、巢状或片状,偶见菊形团结构。细胞界限不清,胞质少,核大,圆形或卵圆形,空泡状,颗粒性染色质及多个核仁,核分裂象较多,并可见细胞凋亡。免疫组化检查见低分子量角蛋白(包括 CK20)和神经特异性烯醇化酶(NSE)均为阳性。

3)外阴恶性淋巴瘤:常见外阴皮肤肿胀或皮下结节样肿块,伴疼痛、性交困难,同时可有皮肤瘙痒,阴道出血、排液。肿块大小 3~14cm,触痛明显,表面皮肤红斑或水肿、破溃,也可仅表现为下肢水肿。偶有发热和体重下降。部分患者贫血,常伴有双侧腹股沟淋巴结肿大。恶性淋巴瘤累及生殖系统通常是全身性疾病的一部分,经全身检查未能发现身体其他处存在淋巴瘤,方可考虑原发于外阴,但尚需排除邻近淋巴结或器官的恶性淋巴瘤扩散或浸润至外阴,外周血及骨髓应无任何异常细胞。恶性淋巴瘤的瘤细胞,包括淋巴细胞、淋巴母细胞、网织细胞等多有不同程度的间变。瘤细胞呈散在或密集分布,并有核分裂象。肿瘤与周围组织分界不清。依组织细胞形态分为非霍奇金淋巴瘤和霍奇金病。免疫组化为白细胞共同抗原 CD45 均为阳性。

七、治疗原则

(一)炎性肿块

1. 前庭大腺脓肿 口服或静脉注射抗生素,1:2 000 的高锰酸钾坐浴,如无好转,待脓肿成熟后可行切开排脓治疗。前庭大腺囊肿现多行前庭大腺囊肿造口术取代以前的囊肿剥除术。近年来采用激光或微波行囊肿造口术,效果好。

2. 外阴尖锐湿疣 治疗诱因,如阴道炎、淋病等治疗;免疫疗法,提高机体免疫力;化学治疗:0.5% 鬼臼毒素酊、5% 咪喹莫特霜、80%~90% 三氯醋酸或二氯醋酸外用;冷冻疗法;激光治疗;电灼治疗;氨基酮戊酸光动力学疗法;巨大疣体可手术治疗,对疣体整个或分批切除。

3. 外阴疖肿 保持外阴部清洁干燥,不要挤压疖肿,以免促进炎症扩散。可外用莫匹罗星软膏及口服广谱抗生素,治疗效果好;如果疖肿较大并已经化脓,可切开排脓。

（二）良性肿瘤

1. 外阴上皮来源肿瘤

（1）外阴乳头状瘤：以局部切除为主，但范围稍广，在病灶外 0.5~1cm。切除不干净者，手术后可复发。手术时作冰冻切片检查，若证实有恶变，应作广泛外阴切除。

（2）外阴软纤维瘤：对多发性小损害可选择激光、电凝、电灼或液氮冷冻。对较大有蒂损害可在其根部行电灼术。较大皮损局麻下可用电干燥治疗。肿瘤直径超过 1~2cm 者，应予以切除并送病理检查。

2. 外阴附件来源肿瘤

（1）汗腺瘤：CO_2 激光聚焦切割治疗及送病理检查。

（2）皮脂腺瘤：皮脂腺瘤未感染时应带囊壁完全切除，否则残留囊壁易复发。合并感染时，可先用抗菌药物，化脓后需切开引流，待急性炎症消退后再手术切除。

（3）毛发上皮瘤：单发者可以手术切除，较小损害可用电灼、冷冻或激光治疗；而多发者缺乏治疗方法，可用 CO_2 激光、点阵激光等。

3. 中胚叶来源肿瘤

（1）外阴脂肪瘤：肿瘤较小且无症状者无须治疗，大者可手术切除。

（2）外阴纤维瘤：手术切除，切除物送病理检查。

（3）外阴平滑肌瘤：原则为有蒂肌瘤局部切除或深部肌瘤摘除。

（4）外阴颗粒成肌细胞瘤：治疗的原则是要有足够的手术切除范围。

（5）外阴血管瘤：有些血管瘤有自控或消退趋势，可不必急于治疗，需定期观察，激光或冷冻治疗。小范围的草莓状血管瘤可用硬化剂注射。大海绵状血管瘤可手术切除。

（6）外阴淋巴管瘤：肿物较小且无任何自觉症状者，无须治疗。有症状或较大的淋巴瘤可手术切除，但手术常不易切净，术时应尽量完整切除淋巴管瘤。

4. 神经源性肿瘤

（1）外阴神经鞘瘤：需要手术切除，术后很少复发。

（2）外阴神经纤维瘤：主要是对症处理及手术切除肿瘤。体积小且孤立的神经纤维瘤可用 CO_2 激光治疗，较大者给予手术切除。

（三）皮肤黏膜上皮的不典型增生

1. 外阴鲍文样丘疹病　一般为保守治疗，应避免过分治疗，无须行根治性手术。在治疗病变的同时，应尽量保持外阴的外观及功能。

2. 外阴表皮内瘤变　包括药物治疗和手术治疗。对药物治疗失败、病灶较广泛或复发的外阴表皮内肿瘤，可考虑手术切除。术式包括病灶局部切除、局部广泛切除、单纯外阴切除和外阴皮肤剥除加薄层植皮术。其他治疗有激光治疗、光化学疗法、环状电挖术和期待疗法。

（四）恶性肿瘤

1. 外阴鳞状上皮恶性肿瘤

（1）外阴鳞状上皮癌：手术治疗包括单纯外阴切除、外阴根治切除、局部外阴根治切除、腹股沟淋巴结清扫、盆腔腹膜后淋巴结清扫等，以及放射治疗和生物治疗。

（2）外阴疣状癌：唯一治疗方法是手术切除，应行较广的根治性局部切除术，即使已有腹股沟淋巴结转移也应行根治性外阴切除术和两侧腹股沟淋巴结清除术。至少同侧腹股沟深、浅淋巴结切除。禁放疗。

（3）外阴基底细胞癌：治疗原则是较广的局部病灶切除，不需作外阴根治术及腹股沟淋巴结清扫术。单纯局部切除后，约 20% 的局部复发需再次手术。

（4）外阴 Paget 病：以手术切除为主。对单发病灶，可行病灶广泛切除；对多中心或较广泛病灶，可行单纯外阴切除术。

2. 外阴腺体来源的恶性肿瘤

（1）前庭大腺癌：手术治疗为主，对中晚期病例综合应用化疗和放疗。

（2）女性尿道腺癌：早期治疗是提高疗效的重要措施，手术治疗为主，晚期可先做术前放疗，然后做盆脏清除术。

（3）外阴汗腺腺癌：手术是主要治疗方法，切除范围根据肿瘤的大小、分期早晚而异。晚期可行化疗和放疗。

3. 外阴其他恶性肿瘤

（1）外阴肉瘤

1）外阴平滑肌肉瘤：以根治性外阴切除和腹股沟淋巴清扫术治疗为主，辅以抗癌化疗或放疗，可提高疗效。

2）外阴横纹肌肉瘤：以手术治疗为主，术前或术后辅以化疗或放疗，可提高疗效。

3）外阴隆凸性皮肤纤维肉瘤：外阴局部扩大切除是首选治疗。手术切除范围包括周围3~5cm正常皮肤，深至耻骨骨膜和尿生殖膈的筋膜1~2cm。对于切缘阳性的患者术后予放疗，不主张化疗，除非有远处转移。对于复发或多次复发者，再次行根治性手术切除和修复重建仍是首选。

4）外阴上皮样肉瘤：行根治性外阴切除，至少行局部病灶广泛切除术和腹股沟淋巴结切除。应首选局部病灶广泛切除术。区域淋巴结的处理以可疑淋巴结取样性切除为佳。放疗和化疗多作为术后的辅助治疗，单独放、化疗效果不可靠。

5）外阴恶性纤维组织细胞瘤：较深的病变应广泛切除，否则容易复发转移。手术应行根治性的外阴切除术和局部病灶广泛切除术。对局限于皮下组织、未累及筋膜、低度恶性者，可先行局部病灶广泛切除加同侧腹股沟淋巴结清扫术。术后可辅以化疗。

6）外阴纤维肉瘤：以手术治疗为主，分化好的可行局部病灶广泛切除术，分化差的多采用根治性外阴切除和腹股沟淋巴结切除。期别稍晚、核分裂活跃的肉瘤，根治术前后结合化疗可改善预后。

7）外阴脂肪肉瘤：手术以完全切除病灶使切缘阴性为原则。局部复发者可再次手术切除。

8）外阴恶性颗粒细胞瘤：行广泛局部切除和区域淋巴结切除。不能完全切除或切缘阳性的患者，可在术后行放疗。

9）外阴恶性神经鞘瘤：早期手术为首选，根据发病部位行根治性外阴切除术、一侧外阴切除术、根治性阴蒂切除术或前盆腔除脏术。如妇检或影像学提示淋巴结有转移可能，可行淋巴结取样活检。肿块巨大无法根治性切除者，可在术前予以外照射。对于不能手术切除或不能彻底根治者，也可给予化疗。

10）外阴卡波西肉瘤：早期小损害可手术切除，但仅局限于局部活检或切除孤立结节。肿瘤对放疗相对敏感，放疗对孤立性斑片和斑块治疗效果好，但对较大的融合性和水肿性损害的治疗效果较差。化疗可单一静脉给药或联合使用，主要包括重组干扰素-α、粒细胞巨细胞集落因子的免疫治疗。艾滋病患者主要针对艾滋病治疗。

（2）外阴转移性癌：单纯放疗或单纯化疗适用于有手术禁忌证、病变范围广泛、部位特殊（邻近肛门、尿道）估计手术切不净者。手术加化疗：根据疾病程度可采取姑息性外阴切除术、广泛性外阴切除术、广泛性外阴切除术加部分尿道切除术及阴道切除术等不同术式。术后再辅以全身化疗2~4个疗程。放疗加化疗：外阴转移灶垂直外照射后再予以全身化疗1~3个疗程。主要针对不适宜手术或伴有局部复发、远处转移患者。综合治疗：外阴局部手术后再给予全身化疗及局部照射。

（3）外阴黑色素瘤：手术治疗，与外阴鳞癌治疗类似。化疗采用联合治疗。放疗可采用外阴局部和腹股沟区体外照射。免疫疗法可用干扰素、疫苗、白介素、CLS细胞疗法等。

（4）外阴罕见恶性肿瘤

1）外阴卵黄囊瘤：手术范围宜恰到好处。过大会增加不必要的创伤和痛苦；不足则影响治疗效果。化疗多用于术后辅助治疗。放疗常作为手术治疗的辅助手段，用于术前或术后，也用于不能接受手术的患者。也可与化疗同时进行综合治疗。

2）外阴Merkel细胞瘤：争取早期手术切除，对早期患者的治疗以局部广泛手术切除使切缘阴性为原则。其他采用局部病灶广泛切除或根治性外阴切除加腹股沟淋巴结切除术。体外培养的Merkel细胞癌细胞对放疗很敏感。对于转移病灶，常用的化疗方案有长春新碱等化疗。其他也可使用生长激素类似物如奥曲肽等。

3）外阴恶性淋巴瘤：恶性淋巴瘤对化疗和放疗均敏感，不主张侵犯性手术。对于低度恶性局灶的外阴恶性淋巴瘤，可给予30~40Gy（每次2Gy）剂量的单纯放疗，中度和高度恶性的恶性淋巴瘤，因为全身复发率高，一般用化疗或化疗加放疗。

（石一复　林　俊　姚济芬）

第八节　外阴溃疡

一、定义

外阴溃疡是发生于外阴部的皮肤黏膜发炎、溃烂、缺损，溃疡损害达真皮层。病灶多发生于小阴唇和大阴唇内侧，其次为前庭黏膜及阴道口周围。病程有急性及慢性。病因各不相同,治疗方法亦有不同。

二、病因

引起外阴溃疡的主要原因是病原体感染,包括有细菌、真菌、病毒等。比较明确的病原体有 HSV-2、梅毒螺旋体、结核分枝杆菌、杜克雷嗜血杆菌、沙眼衣原体、肉芽肿荚膜杆菌、革兰氏阳性粗大杆菌和阿米巴原虫。外阴与尿道口及肛门邻近,经常受白带、经血、尿液、粪便的污染;婴幼儿及绝经妇女雌激素水平低,外阴皮肤黏膜脆弱;育龄妇女性活动频繁;穿着紧身化纤内裤、卫生巾使局部通透不良等均可招致病原体感染而发生病损。某些溃疡与自身免疫病、遗传有关。各种外阴恶性肿瘤后期瘤体表面可出现坏死和溃疡。

三、临床表现

1. 外阴皮肤黏膜破溃、缺损,周围充血、水肿,溃疡底部可呈灰白色,有渗液。溃疡面大小不一。可伴有其他部位的溃疡,如肠道、口腔黏膜等。

2. 局部可有瘙痒、疼痛、烧灼感等不适,可伴腹股沟淋巴结肿大。

3. 可有发热、乏力等全身症状,或身体其他部分的疾病表现。

四、病史询问及检查

1. **病史** 有无不洁性生活史、结核病史、阿米巴肠炎史,身体其他部位有无溃疡。溃疡发生的时间与部位,有无瘙痒、疼痛、烧灼感等不适,有无腹股沟淋巴结肿大。

2. **检查**

(1)分泌物涂片、培养:硬下疳可见梅毒螺旋体,软下疳可见杜克雷嗜血杆菌,外阴结核可见结核分枝杆菌阳性,性病性淋巴肉芽肿培养结果为沙眼衣原体 L1、L2、L3 三种血清型,腹股沟肉芽肿可见肉芽肿荚膜杆菌,急性外阴溃疡常见革兰氏阳性粗大杆菌,外阴阿米巴病涂片可见阿米巴原虫等。

(2)血清学检查:白塞综合征患者半数以上微循环发生障碍,血清中 HLA-B5 阳性。沙眼衣原体感染后 4 周出现阳性,血清抗体滴度 1∶64 有诊断意义。

(3)组织病理学检查:外阴克罗恩病活检组织

发现有非干酪性肉芽肿;外阴结核切片中见到结核性干酪样坏死;外阴阿米巴病 HE 染色时,可见到大的胞体,胞质中含有细小的粉红色颗粒。通过观察胞质中内吞的红细胞,可以区分阿米巴原虫是否处于致病的滋养体期。性病性淋巴肉芽肿病理检查:初疮为非特异性炎症改变,病理特征性病变为淋巴结见上皮细胞岛形成,中心可坏死。切片中找不到病原体。腹股沟肉芽肿在感染组织中的单核细胞内表现为一卵圆行小体,称为杜诺凡小体(Donovan body),镀银染色可在病理组织切片中找到 Donovan 小体。

(4)对外阴生殖器疱疹:①细胞学检查:以玻片在疱底作印片,Wright 染色或吉姆萨染色,显微镜下可见到具特征性的多核巨细胞或核内病毒包涵体;②检测病毒抗原:从皮损处取标本,以单克隆抗体直接荧光法或酶联免疫吸附法(ELISA)检测单纯疱疹病毒抗原;③病毒培养:从皮损处取标本作病毒培养,发现有单纯疱疹病毒和细胞病变;④核酸检测:PCR 检测 HSV-2 DNA。

(5)X 线、B 超、CT 等检查以发现其原发病灶。

(6)血常规、血沉、结核菌素试验。

五、鉴别诊断

1. **白塞综合征** 不仅侵犯眼、口及生殖器,还可使全身多个系统受累发生血管炎性疾病。基本症状是反复发作的口腔溃疡,溃疡可发生于唇、舌、颊、腭等部位,一般 10 天左右可以愈合。眼部病损可表现为结膜炎、角膜炎、脉络膜炎及视网膜炎。生殖器病损表现为女性多在阴唇发生溃疡,溃疡大小与口腔溃疡相似或较深,疼痛明显。一般发作间隔期远较口腔溃疡长,为数月至数年。临床出现两个以上的基本症状即可诊断。如患者皮肤注射针眼处在 24~48 小时出现丘疹或小脓疱即为皮肤针刺反应阳性,白塞综合征患者约 60% 以上为阳性反应,可作为诊断的参考。患者半数以上微循环发生障碍,血清中 HLA-B5 阳性。

2. **外阴克罗恩病** 临床可以表现为外阴肿胀、外阴压痛、会阴部溃疡、皮肤皲裂、皮赘,其他少见的症状还有双侧或单侧外阴肥大、多行性红斑、外阴脓肿、会阴瘘管或窦道形成等。约有半数以上患者还会出现月经异常。年轻女性患者有肠道克罗恩病者外阴出现上述表现,考虑克罗恩病累及外阴。活检组织发现有非干酪性肉芽肿,且能排除其他有关疾病者才能确诊。

3. 急性女阴溃疡 是一种好发于青少年女性及幼女的非性病、非接触传染的阴部良性溃疡。发病时可有全身症状,经过急剧,倾向复发。临床上酷似软下疳。根据溃疡的临床特点可分为三型:

(1)坏疽型:常侵犯小阴唇内侧,多为对称性溃疡,数目少,大而深,红肿明显,边缘不整,表面附有多量脓液或污黄、青黑色痂皮,除去后可见基底柔软不平。本型症状较重,常发高热,发展迅速,常造成组织巨大缺损,自觉剧痛。常见于全身营养情况差,或合并有糖尿病、免疫功能低下等患者。

(2)下疳型(性病型):好发于大、小阴唇内面,也可见于会阴及肛门附近,外表极似软下疳,病程较缓,溃疡为扁豆至指盖大小不等,圆形或椭圆形,深浅不一,边缘不整,有穿凿现象。性质柔软,边缘炎性浸润明显,表面附有灰白色脓性分泌物,可一边治愈一边新发,单发或数个并发,自觉疼痛甚剧。

(3)粟粒型:溃疡小,数目多,自帽针头至米粒大,多为圆形或不规则形,大小往往始终不变,少有融合,溃疡中心凹陷较深,周缘有炎性红晕,表面有少量脓液,基底有黄色脓苔,自觉症轻微。溃疡处分泌物涂片,用革兰氏染色后镜检易查见粗大杆菌。各型组织病理改变基本相同,溃疡处有组织缺损,深达真皮至皮下,缺损处组织高度坏死并有大量中性粒细胞及少量浆细胞和淋巴细胞浸润。溃疡周围的胶原纤维排列错乱不整。革兰氏染色可在坏死组织间见到革兰氏染色阳性粗大杆菌。

4. 外阴结核 外阴结核在生殖器结核中最少见,多由血行传播,多由内生殖器结核或肾结核而来。外阴结核分为溃疡及增生两型。好发于小阴唇或前庭黏膜,发展缓慢,出现经久不愈的溃疡。外阴结核溃疡型者初起为红色丘疹,或为一局限性小结节,但很快破溃形成溃疡,其边缘软、薄而不整齐;或呈较硬的椭圆状溃疡,溃疡基面凹凸不平,苍白色肉芽组织覆盖着黄色干酪样物质。病变可扩散至会阴、尿道及肛门,可以形成瘘管,并使阴唇变形。局部淋巴结常肿大,或继发外阴及下肢淋巴水肿。外阴结核本身不引起疼痛,但摩擦或尿液刺激可诱发剧痛。增生型者似外阴象皮病,外阴肥厚肿大,小便困难,性生活不便或性交疼痛。

辅助检查:

(1)脓液涂片可找到结核分枝杆菌。结核菌素试验阳性,白细胞分类中淋巴细胞增多,活动期血沉快。

(2)X 线检查:胸部 X 线检查,必要时作胃肠系统及泌尿系统 X 线检查,以便发现原发病灶,但有些患者在患生殖器结核时,其原发病灶已愈合。

(3)活组织检查:切片中见到结核性病变即可确诊。

5. 外阴阿米巴病 是由溶组织阿米巴侵犯外阴皮肤黏膜而引起的病变,多继发于肠道阿米巴病,由肠道内阿米巴滋养体直接感染侵入外阴、阴道后,造成外阴黏膜坏死,形成溃疡。患者有腹泻或痢疾病史。

(1)临床表现

1)外阴阿米巴溃疡:首先表现为局部质硬的脓疱、局部红肿,继而破溃形成溃疡,溃疡有强烈刺痛。多个溃疡呈圆形或不规则形,境界清楚,有的边缘可外翻,内缘向内凹陷,形成很深的穿凿状,溃疡向四周及深部迅速扩散,溃疡互相融合成数厘米至十几厘米的大溃疡及出现大片坏死。溃疡面为暗红色的肉芽组织,表面覆盖坏死组织及脓液,有恶臭。个别有结缔组织增生,呈肿瘤样突起,质硬、表面溃烂。体弱患者可出现腹股沟淋巴结炎。

2)外阴阿米巴肉芽肿:是在溃疡的基础上,溃疡底部肉芽组织增生形成增生性肉芽肿,呈高低不平的乳头瘤样结节或菜花状隆起,质地较硬,触之易出血,表面有脓血性分泌物,有恶臭,在分泌物中能查到阿米巴原虫。

(2)辅助检查

1)涂片:在新鲜涂片上可见阿米巴原虫 20~40μm,有活动的伪足。HE 染色时,可见到大的胞体,胞质中含有细小的粉红色颗粒。通过观察胞质中内吞的红细胞,可以区分阿米巴原虫是否处于致病的滋养体期。当怀疑有肠道阿米巴病时,应当进行粪便检查。

2)血清学检查:在临床上应用不多。

3)组织病理检查:从溃疡边缘的皮损部位刮片和组织切片取材检查。

6. 坏疽性脓皮病 是一种复发性、坏死性、溃疡性皮肤病,常与炎性肠病、关节病、血液病等并发。以 30~50 岁为多,女性略多于男性。皮损好发于小腿、臀部和躯干,也可见于其他部位,如面、颈、上肢、会阴等部位。初发皮疹为炎性或疼痛性的丘疹、水疱、脓疱或结节，迅速向深层及周围发展，形成潜行性溃疡。溃疡边界清楚，边缘隆起，呈紫红色，基底为湿润、溢脓的肉芽组织及坏死组织，周围常有卫星状紫色丘疹，坏死破溃后与中心的溃疡融合。溃疡大小不一，常为多发，可深达脂肪层甚至筋膜，剧烈疼痛。溃疡中心可自行愈合，形成萎缩性瘢痕，但不断向周围扩大，并出现新发皮疹。组织病理对本病无诊断意义。

7. 硬下疳　是一期梅毒的标志性临床特征，是由苍白（梅毒）螺旋体引起的慢性、系统性性传播疾病，主要通过性途径传播。好发部位为大阴唇、小阴唇、阴蒂、宫颈、肛门、肛管等，也可见于唇、舌、乳房等处。往往在感染梅毒螺旋体后7~60天出现，大多数患者的硬下疳为单发、无痛无痒、圆形或椭圆形、边界清晰的溃疡，高出皮面，疮面较清洁，有继发感染者分泌物多。触之有软骨样硬度。持续时间为4~6周，可自愈。流行病学病史为有不安全的性接触史、孕产妇梅毒感染史、输血史。在暗视野显微镜下检查，见到可运动的梅毒螺旋体，可作为梅毒的确诊依据。梅毒血清学试验：快速血浆反应素环状卡片试验（RPR）做定量试验，可用于判断疗效及病情活动程度。梅毒螺旋体颗粒凝集试验（TPPA）特异性强，可用于确诊梅毒螺旋体感染。

8. 软下疳　是一种由杜克雷嗜血杆菌感染引起的，主要发生于生殖器部位的多个痛性溃疡，多伴有腹股沟淋巴结化脓性病变的性传播疾病。本病由性交传染，有第三性病之称，临床上男性多于女性患者，在我国比较少见。本病的潜伏期3~14天，平均4~7天。女性好发于小阴唇、大阴唇、阴唇系带、前庭、阴蒂、子宫颈、会阴部及肛周等处。在性接触4~5天后，感染部位出现一个小炎性丘疹或脓疱，以后迅速变为脓疱，3~5天后损害继续侵袭患处形成疼痛剧烈的深溃疡。溃疡呈圆形或卵圆形，质地柔软，容易出血，边缘粗糙不整齐。表面覆有恶臭的黄灰色渗出物，继而出现腹股沟化脓性淋巴结炎。通过暗视野显微镜检查及梅毒血清学试验阴性排除梅毒，可初步考虑为软下疳，如涂片查到革兰氏阴性链杆菌，可以诊断，但确诊尚需进行培养和PCR检测。病理学检查：中央为溃疡，溃疡边缘表皮增生，溃疡下方可见三个炎症带垂直排列，分别为溃疡基底层、中层、深层为淋巴细胞及浆细胞弥漫性浸润，血管周

围明显。用吉姆萨及Gram染色，有时可在浅层或深层中查见杜克雷嗜血杆菌。

9. 性病性淋巴肉芽肿　是经典的性病之一。病原体是沙眼衣原体，主要通过性接触传播，有不洁性交史，潜伏期为5~21天。

（1）早期生殖器初疮：女性阴道前庭、小阴唇、阴道口、尿道口周围的5~6mm的小水疱，以及丘疱疹、糜烂、溃疡，常为单个，有时数个，无明显症状，数天不愈，愈后不留瘢痕。

（2）中期淋巴结病：初疮出现1~4周后，女性多发生于阴道下部，向髂及直肠淋巴结回流，引起该部淋巴结炎、直肠炎和直肠周围炎，临床可有便血、腹痛、腹泻、里急后重及腰背疼痛，形成肛周肿胀、瘘管、直肠狭窄及大、小阴唇象皮肿等。

（3）晚期生殖器象皮肿、直肠狭窄：数年或数十年后，长期反复性的腹股沟淋巴管（结）炎可致阴部象皮肿、直肠狭窄等。

（4）全身症状：淋巴结肿大化脓期间可有寒战、高热、关节痛、乏力及肝脾大等全身症状，也可有皮肤多形红斑、结节性红斑、眼结膜炎、无菌性关节炎、假性脑膜炎等。

辅助检查：①衣原体培养：可分离到L1、L2或L3血清型沙眼衣原体；②血清抗体检测：感染后4周出现阳性，抗体滴度1:64有诊断意义；③病理检查：初疮为非特异性炎症改变，病理特征性病变为淋巴结有上皮细胞岛形成，中心可坏死，切片中找不到病原体。

10. 腹股沟肉芽肿　是性传播疾病，由肉芽肿荚膜杆菌引起，此菌在感染组织中的单核细胞内表现为一卵圆行小体，称为杜诺凡小体。腹股沟肉芽肿是一种慢性传染病，以肉芽组织增生性斑块为主征，肛门、外阴处好发部位，形成无痛性溃疡，并可自身接种。根据性接触史，多数于性接触后30天发生。临床表现为外生殖器结节，特异性的边缘隆起，牛肉红色无痛性肉芽肿溃疡。镀银染色可在病理组织切片中找到杜诺凡小体，但最好是采用组织涂片来找杜诺凡小体。

11. 外阴生殖器疱疹　是由单纯疱疹病毒（HSV）引起的性传播疾病，主要是HSV-2型，少数为HSV-1型。外阴生殖器疱疹是常见的性病之一。

（1）临床表现

1）初发生殖器疱疹：初发生殖器疱疹分为原发性生殖器疱疹和非原发的初发生殖器疱疹。原

发性生殖器疱疹为第一次感染 HSV 而出现症状者,病情相对严重。部分患者既往有过 HSV-1 感染(主要为口唇或颜面疱疹)又再次感染 HSV-2 而出现生殖器疱疹的初次发作,为非原发的初发生殖器疱疹,病情相对较轻。在不洁性接触 3~14 天后,外生殖器或肛门周围有成簇或散在的小水疱,2~4 天后破溃形成糜烂或溃疡,自觉疼痛。腹股沟淋巴结常肿大,有压痛。患者可出现发热、头痛、乏力等全身症状。病程 2~3 周。

2)复发性生殖器疱疹:是原发皮损消退后皮疹反复发作,较原发性全身症状及皮损轻,病程较短。疹前局部有烧灼感,针刺感或感觉异常。外生殖器或肛门周围群簇小水疱,很快破溃形成糜烂或浅溃疡,自觉症状较轻。病程 7~10 天。

(2)实验室检查

1)细胞学检查:以玻片在疱底作印片,Wright 染色或吉姆萨染色,显微镜下可见到具特征性的多核巨细胞或核内病毒包涵体。

2)病毒抗原检测:从皮损处取标本,以单克隆抗体直接荧光法或酶联免疫吸附法(ELISA)检测单纯疱疹病毒抗原。

3)病毒培养:从皮损处取标本作病毒培养,发现有单纯疱疹病毒和细胞病变。

4)核酸检测:PCR 检测 HSV-2 DNA。

六、治疗原则

1. **白塞综合征** 主要包括对症治疗、眼炎治疗、血管炎治疗。生殖器溃疡主要是对症治疗,糖皮质激素局部应用,可局部涂抹糖皮质激素油膏,以促进愈合、减少疼痛。

2. **外阴克罗恩病** 首选药物为柳氮磺吡啶(SASP)口服,如果单药使用 1~2 个月症状未缓解,可合并使用高剂量糖皮质激素。甲硝唑可作为 SAPS 的二线药物或在皮质激素治疗间隔期使用。可以考虑试用免疫抑制治疗,口服硫唑嘌呤。对以上治疗无效者考虑手术治疗。

3. **急性女阴溃疡**

(1)全身治疗:①大量的 B 族维生素或维生素 C 口服;②坏疽型患者需全身使用皮质激素和抗生素。

(2)局部治疗:外用 1:6 000 高锰酸钾溶液坐浴后,外用复方新霉素软膏或冰硼散。

4. **外阴结核**

(1)全身治疗:药物治疗应遵循早期、联合、规律、适量、全程的原则。近年采用利福平、异烟肼、乙胺丁醇及吡嗪酰胺等抗结核药物联合治疗,将疗程缩短为 6~9 个月,疗效较好。

(2)局部治疗:局部保持干燥、清洁,尽可能避免继发其他病原体感染。预计病变一次可切除尽者,应在全身抗结核治疗的基础上做局部病灶切除。

5. **外阴阿米巴病**

(1)药物治疗:首选甲硝唑,10 天为一个疗程。氯喹需治疗 2~3 周。并发细菌感染时可选用相应的抗生素。

(2)局部处理:每天清洗患处,外敷甲硝唑软膏,如合并细菌感染可选用有效的外用消毒液湿敷。根据皮肤损害情况,进行手术清创术、切除术、植皮术或电灼、微波、激光等理疗。

(3)去除感染源:口服甲硝唑治疗阿米巴病的原发灶如阿米巴痢疾;注意饮食卫生,内衣裤煮沸消毒;配偶或性伴侣、同居家人做相应的检查和必要的治疗。

6. **坏疽性脓皮病**

(1)对症治疗:增强营养,改善患者的全身状况;积极治疗原发性疾病;避免皮肤损伤及创伤性操作;切忌摄入碘化钾,以免病情加重。

(2)药物治疗:包括糖皮质激素、免疫抑制剂、柳氮磺胺吡啶、沙利度胺等。伴细菌感染者,可用抗生素治疗。

(3)特殊治疗:包括大剂量静脉输注丙种球蛋白、血浆置换、高压氧疗法等,适用于其他方法无效的患者。

(4)局部治疗:目的在于清洁创面、预防继发感染、促进溃疡愈合。

(5)手术治疗:由于手术可诱发本病,原则上不适用于本病的治疗。但如溃疡底部有较多坏死组织,可行手术清除病灶坏死组织,以保持局部的清洁。当皮损被有效控制后,可立即进行植皮手术,修复创面。

7. **硬下疳** 强调早诊断、早治疗、疗程规范、剂量足。治疗后定期进行临床和实验室随访。性伴侣要同查同治。青霉素为不同分期梅毒的首选药物。对青霉素过敏者可选四环素、红霉素等。梅毒治疗后第一年内应每 3 个月复查血清一次,以后每 6 个月一次,共 3 年。

8. **软下疳** 应遵循及时、足量、规则用药的原则。治疗期间应避免性生活,性伴侣同时检查和治疗,治疗后应进行随访判愈。药物选用阿奇霉素、头孢曲松等。局部皮损未破溃时外用鱼石脂、红霉素软膏;溃疡可用高锰酸钾溶液或过氧化氢冲洗,外用红霉素乳膏。对淋巴结脓肿,穿刺应从远位正常皮肤刺入脓腔,抽取脓液。可反复远位刺入抽取脓汁,注入抗生素治疗。

9. **性病性淋巴肉芽肿**　原则为早期治疗、规范足量、性伴侣同治。全身治疗用多西环素、红霉素、四环素或米诺环素口服。上述治疗可根据病情适当延长用药时间。局部治疗:对有波动的淋巴结可用针筒抽去脓液或切开引流,以防形成腹股沟溃疡。直肠狭窄初起时可作扩张术等。对性伴侣的治疗:在出现症状之前 60 天内与患者有过性接触,则必须进行尿道衣原体检查和治疗,无把握除外该病者也应给予抗生素预防治疗。

10. **腹股沟肉芽肿**　本病用抗生素,特别是四环素及链霉素均有效,一般疗程不少于 10~15 天为宜。青霉素无效。

11. **外阴生殖器疱疹**　主要采用抗病毒治疗。治疗目的是缓解症状、减轻疼痛、缩短病程及防止继发感染等。

(1)一般疗法:主要是保持局部清洁、干燥。并发细菌感染者,可外用抗生素药膏。局部疼痛明显者,可外用 5% 盐酸利多卡因软膏或口服止痛药。

(2)抗病毒药治疗:推荐采用的治疗方案包括:阿昔洛韦、伐昔洛韦或泛昔洛韦口服。如果是初发生殖器疱疹,疗程为 7~10 天;复发性生殖器疱疹,疗程为 5 天。频繁复发者则需以较低的剂量服用较长时间。

(姚济芬)

第九节　外阴粘连

外阴粘连也称阴唇粘连,是婴幼女童常见的外阴疾病,多见于出生 3 个月至婴幼女童,也有年龄较大的女性,但少见。

一、病因

1. **先天因素**　有人认为是在胚胎发育过程中,阴唇不正常融合而粘连,但此说法尚缺乏足够的理论依据。确诊前需排除两性畸形。

2. **后天因素**　是婴幼女童发病的主要原因。

(1)雌激素水平低下:幼女时雌激素水平低是发生阴唇粘连的病理生理基础。由于小阴唇皮肤薄嫩,容易受损而发生相互粘连。

(2)解剖特点:婴幼女童外阴和大腿皮下脂肪丰富,阴唇互相接近,活动少,此为发生粘连的解剖基础。

(3)不良卫生习惯:婴幼女童使用尿布,增加了会阴皮肤的温度和湿度,易致阴唇上皮细胞脱落而感染;穿开裆裤者外阴暴露,易致污染;大便后擦拭肛门不当,大便污染外阴;无每天洗外阴的习惯;无每天更换内裤的习惯;与家属合用清洗阴部的盆等。

3. **医源性因素**　外阴手术后护理不当。

4. **宗教性因素**　女童割礼后创伤感染致粘连。

二、病史要点

1. 发病年龄,以 3 个月至 8 岁女童多见,其他年龄也可发生。

2. 外阴感染史,局部充血发红,分泌物多。

3. 患儿手抓外阴部,或呼痛或时有哭闹。

4. 有无外阴创伤或手术史。

5. 排尿异常,尿线变细,尿流偏离方向,尿线分叉或呈散状。

6. 有无排尿困难、尿潴留。

7. 有无尿急、尿频、尿痛、排尿时哭闹。

8. 排尿后见内裤沾湿。

三、体格检查及外阴检查

1. 外阴有无异常,有无红肿,分泌物性状。

2. 大、小阴唇有无异常,能否顺利分开,尿道口、阴道口、阴道前庭能否显见。

3. 两小阴唇中线粘连时,融合处可见一薄灰白色透明膜状物,中间可有小孔或裂隙,排尿时尿液可自此流出或溢出。

四、临床表现

根据粘连的部位可有三种临床表现:

1. **阴唇下半部粘连**　封闭阴道前庭下部,掩盖阴道口。

2. **小阴唇上部部粘连**　使尿流改变方向,尿液从下方排出。

3. **大、小阴唇粘连**　外阴仅见皮肤组织或阴蒂,尿液从某一残存的小孔中排出。

五、鉴别诊断

1. **先天发育异常**　大、小阴唇融合。

2. 阴道闭锁。

3. 两性畸形。

六、治疗原则

1. **非手术治疗**　清洁外阴,1∶5 000高锰酸钾坐浴和外用适量雌激素及消炎软膏。

2. **徒手分离**　局部消毒后用1%地卡因表面麻醉后,用手指将大阴唇向两侧轻轻牵拉分离粘连,也可分次逐步分离。

3. **手术分离**　徒手分离失败或粘连严重或范围大、致密或肥厚时,可在表面麻醉或其他麻醉下用小蚊式血管钳分离,仅少数须用剪或小尖型手术刀分离切开。术后局部同非手术治疗处理。

（石一复）

第二十五章

阴道相关症状

第一节　阴道异物

阴道异物在临床上并不少见,主要表现为阴道分泌物增多和感染,长期滞留未能取出者,可引起泌尿生殖系统瘘、阴道溃疡、盆腔脓肿、结石等,容易造成误诊,给患者精神和肉体带来极大痛苦。阴道异物可发生于任何年龄,国内幼女多见,也可见于精神病患者;国外正常成人妇女也时有发生。

一、病因和分类

(一)来源

1. 异物由他人塞入　如手术或治疗时遗留的棉球及纱布等;为增强性刺激,由性伙伴将玻璃杯、酒瓶等塞入阴道。

2. 自行塞入　常见于婴幼儿出于好奇心或企图解除阴道瘙痒等,将异物塞入阴道。丁淑珍报道的 9 例婴幼儿阴道异物,年龄为 3~10 岁,均智力正常,其中由年龄相仿的儿童塞入阴道者 3 例,由精神失常的成人塞入阴道 2 例,自己塞入 2 例,不明原因 2 例。

(二)阴道异物分类

误入幼女阴道内的异物种类颇多,常见的有发卡、火柴棍、花生米、玉米粒、黄豆、麦粒、自行车滚珠、香烟过滤嘴、小石头等。成人有为寻求性刺激自己将黄瓜、橘子、洋葱、香水瓶、阳物模具等塞入阴道,最终无法取出,或由于疏忽将避孕用具遗忘在阴道内。

1926 年,Futh 提出按照病因将成人生殖系统异物进行分类,并一直沿用至今,共分为 5 类:

1. 塞入异物用于治疗目的　如阴道手术后

遗留的纱布,用于压迫或止血;阴道内放置子宫托治疗子宫脱垂长时间未取出时,导致阴道菌群的变化和急性炎症反应。

2. 用于避孕的阴道异物　将避孕套、阴道隔膜、宫颈帽等遗留于阴道内。

3. 用于堕胎或引产　民间的"坐药"可对阴道黏膜产生腐蚀作用。有的患者为堕胎,将各种异物放入阴道。

4. 性刺激　由性伙伴或自行将各种异物塞入阴道,在酒醉时较易发生,多见于育龄期妇女,也有发生于老年妇女。

5. 异物由其他部位侵入生殖系统。

二、临床表现

各种各样的阴道异物均有报道,异物发生的当时多无明显不适,随在体内存留时间不等逐渐出现相应的症状。异物在体内的时间短者仅数分钟,长者可达数十年。阴道异物常见的临床表现有:

1. 疼痛和出血　较大的异物、有刺激性的异物如民间的"坐药"可引起阴道剧烈疼痛和出血;玻璃杯、香水瓶等在试图取出时破裂,可损伤阴道壁,也有患者表现为长期慢性盆腔疼痛或腰骶部酸痛。

2. 阴道分泌物增多伴异味　根据异物的性质不同,可引起急、慢性的阴道炎,表现为阴道瘙痒、分泌物增多伴臭味;或为大量脓、血性分泌物;或反复发作的淡黄色、稀薄、腥味液体排出。由于分泌物长期刺激或因并发症导致漏尿等,可合并外阴炎,表现为外阴部,甚至大腿内侧出现皮疹,继发感染后感外阴灼痛,行动不便。

幼女阴道异物在发生的当时或短时间内多无任何痛苦,或平时向母亲诉说阴道瘙痒,未引起重视,或因恐惧不敢告诉家长,待阴道排液增多或出

323

血时才被家长发现而引起注意。因此,门诊遇到阴道排液的幼女,病史含糊不清,应想到异物的可能性,尤其是曾按炎症治疗不见好转者,更应引起注意,不能完全相信患方否认的阴道异物史而草率诊治。

3. 阴道内异物感伴性交疼痛 有性生活史的妇女可因异物的大小有性交时异物感,严重时性交疼痛,长期异物存留引起瘢痕形成,阴道闭锁,甚至无法性交。

4. 尿痛、尿急 阴道异物压迫膀胱或伴有膀胱结石者,出现尿痛、尿急症状。阴道异物引起尿瘘或粪瘘等并发症时,临床上可出现漏尿,粪便经阴道排出或出现阴道内阵发性排气现象。

5. 妇科检查

(1)见外阴及阴道口周围皮肤黏膜充血、潮红,部分呈湿疹样改变。

(2)阴道窥器检查可发现异物。婴幼儿有阴道异物,如异物较大且硬者,可在肛诊检查时发现;但质软且小的异物不易查出,需在全麻下用鼻镜或在宫腔镜光源协助下窥视阴道检查。

(3)见阴道壁潮红、充血,甚至有溃疡形成,典型的溃疡位于阴道穹窿部,圆形,边缘不规则,底部有红色颗粒。溃疡边缘新生上皮可脱落。

(4)形成膀胱阴道瘘及直肠阴道瘘者,阴道壁上可见瘘孔,阴道内有尿液及粪便污染。个别患者瘘孔较小或部位隐蔽,须经辅助检查确诊。

(5)长期慢性炎症使阴道黏膜肉芽增生,形成息肉;炎症进一步发展并伴感染时,可形成阴道狭窄、粘连,甚至可发生阴道部分闭锁。

(6)当有异物存在时,阴道中常存在混合菌群,如阴道嗜血杆菌、奈瑟淋球菌、衣原体、支原体、解脲支原体、滴虫等,通过分泌物涂片染色或培养才能确诊。

三、辅助检查

(一)阴道分泌物涂片

阴道异物容易合并感染,阴道分泌涂片检查有助于诊断及治疗。可查找滴虫、念珠菌及其他病原微生物,以确定感染的类型。

(二)阴道脱落细胞学检查

协助诊断炎症反应,排除恶性肿瘤,如婴幼儿应排除宫颈和阴道的葡萄状肉瘤。

(三)X 线检查

根据异物性质,有时可见不透明阴影。

(四)亚甲蓝试验

目的在于鉴别膀胱阴道瘘、宫颈阴道瘘或输尿管阴道瘘,并可协助辨别位置不明的极小瘘孔。方法为将 200ml 稀释亚甲蓝溶液经尿道注入膀胱,若见到有蓝色液体经阴道壁小孔溢出者为膀胱阴道瘘;蓝色液体经宫颈外口流出者为膀胱宫颈瘘;阴道内流出清亮尿液,说明尿液来自肾脏,属输尿管阴道瘘。

(五)膀胱镜检查和/或宫腔镜诊治

能了解膀胱内情况,有无结石、炎症,特别是漏孔的位置和数目。宫腔镜可用于小儿诊治。

(六)阴道灌洗

阴道灌洗常用于幼女或少女,不仅能改善阴道环境,还有利于阴道炎的治疗,同时小的异物也可被冲出阴道,以明确诊断。

(七)静脉肾盂造影

静脉注射泛影葡胺后,于 5、15、30、45 分钟摄片,以了解双侧肾脏功能及输尿管有无异常,用于诊断输尿管阴道瘘。

四、诊断和鉴别诊断

(一)诊断依据

1. 有异物塞入阴道的病史,或可疑阴道异物史。

2. 临床表现为阴道分泌物增多,呈脓血性、水样,伴臭味。

3. 肛门指诊可探及阴道内异物,有性生活史妇女经阴道检查即可作出诊断。

4. 必要时作 B 超、X 线、CT 等辅助检查。

5. 一般无全身感染的症状或体征。

6. 生殖系统局部的炎症可经分泌物涂片、培养或 PCR 等确诊。

7. 幼儿有些小而软的非金属异物诊断较为困难,国外有用小儿阴道镜检查以确诊的病例。我国少有小儿阴道检查的专用器械,常用鼻镜或宫腔镜代替。

婴幼儿采集病史困难,且该病起始时无特殊症状,因而不能及时就医,使病史失去真实性,再加上检查不方便,多以辅助检查为依据,容易造成误诊。丁淑珍报道从 1982 年至今先后发现 20 例婴幼儿阴道异物,其中 9 例误诊,误诊率 45%,多误诊为生殖器炎症,如阴道炎、外阴炎、盆腔炎、性病等,或直肠肿瘤、膀胱结石等。因长期疾病折磨和使用抗生素,患儿出现体重下降、食欲减退、抵抗力差等类似恶病质状态,被误诊为输卵管癌、卵巢癌、直肠癌等,并作不同程度化疗。

（二）鉴别诊断

1. 阴道炎　阴道异物者分泌物增多,应与细菌性、滴虫性及念珠菌性阴道炎区别。滴虫性白带呈黄色泡沫状,念珠菌性呈豆腐渣样,且主要症状为外阴瘙痒,通过窥器检查及阴道分泌物检查可助诊断。婴幼儿可作肛门指诊,未探及阴道异物。

2. 宫颈炎　主要表现为阴道分泌物增多,应与阴道异物鉴别。本病常伴有外阴瘙痒、膀胱刺激症状。检查时见宫颈充血水肿,表面有脓性黏液,未见阴道异物。

3. 阴道蛲虫感染　幼女多见,伴严重的瘙痒,外阴皮肤特别是肛门周围可出现皮炎和抓痕。阴道涂片炎症反应轻,透明胶纸肛试法可见蛲虫卵。

4. 生殖系统恶性肿瘤　当阴道分泌物恶臭时,应与恶性肿瘤相鉴别,如宫颈癌、子宫内膜癌、阴道癌、输卵管癌、卵巢癌等。通过阴道窥器检查、阴道脱落细胞检查及活体组织检查可诊断。

五、并发症

（一）阴道瘘

长期存在阴道内的固体异物会压迫局部组织,致缺血坏死,甚至侵入膀胱或直肠,形成阴道瘘,包括尿瘘和粪瘘,致使尿液或粪便经阴道排出。

1. 尿瘘　主要临床表现为漏尿,漏尿的形式因漏孔部位不同而异。如膀胱阴道瘘通常不能控制排尿,尿液均从阴道流出;尿道阴道瘘仅在膀胱充盈时才漏尿;一侧性输尿管阴道瘘因健侧尿液仍可进入膀胱,在漏尿的同时仍有自主排尿;瘘道曲折迂回者在取某种体位时不漏尿,变更体位后出现漏尿。在阴道异物引起的尿瘘中,最常见的是膀胱阴道瘘。

2. 输尿管阴道瘘　较为少见。

3. 粪瘘　是较少见的并发症。大的直肠阴道瘘在阴道窥器暴露下能直接窥见瘘孔。瘘孔极小者往往在阴道后壁只见到一颜色鲜红的小肉芽组织,用探针从此处探测,同时另一手指放入阴道,能直接触到探针即可确诊。

4. 小肠或结肠阴道瘘　需经钡剂灌肠方能确诊。

（二）异位进入邻近器官

进入膀胱可形成膀胱结石;或穿透阴道穹窿进入盆腔,形成盆腔异物,如阔韧带异物等。

（三）盆腔感染、脓肿形成

长期阴道异物除可引起阴道慢性炎症如阴道炎、外阴炎、宫颈炎,泌尿系统炎症如膀胱炎、尿道炎外,还可引起结缔组织增生息肉形成等。因性生活时的外力作用,可导致异物穿透阴道移行至盆腔甚至阔韧带内,形成盆腔脓肿、阔韧带脓肿;严重时感染扩散,可引起盆腔腹膜炎、感染性休克及败血症。

（四）阴道粘连、部分阴道闭锁

慢性炎症致局部肉芽组织增生,瘢痕形成,严重时影响经血排出,出现阴道不规则出血或长期脓血性分泌物,由于经血排出不畅引起闭经,伴周期性下腹痛或持续下腹隐痛。阴道上端闭锁可使阴道缩短,出现性交疼痛或性交困难。

（五）宫颈瘢痕

阴道异物长期存在致阴道穹窿及宫颈部瘢痕组织形成者,临产后可影响宫颈口的开大和胎先露的下降,导致软产道梗阻性难产,如同时有子宫收缩过强可引起子宫破裂。此种情况以选择剖宫产结束分娩较为安全。

（六）中毒性休克综合征

中毒性休克综合征(toxic shock syndrome, TSS)是月经塞使用不当造成的,见于分娩后和使用隔膜的妇女、手术后或合并有软组织脓肿或骨髓炎的女性。

1. 临床表现　高热,体温高于38℃,可伴严重头痛、咽痛、呕吐及腹泻,类似毒血症及脑膜炎。4小时内血压进行性下降至休克,并可有红斑皮疹、肌肉痛、黏膜充血、肝及肾功能损害、定向障碍、心功能障碍等。

2. 发病机制　是由金黄色葡萄球菌产生的外毒素(致热外毒素C)引起,而与细菌本身无关,这种毒素可引起高热,同时可加强患者对内毒素的易感性,引起休克以及肝、肾和心肌损害。月经塞插入可能引起黏膜损伤、月经逆流和腹膜吸收细菌和毒素。月经塞放置的时间越长,出现这种危险性的可能性就越大。放弃使用月经塞的妇女可完全避免此病的危险。

3. 预后　中毒性休克综合征的死亡率为3%~6%,主要死亡原因是成人呼吸窘迫综合征、难治性低血压和继发性弥散性血管内凝血。

六、治疗原则

阴道是富有弹性的肌性宫腔,上端比下端宽,且阴道黏膜有许多横行皱襞,平时前后壁紧贴,因此一旦异物进入阴道很难自行脱落。

1. 年长儿可用手指伸入阴道勾出异物,或采用小号窥器直视下用钳镊夹取异物。成人可直接在窥器直视下夹取异物。指诊推移法:年幼儿可在肛诊手指指导下,用止血钳或小刮匙伸入阴道,将异物推挤出来。

2. **鼻镜** 在1%的地卡因表面麻醉下以鼻镜扩张阴道,钳镊夹取异物。幼儿如不能合作,可用氯胺酮静脉麻醉。

3. **宫腔镜** 由于鼻镜较短,又无光源,有时难以达到诊治目的,有用宫腔镜取幼女阴道异物。

4. **显微阴道镜** Parker于2000年报道用小直径的trocar鞘套加上2~3mm内镜,以生理盐水作膨宫液,可窥视整个宫颈及阴道,发现小的异物如彩色蜡笔等,并可在直视下治疗。显微阴道镜用于青春期前儿童阴道疾病的诊断和治疗,操作简单,损伤小,易于接受。

5. **阴道灌洗** 可将尿管插入阴道,用40%紫草油反复加压冲洗阴道,小的异物如砂砾、麦粒等可被冲洗液冲出,并有消炎作用。

6. **宫腔镜** 近年均在宫腔镜下取异物。

(石一复)

第二节 阴道肿块或赘生物

患者可经自检或医生检查发现阴道内有大小不等、形态各异、软硬不一、触痛不定的肿块或赘生物,可由炎症、肿瘤、子宫脱垂、子宫内膜异位症、子宫内翻等引起。

一、病史要点

1. 阴道肿块或赘生物所在阴道部位(上、中、下段或穹窿部,前、后壁等)、大小、形态、囊性或实性、表面光滑与否、边界清楚与否,有无触痛、指染出血或性交后出血等。

2. 有无伴随瘙痒、疼痛、性交痛、性交困难、行走不便;阴道分泌物增多,分泌物性状;阴道不规则出血;有无尿急、尿频、尿痛、排尿不畅等症状。

3. 有无阴道外伤史。

4. 有无阴道手术史。

5. 有无不洁性交史。

6. 个人卫生情况。

7. 有无不规则阴道流血、流液史。

二、体格检查及妇科检查

1. **体格检查** 注意全身一般情况,浅表淋巴结有无肿大,尤其是腹股沟淋巴结。

2. **妇科检查**

(1)外阴发育:有无畸形、水肿、溃疡;用力屏气时,有无阴道壁、肿块、赘生物、子宫颈甚至子宫部分或全部脱出。脱出物的大小、质地、色泽、充血及血管分布,有无出血。

(2)阴道肿块或赘生物的位置,阴道通畅度,阴道分泌物的性状、量,触痛,出血情况,活动度,软硬及囊实情况,张力,基底大小,深度,与周围脏器关系等。

(3)子宫大小、活动度、与周围及阴道内肿块是否相连,宫颈大小、表面情况等。

(4)附件有无包块、增厚、压痛。

三、辅助检查

1. 血常规检查。

2. 白带常规检查。

3. 阴道镜检查。

4. 细胞学检查。

5. 组织病理检查。

6. 超声检查(腹部、阴道、直肠超声检查)。

7. CT或MRI检查。

8. 肿瘤标记物测定。

9. 泌尿系统造影或膀胱镜检查。

10. 对肿块穿刺宜慎重。

四、鉴别诊断

(一)阴道囊肿

1. 分类

(1)中肾管囊肿:胚胎时期中肾管阴道部残留的部分,因上皮生长,分泌物潴留扩张导致。中肾管在输卵管系膜中,位于子宫侧壁以及宫颈侧壁,再沿阴道前侧壁最终止于阴道口。由于退化不完全,残留的组织都有可能发生囊肿变。阴道段的中肾管囊肿常位于阴道前外侧壁,向阴道腔内膨出,单个多见,圆形,也有多发成串珠状排列。

1)临床表现:由于囊肿直径一般为2~3cm,多无自觉症状。少数生长较大者,会影响性生活,甚至阻碍分娩。囊肿如果延伸到膀胱阴道间或膀胱和宫颈之间,会出现膀胱刺激症状,严重者排尿困难。

2)诊断和鉴别诊断:对于典型的位于阴道前外侧壁的单个小的单纯性囊肿,诊断相对容易。有时需和尿道憩室或尿道旁腺脓肿相鉴别。后两者在金属导尿管插入尿道后,手指前压囊肿后缩小或消失,并有尿液或脓液自尿道口流出。囊肿较大突出于阴道口者,应和膀胱膨出鉴别。膀胱膨出在排尿或导尿后缩小或消失;也可用金属导尿管插入尿道后再检查,囊肿应该在阴道前壁和导尿管之间。

3)治疗:复发的中肾管囊肿罕见,需要定期复查,囊肿造口术是较好的选择。

(2)副中肾管囊肿:副中肾管囊肿又称阴道腺病囊肿型。阴道壁内出现腺上皮是副中肾管上皮的残余。在胚胎18周以前,可受母体服用乙底酚的影响,副中肾管的尾段上皮和泌尿生殖窦的转变过程受到干扰,使部分腺上皮残留下来,以后引起阴道腺病,甚至由此发生肿瘤。无乙底酚接触史的患者可能是由于胚胎发育的某种原因,在阴道黏膜下潜伏副中肾管上皮。也有作者认为阴道腺病是由鳞状上皮的基底细胞化生而来。病理上囊肿型归入阴道囊肿。阴道黏膜下有类似子宫内膜或输卵管内膜的腺体,或阴道的正常鳞状上皮被上述腺上皮所代替,即可确诊。

临床上常无症状。位于阴道穹窿或阴道上1/3段多见,呈红色。可以导致部分患者阴道分泌物增多,阴道灼热感,性交痛或出血等。有无宫内乙底酚接触史可作为诊断的参考。仔细观察全部阴道和宫颈,并仔细触摸阴道各壁。阴道镜活检是明确诊断的方法。

对无症状、活检为良性者可以不治疗,但半年复查一次。增加阴道酸度,局部冲洗或使用栓剂,维持阴道酸性环境(pH<4.0为宜),促进柱状上皮鳞化。囊肿手术切除治疗为主。如果已经恶变按照阴道恶性肿瘤治疗原则处理。妊娠期避免滥用合成雌激素,以减少本病的发生。对有宫内乙底酚接触史的妇女进行预防性检查和跟踪复查。

(3)包涵囊肿:包涵囊肿又称植入性囊肿或潴留囊肿,是由于外伤或分娩导致阴道壁损伤,在缝合修补过程中阴道黏膜卷入伤口深部,继续增生、脱屑和液化形成囊肿。囊肿多见于阴道后壁下段正中、侧壁或者曾经外伤的部位,大小和数目不等。多数没有症状。囊肿增大可导致疼痛和不适,发生感染则出现明显红、肿、痛等相关症状。

临床诊断多不困难。对于复合性的包涵囊肿和巨大的囊肿,囊肿造影或CT、MRI的定位检查,有助于手术的成功实施。最终有待于病理诊断。治疗见阴道囊肿的处理。

(4)尿道上皮囊肿:由于阴道部分是由泌尿生殖窦演变而来,胚胎发育过程可能有向尿道上皮分化的泌尿生殖窦上皮残留,继续增长形成尿道上皮囊肿。一般无症状。大者可有压迫症状。需要病理检查确诊。治疗手术挖除,处理方式见阴道囊肿切除术。

2. 阴道囊肿的处理 阴道囊肿无症状者,一般不需处理。存在以下情况应予以治疗:①生长较大;②有症状;③合并感染,需要先行控制感染。

(1)药物治疗:无水酒精、平阳霉素囊内注射。术后观察1~2小时无不良反应可以离院。1周后复查,如果囊肿存在可再次治疗。一般患者仅有轻微的局部水肿、疼痛。术后注意保持外阴清洁,嘱患者按时随访。

(2)手术治疗

1)阴道囊肿切除术是阴道囊肿最主要的治疗方式。

2)阴道囊肿造口术:对于囊肿巨大者,手术切除困难,可以切除部分囊壁后或直接将囊壁和阴道黏膜切缘对应的部位用肠线单纯间断缝合造口,开放囊腔。

(二)阴道瘤样病变

1. 阴道壁息肉 阴道壁息肉(阴道顶端肉芽组织)是全子宫切除术后阴道顶缝合处肉芽组织性息肉,实质上是伤口修补过程中的产物,临床上较常见。大多无症状,可有阴道少量流血或接触性出血。多是在手术后随访检查中发现。息肉位于阴道顶端缝合线上,常呈米粒大,红色肿物,触之可引起少量流血。应与阴道癌鉴别(表25-2-1)。

2. 阴道皮垂 阴道皮垂常是分娩时损伤愈合不整齐而引起,并无重要意义。大多无症状,常位于阴道口或其附近,呈细长条状黏膜突出或悬垂,有时具有短杆状分支如芽状,表面黏膜光滑。应与阴道壁息肉鉴别诊断(表25-2-2)。临床上可不予处理,有症状时可手术切除同时送病理检查。

表 25-2-1　阴道壁息肉与阴道癌的鉴别

要点	阴道壁息肉	阴道癌
发生部位	阴道顶端缝合线	阴道任何部位
病灶特征	米粒大红色肿物	结节状、菜花样或溃疡,质硬
镜检	肉芽组织(由毛细血管、成纤维细胞、白细胞组成)	癌组织

表 25-2-2　阴道壁息肉与阴道皮垂的鉴别

要点	阴道壁息肉	阴道皮垂
发生部位	阴道顶端缝合线	阴道口或其附近
病灶特征	米粒大红色肿物	细长芽状、表面光滑,不易出血
镜检	肉芽组织(由毛细血管、成纤维细胞、白细胞组成)	阴道黏膜组织周围覆以复层鳞状上皮

3. 纤维上皮性息肉　又称阴道息肉,切除息肉后无复发,故属良性。多见于成年人,妊娠期也可见到。

常无症状,但也可表现为异常的阴道流血、性交困难、阴道肿块、阴道肿胀等。大体多为单个,可长在阴道各部位,最大直径约为 1.5~2.5cm。由于部分病例存在不典型细胞和异常的有丝分裂现象,易被误诊为葡萄状肉瘤,应注意鉴别诊断(表 25-2-3)。治疗:手术切除同时送病理检查。

表 25-2-3　纤维上皮性息肉与葡萄状肉瘤的鉴别

要点	纤维上皮性息肉	葡萄状肉瘤
发生年龄	多见于成年人	婴幼儿
发生部位	阴道任何部位	阴道任何部位,并可蔓延至阴道外
病灶特征	多为单个,表面光滑或不规则,质软或韧肿物	灰白色或淡红色,带蒂如葡萄状息肉
镜检	很少能找到 2~3 个核分裂象; 没有 Cambium 层; 没有异源性成分	核分裂象多见; 有 Cambium 层; 有异源性成分

4. 阴道手术后反应性肉瘤样病变

(1)梭形细胞结节:位于手术切口的表层上皮下,特征性地在手术如子宫切除术后短期内发生。直径大小约为 4cm,镜下示增生活跃的胖梭形细胞交织成束,漩涡状结构不明显,呈舌状浸润至周围组织。病变表面的上皮常有溃疡形成伴炎性浸润。增生的细胞多为成纤维细胞以及血管间质中的平滑肌细胞。与肉芽组织相似,即使切除不完整也很少复发。梭形细胞结节最易与平滑肌肉瘤混淆。主要区别在于前者体积小,核染色质细,有 1~2 个清楚核仁,缺乏核异型和核深染,更重要的是近期手术史。治疗:手术切除同时送病理检查。

(2)纤维组织细胞增生(修复性肉芽肿):病灶位于阴道顶,常在手术后晚期发生(一般在子宫切除后 5 个月出现)。治疗:手术切除同时送病理检查。

(三)阴道腺病

正常的阴道壁和宫颈鳞状上皮覆盖部一般无腺体组织存在,阴道腺病是指阴道壁或宫颈阴道部表面、表皮黏膜下结缔组织内出现腺体组织或增生的腺组织结构。此病可发生在中老年女性,也可发生在幼女和青春期后的女性。病灶腺上皮可转化为正常鳞状上皮,也可发生恶变。

1. 病因　阴道腺病确切病因不明,阴道壁出现腺组织为胚胎时期副中肾管残留,为未转化成鳞状上皮的柱形上皮,在某些因素作用下发展成不同类型的阴道腺病。导致这种变化可能与以下原因有关:

(1)雌激素:阴道腺病的发生与其母亲妊娠期服用非甾体类合成雌激素己烯雌酚(diethylstibestrol,DES)或类似的合成雌激素有密切关系。此代谢产物可以通过胎盘而导致胎儿一系列发育异常,也可能干扰胎儿发育过程中泌尿生殖窦上皮和副中肾管上皮的正常转化过程,使部分腺体残留未能及时转化为鳞状上皮。以后在女性婴儿或青春期,受某些因素如炎症、激素、损伤等影响,导致残留腺体增生而形成阴道腺病,甚至肿瘤。阴道腺病的发生与胚胎早期接触 DES 的时间、剂量正相关,接触时间越早、越长、剂量越大,则阴道腺病的发生率越高。在妊娠 18 周前服用 DES 治疗的母亲,其子代约 1/3 发生阴道腺病;如果在妊娠 8 周前服用 DES,则其女性后代阴道腺病的发病率达 70%;18 周以后服药,却无一例发病。此类病例多在青春期被发现。

(2) 化疗药物：化疗药物可能对阴道腺病发生起一定促进作用。应用 5-Fu 治疗阴道湿疣后 8 个月或 1 年后出现阴道腺病，而在 40 个月后发展成阴道透明细胞癌。

(3) 阴道环境：无 DES 接触史患者也可能发生阴道腺病，DES 接触并非唯一原因。无 DES 接触史患者多在青春期后获得，故也称获得性阴道腺病。阴道正常上皮被某些理化因素如药物、激光、产伤等破坏后，或阴道正常酸性环境被改变，阴道内 pH 升高，使阴道上皮如同柱状上皮化生一样，阴道表面的鳞状上皮被柱状上皮替代，并进一步形成腺体结构，最后发展成阴道腺病。

2. 分类 阴道腺病大部分位于阴道上 1/3，阴道前壁多见，部分病例可蔓延至阴道中 1/3，少数可蔓延到阴道下 1/3，甚至处女膜。阴道腺病大体检查可分为 4 种类型：

(1) 隐匿型 (occult)：阴道黏膜外表面无异常表现，但阴道黏膜表皮下存在腺体组织，常在组织活检或尸检中发现。

(2) 囊肿型 (cycstic：)阴道内膜含有一个或多个大小不一的囊肿性结构，囊内含黏液，囊壁内衬类似宫颈腺上皮，有时可形成低矮而简单的乳头。

(3) 腺囊型 (adenomatous)：腺组织增生过多，向外生长突出于阴道内形成阴道肿块，有时呈息肉状。

(4) 斑点型 (effluent)：阴道内腺组织增生，腺腔与阴道相通，使阴道变化鳞状上皮由柱状上皮替代，窥诊时病变处呈现红色斑点、颗粒状、花斑状或糜烂状，对碘不着色。

3. 诊断

(1) 详细询问患者母亲妊娠期尤其是妊娠 8 周前有无服用 DES 史，对有此类病史者应高度警惕，即使无症状也应随访。

(2) 一般多无症状，病变范围较广时，主要表现为阴道分泌物增多，出现血性分泌物或不等量的黏液分泌物，阴道烧灼感，性交疼痛或不适，性交出血。

(3) 阴道腺病病灶多位于阴道穹窿部，阴道上、中段后侧壁。窥器检查可见阴道黏膜呈糜烂状、红色颗粒样、斑点状、浅表溃疡状，触之可出血。有的可呈息肉样突起，有的呈单个或多个囊肿样突起于阴道壁；有的可表现为阴道黏膜折叠成环形绕宫颈外口，阴道触诊有时可触及阴道黏

膜下硬节状或砂粒样病灶，直径一般在 0.5~5cm。若病变在宫颈者，可有宫颈横嵴、皱襞或宫颈发育不良、宫颈鸡冠样突起或宫颈外翻等表现。

4. 辅助检查

(1) 活组织检查：为阴道腺病确诊方法，可在直视或阴道镜下对病灶多点活检，有利诊断。送检材料必须详细记录取材部位。

(2) 阴道镜检查及活检：利用阴道镜检查诊断阴道腺病较可靠。

(3) 细胞学检查：直接在可疑病灶表面刮片，或从阴道穹窿部和上、中段阴道黏膜刮片后行细胞学检查，如发现黏液上皮细胞或鳞化细胞，提示阴道腺病可能。

5. 鉴别诊断

(1) 子宫内膜异位症：阴道壁子宫内膜异位症病变突出于阴道壁表面，可呈暗红色、糜烂状，也可局部形成结节或息肉样黏膜突起，类似斑点或腺瘤型阴道腺病。但前者常有痛经和性交痛，月经前后病灶可有暗红出血点，镜下见子宫内膜腺体及间质成分，腺腔内常有陈旧性出血。而后者仅有诊断内膜腺体，无内膜间质细胞。

(2) 中肾管囊肿

1) 阴道中肾管囊肿：与囊肿型阴道腺病类似，但前者多位于阴道前侧壁，囊肿壁上皮细胞缺乏糖原和黏液，黏液组化染色为阴性。

2) 包涵囊肿：多因分娩、手术或外伤造成阴道壁损伤，在伤口愈合过程中小部分黏膜卷入阴道黏膜下而形成囊肿，多为单个，于阴道壁下段。与阴道腺病囊肿型类似，但多无症状，病理检查囊肿内衬复层鳞状上皮，无腺体组织。

(3) 阴道葡萄状肉瘤：本病也多发生在女婴及幼女，早期表现为阴道分泌物多或阴道出血，但肿瘤多成半透明、形似胚胎状，病理检查肉瘤组织中可找到横纹肌母细胞。

(4) 阴道透明细胞癌：早期可表现为血性白带、性交出血或阴道不规则出血，病灶局部可形成结节、糜烂、溃疡等，有出血。阴道透明细胞癌可与阴道腺病同时存在，也可由阴道腺病恶变而来。主要依据病理检查明确诊断。阴道腺病可发展成不典型增生和癌变，多为腺癌，鳞癌或透明细胞癌少见，发生透明细胞癌约占 0.1%。

6. 处理原则

(1) 病变小、无症状、经活组织检查为良性者，可随访观察，定期随访检查，每半年到一年一次。

检查应包括常规白带检查,原病灶区刮片细胞学检查、阴道镜检查,发现可疑或原病灶范围扩大、性状改变等应再次活组织检查以明确诊断,除外恶变。

(2)治疗:阴道炎症病变可诱发潜伏的阴道腺病出现症状,故对阴道各种炎症应积极对因治疗。

1)增加阴道酸度:阴道环境高度酸化(pH 1.8~2.4)可促进腺上皮鳞化,采用局部坐浴、冲洗阴道,如 0.5% 醋酸冲洗阴道、硼酸粉 8~10g 坐浴等。

2)物理化学治疗: 对病变表浅且较小者,可采用激光、冷冻、电灼等治疗,深度一般 3~5mm,使病灶坏死、汽化脱落;也可局部涂以 10%~20% 硝酸银或重铬酸钾溶液,每周 2 次,连续 3 个月,使病灶坏死脱落。

3)手术治疗:对黏膜下单个局限病灶,可采用手术完整切除病灶。对重度不典型增生或已恶变者,处理原则同阴道癌,行肿瘤切除或整个阴道切除,术后行阴道成形术。

(四)阴道血肿

1. 多见于阴部外伤、产后阴道损伤、阴道手术助产或较大血管未缝合等。

2. 血肿小时无明显症状,血肿增大有阴部疼痛、肛门坠胀等。

3. 血肿增大可向穹窿部及同侧阔韧带内延伸,形成阔韧带血肿,可触及包块。

4. 出血多、血肿大可致面色苍白,呈现急性失血症状。

5. 阴道、肛门检查或 B 超检查均可探及肿块,张力大、有波动感。

6. 肿块大也可出现排尿不畅或膀胱充盈。

(五)尿道旁腺囊肿

1. 囊肿位于尿道口两旁近尿道口,呈圆形,系尿道旁腺开口阻塞所致,压之有囊液溢出,若有感染可呈脓性分泌物。

2. 一般经抗感染治疗可治愈。

(六)尿道憩室

1. 为先天性,是胚胎中肾管下端残留的囊肿。

2. 可引起反复排尿障碍,常发膀胱和性交不适。

3. 常在阴道前壁下 1/2 处有囊性块。

4. 按摩囊肿可见尿道有脓液溢出。

5. 尿道造影可见憩室

6. 必要时手术治疗。

(七)阴道前、后壁膨出

1. 分娩时会阴损伤撕裂、盆底组织和结构受损、产后休养不好、过早做重活等引起。

2. 有下垂感,久站、腹压增加等时有阴道壁膨出,休息或平卧后回缩好转。

3. 尿潴留,尿失禁,阴道后壁膨出可有排便困难。

4. 金属导尿管检查、肛门指诊能分别发现阴道前壁和后壁膨出。

5. 严重者可作阴道前壁或后壁修补手术等。

(八)阴道肿瘤

1. **实性肿瘤** 良性的实性肿瘤有阴道纤维瘤、阴道平滑肌瘤、子宫颈肌瘤、子宫黏膜下平滑肌瘤等。囊性的实性肿瘤有阴道脂肪瘤、阴道血管瘤等。

2. **恶性肿瘤** 有阴道癌、阴道瘤、阴道葡萄状肉瘤、阴道妊娠滋养细胞肿瘤和其他阴道转移性肿瘤等。

3. 均可触及阴道肿块,早期无明显症状。随肿瘤长大出现相应症状,如胀坠、出血、性交不适或阻碍,或有阴道流血,或对膀胱、直肠或邻近器官产生压迫症状,对二便有影响,白带增多或异常分泌物增多。

4. **阴道癌** 多见年龄较大妇女,有不规则阴道分泌物增多或流血,或有异味,腹股沟淋巴结肿大。阴道细胞学检查异常,阴道病变处活检查可确诊。

5. **阴道肉瘤** 较罕见,可有平滑肌肉瘤、纤维肉瘤、中胚叶混合肉瘤等。其中幼女和成人可有葡萄状肉瘤。阴道检查见结节状或凸起肿块,质较硬,表面出血破溃或溃疡,大的可充塞阴道,对膀胱或直肠有压迫症状。葡萄状肉瘤除阴道内肿块及有异样分泌物或不规则出血外,肿瘤可累及阴道口和外阴,甚至脱出到外阴,恶性程度高。

6. **阴道黑色素瘤** 罕见,但恶性度高,发病年龄 40~60 岁,可有不规则阴道出血或分泌物增多,偶有黑色水样物排出。病变在阴道内突起,呈蓝黑色或棕黑色,形态不规则,表面不平。对疑有黑色素瘤者,切勿随便活检,应住院在手术准备下先活检,快速切片,若确诊则立即扩大手术,否则易扩散。

7. 妊娠滋养细胞肿瘤阴道转移结节　常有葡萄胎病史,血 HCG 升高,在尿道口,阴道前壁、后壁、侧壁可见蓝紫色的大小不等的突起结节或肿块。有的破溃,有的出血。可予化疗或手术治疗。

8. 阴道尖锐湿疣　由 HPV 感染所致,常可在外阴、阴道、宫颈及肛门周围产生大小不等的疣状物,日后可融合成不同大小的菜花样或鸡冠状,尤其是合并妊娠者生长迅速,大的成团块状充塞产道,甚至在外阴可见大小不等的菜花样物。患者有分泌物增多和瘙痒。菜花样物质脆,触之易出血,也有表面破溃。可分别采用药物、免疫、物理或手术治疗。

(九) 子宫脱垂

(十) 慢性子宫内翻

慢性子宫内翻罕见,可发生在经产妇,也可因分娩时腹部推压子宫引起急性子宫内翻。子宫内膜翻出,可有腹痛、出血。阴道内有肿块,腹部空虚,有时翻出的子宫内膜腔两侧可见左、右输卵管开口。三合诊检查盆腔空虚,查不到子宫体。

(十一) 子宫内膜异位症阴道结节

结节多位于后穹窿,妇科双合诊或三合诊可发现。随病变进展,后穹窿可见蓝紫色结节,触痛明显。患者有痛经、性交痛、排便痛,平时常有慢性腹痛,月经异常,CA125 升高等。也可因产时会阴侧切,后局部有子宫内膜异位症结节,周期性疼痛,影响坐位或性交。B 超和 MRI 检查均有助于诊断

(石一复)

第三节　阴道粪便溢出

阴道粪便溢出少见,也有粪便、尿液从阴道排出并存,主要为直肠阴道瘘。

一、病因

1. 分娩损伤　分娩时胎头长期停滞在阴道内,直肠受压坏死是形成粪瘘的最主要原因;会阴Ⅲ度撕裂缝合手术失败,修补会阴撕裂时,缝针及线透过直肠黏膜而未及时发现拆除,也可引起直肠阴道瘘。

2. 妇科手术损伤　阴道成形手术、阴道壁囊肿剔除手术、阴道下段闭锁手术等均可引起直肠阴道瘘。

3. 肠道病变　结直肠恶性肿瘤、溃疡性结肠炎、克罗恩病等均可引起结直肠阴道瘘。

4. 其他因素　长期安放子宫托不取出、晚期生殖系统癌肿、阴道内安放放射源不当或过量时亦可导致直肠阴道瘘。偶见先天性直肠阴道瘘。

二、病史要点

1. 仔细询问起病时间,是出生后即有还是日后发生。

2. 粪便溢出量多少,与粪便干稀关系,是经常还是偶有。

3. 起病前有无诱因。

三、体格检查及妇科检查

1. 全身状态　有无久病、抑郁、焦虑等精神压抑或自卑现象。

2. 妇科检查

(1)注意外阴清洁情况,皮肤有无炎症,有无内裤污染,有无臭气。

(2)外阴解剖结构是否正常完整,有无陈旧性破损和瘢痕,阴道前庭、阴道口色泽、分泌物清洁程度,有无粪渍,询问是否外阴已经清洁后才来就诊等。

(3)阴道窥器置入阴道检查有无分泌物、粪便或粪性物,有无阴道黏膜陈旧性破溃,有无瘘口及其大小和部位,周围有无肉芽样物。目前尚无统一的分类方法。妇科倾向于根据瘘的位置分为低位、中位、高位直肠阴道瘘,而肛肠科常采用肛管阴道瘘、低位直肠阴道瘘、高位直肠阴道瘘分类。

(4)三合诊检查时阴道后壁与直肠前壁有无间隙或薄弱部位。

(5)瘘孔极小者往往仅在阴道后壁见到一处鲜红的小肉芽组织,如从此处用探针探测,同时用另一手放入直肠内接触及探针即可确诊。

四、鉴别诊断

1. 前庭肛门　阴道前庭处女膜前与阴道后联合间道口溢出阴道,尤其是稀便不能控制,常为

先天性发育异常。

2. 肛门括约肌松弛 因肛门病变或伤损,大便尤其是稀便不能控制,或溢出污染阴道。

3. 慢性腹泻 常有慢性腹泻难以控制,稀便溢出污染阴道。

4. 先天性阴道直肠瘘。

5. 会阴Ⅲ度破裂。

6. 阿米巴肠炎。

五、治疗原则

治疗为手术修补。粪瘘修补效果比尿瘘佳,粪瘘损伤后自愈的机会也比尿瘘多。新鲜创伤(如手术或外伤)应立即进行修补。陈旧性粪瘘,如为部位较高的直肠阴道瘘,则按尿瘘修补的原则方法及手术要求行修补。

(石一复)

第四节 阴道溢液

正常妇女阴道湿润,随卵巢内分泌变化有少量液体,但因炎症、妇科肿瘤、泌尿生殖系统损伤等可有较多量超出正常女性生理现象而引起不适和不便,则为阴道溢液现象。

一、病因

1. 分娩损伤

(1)压迫坏死:由于头盆不称、胎位或胎儿异常形成滞产,尤其是第二产程延长使胎先露(特别是头先露)长时间停留在真骨盆的某一部位不能顺利下降,致使膀胱、尿道和阴道壁等软组织长时间被挤压在胎先露和母体耻骨联合之间,因缺血、坏死而形成尿瘘。

(2)产道撕裂:在头盆不称、胎位异常(特别是横位)时,不合理使用催产素及前列腺素引产等可使宫颈、阴道壁撕裂,甚至子宫破裂,累及泌尿系统形成尿瘘。

(3)产科手术损伤:处理难产时术者不遵守操作规程,如术前不导尿、粗暴的臀牵引和内倒转、施行产钳和胎头吸引器时未及时发现误夹或误吸阴道宫颈组织、穿颅毁胎器械放入产道时未用手指保护,均可造成软组织损伤,剥离胎盘时手指抠

破子宫及膀胱均可造成尿瘘。近年来剖宫产率较高,如不加强预防措施,此种损伤造成的尿瘘亦会相应地增加。由于膀胱与子宫下段粘连,或者下推膀胱不充分,在娩出胎儿时子宫切口撕裂累及膀胱而又未能及时发现予以修补,或缝合子宫切口时误缝膀胱或输尿管,均可导致尿瘘。

2. 妇科手术损伤 女性生殖系统与输尿管下段、膀胱及尿道关系十分密切,若手术者对局部解剖不够熟悉,操作不仔细,或者解剖位置变异、粘连、畸形均可误伤输尿管、膀胱与尿道。

(1)子宫颈癌根除术:此术手术范围广,涉及膀胱、输尿管部位较多,易造成输尿管阴道瘘。

1)游离输尿管时,损伤了输尿管的鞘膜,引起输尿管的缺血、坏死而成瘘管。

2)手术剥离时损伤输尿管的神经,使输尿管蠕动无力,管腔扩张,内压增大,导致缺血而造成尿瘘。

3)切断子宫动脉并将其与输尿管分出时,常因损伤静脉丛而导致出血,此时如忙于止血易误夹输尿管。

4)子宫颈癌放射治疗后施行根治术,常因组织纤维化造成缺血及增加手术困难,而引起缺血性或损伤性输尿管阴道瘘。

5)输尿管游离过长,因无支持组织向盆腔塌陷而迂曲,尿液引流不畅诱发成瘘。

(2)盆腔子宫内膜异位症手术:子宫内膜异位症造成盆腔脏器粘连,可引起输尿管与周围组织关系不清,手术时如不先分离粘连恢复正常解剖关系,极易损伤输尿管与膀胱。

(3)全子宫切除术:手术时由于膀胱宫颈之间炎性粘连较紧,下推膀胱时损伤,或膀胱分离不充分在切断或缝扎时损伤,或出血时误夹误缝膀胱或输尿管而损伤,或膀胱剥离面电刀损伤;阔韧带及宫颈部位肌瘤使输尿管与宫颈的距离更接近,因此,如不预先剥除肌瘤,就易损伤输尿管,宫颈肌瘤时,膀胱也常被牵至高位,组织变薄,应仔细辨清膀胱与宫颈之界限,小心分离,否则也易损伤膀胱。上述损伤如不能及时发现并修补均可造成尿瘘。

(4)阴道手术:阴道成形术、经阴道子宫切除、张力性尿失禁矫形手术、阴道前后壁修补术、阴道纵隔或横隔切开术以及阴道壁囊肿切除术等均有造成膀胱、尿道及输尿管损伤的可能。

(5)妇科内镜手术:腹腔镜、宫腔镜手术近年明显增多,偶有手术后尿瘘的发生。腹腔镜时主要与分离膀胱子宫反折腹膜、处理子宫血管误伤

有关,宫腔镜时主要与忽略性膀胱穿孔有关。

3. **疾病损伤**　由于疾病损伤而引起的尿瘘较常见者有下列几种:

(1)膀胱结石,由于结石压迫膀胱组织,致组织缺血坏死脱落而形成瘘管。

(2)膀胱结核所致的尿瘘多见于幼女,病变往往最先发生在输尿管口周围,逐渐蔓延至膀胱三角区,然后延及整个膀胱,膀胱黏膜水肿、充血,以后形成结核结节,干酪样变化及溃疡,最后病变侵入肌层造成瘘孔。

(3)泌尿生殖系统的晚期癌症,由于癌组织的浸润和破坏阴道壁造成瘘管。

4. **局部治疗损伤**

(1)子宫脱垂注药损伤:应用注射药物治疗子宫脱垂如无水酒精、明矾等注入子宫旁韧带,由于注射部位错误,误将药物注入阴道前壁及膀胱,以致造成组织坏死、脱落而形成尿瘘。

(2)子宫托嵌顿:子宫脱垂患者用的子宫托,留置阴道内时间过久,形成嵌顿,致使组织受压、缺血、坏死而形成尿瘘。

(3)放射治疗引起的损伤:主要为子宫颈癌及阴道癌放射治疗后所引起的损伤,多因放射剂量过大、容器置入的位置不当或固定不佳而引起。

5. **先天畸形**　临床上少见,主要有输尿管口异位和先天性尿道下裂两种。前者为一侧输尿管开口于阴道侧穹窿或前庭等部位,患儿出生后即有漏尿,亦能自行解出部分尿液。后者为尿道开口于阴道口或阴道内,轻者多无明显症状,重者尿道后壁缺如,膀胱直接开口于阴道,以致排尿完全不能控制。有些尿道开口在尿道下1/3的尿道下裂患者,产前能控制小便,但产后由于盆底肌肉松弛和阴道前壁膨出而出现漏尿,临床上可因此而误诊为产伤性尿瘘。

6. **阴道炎症**　可有液体样流液。

7. **子宫内膜癌**　子宫颈癌常有多量阴道排液。

8. **尿失禁者**　尿液流入阴道。

二、病史要点

1. 了解阴道排液的性状、色泽,有无混浊、脓性、黏液、血性或混有其他内容,液量多少,是否需用护垫或尿不湿等。

2. 流液与月经周期的关系。

3. 流液与排尿关系。

4. 是否妊娠,妊娠周数,是否胎膜早破,有无宫缩,有无孕中、晚期性生活等。

5. 分娩经过,如产程长、滞产、巨大儿、骨盆异常、分娩方式为阴道手术产、臀牵引、剖宫产,有关手术的难度以及产褥休息等情况。

6. 流液与腹压增加的关系,如用力屏气、咳嗽、干重体力活等。

三、临床表现

外阴或内裤常沾湿,甚至须用护垫、尿不湿等,影响生活等。尿瘘的主要症状为漏尿。开始漏尿的时间与尿瘘的病因有密切关系。

1. 滞产所造成的压迫坏死性尿瘘,一般在分娩后1周左右开始漏尿,亦有数周后发生者。

2. 由于接产技术不良或产科器械直接损伤所形成的尿瘘,分娩后立即漏尿。

3. 妇科手术损伤,如未及时发现而仅给予简单缝扎,往往术后十天左右,缝线开始脱落时出现漏尿症状。

4. 因放射治疗损伤所致的尿瘘,出现更晚,甚至十余年后才发生。由于放射线的影响而引起的动脉炎是缓慢的进行性纤维化过程,常伴有便血与肛门狭窄。

5. 其他因疾病、外伤等引起者,均可追问到较典型的病史。

四、全身检查及妇科检查

(一)全身检查

慢性病患者由于长期疾病折磨而精神抑郁、营养不良或合并贫血。

对每位尿瘘患者都应进行详细的全身体格检查,评估心、肺、肝、肾功能,以判断能否接受麻醉和耐受手术。

(二)妇科检查

1. 先取膀胱截石术位,用窥器作检查,再作双合诊或三合诊检查。

2. 如瘘孔暴露不良,检查不满意,可改用膝胸卧位,用单叶直角阴道拉钩或双翼阴道窥器的下叶,将阴道后壁向上提起。一般阴道前壁的瘘孔及宫颈均可暴露清楚,即使位于耻骨弓后或高位的瘘孔亦可窥见。

需详细查明瘘孔的部位、大小和数目,阴道瘢痕的程度,尿道内括约肌有无损伤,尿道有无横断或纵裂,尿道是否通畅,尿道的长度,宫颈形状及活动度等。对巨大瘘孔、接近宫颈的瘘孔和侧位瘘孔,特别要注意瘘孔边缘或外翻的膀胱黏膜上有无输尿管开口,对一些合并阴道瘢痕狭窄闭锁,或部位高、瘘孔很小,通过一般检查不能看清者,须借助特殊检查来确诊。

五、辅助检查

1. 白带常规检查。

2. 可疑妇科肿瘤须作细胞学、阴道镜、子宫颈切片或诊断性刮宫等。

3. 尿瘘的辅助检查

(1)探针检查:用子宫探针轻轻自尿道口插入,可测量尿道的长度,了解尿道有无狭窄或闭锁,发现较小的瘘孔,探针可经瘘孔而入阴道。探针还可进入膀胱检查有无结石。

(2)亚甲蓝试验:可鉴别膀胱阴道瘘或输尿管阴道瘘,也可用于辨识肉眼难以看到的极小的膀胱阴道瘘孔。用导尿管将稀释的亚甲蓝溶液注入膀胱,然后夹紧导尿管,观察尿液漏出的部位,有助于小瘘孔的定位。凡见到蓝色液体经阴道壁小孔流出者为膀胱阴道瘘,经宫颈口流出者为膀胱子宫颈瘘或膀胱子宫瘘,如流出的为清亮尿液则属输尿管阴道瘘。在注入稀释亚甲蓝后未见液体经阴道流出时,可拔除导尿管,如此时注入的蓝色液体速即从尿道口溢出,则压力性尿失禁的可能性大。

(3)靛胭脂试验:凡亚甲蓝试验时瘘孔流出的为清亮液体,因而能排除膀胱阴道瘘而疑为输尿管阴道瘘或先天性输尿管口异位者,可进一步行靛胭脂试验加以确诊。此法既可帮助确定输尿管口的位置和输尿管阴道瘘的侧别,又可了解肾脏的功能。

(4)膀胱镜检查:膀胱镜检查能在直视下观察了解膀胱内情况,有无炎症、肿瘤、结核、膀胱结石,并可测知膀胱容量,观察瘘孔与输尿管口的关系、输尿管口喷尿情况等,为手术提供可靠的依据。

(5)泌尿道造影:静脉注入造影剂后拍 X 线片,可了解各部位有无病变以及病变的程度。如肾脏功能良好泌尿道无梗阻,则肾脏、输尿管、膀胱均显影良好。

(6)超声多普勒检查:主要用于诊断膀胱阴道瘘。膀胱内充满盐水,超声多普勒检查时灌注超声介质,存在瘘的膀胱壁可看到喷射现象,其诊断的敏感性可与膀胱镜、尿路造影相媲美,而且无创伤、无放射线。

(7)肾图:通过肾图分析,可了解双侧肾脏功能和上尿路通畅情况。如尿瘘并发一侧肾功能减退和尿路排泄迟缓,即表明为该侧输尿管阴道瘘,如双肾功能皆受损提示有尿路结核可能。

4. 胎膜早破阴道内羊水的辅助检查

(1)阴道 pH 测定:正常阴道 pH 为 3.8~4.5,羊水 pH 为 7.0~7.5,如阴道 pH>6.5 提示胎膜早破,阴道液体为羊水。

(2)阴道液涂片:出现羊齿状结晶为羊水。

(3)羊膜镜检查:看不见前羊膜囊而见先露部头发可诊断,阴道液为羊水。

(4)超声检查:羊水量急剧减少可协助诊断。

(5)生化检查:阴道液中胰岛素样生长因子结合蛋白 -1 诊断胎膜早破特异性强,不受其他液体影响。胎盘 α 微球蛋白 -1 特异性更高,也不受尿液等其他液体影响。

六、鉴别诊断

溢尿或漏尿鉴别:尿液不由自主地随时溢出,有两种可能:一是有异常通道(瘘与畸形);二是虽然尿液从正常的尿道口流出,但不能自动控制,症状同瘘一样。故尿瘘应与各种原因引起的尿失禁鉴别。主要依据是前者尿液自瘘孔经阴道而漏出,后者尿液无控制地由尿道口流出。

(1)压力性尿失禁:压力性尿失禁的主要病变可能是在于尿道内口、尿道括约肌或盆底肌肉松弛、尿道过短或膀胱尿道后角消失,因而当腹压增加时,膀胱内压力高于尿道内压力所致(正常妇女腹压增加时,压力可同时传递至膀胱和尿道近 2/3 端)。压力性尿失禁,往往发生于分娩后、手术后、老年期(性激素缺乏,组织松弛所致),每于劳累后加重。临床上表现为当患者咳嗽、喷嚏、大笑或站立时,尿液立即外流,严重者甚至平卧亦有尿溢出,一般仅见于有阴道分娩史的妇女,但巨大膀胱尿道阴道瘘修补痊愈后亦常后遗此病。检查无瘘孔发现,但嘱患者咳嗽时即见尿从尿道口溢出,此时如用示指、中指伸入阴道内,分别置于尿道两旁(注意不能压迫尿道),用力将尿道旁组织向耻骨方向托起,以恢复膀胱和尿道间的正常角度和尿道内阻力,然后嘱患者咳嗽,如尿液不再溢出,不但可确诊为压力性尿失禁,也提示有手术治愈的可能。检查时必须仔细寻觅瘘孔,必要时做亚甲蓝试验以资鉴别。避免将小的尿瘘误认为压力性尿失禁。

(2)膀胱挛缩:由于结核病灶使膀胱纤维化

变硬无弹性,容量甚小,排尿次数多,膀胱颈部也因挛缩而失去收缩功能,以致尿液无法控制而不断外溢,症状与尿失禁相似。也有些是由于膀胱颈部结核病变侵犯括约肌造成排尿功能丧失,此类患者多有结核病典型的膀胱刺激症状、血尿及结核中毒症状。膀胱镜检查、尿路造影和尿培养可进一步确诊。有时结核性挛缩膀胱也可合并尿瘘。

（3）神经性膀胱功能障碍:是由于调节膀胱功能的中枢神经或周围神经受到损害所引起的排尿功能紊乱。多见于脊髓疾病,如炎症、肿瘤及隐性脊柱裂;偶见于子宫颈癌广泛根治术后的膀胱神经损伤;也见于分娩时胎头滞压过久后膀胱麻痹。临床表现为逼尿肌收缩乏力引起尿潴留,当膀胱过度充盈后部分尿液经由尿道口不自主溢出。泌尿功能障碍主要表现为尿潴留和充溢性尿失禁,检查时无瘘孔存在,尿液系从尿道口溢出,膀胱内可以导出大量尿液。

（4）逼尿肌不协调性尿失禁:是由于逼尿肌出现不自主的阵发性收缩所致。此类不自主收缩亦可因腹内压突然增高而激发,其表现与压力性尿失禁相似,但患者并无器质性病变,其尿液外流不是在压力增高时立即出现,而是在数秒钟后才开始,且当压力解除后仍可继续排尿10~20秒钟。除尿失禁外,此类患者仍有正常排尿功能。

（5）假性尿失禁:是由于炎症引起严重的尿频、尿急,甚至不能控制排尿,通常感染症状明显,有反复发作病史,抗感染治疗有效。

七、治疗原则

目前尿瘘治疗的主要手段是手术,由于致瘘原因不同、情况各异,在个别情况下可先试行非手术疗法,如治疗失败再行手术,此外,对不宜手术者则应改用尿收集器进行治疗。

尿瘘修补的时间应视其发病原因和患者局部和全身情况而异。术时或术后立即发现的直接损伤性尿瘘应争取时间及时修补,否则手术修补时间与缺血坏死性尿瘘相同,即等待3~6个月待组织炎症消失,局部血供恢复正常后再行手术。瘘管修补术失败后也宜等待3个月后再行手术,在等待期间如发现瘘口处有未吸收的缝线应尽早拆除。

1. 疾病所致的尿瘘 泌尿系统结核引起的尿瘘、结石合并尿瘘,宜先经膀胱或瘘孔取石,待

膀胱黏膜炎症消退后再行修补。取石与修补手术可同时进行。

2. 脓肿、寄生虫及白塞综合征所致的尿瘘 先治疗原发病,待疾病痊愈后方可手术治疗,并应采取预防复发的措施。

3. 放射治疗所致的尿瘘 多在放射治疗数年后出现,在术前应首先排除癌肿复发。

4. 尿瘘合并闭经 患者阴道黏膜菲薄,应先用雌激素准备。

5. 先天畸形所致的尿瘘 此种尿瘘的形式多种多样、症状出现早,多见于幼儿,涉及生殖系统与膀胱、尿道的手术宜于成年后再做,涉及输尿管与肾脏的手术可以在幼年期施行。

（石一复）

第五节 阴道排气

部分妇女诉阴道有排气现象。阴道排气可分为生理性排气和病理性排气两种。

一、病史要点

1. 详细询问阴道排气发生的时间、诱因,有无排气时伴阴道排尿、排粪现象。

2. 白带是否增多,色泽有无异常。

3. 有无外阴阴道痒感,有无阴道内使用特殊药物（如泡腾或易产生气体的药物）。

4. 有无腹痛。

5. 有无阴道内异物。

6. 性交频率及时长。

7. 有无糖尿病史、阴道 pH 异常及阴道微生态改变、阴道炎症及泡沫样白带增多。

二、体格检查及妇科检查

1. **全身检查** 注意腹部有无包块、压痛。

2. **妇科检查**

（1）白带色泽、气味,有无泡沫状。

（2）阴道内有无尿液样或粪便、粪水、粪渣样物。

（3）观察及触及阴道前、后壁有无孔穴或可疑孔穴。

3. 三合诊检查盆腔。

三、辅助检查

1. 白带常规检查。

2. 阴道消毒后探针试探有无细小孔穴。

3. 若疑有孔穴瘘口,则采用亚甲蓝试验或钡剂灌肠等了解有无瘘口及部位。

4. 必要时也可作静脉肾盂造影,排除输尿管阴道瘘等。

四、鉴别诊断

1. **生理性阴道排气** 指阴道内正常菌群产生气体,或性交、阴道操作等致气体进入阴道,当体位改变、活动或腹压增加时气体排出阴道。检查时阴道黏膜常正常,无瘘口存在。

2. **粪瘘** 常有不能自控的阴道排气,大便稀薄时排气更明显;若瘘孔小,大便干燥时则可有排气现象,但无粪便排出。阴道窥器暴露阴道时可见瘘口;瘘口小则用探针试探,同时用带手套的手指伸入肛门,则有手指与探针相遇触及感。

3. **气体性阴道炎** 常见有滴虫性阴道炎、细菌性阴道病、嗜血杆菌性阴道炎,宫颈和阴道黏膜出现许多大小不等的气泡,泡内充满气体,主要为二氧化碳或氨气及硫化物,也有不等量的分泌物。患者主诉有"爆裂声",检查时气泡大小不等,从针尖大小至 2cm 不等。

4. **宫颈病变** 宫颈上皮内瘤变和宫颈癌。

5. **妊娠期妇女** 尤其是合并糖尿病者。

6. 性交频、时间长或使用阴道振动器者,空气进入后也易发生。

五、治疗原则

1. 注意个人卫生。
2. 针对性治疗相关阴道炎症。
3. 气泡大者可穿刺。
4. 治疗瘘。

(石一复)

第六节 阴道松弛

正常妇女由于盆底肌肉的作用,阴道口是闭合的。阴道前、后壁常相互对合紧贴,仅阴道两侧有空隙,便于分泌物或经血流出,平时可防止外界的污染。阴道具有很大的伸展性,通常成年女性阴道内可使用阴道窥器,妇科检查时阴道内可放入中指和示指进行检查,此二指直径约 3~4cm 左右。性交时,阴茎直径大约 3~4cm。

当盆底解剖结构破坏时,阴道和阴道口松弛,易引起生殖系统炎症、性感不快、阴道分泌物增多或减少、下坠感、尿失禁等。影响身心健康及生活质量。

阴道分娩的次数越多,松弛的机会也会增多。另外与年龄,尤其是绝经后雌激素下降,也会出现阴道壁组织萎缩,绝经后发生松弛。在性生活时因摩擦的减少,紧握感缺乏,影响性生活满意度,有些在性生活时有排气感,也是松弛的表现。阴道松弛后可伴有阴道壁膨出、尿失禁等。

一、病史要点

1. 阴道松弛发生的起始年龄、发展程度及持续时间。

2. 除阴道松弛外有无其他伴随症状,如下垂感、腰酸、异物脱出感、尿失禁等。

3. 孕、产次数。

4. 分娩方式、产程长短、分娩时间(第一、二产程)。

5. 胎儿大小、新生儿胎头大小、有无巨大儿、是否经阴道分娩。

6. 有无难产或子宫切除史。

7. 有无会阴切开或损伤,以及是否及时修补和修补效果。

8. 产褥过程、休息情况,有无产后过早体力劳动。

9. 有无腹压增加史,如慢性咳嗽、便秘、负重情况,以及上述情况时有无尿失禁、外阴异物感,职业劳动强度(静坐劳动或负重劳动)。

10. 是否绝经,有无卵巢早衰、卵巢切除史。

11. 营养情况及生活习惯(吸烟、饮酒、运动),有无高血压、代谢疾病(糖尿病等)。

12. 有无性生活影响,包括性欲、满足度、有无紧握感。

13. 有无外阴、阴道损伤史,是否及时修复。

二、体格检查及妇科检查

1. 全身情况,身高、体重,有无焦虑、抑郁、孤僻等情绪问题或有痛苦不安表情。

2. 外阴是否闭合或分开；有无阴道前、后壁膨出及膨出程度，有无见宫颈组织，其大小、形状、有无炎症；嘱患者用力屏气时观察阴道前、后壁膨出程度变化及有无见宫颈或子宫部分或全部膨出；用力屏气时有无尿液溢出。

3. 阴道窥器置入阴道难易和松弛程度。

4. 检查者用中指和示指检查时阴道松弛程度和宽敞度，有无阴道紧握感。

5. 子宫颈外口与坐骨棘水平的关系，在其上或其下（尤其在坐骨棘水平下几厘米）。

6. 阴道分泌物多少、性状，或干燥、量少。

7. 宫颈外口及阴道前、后壁，有无炎症、溃破。

8. 放置阴道窥器时有无阻挡感、置入深度、暴露及所见。

9. 外阴有无组织或块状物脱出。

10. 会阴有无旧裂及其程度。

11. 妇科检查时见阴道松弛，前壁和后壁有不同程度的半球形样隆起，触之软而边界不清；肛门指检时示指可进入后壁膨出物内；金属导尿管可在前壁膨出囊内触及导尿管。

三、辅助检查

1. 根据身高、体重测定并计算体重指数（BMI），也可确定有无肥胖。

2. 阴道松弛前、后壁膨出者，分别检查有关器官/组织膨出、脱落及其严重程度。

（1）阴道前壁脱出为阴道前壁膨出，阴道内2/3 膀胱区域脱出为膀胱膨出。

（2）支持尿道的膀胱宫颈筋膜受损严重，尿道紧连前壁下 1/3 以尿道口为支点向下膨出称尿道膨出。

（3）阴道后壁膨出又称直肠膨出。

（4）阴道后壁膨出常伴随直肠子宫陷凹疝，如内容为肠管称为肠疝。

（5）子宫从正常位置沿阴道下降，宫颈外口达坐骨棘水平以下，甚至子宫全部脱出阴道口以外称子宫脱垂。

（6）子宫切除术后如阴道顶段支持结构缺损，则发生阴道穹窿脱垂。

有上述各种情况者，阴道口及阴道均明显松弛，阴道长度可随严重程度而缩短，较广泛采用的盆腔器官脱垂定量分期法，对阴裂长度、阴道总长度等均有量化表示，也可说明阴道松弛和阴道长度等。国内也有仍沿用子宫脱垂分度法，也可显示和说明患者性生活质量、阴裂程度、阴道长度及相关症状等。

四、鉴别诊断

1. **阴道壁肿物**　阴道壁肿物在阴道壁内，固定，边界清。膀胱膨出时可见阴道前壁有半球形样物膨出，柔软，手指检查时可于肿块上方触及宫颈和宫体。

2. **宫颈延长**　双合诊检查阴道内宫颈虽长，但宫体仍在盆腔内，屏气时子宫不下移。

3. **子宫黏膜下肌瘤**　患者有月经过多、月经紊乱、阴道排液或白带异常，宫颈口可见红色硬质的肿块，可有蒂，甚至可脱出阴道外。

4. **宫颈肌瘤和阴道肿瘤**　在阴道穹窿或阴道内肌瘤逐步长大，若不治疗，阴道长期持续受肿瘤扩张而松弛、扩张，分泌物增多或异常。或有性生活出血，阴道缩短或松弛。

5. **慢性子宫内翻**　罕见。阴道内见翻出的子宫体，被覆暗红色绒毛样子宫内膜，完全翻出者两侧角可见输卵管开口，三合诊检查盆腔内无子宫体。常有分泌物增多、水样、浆液性，有继发感染则有黄脓样或脓液。

五、治疗原则

1. 会阴旧裂修补。

2. 宫颈部分切除或宫颈部分切除＋阴道前壁和/或后壁修补术。

3. 子宫切除＋阴道前壁或后壁修补术。

4. 相关盆底手术。

5. 阴道松弛收缩术。

6. 阴道口紧缩术。

（石一复）

第七节　阴道寄生虫

一、阴道血吸虫病

阴道血吸虫病（schistosomiasis）多发生于血吸虫流行区，病原多为埃及血吸虫。由于血吸虫尾蚴穿过皮肤进入血液，成虫由门脉系统进入盆腔静脉丛时,可感染外阴、阴道和宫颈。另外,血吸虫感染膀胱可累及宫颈和阴道上 1/3。青春期以后,血吸虫性损害发生在下生殖系统,成年人中以输卵管、卵巢和子宫受累更常见。

(一)临床表现

阴道肿胀不适,有丘疹及砂样的斑块,可连成片样,呈息肉样或乳头状增生。有时形成溃疡及瘢痕,造成性交困难、性交疼痛、性交后出血及多量阴道分泌物。宫颈、子宫、输卵管也可累及,黏膜上厚斑呈砂粒状,继之钙化。

应注意的是,外阴、阴道和宫颈处因溃疡而致的肉芽肿会增加其他性传播疾病感染的概率,尤其是 HPV 和 HIV 病毒感染。同时要注意与其他慢性炎症如阿米巴病及尖锐湿疣等鉴别。

(二)辅助检查

1. **血常规检查** 嗜酸性粒细胞相对和绝对计数均可明显增高。

2. **寄生虫学检查** 由尿及大便中可找到完好的有尾刺或钙化的虫卵;乙状结肠镜取肠黏膜压片检查,可找到虫卵。必要时做局部活体组织检查。

3. **阴道分泌物** 可查出虫卵。检测阴道分泌物中的嗜酸细胞阳离子蛋白和 IgA 均可辅助诊断女性生殖系统血吸虫病。

4. **组织学检查** 可发现由虫卵壳、多核巨细胞、组织细胞、嗜酸性粒细胞或成纤维细胞组成的肉芽肿。病灶处形成瘢痕、溃疡及钙化。

5. **免疫学检查** 包括皮内试验、迟发性超敏皮肤试验、玫瑰花结形成试验、淋巴细胞转化试验或补体结合试验等检测免疫功能,以及环卵沉淀试验、酶标对流法、酶联免疫吸附试验检测特异性IgG、IgM 和 IgA 或间接血凝试验等来检测抗体。

(三)治疗

本病的预防主要在于粪便无害化处理,在流行区内要消灭螺蛳及扑灭尾蚴。抗血吸虫的药物治疗后阴道局部症状即明显好转。WHO 推荐的药物吡喹酮为首选。提倡联合用药:吡喹酮加提高免疫力的制剂——环孢素 A 或加中草药青蒿素及其衍生物。

二、蛲虫性阴道炎

蛲虫性阴道炎可见于成人、青春期和儿童,以儿童多见。Ponce 在调查一所墨西哥儿童医院的415 例蛲虫病中,发现 78% 患者有外阴、阴道炎,

特别见于学龄前儿童。

蛲虫寄生于大肠,雌蛲虫在夜间宿主入睡后2 小时内自肛门爬出,因温度(34~36℃)和湿度(90%~100%)适宜,故在肛门周围、会阴部和女阴皱褶内大量产卵。雌虫可经阴道口进入生殖系统的各部分,如阴道、子宫颈、子宫和输卵管。由于机械性和化学性刺激以及自身携带的肠道细菌污染可引起局部过敏反应及炎症浸润。虫卵在体外生存的时间较长,手指搔抓或床单上虫卵,因不注意而再次入口,易反复感染。煮沸、5% 石炭酸、10% 来苏液可杀灭虫卵。

(一)临床表现

1. 肛门周围和外阴瘙痒、刺痛,白带增多,可呈黄白色脓性分泌物。

2. 可有轻微的食欲缺乏、腹胀、腹痛及腹泻等消化系统症状。

3. 可有精神不安、失眠、夜惊、夜间磨牙等精神、神经症状。

4. 检查发现外阴部皮肤潮红、抓痕、湿疹,阴道口轻微红肿。

(二)辅助检查

1. **粪检虫卵法** 蛲虫一般不在人体肠道产卵,粪检虫卵法阳性率 <5%。

2. **阴道分泌物检查** 可用阴道口涂片、阴道口擦拭法或阴道分泌物涂片。有患者于阴道分泌物中查到蛲虫卵,进一步用内镜检查发现后穹窿处一雌性蛲虫。

3. **肛周检虫法** 入睡后 1~2 小时,可在阴道口、肛周观察到线头状白色小虫,约 3~12mm。

4. **肛周检卵法** 在肛门四周皱襞上刮取、擦取或粘取污物镜检虫卵。常用透明胶纸肛拭法和棉签拭子法。必须在早晨解便前或洗澡前检查,1 次检出率为 50%,3 次检出率可高达 90% 以上。

(三)鉴别诊断

蛲虫可以合并淋病或其他性传播性疾病,须与淋病等性传播疾病相鉴别。另外,蛲虫性肉芽肿须与肿瘤、结核等鉴别。

(四)治疗

局部清洁、消炎、抗过敏,尽早驱虫,去除病因是治疗的关键。治疗的同时须预防再感染。

三、阴道美丽筒线虫病

美丽筒线虫的中间宿主有金龟子、蟑螂、粪甲虫、蝗虫等昆虫,终末宿主主要为哺乳动物及其他

反刍动物,如牛、羊、马、驴、骡、骆驼、猪、猴、熊、鼠和刺猬等。人是偶然的终宿主。成虫常寄生于终宿主的口腔或食管黏膜下,而寄生于人体阴道黏膜罕见。个别报道了阴道美丽筒线虫病,考虑因为这例农村妇女因生活及卫生条件较差,有盆浴习惯,特别是水资源缺乏,人畜同饮用一塘水而引起本病的发生。

(一)临床症状

成虫寄生于人体阴道黏膜内,虫体移行可引起临床症状。可表现为白带量增多,外阴、阴道瘙痒,异物钻动感。有的患者伴有精神、神经症状,精神不安、恐惧、过敏、失眠、头痛、厌食等。所有这些表现,在虫体被取出后症状即减轻和消失。检查阴道黏膜可见小白疱及乳白色的线形弯曲隆起,有的形成水疱、血疱及溃疡。在可疑部位涂以防腐剂或表面麻醉剂有助于刺激虫体自行爬出。如虫体不能自行爬出,则切开血疱或用消毒针挑破黏膜可拽出虫体。

(二)诊断

根据患者饮食卫生习惯、局部和全身表现,以及从阴道局部找出虫体可以确定诊断。

(三)治疗

手术取出虫体。可予甲硝唑口服,或是阴道冲洗后放置甲硝唑。

四、阴道爱胜蚓病

爱胜蚓为寡毛类蚯蚓,通常在肥料堆中营生,在住房内的潮湿下水道附近也可见到,以腐烂有机质为食。患者主要表现为瘙痒感,无其他症状,虫体自行排出后痒感消失。该虫体也可从粪便、尿道排出,但该种虫体以何种方式进入人体、以何种方式传播,均有待研究。

五、其他寄生虫病

有报道,棘球蚴可寄生于阴道;阴道后穹窿发现包虫;在宫颈-阴道巴氏涂片上发现蛔虫和旋毛虫的虫卵,但这两种圆形蠕虫是否能引起阴道炎尚有争议;细颗粒棘球绦虫累及直肠阴道隔并引起直肠阴道瘘;螨可引起节肢动物性阴道炎。

(石一复)

第二十六章

乳 房 症 状

第一节　正常女性乳房发育

出生后乳腺因对尚存的母体激素反应而增大,称为新生儿乳房增大,约在出生后 2 周乳腺增大达高峰,个别可有乳头流出初乳样液体,称新生儿乳。早产儿乳腺的反应不及成熟儿明显。在激素静止期乳腺无生长活动。乳房发育常先于月经初潮。

8 岁以后,则逐步开始新的乳腺生长活动。首先是乳晕明显增大,此是一种成熟的标志。女性第二性征中乳房初长,平均年龄为(10±2)岁,9~10 岁乳晕充血、色素沉着,12~13 岁乳头色素沉着。乳房自 10 岁左右开始发育,至青春期末发育完全成熟可分为五个阶段:①仅见乳头凸起;②乳房及乳头轻微隆起,乳晕扩大,状如蓓蕾;③乳房及乳晕进一步扩大,凸出,形似山峰高耸;④乳头及乳晕形成第二高峰,与乳房衬托显得突出;⑤乳房发育完全,此时乳晕变平,不似第四阶段显得突出。

儿童及青少年时不应忽视对乳房的检查,包括大小、对称、发育等。乳房发育与种族、发育、营养、内分泌、年龄、月经周期、炎症、损伤、肿瘤等因素有关。

一、病史要点

1. 了解女性乳房发育的过程、时间、大小。

2. 乳头大小、对称、乳头凸起、扁平或凹陷、皲裂,乳晕大小、色泽。

3. 月经周期乳房自觉症状,乳房胀感、触痛、有无结节。

4. 有无非孕期及产后溢乳,产后泌乳量,有无泌乳不畅、溢乳或血性分泌物。

5. 乳房有无痒感、渗出液、破溃,乳晕有无湿疹痒改变。

二、体格检查及乳房检查

1. 全身状况及一般体格检查,全面观察女性身材、体型和发育、营养状况,尤其注意有无内分泌障碍现象。

2. 乳房检查

(1) 观察大小,是否对称(包括乳房、乳头),有无皮肤破溃、湿疹样及橘皮样改变。

(2) 触诊有无肿块、结节,有无触痛,所在部位。每侧乳房检查四个象限及乳头、乳晕,同时检查腋下淋巴结等有无肿大、触痛、边界、活动度。挤压乳房,检查有无溢液、血性分泌物、出血等。

(3) 妇科检查:观察外阴发育、阴毛分布等;对发育较成熟者可作肛门腹部联合检查,了解子宫及盆腔情况;已婚者可作双合诊、三合诊检查及窥器检查阴道和宫颈情况。

(4) 自我检查乳房方法:掌握自我检查乳房方法可及早发现乳房异常。

每于洗澡或更换内衣时,可自己触摸或对着镜子观察双侧乳房是否等大、对称、外形有无改变,皮肤有无橘皮样凹陷,乳头位置有无改变,有无分泌物;仰卧位,肩下垫小枕头,一侧手臂上举,另一侧手指由外向内、自上而下的顺序触诊乳房内侧半边,直至外侧时手臂放下。

三、辅助诊断

1. 乳房大小测量,用软皮尺通过乳头顶端横量及直量,两者之乘积为一个乳房单位,左、右侧乳房分别测量。

2. 乳房超声检查。

3. 内分泌功能测定。

4. 乳腺分泌物细胞学检查。

5. 乳房活检。

6. 乳房钼靶或 X 线检查。

7. 染色体检查。

8. 肿瘤标记物测定。

四、鉴别诊断

(一)乳房生理性变化

1. 新生女婴在出生 1~2 周内乳房轻度肿大，少数乳房还会分泌乳汁，此因胎儿在子宫内受母体激素的刺激，使乳腺增生，出生后体内雌激素水平骤降，致使乳汁分泌。一般不需处理，数日后可自行消失，切忌用力挤压，以免乳腺感染。

2. **青春期乳房肿痛** 青春期开始阶段即可出现乳房肿痛。月经初潮后，多发生于经前几天，月经后自行消失。乳房肿痛受周期性激素水平波动的影响，程度因人而异，与激素分泌有关，也与血液及淋巴循环致细胞外液张力增高水钠潴留有关。肿胀时乳房丰满而结实，触之结节感，乳头易勃起，触痛。有因不能忍受胀痛或内衣摩擦引起疼痛而求医者，一般易诊断，但若乳房有结节，须与肿瘤鉴别。可在月经间歇期复查，因此时生理性乳房结节最少，甚至消失，若为肿瘤则持续存在。B 超、钼靶乳房检查有利于鉴别。

3. **青春期乳房增生过长** 多见于青春期开始后，表现为乳房持续迅速增大，呈悬垂状，影响外观及日常活动及社交等，也可因乳房增生过长出现忧郁、害羞，远离人群和性情孤僻。常与激素刺激有关，也与抚摸有关，增大不明显时可用乳罩支托，若妊娠后则增大更明显。

4. **乳房发育不对称** 两侧乳房有较为明显的发育不对称，可能与两侧乳房对体内激素的敏感性不一有关。发育成熟后两侧乳房大小和外形渐趋一致。一般可用乳罩矫正，少数需在乳房发育成熟前手术矫正。激素治疗无效。

5. **乳房增生不良（发育不良）** 包括乳房和乳头发育不良，常见于卵巢功能正常的女性，但以卵巢发育不良者较明显和多见。乳房发育不良者，月经可正常，也可因卵巢发育或功能不良而致月经异常、经量少、稀发，甚至闭经等。此类乳房发育不良轻度者，妊娠期乳房也可增大及泌乳，断奶后又恢复到原来大小。乳房发育不良者可用雌激素刺激治疗。

6. **青春期乳房萎缩** 常见于减肥、节食的青少年者，发生厌食症，体重下降明显，内分泌改变，月经失调、稀发、闭经，乳房萎缩，乳房皮下组织和支持组织明显减少，皮肤松弛皱缩，外观与老年人乳房相同。

7. **溢乳** 除生理性泌乳期、妊娠、产后期及哺乳期，以及新生儿溢乳者外，有乳汁溢出，则为病理性。应考虑药物作用，如服用氯丙嗪、利血平、抗精神病药以及作用周围神经的口服避孕药，外源性雌激素，绒毛膜促性腺激素等可引起溢乳；中枢性或周围性刺激如垂体肿瘤、血中催产素分泌增多、周围性刺激乳头、吸吮乳头及按摩乳房等使丘脑下部 - 垂体轴兴奋而有泌乳；高泌乳素血症等均可引起泌乳或溢乳。实际除生理性外上述药物性、中枢或周围性刺激，高泌乳素血症等均应属病理性情况。

8. 绝经后乳房萎缩。

(二)乳房疾病

1. 乳房先天性畸形

(1)无乳房、无乳头：此类少见，有遗传性，无乳头可单独出现，也可与乳房其他畸形同时出现，也可与胸壁畸形并存。无乳房、无乳头可单侧性或双侧性。个别为无乳头，同侧上肢过短、蹼指、胸大肌缺失和肋骨畸形并存，称为 Polang 综合征。

(2)多乳房、多乳头：在胚胎发育过程中，乳腺胚原基退化，仅剩下一对乳房，此为正常现象；若胚原基持续存在或退化不全，则形成多乳房和多乳头，一般以多乳头多见，又称副乳和副乳头。副乳头及副乳以乳线部为多见，单个或多个，单侧或双侧，以腋窝为多见。副乳内多不含腺体，如含有腺体，则与正常乳房具有同样的生理及病理变化。

2. **性早熟** 一般女孩在 8 岁前出现乳房增大、阴毛生长、腋毛生长等第二性征表现的任何一种或一种以上者，称为性早熟；初潮开始于 10 岁以前也可称女性性早熟。

性早熟分真性和假性性早熟。真性性早熟也称完全性性早熟，指机体正常成熟过程提前，过早建立丘脑 - 垂体 - 卵巢轴的功能，有排卵性月经及生育力。假性性早熟有两种：①不完全性同性性早熟，系指下丘脑 - 垂体 - 卵巢轴正常功能尚未发育成熟前，仅因垂体外促性腺激素或雌激素分泌过多所致，第二性征发育出现在卵巢正常发育之前，可有生殖器发育，乳房发育，阴毛、腋毛生长，可有无排卵性月经，无生育力；②不完全性异型性性早熟,由卵巢或肾上腺疾病引起雄激素分泌过多,性特征多与女孩体表不符。

性早熟诊断的目的是确定病因,针对病因进行治疗。主要治疗药物有 GnRH-a、孕激素、肾上腺皮质激素等。辅助检查:包括激素测定、生殖内分泌测定、17-酮类固醇及 17-羟皮质类固醇测定;X 线检查骨龄及超声、MRI 检查,必要时做腹腔镜协助诊断。

3. 乳房炎性疾病

(1)新生儿乳腺炎:新生儿常出现一过性乳房肿大,发生乳腺炎,若为化脓性应切开排脓。

(2)急性乳腺炎:常因排乳不畅、乳头皲裂等易致感染,形成急性乳腺炎,局部红肿、硬结、温度升高,患者全身不适、畏寒、发热,局部有波动感,深部、浅部有脓肿,应及时切排引流。急性乳腺炎应与炎性乳腺癌、晚期乳腺癌鉴别。

4. 乳房肿瘤

(1)乳房良性肿瘤

1)多见于成年女性,青少年少见。青年女性乳房囊肿多继发于外伤性脂肪坏死,可与皮肤粘连,使皮肤凹陷,易误认为乳腺癌。

2)纤维腺瘤:青年女性多见,增大迅速,单个或多个生长。卵巢激素水平降低后,肿瘤即缩小。

3)神经纤维瘤:可发生于乳晕、乳头周围及皮下组织。

(2)乳房恶性肿瘤

1)乳腺导管内癌:青年时多为囊性,实性少见,主要是乳头分泌浆液性或血性液,可单侧或双侧,恶变率约 40%。

2)乳腺癌:有家族史,与 *BACAI* 基因有关。

3)乳房皮肤 Paget 病:也称湿疹样癌。

5. 乳房不发育 多见于染色体及内分泌异常,如性腺发育不全、垂体功能不全、两性畸形、肾上腺皮质增生症、胸壁 X 线照射破坏乳芽均可导致乳房不发育。一般女孩超过 14 岁不发育者,可能为乳房不发育,应寻找原因。月经正常而乳房不发育常为乳房增生不良;乳房不发育伴有原发性闭经可能是下丘脑-垂体轴功能不全或性腺发育不全;与继发闭经同时存在而第二性征正常者,可能为卵巢肿瘤或肾上腺肿瘤。肾上腺皮质增生症及染色体异常所致性腺发育不良也可导致乳腺不发育。

6. 乳头及乳晕疾病

(1)乳头凹陷:常影响哺乳。正常乳头圆锥形,突出在乳房表面正中,周围有色素沉着的乳晕。妊娠后乳晕有蒙氏腺,多少不定。乳头对性刺激有作用。

(2)乳头皲裂:多因吸吮所致,严重时有出血、疼痛而影响乳汁分泌,并易继发感染。

(3)乳晕也可发生血管瘤、血管内皮瘤。

(4)乳头和乳晕 Paget 病:常为孤立、界限清楚的斑,表面呈湿疹样,经皮肤活检确诊后应手术治疗。应与湿疹样皮炎鉴别。

7. 乳房损伤性疾病 乳房位于胸腔前面易受伤,多发生于运动、车祸、手术等时,受伤后易致血肿、撕裂、感染等,导致乳房脂肪坏死、乳房皮肤瘀斑、乳房肿块。

8. 席汉综合征 因产后大出血引起垂体、甲状腺、性腺功能低下,出现消瘦、畏寒、体弱、闭经、性欲降低、乳房萎缩等。

9. 乳房其他疾病 女性与梅毒者性接触,50% 可被感染一期梅毒,也可见于乳房,并伴有局部淋巴结肿大,开始为丘疹,很快溃破,大小如米粒至 10cm 不等,典型者圆形、椭圆形、边界清,周围堤状隆起,创面平,稍高出皮面,呈肉红色的糜烂面,上有少量渗液。不经治疗,3~8 周可自行消失,实际是假性愈合状态,病变会继续发展。应积极治疗,控制其发展。一期梅毒又称硬下疳,出现 1~2 周后,一侧或两侧腹股沟淋巴结肿大、质硬、不融合、不痛、表面无红肿、化脓。

五、治疗原则

1. 乳房生理性变化与内分泌、种族、营养等有关。应向患者说明其为正常生理变化,不必惊慌。

2. 乳房大小变化超过正常变化者,可手术治疗。

3. 有些可植入假体,行整形手术。

4. 部分乳房发育小者可使用雌激素刺激治疗。

5. 乳房良性或恶性肿瘤者,请乳腺外科进一步诊治。

6. 两性畸形由儿科及内分泌科进一步诊治。

7. 乳房疾病虽与妇产科、内分泌等密切有关,也是妇产科常见症状之一,但主要由外科诊治处理。

(石一复)

第二节　乳头溢液

一、定义

乳头溢液是指未分娩或停止哺乳半年后的妇女，乳头自发性出现液体溢出，是一种非妊娠期的病理性泌乳。乳头溢液多见于 20~35 岁妇女，在儿童和不孕妇女中相对少见，若发生于儿童，则多见于婴儿和青春期女孩，偶可发生于男性。

分泌的液体可以是乳状、浆液性、血性液体等。当乳头溢液是自发性的，且症状显著时，应予以重视。如把挤压乳房有乳汁样液体溢出也列入乳头溢液，则乳头溢液有很高的发病率。生理性溢液是指妊娠期和哺乳期的泌乳现象；病理性溢液是指非妊娠哺乳状态下出现一侧或双侧乳头的溢液现象，乳腺疾病较多见，但在女性不孕不育患者中也占有一定比例。根据溢乳的发生情况，可分为自主性溢液（无挤压乳房的状态下出现溢乳）和激发性溢液（挤压乳房时出现溢乳）。

二、病因

乳腺是内分泌靶器官，雌激素促使乳腺管增生，乳头、乳晕着色；孕激素促进乳腺腺泡发育。乳腺组织的分泌细胞合成乳汁并分泌到腺泡腔，这个过程称为乳汁分泌；腺泡腔中的乳汁，通过乳腺组织的管道系统逐级汇集起来，最后经乳腺导管和乳头管流向体外，这一过程叫作排乳；乳汁分泌和排乳这两个过程合称泌乳。

妊娠时胎盘分泌大量雌孕激素，进一步促进乳房发育，但抑制乳汁生成、分泌。妊娠末期，尤其在接近分娩期，挤压乳房可有少量淡黄色稀薄液体溢出称为初乳。分娩后，体内雌孕激素水平迅速下降，解除对乳汁生成的抑制。脑腺垂体分泌的催乳素、促肾上腺皮质素、生长素等作用于已发育的乳腺，从而引起乳汁分泌；吮乳刺激通过神经径路，经下丘脑作用于脑腺垂体，促进上述激素分泌；同时促使后叶释放催产素，使腺泡腔周围的肌上皮细胞收缩，以促进排乳。

某些疾病如脑垂体器质性改变、功能紊乱或长期服用一些药物等，使体内催乳素水平升高，通过其在乳腺组织上的相应受体作用而影响乳腺的乳汁分泌，促进乳腺酪蛋白和乳白蛋白的生成，最终可引起乳腺小叶增生、巨乳和溢乳。同时高催乳素血症会抑制下丘脑 - 垂体 - 卵巢轴功能导致闭经。

乳房疾病导致的乳头溢液主要是局部炎症、肿瘤细胞异常分泌导致局部渗出积聚在腺泡腺管到一定程度或受到外力压迫通过乳腺导管、乳头管流出。

总结原因可归纳如下：

1. **生理性溢乳**　如机械性刺激、生育期始末阶段、哺乳期后、压力因素等。

2. **药物性溢乳**　药物是引起溢乳的常见因素。一些药物可通过阻断多巴胺和组胺受体，耗竭多巴胺，抑制多巴胺的释放及刺激泌乳素分泌而引起溢乳。含雌激素的口服避孕药可通过抑制下丘脑分泌泌乳素抑制因子及直接刺激垂体泌乳素细胞而引起溢乳。

3. **垂体肿瘤**　垂体肿瘤是引起溢乳最常见的病因，通过产生泌乳素或阻断多巴胺从下丘脑至脑垂体分泌的通路，从而导致高泌乳素血症。泌乳素瘤是垂体肿瘤中最常见的类型，与溢乳、闭经和显著的高泌乳素血症相关。

4. **下丘脑与垂体病变**　下丘脑病变（如颅咽管瘤、原发性下丘脑肿瘤、转移瘤、组织细胞增生症 X、结核、空蝶鞍综合征）和垂体病变（如外伤等）是产生溢乳的重要原因。这些病变可破坏产生多巴胺的神经元，并能阻断多巴胺从下丘脑至垂体的通路，导致多巴胺对泌乳素细胞的抑制作用解除。下丘脑 - 垂体区域的许多病理和生理变化都可能影响多巴胺的分泌，从而导致高泌乳素血症。

5. **甲状腺及其他内分泌腺疾病**　原发性甲状腺功能减退症是引起儿童和成人溢乳的一个罕见原因。甲状腺功能减退时，下丘脑产生大量的促甲状腺激素释放因子，这种因子在刺激垂体分泌促甲状腺激素的同时，也能刺激垂体泌乳素的过量分泌而造成溢乳。溢乳偶可见于甲状腺功能亢症，这可能是由于雌激素结合球蛋白水平增加或雌激素代谢异常所致。其他导致溢乳的内分泌疾病如肾上腺肿瘤、卵巢肿瘤、异源性泌乳素分泌综合征等，在临床上均少见。

6. **慢性肾衰竭**　约 30% 的慢性肾衰竭患者，因肾脏对泌乳素的清除率下降致血中泌乳素水平升高引起溢乳，这种情况较为罕见。

7. 神经刺激 某些部位特别是胸部的皮肤受刺激,包括周围神经损伤引起的剧痛,都可以通过神经传递到下丘脑而引起泌乳素增高,如胸部手术、灼伤、胸背部的带状疱疹等。此外,乳房的经常性刺激,如慢性乳房脓肿、囊性乳腺瘤,尤其是婴儿经常性吮吸乳头者,会由于长期神经刺激而造成内分泌控制失调,引起溢乳。严重精神创伤以及明显的生活习惯的改变,也可造成一过性的溢乳。

8. 特发性溢乳 为无明显原因的溢乳症,一般见于溢乳而月经正常、生殖器无萎缩的女性患者,可能是乳腺组织对生理水平的泌乳素敏感性较高所致。

9. 其他

(1)乳腺手术后短期内出现自发性乳头溢液、乳腺导管造影后。

(2)乳腺导管乳头瘤。

(3)乳头状癌。

三、病史询问和体格检查

(一)病史询问

1. 最初发现溢乳的时间及规律 50岁后病理性溢液者,乳房恶性疾病发病率明显升高;而生理性溢液多在生育期早年。应询问溢乳和月经之间的关系。

2. 乳头溢液的性状及其改变 溢液是浆液性、黏液性、乳汁样、脓血性,无色、乳白色、淡黄色、暗红色等。通常内分泌疾病导致的乳头溢液浆液性和乳汁样多见。

3. 溢乳侧别 单侧还是双侧,通常双侧溢乳则乳房恶性肿瘤的可能性较小。

4. 有无合并肿块 如果有,应仔细询问肿块的变化,其表面皮肤如何,有无疼痛、乳房整个外形改变等。

5. 是否有局部异常的淋巴结肿大 尤其是腋窝和锁骨下淋巴结。

6. 是否定期乳房自我检查。

7. 妊娠和生育史 如果有分娩史询问有无哺乳及时限。

8. 月经有无改变 如果月经稀发逐步加重为闭经,通常考虑闭经 - 溢乳综合征。单纯乳房疾病很少月经改变。

9. 体重指数 目前的体重指数及体重是否改变。

10. 是否有视物模糊和头痛症状 如果有要考虑脑垂体部位的疾病。

11. 药物使用史 询问有无药物使用史,尤其是精神类药物、激素类药物等。

12. 家族史 询问有无家族肿瘤史,尤其是一级亲属的乳腺肿瘤、卵巢肿瘤等病史。

13. 诱发因素 需注意溢乳患者是否存在衣物、哺乳及性生活对乳房的刺激。

14. 社会心理因素 社会心理应激可能是引起溢乳的潜在因素,需要注意。

(二)体格检查

首先检查溢液的情况,也称乳诊,明确单一或多个导管有溢液(乳)。观察乳头溢液的性状、量、侧别、单孔还是多孔、自发还是激发、有无触痛、是否合并乳房肿块等。溢液量的评估可分为5个等级。(+++): 不用挤压,自然流出;(++): 轻压时,丝状喷出;(+): 强压时流出 2~3 滴;(±): 强压时勉强可见;(-): 压迫亦不见溢液。治疗后评估乳头溢液量可作为治疗效果的评价参考。

1. 一般检查 包括患者的身高、体重和生命体征。生长缓慢提示垂体功能减退、甲状腺功能减退、慢性肾衰竭;巨人症 / 肢端肥大症提示垂体肿瘤;心动过缓提示甲状腺功能减退;心动过速提示甲状腺功能亢进;此外,还应检查胸部是否存在局部刺激、感染或外伤。

2. 乳腺检查 注意乳腺是否有结节以及分泌物的性状。

3. 相关症状的检查 若存在视野缺失、视神经盘水肿等提示垂体肿瘤、颅内占位性病变;若存在甲状腺肿、毛发粗糙、皮肤干燥、黄皮病、黏液性水肿等提示甲状腺功能减退;若存在甲状腺肿、手颤、眼球突出等提示甲状腺功能亢进;若存在多毛、痤疮等提示慢性雄激素过多伴发高泌乳素血症。

四、辅助检查

(一)激素测定

1. 催乳素测定 一般要求检查者 3 个月内未服用激素,抽血前休息至少 10 分钟,避免剧烈运动。因催乳素呈脉冲性释放,各时间段的水平相差较大,所以检查催乳素时应在早上 8 : 00~10 : 00 抽血,避免生理性升高的假阳性;另外,抽血前 1~2 天避免乳房刺激,尤其是乳头刺激,抽血前也不要做乳房检查,以免刺激乳房使催乳素升高;需要注意患者精神紧张时也会造成催乳素升高。如果异常,建议重复检查一次为宜。

2. 雌激素、孕激素、雄激素、促卵泡素和黄体生成素测定,有助于判断生殖内分泌的总体情况,同时也能了解和月经周期的同步性。

3. 其他垂体激素水平测定。

(二)病理学检查

1. **溢液细胞学检查**　溢液细胞学检查简单、方便,能早期发现乳腺癌,容易被患者接受。有人认为所有乳头溢液均应常规行细胞学检查,但非选择性常规细胞学检查阳性率较低,因为脱落细胞皱缩变形,容易导致假阳性或假阴性。

2. **肿块针吸细胞学检查**　乳头溢液伴有乳内肿块者,针吸细胞学检查对乳腺癌的诊断正确率可达 96%;但对乳头溢液的良性疾病的正确诊断率则较低,需综合临床所见及其他辅助检查。

(三)影像学检查

1. **近红外线乳腺扫描检查**　对乳晕区导管疾病所引起溢液的阳性诊断率可达 80%~90%。

2. **乳腺 B 超检查**　对良性乳腺疾病的病因诊断符合率可达 80%~90%,可见到扩大的乳管、极小的囊肿,包括部分管内乳头状瘤或充盈缺损情况,对乳腺恶性疾病的诊断符合率达 70% 左右。

3. **乳腺钼靶检查**　乳腺钼靶检查具有照片图像清晰、对比度适宜等优点,可清楚显示乳房内小于 1cm 的结节性病灶,并可准确定性、定位。其辐射剂量已降低至对人体无损害。因此,乳腺钼靶摄影被推荐在乳腺癌手术前帮助明确肿瘤的位置、肿瘤的浸润范围、有无多发癌灶以及对侧乳腺的情况。

4. **选择性乳腺导管造影检查**　尤其适用于有乳头溢液而体格检查无肿块及其他特征,或其他检查均为阴性者。选择性乳管造影可显示病变的导管,确定其位置,利于手术切口选择,但对病变的诊断价值不大。

5. 纤维乳管镜检查

6. 潜血试验

7. **其他生化检查**　CEA。

(四)其他检查

1. **脑部 CT 或 MRI 检查**　主要适用于怀疑脑垂体部位有病变者,评估有无肿瘤和空蝶鞍区。

2. **盆腔超声检查**　评估盆腔内子宫形态和双侧附件情况、卵巢窦卵泡和排卵情况、有无盆腔肿块等。

五、鉴别诊断

1. **生理性溢乳**　绝大多数属于激发性溢液,于挤压、按摩乳头周围乳管后出现溢液,或溢液出现与妊娠、哺乳及排卵期有关。溢液通常为清亮无色、浅黄透明或乳样。可发生在单侧或双侧乳房,溢液常出现于多个乳孔。

2. **产后性高催乳素血症**　继发于妊娠、分娩、流产或引产后者,催乳素一旦升高后不易下降。主要表现为溢乳明显,无排卵和子宫、阴道萎缩。血清催乳素明显升高,雌激素水平低下。

3. **药物性溢乳**　长期服用氯丙嗪、甲基多巴、哌嗪类、奋乃静、氟哌啶醇、利血平等药物,主要抑制下丘脑多巴胺,促使垂体分泌催乳素增加,同时对 GnRH 的暂时性抑制,引起闭经溢乳。停药后多数症状逐渐消失。

4. **刺激性溢乳**　如经常玩弄或吸吮乳头、胸部带状疱疹、严重的精神创伤、突然的生活习惯改变等因素,也可促进催乳素的分泌,导致催乳素出现一过性的增高而引发溢乳。

5. **垂体肿瘤**

6. **乳房囊性增生**　多见于育龄妇女。部分患者溢液为淡黄色、黄绿色、棕色,血性或无色浆液样。此病有两个特点:一是乳房周期性胀痛,在月经前期比较明显或加重;二是合并有多发乳房肿块,可一侧或双侧,可局限或分散。肿块呈结节状且大小不一,和周围组织界限不清,质地韧,与皮肤无粘连,肿块在月经后可有缩小。由于患者月经周期不受影响,不影响受孕。

7. **乳腺导管扩张症**　好发于 40 岁以上非哺乳期或绝经期妇女,乳腺导管扩张为其基本病理病变,临床表现较为复杂,有急性期、亚急性期、慢性期的炎症性表现,因此很容易误诊。多数首发症状是乳头溢液。溢液的颜色多为棕色,少数为血性溢液。若并发感染时,肿块局部有红、肿、热、痛的炎症表现。B 超检查提示导管呈中度至高度扩张,粗细不均,迂曲走行,少数可呈囊状或梭状扩张,管腔中央可有碎片形成的回声影。肿块针吸细胞学检查常可找到坏死物、脓细胞、浆细胞、淋巴细胞、泡沫细胞等,有助于鉴别。

8. **乳管内乳头状瘤**　以 40~50 岁者多见,

75%的瘤体发生在邻近乳头的部位,瘤体小,带蒂而有绒毛,且有很多壁薄的血管,故易出血,常为血性、浆液血性或浆液性溢液。一般仅累及一支导管,按压乳晕区某一"压液点"时乳头才有溢液,有时患者仔细触诊乳房,可发现乳晕下有樱桃大的包块,质软、光滑、活动。乳腺导管造影表现为大导管内有圆形或卵圆形充盈缺损,多为单发也可多发,可引起导管不完全阻塞或中断,近侧导管扩张。

9. 乳腺癌 当溢液来自单侧单一乳管,呈浆液、血性、红褐色或水样,细胞学检查异常,无论乳房 X 线或乳管造影的结果如何,应首先考虑乳腺癌的可能。乳腺癌起病缓慢,患者在无意中发现无痛性乳房肿块,多位于内上限或外上限,逐步增大;晚期病变部位出现橘皮样皮肤改变及卫星结节;腋窝淋巴结如转移则肿大、质硬,随病程进展彼此融合成团。要注意一级亲属的卵巢癌、乳腺癌和结肠癌的病史。

六、治疗原则

溢乳作为主要症状来就诊于不孕不育科的女性患者并不多见,通常以闭经-溢乳综合征的表现或更多以闭经的主诉求诊。但随着乳腺疾病的年轻化和生育年龄的推后,以及紧随生育后面的哺乳问题,要求我们在临床过程中不可忽视这一症状,需要及时治疗或分诊到外科治疗。

一般乳汁样溢液者可去除机械性刺激、停止或更换药物、测定 PRL;有色乳样溢液(乳)须排除血性溢液,年龄 >35 岁者排除其他病变;凡考虑非妇产科所致者及时转乳腺外科处理。

1. 药物性溢乳停药 3~6 个月通常可以自愈。

2. 刺激性溢乳需要治疗刺激源的根治和消除。

3. 产后性高催乳素血症目前病因不明,没有特效药物,部分患者只能雌孕激素序贯替代治疗。有报道患者再次怀孕完全恢复正常。

4. 垂体催乳素瘤较小者首选溴隐亭治疗,通常 3 个月明显显效。肿瘤较大或对药物无效者,需要手术治疗。

5. 乳腺导管扩张症最好获得组织学证据。如果药物无效者或怀疑恶性者需要手术治疗。

6. 乳管内乳头状瘤有 6% 左右的恶变率,应及早手术。

7. 乳腺癌根据期别和高危因素等遵循乳腺癌临床诊治指南治疗。

8. 溢液(乳)多者的对症处理是戴衬垫。

(徐春林 杜 辉 黄秀峰 石一复)

第三节 乳房胀痛

一、定义

乳房胀痛主要是指乳房出现的饱满、肿胀、疼痛或触痛的症候群。女性乳房胀痛的原因主要有两方面,即生理性胀痛和病理性胀痛。女性乳房胀痛在一般情况下都是正常的生理变化,往往是月经前期、妊娠期及分娩后的暂时性表现。某些器质性病变如乳腺小叶增生、乳腺管性疾病,以及一些肿瘤性疾病如乳癌、转移性乳癌、乳癌晚期等,都可以出现乳房胀痛。

二、发病机制

1. 雌激素、孕激素、催乳素等可以引起乳腺导管上皮和纤维组织不同程度的增生,以及乳腺局部神经功能紊乱,从而引起乳房胀痛。

2. 乳房的局部炎症、感染,常伴随乳房胀痛。

3. 乳腺淋巴潴留、静脉充盈和间质水肿等各种原因引起乳腺导管不畅,乳汁流出受阻。

4. 乳腺癌等肿瘤侵犯、压迫乳腺组。

5. 产后乳胀是由于产后泌乳不能及时排出导致乳房胀痛。由于激素的作用,大部分产妇产后开始分泌乳汁,分泌的乳汁存留在腺管内,刺激乳腺周围组织,从而引起乳房内静脉充盈、间质充血、淋巴潴留、乳腺导管不通畅可发生乳房胀痛。常见的相关因素:

(1)新生儿吸吮过迟:产后未能及时有效地给予新生儿按需哺乳易造成乳房胀痛。

(2)产妇乳头扁平、凹陷:是影响产后母乳喂养的重要原因之一。产妇在产前检查时未能及时纠正这些缺陷,分娩后婴儿含乳困难,不能做到早吸吮,导致乳汁排出受限,造成乳房胀痛。

(3)分娩后伤口疼痛、哺乳知识缺乏、哺乳姿势错误均可引起哺乳方式错误,乳汁排出受限,造成乳房胀痛。

三、病史要点

包括患者年龄、疼痛类型、与月经的关系、持续时间及疼痛位置等,并应注意那些虽然疼痛感觉位于乳房,但实际上是乳房之外的某一部位与乳房有关部位的疼痛,应当予以鉴别,如胸壁肌肉疼痛、肋软骨症状、肋骨骨折、带状疱疹疼痛等。

四、查体与辅助检查

查体及相关检查的目的是及时明确乳房胀痛是由于某些生理因素引起,还是存在乳腺疾病引起的病理性乳胀的可能。

1. 查体应注意乳房胀痛是否伴随有乳房肿块、乳头溢液、局部皮肤改变、淋巴结肿大等。

2. 可酌情行激素水平、乳腺超声、钼钯摄片等相关检查,以除外相关疾病。

五、鉴别诊断

1. **青春期乳房胀痛** 一般发生于 9~13 岁女性,此时乳房开始发育,常会有轻微的胀痛感。初潮后,随着乳房的发育成熟,胀痛一般将自行消失。

2. **经前期乳房胀痛** 是指月经来潮前 7~14 天(即在月经周期的黄体期),出现乳房饱满、肿胀及疼痛不适,以乳房外侧边缘及乳头部位为重。严重时疼痛可放射至腋窝及肩部,可影响睡眠。叩诊时乳房敏感、触痛,有弥漫性坚实增厚感,有时可触及颗粒结节,但缺乏局限性肿块感觉,经期后完全消失,下一周期又重新出现,但症状及体征的严重程度并非固定不变。如发生乳腺小叶增生,则可能在整个月经周期有持续性疼痛,经前加剧。临床上单纯经前期乳房胀痛症状较少见,往往伴随经前期综合征的其他症状出现。

3. **孕期乳房胀痛** 部分女性在怀孕 40 天左右的时候,由于胎盘及绒毛大量分泌雌激素、孕激素、泌乳素,致使乳腺增大而产生乳房胀痛,重者可持续整个孕期。

4. **产后乳房胀痛** 产后泌乳,如不能及时吮吸排空乳汁则造成乳房胀痛。临床表现为一侧或双侧乳房充盈、饱满、局部胀痛,不能触碰,甚至有硬结,较重者可出现体温升高、活动受限、全身不适等,如乳房胀痛进一步发展,有可能形成化脓性乳腺炎;乳腺炎的发生会影响产妇休息、睡眠、饮食及活动,使新生儿不能有效地母乳喂养,甚至导致母乳喂养失败,造成产妇及家属紧张、焦虑。及时诊断与合理处理,使乳汁排出顺畅后乳房胀痛可自行缓解或消失。根据乳房肿胀的程度可以分为 4 型:Ⅰ型:乳房内乳腺管道通畅而出口欠通畅者,乳房无硬结、无压痛;Ⅱ型:乳腺管部分不通畅,乳房间隔有硬块,局部皮肤轻度红润,有压痛感;Ⅲ型:乳腺管全部不通畅,乳房坚硬如一圆饼,局部皮肤红肿并向外浸润扩大,有明显触痛,腋下淋巴结肿大;Ⅳ型:除以上症状外,局部皮肤颜色由红变紫,双侧腋下淋巴结肿大,并伴有高热,患者对触摸有恐惧感。

5. **人工流产或引产后乳房胀痛** 人工流产后,有些妇女主诉乳房胀痛并可触及肿块。随着孕周的增长,引产后的妇女乳房胀痛及泌乳表现更加显著。这是由于妊娠突然中断,体内激素水平骤然下降,使乳房的变化突然停止,引起乳腺肿块、乳房疼痛,甚至泌乳。

6. **性生活后乳房胀痛** 不和谐的性生活也可引起乳房胀痛或使原有疼痛加重,与性生活时乳房生理变化有关。当女性进入性兴奋期,乳头即竖起,乳房表面充血,整个乳房胀满增大;持续期则乳晕充血,乳房胀大更明显,体积可增大 1/4;性高潮时,胀大达到极点;消退期,乳房静脉充盈消退,体积逐渐缩小,经过 15~30 分钟可恢复原状。性欲淡漠者或性生活不和谐者因达不到性满足,乳房的充血、胀大就不容易消退,或消退不完全,持续性充血会使乳房发胀、疼痛。

7. **乳腺增生性乳房疼痛** 乳腺增生病为乳房胀痛的最常见原因,约 80% 以上的乳腺增生有不同程度的乳房胀痛。其疼痛部位与肿块位置常不一致,经常向腋下、肩背部放射,可受月经、情绪、天气变化等因素的影响,常有自动缓解或无规律的阵发性发作。乳房内可摸到边界不清、大小不等、质地硬韧、活动度好的肿块,有的肿块表面呈颗粒状。本病占乳腺疾病的 2/3 以上,好发于 35~45 岁,特别多见于高龄未婚、未生育、未哺乳、精神抑郁、有性功能障碍的妇女。

8. **乳腺炎性疼痛** 急性乳腺炎一般病情进展迅速,局部红、肿、热、痛明显,多数伴有急性炎症的全身表现,如发热、血象升高等,脓肿形成时还有典型的超声等影像学表现,局部穿刺可以抽出脓液,抗菌药物治疗有效。

9. **乳腺癌性疼痛** 乳腺癌多见于 50 岁以上的妇女,48% 的乳腺癌患者有不同程度的乳房隐痛、刺痛,呈渐进性加重,并牵涉肩背部,常伴有乳房肿块、乳头溢液、乳腺皮肤凹陷等。乳腺癌晚期患者常疼痛剧烈难忍,并出现乳房皮肤红肿、破溃、腋窝淋巴结肿大等。乳腺 B 超、钼靶摄片检查等有助于乳腺癌的早期发现及诊断。

六、治疗原则

1. 应对生理性乳房胀痛患者进行相关心理疏导,使其保持心情舒畅,加强自身调节。经前期乳房胀痛严重者可服用溴隐亭,以缓解症状。

2. 产后乳房胀痛患者应指导患者产后尽早哺乳,避免乳汁淤积。

(1)早期频繁吸吮对新生儿建立吸吮记忆十分重要,24 小时内吸吮使新生儿对母亲乳头留下深刻的记忆,从而建立良好的吸吮觅食反射,成功地进行母乳喂养,解除乳胀。

(2)产妇的扁平、凹陷乳头是影响产后母乳喂养的重要原因之一。产前检查时应及时指导纠正这些缺陷。避免分娩后婴儿含乳困难,做到早吸吮,促使乳汁排出,解除乳胀。

(3)掌握正确的哺乳姿势,及时矫正错误的哺乳姿势,防止乳汁排出受限造成乳胀。

(4)专业护士人工按摩乳房,保障乳管通畅。对于肿胀的乳房可于顺产后 18~24 小时、剖宫产后 24 小时开始按摩,按摩前以 42℃左右湿热毛巾覆盖胸部,每次按摩 15~20 分钟。每天 1 次,连续 3 天,注意动作连续、有节律,双手配合协调、轻柔,产妇无痛感。

应教会产妇挤奶方法,也可以用一般吸奶器或电动吸奶器吸出多余乳汁,配合按摩、热敷、清淡饮食等综合处理。引产后及晚期人工流产后,注意及时服用抑制乳汁分泌的相关药物。

3. 乳腺炎性疼痛患者应及时抗感染治疗,配合物理疗法,多能治愈。必要时手术切开引流。

4. 乳腺增生症的治疗主要是对症治疗,若肿块无明显消退者或在观察过程中局部病灶有可疑恶变时,应予以切除。如有对侧乳腺癌或有乳腺癌家族史等高危因素者,以及年龄较大、肿块周围乳腺组织增生较明显者,可做单纯乳房切除术。

5. 乳腺癌一旦确诊,若条件允许应尽量手术治疗。此外还可辅助化学药物、内分泌、放射治疗及生物治疗等。

(王惠兰　董晓瑜)

第四节　乳腺结节肿块

一、定义

乳腺肿块是指由于乳房组织的构成不同而使其内部生长有肿块的临床表现,可分为临床可触及的肿块和不可触及的肿块。临床可触及的肿块,患者和医生可通过查体触及肿块的大小、质地、活动度等。随着辅助检查技术的提高,越来越多的临床不可触及的肿块在超声、钼靶及 MRI 等检查中被发现。无论肿物经何种手段被发现,都应进一步检查判断其性质。

二、发病机制

乳腺肿块是各种乳房疾病中最常见的临床症状,乳腺的炎症(特异性或非特异性)、肿瘤(良性或恶性)、增生性疾病、损伤及发育异常均可导致乳腺肿块的出现。

1. **纤维腺瘤**　源自乳腺小叶增生、结缔组织与上皮细胞增生、基质纤维化,均与女性雌激素水平有关。

2. **囊肿**　囊肿形成的原因有两种:一是发生于停经前,因终端乳小叶的 apocrine 上皮过度分泌所致;二是停经后因乳小叶的基质较早退化消失,上皮腺泡尚存在而形成小囊肿,若输出管不通畅则小囊肿会逐渐变大。

3. **纤维囊肿**　是临床医师或病理学家用来描述各类良性乳房组织变化的统称,也是指乳房组织对激素的生理性变异,包括囊肿、腺体增生、纤维化、乳管增生等变化,通常与月经周期有关,停经后上述变化会逐渐减轻或消失。

4. **乳腺炎**　常发生于孕期或哺乳期,常见的致病菌为金黄色葡萄球菌或链球菌;其他的状况如囊肿并发细菌感染及非泌乳性乳房化脓也属常见。有时偶见慢性乳晕下乳腺炎,原因是乳管内壁上皮细胞变性增生,管内有分泌物产生,继发细菌感染所致。

5. **乳腺癌**　和其他恶性肿瘤一样,乳腺癌发病的确切机制尚不十分清楚,雌激素、孕激素及泌乳素在乳腺癌的发病中有着明显的促进作用;乳腺癌明显的家族聚集性提示其与遗传因素相关;

乳腺癌的易感基因 *BRCA1*、*BRCA2* 的发现被称为乳腺癌基因研究的重要里程碑。基因的突变、失活造成乳腺管上皮细胞或腺泡不能正常分裂，不断增生繁殖，导致肿瘤的生成。

三、病史要点

1. 病史　了解患者的年龄、乳房发育史、月经史、婚育史、哺乳情况、自然绝经及停经史；既往乳腺疾病史，如乳腺感染、外伤及手术史、药物史；是否有乳腺癌家族史及接受电离辐射史等。

2. 肿块情况　肿块的大小、数量、出现的时间、生长速度、与哺乳的关系，以及腋窝淋巴结情况。

3. 肿块伴随的症状　①是否伴随乳房疼痛、疼痛与月经周期的关系、单侧疼痛或双侧疼痛、疼痛是否局限，以及疼痛与哺乳的关系等；②是否存在乳房发红、发热、肿胀及全身症状；③是否伴随乳头溢液，以及溢液的时期、溢液的性质、脓性或血性、单侧或双侧。

四、查体及辅助检查

1. 查体

（1）乳房视诊：应注意乳房的对称性和大小、局部皮肤的变化情况（充血、水肿、酒窝征、橘皮征等）、乳头情况（内陷、偏移、回缩等）、乳晕区是否存在糜烂或湿疹样改变等。还应注意观察腋窝和锁骨上窝有无红肿、包块、溃疡、瘘管和瘢痕等。

（2）乳腺触诊：触诊是诊断乳腺肿块的重要方法，不应忽略。对于临床可触及肿物，应重点关注数目、大小、形态、边界、质地、活动度及伴随症状等。

2. 辅助检查

（1）乳腺 B 超检查：了解乳腺包块的大小、形态、边缘情况，此外还可探测腋窝、胸骨旁及锁骨上、下淋巴结情况，并对囊性肿块和实质性包块及其血流是否丰富等进行鉴别。

（2）钼靶摄片检查：可以发现乳房内较小的包块，较好显示肿块的形态、结构，以及肿块内和肿块边缘的钙化灶和微小钙化点等。对乳腺疾病诊断的准确率可达 90% 以上，是公认的乳腺癌有效、可靠的诊断方法。

（3）近红外线检查：肿瘤组织血供丰富，因吸收红外线较正常组织增多而显示为暗区，而囊肿、脂肪组织及小的乳房肿块可以透光，临床以此可对乳腺肿块进行初筛。

（4）乳腺导管造影检查：主要用于乳头溢液的诊断。

（5）核素扫描检查：乳腺恶性肿瘤怀疑有骨转移时，可进行核素扫描检查。

（6）其他影像学检查：当乳腺钼靶摄片及其他检查不能作出明确诊断时，CT、DSA、MRI 检查等对鉴别诊断有较高价值。

（7）乳管纤维内镜检查：适用于乳头溢液的诊断和鉴别诊断。

（8）针吸活检：用较粗针头吸取部分肿瘤组织进行病理检查。

（9）切除活检：完整切除肿块进行病理学检查。对乳房实质性肿块，以完整切除活检为原则，不提倡部分切取活检。

五、鉴别诊断

1. 乳腺纤维瘤　乳腺纤维瘤是最常见的乳腺良性肿瘤，常见于年轻女性，偶见于青春期女性。纤维瘤主要由增生的纤维间质和腺体组成，约 14%~25% 为多发或双侧。最早表现为质韧、无痛性肿块，单发或多发，触诊边界清晰，形态规则，为圆形、椭圆形或分叶状，表面光滑，质地较韧，活动度良好。多数生长缓慢。一般除肿块外，不伴有其他症状和体征。典型超声表现为形态规则的低回声病灶，长轴多与皮肤平行，回声较为均匀，有包膜。进一步明确诊断尚需病理学检查。

2. 浆细胞性乳腺炎　又称乳腺导管扩张症，是乳腺导管内的脂肪性物质堆积、外溢，引起导管周围的化学性刺激和免疫性反应，导致大量浆细胞浸润形成的炎症包块，是一种特殊的乳腺炎症。浆细胞性乳腺炎以乳房疼痛、乳头溢液、乳头内陷和乳房肿块为主要表现。其临床特点包括：

（1）约占乳腺疾病患者的 10%，多见于 40 岁左右的非哺乳期妇女，为非周期性乳房疼痛。

（2）多数伴有乳头的各种畸形或导管扩张。

（3）反复发作、长久不愈的乳晕旁瘘管或慢性炎性肿块。

（4）多次的切开、破溃，多处瘢痕，导致乳头扭曲，乳房变形。如果病灶多发，反复不彻底的手术会使乳房毁形更加严重。

（5）急性期如果缺乏专业知识会误诊为急性乳腺炎而行切开引流，切开引流后有形成脓肿和乳瘘的倾向；多发瘘管脓水不断，可误诊为乳腺结核；如果初起的病灶离乳头较远或位置较深，这种慢性炎症的肿块会引起皮肤粘连，可误诊为乳腺癌而给予乳房手术切除治疗。应进行常规病理切片检查，以取得最可靠的诊断依据，避免误诊、误治。

3. 乳腺囊肿 主要是由于内分泌紊乱引起导管上皮增生，管内细胞增多，导致导管迂曲、折叠，折叠处管壁因缺血而发生坏死，形成囊肿。常见的乳腺囊肿有单纯囊肿、积乳囊肿等。单纯囊肿在乳腺囊肿中最多见。积乳囊肿又称乳汁潴留样囊肿，较单纯囊肿少见，主要是由于泌乳期某一导管阻塞，引起乳汁淤积而形成囊肿。对于乳腺囊肿，最明确的诊断是行乳腺彩超，辨别其是否为无回声结节、囊内是否有附壁肿瘤、囊壁有无不规则和丰富血流等。

4. 乳腺脂肪瘤 乳腺脂肪瘤是来源于乳腺脂肪组织的一种良性肿瘤，可发生于任何年龄，常见于 40~60 岁妇女脂肪丰满的较大乳腺内，多位于乳腺皮下，也可位于乳腺深部，常为单发，偶见多发。肿瘤为圆形或椭圆形，扪诊触及质地柔软，有分叶感，可推动，与周围组织无粘连。肿瘤一般大小为 3~5cm，病程长者可缓慢增大至 10cm 以上。一般无特殊不适感。

5. 乳腺管内或囊内乳头状瘤 较少见，多见于 40~50 岁妇女，可单发或多发。肿瘤常位于乳头部扩张的乳管中，或在乳头附近与乳管通连的囊肿中。乳头状瘤一般很小，有蒂及许多绒毛，因富有薄壁血管，故极易出血。患者一般无疼痛，以乳头溢液为主要症状，溢液为浆液性或血性，只有肿瘤较大时才可于乳腺表面触及。触诊肿瘤边界不清，质软或质韧，有时压迫肿物时可有乳头溢液。超声检查时可见扩张的导管有低回声团块。钼靶摄片导管造影可见导管内充盈缺损。约 6%~8% 的导管内乳头状瘤会发生癌变。

6. 急性乳腺炎和乳腺脓肿 绝大多数患者为产后哺乳期女性，尤其初产妇更为常见，是乳腺的急性化脓性蜂窝织炎。一般病情进展迅速，局部红、肿、热、痛明显，多数伴有急性炎症的全身表现，如发热、血象升高等。脓肿形成时还有典型的超声等影像学表现。局部穿刺可以抽出脓液，抗菌药物治疗有效。

7. 乳腺增生症 又称乳腺结构不良症或乳腺囊性增生症，为女性常见的一种既非炎症又非肿瘤的乳腺疾病。乳腺增生以乳房胀痛和乳腺肿块为主要表现。多数患者乳房胀痛有周期性，月经来潮前疼痛明显，月经过后疼痛缓解或消失。乳腺肿块往往为双乳多发，并伴有触痛，触诊肿块一般质地较韧、边界不清，但表面较为光滑，很少累及皮肤和乳头改变。针吸细胞学检查和活检可以明确诊断。

8. 乳腺癌 乳腺癌是来自乳腺终末导管小叶单元上皮的恶性肿瘤，居女性恶性肿瘤第一位，常见于 40~60 岁的妇女，小于 35 岁妇女少见。乳腺癌早期患者往往缺乏自觉症状，大多数患者为偶然触摸或体格检查时发现乳腺肿物。部分患者表现为乳头溢液、乳腺皮肤凹陷等。晚期患者表现为乳房皮肤红肿、破溃、腋窝淋巴结肿大等。查体典型体征：乳腺肿物呈单发、边界不清、形态不规则、质地较硬、表面不光滑、活动度较差或与周围组织粘连。晚期乳腺癌可有皮肤溃疡、淋巴结及远处转移。钼钯摄片对乳腺癌的诊断符合率达 90% 以上，但对某些致密型乳房显影不满意。针吸细胞检查方法简便、安全、准确，诊断符合率在 80% 以上，切除活检可明确诊断。

六、治疗原则

1. 结合病史、体征及相关辅助检查，判断乳腺肿块的良、恶性极为重要。大部分良性病变是可以通过规律的临床乳腺检查和乳腺摄片来检测。对于可触及的肿瘤或者肿瘤伴危险信号（如血流丰富信号、边界不清、伴钙化等）者建议手术治疗。

2. 纤维瘤一旦形成，药物等是无法让肿瘤消失的，手术是唯一的解决办法。由于妊娠可使纤维瘤增大，所以在妊娠前或妊娠后发现的纤维瘤一般都应手术切除。

3. 浆液性乳腺炎用抗生素治疗往往只能缓解一段时间，而手术能彻底地去除炎性物质，从而减少复发的可能性。根据术中情况，必要时需要切开乳头，去除乳头下大导管内的炎性物质。如浆细胞性乳腺炎迁延不愈或对乳房毁形严重，则只能行乳腺切除术。

4. 乳腺囊肿出现恶变的机会很小，大部分囊肿可以观察，但应定期行彩色超声检查进行随诊、对比。如果囊肿较大、有压迫症状等，或彩色超声提示囊壁局部变厚、血供丰富、囊内有附壁瘤等，或患者精神压力很大，则可以考虑进行手术治疗。

5. 乳腺脂肪瘤属良性肿瘤,生长缓慢的小肿瘤危害不大,可予以观察。生长较快、体积较大、对周围有压迫者应手术治疗,行脂肪瘤单纯切除即可。本病预后良好,术后复发少,罕有恶变。

6. 乳腺管内或囊内乳头状瘤的治疗以手术为主,对单发的乳管内乳头状瘤应切除病变的乳管系统。如存在恶变,应行乳腺癌根治术。对年龄较大、乳管上皮增生活跃或间变者,可行单纯乳房切除术。

7. 急性乳腺炎的治疗原则是消除感染、排空乳汁。早期呈蜂窝织炎表现时不宜手术,及时排空乳汁、理疗、大量有效的抗菌药物往往能奏效。但脓肿形成后单纯依靠抗菌药物治疗则可能导致更多的乳腺组织遭到破坏。应在压痛最明显的炎症区域进行穿刺,抽取到脓液表示脓肿已形成,及时进行脓肿切开引流术。

8. 乳腺增生症的治疗主要是对症治疗,可用中药或中成药调理,若肿块无明显消退或在观察过程中局部病灶有可疑恶变时,应予以切除。有对侧乳腺癌或乳腺癌家族史等高危因素者,以及年龄较大、肿块周围乳腺组织增生也较明显者,可做单纯乳房切除术。

9. 乳腺癌一旦确诊,应及时手术治疗。Ⅰ、Ⅱ期的患者可行保留乳房手术,而晚期患者则需要行乳腺根治术及全腋淋巴清扫术,还可辅助以化学药物治疗、内分泌治疗、放射治疗及生物靶向治疗等。

（王惠兰　董晓瑜）

第五节　乳房发育异常

女性乳腺、乳房的发育和相关症状、病变与妇产科有关,但国内外许多乳房疾病基本均由外科,尤其是乳腺外科或整形外科处理或相互协同处理。

医学上对正常乳房的定义是:具备生产乳汁的能力,不管其大或小,也不管两侧是否对称,更不论是否多一个乳头。然而,乳房在发育上是有一定差异的,一种是出生即明显可见,另一种为青春期才发现,以青春期才发现异常者为多见。此外,因意外事故或疾病也可引起差异。

一、病因和分类

1. 出生时最常见的异常

（1）多乳症:乳头可出现在乳腺嵴的任何地方,通常在乳房下的位置,像黑痣。

（2）多余的乳房组织,没有乳头,或隐约或仔细辨认可见色素异常或伴有稍突起,也可忽略。主要在乳腺其他部位形成乳腺组织。多乳又称副乳,患者自认为肿块,多见于腋窝、女性阴部,其大小与月经期、妊娠、哺乳有关,结束泌乳时肿块也消失。

（3）无乳头症:出生时有乳房组织,但无乳头,常伴有胸骨、胸肌发育不全及脊柱侧弯或肋骨变形。

2. 青春期出现的乳房异常　乳房开始发育后乳房可有过大、过小和不对称。

（1）乳房过大:常发生在青春早期,称处女乳房肥大症,乳房开始发育后不断生长,超过与身体其他部位的正常比例,常有家族倾向,也有处女乳房肥大症仅出现在单侧乳房。

（2）乳房过小:先天性乳腺发育不全,也有幼儿时乳房局部感染。

（3）乳房不对称:一般人乳房都有少许不对称,某些是双侧乳房发展速度不一,1~2 年内就会成对称状态,但有些会有明显的不对称。与遗传因素、营养状态、睡眠姿态、体育锻炼、乳房按摩等因素有关。

3. 乳房下垂　也称乳房松垂症,为女性多见的病态乳房,与乳房肥大、减肥和老年有关。

4. 乳头畸形　包括乳头内陷、内翻、扁平等。

二、病史要点

1. 幼年常无症状,也无生理和心理影响。

2. 青春发育期后乳房大小,乳房过大、过小、不对称情况。

3. 生理和心理上的影响,自觉影响美观,身体不适。

4. 乳房过大者有无沉重感、下垂感,影响体育活动、社交等。

5. 乳房过小者有无心理压力。

6. 乳头异常可影响美观,性生理有无影响。

7. 有无乳房伴有肿块,乳头有无溢液、炎症或恶变。

8. 妊娠、哺乳前后有无乳腺异常变化,哺乳有无影响。

三、体征

中国女性乳房发育程度分为4度：

1度：胸部平坦，乳房尚未发育。

2度：乳腺及乳晕在胸壁上呈现芽苞状突起。

3度：乳腺稍鼓起，乳头及乳晕像座小山似的突出乳腺上。

4度：乳腺鼓起显著，乳头突出，芽苞状突起消失，成为成熟的乳房。

中国女性乳房平均8岁时即有少数开始发育，10岁约有半数发育，其中约20%可达4度，13岁全部发育，并有80%以上的女孩发育为3度，19岁时90%的女青年乳房发育为4度。根据乳房大小、年龄、营养、疾病、有无创伤等，可知乳房发育成熟与否及其发育程度。

乳头异常则根据其大小、形态、乳房体征也易明确。

四、诊断及鉴别诊断

1. 根据患者主诉、乳房检查和必要时体表检查易于诊断。

2. 必要时请乳腺外科和／或整形外科医师协助诊断。对乳房大小、乳房角度、乳房健美评定标准更易清楚。

3. 乳头异常根据外形也易诊断。

4. **鉴别诊断** 乳房发育异常一般易于诊断。须与乳腺小叶增生、乳房纤维瘤、乳房其他肿瘤、乳晕湿疹、炎症、溢液等相关疾病，特别应与乳房Paget病、Bowen病，甚至乳腺癌鉴别。通过大体观、触诊、细胞学、影像学、生物学标记物等鉴别，最后则应病理学确诊。总之，此类患者应及时介绍至乳腺外科诊治，切勿延误诊治。

五、治疗原则

1. 让女性了解乳房正常发育和生理变化。

2. 适时和正确使用乳罩，可以弥补或逐步校正女性体形上的缺陷；也可阻止乳房下垂，在运动时使乳房保持相对固定，消除不适感；乳房过小者可选用人工乳房（有充气式、硅胶等）。

3. 在专业医师指导下乳房按摩，使乳房挺拔、丰满，有一定作用。

4. 健美锻炼。

5. 针对巨乳症、下垂或乳房过小、乳房肿瘤者可作乳房重建术。

6. 乳头、乳晕异常者可行整形术。

7. 乳头凹陷在平时或早孕检查发现后在医生指导下作自行翻出和牵拉。

8. 乳房发育不良者需合理营养。使用激素类药物涂抹或服用雌激素类药物均宜在医师指导下进行，切勿滥用。否则长期使用易致月经紊乱、不规则阴道流血、水肿、乳晕变黑，个别易致子宫肌瘤、子宫内膜癌、乳腺癌等。

（石一复）

第二十七章

女性性交异常

第一节　性交痛

一、定义

性交痛是阴茎试图进入阴道或进入阴道后出现相关痛，可在性交时和 / 或性交后感到反复或持续的生殖系统或下腹部疼痛，有浅表疼痛和深部疼痛。美国精神病协会和世界卫生组织将性交痛定义为性交过程中伴随的疼痛。性交痛可因器质性的病变引起，也可因心理因素造成性兴奋不足所致。性交痛是女性性功能障碍的组成部分，是妇科临床常见的症状。女性性交痛对女性健康、性伴侣关系及生活质量均造成影响。

二、病因

1. **阴道发育异常**　发育正常的阴道前壁长 7~9cm，后壁长 10~12cm，上段包绕子宫颈阴道部，下段开口于阴道前庭后部，宫颈与阴道间的圆周形隐窝，称为阴道穹窿。阴道是在胚胎约第 9 周时由两侧中段和尾段开始并合，成为一个单腔。副中肾管最尾端与泌尿生殖窦相连，形成阴道板，随后向下穿通形成阴道腔，末端有一层薄膜为处女膜。在此发育过程中均可致发育异常。

(1)处女膜口狭小、坚韧：影响阴茎的插入，尤其是阴茎插入时、逐步插入时或插入后及性交后疼痛，也有阴茎无法插入伴疼痛，也可在插入时引起不同程度的出血。

(2)阴道口狭窄：常为先天性，造成阴茎进入困难，引起性交痛。

(3)阴道发育不良：比正常阴道小且弹性差。

(4)阴道隔。

2. **炎症**　外阴皮肤病(鳞状细胞增生、硬化性苔藓)、接触性皮炎、湿疹、前庭大腺炎、阴蒂炎、阴道炎、阴道过敏反应、化学药品引起的刺激反应、放射性阴道炎、盆腔炎等均可引起性交痛。

3. **器质性病变**　子宫内膜异位症、盆腔炎、盆腔粘连、子宫直肠陷凹脓肿、盆腔静脉瘀血症。

4. **解剖位置改变**　子宫后位、卵巢下垂、子宫脱垂、阴道前壁膨出、尿道膨出、肠疝。

5. **手术因素**　手术将卵巢固定在后穹窿，致阴道瘢痕、会阴侧方切口瘢痕，阴道缩短。

6. **阴道痉挛**　常见于性交恐惧综合征，即患者在想象或事实阴茎插入阴道内时或其他替代物(如阴道窥器)进入阴道时，四周肌肉不随意地痉挛性收缩或出现缩窄环以致无法性交或性交疼痛。阴道痉挛患者均由心理原因所致。

7. **心理因素**　认为性交是罪恶，暗示性卑贱，曾被强奸等严重创伤或痛苦的性经历，或畏惧阴茎，认为阴茎过大，误解阴道容受能力，或初次性交时有过性交疼痛或创伤形成消极的条件放射造成性交痛；也有因惧怕受孕、染上性病或痉挛症等。

8. **内分泌因素**　因围绝经期、绝经期或卵巢切除、卵巢早衰等雌激素水平低，也可因放射治疗、卵巢功能萎缩、阴道上皮层萎缩、阴道黏膜干涩致性交疼痛。

9. 产后哺乳期妇女月经未恢复、雌激素水平低下或男方动作粗暴均可引起性交痛，甚至引起阴道创伤，后穹窿破裂，大出血。

10. **因体位双方不匹配致性交**　如跛行、骨盆、肢体异常者，因性交双方位置非同常人而致性交，也易引起创伤、出血。

总之，性交痛病因很多，在诊断和鉴别时要问清疼痛发生时间、部位、疼痛性质、性交与流产、分娩有无关系,有无会阴、阴道、宫颈手术或损伤史,有无心理创伤,初次性交有无对方粗暴及肉体、精神痛楚,有无焦虑或抑郁等情绪问题。

三、检查

外阴皮肤色泽、弹性,有无增厚、变薄、浸渍、皲裂、溃疡、瘢痕等改变;外阴、阴道前庭、阴蒂有无充血水肿;处女膜厚薄、坚韧度。外阴感觉的检查常用一根湿润的棉签探测。

阴道检查时对手指检查或放入阴道窥器有无惧怕、疼痛,阴道有无瘢痕、粘连,阴道弹性、扩张度、长度,有无纵隔、横隔、斜隔,黏膜有无萎缩、炎症、充血点、出血点,分泌物的量、性状、气味,有无痉挛或缩窄环等。宫颈大小,有无炎症,宫颈外口距阴道口是否 <5cm。子宫大小、位置、活动度,有无包块、结节、后倾、后屈,子宫后有无结节、触痛。

双侧附件有无增厚、压痛、包块及活动度。

1. **三合诊检查**　评估直肠阴道隔和后方直肠子宫陷凹。

2. 白带常规检查。

3. **宫颈细胞学检查**　有助于发现宫颈、子宫、附件肿瘤。

4. **B超检查**　有助于发现盆腔包块、盆腔静脉瘀血症。

5. **肿瘤标记物检查**　CA125 有助于检测卵巢上皮性肿瘤、盆腔子宫内膜异位症等。

6. 腹腔镜检查。

四、鉴别诊断

性交痛只是疼痛的总称,应鉴别疼痛的分类和疼痛的具体部位、性质、诱发因素、持续时间及疼痛强度。

(一)疼痛分类

1. **病理性性交痛**　是通过体格检查及专科检查发现明确的器质性疾病所致的性交痛。器质性因素易使疼痛集中于某个固定的部位或区域,而心理性病因造成的疼痛常是部位不定,时轻时重。

2. **心理性性交痛**　常是排除器质性疾病所引起的性交痛后,通过心理询问及专项测量而确立,可分为原发性和继发性两种。

3. **物理性性交痛**　初期就诊者通过病史可排除器质性疾病,也排除心理性性交痛,需通过男女双方的专科检查而确定。

4. **混合性性交痛**　病理性或心理性两种或两种以上的致病因素同时存在,可诊断为混合性性交痛。

(二)疼痛位置

1. **阴道口疼痛**　可是围绕阴道口的一处或多处,性交时疼痛或不适,常因对性生理知识和解剖关系缺失而引起,长久后可引起条件反射,每于性生活均疼痛;可因处女膜坚韧、肥厚、弹性差的解剖因素所致;也有因炎症,特别是阴道前庭综合征所致。

2. **阴道顶端性交痛**　阴茎深入阴道引起,常是器质性性交痛的信号,也与心理因素,对性生活恐惧、焦虑等有关。

3. **弥散性或一侧深部疼痛**　常与盆腔静脉淤血症、子宫后位、盆腔交感神经异常有关。

4. **性交后直肠痛**　因直肠、子宫、阴道、膀胱的神经支配基本相同,均来自骶髓神经。性交涉及肛提肌、耻骨尾骨肌、耻骨直肠肌、梨状肌、直肠括约肌,性交后激发上述肌群收缩等,又通过神经反射可引起直肠疼痛,尤其是盆腔粘者更易引起相互影响。

(三)疼痛性质

可有烧灼感、锐痛、剧痛、持续痛、断续痛、钝性痛、放射性痛等。

(四)疼痛诱因和持续时间

对性活动有厌恶或抵触,妇科病特别是盆腔内器官器质性病变等诱因。疼痛发生于性交开始、性交中或性交后,持续时间长短等。

(五)疼痛强度

分为无痛及轻度、中度、重度疼痛。疼痛后情绪方面可分为无抑郁及轻度、中度、重度和严重抑郁。疼痛强度与性交体位、阴道润滑与否有关。

性交痛应与阴道痉挛相鉴别,虽两者可互相为因果关系,也可成为恶性循环,但实际上还是有区别的。阴道痉挛是由于围绕阴道下 1/3 的肌肉环随意的痉挛反射,导致阴道口的关闭,使性交根本不能进行,甚至连常规的妇科指诊也无法进行,更不要说用阴道窥器进入阴道了。痉挛严重者涉及大腿内侧肌群,患者会紧闭双腿,并用力护住会阴部。有时须在麻醉下才能检查。

五、治疗原则

1. 针对病因对症治疗,分别治疗炎症或手术切开、分解粘连。

2. 心理疏导。

3. 用润滑剂、油膏。

4. 适当补充激素。

5. 盆底粘连、结节、盆腔肿瘤、炎性包块等手术治疗。

（石一复）

第二节　阴道痉挛

一、定义

阴道痉挛是指女性性交时阴道下 1/2 及会阴部肌肉发生不自主的痉挛,使阴茎难以插入,为外阴或阴道口器质性病变所引起的一种自然保护性反射活动。多见于年轻女性,尤其是具有消极性观念和有性虐待或性创伤史者。

阴道痉挛有三种类型:首次性交时发生痉挛者,称原发性阴道痉挛;曾经有过成功性生活的经历,后来才发生痉挛者,称继发性阴道痉挛;由于改变性交环境而发生痉挛者,称境遇性阴道痉挛。

二、病因

1. **病理因素**　会阴部外伤或手术后瘢痕,阴蒂炎症、创伤或者粘连,阴道前庭炎,阴道炎,阴道黏膜对避孕用具或油膏、润滑剂的过敏反应,阴道因自然或放疗因素等萎缩,子宫切除后阴道顶端的痛性瘢痕,盆腔炎,盆腔内韧带撕裂,肿瘤等。

2. **心理因素**　大多非器质性病变,为心理因素所致。

(1)幼年及青少年期受家庭教育影响或因宗教因素,对性方面过于严厉或持否定态度,儿童期性心理创伤。

(2)初次性交疼痛,或幼年时有过严重创伤性性生活史而诱发和形成条件反射。

(3)夫妻感情不融合,不自愿的性交或不正常场合下性交,女性产生紧张、厌恶,导致阴道痉挛。

(4)惧怕受孕、性病、癌症。

三、临床症状

1. **部位**　主要发生在阴道口和阴道下 1/2,一般不涉及阴道深部。

2. **发生时间**　大多发生在性交过程中,也可发生在阴茎插入之前。

3. **病变特点和程度**　主要为非自主性的痉挛或缩窄,导致阴茎不能插入阴道或在阴茎强行进入时造成严重疼痛。

部分阴道痉挛者虽无法正常性交或害怕性交但仍可能有正常的性欲和性兴奋,阴道滑润度并不降低,对性交以外的性活动仍有愉快和满足感。

阴道痉挛分级:

Ⅰ级:痉挛发生仅限于会阴部肌肉和肛提肌群,或仅在特定的境遇下发生。

Ⅱ级:不仅限于会阴部,还包括整个骨盆的肌群,或在多种境遇下发生。

Ⅲ级:臀部肌肉也发生不随意痉挛,整个臀部不自主抬起,痉挛频频发生,性交很难完成。

Ⅳ级:患者双腿内收并极力向后撤退整个躯体,甚至出现大喊大叫等惊恐反应。

四、病史要点

1. 年龄、职业、婚龄、性史、性伴侣状况、宗教信仰、性观念。

2. 有无精神病史。

3. 有无性创伤史。

4. 全身疾病。

5. 妇科疾病。

五、检查

1. 常规的全身检查。

2. **重点是妇科检查**　患者常拒绝妇科检查,认为会造成疼痛。医生应向患者说明检查的目的,要耐心,动作轻柔,减轻患者的紧张情绪,使患者放松。外阴视诊、触诊,再涂润滑剂后放阴道口,稍使压力,边检查边分散患者注意力,手指缓慢进入阴道 2~5cm,要向后施压,不能直接向前插,注意阴道口和阴道下段有无不随意痉挛收缩或缩窄,即可作出诊断。个别须在麻醉下进行检查。

3. **相关检查**　如深部触诊、窥器检查及细胞学、白带、内分泌等检查。

六、鉴别诊断

1. 外生殖器及阴道发育异常。

2. 处女膜肥厚、坚韧。

3. 阴道发育不良。

4. 男性性功能异常,尤其是阴茎勃起异常、早泄。

5. 精神疾病。

七、治疗原则

1. 向患者讲解其生殖器的解剖、结构是正常的,性交失败并非阴道太小、狭窄及伸展性等,主要是心情太紧张或存在潜在意识的性抑制。

2. 治疗目的是改善痉挛发生的直接原因,即条件反射性反应,通过夫妻合作而去除条件反射。

3. 解决器质性因素而导致的肉体疼痛。

4. 可使用阴道扩张器或指压按揉扩张练习。

5. 治疗恐惧因素。

6. 治疗需夫妻配合。

(石一复)

第三节　女性性欲亢进

一、定义

女性性欲亢进是指女性性欲持续异常旺盛,处于一种强烈、持续的性冲动状态,远超正常水平。

二、病因

1. **神经内分泌因素**　雌激素是保持女性基本性欲所必需的激素,雌二醇(E_2)影响中枢及周围神经的功能和信号传递。雄激素过度可导致性欲亢进。阿朴吗啡是多巴胺受体激动剂,可明显提高性欲。5-羟色胺水平也与性欲强弱有关。

2. **神经内分泌疾病**　颅内肿瘤可使成人性欲亢进;卵巢肿瘤中的卵泡膜细胞肿瘤,可使激素分泌增加,出现性欲亢进、思维紊乱等;肾上腺肿瘤、库欣综合征可使体内激素分泌增加,引起性欲亢进。

3. **甲状腺功能亢进**　10%~20% 患者早期有性欲亢进。

4. **更年期性欲亢进**　因雄激素与雌激素比例失衡引起性欲增强。

5. **精神神经疾病**　如躁狂症、精神分裂症、脑外伤、脑手术也可有性欲亢奋,产后精神抑制严重者也可有性欲亢进。

此外,心理、社会因素如过早接触色情读物影视、反复接受刺激等也易致性欲亢进。

三、临床表现

为性欲要求强烈,性兴奋出现过多、过频、过快、过剧,性反应迅速和强烈,接吻、拥抱、轻触阴部也能产生强烈性高潮。典型者整天沉湎于性冲动之中,为获得满足寻找一切可能性交对象和机会。这种强烈的欲望无处置泄时,可出现焦虑、激惹等精神症状,可有性幻想、错觉,重者每天性交可达数次或十余次。

四、诊断要点

1. 病史询问,区分性欲亢进和性伴功能减弱,有无相关引起性欲亢进的疾病史。

2. 有无伴随精神、神经症状。

3. 全身体格检查和妇科检查。

4. **辅助检查**　生殖内分泌测定,尤其是雌激素和睾酮水平;甲状腺功能;中枢神经系统检查采用 CT、MRI 等。

五、鉴别诊断

1. 新婚蜜月性生活过多,新婚年轻人每日一次甚至数次不能称过多、过频,但若减少一次性生活觉得十分痛苦,是性欲亢进的重要特征之一。

2. 青春期精神分裂症。

3. 精神病。

六、治疗原则

1. 包括病因治疗、心理治疗、行为治疗和药物治疗。

2. 相关学科医师的配合治疗。

3. 药物治疗主要为精神、神经科药物,需在相关医师配合下应用;抗雄激素药和镇静药,如内环丙孕酮、雌二醇、黄体酮等。

(石一复)

第四节　女性性欲低下

一、定义

女性性欲低下指女性持续或反复缺乏性幻

想,性活动的接受性,出现与其年龄不相符的性欲望和性兴趣淡漠,通常不会主动性活动,只是性伴侣发动下不情愿地勉强参与性活动。

二、病因

1. **社会因素**　包括心理障碍,婚前性交往留下的挫折、心理创伤,人格障碍,夫妻之间需求和交流不够,性技巧缺乏,生活方式,性活动时周围环境,年龄差异等。

2. **疾病因素**　全身性疾病,如心脑血管、呼吸系统、精神、神经、性传播疾病,以及肥胖、内分泌疾病、糖尿病、妇科疾病等。

3. **药物因素**　如抗雄激素、抗精神病、抗高血压药物及类固醇皮质激素等。

三、诊断要点

1. **详细病史询问**　年龄、职业、配偶状况、性经历、婚姻史、感情等以及对性生活的认识,有无错误观念,有无性交病史,对性生活的欲望和要求,有无创伤性的性经历。

2. 疾病史;药物治疗史,如抗抑郁、精神病等。

3. **妇科检查**　生殖系统有无解剖异常,有无生殖器炎症、肿瘤病史等。

4. **实验室检查**　性激素、甲状腺素有关检测,有无卵巢功能低下,以及血、尿、白带常规检查。

5. **特殊检查**　超声检查可协助除外生殖系统器质性病变。

6. 阅读、观看性爱描述时有无性交冲动。

7. 有无围绝经期综合征表现。

四、鉴别诊断

1. **有无器质性疾病**　生殖器局部器质性疾病(先天发育异常、畸形、子宫内膜异位症、妇科肿瘤、压力性尿失禁)和炎症;全身疾病(慢性病和神经系统损伤等)。

2. **有无药物使用较长时间**　如抗抑郁药、抗高血压药。

3. **内分泌因素**　手术切除子宫、附件;自然绝经;卵巢早衰。

4. **血管源性因素**　阴蒂、阴道血流减少;高血压、糖尿病、心脏病、吸烟等致动脉硬化;骨盆损伤、手术等致髂内动脉和阴部动脉血流减少。

5. **神经因素**　脊髓损伤、中枢或周围神经系统病变,影响性功能。

6. **心理因素**　性生理、性心理、解剖学知识的缺乏;性恐慌,担心怀孕、染病,性交环境等影响。

五、治疗原则

1. **心理治疗**　性知识教育,增进性外亲昵感受。

2. **行为疗法**　性感训练,知晓性敏感区;也可使用振荡器或手淫治疗。

3. **药物治疗**　在专科医师指导下应用雄激素、雌激素、抗抑郁药物及前列腺素等。

4. **戒除不良嗜好**　如烟、酒等。

(石一复)

第五节　女性性厌恶

一、定义

性厌恶是指持续或反复对性伴侣正常的性接触有恐慌、厌恶并回避性接触,从而导致精神忧虑。性厌恶是抑郁的重要原因之一,多见于女性,常由创伤性经历所致。

二、病因

在性心理异常基础上发展,将性恐慌、焦虑、厌恶等情绪与性活动联系在一起,对普通的接吻、拥抱、抚摸等只要与性产生可能有关和联系的行为都会诱发性厌恶。

1. **心理因素**　恐惧和畏惧,常与幼年遭受创伤性性暴力和性虐待经历有关;与担心怀孕、性传播性疾病有关;与错误的性观念、性教育相关;与性活动中挫折、被耻笑,或性生活不协调或对性生活期望值过高等有关。

2. **器质性因素**　卵巢功能早衰,更年期激素水平下降;女性生殖器外伤、手术、残疾、癌症、人工造瘘等。

三、临床表现

回避性行为,过分焦虑、厌恶、惊恐。男方轻柔爱抚、拥抱即可产生恶心、呕吐,性器官接触可致情绪紧张、惊恐不安、全身颤抖、大汗淋漓、面色苍白。

四、诊断要点

1. **详细病史询问**　精神、神经疾病病史及以往性经历、性创伤史、宗教观念、婚姻史,有无被性虐待史。

2. 有无其他性功能障碍史。

3. 重点是妇科检查。

4. 除外全身和生殖系统的器质性病变。

5. **辅助检查**　白带常规、宫颈细胞学、超声检查等,有助于除外阴道炎症、宫颈恶性病变、盆腔内肿瘤等器质性病变。

五、鉴别诊断

1. 因过度劳累、工作繁重、睡眠过少等原因,对性生活不感兴趣或性兴奋降低不能诊断为性厌恶。

2. 只有在性生活中产生强烈消极情绪而排斥和憎恶性活动、竭力回避性接触者,才能诊断性厌恶。

3. 完全性性厌恶是指完全恐惧性活动,对任何感情和任何与性有关行为都排斥和产生恐惧和厌恶。

4. 境遇性性厌恶是在某种局限或特定环境条件下有性恐惧和厌恶。

5. 与精神性疾病相鉴别。

六、治疗原则

1. **心理治疗**　寻找发病原因,消除心理和精神负担,进行性教育。

2. **行为治疗**　观察外生殖器,熟悉结构,自我抚摸和手淫;采用女上位姿势进行性交。

3. **药物治疗**　减轻焦虑和恐惧。

（石一复）

第六节　女性性高潮障碍

一、定义

女性性高潮障是指有足够强度和时间的性刺激后,有主观性唤起,有正常的性快感、阴道润滑等性兴奋期的心理和生理反应,但性反应阻断于平台期,持续或反复发生性高潮困难,延迟或缺乏,并引起心理痛苦。

分原发性性高潮障碍和继发性性高潮障碍。原发性性高潮障碍是指从未在任何知觉状态下,以任何方式达到性高潮。继发性性高潮障碍是指过去规律性和间断性获得过性高潮,而现在不能达到性高潮或高潮频率降低,或需要一些限制条件(如只能通过手淫)。性高潮障碍大多是终身的。

二、病因

1. **神经生理因素**　性敏感部位神经末梢有缺陷,如阴蒂、阴道口、阴唇、乳头,尤其是阴蒂神经分布丰富,对触觉敏感,血管充血原本十分敏感,因各种原因受损,则影响性高潮。

2. **心理社会因素**　常能达到性高潮的女性如年轻、婚姻和谐、婚龄短等。与性技巧、生活方式、对性的态度、男方因素等也有关。

3. **疾病因素**

4. **药物因素**

三、病史要点

1. 在足够强度和时间的性刺激后,阴道有无充分润滑和膨胀,是否能达到性高潮。

2. 阅读、观看性爱描述时有无性冲动,对性刺激和性生活有无要求。

3. 有无生殖器官病变、内分泌疾病或某些全身性疾病。

4. 男方有无过早射精、早泄。

5. 有无卵巢功能低下。

6. 有无服抗抑郁药、降压药。

7. 有无吸烟、酗酒、吸毒史。

8. 男女间有无性交流、共同兴趣。

9. 过去性经历,有无被强暴或性虐待。

10. 有无泌尿系统疾病。

四、诊断

1. 除上述病史外,详细做全身及生殖系统检查,除外发育异常、畸形、器质性疾病。

2. 血常规、尿常规及白带常规检查。

3. 宫颈细胞学检查。

4. B超检查。

五、鉴别诊断

1. 生殖器的器质性病变。
2. 全身疾病如糖尿病、消耗性疾病。
3. 排除过劳及长期体力、睡眠透支。
4. 外伤、手术、血管病变所致血管因素。
5. 中枢神经和周围神经系统病变影响。
6. 心理因素。

7. **境遇性性高潮抑制**　如妇女在特定的刺激条件下,如手淫、性梦、振荡器等刺激下能获得性高潮,不属于性功能障碍。

六、治疗原则

1. **心理分析**
2. **认知和行为方法**
3. **系统理论**

4. **其他治疗方法**　通过增加血流而改善性唤起,手淫、振荡器等;增强性欲药物等。

5. **境遇性性高潮障碍**　增进阴道感觉,阴蒂刺激和性交相结合等。

6. 请性学科专家协助诊治。

（石一复）

第二十八章

女性生殖系统发育异常

女性生殖系统的发育分为性未分化(胚胎6~7周前)和性分化(胚胎第12周才可明显区分性别)两个阶段。主要在胚胎6~12周左右,此后至40周仍有轻微的影响,此时因受各种致畸因子的作用,使原肾、中肾、中肾管、生殖结节、原始性腺染色体等发生异常,则日后可形成女性内、外生殖器官的异常。外生殖器分化主要在孕6~14周,子宫分化发育主要在孕6~12周,阴道分化发育主要在孕7~28周。临床上各种生殖器官发育异常的部位及其严重程度不一,日后发生解剖、形态、功能上的变化各异,可无临床症状,轻者也不影响性生活、月经和孕育,重者则临床症状明显、影响大。

影响女性外生殖器胚胎发育的主要为染色体的异常,其次为对雄激素不敏感。外生殖器的发育是由父亲和母亲的生殖细胞的性染色体决定的,正常女性染色体的核型为46,XX,决定性腺向女性方向发展。合成孕激素类药物具有一定程度的雄激素样作用,在孕早期应用,作用于最为敏感的尿生殖窦,极易使女性胚胎的外生殖器出现男性化,出现阴蒂肥大和阴唇融合。即使在妊娠较晚期应用,也常有阴蒂肥大的表现。个别情况下,由于母亲在怀孕早期服用大量的雌激素,或由于先天性肾上腺皮质增生,过多睾酮可导致女性胎儿的外生殖器出现不同程度的男性化表现,如男性阴茎、尿道下裂、阴囊部分融合等。在孕20周后外生殖器已经完成分化,如果再受增高的雄激素影响,则仅表现为阴蒂增大,受雌激素影响时还可引起阴道腺病等。

一、病史要点

1. 了解父母孕前有无遗传性疾病和染色体异常。

2. 孕期有无受各种致畸因素影响,包括遗传、环境或两者联合及原因不明者。

3. 孕期,主要是孕3~8周(敏感期)有无各种致畸影响。

4. 孕早期有无使用雌激素、孕激素、雄激素、肾上腺皮质激素史。因流产、安胎治疗使用大量孕激素对生殖系统发育也有一定影响。

5. 外生殖器异常最早发现时女孩的年龄、部位、形状等,以及有无月经及性生活情况。

6. 内生殖器异常因无月经、痛经、周期性腹痛,或因性生活异常、妇科检查,或经影像学检查或剖腹手术时发现。

7. 以往孕育情况、分娩方式、流产、刮宫等,有无异位妊娠史。

8. 有无合并妇科肿瘤及月经异常(闭经、痛经、不规则阴道流血等)。

9. 性欲及性功能情况。

10. 有无泌尿系统异常,如尿急、尿频、尿痛、排尿不畅、尿潴留,经检查发现膀胱、输尿管、肾脏等有无病变和畸形。

11. 有无肿瘤以外的大盆腔包块。

二、临床表现

(一)外阴和阴道发育异常

1. 闭经、痛经、月经异常。

2. 性交疼痛、不能性交、性交异常。

3. 阴道包块和/或盆腔包块。

4. 不孕不育,妊娠后发生流产或异位妊娠。

5. 泌尿系统症状及相关疾病,除排尿异常外有无泌尿系统感染或输尿管积水、肾盂积水或畸形。

6. 输卵管积血;经血倒流,经血流入腹腔,刺激腹膜引起腹痛;肛门刺激症状和下坠感。

7. 合并盆腔子宫内膜异位症。

8. 输尿管开口异常,可有阴道溢尿,直肠肛门在阴道前庭,有阴道粪便排出。

(二)宫颈、子宫、输卵管及卵巢发育异常

1. 闭经、痛经、月经异常、经量少、不规则阴道流血。

2. 性交不适,性欲减退。

3. 盆腔肿块。

4. 不孕不育。

5. 流产和异位妊娠。

6. 泌尿系统症状及畸形。

7. 合并盆腔子宫内膜异位症。

8. 腹痛。

三、全身检查及妇科检查

1. **全身检查**　外观及第二性征一般无明显异常,仅是性分化异常者可有多毛、肌肉粗壮、男性化表现等。应注意有无自卑感或精神压抑等。

2. **妇科检查**　外阴可有阴唇大小不一,阴蒂肥大或甚小,处女膜闭锁者待月经来潮后可有处女膜蓝紫色向外凸起,阴道内、盆腔内肿块。阴道积聚经血,在三合诊检查时也可触及包块。双合诊、三合诊检查有受阻或狭窄感。子宫大小、形状有异常,子宫甚小或触不到。附件可有包块等。

四、辅助诊断

1. **细针穿刺检查**　如对处女膜闭锁阴道积血的穿刺。

2. **超声检查**　腹部或阴道超声可检查阴道有无积血、盆腔内子宫及附件情况。

3. **X线检查**　包括腹部X线检查、子宫输卵管造影、静脉肾盂造影等。

4. **MRI检查**　可清晰提供子宫轮廓和宫腔图像。

5. **生殖内分泌检查**　可了解月经、生育及内分泌情况。

6. **宫腔镜检查**　可观察宫颈管的长度,有无畸形,子宫大小、形态、有无纵隔和横隔、单角或双角及弓形子宫等。

7. **腹腔镜或与宫腔镜联合检查**　可观察子宫大小、形态、残角子宫、输卵管及卵巢大小、形态有无缺如等。

8. 染色体检查。

9. **激素测定**　对疑有先天性肾上腺皮质增生症或两性畸形者需做肾上腺皮质功能相关实验室测定和促性腺激素测定。

10. 骨密度测定。

第一节　外阴发育异常

外阴不但是女性的外生殖器官,而且泌尿道和消化道末端也开口于此,外阴的发育与泌尿生殖系统和直肠、肛门的发育密不可分。外阴发育异常并不多见。

一、处女膜发育异常

处女膜(hymen)位于阴道下端、阴道前庭下部,为一层薄膜。胚胎发育第9周时米勒管向下延伸,与尿生殖腔顶部突出的米勒结节相遇,并连接形成一对泄殖腔阴道球,不久这一对实管球合并成为单一的阴道板,位于子宫下段及尿殖腔之间。胚胎发育第11周时,阴道板开始腔化,同时增殖延长。到了胚胎第5个月,阴道完全腔化成孔道,其下段有一层薄膜,即处女膜,在胎儿分娩前不久自行穿孔,使阴道开口于阴道前庭的下部。

(一)分类

1. **微孔处女膜或筛状处女膜**　为处女膜开口过小或呈筛状,临床表现为经血流出不畅或受阻,月经过少、痛经或婚后性交困难,常有反复的外阴炎和泌尿系感染。该种异常诊断容易,可在经血流出部位确定小孔位置。治疗可作处女膜X形切开或切除,部分患者可能在性生活时自动破裂。术后给予抗生素预防感染。

对于青春期有反复外阴炎、尿道炎、痛经或月经量少者,应检查处女膜,尽早处理,避免阴道脓肿。

2. **处女膜坚韧**　处女膜坚韧是指处女膜纤维结缔组织增生、坚硬、缺乏弹性,多因性交困难而就诊,往往在新婚时发现。诊断较容易,阴道指诊在阴道口遇有很大阻力,示指纳入也有困难,并可扪及狭窄坚韧的处女膜环,诊断即可明确。

应与性交恐惧过度紧张、阴道括约肌收缩鉴别。当患者紧张情绪消除,用小指轻轻压迫处女膜环,坚硬无改善为处女膜坚韧。

治疗:目的在于扩张阴道口,病变程度较轻者可采用手指、小窥器等扩张,逐渐使强直的处女膜松弛。如果无效可作处女膜切开术。

3. 处女膜伞 多见于幼女,是女性尿道综合征与下尿路感染的常见原因。患者处女膜呈伞形向前隆起,不同程度覆盖尿道口,尿道口正常裂隙消失,其外观呈倒 V 形,且常伴有尿道 - 阴道口间距过短(小于 5mm)。处女膜的近侧形成一袋状结构,排尿时尿液受阻,容易发生泌尿系统感染。治疗可作处女膜切除术及尿道口成形术。

4. 处女膜闭锁 又称无孔处女膜,是外阴发育异常中较常见的一种。处女膜闭锁是由于泌尿生殖窦的阴道芽状突起未被贯通,可遗留一层膜,此即无孔处女膜。也有在幼年时因发生急性外阴炎,引起处女膜粘连,而形成继发性处女膜闭锁者,此种情况不是真正的处女膜闭锁。

新生儿期多无临床表现,有时表现为女婴刚出生时外阴部洁净没有分泌物,但因一般助产人员极少注意,难以发现。偶有幼女因黏液积聚在阴道内,导致处女膜向外凸出而被发现。在青春期时仍无月经来潮,或出现逐渐加重的周期性下腹痛为该病的典型特征。由于经血外流受阻,造成子宫积血,并压迫尿道与直肠,有时伴有便秘或尿频、排尿障碍、肛门坠胀、阴道坠痛等症状。月经过后可自行缓解,但是随着下次月经的来临而进行性加重。宫腔积血严重可扪及盆腔肿块,进而导致输卵管内积血并进入腹腔,形成下腹包块,久之腹腔内形成粘连,患者常感全身不适。经血逆流可以引起子宫内膜种植,出现内膜异位症相应症状,如经期腹痛加重、腰酸等,或形成卵巢的巧克力囊肿。

(二)全身检查

女性体态、第二性征发育情况与青春期年龄相符,各器官发育无异常。阴道检查时外阴见不到阴道口,在处女膜所在处可见到紫蓝色的膨隆膜突出,但周围见不到处女膜。肛查可触及盆腔内有紧张度较大的囊性包块并有触痛,血潴留较多时下腹部可触及较实性的肿块或略大的子宫。可在处女膜处穿刺,如见深褐色或黑色的陈旧性血液,并且黏稠不凝,便可确诊。B 超或 CT 检查可见子宫及阴道内有积液,有时可见卵巢的巧克力囊肿等。在性成熟前很少能得到诊断。在性成熟期,可从症状、体征和妇科检查、辅助检查作出诊断。

(三)鉴别诊断

1. 阴道闭锁 患者也表现为青春期无月经来潮、原发性闭经、周期性腹痛及盆腔包块,但第二性征发育正常。阴道闭锁患者可能是形成阴道的尿生殖窦的原始缺陷所致,阴道下部只含有纤维组织而相邻的上部结构宫颈、子宫分化良好,可予以鉴别。阴道检查时,在处女膜所在处未见到紫蓝色的膨隆膜突出。而处女膜闭锁是由于先天性中央部不退化,或感染粘连阻塞的结果,初潮后月经排出受阻、集聚,体格检查发现处女膜胀鼓,诊断并不困难。

2. 阴道缺如 大多数是因为副中肾管发育异常引起,表现为子宫、阴道均缺如,故大多数阴道缺如为先天性无子宫、无阴道,表现为原发性闭经。超声检查可协助诊断。

(四)治疗

1. 确诊后应立即手术治疗。

2. 术中应常规检查子宫,扩张宫颈以利积血流出。术后给予抗生素预防感染,并行局部擦洗。

3. 切开引流后若腹部包块仍不消失,应考虑剖腹探查或腹腔镜检查,依病情决定手术范围,尽可能保留生育能力。

二、阴蒂发育异常

阴蒂发育可出现分裂、双阴蒂、发育不良、过长、增大等异常。

1. 阴蒂分裂或双重阴蒂 是由于生殖结节不能在中线融合所致,常并发膀胱外翻、尿道上裂和耻骨联合缺如或分裂。这类患者大阴唇多分得很大,小阴唇前方分开但后方为阴道口周围的痕迹;子宫通常表现为融合畸形;阴道口狭窄,阴道较短,表现为骨盆底不完整和子宫脱垂,也可能存在其他先天性异常,如脊柱裂等。青春期时,外阴中线上多无阴毛生长。

2. 阴蒂过长 如不影响生活可不予修整。

3. 阴蒂肥大 阴蒂肥大在女性外阴发育异常中约占半数,可单独存在或与其他发育异常同时存在,如合并有阴唇融合等。阴蒂增大常提示婴儿在子宫内受到了升高的雄激素影响。本病常见的原因是先天性肾上腺皮质增生、雄激素不敏感综合征等,或因应用雄激素引起,后者停药后可恢复正常。此外,阴蒂增大也可以由于后天疾病或治疗引起,如阴蒂慢性炎症、卵巢颗粒细胞瘤、雌激素或雄激素治疗用量过大等,应加以鉴别。

(1)先天性肾上腺皮质增生引起的阴蒂肥大:先天性肾上腺皮质增生又称肾上腺生殖综合征,

属常染色体隐性遗传病,基本病变为胎儿肾上腺合成皮质酮的一些酶缺乏,最常见的是 21- 羟化酶缺乏,因而不能将 17- 羟孕酮转化为皮质酮,最终导致腺垂体促肾上腺皮质激素分泌增加,刺激肾上腺增生,同时也刺激肾上腺网状带产生大量的雄激素,造成女性男性化。轻者仅有阴蒂肥大,严重时两侧大阴唇不同程度的融合,呈阴囊状。实验室检查:血清雄激素含量增高,血 17α- 羟孕酮显著增高,ACTH 显著升高。

(2)雄激素不敏感综合征:又称睾丸女性化综合征,染色体核型为 46,XY,是一种性连锁隐性遗传病。分为完全型和不完全型。完全型表现为女性外生殖器,但无阴毛和腋毛,无女性内生殖器;不完全型患者表现为不同程度的两性畸形,阴蒂肥大、阴唇部分融合或呈小阴茎样。患者的性腺组织为睾丸,有家族遗传倾向。

(3)混合型性腺发育不全:是指一侧为睾丸,另一侧为未分化性腺,呈索状痕迹或性腺缺如,患者染色体核型为嵌合型,以 45,X/46,XY 多见。外阴部分男性化,表现为阴蒂增大、阴唇融合、尿道下裂等,不少患者有特纳综合征的躯体特征。

4. 阴蒂发育不良 罕见,可能是由于胚胎 6 周时未能分化形成生殖结节。患者几乎从不为此就医,妇科检查时医者也很少注意这一缺陷。临床表现可有性欲减退或性高潮丧失。偶见极少数患者阴蒂缺如,也可能源于生殖结节闭锁。

三、小阴唇发育异常

1. 小阴唇不对称、过长或肥厚 皆无重要意义,如患者无自觉症状可不予治疗,也有个别患者因摩擦而引起不适或疼痛,可酌情部分切除。外阴形态异常应询问母体用药、家族史。检查尿道口位置、有无阴道并确定性腺位置,与两性畸形和性腺发育不良鉴别。

2. 小阴唇粘连 常见于 2 岁以下的婴儿,可为先天性,也可因炎症而致,偶可见大小阴唇同时粘连,掩蔽前庭下部的阴道口和尿道口,尿从粘连的上方排出,外阴呈现一片皮肤组织,或者仅见尿从残存的裂隙中滴出。小阴唇粘连并不属于生殖系统畸形,但有可能合并先天性无阴道,有报道 50% 的小阴唇粘连患者合并泌尿系统畸形,包括肾旋转不良和肾发育不全等,需作进一步检查。

四、大阴唇发育异常

大阴唇来自双侧生殖(阴唇)隆突,后者在胚胎早期出现,胎儿期性分化时中央不融合。异常情况包括阴唇发育不良、阴唇肥大及不同程度的大阴唇融合。

1. 大阴唇融合 可单独存在,也可见于假两性畸形的妇女,是由于在外生殖器性分化之前,胚胎受到雄激素影响所致。融合的程度与受雄激素影响的时期有关,胚胎接受雄激素越早,则融合程度越大。遗传性别为女性者,其阴唇隆突的异常融合(男性化)最常见于先天性肾上腺皮质增生所致的女性假两性畸形患者,常伴有阴蒂肥大或尿生殖窦持续存在等异常改变。有时这种融合是因为在婴儿时期发生感染而引起阴唇粘连,临床并不少见,应予鉴别。阴唇粘连常由外阴、阴道炎引起,也可能找不到明确的致病因素,患儿常有不全性尿路阻塞,检查时两阴唇之间有一细纵条形皮肤皱褶,皱褶处用血管钳轻轻分离即可分开。

2. 大阴唇肥大 大阴唇肥大可为单侧或双侧,是正常改变而无临床意义。只有重度阴唇肥大者或因机械外伤(如骑自行车等)而出现局部疼痛时,方需行外科手术矫正。

五、尿生殖膈发育异常

尿生殖膈发育阻滞而泄殖腔继续存在,尿道、阴道和直肠均开口于共同的空腔,即泄殖腔残留,此类异常罕见。或表现为单纯性肛门异位,如肛门开口于会阴成为会阴肛门,或开口于前庭成为前庭肛门,或开口于阴道内成为阴道肛门,而在相当于正常肛门的位置仅留有一微小凹陷的肛门遗迹。

1. 外阴见一个开口(泄殖腔存留) 泄殖腔存留的病例多在婴幼儿期发现并得以矫治,其特征为直肠、阴道、尿道汇通于同一管道,外阴仅见一个开口。患者的症状主要取决于尿道与泄殖腔汇通位置的高低,患者除有排便控制障碍以外,还可能出现尿液阴道、宫腔内反流,常合并脊柱、双肾、输尿管及心胸发育异常。

此类患者的诊断常需辅助影像学检查,除常规的超声检查外,MRI、泄殖腔造影、膀胱尿道造影以及多种内镜检查都对术前明确异常结构及邻近脏器的解剖位置、规划手术方式很有帮助。Pefia 和 Levitt 将此类患者按存留泄殖腔的长度是否大于 3cm 予以划分,并由此决定是否需开腹手术。

2. 外阴见两个开口(无阴道前庭结构) 此类畸形具有共同的外阴特征,即外阴仅见两个孔道,前方位于阴阜下方,后方为正常肛门,其间为会阴皮肤,无阴道前庭结构。该类患者的临床表现也多类似,青春期月经正常来潮,但发现经血和尿液自同一孔道流出,或误认为是"周期性血尿";也有患者主诉为成年后性生活中阴茎不能插入。分为以下两种情况:

(1)小阴唇融合:除上述的共有症状外,融合小阴唇遮蔽尿道和阴道外口的程度可以不同。开口狭小且靠近耻骨联合,尿液和经血均可能流出不畅,青春期前甚至胎儿期因尿液反流至阴道,甚至子宫腔形成盆腔包块。更有甚者,扩张的阴道和子宫压迫输尿管,导致肾积水,青春期后可伴阴道或宫腔内积血。还可因尿道位置异常而易罹患泌尿系统感染。

外阴仅见两个孔道,前方是阴阜下方可见一小孔,位于相当正常尿道开口位置,后方孔道为肛门开口,一般位置正常。用金属导尿管由尿生殖窦向头端探入导出尿液,证实前方为尿道;将导管退出至尿生殖窦口,先垂直向肛门方向再向内行,可探入阴道。外阴开口与正常肛门开口之间被覆一层会阴皮肤组织,阴道前庭和阴道开口被其掩盖。

盆腔检查可及正常子宫、宫颈及双侧附件,较少合并其他米勒管发育异常。多数患者可通过上述查体明确诊断,必要时可辅助会阴超声、膀胱镜等协助诊断。

(2)泌尿生殖窦-阴道交通伴远端阴道闭锁:查体外阴仅见两个孔道,前方为尿道开口,外阴后方肛门位置正常,两者之间会阴部位为皮肤组织。无阴道前庭和小阴唇结构。患者同时有阴道-尿道瘘以及瘘口远端阴道闭锁。此类患者除上述共有症状外,偶因尿道外口异常松弛宽大而被误认为阴道口,发生性交困难、性交痛、压力性尿失禁以及泌尿系统感染症状。对于尿道-阴道瘘位置较高者,尤当瘘口位于尿道括约肌上方,甚至膀胱内时,可出现阴道内尿液反流,继而可能有大量尿液聚集于闭锁阴道上段而形成巨大盆腔内囊肿,压迫膀胱或尿道,易患尿路感染。阴道瘘位于尿道外括约肌上方时,部分患者自诉能像排尿一样控制经血排出。此类患者仅靠一般的物理检查难

于确诊;注意形态异常(如宽大、松弛)的尿道外口可能被误认为阴道,但探入金属导尿管导出尿液可资鉴别;还常需辅助盆腔及会阴超声、MRI、膀胱镜、腹腔镜等检查。即便如此,有些病例需术中探查、联合亚甲蓝染料实验才能最终明确异常解剖结构的位置及其之间的关系。

3. 外阴见两个开口(可见阴道前庭结构) 此类患者外阴有正常的阴道前庭、阴蒂和大、小阴唇,但位于前庭上的孔道结构或位置异常,即尿道阴道开口异常,甚或肛门异位开口,所涉畸形种类多样,分述如下。

(1)先天性无阴道或下生殖系统闭锁:是一类常见的生殖系统畸形,包括处女膜闭锁、阴道闭锁(Ⅰ和Ⅱ型)和先天性无阴道。查体见患者阴道前庭存在,但其上仅可见尿道口,而正常阴道位置为前庭黏膜覆盖。肛门位置正常。患者均以原发性闭经为主诉之一,又根据有无功能性子宫分为梗阻型和非梗阻型。梗阻型(如处女膜闭锁和阴道闭锁)患者表现为程度不同的痛经或盆腔包块;非梗阻型(如先天性无阴道)患者无子宫发育或仅有始基子宫,多不伴其他泌尿及直肠、肛门畸形,盆腔查体辅以超声检查、染色体检查等即可确诊。

(2)前庭肛门合并先天性无阴道:查体见阴道前庭内有两个开口。以金属导尿管探入前方开口导出尿液,证明为尿道开口;靠下方开口一般紧邻阴唇后联合,指诊可见指套粪染,或可见颜色鲜红的直肠黏膜外翻,而会阴后方肛凹处未见肛门开口,也有文献将其称作直肠前庭瘘伴肛门闭锁。而前庭内尿道与肛门之间未见阴道口,异位肛门指诊辅助盆腔检查发现盆腔空虚,未及子宫和宫颈。

患者原发闭经,自幼稀便、失禁。此类畸形为尿直肠隔达会阴,将前方泌尿生殖系统与后方直肠分隔开,但直肠下端在下降迁移的过程中未能与肛凹相接,而是开口于会阴前方,形成前庭肛门。此类患者由于直肠下段未处于盆底横纹肌复合体及肛门括约肌中央,故排便控制不良,但由于直肠内括约肌发育尚好,故通常患者失禁症状不明显,患者就诊的年龄较晚。多数情况下,病史和细致的物理查体辅以盆腔超声即可诊断。

(3)尿道外口异位:查体见阴道前庭内仅见阴道口,而未见正常尿道开口。阴道视诊可见处女膜缘以内的阴道前壁上有一开口,以金属导尿

管探查可导出尿液,证实为尿道开口异位于阴道前壁。肛门位置正常。尿道外口异位是尿道口处女膜病的一种,即尿道口的位置异常接近处女膜缘,甚或直接开口于处女膜缘内的阴道前壁。患者多以反复发作的泌尿系统感染症状为主诉,性活跃的妇女尤甚,明确的病史和仔细查体即可诊断。

六、外阴闭锁

完全性外阴闭锁较为罕见,多为表浅性闭锁,系由双侧小阴唇或加上后侧部分大阴唇在中线相互紧密愈合,极似男性会阴中缝。这类情况多半不是外生殖器官的先天性畸形,而是在婴幼儿时期,由于外阴轻度炎症、擦烂而相互粘连,又未引起足够注意,未及时处理所致。闭锁膜起自阴蒂直至阴唇系带,遮盖着前庭、尿道口、阴道口及舟状窝。在阴蒂的直后方可有一窄小的沟管,尿液由此排出。这一畸变,由于对生活无明显妨碍,可长期被忽视,直至青春期后开始就医。

治疗:锐性分离粘连部位,用凡士林纱布或雌激素软膏覆盖创面,直至愈合。

七、外阴发育不良

单独外阴发育不良非常罕见,外阴发育不良多为全身发育迟缓在外阴处的表现,这种患者外生殖器接近于婴幼儿,其生殖系统上段及卵巢也发育不良,常见于垂体性侏儒及特纳综合征等。

八、女性生殖系统畸形综合征

女性生殖系统畸形综合征是由于副中肾管发育障碍而引起的女性先天性生殖系统畸形,可能是由于基因突变所致,是先天性无阴道的最常见原因,基因型为 46,XX。主要表现为先天性无阴道、始基子宫或无子宫,输卵管与卵巢多正常,具有正常的女性第二性征,常伴肾、输尿管、骨骼畸形及一侧或双侧腹股沟疝。大多在 15~17 岁时因原发性闭经才发现。

1. **临床表现**　女性表型,外观发育正常;乳房发育与年龄相符;原发性闭经,部分患者可有周期性腹痛。妇科检查:部分患者大、小阴唇发育较差。处女膜缘有一小窝,处女膜入口被膜封闭而无凸起,只可探入数毫米至数厘米。肛诊盆腔空虚,未触及子宫或子宫极小。

2. **B 超检查**　可显示膀胱后有一横行条索,中间有切迹,为始基子宫。有时始基子宫内可有内膜样回声。双侧卵巢正常。

3. **治疗**　目的是建立新阴道,应向患者说明具体手术时间。术后早期而规律的性生活比戴模型更有意义。

九、外阴副乳

副乳腺来源于残留的始基乳腺组织,多位于乳房发生的始基线上,可沿腋前线,经腹内侧达外阴,此种病变以女性腋窝部最常见,其次可见于下胸部、上腹部,乳腺始基延伸到女性外阴部者极少。外阴副乳患者主要以外阴囊肿为特征,多可在大阴唇处见乳房样的赘生物,呈囊性感,囊内液体为白色乳汁,赘生物在月经期或妊娠期增大,患者有坠胀感。

本病在青春期开始生长,在妊娠期及哺乳期逐渐增大;外阴副乳如有乳头,且随内分泌的变化而改变者,一般诊断较易;若无乳头且诊断可疑时,可取活体进行病理学诊断以确诊。外阴副乳为良性病变,可行手术摘除且不易复发。外阴副乳也可发生病理性改变,如乳腺小叶增生、乳腺纤维瘤等。

十、先天性女阴畸形

少见,通常与女性两性畸形、女性尿道下裂与泄殖器分离不全并存。先天性无女阴患者可以有内生殖器,如果妇女早孕(12 周左右)时接受孕激素制剂类药物,可以出现女阴融合异常。

（程国梅　石一复）

第二节　阴道发育异常

阴道是一个连接、沟通内外生殖器的管道。对于阴道的形成,多数人认为阴道上端(上 2/3)起源于副中肾管(又称米勒管),下端(下 1/3)来自内胚层的尿生殖窦。阴道发育异常是因胚胎发育过程中副中肾管和尿生殖窦的发育停滞或分化异常而导致的结构缺陷,由于干扰部位不同而形成各种不同类型的异常,包括先天性无阴道、阴道闭锁或阴道狭窄、阴道横隔、阴道纵隔及阴道斜隔等。

一、先天性无阴道综合征

先天性无阴道综合征是一种先天性畸形,是女性胚胎时期副中肾管发育异常所致的一系列临床综合征。主要表现为子宫和阴道上段发育不全(可合并其他畸形),但极少数也可有正常发育的子宫,一般均有正常的卵巢功能,第二性征发育也正常。多数病例呈散发发病,但有家族聚集现象,其家族成员骨骼、肌肉系统及泌尿生殖系统畸形发生率较高。

(一)临床表现

发病为副中肾管尾端发育不良或发育不全,伴无输卵管、无子宫。副中肾管尾端发育停滞而未向下延伸。副中肾管下降后成腔失败,可出现睾丸女性化,真性两性畸形。

常有原发闭经:先天性无子宫、无阴道者无明显自觉症状,仅在青春期后出现原发性闭经;周期性腹痛:先天性无阴道伴子宫发育正常者,青春期表现为原发性闭经伴周期性下腹痛;婚后发现性交困难。患者外阴和第二性征发育正常。阴道检查:有或无处女膜环,无阴道口或仅在阴道外口处见一浅凹陷窝,有时可见较浅的阴道盲端。肛查盆腔空虚,未能触及子宫;双侧附件区触诊多无异常。极少数先天性无阴道而子宫发育者,月经来潮后宫腔积血,肛查可触及增大、质软而有压痛的子宫。常合并其他系统畸形,如肾脏、骨骼、听力缺陷及心脏畸形。正常女性第二性征乳房、腋毛、阴毛发育正常,阴道前庭见一凹窝,肛门检查盆腔空虚,不能触及子宫,双侧附件区触诊多无异常。

辅助检查:染色体检查及腹部及泌尿系统 B 超、脊柱 X 线、听力检查等可明确有无其他伴随畸形。术前行盆腔 MRI 检查可提供有价值的术前评估。少数患者可行腹腔镜检查,镜下可见双侧附件外观正常,其上方见始基子宫结节,中间有一索状纤维带连接。腹腔镜检查对于合并盆腔或卵巢子宫内膜异位病灶、始基或痕迹子宫、肌瘤患者可作出明确临床诊断。

(二)鉴别诊断

1. 雄激素不敏感综合征(完全型) 均表现为原发性闭经、乳房丰满,检查可发现无子宫、无阴道,与本病相似。但雄激素不敏感综合征有正常的睾丸(位于腹腔、腹股沟内,偶位于大阴唇内),属 X 连锁隐性遗传,染色体核型 46,XY,外生殖器向女性方向分化,成年后可出现女性第二性征,但乳头小、乳晕苍白,阴毛或腋毛缺如,无子宫、阴道。血睾酮、FSH、尿 17- 酮类固醇为正常男性水平,LH、E_2 稍高于正常男性水平。

2. 阴道闭锁 表现为原发性闭经、周期性腹痛,与本病症状相似,主要需与 II 型阴道闭锁者区别,后者阴道完全闭锁,多合并宫颈、宫体发育不良,可因经血逆流至盆腔导致内膜异位症就诊,B 超检查提示宫腔积血声像。而先天性无阴道综合征妇科阴道前庭见一凹窝,肛门检查盆腔空虚,不能触及子宫,B 超检查提示盆腔内无子宫或痕迹子宫声像,合并其他系统畸形,如肾脏、骨骼、心脏等。

3. WNT4 综合征 临床表现也为原发性闭经,检查见先天性无子宫、阴道,乳腺及阴毛发育正常,雄激素过多症状,染色体核型为 46,XX,有研究表明此病与 *WNT4* 基因突变有关。而先天性无阴道综合征无雄激素过多症状,发病原因尚不完全明确。

4. 阴道横隔 临床表现均为为原发闭经与本病相似。但阴道横隔多有周期性下腹及阴道胀痛症状,并逐渐加重。由于阴道积血,阴道与肛门部位有坠胀感。由于宫腔积血,下腹有逐渐增大的肿块、进行性加重的下腹痛及肛门胀痛。多伴有发育良好的子宫,横隔上有时可见有小孔,可与本病相鉴别。

5. 单纯 XY 性腺发育不良 也是原发性闭经的表现,与先天性无阴道综合征相似。单纯 XY 性腺发育不良的临床特点为正常的女性外生殖器,乳房不发育,双侧性腺组织呈条索状,染色体为 46,XY,内外生殖器发育幼稚,有输卵管、子宫及阴道。给予人工周期治疗时可有撤退性出血。而先天性无阴道综合征染色体检查核型为 46,XX,可以明确诊断。

(三)治疗原则

先天性无阴道综合征患者承受巨大的生理、心理压力,目前治疗的主要目的是阴道再造。多数学者建议患者在婚前 2~3 个月手术,也有学者认为应在 18 岁性成熟后及时手术,否则会影响患者的性心理及性格发育。

在治疗前应明确有无子宫及其功能,是否合并有泌尿系统发育异常,必要时术前做静脉肾盂造影。应让患者明确治疗的目的和结果,以取得积极配合。

治疗方式的选择应个体化,遵循不破坏外阴结构、一次手术成功及保护患者隐私的原则,临床分为保守治疗和手术治疗。

二、阴道闭锁

胚胎发育时两侧副中肾管下端未能与泌尿生殖窦形成空腔,或空腔贯通后发育不良,则发生阴道闭锁或狭窄,阴道下段被纤维组织替代。阴道异常的原因尚难以确定,可能包括内分泌、遗传等因素。

先天性阴道闭锁分为两型:Ⅰ型,阴道下段闭锁,阴道上段及子宫发育正常;Ⅱ型,阴道完全闭锁,常合并子宫颈闭锁,子宫体发育正常或有畸形,子宫内膜可有正常分泌功能。

(一)临床表现

原发性闭经:阴道下段闭锁患者多在青春期无月经来潮时方就诊。周期性下腹痛:逐渐加剧;症状严重者可伴便秘、肛门坠胀、尿频或尿潴留等。盆腔包块:检查时无阴道开口,肛查可扪及阴道积血包块、宫腔积血包块或者经血逆流至盆腔伴发子宫内膜异位症。性生活困难。

妇科检查:处女膜完整,但阴道仅有陷窝,肛门指检于闭锁以上部位可扪及积血所形成的包块。B超检查:闭锁多为阴道下段,上段可见积液包块,子宫及卵巢正常。CT和MRI检查:可协助诊断。

(二)鉴别诊断

1. 先天性无阴道 Ⅱ型阴道闭锁需与先天性无阴道相鉴别,两者均表现为阴道缺如。阴道闭锁是尿生殖窦发育缺陷造成,子宫发育多正常,可合并宫颈发育不良或宫颈闭锁;而先天性无阴道则是副中肾管发育不良的结果,表现为子宫阴道均缺如。超声、CT、MRI等检查可协助明确诊断。

两者的主要鉴别点在于:子宫是否具有功能性内膜。先天性无阴道常合并无子宫或始基子宫。而Ⅱ型阴道闭锁多合并宫颈发育异常,子宫体发育正常或虽有畸形但有功能性内膜。鉴别的临床意义在于两者治疗时机不同,阴道闭锁一旦确诊应尽早行手术治疗,以缓解症状并避免形成子宫内膜异位症,保护发育正常的子宫;先天性无阴道则可行择期手术。

2. 阴道瘢痕性畸形 与先天性阴道闭锁的临床症状相同。但本病往往有难产或阴道手术损伤史;或有阴道内使用腐蚀性药物,幼时患过猩红热、白喉、化脓性感染,老年性阴道炎等病史。

3. 处女膜闭锁 月经初潮前无自觉症状,以后因经血不能排出体外而有周期性下腹痛,应与阴道闭锁者加以鉴别。处女膜闭锁者,妇科检查特点为阴道口部位显著膨隆,呈紫蓝色,紧张而无孔道。阴道闭锁者,肛门指诊发现经血潴留所形成肿块与阴道前庭尚有一段距离。

4. 阴道横隔伴有经血潴留 阴道横隔部位低者,检查时可见到处女膜开口。B超检查:子宫及卵巢正常,如有积血可呈现积液影像。必要时可采用横隔穿刺以明确诊断。

5. 阑尾炎 阴道闭锁伴经血潴留、输卵管积血者可有急性腹痛症状,需与阑尾炎相鉴别,但阑尾炎有特征性的转移性右下腹痛和不同程度的腹膜刺激征,白细胞计数和中性粒细胞比例升高。超声检查有助于鉴别。

(三)治疗原则

一旦确诊应尽早手术,行闭锁段切开术,子宫发育差者可行子宫切除术,同时或择期行人工阴道成形术、阴道扩张术等。

三、阴道横隔

阴道横隔的发生是由于胚胎发育时期两侧副中肾管会合后的尾端与泌尿生殖窦相接处未贯通,或未完全融合所致。有完全性阴道横隔和不完全性阴道横隔两种。

横隔常见于阴道的三个部位,即阴道的上1/3、阴道中段及阴道下1/3。横隔发生在阴道上1/3的最多,约占46%,其次为中段,约占35%,19%位于阴道下1/3。多数横隔有一小孔,位于中央或旁边,多见于阴道的上1/3横隔处。无孔阴道横隔为完全阴道横隔,较为罕见。

(一)临床表现

1. 完全性横隔 由于月经来潮后经血滞留在横隔以上,表现为原发闭经、周期性下腹及阴道胀痛,并逐渐加重。由于阴道积血,阴道与肛门部位有坠胀感。由于宫腔积血,下腹有逐渐增大的肿块、进行性加重的下腹痛及肛门胀痛。输卵管积血者,双侧下腹有肿块及触痛。横隔位于阴道下方者,在阴道口仍可见发育正常的处女膜环,可见横隔被积血压迫呈紫蓝色,向外膨出。妇科检查:阴道上方可触及肿块并有触痛,伴有宫腔积血和输卵管积血时,可触及增大的子宫和双侧附件包块,并均有明显触痛。

2. **不完全性横隔** 若不影响经血引流,且横隔位于阴道上 1/3,不影响性生活,则常被忽略。若横隔孔隙较小,会有经血引流不畅,阴道出血淋漓不净,也可能有经血积聚及痛经。位于阴道中下方的不完全性横隔,因其有性感不快,因而较早就医。妇科检查:阴道内触及横隔,不能暴露宫颈。不完全性横隔不影响受孕,不增加孕期产科问题。临产后则先露下降受阻。

根据临床症状、肛查和阴道检查,诊断不难确定。妇科检查:青春期肛查可触及阴道上方肿块;月经来潮时可寻找到横隔的小孔,如有积血可扪及包块,有触痛。若横隔位置接近阴道口,经血压迫横隔向外膨出,可在处女膜环内见有紫色突出。横隔后碘油造影:通过横隔上小孔注入碘油,观察横隔与子宫颈的距离、隔的厚度、横隔上阴道粘连情况,并排除子宫畸形。B 超检查:子宫及卵巢正常,如有积血可呈现积液影像。横隔与阴道闭锁的鉴别诊断,可采用横隔穿刺。

(二)鉴别诊断

阴道横隔应与阴道闭锁鉴别,完全性横隔时有原发性闭经和周期性腹痛与阴道闭锁症状相似。但阴道闭锁妇科检查可见处女膜完整,阴道仅有陷窝,肛门指检于闭锁以上部位可扪及积血所形成的包块。B 超检查:阴道闭锁多在阴道下段,上段可见积液包块。阴道横隔检查可见阴道口,肛查也可触及阴道上方肿块,月经来潮时可寻找到横隔的小孔,而 B 超检查阴道横隔可见上段阴道腔则有助于诊断。必要时可采用横隔穿刺,穿出暗红色的月经血即可明确诊断,而阴道闭锁因距离积血包块较远,无积血穿出。

(三)治疗原则

完全性阴道横隔积血时,应及时手术。非孕期不完全性横隔,由孔处作放射状切开至横隔根部,切除残余隔膜。妊娠早期发现的阴道横隔,一般不予处理,以免引起感染、阴道瘢痕或流产。应将横隔情况向孕妇交代清楚,以便临产后早作处理。

四、阴道纵隔

阴道纵隔为双侧副中肾管会合后,其中隔未消失或未完全消失所致。可分为完全纵隔与不完全纵隔。当两条副中肾管融合时,仅尾端融合不全,子宫与子宫颈均已形成,而阴道中上段组织未

吸收,则出现阴道完全纵隔;若部分组织未吸收,则形成不完全纵隔。纵隔可以位于阴道正中,把阴道等分为两个大小差不多的管道;也可以偏于一侧,形成大小不等的两个阴道,一侧阴道较小的可能被漏诊;也有少数阴道纵隔偏于一侧与下端的阴道壁相粘连。阴道纵隔常伴有双宫体、双宫颈、双角子宫、纵隔子宫。

(一)临床表现

完全性阴道纵隔一般无明显自觉症状,不影响性生活,可以经阴道分娩。不完全性阴道纵隔可出现性交困难,或无明显自觉症状,分娩时可造成胎先露部下降受阻。合并一侧阴道下段闭锁者,月经来潮后可出现周期性阴道胀痛。阴道纵隔可合并双子宫、纵隔子宫、双角子宫与残角子宫,常伴有不孕、流产、早产、胎位异常等表现。

闭锁阴道积存分泌物或经血时,阴道侧壁可触及囊性肿物,经期增大,经后减小。阴道积血感染致阴道脓肿,有明显触痛,伴体温升高。阴道纵隔一侧闭锁,可合并同侧子宫发育不全及同侧泌尿系统发育不全,如肾缺如、肾发育不全或输尿管发育异常。

妇科检查一般能够准确诊断阴道纵隔。一侧阴道有囊性肿物行穿刺,抽出物为陈旧血或黏液状物,应考虑为一侧阴道闭锁。必要时行泌尿系统造影,了解有无合并泌尿系统发育异常。

(二)鉴别诊断

1. **阴道囊性肿物** 阴道一侧纵隔易与阴道囊性肿物相混淆,可行碘油造影鉴别。

2. **继发性阴道狭窄** 有外伤、炎症、局部使用腐蚀药物史。

3. **阔韧带囊肿** 一侧阴道闭锁积血较多,将子宫推向上方,易误诊为阔韧带囊肿。B 超检查可协助诊断。

(三)治疗原则

1. **完全性阴道纵隔** 一般无须特殊处理。

2. **不完全性阴道纵隔** 若影响性生活,经血排出不畅时,应切除纵隔。一侧阴道积血者,确诊后切开引流,切除纵隔。孕早期检查发现阴道纵隔一般不作处理。阴道纵隔较薄时,在分娩过程中可自行撕裂,胎儿娩出后若纵隔无出血,可不予处理。阴道纵隔合并双子宫、双角子宫与纵隔子宫者,因臀位发生率高,阴道分娩时需注意胎儿是否骑跨在纵隔上。双角子宫、纵隔子宫宫腔有交通者,易发生子宫缩窄环及脐带脱垂,可行剖宫

产。双子宫、双角子宫肌壁发育差者,易发生宫缩乏力,可酌情放宽剖宫产指征。临产后,若发生继发宫缩乏力,产道梗阻,在没有明确诊断之前,不可用催产、引产药物。

五、阴道斜隔

阴道斜隔是阴道畸形中最少见的一种,多伴有双子宫双宫颈畸形和阴道盲端侧肾脏及输尿管缺如。隔膜起始于两个宫颈之间,向远侧端偏离中线斜行,与阴道外侧壁融合形成盲腔,盲腔面为柱状上皮覆盖。此隔后阴道腔掩盖一侧宫颈。

阴道斜隔病因尚不明确。斜隔常伴有同侧泌尿系统发育异常。斜隔可能是米勒管向下延伸未达到尿生殖窦而形成的一盲端。

按照隔上有无孔隙及是否合并宫颈瘘管分为三型:Ⅰ型为无孔斜隔,隔后的子宫与外界及对侧子宫完全隔离,宫腔积血聚积在隔后腔;Ⅱ型为有孔斜隔,隔上有一数毫米大的小孔,隔后子宫与对侧隔绝,经血通过小孔滴出,引流不畅;Ⅲ型为无孔斜隔合并宫颈瘘管,在两侧宫颈型间或隔后腔与对侧宫颈之间有小瘘管,有隔一侧子宫经血可通过另一侧宫颈排出,引流畅。

(一)临床表现

三型阴道斜隔患者月经周期均正常,均有痛经。Ⅰ型较重,平时感一侧下腹痛。Ⅱ型月经周期间阴道有少量褐色分泌物或陈旧血淋漓不净,伴感染时有脓性分泌物。Ⅲ型经期延长,也可有脓性分泌物。

妇科检查:在一侧穹窿或阴道壁可触及囊性肿物。Ⅰ型隔后的子宫与外界及对侧子宫完全隔离,经血聚积在隔后的阴道腔内。因该侧子宫常发育不全,经血较少,积聚缓慢,隔后阴道腔渐渐隆起,可在阴道侧壁触及囊性物,易误诊为阴道囊肿,宫腔积血时可触及增大子宫。Ⅱ、Ⅲ型囊性肿物张力较小,压迫时有陈旧血或脓性分泌物流出。Ⅱ、Ⅲ型因经血引流不畅,常有黑色血液溢出,淋漓不断,易误诊为月经失调。阴道斜隔常合并双子宫、双角子宫、纵隔子宫畸形及同侧泌尿系统发育异常。

(二)诊断及鉴别诊断

1. 阴道斜隔患者月经周期正常,有痛经及一侧下腹痛,有流血、流脓或经期延长。

2. **妇科检查** 一侧穹窿或阴道壁有囊肿,可触及增大的子宫及附件肿物。局部消毒后在囊肿下部穿刺,抽出陈旧血,即可诊断。

3. **B超检查** 可见一侧宫腔积血、阴道旁囊肿、同侧肾发育不全或缺如。

4. **腹腔镜检查** 可见双子宫一侧积血、双角或纵隔子宫一侧增大、输卵管积血。

5. **子宫碘油造影** Ⅰ、Ⅱ型显示为单角子宫,Ⅲ型可显示宫颈间的瘘管。注碘油于斜隔后可了解隔后腔情况。

6. 必要时可行泌尿系统造影。

(三)治疗原则

1. 用探针顺小孔进入隔后阴道腔,纵形切开斜隔,排出积血或积脓。

2. 如患侧子宫受孕,宜行剖宫产。若行闭锁侧子宫切除,应先检查肾、输尿管,明确走向后,再切除子宫。

六、阴道僵硬

阴道壁上纤维肌肉带的形成使阴道扩张度受阻制,或由于米勒管与尿生殖窦相连接的管道再通时有坚硬的纤维索带未被吸收,形成局部阴道僵硬。在儿童和青春期无任何症状,直到婚后感到性生活有困难或不适而就诊时才被发现。

轻度弹性差者,在性交后可逐步使之松解,而过于坚硬的纤维索带则需在索带处作3~4处切开,方能缓解。

七、阴道积液

因先天性处女膜闭锁、阴道纵隔等,可使阴道内渗出液或子宫和子宫颈的分泌物等不能排出体外,而引起阴道积液,也称无孔处女膜,但这一命名不够准确,如能仔细检查,常可发现处女膜是紧贴在造成阴道闭锁的膜的表面。

患者在青春期前多无症状,畸形往往不被发现。若因阴道积液,小儿因腹痛而烦躁不安,可伴有尿潴留及尿失禁。阴道口有一向外膨胀的膜,直肠检查可能触及直肠前有一紧张的囊状肿物。这些症状、体征常随患儿年龄增大而变得明显。

阴道内积液常为血色、牛奶样。液体可来源于阴道壁的鳞状上皮和子宫颈管的柱状上皮的分泌增多,由于妊娠晚期母体及胎儿的血液循环中存在着大量的雌激素,胎儿在母体内受到雌激素的刺激,上述两种上皮组织分泌增多。

治疗方法为麻醉下切开此膜,使积聚在阴道内的液体能顺利排出即可治愈。

八、阴道和子宫积血

因阴道、子宫颈先天发育异常而致青春期阴道和子宫积血。

（程国梅 石一复）

第三节 宫颈发育异常

宫颈形成约在胚胎 14 周，宫颈发育异常是由于副中肾管尾端发育不全或发育停滞所致，主要包括宫颈缺如、宫颈闭锁、先天性宫颈管狭窄、宫颈角度异常、先天性宫颈延长症伴宫颈管狭窄、双宫颈等。宫颈发育异常可伴有宫体各种类型的发育异常，也有伴发泌尿系发育异常的报道。

一、临床表现

1. **性腺发育不全引起的宫颈发育不良** 表现为青春期体格发育滞后、第二性征不发育。外阴、阴道、子宫维持幼稚状态。无月经或月经稀发。

2. **宫颈缺如、闭锁、狭窄而宫体发育且有功能性子宫内膜** 表现为青春期无月经来潮，原发性闭经，继而出现周期性腹痛，经血潴留、排出不畅，痛经等。

3. **先天性无子宫、痕迹子宫、始基子宫致宫颈和宫体均发育不良** 表现为无月经、不孕。

4. **双宫颈畸形** 多因不孕或反复流产而就诊。

5. **宫颈纵隔伴发阴道纵隔** 可出现性交困难。

6. 早产、异位妊娠等。

二、宫颈闭锁的分型

1. **Ⅰ型（宫颈不全闭锁型）** 子宫组织学内口闭锁，其以上的子宫解剖学内口和子宫峡部发育正常，宫颈管缺如。

2. **Ⅱ型（无宫颈或子宫峡部闭锁型）** 子宫组织学内口以上子宫管腔闭锁，闭锁段以下宫颈缺如，多数伴有子宫体发育不良。

3. **Ⅲ型（宫颈完全闭锁型）** 子宫解剖学内口以下峡部和颈管全部闭锁，闭锁宫颈长度、直径

和形状不同，多数伴有子宫体发育不良。

4. **Ⅳ型（子宫峡部缺失型）** 子宫体下端直接与呈盲端的宫颈管腔相连，子宫峡部缺如。

三、鉴别诊断

1. **宫颈缺如需与下述疾病相鉴别**

（1）阴道炎症后狭窄：既往有阴道炎症病史，特别是因化学药物或物理性刺激引起灼痛、阴道流脓等。窥器检查见阴道挛缩、瘢痕形成，见不到宫颈。盆腔检查可触到阴道上段坚硬的瘢痕组织。探针可通过阴道上段小孔。宫颈缺如患者阴道顶端柔软，盲端光滑。B 超检查可进一步鉴别。

（2）宫颈萎缩：绝经多年妇女，伴有外阴、阴道萎缩，有时宫颈萎缩阴道穹窿消失，宫颈口仅为一小开口。而宫颈缺如不伴有阴道黏膜萎缩。根据年龄、病史和细致检查即可鉴别。

2. **宫颈短小需与下述疾病相鉴别**

（1）宫颈萎缩：鉴别要点同上。

（2）阴道不完全性横隔：横隔处有一小孔，应与宫颈异常中的宫颈短小鉴别。阴道横隔行探针检查时，探针进入后不能直达子宫，而为一较宽大的阴道段。而宫颈短小患者，在阴道顶端有一小孔通向子宫，在应用探针检查时探针可进入宫腔。

3. **宫颈缺如、宫颈狭窄引起宫腔积血及输卵管积血需与下述疾病相鉴别**

（1）盆腔炎：多发生于有性生活的妇女，有腹痛、发热、阴道脓性分泌物等表现。而宫颈缺如引起宫腔积血及输卵管积血多发生于青春期，无月经来潮，但有周期性腹痛。阴道窥器检查、B 超检查可以鉴别。

（2）异位妊娠：发生于有性生活的妇女，有停经、阴道流血、腹痛等病史。通过阴道窥器检查、人绒毛膜促性腺激素检查和 B 超检查即可鉴别。

（3）原发性痛经：指无器质性病变的痛经，腹痛后有月经来潮。妇科检查可以鉴别。

（4）子宫内膜异位症：见于生育年龄妇女，继发性痛经进行性加重。妇科检查有宫骶韧带触痛，部分患者有盆腔包块。而单纯宫颈缺如患者常伴有子宫内膜异位症。体格检查、B 超检查可以鉴别。

（5）宫颈粘连：有人工流产史，流产后无月经来潮并出现周期性下腹痛。而子宫发育异常引起的宫颈狭窄常发生于青春期，无人工流产病史。

4. 宫颈过长需与子宫脱垂相鉴别　子宫脱垂患者有阴道分娩史、产道裂伤、产后过早下地劳动,宫颈脱出阴道外,往往合并有阴道前壁或后壁膨出,甚至出现压力性尿失禁。而宫颈过长出生时即存在,不合并阴道壁膨出。

四、治疗原则

宫颈发育异常的患者,可以在子宫与阴道之间手术塑造一个宫颈管道,使经血引流通畅,并能受孕生育。手术近期效果好,经血得以引流。

(程国梅　石一复)

第四节　子宫发育异常

子宫发育异常是女性生殖器官发育异常中最常见的一种。子宫是由两条副中肾管(也称米勒管)发育、融合、中隔吸收演变而成的,在发育形成过程中,如受到某些内在或外来因素干扰,导致胚胎发育的任何时期出现停滞,即可造成子宫不同类型的发育畸形。

一、先天性无子宫

先天性无子宫是因两侧副中肾管中段及尾段未发育和融合所致,常合并无阴道,但是大多数患者的输卵管、卵巢发育正常,故第二性征发育不受影响。

先天性无子宫患者表现为原发闭经。若无阴道,则婚后性交困难。青春期前往往难以发现,多以闭经就诊。第二性征发育正常,其他器官发育异常较少见,大多为染色体异常引起,如泌尿系统发育异常、先天性心脏病、耳聋、脊柱发育异常等,临床表现其相应的症状。

(一)全身检查

多数患者全身检查无异常,少数合并有其他器官的发育异常,表现为肾脏缺如、输尿管缺如、输尿管发育异常等,可无明显体征。若为先天性心脏发育异常,心脏可闻及病理性杂音。也可有听力障碍或脊柱发育畸形。

阴道检查:多数患者外阴发育为女性,可见阴道口,但阴道短,为盲端。部分无阴道口,阴道呈一浅的凹陷。

肛诊:在相当于子宫颈、子宫体的部分,触不到子宫而只扪及腹膜皱褶,盆腔空虚。

(二)辅助检查

1. 超声检查　膀胱充盈后,后方未探及子宫回声及阴道图像,但双侧卵巢回声存在。由于常合并有其他器官发育异常,可能探及肾脏发育异常或缺如的表现。如发现有发育异常的生殖器官时,需扩大扫查范围,明确是否合并有其他器官发育异常的情况。

2. CT 检查　任意方位成像均不能显示子宫影。

3. MRI 检查　诊断敏感性和特异性可达100%,且无创。先天性无子宫 MRI 表现为盆腔内膀胱后、直肠前未见子宫及阴道结构。

4. 性激素水平检测　正常。

5. 染色体检查　在发育异常诊断中有重要意义。先天性无子宫为正常女性核型:46,XX。

6. 静脉肾盂造影　术前应常规进行静脉肾盂造影,可了解肾脏发育情况、泌尿系统与生殖系统畸形的关系,指导治疗方法的选择。

(三)鉴别诊断

1. 处女膜闭锁　表现为原发性闭经,第二性征及外生殖器官发育正常与先天性无子宫临床表现相同。但处女膜闭锁有周期性下腹痛,呈进行性加剧,可有尿潴留。检查见处女膜无孔呈紫蓝色膨胀,阴道呈囊性膨胀感,盆腔可扪及触痛的包块。B 超检查可发现盆腔巨大囊肿,而先天性无子宫患者超声检查无子宫影像,可予以鉴别。

2. 雄激素不敏感综合征　又称睾丸女性化综合征,是一种罕见的性发育异常,男性假两性畸形。表现为原发性闭经,乳房丰满,无子宫及阴道,与先天性无子宫相似。本病可分为完全型和部分型两类。完全型雄激素不敏感综合征患者常因原发性闭经等就诊,体型及外生殖器为女型,乳房丰满,阴道为盲端,无子宫、输卵管,睾丸位于盆腹腔、腹股沟管或大阴唇内。鉴别要点为:先天性无子宫患者的输卵管、卵巢发育正常,性激素水平检测正常,染色体检查为正常女性核型,即 46,XX。

3. 特纳综合征　也表现为原发性闭经,与先天性无子宫相似。先天性无子宫患者第二性征发育好,而特纳综合征第二性征发育不良且身材矮小、蹼颈、智力低下、后发际低,可伴有躯体畸形、主动脉狭窄及泌尿系统异常,染色体检查为45,

XO,可确诊。

（四）治疗原则

单纯先天性无子宫患者不需特别处理。如同时合并无阴道,可按先天性无子宫处理,行阴道成形术,解决性交困难。

二、始基子宫

始基子宫又称痕迹子宫,是因两侧副中肾管会合后不久即停止发育,常合并无阴道。子宫极小,多数为一实体肌性子宫,无宫腔,或者虽有宫腔而无内膜生长,因此无月经来潮。患者表现为原发闭经。无阴道患者还有婚后性交困难、不孕。具有宫腔和内膜的始基子宫,若宫腔闭锁或无阴道,可致经血潴留或经血倒流出现周期性腹痛。

（一）全身检查

全身检查第二性征为女性,无明显异常,部分患者伴有骨骼系统畸形。阴道检查可发现无阴道或阴道短缺。肛诊盆腔内子宫位置难以触及宫体或子宫极小,为细小条索状物。

（二）辅助检查

1. **B超检查** 是本病最有价值的诊断方法。表现为膀胱后方类似子宫回声,窄小,长1~3cm,无内膜回声;双卵巢声像图可见。

2. **CT和MRI检查** 可显示宫体小,前后径及横径均短,无内膜。

3. **性激素检测** 正常。

4. **腹腔镜检查** 可直接观察子宫的外形结构和轮廓特征,极小子宫,长1~3cm,卵巢发育可正常。

（三）鉴别诊断

1. **先天性无子宫** 患者也表现为原发闭经,常合并先天性无阴道,即婚后性交困难、不孕。肛诊时相当于子宫颈、子宫体部位,触不到子宫而只能扪及腹膜皱褶。B超检查可明确诊断。

2. **幼稚子宫** 幼稚子宫可造成痛经、月经量过少、闭经或不孕。但这类子宫有宫腔,宫颈相对较长,宫体与宫颈之比为1:1或2:3,子宫体比正常的小,但是幼稚子宫经过正规治疗可以增大,部分还可以生育。

（四）治疗原则

始基子宫患者本身无须特别处理。如同时合并无阴道患者,按先天性无子宫处理,行阴道成形术,解决性交困难。

三、子宫发育不良

子宫发育不良又称幼稚子宫(infantile uterus),是因副中肾管会合形成子宫后短时期内停止发育。可有原发性闭经;月经异常,患者有月经量较少,月经稀发、周期不规则等表现;初潮延迟,月经初潮通常发生在乳房发育2.5年以后,约12~15岁,幼稚子宫患者初潮年龄会延迟;痛经;婚后不生育。

（一）全身检查

阴道检查:外阴或阴道无异常,或者外阴发育较差。肛诊:可扪及小而活动的子宫,子宫过度前屈或后屈。双乳腺发育正常。原发不孕,月经量少,第二性征发育正常。妇科检查子宫小,宫颈与宫体比例失调,子宫小而活动。

（二）辅助检查

1. **B超检查** 声像图特征子宫明显小于正常,子宫体与宫颈之比为1:1或2:3。子宫内膜显影不清,或者可见。双侧卵巢回声正常。

2. **性激素检测** 正常。

3. **腹腔镜检查** 可见子宫小,宫颈相对较长,子宫可过度前屈或后屈。

（三）鉴别诊断

1. **始基子宫** 子宫发育不良需与始基子宫相鉴别。后者系因两侧副中肾管会合后不久即停止发育,造成子宫发育停滞,子宫极小,多数为一实体肌性子宫,无宫腔,或者虽有宫腔而无内膜生长,无月经来潮。

2. **先天性无子宫** 患者也表现为原发闭经,常合并先天性无阴道。肛诊时相当于子宫颈、子宫体部位,触不到子宫。B超检查可明确诊断。

（四）治疗原则

关键是促进子宫发育,方法是用小剂量雌激素加孕激素序贯用药刺激子宫生长。

四、双子宫

双子宫是因两侧副中肾管发育后未完全融合,各自发育形成子宫体和宫颈,左右侧子宫各有单一的输卵管和卵巢,两个宫颈可分开或相连,宫颈之间也可有交通管。双子宫也可为一侧宫颈发育不良、缺如,常有一细小通道与对侧阴道相通。双子宫常伴有阴道纵隔或斜隔。一侧阴道闭锁时常伴发同侧泌尿系统发育异常。

（一）临床表现

约 25% 患者无自觉症状，通常在人工流产术、产前检查，甚至分娩时偶然发现。月经异常和痛经：双子宫、双角子宫患者可能会受 2 个子宫产生的月经周期的影响，表现出月经过多或过少、经期持续时间延长、痛经。

妊娠晚期胎位异常率增加，分娩时未孕侧子宫可能阻碍胎先露部下降，子宫收缩乏力较多见，使剖宫产率增加。性交困难或性交痛：患者可能因阴道纵隔妨碍性交，或出现性交痛。

宫腔手术操作困难：因宫腔形状异常，在上环、取环、人工流产时，易出现移位、穿孔、漏吸等。如早期人工流产术时可能误刮未孕侧子宫，以致漏刮胚胎，妊娠继续。流产或早产：一般来说，双子宫不影响怀孕，但由于子宫发育差、受未孕子宫的影响，易发生流产、早产、胎位异常，甚至妊娠期子宫破裂。偶见两侧子宫同时妊娠各有一胎儿者，这种情况属双卵受精，发生率约为百万分之一。

（二）诊断

B 超检查结合妇科检查一般可诊断。妇科检查时可检查出双宫颈、双宫体伴发阴道纵隔。检查时注意有无伴发阴道畸形。对诊断困难的如一侧阴道或宫颈发育不良，采用宫腔镜或腹腔镜检查，可明确诊断。

（三）鉴别诊断

1. 卵巢肿瘤　一侧附件区扪及实质性肿块，易误为卵巢肿瘤，但一般卵巢肿瘤与子宫不相连，推动宫颈时肿块不活动，B 超检查显示子宫一侧或者后方出现均质性肿块回声，呈圆形或者椭圆形，边界清晰，肿块内无子宫腔内膜回声。而双子宫时，子宫与"包块"紧密相连。超声可明确诊断。

2. 双角子宫　结合 B 超检查可明确诊断，必要时联合宫腔镜、腹腔镜检查。

3. 子宫浆膜下肌瘤　由于瘤体向子宫体表面突出，使子宫形态失常，应与双子宫、双角子宫及残角子宫相鉴别。浆膜下肌瘤一般无月经异常改变，B 超下肌瘤体内为回声均质强光团或低回声光团，肌瘤结节回声与子宫相连，结节内无宫腔内膜线回声，与双子宫畸形有所不同。双子宫 B 超检查可做出明确诊断：横切宫颈呈椭圆形，内部有两条并列的内膜回声，探头上移则有两个椭圆形的宫体切面，并列存在，也有两侧子宫发育不

对称的情况。

4. 盆腔炎性包块　炎性包块边界不清，B 超检查见肿块内光点，分布杂乱，常伴有盆腔积液。患者可有发热、腹痛、腰酸、下坠、白带异常等表现，经抗感染治疗效果显著。

（四）治疗原则

双子宫一般不需特殊处理。影响妊娠如反复流产、早产，可行子宫矫形术，扩大管腔容积，满足胎儿生长发育的需要，但对妊娠结局有无改善尚无定论。双子宫伴发阴道斜隔或闭锁时，注意排除泌尿系统畸形，行 B 超及肾盂造影检查。如一侧宫颈闭锁，导致宫腔积血，可沿闭锁宫颈纵形切开，形成管腔与阴道相通的人工通道。

五、双角子宫和鞍状子宫

双角子宫和鞍状子宫为两侧副中肾管尾端已大部融合，但因子宫底部融合不全呈双角者，称为双角子宫；子宫底部稍下陷而呈鞍状，称为鞍状子宫，也称弓型子宫。发育不良宫腔狭窄的双角子宫可能发生妊娠中期流产，或妊娠晚期早产。子宫矫形手术较为困难，尚缺乏有效的临床证据。

（一）临床表现

双角子宫和鞍状子宫一般无症状，有时双角子宫可有月经量较多伴痛经，妊娠时易发生胎位异常，以臀先露居多。妊娠中晚期可发生子宫破裂或扭转。妇科检查宫底宽，中间有凹陷。妊娠中晚期子宫偏离一侧，可出现胎儿位置异常，如臀位。

（二）辅助检查

1. 超声检查　三维超声成像可清晰显示子宫全貌，双角子宫外形不规则，在宫底处有程度不同的凹陷，轻者呈马鞍状，重者凹陷可大于 1cm，使图像上内膜线形成"Y"形。

2. 子宫输卵管造影　可以显示宫腔和输卵管的位置、形态、大小，能够较好地显示大部分子宫发育异常，是诊断子宫发育异常的主要方法。

3. MRI 检查　诊断双角子宫的优势突出，直接显示为子宫内分隔组织的信号，并根据宫底外缘有明显压迹，可准确诊断。

4. CT 检查　对子宫发育异常的诊断有一定的局限性。

5. 宫腔镜及腹腔镜检查　宫腔镜检查见宫底部呈弧形向宫腔突出，双侧子宫角较深，其余宫腔形态正常。腹腔镜可直接观察到子宫角部各有

一突出,宫底部明显下陷,宫体呈双角状。

(三) 鉴别诊断

1. 子宫浆膜下肌瘤 由于瘤体向子宫体表面突出,使子宫形态失常,应与双角子宫相鉴别。浆膜下肌瘤一般无月经异常改变。B超下肌瘤体内为回声均质强光团,或低回声光团,肌瘤结节回声与子宫相连,结节内无宫腔内膜线回声。与双子宫畸形有所不同,双角子宫B超检查可做出明确诊断。

2. 卵巢实性肿瘤 一般卵巢肿瘤与子宫不相连,推动宫颈时肿块不活动,B超检查显示子宫一侧或后方出现回声均质肿块,边界清晰,肿块内无子宫腔内膜回声。而双角子宫时,子宫一侧的"包块"与子宫紧密相连。超声可明确诊断。

(四) 治疗原则

双角子宫一般不需特殊处理。若影响妊娠,如反复流产可行子宫矫形术。

六、纵隔子宫

纵隔子宫是因两侧副中肾管已完全融合,子宫外形基本正常,中隔吸收的某一过程受阻,在宫腔内形成中隔,较为常见。分为两类:①从子宫底至宫颈内口将宫腔完全隔为两部分为完全中隔;②纵隔终止于宫颈内口以上,仅部分隔开为不全中隔。纵隔子宫易发生不孕、流产、早产和胎位异常;若胎盘附着在隔上,可出现产后胎盘滞留。纵隔子宫常伴有阴道中隔,一侧阴道可有部分闭锁,纵隔子宫畸形是最常见的子宫发育异常。

(一) 临床表现

一般无症状,可有月经过多、月经过少、痛经。不孕发生率高,流产、早产率高,产时可出现子宫收缩异常,对母儿造成不良影响。外阴正常,伴有阴道纵隔者可在阴道正中见一纵形隔膜,宫颈外口可有一隔膜,子宫大小正常,宫底较宽有浅凹陷。

(二) 辅助检查

1. 超声检查 纵隔子宫外形正常,经超声可确诊,宫腔形态为"Y"形或"猫眼征"。

2. 子宫输卵管造影 可了解宫腔形态,纵隔的大小及范围。

3. MRI检查 与双角子宫一样,MRI在诊断上优势明显,可直接显示子宫内分隔组织的信号特征,宫底外缘光滑。

4. 宫腔镜及腹腔镜检查 腹腔镜可直接观察子宫外观形态,宫腔镜可发现宫腔内畸形,尤其是对子宫完全中隔或者不全中隔的患者,两者联合应用可同时评估宫腔内情况和子宫轮廓,是目前评估子宫发育异常的金标准,也是治疗中常选择的方法。宫腔镜下每侧宫腔可见一个输卵管入口。检查同时可进行某些矫治手术。

对有不孕和反复流产的纵隔子宫患者,可在腹腔镜监视下通过宫腔镜切除纵隔,术后宫腔内置金属IUD,防止中隔创面形成粘连,数月后取出IUD。

七、单角子宫

单角子宫是因一侧副中肾管正常发育,另一侧副中肾管未发育或发育不全所致。未发育侧的卵巢、输卵管、肾常同时缺如。单角子宫常伴发泌尿系统发育异常,如对侧肾脏缺如。

单角子宫合并妊娠的发生率很低,和其他畸形子宫一样,单角子宫由于肌壁发育不良、血供差、空间狭窄等原因,妊娠后易发生流产、早产、胎儿发育不良、胎位异常等。随妊娠进展,还可能发生自发性子宫破裂、子宫扭转致胎盘早剥、死胎、羊膜腔感染、子宫缺血坏死等并发症。

(一) 临床表现

一般无症状,可伴有月经量少;不孕发生率高;妊娠后流产、早产、胎位异常多见。妇科检查:外阴发育异常,子宫位置偏向一侧,形态狭长,对侧盆腔空虚。妊娠晚期可发现胎位异常如臀位,或羊水过少、子宫呈束状包裹胎体。分娩期可出现先露部不降、宫口不开、宫缩异常。

(二) 辅助检查

1. 超声检查 可见子宫外形狭长、呈羊角状、横径较小、宫体多偏向一侧,内膜呈管状,失去三角形宫腔的特点。同时只能显示正常发育的一侧卵巢,而另一侧卵巢缺失。

2. HSG 可清楚显示子宫及输卵管的形态轮廓,可见一侧宫腔呈单叶状偏向盆腔的一侧,同时合并另一侧的输卵管缺如。该方法不适合未婚妇女、合并阴道及宫颈闭锁的患者。

3. MRI检查 可见子宫失去正常形态,呈条状或香蕉状,内膜和肌层比例正常。

4. 腹腔镜检查 可见子宫外形呈羊角状,对侧输卵管缺如。

5. 静脉肾盂造影 超过30%的子宫发育异

常同时合并泌尿系统发育异常,可指导治疗方法的选择。

(三)鉴别诊断

主要应与残角子宫鉴别。通过三维超声鉴别,单角子宫显示宫腔为正常发育的一侧宫角,失去三角形的宫腔形态,同时只能显示正常发育的一侧卵巢,而另一侧卵巢缺失。残角子宫除了显示单角子宫外,还显示发育不全的残角子宫及该侧的卵巢。

(四)治疗治疗

单角子宫非孕期可不予处理。孕期应加强监护,及时发现并发症予以处理。分娩期可依据孕妇的年龄、胎位、宫缩、产程进展、胎儿大小等情况,酌情放宽剖宫产指征。

八、残角子宫

残角子宫是在胚胎发育时,因一侧副中肾管发育正常,另一侧副中肾管中下段发育不全或发育缺陷形成。发育侧子宫旁有一个小子宫及其附件。根据残角子宫和发育侧子宫解剖上的关系,分为3种类型:I型残角子宫有宫腔,并与单角子宫腔相通;II型残角子宫有宫腔,但与单角子宫腔不相通;III型残角子宫为实体残角子宫,仅以纤维带与单角子宫相连。

残角子宫症状因类型而异,无任何自觉症状,因内膜无功能,除非妊娠很少有症状。

(一)临床表现

II型残角子宫有进行性加重的痛经,患者月经来潮后,有周期性下腹痛且日渐严重。因有经血潴留,造成残角子宫积血、输卵管积血,甚至积血流入腹腔,并发子宫内膜异位症,有的可在下腹部触到逐渐增大的包块。可致不孕。

残角子宫妊娠:I型和II型可发生残角子宫妊娠,症状如输卵管间质部妊娠,可表现为突感一侧下腹部撕裂样剧痛,拒按,伴里急后重、肛门坠胀、恶心、呕吐,以及血压下降、烦躁等休克症状,产妇死亡率高。

腹股沟处包块:残角子宫与发育侧子宫相连的纤维束较长,且腹股沟管内环发育欠佳时,残角子宫可与同侧的输卵管、卵巢滑入腹股沟管形成疝。在腹压增加时可突出形成腹壁。

妇科检查:非孕期时,子宫一侧可触及较子宫小的硬结,与子宫不能分离,若残角子宫腔积血时,可触及子宫一侧有较大肿块,有触痛;合并子宫内膜异位症时有不规则肿块和痛性结节。

妊娠后可发现子宫小于停经月份,晚期妊娠子宫偏离中线、胎位异常、胎死宫内、子宫破裂等,出现相应的体征。偶可维持妊娠至近足月,临产后宫颈不展平、宫口不开、触不到先露部等。

(二)辅助检查

1. 超声检查 超声检查在非孕期和孕早期能很好地显示子宫的外形、内膜及胎囊等,中晚期妊娠在妊娠子宫的一侧中下方可见有内膜腔的子宫。

2. MRI检查 可提供高分辨率的子宫体、宫底和内部结构的图像,无电离辐射,能明确诊断大部分类型的子宫发育异常,评估可能合并存在的泌尿系统发育异常。

(三)鉴别诊断

1. 实性卵巢肿瘤或浆膜下子宫肌瘤 检查时易将残角子宫误诊为卵巢肿瘤或子宫肌瘤。可结合患者有痛经史、不孕史,妇科检查时子宫偏向一侧,在另一侧可触及肿物呈实性肉样感,边界清,与子宫不能分离。B超检查可探及一低回声结节与子宫关系密切,结节内可见内膜线或无回声液性暗区,同时合并有阴道或泌尿系统畸形。宫、腹腔镜检查可确诊。

2. 输卵管妊娠破裂 残角子宫妊娠破裂同输卵管妊娠、宫角部妊娠破裂一样,都是妇科急腹症,因腹腔大量出血,情况紧急,鉴别较困难。首先,从破裂时间来看,残角子宫妊娠由于肌层相对较厚,孕期可长达4~5个月,破裂多发生于中期妊娠,平均20周左右;而输卵管妊娠破裂的时间除了宫角妊娠破裂时间较晚,其他均发生于孕早期,多在6周左右。其次,可通过B超检查加以鉴别,残角子宫妊娠的包块一般位于子宫中下段,少数可在宫角下方,包块周围可见较厚而均匀的肌层围绕,与正常子宫有肌层或纤维束相连,与正常宫腔多不相通,或仅有一狭窄的管道相通,包块内可见孕囊或胎儿。输卵管妊娠时,包块周围无肌层包绕,与子宫有一定的距离,孕囊与宫腔线不连续。宫角妊娠的声像图表现为子宫呈不对称增大,妊娠侧宫角外凸,呈偏心孕囊光环,孕囊距宫底部很近,与宫腔线相通,周围有均匀一致的低回声肌层围绕。

(四)治疗原则

非孕期确诊后应切除残角子宫。早、中期妊娠:一旦明确诊断应及时切除妊娠的残角子宫,避免子宫破裂。术中应注意与输卵管妊娠进行鉴别,可通过胎囊与圆韧带的关系来诊断。残角子宫妊娠囊位于同侧圆韧带附着点内侧,而输卵管妊娠位于附着点外侧。晚期妊娠行剖宫产后,切除妊娠的残角子宫。

(程国梅 石一复)

第五节 卵巢发育异常

卵巢发育异常少见,系因原始生殖细胞迁移受阻或性腺形成移位等异常造成。

一、卵巢未发育或发育不良

先天性卵巢发育不良又称特纳综合征(Turner syndrome,TS),患者核型缺少一条 X 染色体。患者的卵巢组织被条索状纤维所取代,故缺乏女性激素,导致第二性征不发育和原发性闭经,是人类唯一能生存的单体综合征。典型核型为 45,XO。

典型的临床表现是女性外貌,身材矮小和性腺发育不全。但是不同患者临床表现有较大差异。轻者表现为身高较正常人略低、初潮延迟、月经稀发或过少、继发闭经。重者可以有身材矮小、颈蹼、盾状胸、肘外翻、内眦赘皮、后发际宽而低、性幼稚等特殊外貌;条索样性腺、淋巴水肿及主动脉缩窄或肾脏畸形,如马蹄肾、双肾盂、肾盂输尿管阻塞、肾盂积水等。临床表现与其染色体核型和确诊时的年龄有关,患者常并发肥胖症、糖尿病、甲状腺功能亢进症、慢性淋巴细胞性甲状腺炎、类风湿关节炎等全身性疾病。

染色体核型分析:可为 45,XO,或各种嵌合型(45,XO/46,XX;45,XO/47,XXX;45,XO/46,XY 等)。尿性激素测定:尿中卵泡刺激素排泄量增高,雌激素极度低落。B 超检查:可见条索状卵巢。腹腔镜检查:可直视卵巢细小呈条索状。骨骼 X 线:表现为骨质疏松,骨骺愈合延迟和发育障碍。

典型的临床表现:身材矮小、第二性征发育不良及其他躯体异常,如后发际低、颈蹼、肘外翻等,进行染色体核型分析即可确诊。主要治疗闭经,其次为增加身高。对骨骺未闭合者,均先给予

蛋白同化类激素,以促进体内蛋白质合成代谢和钙质蓄积,约半年后再用雌孕激素序贯疗法,作人工周期诱导使月经来潮,同时辅以调整月经的中成药,注意增加营养等。

二、卵巢异位

卵巢异位是卵巢在发育过程中受阻,仍停留在胚胎期位置未下降至盆腔,或未达正常卵巢部位者。常见移位于肾脏下极附近,或位于后腹膜组织间隙内,常伴有卵巢发育不良。如下降过度,可位于腹股沟疝囊内。B 型超声检查或腹腔镜检查有助于诊断。所有异位卵巢都有发生肿瘤的倾向,应予以切除。

三、额外卵巢

额外卵巢罕见,除正常位置的卵巢外,尚可在他处发现额外的卵巢组织,可在腹膜后、乙状结肠系膜及盆腔等处。这些额外卵巢是由于胚胎的重复发生而形成的,大小不一,小者仅数毫米,大者可达正常大小。因其他原因行剖腹手术时,偶然发现,应予以切除。

四、副卵巢

副卵巢是在正常卵巢附近出现多余的卵巢组织,一般小于 1cm,偶有 2~3 个副卵巢出现,常呈结节状,易误认为淋巴结,需病理检查才能确诊。

五、卵巢缺失

单侧卵巢缺失和双侧卵巢缺失均少见,前者可见于单角子宫,后者可见于 45,XO 的特纳综合征患者。

(程国梅 石一复)

第六节 输卵管发育异常

输卵管是两个副中肾管上端各自分离的一段发育而来,因此,输卵管较子宫、子宫颈及阴道发生畸形的机会少得多。输卵管畸形虽然不多见,但种类颇多。发育异常是不孕原因之一,也可导致输卵管妊娠,因临床罕见,几乎均为手术时偶然发现。

一、双侧输卵管缺如

双侧输卵管缺如为双侧输卵管未发育,常合并先天性无子宫无阴道,表现为双侧痕迹输卵管与痕迹子宫、无阴道,胎儿多伴发其他严重畸形不能存活。罕见有双侧输卵管缺如而子宫与卵巢发育正常的报道。

二、单侧输卵管缺如

单侧输卵管缺如常与同侧的子宫不发育合并存在。输卵管不发育的原因有原发性和继发性两种。原发性单侧输卵管缺如是整个一侧的副中肾管都不形成,不但没有输卵管,同侧的子宫、子宫颈也不形成,成为单角子宫。继发性单侧输卵管缺如如真两性畸形,一侧有卵巢,另一侧有睾丸或卵巢。在有睾丸或卵巢的一侧不形成输卵管,甚至不形成子宫。

三、副输卵管

副输卵管是输卵管发育异常中较常见的一种,可为单侧或双侧,为输卵管分支,具有伞部,内腔与输卵管相通或不通。这些畸形可能成为不孕因素或诱发宫外孕,因此在剖腹手术时偶有发现此畸形应予以切除,并进行修复和重建。

四、重复输卵管

重复输卵管为单侧或双侧有两个发育正常或发育异常的输卵管,多与子宫腔相通。此类患者一般无临床症状,多在行输卵管结扎术或腹腔手术时发现。

五、双腔输卵管

双腔输卵管为两个输卵管共同起始于子宫间质部或自输卵管峡部向下分出一岔管,中间分开,至壶腹部汇合成一个伞端。双腔的输卵管一般无临床症状,多在行输卵管结扎术或腹腔手术时发现。此类畸形输卵管可能成为不孕的因素或可诱发输卵管妊娠,应予以切除。

六、输卵管发育不全

发育不全的输卵管外形往往细长且弯曲,并伴有不同程度的肌肉发育不全,是最常见的输卵管发育异常。部分患者的输卵管无管腔或管腔不通畅造成不孕,部分患者的输卵管有憩室或副口常导致宫外孕。此类输卵管发育异常不易通过手术修复重建。如患者不孕,经腹腔镜检查证实为输卵管原因,可采取助孕技术,解决不孕问题。如发生异位妊娠,可结合患者意愿行输卵管切除术。

七、实管或索状输卵管

实管或索状输卵管为输卵管发育早期受程度不同的抑制或阻碍不能完全发育所致,可与发育不良的子宫同时存在。此类畸形常致不孕或宫外孕,且不易通过手术修复重建。

八、输卵管憩室

输卵管憩室是由于副中肾管憩室造成,常发生于输卵管壶腹部,易造成异位妊娠,仅在剖腹探查或腹腔镜检查时方可发现。

九、输卵管中段缺如

输卵管中段缺如类似结扎术后输卵管,缺失段组织镜下呈纤维肌性,如缺如段两侧均保持3cm以上正常输卵管组织,可通过显微外科吻合术重建复通。

十、输卵管缩短、卷曲

输卵管缩短、卷曲或呈囊袋状常见于其母亲孕期有服用己烯雌酚史者。

十一、先天性输卵管多口

先天性输卵管多口是由于副中肾管憩室穿破所致,容易引起异位妊娠,仅在剖腹探查或腹腔镜检查时方可发现。

十二、输卵管复合畸形

输卵管复合畸形是指输卵管发育异常可同时表现有两个或两个以上的畸形。

（程国梅　石一复）

第二十九章

两 性 畸 形

两性畸形是指具有男女两种性别生殖器特征的先天性生长发育畸形,也是指性腺体和性征分化异常。

1. **真两性畸形** 指有卵巢和 / 或睾丸,男女性内外生殖器同时发育。

2. **女性假两性畸形** 指有两个卵巢,但内外生殖器呈现去女性化或男性化。

3. **男性假两性畸形** 指有两个睾丸,但内外生殖器呈现去男性化或女性化。

4. **单纯性腺发育不全** 指有双侧条索状性腺,性幼稚型。

5. **混合型性腺发育不全** 指有一个睾丸及一个条索样性腺,性幼稚型。

一、病史要点

1. 新生儿出生时即发现外生殖器畸形,有无组织、内分泌、遗传性疾病。

2. 询问母亲个人史、妊娠史及家族史。

3. 妊娠期间有无服用相关药物,如性激素、肾上腺皮质激素等可引起性分化异常。

4. 有无排尿异常。

5. 有无盆腔肿瘤。

二、体格检查及外阴检查

1. **全身检查** 包括身高、体重、体型、四肢长短、智力、皮肤、多毛、阴毛分布、乳房发育、乳头大小、喉结等情况及第二性征表现。

2. **外阴检查** 外生殖器表型,通常外生殖器表型多与性腺和内生殖器结构一致,若不一致即为性分化异常。若为女性外阴而阴蒂肥大,提示存在内源性高雄激素影响,如先天性肾上腺皮质增生和不完全性睾丸女性化可能;如为女性外阴而在腹股沟区或阴囊皱襞内可触及性腺多为睾丸。

三、辅助检查

1. **染色体检查** 包括性染色体、核型及带型分析。

2. **内分泌检查** 包括甲状腺、肾上腺、生殖内分泌测定及抗米勒激素测定等。

3. 肝肾功能、血生化、电解质测定。

4. **超声检查** 包括盆腔、泌尿、生殖系探查。

5. **CT、MRI 检查** 对难以确诊的泌尿生殖系统畸形有助。

6. **X 线造影** 静脉肾盂造影,经尿生殖开口造影剂进行逆行造影,可发现某些泌尿生殖系统畸形。

7. **腹腔镜检查** 了解内生殖器形态、结构,也可同时进行组织学检查和矫正手术。

四、鉴别诊断

(一)真两性畸形

患者具有卵巢和睾丸两种性腺组织,最常见的核型是 46,XX,其次是 46,XX/46,XY。46,XX 核型的真两性畸形可表现出一侧是卵睾,对侧是卵巢或睾丸,或者双侧都是卵巢或睾丸。生殖腺的位置多变,可位于腹腔到腹股沟或到阴囊部位,内生殖系统的发育取决于同侧的性腺性质和分化程度,体内有略高的雌激素和雄激素水平。AMH 和睾酮的水平决定内生殖系统是男性化或女性化。通常外生殖器由于睾酮的缺乏表现为有争议或男性化。在核型为 46,XX 的患者中,可表现出单纯的男性分化,是由于在减数分裂过程中 Y 染色体移位至 X 染色体所致,Y 染色体基因 *SRY* 引导性腺沿着睾丸线分化,睾丸激素接近正常,AMH 抑制米勒管系统发育,雄激素诱导中肾管发育,外生殖器呈男性改变,常畸形或发育不良,缺乏生精能力,睾丸小,隐睾出现。

（二）男性假两性畸形

男性假两性畸形系因男性胚胎或胎儿在母体缺乏雄激素刺激发育。发病机制：①促进生物合成睾酮的酶缺失或异常，在睾酮合成过程中，不同的酶缺陷在不同阶段导致不同的代谢紊乱和障碍，从而引起生殖器官不同程度的分化异常，从不同程度男性化到出现女性外生殖器。②外周组织 5a- 还原酶缺乏多表现为男性生殖器发育不全。由于靶器官部位的 5a- 还原酶缺陷，不能将睾酮转化为双氢睾酮。导致前列腺不发育，外生殖器分化不全，是一种常染色体遗传病。③外周组织和靶器官缺少雄激素受体或受体功能异常。

患者一般身体修长，呈去势体态，乳房不发育。在腹股沟或阴囊内可触及发育欠佳的睾丸组织，多伴有尿道下裂、双阴囊。

因男性假两性畸形多为外周组织雄激素受体基因缺陷而使雄激素受体和配体结合异常，或受体后信号传导的异常，导致雄激素的作用得不到充分发挥，临床上将此病称为雄激素不敏感综合征，属 X 连锁隐性遗传，常在同一家族中发生。根据外阴组织对雄激素不敏感的程度，可分为完全型和不完全型两种。

男性假两性畸形患者染色体核型为 46,XY，生殖腺为睾丸，睾丸虽然分泌雄性激素，但由于体细胞不能形成雄性激素受体，从而不能使生殖器男性化，阴茎极小，生精功能异常，无生育能力。患者往往因原发闭经、不孕来诊。患者呈女性体形及女性脂肪分布，有女性习性。完全型外生殖器为女性型，又称为睾丸女性化综合征。因缺少雄激素受体功能，患者体内的雄激素转化为雌激素，使青春期乳房发育丰满，但乳头小，乳晕较苍白，阴毛、腋毛稀少或缺如，大阴唇发育差，阴道为盲端，较短浅，2/3 的患者无子宫和输卵管，其余 1/3 只存留遗迹。附睾和输精管一般缺如。睾丸位于腹股沟管、腹腔内或偶在大阴唇内，睾丸组织学检查在青春期前正常，在青春期后曲细精管缩小，精原细胞稀少，无精子发生。睾丸有发生恶性肿瘤的倾向。不完全型较完全型少见，外阴多呈两性畸形，表现为阴蒂肥大或短小阴茎，阴唇部分融合，阴道极短或仅有浅凹陷。至青春期可出现阴毛、腋毛增多和阴蒂继续增大等男性改变。

雄激素不敏感综合征患者血 FSH 水平正常或轻度增高，LH 水平增高。血睾酮在正常男性值范围，雌激素高于正常男性但低于正常女性。青春期前患者可选做 HCG 兴奋试验。

（三）女性假两性畸形

由于胎儿过量的雄激素暴露导致性腺性别（46,XX）与外生殖器不一致，表现出外生殖器的男性化。患病个体的卵巢及内生殖器结构存在。因此，所有的患者都具有潜在的生育功能。外生殖器男性化的程度取决于雄激素暴露的量和时间，外生殖器可表现出阴蒂的中度粗大至严重的后唇融合，甚至发展为带有阴茎尿道的阴茎。过量的雄激素可源于患病个体的异常肾上腺或非肾上腺两部分。

1. 先天性肾上腺皮质增生症 为常染色体隐性遗传病，该病的发生是由于胎儿肾上腺合成皮质醇的酶缺乏。21- 羟化酶（CYP21）缺乏所致的肾上腺皮质增生是导致女性假两性畸形最常见的原因。使垂体促肾上腺皮质激素（ACTH）分泌增加，肾上腺增生，同时刺激肾上腺网状带产生大量的雄激素，异常高水平的雄激素使女性胎儿外生殖器男性化，出生后随着婴儿长大男性化逐渐明显，青春期无月经来潮，乳房不发育，内生殖器发育受抑制。幼女期身高增长快但成年身材矮小，阴毛和腋毛出现较早。实验室检查：血雄激素水平增高，皮质醇偏低，尿 17- 酮呈高值，雌激素及 FSH 呈低值，血清 ACTH 及 17α- 羟孕酮值高，ACTH 刺激试验显示 17- 羟孕酮（17-OHS）无反应性或反应低，17- 酮皮质类固醇（17-KS）反应性增高。另外，11β- 羟化酶（CYP11B）及 3β- 羟类固醇脱氢酶的功能缺陷也可导致雄激素过多和外生殖器男性化。成人型先天性肾上腺皮质增生为杂合性基因型，出生时外生殖器外观正常，青春期后可出现高雄激素和闭经。

2. 非肾上腺原因 包括母体暴露药物，如睾酮、达那唑、炔诺酮和其他雄激素衍生物，可导致女胎外生殖器男性化。母体男性化的卵巢肿瘤，如妊娠期黄体瘤、睾丸间质细胞瘤或男性化肾上腺肿瘤，可能是其他雄激素来源。一般男性化程度轻，出生后男性化程度不加剧，青春期后月经来潮，还可正常生育。

（四）混合型生殖腺发育不全

指一侧为异常睾丸，另一侧为未分化的生殖腺呈条索状或生殖腺缺如。核型表现为 45,X 与含有一个 Y 的嵌合型，45,X/46,XY 多见。外生殖器部分男性化，分化不良的睾丸侧有输精管，生殖腺未分化侧伴有米勒管系统的不良发育。青春期出现男性化,可有特纳综合征的躯体特征。

(五)单纯性性腺发育不全

染色体核型为在正常女性(46,XX)或正常男性(46,XY)。虽然染色体核型不同,但临床表现基本相同,有条索状性腺,高促性腺激素血症,女性生殖器如子宫、乳房不同程度发育,原发闭经,卵泡不发育。或为双侧性腺不全的睾丸,或46,XY型者,一侧为条索状性腺,另一侧为发育不全的睾丸。外生殖器畸形,青春期出现男性化。

(六)先天发育异常导致的男性化畸形

先天发育异常导致的男性化畸形需要与下列疾病鉴别:

1. 卵巢男性化肿瘤 是起源于特异性性索间质的卵巢肿瘤,能分泌男性激素,具有男性化作用。肿瘤细胞向睾丸的结构分化,由支持细胞形成的管状结构及间质细胞组成。以间质细胞为主者产生明显的男性化影响,以支持细胞为主者表现出女性化症状,有些肿瘤可同时产生雌雄两种激素。

2. 卵泡膜细胞瘤 是常见的性索间质肿瘤,卵泡膜细胞瘤多见于绝经后65岁左右妇女,30岁前不常见,最常见的具有分泌激素活性的性索间质肿瘤,通常产生过量的雌激素,因卵泡膜细胞瘤含有载脂的间质细胞,一半的黄素化卵泡膜细胞瘤可以产生雄激素,有引起男性化的倾向。肿瘤为实性,有时类似于浆膜下子宫肌瘤的超声改变。该瘤临床表现为良性,手术切除可以治愈。

3. 支持间质细胞瘤 90%以上的肿瘤发生在生育的妇女,平均发病年龄在25岁,该类肿瘤常合成性激素,而大多数为雄激素,因此在三分之一的患者可见明显的男性化,另外10%的患者表现出雄激素过量,如多毛症、声音低沉、阴蒂肥大、生殖器萎缩。如患者出现伴有雄激素升高的单侧附件肿物就要考虑诊断该肿瘤,血清睾酮与睾酮雄烯二酮的比值可进一步协助诊断。支持间质细胞瘤可伴有甲状腺异常。肿瘤平均直径为13.5cm,大多数肿瘤为黄色、分叶,分化好的肿瘤临床表现为良性。

4. 间质细胞瘤 罕见,诊断的年龄平均在30岁,25%的患者表现出雄激素的合成功能。间质细胞瘤典型为单侧、实性、黄色,大小为4~12cm。80%以上的患者诊断时为I期,多数为良性肿瘤。

5. 未分化性索间质肿瘤 具有清楚的向睾丸或卵巢方向主要分化的表现,在妊娠期多见,部分肿瘤可以产生雌激素或雄激素。预后类似于同级别分化的颗粒细胞瘤或支持间质细胞瘤。

6. 门细胞瘤 是位于卵巢门的间质细胞瘤,较少见。门细胞瘤是一种男性化肿瘤,多见于绝经后妇女。主要临床表现为男性化,秃发、男子的体态及颜面,多毛及阴蒂增大者较少见。大多数是良性,极少数为恶性。恶性时肿瘤细胞表现高度不典型和异型性。肿瘤多为单侧,一般较小,直径约1~3cm,位于卵巢门,实质性或囊性,包膜完整,切面呈深黄色或棕黄色,有出血和坏死。

7. 脂质细胞瘤 组织学特点为有圆的似间质细胞、黄体化间质和肾上腺皮质细胞组织,无Reinke晶体,与支持细胞瘤、间质细胞瘤不同,24小时尿-17酮明显升高。与门细胞瘤相比,脂质细胞瘤体积大,发病年龄轻。75%的患者表现出雄激素合成增加,血睾酮水平可增加10倍,雄烯二酮水平增加12倍。临床上多数患者男性化症状明显,也出现多毛现象,乳房缩小退化,偶尔表现雌激素增多症状,如月经过多,伴子宫内膜增生过长或宫体癌等。肿瘤几乎总是单侧性,为实质性,切面质坚实,根据其脂质含量可呈红色到黑色。约20%~30%有癌变,有些肿瘤组织学上表现为良性,但行为是恶性的。

8. 卵巢瘤样病变

(1)间质增生和卵泡膜细胞增生:单纯卵巢间质增生所致双侧卵巢增大即卵巢间质增生;有黄素化间质细胞者,称卵泡膜细胞增生。多发生于绝经后,绝大部分患者一开始就表现为月经稀发,最终可导致闭经,明显肥胖。患者面颊部、下颌及颈部出现多毛,也可见生须、喉结增大、不同程度的乳房萎缩、阴蒂肥大。多毛患者的睾酮水平比正常妇女的平均值高,甚至高于多囊卵巢综合征的睾酮水平。

(2)卵巢重度水肿:病因可能是由于卵巢系膜扭转,影响卵巢淋巴及静脉回流,水分淤积于卵巢所致。少数由于卵巢皮质内间质细胞增生,卵巢体积和重量增加而导致扭转。大部分患者可出现腹痛或盆腔痛,同时伴有腹部胀大,腹部包块,也有呈急性腹痛者,可伴有Meig综合征。部分患者有月经不规则或闭经,少数患者有男性化症状,血清睾酮水平增高。90%的卵巢呈单侧性增大,右侧多见,约半数患者有部分或完全性卵巢扭转。

组织学可见卵泡周围基质水肿伴黄素化细胞聚集,间质黄素化程度不同。

(3)妊娠黄体瘤:是发生在妊娠期的卵巢肿瘤,孕酮和睾酮升高,肿瘤体积在 1~25cm,可伴随整个妊娠期,罕见。可能是由于升高的 HCG 刺激所致,80% 发生在多产妇,通常在剖宫产时发现,25% 的患者在妊娠后半期出现男性化表现。男性化母亲的 2/3 胎儿出现男性化。瘤体软,界限清楚,黄色、橙色结节,可伴有出血。

9. **多囊卵巢综合征** 是一种常见的妇科内分泌疾病,临床上以雄激素过高、持续无排卵、卵巢多囊性改变为特征,常伴有胰岛素抵抗和肥胖。PCOS 多起病于青春期,主要临床表现为月经失调、不孕、多毛、痤疮、肥胖、黑棘皮症。双侧卵巢均匀性增大,为正常妇女的 2~5 倍,呈灰白色,包膜增厚坚韧。

B 超检查可见卵巢增大,包膜回声增强,轮廓较光滑,间质回声增强,一侧或两侧卵巢各有 12 个以上直径为 1~9mm 无回声区,围绕卵巢边缘,呈车轮状排列,称为"项链征"。血内分泌检查:血清雄激素水平增高,不超过正常上限的 2 倍,雄烯二酮升高,脱氢表雄酮及硫酸脱氢表雄酮正常;血清 FSH 正常或偏低,LH 升高,无排卵前 LH 峰值出现,LH/FSH ≥ 2~3;血清雌酮升高,雌二醇正常或轻度升高,雌酮/雌二醇比值 >1,高于正常周期;尿 17- 酮类固醇正常或升高;20%~35% 的患者有血清 PRL 的轻度增高。腹部肥胖的患者可伴有血糖、胰岛素及甘油三酯的升高。

10. **肥胖和胰岛素抵抗** 肥胖和胰岛素抵抗的高胰岛素血症患者,容易出现多毛和一些男性化表现,因为高水平的胰岛素可激活胰岛素样生长因子,刺激卵巢泡膜细胞产生雄激素,高雄激素水平导致男性化出现。

11. **巨人症和指端肥大症** 是过量生长激素作用的结果。患者有典型面容及内分泌代谢紊乱,可伴有多毛及男性化表现。TRH 兴奋试验生长激素明显升高。

12. **功能性肾上腺肿瘤 - 皮质醇症** 体内皮质醇增多引起的一系列病理生理变化和临床表现为皮质醇症,或皮质醇增多症,又称库欣综合征。肿瘤引起的占 25%。病因:由于肾上腺肿瘤(腺瘤或癌)的存在,自主性的分泌皮质醇过多,下丘脑乃至中枢神经神经调节紊乱,垂体分泌促肾上腺皮质激素过多,使双侧肾上腺皮质增生,分泌过多的皮质激素;内分泌系统以外的脏器肿瘤(如小细胞肺癌及宫颈小细胞神经内分泌癌)、癌样瘤(肺、胃肠)、胸腺瘤、胰腺瘤、甲状腺髓样癌、神经节肿瘤、黑色素瘤和前列腺癌等发病过程中自主分泌的 ACTH 增多;医源性皮质激素增多。临床上女性多见,患者多呈向心性肥胖、头秃、面圆晦暗有疮疤,颈后和两肩多脂肪,皮肤薄、多毛,腋窝、下腹两侧、股部有紫纹。患者多血压高,诉全身乏力、腰腿痛。女性患者出现沉默寡言、男性化、闭经或月经失调、骨质疏松等典型症状。诊断一般不困难,空腹血浆皮质醇超过 138nmol/L(10μg/dl),可诊为皮质醇增多症。24 小时尿 17-羟皮质类固醇增高,17- 酮类固醇正常或低于正常。地塞米松抑制试验有助于鉴别皮质醇增高的原因。

13. **多毛症**

(1)先天性全身性多毛症:是基因突变所致的常染色体显性遗传病,出生时即有多毛,以后逐渐增多增长,可伴有全身其他部位的畸形。

(2)特发性多毛症:为家族性或体质性多毛症,有明显的家族发病倾向。多毛开始于青春期,以后数十年持续发展。患者无其他内分泌异常,月经正常且循环中的雄激素水平正常。目前认为本病主要是毛囊和皮脂腺对雄激素敏感性增高或局部 5α- 还原酶活性增高使 DHT 增多所致。

(3)精神性多毛:精神高度紧张及某些精神病等可伴有多毛。

(七)男性女性化畸形与乳房女性化鉴别

男性一侧或两侧乳房呈女性型发育,类似女性乳房那样膨大,有时有触痛或疼痛,也有乳汁样的分泌物,又称男性乳房女性化、男子女性型乳房。

主要有以下原因:

1. 先天睾丸发育不良者比较多见,患者有时具有女性化征象,如声音尖锐、无胡须、无喉结、臀部宽阔等,同时伴有生殖器畸形,如假两性畸形、尿道下裂或隐睾等。

2. 继发于炎症或外伤后的睾丸萎缩、睾丸恶性肿瘤(分泌雌激素的肿瘤)、肾上腺皮质肿瘤等,这些病因比较少见。

3. 肝炎、肝硬化导致肝功能受损时,睾丸、肾上腺皮质产生的雌激素在肝内代谢过程发生障碍,雄激素代谢不受影响,雌、雄激素比例失衡,雌激素的量相对增多。

4. 营养因素、心理因素导致内分泌失调,老年人体内雄激素水平降低。

5. 服用含雌激素的药物或其他药物,如洋地黄类、螺内酯、异烟肼等,尤其是患前列腺癌的老年人长期应用雌激素治疗时常出现乳房增大。临床上对男性乳腺进行视诊与扪诊,主要检查有无腺体组织。检查的最佳方法是让患者将手放在头后面,使其胸部肌肉伸展而易视诊和扪诊。同时检测血清催乳素、睾酮和雌激素水平,以利于确诊。

五、治疗原则

1. 两性畸形确诊后应根据原社会性别、本人性别认识及畸形程度制定矫治方案。原则上除阴茎发育良好者外,均宜按照女性矫治。

2. 先天性肾上腺皮质增生全身给予可的松类药物,切除肥大畸形,矫治外生殖器畸形。

3. 雄激素不敏感综合征按女婴抚养为宜,切除睾丸,外阴畸形矫治和阴道成形。

4. 混合型生殖腺发育不全或单纯型生殖腺发育不全,若染色体核型含有 XY 者,其生殖器发生恶变概率较高,且发生年龄可能较小,确诊后应尽早切除未分化的生殖腺。

六、性别选择原则

1. **男性假两性畸形** 选择女性,切除发育不良睾丸,预防肿瘤发生,补充雌激素。

2. **女性假两性畸形** 选择女性,切除肥大阴蒂,矫治尿生殖窦畸形,补充肾上腺皮质激素和女性激素,婚后促排卵和辅助生育治疗。

3. **真两性畸形** 选择女性,切除发育不良的卵睾和睾丸。保留卵巢前必须通过组织学排除异常。内外生殖器性质和结构按女性矫形。

4. **染色体核型 46,XX(性腺发育不全)** 选择女性,补充女性激素。

5. **染色体核型 46,XY(性腺发育不全)** 选择女性,切除睾丸,内外生殖器按女性矫形,术后补充女性激素。

6. **性分化异常** 性别确定应在生后 3 个月内完成,外生殖器矫形应在生后 18 个月内完成,术后补充雌激素。

7. **迟发性性腺分化异常** 尽快确定性别,矫形手术,补充性激素。矫形手术后 3 个月行阴道重建术。

(崔金全　石一复)

第三十章

痤　疮

痤疮是多因素引起的毛囊皮脂腺的慢性炎症和损害性皮肤病,85% 生长在额部、颧部、鼻部周围、胸背部、肩部,主要发生于青春期。

一、病因及发病机制

1. 雄激素分泌增加,使皮脂腺增生肥大,皮脂产生增多。

2. 青春期体内雄激素增加,雌激素和雄激素平衡失调。雄激素使皮脂腺腺体增殖,合成、分泌、排泄皮脂增加。皮脂腺中游离的脂肪酸过高,亚油酸过低,使毛囊漏斗部角化过强,角质栓不易脱落。

3. 毛囊内嗜脂性痤疮丙酸杆菌大量繁殖,酯酶产生增多,产生游离脂肪酸,刺激毛囊发生类性反应。

4. 枕套上残留许多皮肤代谢物、汗液、口水和头发、头皮残渣,易致头和颈部痤疮发生。

5. 手机接听过于频繁,手机屏幕对面部和下颚造成挤压,使油脂分泌增加,加重痤疮。

6. 爱抚亲吻属"配偶性痤疮",由于性伴侣所使用的油性化妆品和发胶等引起。也可为夫妇或性伴侣共用毛巾和枕套所致。

7. 精加工的含糖食品不易被人体消化吸收,在肠道内停留时间长,影响肠道内微生态平衡,对皮肤外观造成不良影响或过敏。

8. 空气中的灰尘、污垢和细菌停滞堆积,加重和引发皮肤问题。

9. 不健康的生活习惯使脏物残留积存衣服中,进一步加重皮肤炎症。

二、临床表现

1. 面部皮肤油腻,毛孔粗大,可有炎性丘疹、脓疱、囊肿或结节,影响美观和社交活动,增加心理压力。

2. 粉刺分白头粉刺和黑头粉刺,前者可挤出豆渣样物。

3. 挤压痤疮易致继发感染。

4. 留下瘢痕可能性。

5. 面部脂溢较明显。

6. 痤疮分布部位、大小、数目,有无伴有感染。

7. 痤疮分度和评分法

(1)Lehmann 分度:轻度,痤疮 <20 个,或炎性丘疹 <15 个,或损伤总数 <30 个;中度,痤疮 20~100 个,或炎性丘疹 15~50 个,或损伤总数 30~125 个;重度,囊肿 >5 个,或痤疮总数 >100 个,或炎性丘疹总数 >50 个,或损伤总数 >125 个。

(2)Ross 面部分度:轻度,丘疹样痤疮 ≤ 20 个,无囊性结节样改变;中度,丘疹样痤疮 >20 个,且有囊性结节样改变;重度,面部出现大量囊性结节性痤疮。

(3)Rosenfield 评分法:1 分(轻度,痤疮 ≥ 2mm,面部或躯干 <10 个);2 分(轻度,痤疮 10~20 个);3 分(中度,痤疮 >20 个或脓疮 <20 个);4 分(重度,脓疮 ≥ 20 个);5 分(囊性,炎性病损 ≥ 5mm)。

三、病史要点

1. 询问月经情况(初潮、周期、闭经等)。

2. 身体及第二性征发育,有无多毛、肥胖。

3. 个人卫生、生活习惯和饮食习惯等。

4. 有无使用外源性雄激素、肾上腺皮质激素或有雄激素代谢作用的药物史。

5. 痤疮持续时间,40~45 岁痤疮仍不好即为成人性痤疮。

四、体格检查

1. 主要检查痤疮分布部位、性状、数目及毛孔情况。

2. 有无肥胖、多毛。

3. 第二性征,有无男性化体征。

4. 有无库欣综合征、高雄激素丘疹等。

五、辅助检查

1. 身高、体重、体重指数。

2. 生殖内分泌测定,包括性类固醇激素测定,E_2、P、T、DHAS 等。

3. 肾上腺皮质功能测定,如皮质醇、17-羟皮质类固醇。

4. 垂体皮质测定,如 FSH、LH、PRL。

5. 血糖测定。

6. 第二性征检查,有无男性化表现。

7. B 超检查,卵巢大小及有无多囊卵巢等。

8. 疑有先天性肾上腺皮质增生时可采用染色体检查。

六、鉴别诊断

1. **多囊卵巢综合征** 以闭经、不育、多毛、肥胖、痤疮为主要表现,有不同程度多毛,呈男性型分布,激素测定 T、L、LH/FSH 升高,有高胰岛素血症和高雄性血症并存。B 超检查可见双侧卵巢增大,多个大小不等沿卵巢皮质分布的无回声区,可成串珠状。

2. **库欣综合征** 主要表现为满月脸、肥胖(向心性)、皮肤紫纹、痤疮、高血压、多毛等。男性化少见。

3. **高雄激素血症** 表现为多毛、痤疮、脱发、男性化改变、乳房平小、皮脂溢出、肥胖、性欲亢进、阴蒂增大、月经失调、不孕等。95% 由多囊卵巢综合征引起;也可由雄激素、糖皮质激素或孕激素长期应用所致;也有与卵巢男性化肿瘤、肾上腺杆菌等有关。通过病史、体格检查、辅助诊断等可鉴别。

4. **先天性肾上腺皮质增生** 幼年开始阴蒂逐增大,男性化,乳房不发育,乳头小,毛发增多,面部痤疮。须行激素测定或染色体检查。

七、治疗原则

1. 因引起痤疮原因是雄激素水平过高,口服及传统外用诊疗药物效果不佳。

2. 须妇科内分泌医师和 / 或皮肤科医师联合处理。

3. 患者应避免油腻食物,食用健康食品,控制甜食。

4. 注意卫生及生活习惯,如勤换、勤洗枕套,控制手机屏幕对面部和下颚的挤压,使用非油性面部化妆品等。

5. 针对病因诊疗,多囊卵巢综合征者使用达英 35 内含环丙孕酮对面部痤疮治疗效果较好,其他口服避孕药也有降低雄激素作用。

6. 口服维脂胺,辅以抗雄激素药物,如丹参酮、维生素 B_6。

7. 用控油的西药护肤品,抗敏保湿。

8. 物理治疗,如光动力学治疗、蓝光照射。

（石一复）

第三十一章

泌尿系统症状

第一节　尿失禁

一、定义

尿失禁是指因膀胱括约肌损伤或神经功能障碍而丧失排尿自控能力,使尿液不自主地流出,可发于任何季节,但以秋冬季节表现严重。尿失禁是任何年龄及性别人士都可能患的疾病,但以老人和女性为多。可分为两类:

(一)真性尿失禁

1. **主动性真性尿失禁**　是由于逼尿肌的强直性收缩致使尿液随时克服括约肌的管制而滴出,膀胱经常处于排空状态。原因包括严重的膀胱炎、结核性膀胱炎、某些神经病所致膀胱痉挛如多发性硬化症,以及婴幼儿遗尿等。

2. **被动性真性尿失禁**　是由于括约肌的破坏或瘫痪或异常瘘道形成,致尿液经常滴出。原因包括子宫脱垂、膀胱颈活动度过大、产后尿道括约肌损伤、尿道过度扩张、前列腺摘除术后、脐尿管瘘、输尿管异位开口等。经产妇的压力性尿失禁也多属此类。

(二)假性尿失禁

指膀胱经常处于充盈状态而致尿液不断滴出,也称为充盈性尿失禁。括约肌本身并无损伤,其原因是尿路梗阻或神经源性损害,如前列腺增生、尿道狭窄、神经障碍或损伤等。

二、病因

因尿失禁多见于老年人,故早期患者通常认为尿失禁是年老的表现,实际上它是一种疾病的临床表现,大部分患者的病情是慢性和进展性的,

产后或急性膀胱感染可能会引起暂时性尿失禁,引起尿失禁的因素是多方面的。

1. **真性压力性尿失禁**　引起解剖性尿失禁的原因是盆底组织薄弱导致的膀胱尿道段的活动度过大,包括基本上完整的括约肌结构、薄弱的盆底组织和解剖异常,放射学检查很容易证实,解剖复位能恢复正常功能。

2. **真性急迫性尿失禁**　基本特征是逼尿肌不稳定,而括约肌解剖是正常的,且没有神经病变。逼尿肌的不稳定和自发性收缩,以及少见的括约肌不稳定和松弛都能引发漏尿。

3. **神经源性尿失禁**　根据不同的神经损害可有不同的表现,引起它的神经病变通常是可查明的。这种类型的尿失禁可以是主动(逼尿肌反射亢进)、被动(逼尿肌无力)或混合型的。其中以张力性尿失禁居多,因患者骨盆底部肌肉对尿道的控制能力下降,尿道括约肌的力量变得薄弱,抵挡不住膀胱积尿后增高的压力冲击,使尿液不经意地流出,尤其在笑、哭、咳嗽、打喷嚏、站立、行走时易发生,安静或平卧时稍见缓解。故这种尿失禁又称压力性尿失禁。

4. **先天性尿失禁**　引起先天性尿失禁的原因可以是异位输尿管(双套或一套系统)、尿道上裂、膀胱外翻或泄殖腔畸形。

5. **溢出性尿失禁**　梗阻或神经源性损害可导致溢出性尿失禁,不是真正的尿失禁。

6. **创伤性尿失禁手术**　通常是由骨盆骨折或损伤括约肌的外科手术引起的,如膀胱颈切除和广泛内尿道切开术,尿道憩室切除术或人工括约肌腐蚀修复术的失败也可导致尿失禁。

7. **瘘性尿失禁**　瘘可出现于输尿管、膀胱或尿道,大多数时候引起它的原因是医源性的,是因为盆腔或阴道手术。

三、临床表现

1. **充溢性尿失禁** 尿液不断地自尿道中滴出,患者的膀胱呈膨胀状态。

2. **无阻力性尿失禁** 患者在站立时尿液全部由尿道流出。

3. **反射性尿失禁** 患者不自主地间歇排尿(间歇性尿失禁),排尿没有感觉。

4. **急迫性尿失禁** 患者有十分严重的尿频、尿急症状,由于强烈的逼尿肌无抑制性收缩而发生尿失禁。

5. **压力性尿失禁** 当腹压增加时(如咳嗽、打喷嚏、上楼梯或跑步)即有尿液自尿道流出,引发这类尿失禁的病因很复杂,需要作详细检查。

四、病史要点

1. 尿失禁发作的时间,是间断发作还是持续发作。

2. 每次发作的诱因。

3. 仔细询问病史,包括漏尿发生的年龄、漏尿的频率、漏尿量,以及排尿前、排尿中、排尿后的主观感觉与漏尿情况。

4. 询问尿失禁的严重程度,漏尿弄湿衣服的情况(轻、中、重)及是否使用防护用品(护垫、卫生巾、卫生棉等)。

5. 既往有无外伤史、盆腔及会阴部手术史、反复泌尿系感染史;是否患有糖尿病、前列腺增生、神经系统疾病、盆腔及泌尿生殖系统疾病。

6. 是否有排尿习惯或环境的突然改变,是否正在使用可能导致功能性尿失禁的药物。

7. 生育史。

五、体格检查

1. 主要检查膀胱容量及不同体位、腹压增加、体力活动时尿失禁的情况及其相互关系。诱发试验:令患者憋尿,然后增加腹压使尿液从尿道口溢出;停止动作,尿停止则为阳性。用一定规格的薄而柔软的布或吸水纸放在会阴部,令患者做各种体位下的咳嗽、屏气运动(约45分钟),然后检查垫布潮湿程度,可估算漏尿量。

2. 腹部加压时观察是否从尿道漏尿,女性患者应细致观察漏尿的部位,注意勿把阴道分泌物当尿失禁。

3. **膀胱颈抬举试验** 两手指放在阴道子宫颈两边,在患者腹压增加时,两手指上抬尿流停止为阳性,提示压力性尿失禁与膀胱颈后尿道下移有关;若抬举试验阴性说明尿道周围括约肌功能存在缺陷。

4. **棉签试验** 用于判断有无尿道下垂。

5. **神经系统检查** 精神状态(有无痴呆、麻痹性痴呆、瘫痪、震颤及运动障碍;方向感、语言表达、认知水平、记忆、理解)、感觉功能、运动功能、反射的完整性。

6. **排尿日记录** 一般记录2~3天的排尿次数、排尿时间、伴随症状。

六、辅助检查

1. 测定残余尿量,以区别因尿道阻力过高(下尿路梗阻)与阻力过低引起的尿失禁。

2. 如有残余尿,行排尿期膀胱尿道造影,观察梗阻部位在膀胱颈部还是在尿道外括约肌。

3. 膀胱测压,观察是否有无抑制性收缩,膀胱感觉及逼尿肌无反射。

4. 站立膀胱造影观察后尿道有无造影剂充盈。尿道功能正常者造影剂被膀胱颈部所阻止。如有关排尿的交感神经功能受损则后尿道平滑肌松弛,造影片上可见到后尿道的近侧1~2cm处有造影剂充盈,因这部分尿道无横纹肌。

5. 闭合尿道压力图。

6. 必要时行膀胱压力、尿流率、肌电图的同步检查,以诊断咳嗽-急迫性尿失禁、逼尿肌括约肌功能协同失调,以及由括约肌无抑制性松弛引起的尿失禁。

7. **动力性尿道压力图** 用一根特制的双腔管,末段有两孔。一孔置于膀胱内,另一孔置于后尿道。尿道功能正常者在膀胱内压增加时(如咳嗽),尿道压力也上升,以阻止尿液外流。有少数压力性尿失禁患者,在膀胱内压增高时尿道压力不上升,从而尿液外流。

七、鉴别诊断

1. **压力性尿失禁** 多见于中年以后的经产妇,因妊娠分娩、老年结缔组织萎缩等原因使盆底肌肉筋膜组织松弛,支持作用削弱,膀胱和尿道位置下移,患者仍有正常排尿,但当咳嗽、喷嚏、大笑或举重物使腹内压突然增加时,尿道后壁缺乏支持发生移位,将尿道内口牵开,使尿道张力不足以对抗膀胱压力,遂引起尿失禁。如能进行尿动力学检查和尿道膀胱造影显示膀胱和尿道的解剖关系,对诊断更有帮助。

2. 逼尿肌运动失调　症状与压力性尿失禁很相似。但逼尿肌运动失调是逼尿肌异常收缩,尿道外括约肌功能减退引起的尿失禁。膀胱颈抬高试验阴性;膀胱尿道造影示膀胱尿道后角正常,膀胱颈位置正常;咳嗽时逼尿肌压力升高。

3. 膀胱膨出　有尿失禁的病史,但有下腹及会阴部坠感,测膀胱残余尿量多,用力时阴道前壁膨出。膀胱尿道造影的 X 线征象是尿道后角及尿道倾斜角均在正常范围内。膀胱膨出行阴道前壁修补后症状改善,但压力性尿失禁症状如故,甚至会加重。

4. 紧迫性尿失禁　常同时有压力性尿失禁。但紧迫性尿失禁时尿意感强烈;失禁流出的尿量较多,有的可完全排空;多伴有尿频、尿急等膀胱刺激症状;膀胱镜检查,可以发现黏膜充血、出血,肿瘤等病变;膀胱尿道造影示膀胱尿道后角及倾斜角均正常;尿道压力正常;膀胱测压逼尿肌异常收缩,反射亢进。

5. 复杂性尿失禁　尿失禁同时伴有疼痛、血尿、反复感染、可疑或肯定伴有排尿障碍、严重的盆腔脏器脱垂、在接受过外科治疗后(如盆腔放射治疗、盆腔根治性手术或治疗尿失禁的手术)仍然存在尿失禁或尿失禁复发。

6. 输尿管口异位　主要见于女性,为先天性发育异常,往往同时有重复肾和重复输尿管。异位输尿管口可位于尿道远端、阴道前壁或阴道前庭等处,不受尿道括约肌的约束,故有尿失禁。检查时可发现在阴道前庭或阴道壁等部位有小孔,不断有尿液滴出,有时还可以插入细导管。在膀胱内注入亚甲蓝溶液再作检查,可发现漏出的尿液不带蓝色。排泄性尿路造影可获得进一步确诊。

7. 神经性膀胱功能异常　可表现为逼尿肌过度活跃或充盈性尿失禁,也可因尿道张力降低表现为压力性尿失禁,甚至真性尿失禁。须依靠尿动力学检查以确定诊断并鉴别其类型。

八、治疗治疗

1. 大量残余尿可引起压力性尿失禁或充溢性尿失禁。如果尿动力学检查确定了压力性尿失禁的存在,对于伴有一定程度膀胱颈和尿道下移的患者推荐联合应用非外科手术治疗和耻骨后悬

吊术、膀胱颈和尿道下悬吊术。可能同时需要治疗有症状的盆腔脏器脱垂。对于膀胱颈后移有限但存在尿道固有括约肌缺失的患者,可以考虑应用悬吊术、填充物尿道注射和人工尿道括约肌治疗。

2. 逼尿肌反射亢进或不稳定性膀胱可引起急迫性或反射性尿失禁,也可引起咳嗽急迫性尿失禁。治疗原则是用药物(如维拉帕米)及骶神经阻滞、骶神经手术或膀胱神经剥脱术等方法抑制膀胱的无抑制性收缩。

3. 继发于特发性逼尿肌过度活动的急迫性尿失禁可采用神经调节或膀胱扩大术来治疗。也可行逼尿肌切断术(膀胱自体扩大)。

4. 括约肌功能不足患者的治疗原则是用药物(如麻黄碱、心得安等)或手术等方法增加尿道的阻力。无阻力性尿失禁患者可安装人工尿道括约肌装置,行尿道延长术及尿道夹(女性)或阴茎夹。

5. 压力性、急迫性或混合性尿失禁患者治疗,应包括生活方式的调整、盆底肌肉训练和膀胱训练。

6. 生活方式调整包括减肥、戒烟及饮食调整。

7. 缺乏雌激素和/或存在尿路感染者,在初步评估后即可进行治疗,适当时间后再次进行评估。

8. 药物治疗,如抗毒蕈碱类药物治疗 OAB、双重胺和去甲肾上腺素重吸收抑制剂治疗压力性尿失禁等。

9. 混合性尿失禁同时存在严重的盆腔脏器脱垂者,可用子宫托治疗。初步治疗至少要持续8~12 周。

(石一复)

第二节　尿急、尿频及尿痛

一、定义

尿频、尿急、尿痛是一组常见的临床症状,统称膀胱刺激症状,严重影响患者的生活,多见于女性。正常成人 24 小时尿量约为 1 000~2 000ml,

每日平均排尿 4~6 次,夜间 0~2 次。

1. 尿频 是指排尿次数明显超过正常范围,成人排尿次数达到昼夜 ≥ 8 次,夜间 ≥ 2 次,平均每次尿量 <200ml,考虑为尿频。

2. 尿急 是指一种突发、强烈的排尿欲望,且很难被主观抑制而延迟排尿。

3. 尿痛 是指排尿时疼痛的感觉,可出现于会阴部、耻骨上区和尿道内,呈挛缩样或烧灼样疼痛。如病变在膀胱,则排尿将尽时疼痛明显;如病变在尿道则排尿开始时明显,因疼痛而不敢排尿。

二、病因

1. 感染 感染性炎症刺激是最常见病因,包括膀尿道直接感染及邻近器官如女性生殖系统的感染。

(1)尿道感染:如肾盂肾炎、肾积脓、肾结核及输尿管炎等,可伴发下尿路感染。

(2)膀胱炎及尿道炎:包括结核分枝杆菌、真菌、病毒、淋病双球菌等病原微生物引起的感染。

(3)膀胱或尿道邻近部位的感染:如子宫内膜炎、输卵管炎、阴道炎、尿道旁腺炎、前列腺炎等。结肠、直肠或阑尾的炎症及脓肿等也可引起尿道刺激症状。

2. 非感染性疾病

(1)间质性膀胱炎:属于结缔组织病,患者膀胱内存在多发性溃疡,可引起严重的膀胱刺激症状,容易同时合并感染,临床上易误诊为细菌感染引起的膀胱炎,但患者有发热、关节痛、血沉快及实验室免疫学检查异常,抗生素治疗无效,确诊依赖膀胱镜检查。

(2)肿瘤:刺激膀胱、尿道及邻近器官的肿瘤如子宫肌瘤等,可通过压迫膀胱致膀胱容量减少,或侵害刺激膀胱、尿道,或继发感染导致尿频、尿急和尿痛症状,常伴有排尿困难。

(3)肾小球肾炎:急性肾小球肾炎时,尿中有形成分增加或尿中无机盐类增加,可出现轻度膀胱刺激症状;慢性肾小球肾炎除尿中存在大量尿蛋白外,其他有形成分较急性肾小球肾小球炎少,一般不出现膀胱刺激症状。

(4)结石或其他刺激:膀胱或尿道结石是导致尿路刺激的常见原因,膀胱内巨大结石还可导致膀胱容量减少引起尿频。尿道肉阜、憩室膀胱、尿道内异物刺激等也可导致尿频、尿急和尿痛。

3. 化学刺激 如脱水时尿液高度浓缩;高酸性尿刺激膀胱和尿道;某些药物(如环磷酰胺)可刺激膀胱引起出血性膀胱炎,导致尿路刺激征。

4. 神经源性膀胱 神经系统疾病导致膀胱排空或贮存功能紊乱而导致排尿异常。某些神经系统疾病或损伤(如大脑皮质或基底节部位病变、帕金森病)常可引起膀胱高反应性,导致尿频、尿急症状。

5. 多尿导致的尿频 如大量饮水、使用利尿剂或有利尿作用的药物、肾脏疾病或内分泌代谢病引起的多尿等,临床上出现尿频,但常不伴有尿痛、尿急症状。

6. 精神因素 见于精神紧张、焦虑和恐惧时,部分患者在听到水流声音,甚至看见水即可出现尿急。

7. 早孕 增大的子宫压迫膀胱引起尿频。

三、病史要点

1. 询问年龄,尿频、尿急和尿痛发生的时间。

2. 发病的诱因及频率,是否有明确诱因;排尿的频率,夜尿次数,每次尿量;尿痛的部位、性质、时间、放射部位及其与排尿的关系。

3. 伴随症状,有无发热、盗汗、腰痛、血尿、脓尿、排尿困难、尿流异常、尿潴留及尿道口分泌物等。

4. 有无相关疾病史,如结核、感染、结石、盆腔疾病和手术、中枢神经系统受损和精神病。

5. 近期有无接受过导尿、保留导尿管、尿路器械检查,有无人工流产病史、冶游史、外伤史。

6. 排除尿道综合征,应注意外阴局部有无刺激因素。

7. 诊疗经过,尿常规、尿培养结果等。

四、临床表现

1. 尿频

(1)单纯尿频:表现为排尿次数增多而每次尿量正常,全日总尿量增多,见于糖尿病、尿崩症、急性肾衰竭多尿期、精神性多饮等。

(2)炎症性尿频:表现为尿频但每次尿量减少,多伴有尿急、尿痛。

(3)神经性尿频:见于癔症、神经源性膀胱炎,表现为尿频,每次尿量少,不伴尿急、尿痛,尿镜检无炎性细胞。

(4)膀胱容量减少性尿频:见于膀胱肿瘤、妊娠子宫压迫膀胱、卵巢囊肿压迫膀胱、膀胱结核导致膀胱纤维性缩窄，表现为持续性尿频，药物治疗难以缓解，每次尿量减少。

（5）非炎症性尿频：见于尿路结石、异物，尿频为主要表现。

2. 尿急　常伴有尿频，但尿频并不一定伴有尿急。

3. 尿痛　疼痛部位在耻骨上区、会阴部、尿道内，性质为灼痛或刺痛，尿道炎为排尿开始痛，后尿道炎、膀胱炎、前列腺炎为终末性尿痛。

4. 女性生殖系统炎症时，常伴有白带异常、外阴瘙痒、下腹痛等症状。

5. 盆腹腔包块提示存在肿瘤可能。

6. 可出现肾脏压痛、叩击痛，上输尿管、腰肋点压痛，尿潴留等。

五、辅助检查

（一）实验室检查

血常规、尿常规检查。脓尿、菌尿是其特点，尿液细菌培养是必查项目；疑 L 菌株感染应进行高渗培养；疑免疫功能紊乱应进行免疫功能检查；肾功能检查着重肾小管功能检查。

（二）选择性检查

1. 病原学检查　疑有泌尿或生殖系统炎症者应进行尿液、前列腺液、尿道及阴道分泌物的病原学检查。

2. 细胞学检查　疑有尿路上皮肿瘤者进行尿液细胞学检查。

3. 尿路平片、静脉尿路造影、泌尿系内腔镜、CT 或 MRI 检查。

4. 超声检查　有助于对肾积水、泌尿系统结石、前列腺肥大、妇科肿瘤等疾病诊断。

5. 膀胱镜检查　对确定间质性膀胱炎、膀胱结石、肿瘤、尿道狭窄、肾盂积水帮助较大，疑前列腺肥大或癌时应做前列腺肛门检查。

6. 侵入性尿动力学检查　①目的：确定有无下尿路梗阻，评估逼尿肌功能。②指征：尿流率减低或剩余尿增多；首选治疗失败或出现尿潴留；在任何侵袭性治疗前；对筛选检查中发现的下尿路功能障碍需进一步评估。③选择项目：膀胱压力测定、压力-流率测定等。

六、鉴别诊断

1. 尿路感染　狭义是指细菌感染引起；广义是指所有致病微生物引起的尿道炎症，包括细菌、病毒、真菌、支原体、衣原体、寄生虫等。尿中常有白细胞，可找到致病微生物。

2. 尿道综合征　与精神因素有关。多见于女性，中段尿培养大多阴性，排除器质性疾病所致的尿路刺激征后，可考虑诊断此病，多数与精神因素有关。

3. 泌尿系统结石　肾结石在肾区突发肾绞痛，可有肉眼血尿或镜下血尿，腹平片或静脉肾盂造影可发现结石部位。输尿管结石临床特点是绞痛沿输尿管走行方向放射至下腹部，会阴区沿大腿内侧方向放射，有肉眼血尿或镜下血尿。

4. 膀胱肿瘤　血尿常较突出。

5. 间质性膀胱炎　可见于结缔组织疾病，较常见于系统性红斑狼疮患者中；找不到病因者称为特发性间质性膀胱炎。

6. 出血性膀胱炎　常见于使用环磷酰胺（抗肿瘤药物）的患者。

7. 泌尿系结核　肾结核的特征是病在肾脏而表现在膀胱。

8. 肾盂肾炎　膀胱刺激症状较膀胱炎轻，也可无膀胱刺激症状；全身感染中毒症状较重，表现为高热、恶心、呕吐、食欲缺乏、全身酸痛、肾区疼痛等；体格检查可出现肾区压痛、叩击痛，季肋点压痛（季肋与锁骨中线交点处），上输尿管压痛（腹直肌外缘与脐水平处），中输尿管压痛（髂间线和耻骨结节的垂直线的交叉点）；实验室检查除脓尿、菌尿外，尚有周围血象白细胞升高，中性粒细胞增高；急性肾盂肾炎可有一过性的肾小管功能损害，一般1~3个月恢复；慢性肾盂肾炎可致永久性肾小管功能异常，甚至肾小球功能受损。

9. 女性生殖系统炎症　常伴发白带异常及外阴搔痒症状。

10. 妊娠子宫及妇科肿瘤引起的尿频　患者有停经史，妇科检查及 B 超检查可以确诊。

七、治疗原则

1. 抗感染治疗　应用适当的抗生素治疗常能缓解发作症状，无病原学结果前，一般首选对革兰氏阴性杆菌有效的抗生素，常用药物有磺胺类、大环内酯类、喹诺酮类、甲硝唑等。清热、解毒、祛湿类中药也有一定疗效。尿培养如能找到致病菌，可根据药敏试验结果进行调整。如为女性生殖系统炎症，可针对病因进行治疗。

2. **对症治疗** 注意休息,多饮水,多排尿,碱化尿液;清洁会阴、阴道,坐浴等;镇静、解痉等。

3. **手术治疗** 在感染已控制的基础上,须对已发现的病变和病灶进行外科处理,如尿道口扩张术、尿道肉阜及尿道憩室切除术、子宫肌瘤剥除术等。手术治疗后仍需继续抗感染和对症治疗一段时间。

4. **其他治疗** 根据患者的不同情况,可选用其他辅助治疗,如物理治疗、心理和生物反馈治疗、镇静剂治疗、局部封闭治疗及针灸治疗等。

(石一复)

第三十二章

妇科其他症状

第一节　腹壁结节或包块

一、定义

腹壁结节、包块是腹部常见的体征,多由于肿瘤、炎症、畸形、外伤、囊样变,甚至异物所致的局部肿大、增生、膨胀、粘连、移位而形成。常见的有脂肪瘤、皮下脂肪结节、腹壁脓肿、剖宫产后瘢痕子宫内膜异位症结节;少见的有自发性和剖宫产术后腹壁血肿、脐囊肿、术后切口疝、寄生虫所致腹壁皮下包块、腹壁骨化性肌炎伴缝线肉芽肿、腹壁淋巴管囊肿、转移性肿瘤、腹腔镜术后脐穿刺孔感染合并腹壁瘘管形成、瘢痕和腹壁防线菌病结节等。位置表浅的包块很容易发现,坐位、收紧腹肌或用腹压时,肿物更显著。位置较深者诊断较困难,常需结合超声和 CT 等影像学检查进行诊断,有时确诊需病理检查。

二、病史要点

1. 肿块发生的时间、部位、活动度,以及局部有无红、肿、热、痛等症状。

2. 有无外伤史,外伤的时间及部位。

3. 既往有无手术史,疾病的性质及手术的方式等。

4. 有无肿瘤病史,肿瘤的部位、性质及治疗经过。

5. 有无伴随全身症状,如发热、疼痛等症状。

6. 与月经周期有无关系。

7. 患者年龄和一般状况,有无高血压、慢性咳嗽或血液疾病史,有无寄生虫接触史。

三、体格检查

1. **部位**　通常根据肿块所在位置可大致推测其所属器官,如左下腹部包块通常为乙状结肠、左侧卵巢病变。

2. **深度**　腹壁的肿块表浅,表面明显隆起,可随腹壁移动;腹内肿块则因腹肌收缩而不易扪及;腹膜后肿块位置较深,比较固定不易推动。

3. **边界**　肿块大而表面不规则呈结节状,多见于恶性肿瘤;炎性肿块边缘不清楚。

4. **质地**　质地坚硬者多为恶性肿瘤;质地中等或柔韧者多为良性肿瘤;柔软而有弹性者多为囊肿、积液或积气而膨胀的器官;柔软而边界不清伴有触痛者常为血肿。

5. **压痛**　压痛明显伴有腹肌紧张、发热、白细胞计数增高的肿块多为急性感染或炎性病变;有外伤或手术史者多为血肿,压痛较轻,无腹肌紧张,若血肿位置深,则伴有腹肌紧张可能;慢性炎症或恶性肿瘤仅有轻度压痛或压痛不明显;无压痛者多为囊肿或良性肿瘤。

6. **活动度**　能推动者多为良性肿瘤或囊肿;固定不易推动者多为炎性包块、血肿或恶性肿瘤已经浸润周围及附近的器官。

7. **搏动**　血管瘤、血供丰富的肉瘤等所致可扪及膨胀性搏动。

8. **直肠及阴道检查**　直肠癌、盆腔肿瘤、女性内生殖器官病变均可经直肠指检提供重要线索。

9. **肠鸣音**　当腹部包块、结节累及肠管或盆腹腔时,可引起肠麻痹等症状,肠鸣音减弱。

四、辅助检查

1. **实验室检查**　除血、尿、便常规检查外,还应检查肝肾功能、血淀粉酶、肿瘤标志物等。若白细胞和中性粒细胞明显升高,提示炎症可能性大,若血红蛋白进行性下降,则内出血合并血肿可能性大。

2. X线检查 腹平片可显示肿块阴影及肿块钙化影的形状特征,有助于判断肿块性质。

3. 超声检查 可显示肿块的直径、大小、界限、轮廓的完整性、形状、肿块与周围组织的解剖关系,以及体位变化时肿块的变化。彩色多普勒超声检查可显示肿块内部及周边有无血流信号,若肿块内部仅为液性暗区,提示囊肿或血肿或淋巴管囊肿可能;若为实性且血流丰富者,提示恶性可能;若为寄生虫性包块超声表现为特征性的片状匐行管状影。

4. CT检查 检查简单、迅速、无创,能显示解剖结构及病理变化,对腹部肿块的诊断有较大意义。腹部血肿患者CT早期表现为高密度影,逐渐转为混杂密度,最后吸收液化呈低密度影,较小血肿局限在腹直肌内,较大时可突向腹腔,压迫邻近肠管。淋巴管囊肿CT通常表现为圆形或卵圆形囊性肿块影,边界多清晰,少数可界限不清;囊肿密度常均匀,CT值接近于水;增强后囊液不增强,囊壁呈轻度细线样强化。

5. MRI检查 具有比CT更高的软组织分辨能力,可获得血管结构的影像。腹壁淋巴管囊肿MRI主要表现为圆形或类圆形囊性病灶,边界清楚,囊壁菲薄,囊密度均匀,显示长T_1长T_2的囊性信号影。MRI检查对腹壁内膜异位结节和良、恶性肿瘤均有鉴别诊断意义。

6. 诊断性穿刺 腹壁肿块不宜首选穿刺检查,只有在考虑为炎性脓肿或诊断困难时应用。对搏动性肿块不能进行穿刺。实体肿块可做活体组织穿刺检查。

7. 血清CA125检测 部分腹壁内膜异位结节患者血清CA125可升高。

五、鉴别诊断

1. 腹壁切口疝 是腹内脏器或组织经腹壁切口突出的疝。患者既往有腹部手术史,这种疝无真正的疝囊,多见于腹部纵形切口区,尤其是正中切口或腹直肌旁切口。

2. 腹壁脓肿 脓液的局限性聚积造成软组织肿胀,有波动感,周围常有硬结并绕有红斑。

3. 腹壁血肿 是腹膜后器官和血管损伤出血后,血液在腹膜后间隙扩散形成的,常伴皮肤青

紫、瘀斑。

4. 腹壁肿瘤 是腹壁外科常见的占位性病变,病理分型有良、恶之分。腹壁良性肿瘤有硬纤维瘤、纤维瘤、神经纤维瘤、血管瘤、乳头状瘤、皮样囊肿等;恶性肿瘤有纤维肉瘤、隆突性皮肤纤维肉瘤、黑色素瘤、皮肤癌和转移性癌等。良性者边界清楚,能推动;恶性者一般固定,边界欠清楚。

5. 腹壁内膜异位结节 属于特殊部位的子宫内膜异位症,为剖宫产手术时,子宫内膜碎片散落在腹壁切口并种植于其中造成的。肿块逐渐增大,质地韧,实性,活动差。月经期肿块常增大伴胀痛,而经后包块可缩小。

6. 腹壁切口炎性肉芽肿 由巨噬细胞增生形成境界清楚的结节状病灶,发病前多有局部外伤、感染及手术史,皮损初为丘疹、结节,逐渐发展成深在性肿块,质硬,浸润明显,可有压痛。

7. 脐尿管囊肿 临床少见,多发生于男性。囊肿位于脐下正中腹壁深处,介于腹横筋膜与腹膜之间,是由于脐尿管两端闭合而中间未闭,脐尿管上皮分泌的液体形成,多在儿童期发现。

8. 转移性肿瘤 少见。原发性肿瘤多为胃肠道恶性肿瘤。触诊腹壁结节固定、质实,患者一般状况差。

六、治疗原则

针对病因进行治疗,主要分为保守治疗和手术治疗两种,以手术治疗为主。

1. 炎症和放线菌病患者首选抗生素治疗,对形成脓肿或抗生素治疗无效者,则需手术治疗。

2. 腹壁良恶性肿瘤、腹部内膜异位结节及囊肿患者行手术切除,必要时术后辅助药物治疗。病灶切除不尽者术后易复发。

3. 腹壁血肿患者尽量采取保守治疗,必要时行手术干预,结扎破裂血管。

4. 缝线肉芽肿是由于手术残留体内的缝线作为异物不易被消化而长期存在,刺激形成慢性肉芽肿性炎症。本病为一种瘤样病变,有自限倾向,呈良性经过,早期宜行保守治疗,出现明显症状及肿块时可行局部肿块切除,预后良好。

5. 腹壁切口疝多见于老年手术患者,为避免其发生,需指导患者术后避免一切可能引起腹内压增高的因素,如抱小孩、拎重物等;腹部切口较

长、腹壁较薄弱者建议术后使用腹带,保持大便通畅,控制慢性咳嗽等。

(李娟清)

第二节 腹壁血肿

一、定义

腹壁血肿是腹膜后器官和血管损伤出血后,血液在腹膜后间隙扩散形成的。腹壁血肿一般分为两种:腹壁浅部血肿(皮下血肿)和腹壁深部血肿(筋膜下血肿和腹膜外血肿)。

皮下血肿多因切口渗血或切口处皮肤皮下瘀斑而被发现;深部的血肿如筋膜下血肿多在术后3天后出现低热,切口周围疼痛、出现硬结并逐渐增宽,局部有压痛,有的可及波动感。腹部手术后切口血肿多由术者责任心不强、操作粗暴、止血不彻底造成,个别由于患者自身疾病导致。

二、病因

1. **外伤** 血管破裂出血。

2. **凝血功能障碍** 血液系统疾病或心脏换瓣等术后口服抗凝药物时,自发或轻微伤后皮下出血形成血肿;羊水栓塞、大出血导致 DIC,术后出现腹壁血肿。

3. 手术过程中操作止血不彻底致创面渗血。

4. 术后因咳嗽、呕吐等引起腹压升高,使已形成的血栓脱落,血管重新开放出血。

5. 术后血管缝线脱落引起出血。

6. **自发性腹壁血肿** 是一种特殊的损伤,有学者认为自发性腹壁出血属于腹部卒中范畴,为腹壁动脉破裂所致。多好发于老年人,多数血管退行性变,剧烈咳嗽时引起腹部肌肉不协调收缩,造成腹壁血管破裂出血形成血肿。

7. **低分子肝素钙** 注射部位过深、肾功能减退使药物代谢缓慢引发血肿。

三、临床表现

腹壁血肿多表现为局部疼痛或腹胀感,局部可触及包块,有压痛,严重者可引起失血性休克、继发感染等。

1. **腹壁浅部血肿** 多表现为皮下瘀斑或切口渗血等,局部隆起。触诊边界欠清,可有触痛,挤压局部可见陈旧性血液渗出。

2. **腹壁深部血肿** 随出血程度、血肿范围而有所不同。腹痛为常见症状,部分患者伴有腹胀和腰背痛,出血量多者可出现休克症状。血肿巨大或伴有渗入腹膜腔者可有腹肌紧张和反跳痛、肠鸣音减弱或消失。

3. **破溃** 当腹壁血肿张力过大时局部可破溃,导致血液外溢,疼痛瞬间可减轻,出血多者可引起休克症状,因伤口暴露可引起局部感染,严重时炎症扩散至血液,引起菌血症和脓毒血症。

4. **血肿机化形成局部硬结** 当腹壁血肿经保守治疗有效,局部血肿在吸收过程中可机化形成硬结,可伴有轻微压痛。

5. **感染** 血肿未及时吸收、患者抵抗力低下或合并感染时,可导致血肿继发感染,血肿局部触痛或压痛明显,可伴有发热,严重时可形成脓肿引起全身感染,甚至败血症和感染性休克,危及生命。

四、辅助检查

1. **实验室检查** 初期白细胞计数稍高或正常,红细胞及血红蛋白可降低,后期白细胞计数明显增高,中性粒细胞增高。

2. **超声检查** 能发现血肿及腹主动脉瘤,但血肿与脓肿及其他液体积聚(如尿液)的鉴别常有一定困难。新鲜的血肿腹壁可见稍高回声团块,4~6 天后随着血肿逐渐溶解,可有实性 - 液性回声到完全无回声团块。CDFI 示其内无明显血流。当血肿透过腹膜流入腹腔,可出现腹腔内积血,呈无回声暗区。

3. CT 检查 能较清楚地显示出血肿与其他组织的关系,CT 表现为高密度影,后逐渐转为混杂密度,最后吸收液化呈低密度影,较小血肿局限在腹直肌内,较大时可突向腹腔,压迫邻近肠管。增强扫描时衰减值增加,是活动性出血的证据。

4. X 线检查 了解有无伴发骨折和肠胀气。

5. **血管造影和同位素扫描** 可提示出血的位置。

6. B 超或 CT 引导下穿刺抽吸 可明确诊断。

7. MRI 检查 较 CT 具有更好的软组织分辨能力,对腹壁血肿的鉴别有意义。

五、鉴别诊断

1. 皮下囊肿　皮下囊肿是指发生在真皮或皮下具有囊腔结构,外有囊壁,内有液体或其他成分的病理结构。

2. 皮下气肿　是指腹部皮下组织有气体积存。

3. 皮下肿瘤　多为良性肿瘤如脂肪瘤、纤维瘤等,多为实性结构或囊实性结构,局部多无触痛,边界清或欠清,超声检查包块内部回声及血流情况可与之鉴别,确诊有待于病理。

4. 腹壁脓肿　多为血肿继发感染而成,局部触痛或压痛明显,多伴有发热,浅表者局部可及波动感,抗炎治疗有效,行穿刺引流可明确诊断。

5. 腹壁切口子宫内膜异位结节　发生于生育年龄妇女,多有剖宫产史或子宫肌瘤等病灶剔除史,术后出现与月经周期相关的周期性腹壁切口疼痛,经期局部包块可增大,伴有触痛,边界多欠清。出现时间较腹壁血肿时间晚。

6. 腹壁骨化性肌炎伴缝线肉芽肿　是由于手术残留体内的缝线作为异物长期存在而形成的慢性肉芽肿性炎症。多于术后较长时间形成,临床上常为持续性疼痛,局部皮温升高,以后逐渐形成边界不清的肿块,较小,挤压局部无渗血。确诊有待于病理检查。

六、治疗原则

早期诊断,及时治疗,是提高疗效、减少并发症的关键。治疗包括保守治疗和手术治疗。尽量行保守治疗,必要时行手术干预,结扎破裂血管。保守治疗时应以预防感染、止血、活血化瘀和促进血肿吸收为主,腹壁切口压沙袋。防治因出血而出现的并发症,如严重出血、感染、休克,甚至死亡。对于血肿较大,甚至破入腹腔或诊断不明确者,则需手术治疗。在直视下结扎破裂血管,分层对齐缝合肌肉断端,并充分引流。减少血肿再发、感染或腹壁疝等并发症的发生。加强全身营养支持治疗,纠正贫血,低蛋白血症等综合治疗。手术干预指征:①进行性出血;②失血性休克,经输血等处理后血压不稳定;③保守治疗后期血肿稳定但长期不吸收,或局部形成脓肿者。

(李娟清)

第三节　下垂感

一、定义

下垂感是一种自觉症状,是指有下坠或坠胀的感觉,伴或不伴有脏器的下垂或脱垂,也可伴或不伴有盆腹腔内积液、积血等。目前没有明确的定义。

二、病史要点

1. 患者年龄、生育史。

2. 是持续性的下垂感还是发生在固定时间(与月经周期的关系)。

3. 是否有肿物自阴道脱出(咳嗽、行走时)。

4. 有无伴随症状,如恶心、呕吐、腹痛、腹胀、便秘、腹泻等。

5. 有无发热。

6. 体重有无增加。

7. 有无盆腹腔手术史。

8. 有无外伤史。

9. 近期有无行小手术治疗,如人工流产、放环、取环、宫颈手术、阴道手术等。

10. 既往体格检查是否发现盆腔肿块。

三、临床表现

患者自觉有下坠感,常伴腰酸,有时伴有腰痛、下腹痛等。

四、体格检查及妇科检查

1. 测量体温、脉搏、呼吸和血压。

2. **腹部检查**　应在盆腔检查前进行。观察腹部形状,腹部软硬度,有无压痛、反跳痛或肌紧张;能否扪及肿块,若有应描述其部位、大小、形状、质地、活动度、表面是否光滑及有无压痛等。有无移动性浊音。

3. 外阴、尿道口是否有红肿及肿物,阴道壁是否充血,有无肿物,分泌物的量、色泽及有无臭味。

4. **双合诊**　检查有无宫颈举痛,宫体大小、硬度,有无压痛,有无肿块,肿块活动度,宫旁及附件区有无肿块,若有应描述其大小、质地、边界、活动度、有无压痛。

5. **三合诊**　检查有无子宫后壁、直肠子宫陷凹或宫骶韧带的病变。

6. 肛门指检。

五、辅助检查

1. 若伴有发热,应做血常规、CRP、生化等检查。

2. 伴有腹泻者,应做便常规化验。

3. B超、CT或MRI检查,必要时行胃镜、肠镜检查。

4. 可疑为异位妊娠的腹腔内出血,化验血、尿HCG同时应做后穹窿穿刺检查,抽出不凝血可确诊。

5. 检查发现腹腔内积血或积液,可在B超引导下行穿刺术,将抽出液送常规生化及病理检查,以协助诊断。

六、鉴别诊断

1. **阴道炎**　阴道炎主要表现为白带增多、外阴瘙痒、性交痛,有的还伴有尿频、尿痛等刺激症状,也可能会出现下垂感。检查时应注意观察有无外阴红肿、阴道壁充血等。常规检查包括白带常规、支原体、衣原体、淋球菌等化验。

2. **外阴平滑肌瘤**　好发于阴蒂、大阴唇、小阴唇,一般为单发,外形呈圆形或椭圆形,表面光滑,质地偏硬,有包膜,活动好。在临床上少见,容易被误诊。其包块较硬、实性、活动好、表面无破溃、无流脓,最终诊断需病理检查证实。

3. **巴氏腺囊肿(脓肿)**　前庭大腺分泌液排出受阻而积聚于腺腔形成,继发感染可形成脓肿反复发作,若囊肿大患者可感到外阴坠胀感。

4. **胃炎或消化性溃疡**　有腹部不适下垂感,可行胃镜或钡餐检查。

5. **肠道疾病**　有肛门下坠感,可行便常规、肠镜检查。

6. **盆腔炎性疾病**　女性盆腔生殖器官及其周围的结缔组织、盆腔腹膜发生炎症时,称为盆腔炎,包括急性盆腔炎、慢性盆腔炎、盆腔腹膜炎、附件炎(急性附件炎、慢性附件炎、输卵管炎、卵巢炎)、子宫炎(急性子宫内膜炎、慢性子宫内膜炎、急性宫颈炎、慢性宫颈炎)、盆腔结缔组织炎等。可一处或几处同时发病,是妇科常见病。可出现下腹疼痛、下垂感、发热、寒战、头痛、食欲缺乏等。

7. **异位妊娠**　是孕卵在子宫腔外着床发育的异常妊娠过程。患者有停经史,腹痛为最常见的症状,90%以上的患者主诉腹痛,可为隐痛、胀痛、坠痛、绞痛或撕裂样痛,常突然发作,持续或间歇出现。内出血多者可出现贫血、肛门坠胀、头晕、晕厥或休克。

8. **痛经**　是常见症状,患者常诉有下腹坠痛感。

9. **子宫内膜异位症**　表现为痛经、不孕及周期性直肠刺激症状,如直肠、肛门、外阴部坠胀、里急后重和大便次数增多。当病变逐渐加重时,症状日趋明显,而经后症状消失。进行性加剧的周期性直肠刺激症状罕见于其他妇科疾病。

10. **阴道壁或子宫脱垂**　子宫从正常位置沿阴道下降,宫颈外口达坐骨棘水平以下,甚至子宫全部脱出于阴道口以外,患者自觉腹部下坠、腰酸,走路及下蹲时更明显,严重时脱出的块物不能还纳,影响行动。

11. **盆腔肿瘤**　如子宫肌瘤、卵巢肿瘤等,包块大或有腹水者可有腹部下垂感,可行B超、CT、MRI等检查协助诊断。

12. **腹膜假黏液瘤**　是发生在腹腔壁层、大网膜及肠壁浆膜面的低度恶性黏液性肿瘤。主要有腹部进行性肿大、腹部胀痛,可有反复发作的右下腹隐痛不适或盆腔下垂感,以右下腹包块或肠梗阻、腹膜炎等并发症就诊,误诊率高达89.7%,查体可有腹水征及边界不清的结节,常被误诊为肝硬化、结核性腹膜炎、腹腔囊肿等而延误治疗。

13. **盆腹腔内粘连**　既往行盆腹腔手术者,可有盆腹腔内粘连,出现腹部下垂感。

14. 精神性因素。

七、治疗原则

针对原发病进行治疗。

(杨建华)

第四节　腹水

一、定义

正常状态下,人体腹腔内有少量液体,对肠道蠕动起润滑作用。任何病理状态下导致腹腔内液体量增加超过 200ml 时,称为腹水。腹水是常见的临床征候,可单独存在,也可为全身性水肿的表现之一。产生腹水的病因很多,常见的有心血管病、肝脏病、腹膜病、肾脏病、营养障碍病、盆腔脏器疾病、恶性肿瘤腹膜转移卵巢肿瘤、结缔组织疾病等,涉及多个器官,多种病症。依据腹水性质可分为漏出液或渗出液;依据腹水外观可分为浆液性、血性、脓性或乳糜性等。

二、病因

腹水形成是腹腔内液体产生和吸收失去动态平衡的结果,每种疾病腹水的形成机制是几种因素联合或单独作用所致。低蛋白血症、钠水潴留、抗利尿激素与醛固酮等灭活功能降低、门静脉高压、肝静脉阻塞、腹膜炎症及恶性肿瘤等均为引起腹水的重要因素。

1. 全身性因素

(1) 血浆胶体渗透压降低:血浆胶体渗透压主要依靠白蛋白来维持,血浆白蛋白低于 25g/L 或同时伴有门静脉高压,液体容易从毛细血管漏入组织间隙及腹腔,形成腹水。此种情况见于重度肝功能不全、中晚期肝硬化(蛋白合成减少)、营养缺乏(蛋白摄入不足)、肾病综合征及蛋白丢失性胃肠病等。

(2) 钠水潴留:常见于心肾功能不全、中晚期肝硬化伴继发性醛固酮增多症及右心衰竭。心功能不全及晚期肝硬化引起大量腹水使有效血容量减少,刺激容量感受器及肾小球装置;交感神经活动增强激活肾素 - 血管紧张素 - 醛固酮系统;抗利尿激素释放增加,使肾血流量减低,肾小球滤过率下降,肾小管回吸收增加促使钠水潴留,使腹水持续不退。

(3) 内分泌障碍:肝硬化或肝功能不全时,肝降解功能减退。一方面抗利尿激素与醛固酮等灭活功能降低致钠水潴留;另一方面血液循环中一些扩血管性血管活性物质浓度增高,引起外周及内脏小动脉阻力减低,心排血量增加,内脏处于高动力循环状态,反射性地兴奋交感神经系统释放缩血管物质,使肾血流量减低肾小球滤过率下降,引起肾小管钠、水回吸收增加,导致钠水潴留并形成腹水。

2. 局部性因素

(1) 液体静水压增高:因肝硬化及门静脉外来压迫或其自身血栓形成,导致门静脉及其毛细血管内压力增高,引起腹水。

(2) 淋巴流量增多、回流受阻:肝硬化时因门静脉及肝窦压明显增高,包膜下淋巴管如枯树枝状吸收面积缩小,淋巴液生长增加,超过了淋巴循环重吸收的能力引起淋巴液淤积。

(3) 腹膜血管通透性增加:腹膜的炎症、癌肿浸润或脏器穿孔引起胆汁胰液、胃液、血液的刺激均可促使腹膜的血管通透性增加,引起腹水。

(4) 腹腔内脏破裂:实质性或空腔脏器破裂与穿孔可分别引起胰性腹水、胆汁性腹水、血性腹水及血腹。

三、病史要点

1. 有无心、肝、肾等内外科疾病史,有无结缔组织病及营养不良病史。

2. 有无眼睑或下肢等其他部位的水肿。

3. 有无发热,热型及持续时间等。

4. 有无心慌、气急、发绀、呼吸困难等病史。

5. 有无恶心、呕吐症状,呕吐物性状,有无混有血性或血液,或有无胆汁及苦胆水等。

6. 有无腹痛,腹痛部位、性质、持续性或间歇性或不规则,有无诱因,有无腹泻、便血、便秘等。

7. 有无盆腹腔包块病史。

8. 有无手术史。

9. 有无家族史。

四、临床表现

患者有少量腹水(300~500ml)时,可无明显不适而不易被觉察,常需经超声检查才能发现;中等量腹水(500~3 000ml)时,自觉腹胀,腹部外形膨隆,体格检查时可有移动性浊音;大量腹水(3 000ml 以上)时,两侧胁腹膨出如蛙腹,检查可有液波震颤,可有呼吸困难及下肢水肿。不同疾病引起的腹水常表现出不同的伴随症状,如发热、黄疸、贫血、肝脾脏肿大、心力衰竭等。

五、辅助检查

(一) 实验室检查

1. 一般性检查

(1) 外观

1) 漏出液:多为淡黄色,稀薄透明。

2) 渗出液:可呈不同颜色或混浊,不同病因的腹水可有不同外观,如化脓性感染腹水呈黄色脓性或脓血性；铜绿假单胞菌感染腹水呈绿色；黄疸时腹水呈黄色；血性腹水见于急性结核性腹膜炎、恶性肿瘤；乳糜性腹水呈乳白色可自凝，因为属非炎性产物故仍属漏出液。

(2) 相对密度：漏出液相对密度多在 1.018 以下；渗出液相对密度多在 1.018 以上。

(3) 凝块形成：渗出液内含有纤维蛋白原及组织细胞破坏释放的凝血活素，故易凝结成块或絮状物。

2. 生化检查

(1) 黏蛋白定性试验：漏出液为阴性；渗出液为阳性。定量漏出液小于 0.25g/L；渗出液大于 0.25g/L。

(2) 胰性腹水淀粉酶升高。

(3) 细菌学及组织细胞学检查：腹水离心后涂片染色可查到细菌；抗酸染色可查到结核分枝杆菌；细菌培养可在腹水中查瘤细胞，对腹腔肿瘤的诊断非常必要，其敏感度和特异性可达 90%。

3. 腹水细胞学检查 是诊断肿瘤性腹水的重要依据，需注意每次腹水量不应少于 250ml，并应反复检查，诊断腺癌时应注意与间皮细胞相鉴别。

(二) 肿瘤标志物

1. 癌胚抗原 (CEA) 结肠癌、胃癌、原发性肝癌、宫颈癌、卵巢癌、乳腺癌、胰腺癌、肺癌、胆管细胞癌、肝转移性腺癌。

2. 甲胎蛋白 (AFP) 原发性肝癌、转移性肝癌、胃癌、生殖腺胚胎瘤。原发性肝癌者 70%~80% 的 AFP 显著增高。

3. 前列腺癌相关抗原 PSA、FreePSA

4. 乳腺癌特异性相关抗原 CA15-3 或 BR。

5. 卵巢癌特异性相关抗原 CA12-5 或 OV。

6. 消化道肿瘤多种特异性相关抗原 CA19-9、CA24-2、CA50。

联合检测多种肿瘤标志物可提高诊断阳性率，但尚无一种检测方法可达到 100% 的准确，确诊恶性腹水还应结合其他方法如影像学检查、病理检查等。

(三) B 超检查

是目前诊断腹水可靠且敏感简便的方法，一般腹腔内有 300ml 左右液体便可探查出，并能提示引导诊断穿刺。

(四) 影像学检查

CT、MR 检查对腹水诊断的敏感性与 B 超类似，但特异性比 B 超高。

六、鉴别诊断

(一) 腹水性质的鉴别

1. 漏出性腹水

(1) 肝源性：常见于重症病毒性肝炎、中毒性肝炎、各型肝硬化、原发性肝癌等。

(2) 营养不良性：较少见。长期营养不良者血浆白蛋白常降低，可引起水肿及漏出性腹水。

(3) 肾源性：见于急、慢性肾炎、肾功能衰竭、系统性红斑狼疮等结缔组织病。

(4) 心源性：见于慢性右心功能不全或缩窄性心包炎等。

(5) 胃肠源性：见于各种胃肠道疾病导致的蛋白质从胃肠道丢失的疾病，如肠结核、克罗恩病、恶性淋巴瘤、小肠淋巴管扩张症、先天性肠淋巴管发育不良、儿童及成人乳糜泻等。

(6) 静脉阻塞性：常见于肝静脉阻塞综合征、下腔静脉阻塞或受压、门静脉炎、门静脉阻塞、血栓形成或受压等。

(7) 黏液水肿性：见于甲状腺功能减退、垂体功能减退症等所致的黏液性水肿。

2. 渗出性腹水

(1) 腹膜炎症：常见于结核性腹膜炎、自发性细菌性腹膜炎、腹腔脏器穿孔导致的急性感染性腹膜炎、癌性腹膜炎(包括腹腔或盆腔内恶性肿瘤腹膜转移)、真菌性腹膜炎、嗜酸性细胞浸润性腹膜炎等。

(2) 胰源性：多见于急性坏死性胰腺炎、胰腺假性囊肿、慢性胰腺炎、胰腺癌、胰管发育不良等。

(3) 胆汁性：多见于胆囊穿孔、胆管破裂，以及胆囊、胆管手术或胆管穿刺损伤等。

(4) 乳糜性：可见于腹腔内或腹膜感染(结核、丝虫病)、恶性肿瘤(如淋巴瘤、胃癌、肝癌)、先天性腹腔内或肠淋巴管发育异常、淋巴管扩张或局部性受压、腹部外伤或腹腔内医源性损伤、肝硬化门静脉血栓形成及肾病综合征等。

3. 血性腹水

(1) 肝脏疾病：重症肝炎暴发性肝衰竭、坏死后性肝硬化、肝癌晚期(主要是凝血机制障碍血液从肝包膜表面渗出)、肝细胞癌癌结节破裂、妊娠期自发性肝破裂、肝动脉瘤破裂、巨大肝血管瘤破裂及肝外伤性破裂等。

(2) 腹膜疾病：结核性腹膜炎、腹腔或盆腔内恶性肿瘤腹膜转移、原发性腹膜间皮瘤、腹膜或网膜血供障碍等。

（3）腹腔内其他病变：如腹主动脉瘤破裂、急性出血性坏死性胰腺炎、外伤性或创伤性脾破裂、腹腔内其他脏器损伤、肠系膜动脉或静脉栓塞或血栓形成、门静脉高压伴空、回肠静脉曲张破裂、腹腔内淋巴瘤、脾原发性淋巴瘤、胃癌与结肠癌浆膜受累、慢性肾炎、尿毒症。

（4）盆腔内病变：宫外孕、黄体破裂、子宫内膜异位、卵巢癌或卵巢黏液囊性癌。

（二）巨大卵巢囊肿

卵巢囊肿在仰卧位时腹部向前膨隆较明显，略向上移位，腹两侧多呈鼓音，无移动性浊音。尺压试验：若为卵巢囊肿，腹主动脉的搏动可经囊肿传到硬尺，呈节奏性跳动；如为腹水则硬尺无此跳动。阴道及超声检查均有助于鉴别。

（三）妊娠子宫

有停经史，孕 4 个月后可以自觉胎动，超声检查可确诊。

七、治疗原则

1. **病因治疗** 引起腹水的病因很多，应尽快地确定腹水性质，积极寻找病因。

2. **对症治疗** 如病因尚未明确，为减轻大量腹水引起的症状（包括腹胀、呼吸受限等），可进行必要的对症治疗。

（1）限制水、钠的摄入，尤其是低蛋白血症所致者；饮食上宜进高糖、高蛋白、高维生素、低脂饮食；低盐饮食适用于所有的漏出性或渗出性腹水患者，目的是尽可能多地将体内多余的水经肾脏排出体外。

（2）选择使用利尿药。一般情况下应联合使用保钾和排钾利尿药，或者联合使用作用于肾脏不同部位的利尿药，以达到最佳的利尿效果，而又不发生电解质紊乱（防止出现血清钾离子的增高或降低）。利尿药的种类与剂量应遵循因人而异、因腹水多少而异、因原发病而异的原则。一般而言，并非利尿药的用量越大，腹水减少越明显，利尿药的用量应根据不同疾病而定，并应从小剂量开始逐渐增大用量。

3. **补充白蛋白或加速蛋白合成** 如腹水是因低蛋白血症血浆胶体渗透压降低所致，除多进蛋白含量高的食物外，还应适当静脉补充白蛋白，以提高血浆胶体渗透压，输注白蛋白后，利尿药的

作用可更好发挥，尿量会明显增加。

4. **放腹水治疗** 大量腹水影响患者呼吸或腹胀难以忍受时，可采取放腹水治疗，以减轻症状。每次抽取腹水量以 1 000~3 000ml 为宜；抽完腹水后可向腹腔内注射多巴胺 20mg，增强利尿效果。大量多次放腹水可导致蛋白质与电解质的丢失，腹水感染的机会也会增加，故应避免。

5. **腹水浓缩回输、腹水颈静脉回流或经颈静脉肝内门体静脉分流术** 如腹水系失代偿期肝硬化门静脉高压、低蛋白血症所致，可采用腹水浓缩回输法治疗，即将腹水超滤后将腹水中的蛋白质、电解质等物质，经颈静脉回输入体内；腹水颈静脉回流术是将硅胶管从腹腔内沿腹壁、胸壁下插入颈静脉内，使腹水引流入颈静脉内。经颈静脉肝内门体静脉分流术对降低门静脉压力、消退腹水有较好的作用，但可有不可逆的肝性脑病并发症，因此，近年来已较少采用。

6. **应用血管扩张药** 当腹水为漏出液量大且利尿效果欠佳时，为改善肾脏的血流供应，可适当应用血管扩张药，如静脉滴注川芎嗪每天 100~150mg 或多巴胺 20~40mg，有利于增强利尿效果。

（杨建华）

第五节　胸腔积液

一、定义

胸腔是由壁层胸膜与脏层胸膜所组成的一个封闭性腔隙，正常情况下两层胸膜之间存在很少量（3~15ml）的液体，在呼吸运动时起润滑作用。胸膜腔中的液体量并非固定不变，正常人每 24 小时有 500~1 000ml 的液体形成与吸收。这种液体从壁层胸膜产生，由脏层胸膜吸收，不断循环并处于动态平衡中，液体量保持恒定。当发生某种情况影响到胸膜，无论是壁层胸膜产生胸水或是脏层胸膜吸收胸水的速率有变化，都可使胸腔内液体增多，形成胸腔积液，又称胸水。积液少于 300ml 时，X 线胸部检查不易发现。约达 500ml 时，体格检查才可发现。

二、病因

正常人的胸膜腔内为负压(呼吸时平均为 $-5cmH_2O$),胸腔积液中含蛋白质,形成胶体渗透压($8cmH_2O$)。胸腔积液的积聚与消散与胸膜毛细血管渗透压、静水压有密切关系。壁层胸膜由体循环供血,毛细血管静水压高($30cmH_2O$);脏层胸膜则由肺循环供血,静水压低($11cmH_2O$)。体循环与肺循环血膜以相等速度被吸收,胸液中的蛋白质主要经淋巴管进入胸导管。

引起胸腔积液的原因可分为五类:

1. 胸膜毛细血管内静水压增高 如充血性心力衰竭、缩窄性心包炎、血容量增加、上腔静脉或奇静脉受阻,胸腔漏出液产生增多。

2. 胸膜毛细血管通透性增加 如胸膜炎症(结核病、肺炎)、结缔组织病(系统性红斑狼疮、类风湿关节炎)、胸膜肿瘤(恶性肿瘤转移、间皮瘤)、肺梗死、膈下炎症(膈下脓肿、肝脓肿、急性胰腺炎)等,胸腔渗出液产生增多。

3. 胸膜毛细血管内胶体渗透压降低 如低蛋白血症、肝硬化、肾病综合征、急性肾小球肾炎、黏液性水肿等,胸腔漏出液产生增多。

4. 壁层胸膜淋巴引流障碍 癌症淋巴管阻塞、发育性淋巴管引流异常等,产生胸腔渗出液。

5. 损伤所致胸腔内出血 主动脉瘤破裂、食管破裂、胸导管破裂等,产生血胸、脓胸、乳糜胸。

三、病史要点

1. 年龄,有无特殊嗜好,如吸烟、喝酒等。

2. 以往患何种疾病,有无治疗及效果等。

3. 有无结核等呼吸道疾病接触史,接触的时间及场所。

4. 有无发热史,发热的特点及规律性。

5. 有无咳嗽病史,咳嗽出现的时间及特点,是否伴有咳痰,痰液的性状。

6. 近期有无外伤史。

7. 有无腹痛,腹痛部位、性质、有无规律性,是否伴有腹泻、便秘等。

8. 有无家族疾病史及肿瘤病史。

9. 有无心慌气短病史,劳累后是否加重,能否从事日常活动等。

10. 有无胸痛病史,痛疼部位、程度、持续时间,是否存在夜间痛等。

四、临床表现

少量胸腔积液常无症状,大量胸腔积液时症状明显,不同原因引起的胸腔积液其全身症状也有所不同。

咳嗽、胸痛常为干咳,伴胸部刺痛,咳嗽或深呼吸时胸痛加剧。

少量胸腔积液时呼吸困难症状不明显,或略感胸闷;大量积液时有明显呼吸困难,此时胸痛可略有缓解。

少量胸腔积液时,体征不明显;中等量胸腔积液时,患侧胸廓饱满,肋间隙增宽,呼吸运动减弱,语颤减弱或消失,叩诊浊音,听诊呼吸音减弱或消失,积液上方肺受压,含气量减少可闻及哮鸣音、支气管肺泡气管呼吸音;大量胸腔积液时,除上述体征外,纵隔移向健侧,气管移位。

五、辅助诊断

(一)实验室检查

1. 外观 漏出液透明清亮,静置不凝固,比重 $<1.016\sim1.018$。渗出液则多呈草黄色稍混浊,比重 >1.018。脓性胸液若为大肠埃希菌或厌氧菌感染常有臭味。血性胸腔积液呈程度不同的洗肉水样或静脉血样;乳状胸腔积液为乳糜胸;若胸腔积液呈巧克力色应考虑阿米巴肝脓肿破溃入胸腔的可能;黑色胸腔积液可能为曲菌感染。

2. 细胞 胸膜炎症时,胸腔积液中可见各种炎症细胞及增生、退化的间皮细胞。漏出液细胞数常少于 $100\times10^6/L$,以淋巴细胞与间皮细胞为主。渗出液的白细胞常超过 $500\times10^6/L$。脓胸时白细胞多达 $1\,000\times10^6/L$ 以上。中性粒细胞增多时提示为急性炎症;淋巴细胞为主则多为结核性或恶性;寄生虫感染或结缔组织病时嗜酸性粒细胞常增多。胸液中红细胞超过 $5\times10^9/L$ 时,可呈淡红色,多由恶性肿瘤或结核所致。胸腔穿刺损伤血管亦可引起血性胸液,应谨慎鉴别。红细胞超过 $100\times10^9/L$ 时应考虑创伤、肿瘤或肺梗死。恶性胸腔积液中约有 60% 可查到恶性肿瘤细胞,反复多次检查可提高检出率。胸腔积液中恶性肿瘤细胞常有核增大且大小不一、核畸变、核深染、核浆比例失常与异常有丝分裂等,应注意鉴别。胸腔积液中间皮细胞常有变形,易误诊为肿瘤细胞。非结核性胸腔积液中间细胞超过 5%,结核性胸腔积液中常低于 1%。系统性红斑狼疮并发胸腔积液时,其抗核抗体滴度可达 1:160 以上,且易找到狼疮细胞。

3. pH 结核性胸腔积液 pH 常 <7.30；pH<7.00 者仅见于脓胸以及食管破裂所致胸腔积液。急性胰腺炎所致胸腔积液的 pH<7.30；若 pH<7.40,应考虑恶性胸腔积液。

4. 病原体 胸液涂片查找细菌及培养,有助于病原诊断。结核性胸膜炎胸腔积液沉淀后作结核菌培养,阳性率仅 20%,巧克力色脓液应镜检阿米巴滋养体。

5. 蛋白质 渗出液的蛋白含量,胸液/血清比值大于 0.5。蛋白含量超过 30g/L 时,胸液比重约为 1.018。漏出液蛋白含量较低(<30g/L),以白蛋白为主,黏蛋白试验阴性。

6. 肿瘤标志物 癌胚抗原(CEA)在恶性胸水中早期即可升高,且比血清更显著。若胸水 CEA>20ug/L 或胸水/血清 CEA>1,常提示为恶性胸水,其敏感性 40%~60%,特异性 70%~88%。胸水端粒酶测定与 CEA 相比,其敏感性和特异性均大于 90%。其他肿瘤标志物检测,如糖链肿瘤相关抗原、细胞角蛋白 19 片段、神经元特异烯醇酶等,可作为鉴别诊断的参考。联合检测多种标志物,可提高阳性检出率。

7. 类脂 乳糜胸时胸腔积液中中性脂肪、甘油三酯含量较高(>4.52mmol/L),呈乳状混浊,苏丹 Ⅲ 染成红色,但胆固醇含量不高。乳糜样或胆固醇性胸液(胆固醇 >2.59mmol/L),与陈旧性积液胆固醇积聚有关,可见于陈旧性结核性胸膜炎、恶性胸腔积液或肝硬化、类风湿关节炎等。胆固醇性胸液所含胆固醇量虽高,但甘油三酯正常,呈淡黄色或暗褐色,含有胆固醇结晶、脂肪颗粒及大量退变细胞(淋巴细胞、红细胞)。

8. 葡萄糖 漏出液与大多数渗出液的葡萄糖含量正常；而结核性、恶性、类风湿关节炎性、化脓性胸腔积液中葡萄糖含量可低于 3.35mmol/L。若胸膜病变范围较广,使葡萄糖及酸性代谢物难以透过胸膜,可使葡萄糖含量较低,提示肿瘤广泛浸润,胸腔积液中恶性肿瘤细胞发现率也高。

9. 酶 胸腔积液乳酸脱氢酶(LDH)含量增高,大于 200U/L,且胸液 LDH/血清 LDH>0.6,提示为渗出液,胸液 LDH 活性可反映胸膜炎症的程度,其值越高表明炎症越明显。常提示恶性肿瘤或胸腔积液已并发细菌感染。胸液淀粉酶升高可见于急性胰腺炎、恶性肿瘤等。急性胰腺炎伴胸

腔积液时,淀粉酶溢漏致使该酶在胸液中含量高于血清中含量。部分患者胸痛剧烈、呼吸困难,可能掩盖其腹部症状,此时胸液淀粉酶已升高,临床诊断应予注意。腺苷脱氨酶(ADA)在淋巴细胞内含量较高。结核性胸膜炎时,因细胞免疫受刺激,淋巴细胞明显增多,故胸腔积液中 ADA 可高于 100U/L(一般不超过 45U/L),诊断结核性胸膜炎的敏感度较高。

10. 免疫学检查 结核性与恶性胸腔积液时,T 淋巴细胞增高,尤以结核性胸膜炎为显著,可高达 90%,且以 T4(CD4$^+$)为主。恶性胸腔积液中的 T 细胞功能受抑,对自体肿瘤细胞的杀伤活性明显较外周血淋巴细胞低。系统性红斑狼疮及类风湿关节炎引起的胸腔积液中补体 C3、C4 成分降低,免疫复合物的含量增高。

(二)超声检查

可鉴别胸腔积液、胸膜增厚、液气胸等。对包囊性积液可提供较准确的定位诊断,有助于胸腔穿刺抽液。

(三)影像学检查

胸腔积液量 0.3~0.5L 时,X 线仅见肋膈角变钝,可见向外侧、向上的弧形上缘的积液影。液气胸时积液有液平面。大量积液时整个患侧阴暗,纵隔推向健侧。CT 检查能根据胸液的密度判断渗出液、血液或脓液,可显示纵隔、气管旁淋巴结、肺内肿块、胸膜间皮瘤及胸内转移性肿瘤。

(四)支气管镜检查

对有咯血或疑有气道阻塞者可行此项检查。

(五)胸膜活检

经皮胸膜活检对鉴别有无肿瘤及判定胸膜肉芽肿性病变有一定帮助。拟诊结核病时,活检标本除作病理检查外,尚可作结核菌培养。脓胸或有出血倾向者不宜作胸膜活检。必要时可经胸腔镜进行活检,CT 或 B 超引导下活检可提高成功率。

(六)胸腔镜或开胸活检

对上述检查不能确诊者,可经胸腔镜或剖胸直视下活检。胸腔镜检查及活检对恶性胸腔积液的病因诊断率最高,可达 70%~100%,肿瘤临床分期也较准确。

六、鉴别诊断

(一)结核性胸腔积液

1. 外观和性质 为渗出液,多为草黄色或深

黄色,可混浊,易凝固。

2. **细胞分类** 以淋巴细胞为主,间皮细胞常 <0.01(超过 0.05 可基本排除结核性胸腔积液),嗜酸性粒细胞常 <0.10(超过 0.10 可基本排除结核性胸腔积液,除非伴有气胸或曾经抽过积液)。

3. **蛋白质含量** 常 > 40g/L。

4. **生化和酶学检查** 通常将胸腔积液腺苷脱氨酶超过 45U/L 作为诊断结核性胸腔积液的标准,敏感度为 87%~100%,特异度为 81%~97%,需要注意的是在脓胸、风湿性胸膜炎中胸腔积液腺苷脱氨酶也可增高,而在人类免疫缺陷病毒感染合并结核性胸腔积液时腺苷脱氨酶可不升高。

5. **病原学检查** 结核性胸腔积液中抗酸杆菌涂片阳性率仅为 10%~20%,应用 PCR 检测结核分枝杆菌 DNA 可以提高阳性率。

6. **胸膜活检** 经皮闭式胸膜活检是诊断结核性胸腔积液的重要手段,且活检标本可同时做结核分枝杆菌培养。

7. **胸腔镜检查较经皮闭式胸膜活检** 诊断率高达 90%,可用于经常规检查仍未能确诊者。

8. **诊断性治疗** 临床上高度怀疑结核性胸腔积液者可给予正规抗结核治疗(6~8 周以上),有效者支持诊断。

(二)恶性胸腔积液

1. **外观和性质** 为渗出液,多为血性及浆液血性或黄色混浊,中等量至大量,增长迅速,常需反复抽液以缓解压迫症状。

2. **生化和酶学检查** 多种肿瘤标志物对诊断恶性胸腔积液有帮助,其中癌胚抗原的诊断价值最大,一般以癌胚抗原 >20μg/L 作为诊断恶性胸腔积液的标准,敏感度为 40%~80%,特异度为 70%~94%。

3. 胸腔积液脱落细胞学检查、胸膜活检和胸腔镜检查可获得病理学检查结果,经以上检查仍难以确诊者可考虑开胸探查活检。

4. CT、MRI、纤维支气管镜、痰脱落细胞学检查有助于肺癌的诊断。

(三)卵巢纤维瘤伴胸腔、腹腔积液

1. 多发生于老年妇女,一般无自觉症状,常于体检时发现。少数患者合并胸腔、腹腔积液,可出现腹胀、腹部增大、胸闷、气短等症状,肿瘤切除后,胸腔、腹腔积液消失,称为麦格综合征。

2. 查体发现盆腔有实性包块,表面光滑,有活动度,质地坚硬。

3. 治疗以手术切除为主。

(四)胸腔渗出液与漏出液的鉴别

1. **渗出性胸腔积液** 最常见,病因为结核性胸膜炎,以年轻患者为多,结核菌素试验阳性,体格检查除胸腔积液外无重要发现,胸液呈草黄色,以淋巴细胞为主,胸膜活检无特殊改变。若未经有效抗结核治疗,随访 5 年,约有 1/3 可能出现肺内或肺外结核病变。

2. **漏出性胸腔积液** 可能由充血性心力衰竭、肝病、低蛋白血症和肺栓塞等引起。

3. **乳糜性胸腔积液** 见于先天性胸导管异常、胸导管肿瘤和栓塞。

4. **胸腔积血** 见于外伤、双香豆素中毒等。

七、治疗原则

胸腔积液为胸部全身疾病的一部分,病因治疗尤为重要。漏出液常在纠正病因后可吸收。渗出性胸膜炎的常见病因为结核病、恶性肿瘤和肺炎。用药原则如下:

1. 结核性胸膜炎应用抗结核药治疗,如异烟肼、利福平、乙胺丁醇等。

2. 化脓性胸膜炎以抗感染治疗为主,辅助穿刺抽液、脓腔冲洗及胸腔内注入抗生素。

3. 癌性胸腔积液用臌症丸配合抗癌药治疗及胸腔内用药。

4. 针对不同病因进一步治疗。

(杨建华)

第六节 呼吸急促

一、定义

呼吸急促是临床上常见的呼吸系统症状,是因呼吸系统疾病或控制、影响呼吸的器官或组织病变导致呼吸功能不全的早期症状。病情进一步加重可出现呼吸窘迫或呼吸困难,甚至呼吸衰竭而危及生命。呼吸频率异常增加,每分钟呼吸 20 次或以上。

二、病因

1. **呼吸系统疾病** 气管异物、哮喘、支气管炎、肺炎、肺气肿及肿瘤等。

2. 心血管疾病 心脏供血不足,导致大脑缺氧,有头晕、呕吐、呼吸急促。如高血压、心律失常、心源性休克等。

3. 中枢神经系统疾病 头颅外伤影响到脑干部位,常出现中枢神经系统性过度换气,呼吸急促以深快为特点;情绪高度焦虑时也会出现呼吸急促。

4. 消化系统疾病。

5. 发热性疾病 感染性休克等。

6. 内分泌系统疾病 糖尿病患者,胰岛素分泌不足,血糖紊乱。

7. 血液系统疾病 严重贫血时呼吸频率加快,以满足机体氧气的需要。

8. 妊娠 妊娠晚期,增大的子宫压迫膈肌引起呼吸急促。

三、病史要点

1. 药物过敏史及服药史,药物治疗的时间和效果。

2. 呼吸急促发病时间,是否在活动后发作,既往有无发作史。

3. 是否有发热、异物吸入、创伤、中毒病史。

4. 父母是否有哮喘史、COPD,或其他心、肺情况。

5. 有无伴随症状及体征,如出汗、胸痛及近期体重减轻等。

6. 有无焦虑或焦虑发作病史。

四、体格检查

1. 监测生命体征,有无发热、血压升高、心率增快;神志欠清要考虑肺性脑病、颅脑病变、中毒;一般情况,有无贫血、发绀、结膜水肿等;端坐呼吸见于左心衰、重症哮喘;患侧卧位考虑胸腔积液。

2. 注意呼吸频率、深度、节律、对称性、呼吸费力(呼吸肌作功)程度和肺部听诊。

五、辅助检查

1. 血常规、血气分析、血培养、胸片、肺功能检测及心电图检查、超声心动图等。

2. **屏息试验** 是测量受试者深吸气或深呼气后屏气时间的试验。人在屏气时,由于肺泡中的二氧化碳分压逐渐升高,造成人体缺氧,会引起

呼吸、循环和神经系统的一系列反应。因此,屏息试验结果可反映人体对缺氧的耐受力及碱储备水平,对缺氧耐受力强、肺活量大、碱储备水平高的人,屏息时间就长,反之则屏息时间短。

3. **呼吸功能测定** 用于评价呼吸肌疲劳或呼吸功能衰竭。

4. 纤维支气管镜检查。

六、鉴别诊断

1. **急性呼吸窘迫综合征** 呼吸急促、烦躁是早期症状,常会引起低氧血症、心动过速、呼吸困难、发绀,最终引起呼吸衰竭和休克。

2. **过敏性休克** 患者有接触过敏原(如青霉素等)数分钟内就可出现呼吸急促的症状。可有焦虑、剧烈头痛、皮肤发红、严重瘙痒,或散在荨麻疹;眼睑、口唇、舌头、手足及生殖器的广泛水肿。

3. **贫血** 重度贫血时常伴随呼吸困难症状,检查可以发现面色苍白、心动过速等,化验血常规即可确诊。

4. **焦虑** 情绪高度焦虑时可出现呼吸急促,可伴心动过速、焦躁不安、胸痛、恶心、头晕,当焦虑状态好转后上述症状均会好转。

5. **气管异物** 有异物吸入史,常伴随呼吸困难、窒息性呕吐、肋间凹陷、鼻翼扇动、发绀、呼吸音减低或消失、声音嘶哑及喘鸣等。

6. **哮喘** 以轻度的喘息及干咳、有黏液样痰等症状起病,最终患者会出现呼气相延长,吸气时肋间及锁骨上凹陷,可闻及满肺喘鸣音、干啰音,鼻翼扇动,心动过速,面色潮红及发绀等。

7. **支气管炎** 通常以干咳、大量痰液等症状起病,常有呼吸困难、呼气相延长、喘息、散在干啰音,胸片可确诊。

8. **肺气肿** 常引起呼吸急促,可伴有周围性发绀、点头样呼吸、用力呼吸及慢性咳痰;肺部叩诊呈鼓音,听诊可闻及喘鸣音、捻发音及呼吸音减弱。杵状指及桶状胸是该病的晚期表现。

9. **发热性疾病** 发热可引起呼吸急促,检查血常规及相应的辅助检查可确诊。

10. **头颅外伤** 颅外伤病史,呼吸急促以深快为特点,常伴有严重的神经功能障碍体征,如昏迷、偏瘫、肌无力,以及腱反射减弱或消失。

11. **低血容量休克** 有急性失血病史,呼吸急促常伴随皮肤苍白、冰冷、烦躁、口渴,以及轻度心动过速、低血压、脉压下降、少尿、体温变化、意

识水平下降等。

12. 肺、胸膜、纵隔肿瘤 常导致呼吸急促，可伴有劳力性呼吸困难、咳嗽及阵发性胸痛，胸片或 CT 检查可协助诊断。

13. 气胸 呼吸过速是气胸的典型表现，常伴又剧烈尖锐的一侧胸痛，随着呼吸运动而加重。患侧肺部出现过清音或鼓音、皮下捻发音、语音震颤减弱，以及呼吸音减弱或消失，张力性气胸的患者还可出现气管移位。

14. 肺栓塞 呼吸急促通常迅速出现，并伴有呼吸困难、心绞痛或阵发性胸痛、烦躁、大汗等；出现胸膜摩擦音、弥漫性喘鸣、叩诊浊音、呼吸音减弱，以及低血压、脉搏细速等休克前期表现。胸片或 CT 检查可确诊。

七、治疗原则

1. 快速评估患者的心肺功能，获取生命体征，检查有无发绀、胸痛、呼吸困难、心动过速和低血压。

2. 开放气道、改善通气和供氧。

3. 开通静脉通道给予液体和药物。

4. 心血管药物和呼吸系统药物的不恰当使用也会引起呼吸急促。

（杨建华）

第七节 下肢水肿

一、定义

下肢水肿是指下肢组织间隙内有过多的液体积聚使组织肿胀。轻度的液体潴留可无水肿，当体内液体存储量达 4~5kg 以上时，即可出现肉眼可见的水肿。下肢水肿可分为心源性水肿、肾源性水肿、肝源性水肿、营养不良性水肿等。

二、发病机制

1. 心源性水肿 是右心衰竭的表现，主要是有效循环血量减少，肾血流量减少，继发性醛固酮增多引起钠水潴留及静脉淤血，毛细血管滤过压减少，组织液回吸减少所致。水肿首先出现于身体下垂部位，为对称性、凹陷性，常合并右心衰竭

的其他表现。

2. 肾源性水肿 主要见于各型肾炎和肾病，发病机制主要是由多种因素引起肾排泄水钠减少，导致钠水潴留，细胞外液增多，毛细血管静水压升高，引起水肿。水肿特点是疾病早期晨间起床时有眼睑与颜面水肿，以后发展为全身性水肿，常有尿改变、高血压、肾功能损害。

3. 肝源性水肿 主要见于肝硬化失代偿期，主要发病机制是门脉高压症、低蛋白血症、肝淋巴液回流障碍、继发性醛固酮增多等因素，常有肝功能减退和门脉高压两方面的表现。

4. 营养不良性水肿 主要由于慢性消耗性疾病长期营养缺乏、蛋白丢失性胃肠病、重度烧伤等所致低蛋白血症或维生素缺乏。特点是水肿前常有消瘦、体重减轻等表现。水肿常从足部开始。

5. 特发性水肿 多发生于妇女，主要发生在身体下垂部位，原因不明，可能是内分泌失调与直立体位的反应异常所致。

6. 黏液性水肿 多由于组织液中蛋白含量过高引起，多见于甲状腺功能减低，颜面及下肢水肿明显。

7. 药物性水肿 如使用肾上腺皮质激素、睾丸酮、雄性激素、胰岛素、硫脲、甘草等药物，可导致脸、手、足出现水肿，停药后水肿会逐渐消退。

8. 淋巴性水肿 分为原发和继发两类。前者是正常淋巴管发育障碍所致，临床上较少见。后者常由复发丹毒、丝虫病感染或区域性淋巴结清扫术等引起，较多见。淋巴水肿尽管病因不同，但病理变化大致相似：发病初期，淋巴回流受阻致淋巴管内压增高，淋巴管扭曲扩张，瓣膜功能逐渐丧失致淋巴液逆流，最终影响毛细淋巴管吸收组织间液和大分子物质，而使液体和蛋白在组织间隙积聚，皮下组织增厚，此时皮肤尚光滑柔软，指压有凹痕。若病变持续存在，在高蛋白水肿液长期刺激下，皮肤及皮下组织产生大量纤维结缔组织，淋巴管壁也逐渐增厚、纤维化乃至硬化，组织液更难进入淋巴管，组织间隙水肿更趋严重。同时，局部汗腺和皮脂腺功能障碍也容易导致感染，进一步促进局部组织纤维化，加重淋巴管阻塞，如此恶性循环，使淋巴管的病变不断加重。日久，皮肤增厚粗糙，坚硬如象皮，故又称象皮肿。

9. 静脉性水肿 多由于深静脉血栓或静脉瓣功能不全导致深静脉压力增高、回流不畅，血液中小分子物质渗透至血管周围的组织间隙，形成

低蛋白水肿。

10. 反应性水肿　从事高温作业或身体较胖又不爱活动者,受环境高温的影响,皮肤血管扩散,体液渗透并积聚于皮下组织,常在手、足等处发生水肿。夏天过后,则自行消退。但每夏必发,反复多年。

11. 体位性水肿　长时间站立、行走、下蹲或坐位,可因下肢血液回流受阻、淤积造成水肿,改变体位后一段时间,水肿可自行减轻、消失。

12. 经前期水肿　有些健康的女性在月经来潮前一周或半个月内,可出现眼睑、手背、脚踝,甚至双下肢轻度水肿,以及烦躁、失眠、疲乏、头痛等症状。月经来潮时,水肿及其他症状可逐渐消退。

13. 妊娠性水肿　一般可分为生理性和病理性两大类。在妊娠后半期孕妇常出现两下肢轻度水肿,休息后减轻多属生理性;休息后不消退且日趋严重者,应考虑为病理性。妊娠高血压综合征的患者临床三大特征即高血压、蛋白尿和水肿。妊娠性水肿患者体重的增加应考虑妊娠本身导致体重增加的因素。判断有无妊娠性水肿,必须对体重的增长划定出一个标准,目前公认的标准是:1 周之间体重增加超过 0.5kg,2 周超过 1kg 或 1 个月超过 2kg 以上,均为体重的异常增加。如无其他原因,可考虑为妊娠性水肿。

三、临床表现

下肢水肿临床上分为三度:Ⅰ度水肿为足背部肿;Ⅱ度水肿在踝骨以上;Ⅲ度水肿达膝部。

体内增加太多水分排不出去时,就是水肿。体重增加的同时,会出现眼皮水肿、脚踝或小腿水肿。脚的水肿若是由心脏病所引起的,最好能早期发现,以指尖朝骨的方向压胫骨 30 秒,若无水肿,就会回复原状;若有凹陷,则可证实是水肿。此外,若感觉鞋子很紧,也有可能是水肿的讯号。

下肢肿胀和乏力是深静脉血栓的症状之一。具有以下特点者可以诊断 Cockett 综合征:①多见于青壮年患者;②持续下肢肿胀和乏力;③随症状加重,会出现严重下肢浅静脉曲张;④多普勒超声有助于诊断,静脉造影可确定诊断。

下肢弥漫性水肿:水肿首先从下肢开始,呈弥漫性。各种原因所致的心脏病,当心力衰竭时即出现水肿。

下肢浅静脉曲张绝大多数是大隐静脉曲张(少数为小隐静脉曲张或大小隐静脉曲张都曲张),临床上极为常见,全球约有 25% 的女性和 15% 的男性患有此病,与遗传因素有关,长期站立和重体力劳动可能是诱因。临床主要表现为下肢,尤其在小腿,浅静脉隆起,扩张弯曲,甚至卷曲成团,酸胀、乏力,久站后出现足部水肿,晚期小腿和踝部皮肤常有褐色色素沉着和湿疹。如时间过长或治疗不当均可导致下肢水肿,局部组织缺氧,引起皮肤角化、脱屑,轻微外伤即可导致愈合不良,迁延为经久不愈的慢性溃疡,俗称"老烂腿"。大约 20%~25% 以上的下肢静脉性疾病合并下肢溃疡形成。

凹陷性水肿一般是液体在体内组织间隙呈弥漫性分布,所以压之呈凹陷,机制是组织间隙液生成大于回收,如肾源性水肿、心源性水肿等。皮肤苍白、肿胀、皱纹变浅,局部温度较低,弹性差。

四、病史要点

1. 水肿发生的时间,有无诱因和前驱症状。

2. 首发部位及发展顺序,是否受体位的影响,颜面、下肢和腰骶部等部位是否有水肿表现。

3. 水肿发展的速度、性质,是否为凹陷性水肿,有无胸、腹水。

4. 是否有感染和过敏的征象,营养状况如何。

5. 是否接受过肾上腺皮质激素、睾酮、雌激素等药物治疗。

6. 伴随症状

(1)局部:皮肤颜色、温度、压痛、皮疹和厚度。

(2)是否有心慌、憋气、咳嗽和咳痰等心肺疾病的表现。

(3)是否有尿量、颜色改变,是否有高血压,尿和肾功能检查是否正常。

(4)有无胃肠道表现,有无肝脏疾病、皮肤黄染和出血倾向。

(5)有无食欲减退、体重改变、怕冷、反应迟钝和便秘等。

7. 水肿与月经、体位和天气等的关系以及昼夜的变化。

五、辅助检查

1. 血压、尿常规、血生化、肝肾功能、凝血功能等。

2. 眼底检查。

3. 24 小时尿蛋白定量。

4. 心电图、B 超等检查。

六、鉴别诊断

1. 局部原因水肿 出现于病变部位或淋巴管（腺）、静脉阻塞上方，有手术史、局部有病变，如炎症、创伤等。

2. 妊娠期水肿 孕 20 周后出现于踝及胫前部，卧床休息后消退，随孕周增加可加重，属生理性改变。

3. 妊高症 水肿延至膝以上或体重增加明显，卧床休息不减退，伴高血压、蛋白尿及头痛、视物模糊等症状，重者发生子痫，尿蛋白阳性，尿酸增高，有眼底及肝、肾功能改变，终止妊娠后好转。

4. 心源性水肿 由下垂部位开始渐向上发展，重者有胸腔、腹腔积液，肺水肿，有心脏病史及体征，心衰表现，尿量少，尿比重高。

5. 急性肾小球肾炎 多在睑、面、下肢及外阴出现，水肿坚实，重者浆膜腔积液，病前有感染史，突然发病，以水肿、血尿、蛋白尿为特征，有轻度高血压，尿有红细胞、管型及蛋白，抗链球菌溶血素 "O" 效价高。

6. 肾病综合征 水肿由踝渐及全身，出现快，可有胸、腹水，多种病因，以水肿、大量蛋白尿、血浆蛋白过低、血脂高及尿中有脂肪小体为特征，易并发流产、早产、死胎及妊高症，血液黏稠度高。

7. 肝硬化 下肢水肿及腹水缓慢出现，腹水为漏出液，见于肝功失代偿期，有病毒性肝炎病史及肝硬化表现，肝功损害，A/G 倒置，B 超、X 线食管造影及肝活检有助确诊。

8. 营养不良 有摄入不足或过度消耗病史，伴消瘦、贫血、疲乏等症状，蛋白质缺乏者水肿起自下肢或面部，重者发展至全身并有胸腹水血浆蛋白量减低。维生素 B_1 缺乏者水肿起自踝部，伴皮肤发红，重者延及全身及胸、腹腔，典型症状为周围神经炎、暴发型脚气病型心脏病、水肿和浆液渗出，维生素 B_1 治疗有效。

9. 甲状腺功能减退症 水肿为黏液性，非可凹性，起病慢，面及眼睑虚肿，典型症状为低基础代谢率症候群及黏液性水肿面容，血清 TSH 下降，蛋白结合碘及甲状腺吸碘率下降，X 线检查示成骨中心骨化不均匀。

七、治疗原则

1. 心源性水肿 以强心、利尿及扩血管等内科治疗为主。强心药常用地高辛、毛花苷 C，前者为长期维持用药，后者为临时用药。利尿剂有呋塞米及保钾利尿剂等，可减轻心脏前负荷。扩血管类药物有硝酸甘油及硝普钠等，可减轻心脏前、后负荷等。

2. 肾源性水肿 利尿、降压及补充白蛋白等内科治疗为主。

3. 甲状腺功能低下导致的黏液性水肿 以甲状腺素及补充白蛋白治疗为主。

4. 低蛋白性水肿 补充白蛋白等对症治疗。

5. 淋巴回流障碍 如阻塞部位在乳糜管等较大的淋巴管，则用淋巴 - 静脉吻合术解决阻塞；如为末梢淋巴管阻塞，可切除病变组织。

6. 原发性大、小隐静脉瓣膜功能不全 如症状严重或为中重度以上瓣膜功能不全，可行大、小隐静脉高位结扎 + 剥脱术，轻度瓣膜功能不全者可穿医用弹力袜减压。

7. 深静脉瓣膜功能不全 症状严重或中重度以上瓣膜功能不全者，可行瓣膜修复术或瓣膜移植术。

8. 深静脉血栓形成后综合征、下腔静脉阻塞综合征 常用保守治疗，如穿医用弹力袜或服用消肿及改善微循环的药物。

八、注意事项

1. 患者避免久坐、长期站立，必要时抬高腿部。

2. 了解其膳食需求，限盐限水。

3. 告知腿部水肿患者正确使用抗栓袜和绷带促进静脉回流，鼓励多做腿部锻炼。

（杨建华）

第八节 腹股沟肿块

腹股沟为大腿根部前面与下腹部盆腔交界处，位于腹股沟韧带内。此处常有胀痛或出现大小不等的结节或包块，消瘦者常可触及，而脂肪厚者则难以触及。

一、解剖与生理

人体淋巴系统由淋巴管道、淋巴结和淋巴器官组成。淋巴管道及淋巴结遍布全身，成人全身淋巴结为300~600个，大多是集合成群，全身共50多群，分布在身体各处。身体的某一器官发生炎症或患癌症时，局部淋巴结有阻截和清除细菌、毒素或癌细胞的作用，成为阻止扩散的屏障，屏障越多越有利于阻止炎症和癌细胞在体内的扩散及转移。所以，淋巴结肿大也可表示疾病发展到什么部位或程度，其消失对了解病情也十分有助。淋巴结有过滤淋巴液、产生淋巴细胞、参与免疫反应的作用。

淋巴结一般都沿血管分布，可按有关血管的走行追踪局部淋巴结。淋巴结的直径为1~50mm，肢体的浅淋巴结中以腹股沟淋巴结为最大，X线上淋巴结阴影大小比实际手术或解剖标本要小，因X线照片上的淋巴结有造影剂充盈之故。

位于腹股沟的淋巴结称为腹股沟淋巴结，位于腹股沟韧带下方，大腿根部前面，以阔筋膜为界，分浅、深两群，分别称腹股沟浅淋巴结和腹股沟深淋巴结。腹股沟淋巴结数目不定，多数为6~9个。腹股沟浅淋巴结主要收纳腹下部、臀部、外阴及会阴部淋巴；腹股沟深淋巴结主要收纳下肢深部及外阴深部淋巴。身体各器官的病变（炎症、或恶性肿瘤）可经淋巴管累及局部淋巴结，引起淋巴结的形态、结构、大小和位置的改变，出现一定体征，甚至有压迫症状。必要时做淋巴结活检，行病理组织学、细胞学检查。腹股沟淋巴结是常用活检部位。

二、病史要点

1. 下肢有无炎症、破溃外伤史。
2. 下肢有无红肿、疼痛、水肿、行走不便。
3. 内外生殖器有无炎症史，尤其是外阴部有无皮肤炎症、瘙痒、渗出、结节、包块、破溃史。
4. 本人及性伴侣有无不洁性交史。
5. 有无阴部或盆腔大手术史。
6. 肿块质地，有无时隐时现现象。

三、临床表现

1. 下肢水肿、疼痛或行走不便。
2. 局部（下肢、外阴）红、肿、热、痛，下肢水肿，尤以傍晚或劳累后明显。
3. 腹股沟、外阴或下肢发现病变，如结节、包块、渗出、破溃等。
4. 下腹或腹股沟有可以回纳的软性肿块。

四、诊断及辅助诊断

1. 根据病史、症状、体征及体格检查，一般可作出初步诊断。
2. **实验室检查**　血常规、性病或性传播疾病有关检查，如快速血浆反应试验、荧光螺旋体抗体吸收试验、梅毒螺旋体血凝试验；溃疡底部或边缘标本涂片，PCR检测杜克嗜血杆菌；有波动感淋巴结内脓液接种小鼠分离病原体，血清补体结合试验等分别对梅毒、软下疳和性病性肉芽肿鉴别。高危HPV-DNA分型检测对外阴、阴道癌有助。
3. 病理学检查。
4. **B超检查**　对广泛性手术后腹股沟淋巴囊肿鉴别有助。

五、鉴别诊断

1. **淋巴结炎**　浅腹股沟淋巴结肿大与外阴及下肢炎症关系密切。常见为外阴或下肢浅表部炎症，此时毛细淋巴结扩张、增生，炎症或肿瘤的病变可通过淋巴管累及局部淋巴结，使之肿大，有压痛或压迫症状，下肢或外阴可有水肿。炎症明显时还有体温升高、血常规改变，尤其是链球菌感染的下肢脉管炎，可有下肢肿胀明显、高温、不能下地及腹股沟淋巴结肿大。
2. **经典性病**

（1）一期梅毒：即硬下疳，病变主要位于阴道、宫颈，也有位于外生殖器、乳房、肛门等处，常伴有局部淋巴结肿大，发生在腹股沟处，一侧腹股沟淋巴结肿大，以后另一侧腹股沟淋巴结也肿大，也称为梅毒性横痃。淋巴结质硬、不融合、不痛，表面无红肿、化脓，穿刺液中含有大量苍白螺旋体。一期梅毒无全身症状，2~3周后梅毒血清反应阳性。

（2）软下疳：由杜克雷嗜血杆菌引起，通过性接触感染，在接触部位，主要是外阴引起急性局限性溃疡病变，常伴有腹股沟淋巴结炎。本病也有10%软下疳合并梅毒螺旋体感染。常发生在大小阴唇、阴蒂、阴道口、会阴等处，也可在手、乳房、腹部、股部、口唇、口腔内等部位，约50%

患者在发病 1 周发生急性疼痛性腹股沟淋巴结炎，也称软下疳横痃，但常为单侧性，为蚕豆大小不活动硬结，皮肤红肿、有触痛，也可累及多个淋巴结，最后化脓形成"鱼口"，也可形成窦道，脓液较稠，愈合形成瘢痕。活检对典型者有诊断意义。用革兰氏染色可找到杜克雷嗜血杆菌（表 32-8-1）。

表 32-8-1 软下疳和硬下疳的鉴别

项目	硬下疳	软下疳
病原体	梅毒螺旋体	杜克雷嗜血杆菌
潜伏期	18~21 天	7~8 天
溃疡数	1 个	多个
形状	圆或椭圆	边缘不规则
边缘	光滑隆起	常凹陷
基底	光滑或苔藓样	不平、软、颗粒状
性质	软骨样硬	柔软
分泌物	浆液纤维性	污秽
痛感	不痛	剧痛
淋巴结	坚硬、肿大、无波动，部分破溃化脓	肿胀，表面红肿，可化脓
梅毒血清试验	阳性	阴性
愈合瘢痕	无	有

（3）性病性淋巴肉芽肿：又称腹股沟淋巴肉芽肿或第四性病。通过性接触感染沙眼衣原体而发病，主要侵犯生殖器、腹股沟淋巴结、肛门、直肠。初为生殖器初疮，在外阴、阴道、尿道口有细小丘疹或疱疹；接着为中期淋巴结病，为腹股沟淋巴结炎，单侧或双侧淋巴结肿大、质硬、孤立散在、有触痛，后互相粘连成块，皮肤表面呈紫色或青色，称第四性病横痃。肿大的淋巴结被腹股沟韧带上下分开，呈槽状征，有诊断意义。后淋巴结破溃，排出黄色浆液或血性脓液，可形成瘘管。女性初疮病灶在阴道下部，易向髂内即肛门直肠淋巴结引流，发生髂内及直肠周围淋巴结炎及直肠炎，可有发热、寒颤、腹痛、恶心、呕吐等；晚期淋巴结慢性炎致淋巴回流障碍，出现阴唇象皮肿。治疗以四环素、多西环素、红霉素、阿奇霉素等为主。有破溃者可手术引流。

（4）腹股沟肉芽肿：是由肉芽荚膜杆菌引起的一种慢性、轻度传染的性传播疾病，病变主要在生殖器、腹股沟及肛门周围，女性好发于大小阴唇、阴唇细带，10%~15% 累及腹股沟，孕妇易发生血性传播。起病为单个或多个暗红色丘疹或皮下结节，易出血形成肉红色溃疡。病变扩散到腹股沟区可引起弥漫性皮下和皮内肿胀，其下淋巴结较少受累。发展后形成肉芽肿性溃疡，数年不愈。本病也常合并一期梅毒、性病性淋巴肉芽肿和淋病。治疗用复方磺胺甲噁唑、四环素、多西环素，孕妇可用红霉素等治疗。

（5）疥疮：是由疥螨寄生于人体皮肤表层，尤其是皮肤柔软部位，如指缝、手腕前面、肘窝、腋窝前面、乳晕、乳房下、外生殖器、腹股沟等处。临床主要为瘙痒难受，被单、内衣有瘙痒遗留的血迹；局部有红色小丘疹，内有透明液；结痂型还可出现全身淋巴结病，常采用病灶处针挑、刮片法，在实验室检查虫体及虫卵，必要时活检。治疗主要用 1%γ-666 乳剂，除面、头、颈部外均可涂擦，也可用磺胺软膏。

3. 恶性肿瘤性淋巴结转移 淋巴转移是癌转移中最常见形式，尤其是外阴癌、宫颈癌以淋巴转移为主，其他妇科癌肿也可有淋巴转移。淋巴造影等检查发现淋巴转移高达 20%~50%，是癌肿发展和扩散的表现，影响预后。通常癌肿的淋巴转移与器官的淋巴流向一致，但当淋巴管阻塞或淋巴结被破坏，癌细胞可沿异常淋巴流向转移，形成逆行性转移。恶性肿瘤时，可形成淋巴管与静脉吻合，进而引起血行转移。

（1）卵巢上皮性癌：淋巴结转移多为盆腔淋巴结和腰淋巴结，部分可侵犯腹股沟淋巴结及锁骨上淋巴结。

（2）子宫颈癌：扩散途径主要为淋巴转移和直接蔓延，血行转移少见，常累及盆腔淋巴结，部分可累及腹股沟淋巴结及腰淋巴结，约有 5% 的子宫颈癌可出现腹股沟淋巴结转移。

（3）子宫内膜癌：病灶在子宫底上部，通过子宫角部发出的集合淋巴管沿子宫圆韧带向前下方可直接侵至腹股沟深、浅淋巴结，转移率为 5.2%。

（4）输卵管：主要累及腰淋巴结，也可累及锁骨上淋巴结或腹股沟淋巴结。

（5）阴道癌：阴道下部的集合淋巴管可与外阴部的集合淋巴管汇合而注入腹股沟淋巴结，所以阴道下 1/3 的癌瘤可累及腹股沟淋巴结，但其他阴道部位的癌肿也可累及腹股沟淋巴结，表明阴道各部的毛细淋巴管与淋巴管之间有丰富的吻合,各部位不存在界限,均可沿集合淋巴管转移至腹股沟淋巴结。此外,阴道前壁癌肿转移至腹股沟淋巴结可高达 46.7%,较后壁癌肿转移至腹股沟淋巴结仅为 15% 明显增高。

(6)外阴癌:外阴部的集合淋巴管大部分都集中到腹股沟浅、深淋巴结,然后进入髂外淋巴结和闭孔淋巴结。外阴部毛细淋巴管之间相互吻合成网,可与对侧的毛细淋巴管连续,并与对侧淋巴管相通。因此,一侧外阴癌可扩散至对侧,并累及对侧腹股沟淋巴结。若病灶在双侧外阴或中央部,70% 双侧腹股沟淋巴结可受累;病灶在单侧外阴,近半数同侧淋巴结可受累。外阴癌总的淋巴结转移发生率约为 46%。

4. 淋巴囊肿 盆腔或外阴广泛手术后,因术中淋巴结未结扎,阔韧带前后叶缝合过紧或过密,其下易形成空隙,也可因术后未放置引流管等形成淋巴囊肿,主要在盆腔两侧近腹股沟处,常在腹股沟韧带上方可及质硬、或囊性、或有波动感但活动差的肿块。一般通过腹部触诊、盆腔检查或三合诊检查,以及 B 超检查可以诊断,若淋巴囊肿有继发感染则图像上反光增强。临床可有发热、下肢肿胀、凹陷性水肿、行走不便等。淋巴囊肿小者可继续观察,抬高患肢,注意休息,但自行消退缓慢,可持续半年至 1 年或更长时间;若巨大或有继发感染,则采用穿刺抽吸或手术等处理。

5. 淋巴瘤 包括非霍奇金淋巴瘤,是 T 细胞或 B 细胞克隆性恶性增殖的结果,常见有细胞遗传异常。少见,常为横膈以上淋巴结,如颈部、纵隔、腋窝淋巴结肿大,或为腹部、头颈等淋巴结肿大,也可腹股沟部淋巴结肿大。

6. 腹股沟斜疝 个别先天性腹股沟斜疝随腹压增加或劳累,可有肠管于腹股沟部脱出,但平卧休息或用手可回纳,个别严重者嵌顿、绞窄,应根据疝孔大小、发作次数、脱出肿块大小等适时手术修补。

7. 结核病 结核是全身性疾病,可累及多个器官,可有多处淋巴结肿瘤,包括腹股沟淋巴结肿大者,有时依靠淋巴结活检而诊断,再寻找原发病灶。

六、治疗原则

1. 外科、妇科、皮肤性病专科等分别诊治。

2. 控制炎症。

3. 选用针对性药物治疗。

4. 手术治疗。

(牛战琴 石一复)

第九节 口腔溃疡

一、定义

妇女口腔(主要在口腔黏膜、齿龈、舌部或咽喉)在月经前后出现黏膜反复或周期性的不同程度的溃疡、疼痛等。

二、病因

1. 创伤性口腔溃疡 主要是口腔受创伤刺激造成。

2. 眼 - 口 - 生殖器综合征 为免疫性疾病,也称白塞综合征,病变范围常涉及眼、口和生殖器三个部位。

3. 病毒感染学说 由于病毒参与,部分病毒整组基因进入,并与宿主细胞整组基因结合,从而导致全身免疫变化;也可能是一种慢性病毒感染。口交可引发口腔 HPV 感染。

4. 自身免疫学说 患者在感染、药物诱因下,内环境稳定性发生紊乱,使本来不能形成免疫活性的细胞群发展,并对自体某些组织出现免疫反应,同时出现细胞毒作用。

5. 雌激素水平稍高,经期牙周血管扩张、充血,以及外界刺激有关。

6. 经前、经期出现口腔溃疡或舌部糜烂,反复发作,主要与口腔卫生、维生素缺乏有关。

三、临床表现

1. 周期性,每于月经前牙龈充血、水肿。

2. 口腔黏膜或舌部糜烂。

3. 疼痛,尤其是进食或吸入空气时有一过性疼痛,严重者持续时间较长,影响进食。

4. 眼 - 口 - 生殖器综合征表现为双眼发红、视力下降、生殖器溃疡等,可伴有皮肤、关节、消化系统病变,女性泌尿生殖系统可有黄脓分泌物、溃疡、疼痛及泌尿系症状。

四、病史要点

1. 是否有与月经相关的周期性反复发作史。
2. 有无眼、口腔、生殖系统相关症状。
3. 有无阴道分泌物增多或泌尿系症状。

五、诊断及辅助诊断

1. **病史特点**
2. **口腔检查** 舌、口腔黏膜、齿龈、咽喉,有无充血、水肿、黏膜破溃,扁桃体有无滤泡等。
3. **眼部检查** 结膜有无充血、发红,角膜有无溃疡,视力有无影响。
4. **妇科检查** 外阴、阴道黏膜、白带分泌物检查,尿液检查。
5. 有无皮肤损害(红斑、毛囊炎等),严重者可有血管病变,个别可致失明。
6. **实验室诊断** 白细胞检查、血沉、自身抗体 IgM 及 IgA 检查,必要时做病毒分离。

六、鉴别诊断

1. **创伤性口腔溃疡** 如口腔内牙齿的残根、缺齿等牙齿锐利的边缘刺激黏膜所致损伤;或咬硬性食物刺破口腔黏膜所致。
2. **药物性口腔溃疡**
(1)因肿瘤或异位妊娠等,药物治疗时使用氨甲蝶呤,其主要副反应为黏膜溃疡(包括口腔、胃肠道,甚至阴道黏膜均可发生溃疡,并引起相应症状);或因口腔疾病涂抹相关药物,致周边正常黏膜损伤。
(2)激素:使用含有激素成分的哮喘喷雾剂后如没有及时用清水漱口,可造成激素在口腔内长期停留;滴含激素的眼药水后如没有及时按压内眼角 1~2 分钟,药液可通过鼻泪管进入口腔,可能对口腔黏膜造成影响。
(3)润喉片:缓解咽喉不适的常用药,其中的薄荷、碘等可影响口腔正常菌群,对口腔黏膜产生刺激,如短期大量服用可引起口腔溃疡。
(4)抗生素:抗生素治疗细菌等感染,使用不当可致真菌感染引起口腔溃疡。
(5)解热镇痛药:如布洛芬、对乙酰氨基酚等药物本身具有一定的刺激性,发热时黏膜比较脆弱,易致黏膜损伤和口腔黏膜溃疡。
(6)漱口水:含有抑菌剂,可破坏口腔菌群平衡,致口腔溃疡。

3. **维生素缺乏性口腔溃疡** 尤其是 B 族维生素缺乏,常可致口腔黏膜或口角发生炎症、破溃等。
4. **口腔卫生差** 易致口腔内微生态改变,菌群失调,继发感染。
5. **口交** 易致细菌、病毒等病原体感染,尤其是人类乳头状瘤病毒可致口腔内尖锐湿疣等,继发感染。
6. **月经期口舌糜烂** 每月反复发作,除口腔黏膜及舌部糜烂、溃疡外,也可有齿龈发胀出血、疼痛,吸入空气、进食时可有针刺样疼痛,持续时间长短不一。

七、治疗原则

1. 注意口腔卫生,保持牙齿健康。
2. 避免口腔黏膜损伤。
3. 多食蔬菜、水果,适量补充维生素。
4. 经期避免过劳、过虑,少吃辛辣刺激食物。
5. 注意药物副反应。
6. 注意性卫生,避免口腔、肛交等不洁性交。
7. 护理创面,预防感染,进食后漱口,药物或止痛薄膜敷贴保护。
8. 眼 - 口 - 生殖器综合征应请有关科室会诊和治疗。

(牛战琴 石一复)

第十节 黄褐斑

为面部两颊和前额等部位的黄褐色素沉着斑,多对称分布于双面颊,形如蝴蝶,也称蝴蝶斑。

一、病因

目前研究认为黄褐斑与妊娠、日晒、某些药物、化妆品、内分泌紊乱、慢性病、微量元素、失眠、遗传等有关。

1. 女性从青春期到绝经期均可发生黄褐斑,妊娠引起的称妊娠斑,常可在分娩后月经恢复后逐渐消失。妊娠期促黑素细胞激素分泌增多,可导致黑素细胞功能活跃。口服避孕药发生率可达 20% 或更高,多发生在服药 1~20 个月后,已证明雌激素能刺激黑素细胞分泌黑素颗粒;孕激素可促使黑素体的转运和扩散,妊娠斑是这两种激素联合作用所致。

2. 某些妇科病,如不孕症、痛经、月经失调、子宫附件炎症(盆腔炎)可作为黄褐斑的诱因。

3. 夏季日晒,因紫外线可促进诱发,可使黑素细胞分裂,照射黑素细胞增殖。

4. 长期服苯妥英、氯丙嗪也可诱发黄褐斑。

5. 化妆品也可诱发黄褐斑。

6. 卵巢、垂体、甲状腺等内分泌因素与黄褐斑也有关。

二、病史要点

1. 是否与妊娠有关。

2. 有无服避孕药史。

3. 有无月经失调等内分泌疾病。

4. 使用化妆品情况。

5. 有无特殊服药史。

6. 除色素增加外,有无痒、痛、脱屑等现象。

三、临床表现

1. 以女性多见,特别是育龄期妇女。

2. 分布在面部,以颧部、颊部、颌部为多见,也可在眉弓、眼周、鼻背部及上唇,可见淡黄褐色、暗褐色或咖啡色斑,颜色深浅不一,形态不规则,局部无炎症及鳞屑。

3. 心理障碍、忧虑、焦虑,影响社交活动等。

四、辅助检查

一般不需要使用病理诊断、染色体检查等。

五、鉴别诊断

1. **雀斑** 面部较小的黄褐色或褐色的色素沉着,为常染色体显性遗传病。

2. **面部化妆品所致皮肤色素沉着** 为化妆品皮炎。

3. **皮肤炎症后色素沉着** 常有急性或慢性皮肤炎症史、外伤史、化学药物接触史、面部物理治疗史等。

4. **颧部褐青色痣** 多发于双颧骨部,褐青色斑点,圆形,直径 1~5cm,边界清,中央有正常皮肤。

5. **Riehl 黑变病** 面部不对称淡黑色色素沉着,与光照、光过敏、外用化妆品后暴露于日光下有关。如月经期加重,则提示与垂体、甲状腺、肾上腺皮质内分泌因素有关。

六、治疗原则

1. 重视一般治疗,寻找和去除病因,调整心态,积极配合治疗。

2. 治疗相关慢性病。

3. 妊娠期补充维生素 C、维生素 E。

4. 配合中西药治疗。

5. 美容治疗。

(牛战琴 石一复)

第十一节 妊娠纹

妊娠妇女在孕晚期或分娩后,腹部、腰、臀、大腿上部可出现多量紫色或淡红色不规则似平行略凹陷的条纹,称为妊娠纹。妊娠纹多见于初产妇;经产妇旧妊娠纹呈银色、光亮。肾上腺皮质分泌的糖皮质激素增多、大量腹水、库欣综合征、腹部巨大肿块、大量长期服用肾上腺皮质激素史等也可形成和出现妊娠纹,甚至幼小女孩也可发生。所以,不能认为妊娠纹一定与妊娠有关。

一、病因

妊娠期间肾上腺皮质分泌糖皮质激素增多,糖皮质激素分解弹力纤维蛋白,使弹力纤维变性,又因子宫增大使腹壁皮肤张力加大,皮肤的弹力纤维断裂,呈紫色或淡红色不规则似平行略凹陷的条纹。

二、病史要点

1. 有无妊娠史,常在孕中后期或晚期出现。

2. 孕中、晚期腹部增大是否明显。

3. 有无羊水过多史、双胎史。

4. 有无腹水史。

5. 有无腹部巨大肿块史。

6. 有无大量长期服用肾上腺皮质激素史。

7. 有无库欣综合征史。

8. 有无肥胖史。

三、临床表现

妊娠纹者一般无症状，个别皮肤有轻微异样感。分娩后、腹水消退、大量减肥等后腹部脂肪有松弛感。仅见腹部有纹（按不同时间纹的色泽有异）。

四、诊断

根据皮纹特点及妊娠史，或双胎、羊水过多史等不难诊断。但不能见妊娠纹均认为与妊娠有关。

五、治疗原则

一般不需治疗。

（牛战琴　石一复）

第三十三章

妇科手术后发热

第一节　门诊小手术后发热

当机体在致热源作用下或各种原因引起体温调节中枢的功能障碍时,体温升高超出正常范围,称为发热。

妇科门诊小手术包括:小创伤的清创缝合、吸宫流产术、放/取子宫内节育器、诊断性刮宫术、外阴活检术、宫颈活检术、输卵管通液术、宫颈息肉摘除术、激光或微波治疗尖锐湿疣、前庭大腺脓肿引流术等。

一、病因

（一）感染

正常女性阴道对外界致病因子侵入有一定防御能力。其对入侵病原体的反应与病原体的种类、数量、毒力和机体的免疫力有关。女性阴道寄生大量微生物,包括需氧菌、厌氧菌、真菌、衣原体和支原体,可分为致病微生物和非致病微生物。有些非致病微生物在一定条件下可以致病称为条件病原体,但即使致病微生物也需要达到一定数量或机体免疫力下降时才会致病。

1. 阴道微生物种类

(1)需氧菌

1)链球菌:以 β-溶血性链球菌致病性最强,能产生致热外毒素与溶组织酶,使病变迅速扩散导致严重感染。需氧链球菌可以寄生在妇女阴道中,也可通过医务人员或产妇其他部位感染而进入生殖系统。临床特点为发热早,寒战,体温>38℃,心律快,腹胀,子宫复旧不良,子宫旁、附件区疼痛,甚至并发败血症。

2)杆菌:以大肠埃希菌、克雷伯菌属、变形杆

菌多见。这些菌常寄生于阴道、会阴、尿道口周围,能产生内毒素,是菌血症和感染性休克最常见的病原菌,在不同环境下对抗生素敏感性有很大差异。

3)葡萄球菌:主要致病菌是金黄色葡萄球菌和表皮葡萄球菌。前者多为外源性感染,容易引起伤口严重感染,因能产生青霉素酶,易对青霉素耐药。后者存在于阴道菌群中,引起的感染较轻。

(2)厌氧菌

1)革兰氏阳性球菌:消化链球菌和消化球菌存在于正常阴道中。当产道损伤、胎盘残留、局部组织坏死缺氧时,细菌迅速繁殖,若与大肠埃希菌混合感染,可有异常恶臭气味。

2)杆菌属:常见的厌氧性杆菌有脆弱类杆菌。这类杆菌多与需氧菌和厌氧性球菌混合感染,形成局部脓肿,产生大量脓液,有恶臭味。感染还可引起化脓性血栓性静脉炎,形成感染血栓,脱落后随血液循环到达全身各器官形成脓肿。

3)芽孢梭菌:主要是产气荚膜梭菌,产生外毒素,毒素可溶解蛋白质而产气及溶血。产气荚膜梭菌引起感染,轻者为子宫内膜炎、腹膜炎、败血症,重者引起溶血、血红蛋白尿、急性肾衰竭、循环衰竭、气性坏疽而死亡。

(3)支原体与衣原体:解脲支原体及人型支原体均可在女性生殖系统内寄生,引起生殖系统感染,感染多无明显症状,临床表现轻微。

2. 感染途径

(1)外源性感染:指外界病原体进入产道所致的感染。可通过医务人员消毒不严或被污染衣物、用具、各种手术器械,以及产妇临产前性生活等途径侵入机体。

(2)内源性感染:寄生于正常孕妇生殖系统的微生物多数并不致病,当抵抗力降低和/或病原

体数量、毒力增加等感染诱因出现时,由非致病微生物转化为致病微生物而引起感染。

3. **诱因**　正常情况下,阴道内有大量厌氧菌,如拟杆菌属、链球菌属等,还有解脲支原体、真菌等,而阴道嗜血杆菌和衣原体的出现常与有症状的阴道炎、宫颈炎有关,如这些病原体未控制而行诊断性刮宫术、外阴活检术、宫颈活检术、宫颈息肉摘除术、激光或微波治疗尖锐湿疣、前庭大腺引流等,或术中未规范操作、术后未预防感染等都可以引起严重发热。

（二）合并有其他系统疾病

合并呼吸系统疾病、泌尿系统疾病、血液系统疾病等。

（三）医源性因素

手术室消毒时间不足,达不到灭菌的效果,空气及物体表面的细菌总数超标,可增加小手术后感染率。医务人员手术操作前刷手不严格、外阴消毒不彻底等,均易诱发术后感染。

（四）患者因素

产妇保健意识差、经济条件相对较差、术后穿化纤内裤、使用未经消毒的卫生纸且不及时更换等均是引起发热的重要因素。

二、病史要点

1. **本次手术相关情况**　如手术名称、手术指征、末次月经、术前检查、手术操作情况。
2. 发热程度。
3. 术后出血时间、持续时间、出血量。
4. 术后阴道分泌物性质。
5. 腹痛性质。

三、临床表现

1. 术后出现腰酸、下腹疼痛。
2. 外阴肿痛。
3. 体温升高,临床上多将热度划分为四级：低热,37.3~38℃；中热,38.1~39℃；高热,39.1~41℃；超高热,41℃以上。
4. 阴道出血,分泌物浑浊伴臭味。
5. 严重感染时腹痛剧烈,败血症时可出现烦躁不安、神志不清或全身中毒症状。
6. 腹部触诊　有无压痛、反跳痛。
7. **妇科检查**　观察外阴情况、阴道及宫颈口有无脓性分泌物,宫体及附件区有无触痛及包块。

四、辅助检查

1. **实验室检查**　白细胞及中性粒细胞检查；可疑尿路感染应做中段尿细菌计数及培养；血沉对诊断感染、术后炎症、化脓、贫血有价值；C反应蛋白>8mg/L有助于早期诊断感染。
2. **细菌培养+药敏**　高热伴寒战的患者应作此项检查,以明确致病菌的种类及对药物的敏感性。
3. **尿细菌计数及培养**　疑尿路感染时做此项检查。
4. **阴道涂片及培养**　根据培养结果可明确诊断。
5. **B超检查**　了解盆腹腔情况,有无积液等。
6. 胸部X线或CT检查。

五、鉴别诊断

（一）手术操作后感染

患有生殖系统的急性炎症或亚急性炎症,如急性阴道炎、宫颈炎、急性子宫内膜炎、子宫肌炎、急性或亚急性附件炎及盆腔炎的患者,需治疗后再手术。施术应避开月经期。

1. **症状**　门诊术后体温升高,一般为低热,可感取材处疼痛,伴或不伴有阴道分泌物增多。
2. **体征**　手术取材处红肿,血性分泌物,子宫压痛(+)；下腹压痛、反跳痛、肌紧张。
3. **辅助检查**　血常规检查提示白细胞总数和中性粒细胞比率增加。

（二）院内感染

无菌技术不严格导致细菌上行感染,如手术器械消毒灭菌不合格、手术操作不遵守常规,将致病菌带入手术创口可导致院内感染。

1. **病史**　手术前检查均在正常范围内,无感染线索。
2. **临床症状**　如轻度腹痛、低热等,抗感染对症处理后即消退。
3. 在致病菌致病力较强或患者机体免疫力低的情况下,可出现严重感染的症状,经细菌培养选择敏感药物治疗后,发热消失。

六、治疗原则

1. 积极寻找病因。针对病因,选择有效抗生素控制感染。一旦有药敏检查结果及时更换相应的抗生素。

2. 已形成脓肿者,需要开放脓腔,通畅引流。

3. **肺部感染** 重点是抗生素选择,首次用药前留取标本进行细菌培养和药敏试验。

4. **尿路感染** 预防或治疗全身败血症,减轻症状,清除被隔离的感染灶,消除来自肠道及阴道菌群的尿路病原体,预防长期并发症。

(周建政)

第二节 腹部手术后发热

发热是腹部手术后常见的临床症状之一,如高于其平日最高体温亦可认为发热。反之即或 >37.2℃,但既无症状,更不感知,也查不出具体疾病,亦不应称其为发热,应属原发性体温偏高。一般腹部手术后,腋温 > 37.2℃,可初步认为发热。应当进行检查,力争明确其原因或病因。

一、病因

(一)吸收热

吸收热即无菌性坏死物质的吸收而引起的发热。一般表现为在术后三天内无感染条件下傍晚体温升高,但低于38.5℃,三日后自行恢复。

(二)感染性发热

一般细菌、真菌、病毒感染疾病。

(三)非感染性发热

1. 变态反应结缔组织疾病,也包括药物热及药物毒副作用。

2. 血液系统疾病。

3. 肿瘤疾病。

4. 各系统疾病,包括呼吸、消化、循环、内分泌、神经、泌尿、代谢、免疫缺陷与免疫异常、遗传等系统疾病。

二、病史要点

(一)本次手术有关情况

手术名称、手术类别、手术期限、手术持续时间、麻醉方式、术后时间、术前诊断、围术期饮食、大小便情况等。

(二)发热的程度

有无伴随症状(如寒战、腹痛、头痛、流涕等)。

(三)既往病史

有无糖尿病、支气管炎等慢性病史。

三、临床表现

(一)症状

精神不振;腹部疼痛;畏寒、寒战;咽部不适、痒痛;头痛、鼻塞、流涕;尿频、尿急、尿痛、脓尿、血尿。

(二)体征

体温升高,伤口红、肿、热、痛。下腹部可有压痛、反跳痛或异常包块。切口外观红肿、有异常分泌物及压痛。

四、辅助检查

辅助检查方法可参照上一节妇科门诊小手术后发热相关内容。

五、鉴别诊断

(一)手术后创伤反应

腹部手术同其他手术一样,都会导致一定程度的创伤性或缺血性组织损伤,造成细胞失活、组织碎片脱落、异物存留、血肿、液体积聚、细菌污染等后果。短期低热是外科手术后康复期的一个特点,即所谓"吸收热"。

鉴别要点:

1. **症状** 发热温度一般低于38℃,发热时间多在2~4天。

2. **体征** 多无阳性体征,物理降温效果好。

3. **辅助检查** 血常规及尿常规无阳性结果。

(二)术后常见的并发症

1. **切口感染** 切口感染是手术后最常见的并发症。由于抗生素的广泛使用,厌氧菌感染又有缓发性致病的特点,少数患者在手术后1~2个月才出现化脓感染,因此应引起注意。

(1)症状:术后体温正常后又复上升,约37.5℃~38℃,术后5~7天体温仍持续不降。切口疼痛加重。

(2)体征:检查切口表面发热或局部隆起,有明显压痛。感染后有脓肿形成可触及波动感,甚至脓液溢出。

(3)辅助检查:细菌培养 + 药敏可明确诊断。

2. **肺部并发症** 肺不张是常见全麻手术后并发症,一般认为,肺部并发症的促发因素有:①吸烟者,有慢性支气管炎、哮喘、肺气肿或其他慢性肺部疾病；②全身麻醉或术后过多应用镇痛剂均可抑制咳嗽反射；③腹部切口疼痛和腹带的压束，患者不敢深呼吸，减少了有效咳嗽；④术后长期卧床或长时间放置胃管等。

（1）症状：腹部手术后 2~3 天内体温升高至 39℃，咳嗽伴有咳痰，胸痛。

（2）体征：脉搏加快，异常支气管呼吸音。

（3）辅助检查：血细胞分析示白细胞计数增加，可行双肺 X 线片检查，痰培养 + 药敏可明确诊断。

3. 尿路感染　导尿或留置导尿管者术后发热，均需考虑尿路感染的可能。手术后由于疼痛、卧位姿势、无力等原因，容易发生尿潴留，一旦膀胱膨胀过度，膀胱肌肉无力收缩。排尿不尽，需多次导尿或留置尿管，易进入细菌，引起感染。常见的尿路感染是膀胱炎、肾盂炎和肾盂肾炎，都是尿路上行感染的结果。

（1）症状：主要表现寒战、高热（39℃左右）、肾区疼痛，单侧或双侧。

（2）体征：肾区叩痛阳性。

（3）辅助检查：血白细胞计数增高。严格采集中段尿液检查和培养很有价值，镜检中可发现有大量白细胞和细菌，如仅有细菌而无白细胞，很可能是标本污染所致。

4. 血栓性静脉炎　静脉炎是指静脉血管的急性无菌性炎症，根据病变部位不同，静脉炎可分为浅静脉炎和深静脉炎。又称"第三天外科热"。系应用静脉插管持续输液因导管端继发感染所引起的脓毒血症。

鉴别要点：①症状：常在术后 3~4 天出现高热（>40℃），寒战，伴心慌。②体征：局部静脉插管处有红肿及压痛。③辅助检查：血常规示白细胞计数升高 >20 × 10⁹/L。

（1）深静脉血栓形成：深静脉血栓形成 2/3 起病于手术后的 48 小时内，位于腓肠肌丛的血栓形成。由于并不影响血液回流，症状隐蔽，至多只有血栓激发局部非感染性炎症所引起的隐痛，且易被手术创伤反应所掩盖，除一部分患者可自行吸收外，直到血栓蔓延到肢体主干静脉，才有比较明显的症状表现。

（2）鉴别要点：①症状：低热，患肢局部红肿，疼痛，累及深静脉，出现患肢凹陷性肿胀，行走时肿痛加重，静卧后减轻。②体征：可触及痛性索状硬条或串珠样结节。皮肤呈暗红色，有广泛的

静脉曲张以及毛细血管扩张。③辅助检查：血常规白细胞和中性粒细胞的数值增高；多普勒超声可探测局部血流的变化，当有血栓性静脉炎时可表现为局部血流信号消失或部分缺失，加压后管腔不能压扁。此种检查可发现约 95% 的近端深静脉血栓形成。

（三）手术引起的较严重并发症

1. 腹腔脓肿　腹腔脓肿多系指化脓性腹膜炎或腹部手术后脓液在腹腔某部位的集聚或局限化。腹腔脓肿包括膈下脓肿、肠间脓肿和盆腔脓肿。

（1）症状：污染严重的腹腔手术（盆腔积脓、宫腔积脓、输卵管积脓）后，已按细菌培养药敏试验使用足量、有效的抗生素 10~14 日后，仍持续高热不退，或术后高热下降又复升至 38.5~39℃ 以上，伴畏寒或寒战、虚汗和显著虚弱等脓毒血症症状。

（2）体征：由于脓肿往往埋于腹内深部间隙、肠襻间、结肠旁沟、盆腔内，因而其症状隐蔽。症状明显者，可触及触痛性包块。

（3）辅助检查：血白细胞及分类显著升高，积极排除腹部切口感染，X 线检查以证实膈下脓肿是否存在，肛诊确定是否有直肠窝脓肿。

2. 门静脉系统血栓形成　患者手术后门静脉系统血栓形成是一个不可忽视的问题，是引起手术后发热，腹痛，乃至导致患者死亡的主要原因。

（四）特殊原因

1. 恶性肿瘤未切除或未完全切除　不明原因的长期发热，恶性肿瘤占很大比例。手术探查未切除肿瘤或未能完全切除，均可引起术后长时间发热。肿瘤引起的发热一般多无明显畏寒，全身症状也较轻。肿瘤引起发热有如下原因：

（1）肿瘤本身原因致发热：①肿瘤细胞生长迅速，代谢率增高；②肿瘤组织的代谢物进入血流；③肿瘤细胞在繁殖过程中，大量衰亡、坏死；④某些肿瘤细胞能产生致热原物质（如恶性淋巴瘤能产生致热原物质，癌能产生 5- 羟色胺等）；⑤肿瘤或转移癌侵及腹腔神经丛，引起自主神经紊乱和血管运动障碍时可出现低热；⑥有内分泌功能或有异位内分泌功能的恶性肿瘤及某些化学感受器的肿瘤能引起发热。

（2）肿瘤继发感染引起的发热：①癌瘤晚期浸润周围脏器，引起周围组织坏死后继发感染致发热；②癌肿增大堵塞正常引流通道，引起继发感

染,如胆道癌、胆癌、胰头癌等;③癌瘤穿透脏器壁层,继发腹腔脓肿或炎症致发热。

2. 药物热 妇科手术后由于手术切口涉及阴道和/或肠道,手术前和手术后常规预防使用抗生素。有些患者应用抗生素、抗肿瘤药和免疫调节剂等可引起发热。这是药物的特异性反应。

(五)医源性发热

1. 手术副损伤 少数患者术后发热可能与手术副损伤有关。多半是由于操作失误,导致无病变的脏器或组织发生损伤。分析其原因可能与下列因素有关:①经过多次手术的患者,由于腹腔广泛粘连,失去正常的解剖关系。如多次剖宫产术、子宫肌瘤剔除术或肠道手术;②急诊危重患者的抢救手术,急速结扎组织;③如无经验的医师或非专科医师操作失误,如阴道残端瘘等。

2. 腹腔遗留异物 当手术范围大、术中肌松差、术者及器械护师清点器械不准确时,偶有导致纱布或器械遗漏盆腹腔。

3. 导管热 如长时间保留,营养液容易培养细菌生长,加上导管作为异物存在,可导致感染,细菌多来自皮肤穿刺处,故以革兰氏阳性球菌常见,偶可发生真菌感染,皮肤穿刺处尽管注意无菌保护,细菌感染率每天约增加1%,穿刺皮下隧道法可降低感染发生率。

(六)全身真菌感染

恶性肿瘤患者放疗、化疗后中性粒细胞减少;器官移植或免疫性疾病需要长期使用糖皮质激素或免疫抑制剂;ICU 患者、HIV 感染者、反复使用广谱抗生素者、慢性消耗性疾病等,上述患者出现长期发热应想到深部真菌感染的可能。

六、治疗原则

1. 根据发热类型、实验室检查及辅助检查,明确发热原因,对症治疗。

2. 吸收热,应密切观察病情,切忌过早地应用皮质醇药物,以免掩盖病情贻误治疗。

3. 切口感染,尽快切口充分引流、换药,必要时配合抗生素治疗。

4. 肺部感染,根据痰培养结果,选择敏感抗生素药物,配合化痰、雾化治疗,同时鼓励患者咳痰。

5. 尿路感染,多休息,增加营养,保证足够液

体进入,鼓励多排尿,根据尿培养结果,选择敏感抗生素。

6. 血栓性静脉炎,与血管科医师共同诊治。

7. 腹腔脓肿,及早引流,同时配合全身敏感抗生素治疗。

8. 恶性肿瘤患者、免疫功能低下者,积极相应处理。

(周建政)

第三节 阴道手术后发热

阴道手术类型很多,包括阴道损伤性疾病、阴道先天性疾病、阴道良性肿瘤、阴道癌、宫颈良性疾病、子宫良性疾病、压力性尿失禁、宫颈上皮内瘤变等,这些手术后体温 >37.5℃者,称阴道手术后发热。

一、病因

1. 正常情况下,阴道内有大量厌氧菌,如拟杆菌属、链球菌属等,还有解脲支原体、真菌等,而阴道嗜血杆菌和衣原体的出现常与有症状的阴道炎、宫颈炎有关,如这些病原体未控制而施行手术可造成逆行感染。

2. 全身情况不良未纠正,如贫血、发热、免疫力低下等。

3. 月经期施术。

4. 手术时间长、出血多或止血不彻底,致局部血肿形成等。

5. 宫颈和/或阴道溃疡,未治愈施术。

6. 术前肠道准备不够,致术中或术后感染。

7. 阴道炎症未控制。

二、病史要点

1. 本次手术有关情况,如手术名称、手术类别、手术期限、手术持续时间、麻醉方式、术后时间、术前诊断、围术期饮食、大小便情况等。

2. 发热的程度,有无伴随症状,如寒战、腹痛、肛门憋胀、尿痛、头痛、流涕等。

3. 以往病史,有无贫血、糖尿病、支气管炎等慢性病。

4. 白带有无异常。

三、临床表现

（一）症状

术后出现体温升高，外阴肿痛，可伴腰酸、下腹疼痛；阴道出血，分泌物浑浊伴臭味；肛门憋胀；尿频、尿急、尿痛、脓尿、血尿；严重感染时腹痛剧烈，败血症时可出现烦躁不安、神志不清或全身中毒症状。

（二）体征

下腹部可有压痛、反跳痛和腹部包块。检查阴道有无残留异物。观察尿液情况及阴道是否有异常分泌物。

四、辅助检查

辅助检查方法可参照门诊小手术后发热相关内容。

五、鉴别诊断

（一）盆腔腹膜炎

有下列情况行经阴道手术后造成盆腔腹膜炎导致发热：（1）子宫固定，盆腔广泛粘连；（2）子宫大于 20 孕周体积；（3）全身出血性疾病；（4）合并附件肿块，直径 >6cm；（5）附件恶性肿瘤。

1. **症状**　术前阴道分泌物多，有臭味，间断性下腹痛。术后体温升高超过 37.3℃，伴持续性下腹痛，阴道分泌物增多，脓性。

2. **体征**　检查下腹压痛、反跳痛、肌紧张。

3. **辅助检查**　血常规检查白细胞增多；阴道分泌物检查、分泌物培养 + 药敏、妇科彩超可协助诊断。

（二）泌尿系统瘘感染

阴道损伤性疾病如高位膀胱阴道瘘不宜经阴道施术，阴道手术后泌尿系统瘘易发生感染。

1. **症状**　阴道手术后出现尿频、尿急和尿痛。

2. **妇科检查**　阴道内有浑浊尿液流出。

3. **辅助检查**　尿液检查见白细胞数增多。亚甲蓝试验有助于鉴别膀胱阴道瘘与输尿管阴道瘘。

（三）阴道血肿感染或残端脓肿

阴道肿物切除、全子宫切除术后血管蒂部或阴道残端会渗出少量的分泌物，局部出血后血液积聚成血肿，若局限在阴道伤口或残端上的血肿被感染，就会发生脓肿。

1. **症状**　术后早期通常出现高热、寒战、盆腔痛、直肠压迫感等。

2. **妇科检查**　发现阴道残端触痛，在残端附近有触痛性并有波动感的肿块，有时会有脓性分泌物从残端流出。

3. **辅助检查**　血常规示白细胞计数上升，血沉加快，细菌培养出病原菌。超声检查可明确诊断。

（四）盆腔脓肿

盆腔脓肿是生殖系统手术后常见的感染性并发症，阴道手术术后发生感染控制不及时有可能诱发盆腔脓肿的形成。盆腔脓肿多发生在绝经前妇女，一般在手术的数周后出现临床症状或获得明确诊断。

1. **临床表现**　一般有发热和下腹部坠胀不适或钝痛的症状，典型病例体温在午后或傍晚呈现高峰热型。

2. **妇科检查**　如为附件脓肿，则常可在相应盆腔或腹部扪及包块。

3. **辅助检查**　超声或 CT 检查可发现液态囊腔，阴道后穹窿穿刺可引流出恶臭液体。

（五）药物热

阴道手术后常规使用抗生素，以及手术后应用的其他药物均可能导致药物热的发生。

（六）手术后创伤反应

阴道手术同其他手术一样，都会导致一定程度的创伤性或缺血性组织损伤，造成细胞失活、组织碎片脱落、异物存留、血肿、液体积聚、细菌污染等后果。创伤反应引起代谢过盛，对机体的影响还包括局部血液和液体的丢失，疼痛感通过传入神经刺激大脑和内分泌器官，以及细胞产物进入血液循环。短期低热是外科手术后康复期的一个特点，即吸收热。阴道手术易损伤邻近器官，如膀胱、输尿管、直肠等。

六、治疗原则

1. 根据发热类型、实验室检查及辅助检查，明确发热原因。

2. 注意阴道出血及外阴敷料有无渗血，阴道内填塞纱布者一般 24 小时后取出，最迟不超过 48 小时。

3. 尿路感染者多休息，增加营养，保证足够液体入量，鼓励多排尿，根据尿培养结果选择敏感抗生素。

4. 保持外阴清洁,每日用碘伏擦拭阴道口、尿道口、会阴创口2次,并更换消毒敷料,用氯霉素眼药水滴尿道口数滴,每日4次。

(周建政)

第四节 人工流产后发热

妊娠在10周之内,用负压吸宫术或扩刮术将胚胎组织吸出以终止妊娠后腋温>37.2℃者,称人工流产后发热。

一、病因

正常情况下,阴道内有大量厌氧菌,如拟杆菌属、链球菌属等,还有解脲支原体、真菌等,而阴道嗜血杆菌和衣原体的出现常与有症状的阴道炎、宫颈炎有关,人工流产术直接或间接破坏了宫腔对感染的防御能力,细菌容易繁殖播散。妊娠时由于子宫解剖生理上的改变,宫壁血窦丰富,一旦局部感染,通过子宫收缩病原体易被挤入血液循环而扩散至全身,导致败血症。流产不全、宫腔内有残留物、长时间阴道流血是引起术后感染的主要因素。术时损伤如子宫穿孔,穿孔后损伤肠道等都可以引起严重发热、感染。

二、病史要点

1. 本次人工流产相关情况,如末次月经、术前检查、手术操作时间及术中伴随症状。
2. 术后出血时间、持续时间、出血量。
3. 发热程度。
4. 腹痛性质。
5. 术前白带有无异常。

三、临床表现

1. **症状** 术后出现腰酸、下腹疼痛、出血,阴道分泌物混浊有臭味,严重感染时腹痛剧烈,败血症时可出现烦躁不安、神志不清或全身中毒症状。
2. **体征** 体温升高,一般无菌术后第一、二天或内出血后均可发生体温增高的现象;心动过速,呼吸急促;可有腹部压痛、反跳痛;阴道及宫颈口有脓性分泌物,宫体及附件区有触痛及包块。

四、辅助检查

1. 常规检查,如血常规、尿常规、血β-HCG等。
2. B超检查了解宫腔内情况及盆腔情况。
3. 阴道及宫颈口分泌物培养+药敏试验。
4. 阴道排出物病理检查。

五、鉴别诊断

(一)吸宫不全

也称人工不全流产,是指人工流产术后有部分胚胎或绒毛组织残留宫腔,引起持续性阴道出血或大出血。可能原因:①术者技术不熟练、操作不仔细,对子宫的方位、大小掌握不确切;②子宫过度屈曲,当吸管进入宫腔一定深度时遇到阻力,误以为达到宫底部;③手术中子宫位置发生改变,但未能及时发现;④手术结束前未认真检查是否已吸净,尤其是子宫两角,未检查吸出物与妊娠月份是否符合。

1. **症状** 有发热及下腹疼痛,应用抗生素及宫缩剂无效。
2. **妇科检查** 子宫复旧不良,有时宫口较松。
3. **辅助检查** 血β-HCG术后3周仍未下降至正常水平。超声检查提示宫腔内有大小不等的不均质回声区。

(二)内生殖器官感染

人工流产术后,由于致病细菌的感染而发生生殖器官炎症,如子宫内膜炎、附件炎、盆腔炎,严重者可发生盆腔腹膜炎、败血症、感染性休克等。原因:术前有阴道或生殖器炎症而未处理;术者未严格执行无菌操作,器械、敷料消毒不严;吸宫不全或术后未注意局部清洁或过早有性生活。

1. **症状** 体温升高,37.5~38℃,伴下腹痛,阴道分泌物增多,脓血性。
2. **体征** 早期下腹部轻压痛,严重时下腹压痛、反跳痛合并肌紧张。
3. **辅助检查** 血常规检查白细胞增加,中性粒细胞比例增加;细菌培养+药敏试验可明确诊断。

(三)子宫穿孔

子宫穿孔是人工流产手术常见的手术并发症。穿孔部位可发生在宫底、峡部或宫颈管,其中以峡部最多见;也可穿入阔韧带、膀胱后壁、肠襻,甚至大网膜、小肠等,导致内出血、肠损伤、阔韧带内血肿及继发性腹膜炎、失血性休克或继发感染性休克。

1. 症状 宫腔手术过程中出现下腹突发性疼痛,发觉所用器械进入宫腔的深度明显超过检查时所测量的宫腔深度且无阻力,感觉不到宫壁的抵抗。

2. 体征 下腹压痛、反跳痛。如穿孔损伤大血管,短时间内即可有内出血的典型表现,并迅速发生休克。如果穿孔不大,可能出现手术后发热、下腹隐痛,阴道分泌物有异味。

3. 辅助诊断 超声检查提示宫旁包块,如子宫峡部穿孔穿入阔韧带损伤血管,可在阔韧带内形成血肿。

(四)泌尿系统感染

人工流产经阴道操作手术术后易发生尿路感染。

1. 临床表现 阴道手术后出现尿急、尿频和尿痛现象。

2. 妇科检查 尿道口略红肿,严重者有脓性分泌物自尿道口排出。

3. 辅助检查 尿液检查见白细胞数增多。

六、治疗原则

1. 吸宫不全者一旦确诊须再次刮宫,刮出物送病理,以明确诊断;遇到大出血时立即施行刮宫术,最好在静脉输入抗生素的情况下手术。

2. 抗炎治疗。

(周建政 郝 敏 石一复)

第五节 放/取宫内节育器后发热

放/取宫内节育器后发热是指放/取宫内节育器后 1 周内发生子宫内膜炎、子宫肌炎、附件炎、盆腔炎、腹膜炎或败血症而导致的发热。国际上对与宫内节育器有关的感染有时间上的限制和明确的诊断标准:宫内节育器放置后的感染一般在 20 天内发生,诊断依据为必须具有下列 4 项中的 3 项,前 2 项为必备条件,加上后 2 项中的 1 项。具体如下:

(1)阴道检查前,口腔体温 ≥ 38℃。

(2)下腹部压痛及肌紧张。

(3)阴道检查有宫颈举痛。

(4)单侧或双侧附件压痛或伴有包块。

一、病因

正常阴道内虽有多种菌群存在,但可保持微生态平衡并不致病。平衡一旦被打破或外源病原体侵入,可导致炎症发生。如炎症未控制,放/取宫内节育器可导致上性行或损伤性感染播散,引起发热;放/取宫内节育器直接或间接破坏了宫腔对感染的防御能力,细菌容易繁殖播散。手术过程未严格遵循无菌操作规范,手术合并子宫穿孔、节育器残留或肠管损伤,以及术后过早性生活或阴部不卫生等都可导致发热。

二、病史要点

1. 本次放/取宫内节育器相关情况,如末次月经、术前检查、阴道及宫颈有无炎症、白带常规检查结果、手术操作持续时间及术中伴随症状、节育器形态、取出是否困难和完整。

2. 术后出血时间、持续时间、出血量。

3. 发热程度。

4. 腹痛性质。

三、临床表现

1. 症状 术后出现腰酸、下腹疼痛;阴道出血,量不等;阴道分泌物混浊,有臭味。

2. 体征 体温升高,37.5℃左右。腹部触诊有压痛、反跳痛。妇科检查:阴道及宫颈口可见脓性分泌物,宫体及附件区有触痛及包块。

四、辅助检查

1. **常规检查** 血常规、尿常规及血 β-HCG 等。

2. **超声检查** 了解宫腔内情况及盆腔情况。

3. **X 线检查** 有无宫内节育器在宫内残留

4. 阴道及宫颈口分泌物培养 + 药敏试验。

5. 必要时行宫腔镜或腹腔镜检查。

五、鉴别诊断

(一)手术前生殖系统炎症

女性生殖系统炎症较常见的类型为阴道炎和盆腔炎,在妇科门诊中占有相当大的比例。很多患者久治不愈或经常性复发;而症状不典型的患者未能得到满意的治疗,成为放/取宫内节育器后引发感染的主要原因。

1. 症状 放/取宫内节育器前,阴道分泌物多、异味,瘙痒,下腹部不适伴不同程度发热。

2. **妇科检查** 分泌物异样,阴道壁充血,出血点。

（二）医源性感染

无菌技术不严格导致细菌上行性感染,如宫内节育器本身灭菌不合要求、手术操作不遵守常规,将致病菌带入宫腔可导致院内感染。也包括损伤性引起的感染。

（三）宫内节育器副作用

有些妇女放宫内节育器后出现点滴阴道出血或经期延长,或节育器移位、嵌顿、变形或断裂后,可使阴道 pH 升高,有利于细菌、支原体、衣原体、病毒的生长繁殖,导致生殖系统的炎症。

1. **症状** 放宫内节育器后阴道淋漓出血,色鲜红,或月经经期延长至 10 天左右。

2. **体征** 妇科检查仅为宫口少量血液流出,一般呈暗红色,无味。带有尾丝的节育器可见到长约 2cm 尾丝。

3. **辅助检查** 妇科或 X 线检查有助于鉴别诊断。

（四）泌尿系统感染

放 / 取宫内节育器经阴道操作,术后易发生尿路感染。

六、治疗原则

1. 放 / 取宫内节育器前,应进行常规妇科和白带检查。必要时作性传播疾病病原体的检查,有异常者应给予相应治疗。

2. 放 / 取宫内节育器后,一旦有感染可选用抗生素治疗。

3. 严重感染时,行宫颈分泌物培养及药物敏感试验,选用敏感抗生素。控制感染同时应取出宫内节育器,继续用抗生素及全身支持治疗。

4. 发生盆腔脓肿时,先用药物治疗,如无效者应手术切开引流。

5. 慢性炎症时,必须取出宫内节育器,手术后使用抗生素。

6. 宫内节育器发生移位、断裂残留时,可在全身抗感染基础上行宫腔镜或腹腔镜手术取出节育器。

（周建政　郝　敏　石一复）

第六节　药物流产后发热

药物流产简称药流,是指用米非司酮片加米索前列醇药物口服终止早期妊娠。用药物流产方法终止妊娠后发热者,称为药物流产后发热。

一、病因

药物流产后长时间的阴道流血是引起流产后感染的主要因素。药物流产后由于部分绒毛或蜕膜残留时需要清宫、手术中子宫穿孔、手术后感染均可导致发热。

二、病史要点

1. 本次药物流产相关情况,如末次月经、术前检查、手术操作时间及术中伴随症状。

2. 妇科检查,白带常规结果。

3. 以往流产次数,刮宫次数。

4. 药物流产后阴道出血时间、持续时间、出血量。组织物排出情况,是否经医务人员检查核实。

5. 发热程度。

6. 腹痛性质。

三、临床表现

（一）症状

主要表现为药物流产后不规则阴道出血,血量多少不一,可合并腰酸、下腹疼痛,合并感染者阴道分泌物呈暗红色,混浊,有臭味。严重感染时可出现剧烈腹痛,甚至全身感染中毒症状。

（二）体征

体温升高,一般绒毛排出或清宫手术后 3 天内可发生体温增高的现象。发热患者多有不同程度腹部压痛,严重者可有反跳痛和肌紧张。观察可见阴道及宫颈口伴臭味的暗红色分泌物或脓性分泌物,宫体及附件区有触痛及包块。

四、辅助检查

1. **常规检查** 血检查、尿检查、血 β-HCG 等检查。

2. **B 超检查** 了解宫腔内情况及盆腔情况。

3. 分泌物培养 + 药敏试验。

五、鉴别诊断

（一）不全流产

不全流产是指药物流产后部分胚胎或绒毛组织残留在宫腔，引起持续性阴道出血或大出血，是药物流产常见的并发症。

1. **病史**　可伴有发热及下腹疼痛，应用抗生素及宫缩剂无效。

2. **盆腔检查**　阴道内较多血液，可伴有少量组织排出，或阴道口可见组织物堵塞，宫口较松；子宫略大于正常，可有压痛。

3. **辅助检查**

（1）血常规检查：出血较多时可有血红蛋白下降。

（2）血 β-HCG 检查：术后 3 周仍未下降至正常水平。

（3）超声检查：子宫腔内可见不同大小的组织物残留。

（二）宫腔感染
（三）子宫穿孔
（四）盆腔腹膜炎
（五）泌尿系统感染

六、治疗原则

一旦确诊须立即清宫，同时积极应用抗生素治疗。刮出物送病理检查，以明确诊断。

（周建政　郝　敏　石一复）

第七节　引产后发热

妊娠满 12 周以后，因母体或胎儿因素用人工方法诱发子宫收缩而结束妊娠后引起的发热，为引产后发热。

一、病史要点

1. **仔细询问病史**　术前一般情况，是否合并贫血、营养不良及慢性消耗性疾病，孕前及孕期有无阴道炎。手术前阴道准备是否充分。

2. **重视术中情况**　是否无菌操作，手术时间，术中出血，是否输血。

二、临床表现

引产后 24 小时体温超过 38℃，可伴有腹痛、阴道分泌物多。盆腹腔感染可有压痛、腹肌紧张或肠梗阻体征。

三、辅助检查

1. **实验室检查**　白细胞及中性粒细胞检查；疑尿路感染者应做中段尿细菌计数及培养；血沉对诊断感染、术后炎症、化脓、贫血有价值。C 反应蛋白 >8mg/L 有助于早期诊断感染。

2. **细菌培养 + 药敏试验**　高热伴寒战者应做此项检查，以明确致病菌的种类及对药物的敏感性。

3. **阴道分泌物涂片及培养**　可明确诊断。

4. **超声检查**　可明确子宫大小，有无胎盘、胎膜残留。

5. **造影检查**　必要时可做静脉造影检查。

6. **乳腺红外线透光检查**　可排除乳腺炎。

四、鉴别诊断

1. **药物热**　依沙吖啶经羊膜腔内给药是中期引产常用的方法。药物可引起子宫内蜕膜组织坏死而产生内源性前列腺素，引起子宫收缩。前列腺素能结合不同的 E 受体和 P 受体引起发热反应，发热率为 28.9%。

2. **宫腔感染**　可因引产药物、器械消毒不严，细菌等直接进入宫腔内或羊膜腔内，或寄生于孕妇生殖系统的微生物成为条件致病菌而引起宫腔感染。应注意有无胎盘残留合并感染。子宫感染包括急性子宫内膜炎、子宫肌炎。病原体经胎盘剥离面侵入，扩散至子宫蜕膜层称子宫内膜炎，侵入子宫肌层称子宫肌炎，两者常伴发。

3. 尿路感染。

五、治疗原则

（一）药物导致的发热

绝大多数不需作特殊处理，分娩后体温可自行恢复正常。

（二）宫腔感染导致的发热

1. 积极控制感染。

2. 加强营养并补充足够维生素，纠正水、电解质失衡。

3. 经有效抗感染同时，清除宫腔内残留物。

（三）尿路感染导致的发热

积极抗感染治疗,尽量拔除导尿管。

（王静芳）

第八节　腹腔镜诊治后发热

腹腔镜诊断或治疗后体温升高达38℃以上。

一、病因

（一）感染

1. **腹腔镜切口感染**　老年人、糖尿病患者、营养不良、肥胖者抗感染能力低下,器械消毒不彻底、术前准备不充分、缝合方式不恰当、手术时间过长、术后护理不到位等因素均易造成脐部切口感染。

2. **阴道或阴道残端感染**　术前阴道消毒不彻底,阴道炎治疗不彻底,子宫切除阴道残端出血或组织坏死可致感染,引起发热。

（二）损伤

1. **输尿管损伤**　输尿管损伤后,由于尿液引流不通畅或尿外渗等情况,可继发感染或局部组织坏死时,此时可出现寒战,发热等症状,当尿液渗入腹腔时还可出现腹膜炎症状。

2. **肠损伤**　腹壁肠管粘连、Veress针及套管针穿刺、分离粘连组织、电凝、操作失误等多种因素可引起肠损伤,致发热。

3. 腹壁损伤、血肿、感染。

（三）营养不良

术后贫血没有及时纠正,致使患者体质差,创面愈合慢,身体抵抗力低,容易导致感染。

（四）术后劳累

手术后休息不好、过早参加重体力劳动,引起身体疲劳,免疫防御能力低下,导致细菌入侵,引起感染。

（五）其他因素

术前或术后滥用抗生素,造成阴道菌群失调,或术后外阴、阴道消毒不彻底,加之残端附近有积血,造成细菌生长。

二、病史要点

1. 以往及本次盆腔、腹腔、腹腔镜手术诊断

或治疗史。切除物性质,有无破裂或残留。

2. 术中盆腔粘连分离,肠损伤、泌尿系统损伤史。

3. 有无渗液、渗血、脓液,止血处理是否彻底,脓液冲洗是否彻底,有无放置引流管。

4. 有无异物残留。

5. 有无腹痛,性质,部位。

6. 若放置引流管者引流液数量、色泽等;拔除后体温变化,局部有无感染。

7. 腹壁、盆腔有无肿块及疼痛感。

三、临床表现

腹腔镜诊治后体温升高达38℃以上,手术伤口红肿,渗出,血性分泌物。体格检查下腹部压痛、反跳痛、肌紧张。

四、辅助检查

1. **实验室检查**　包括血、尿、便常规检查。白细胞及中性粒细胞检查;疑尿路感染应做中段尿细菌计数及培养。血沉:对诊断感染、术后炎症、化脓、贫血有价值。C反应蛋白:数值>8mg/L有助于早期诊断感染。

2. **细菌培养+药敏**　高热伴寒战应作此项检查,以明确致病菌的种类及对药物的敏感性。

3. **阴道分泌物涂片及培养**　明确诊断。

4. **超声检查**　子宫大小,附件。

5. 必要时静脉造影或腹部x线检查,排除输尿管病变或肠梗阻等。

五、鉴别诊断

（一）腹腔镜切口感染

1. **发热**　由于腹腔镜手术时切口比较小,故单纯感染时体温轻度升高,范围多在38.0~38.5℃。

2. **伤口红肿**　当伤口感染时,早期可能以红斑、渗出为主,随后则出现化脓。当腹腔有广泛渗血或盆腔脓肿时,都需放置腹腔引流管,如果引流盆腔脓肿时,穿刺孔感染的概率就很高。

3. **辅助检查**　血常规检查表现为白细胞总数轻度升高。

（二）阴道残端感染

腹腔镜下全子宫切除术包括腹腔镜辅助阴式全子宫切除术(LAVH)、腹腔镜筋膜内子宫切除

术(LISH)、腹腔镜全子宫切除术(LTH)和腹腔镜广泛全子宫切除术(LRTH),都需要进行阴道内操作,任何一个环节处理不当,都将会增加阴道残端感染的发生率。

(三)下肢血栓性静脉炎

在妇科手术中有可能会发生下肢静脉炎及下肢静脉血栓形成,腹腔镜手术也可造成下肢静脉炎及静脉血栓形成,绝大部分出现的是下肢深静脉血栓(DVT)。

(四)输尿管损伤

妇科腹腔镜手术中发生输尿管损伤,损伤部位多为输尿管盆腔段及进入膀胱段,输尿管损伤的类型:①输尿管完全结扎,甚至切断。如不及时发现并处理,将造成上段输尿管积水、肾盂积水,终致肾功能丧失。②输尿管管腔部分损伤。输尿管包膜、肌层及输尿管管腔缝扎,或输尿管因电凝热损伤引起管壁缺血坏死,造成输尿管瘘。③输尿管管壁受损,但未损及输尿管管腔,可能造成局部狭窄及成角和上段输尿管扩张。

1. 术后 4~5 天出现体温升高,38℃左右。伴有尿液外渗和腹痛。如单侧输尿管完全被结扎,可能有腰胀,亦可能无症状;若双侧被结扎,则表现为无尿。

2. **体征** 因尿液外渗经常发生于腹膜外,除发热外体征不很明显。

3. **辅助检查** ①膀胱注射亚甲蓝溶液:向膀胱内注入亚甲蓝后阴道内无蓝色液体流出,初步除外膀胱损伤。②静脉注射靛胭脂:若已证实膀胱无损伤,静脉内注射靛胭脂于 10~20 分钟后阴道内可见蓝色液体,提示可能为输尿管阴道瘘。③盆腔 B 超:可发现上段输尿管扩张及肾盂积水,也可发现腹腔或盆腔积液。④静脉肾盂造影:静脉注射 60% 泛影葡胺观察健侧及损伤侧肾盂及输尿管造影情况及显影时间,可以明确损伤部位,了解肾功能受损情况。⑤膀胱镜检查:对高度怀疑输尿管损伤者应做膀胱镜检及输尿管导管插管检查,如导管上行受阻,提示该局部有梗阻,可能为损伤部位。

(五)肠道损伤

腹腔镜手术过程中的消化系统损伤常不易诊断,诊断的延误仍然是一个很大的问题,有 15% 的肠损伤并非术中发现,而导致严重的术后并发症。

(六)尿路感染
(七)院内感染
(八)腹直肌鞘内血肿

腹直肌后的血管在某种因素(外力或腹压等)的作用下发生破裂出血时,腱鞘内极易形成的血肿,此损伤称为腹直肌鞘内血肿。

当咳嗽、呕吐或腹肌强力收缩后出现下腹疼痛,伴有恶心、呕吐,继而出现腹部包块,包块通常局限于一侧腹直肌肉,不越过中线,血液渗入肌肉内使肌肉变硬,成腊肠样肿块,可触到不能移动的触痛性肿块,腹肌收缩时仍可扪及。若血肿向下延伸超过 Douglas 半环线,积血可沿腹膜外组织扩散而引起下腹部腹膜刺激征。发热呈低热,一般 37.5℃左右。

影像学检查:腹部 X 线侧位片可显示出腹直肌增宽的影像。B 超或 CT 检查可发现肿块位于腹壁腹直肌内,密度偏低,界线清晰,与腹腔不相通。

腹壁穿刺:不能排除腹腔脏器损伤时可行腹壁穿刺,局部吸出血样液体为本病最重要的诊断手段。

(九)腹腔脓肿

腹腔脓肿是指腹腔内某一间隙或部位因组织坏死液化,被肠曲、内脏、腹壁、网膜或肠系膜等包裹,形成局限性脓液积聚。包括膈下脓肿、盆腔脓肿和肠间脓肿。引起继发性腹膜炎的各种疾病、腹部手术和外伤后均可引起本病。

六、治疗原则

1. **腹腔镜切口感染** 积极抗感染治疗,必要时引流。

2. **阴道残端感染** 积极治疗阴道残端出血,应用抗生素抗感染治疗。阴道脓肿形成时切开引流。

3. **下肢血栓性静脉炎** 一经诊断为下肢血栓性静脉炎,应立即应用抗生素。患者应抬高下肢约 15°,卧床休息,抗凝治疗。如果血管完全被阻塞,需外科手术治疗。

4. **肠道损伤** 积极应用抗生素治疗,腹部摄片证实小肠穿孔后,应立即剖腹探查,肠管造瘘,并做节段性肠切除及再吻合术。

5. 肺部感染、泌尿系损伤的治疗原则同引产术后发热的相关内容。

(王静芳 郝 敏 石一复)

第九节　宫腔镜诊治术后发热

宫腔镜诊治术后发热是指宫腔镜诊断和治疗后体温升高达38℃以上。

一、临床表现

宫腔镜诊治术后体温升高达38℃以上,阴道血性分泌物,有臭味,伴或不伴有下腹痛。体格检查下腹可有压痛,严重者出现下腹部反跳痛和肌紧张。

二、病史要点

1. 宫腔镜检查和治疗史。
2. 多见于老年患者和糖尿病患者。
3. 慢性盆腔炎症史或阴道、子宫颈炎症未控制。
4. 子宫病变时间长,阴道流血、流液时间长,炎症未控制。
5. 手术操作问题。

三、辅助检查

1. **实验室检查** 白细胞及中性粒细胞检查;疑尿路感染应做中段尿细菌计数及培养。
2. **细菌培养 + 药敏试验** 高热伴寒战应作此项检查,以明确致病菌的种类及对药物的敏感性。
3. **血沉** 对诊断感染、术后炎症、化脓、贫血有价值。
4. **C 反应蛋白** 数值 >8mg/L 有助于早期诊断感染。
5. **阴道分泌物涂片及细菌培养** 明确诊断。
6. **超声检查** 了解子宫大小及子宫腔、附件、盆腔情况;有无胎盘、胎膜残留;肿块及其性质。

四、鉴别诊断

（一）一过性发热

宫腔镜电切术中需要液体膨宫,在膨宫压力作用下,膨宫介质可进入血液循环。一般认为宫腔镜电切术中膨宫液的吸收有两种途径:一是通过子宫开放血管的血管内吸收,二是通过腹膜的血管外吸收。

（二）宫腔感染

宫腔镜检查或手术后感染的发生率均较低,术后感染与操作器械的消毒、生殖系统有无感染性疾病、机体抵抗力及预防性抗生素的应用等有关。多种微生物感染的子宫内膜炎和子宫肌炎常见,感染源是内源性需氧菌和厌氧菌,其中厌氧菌占主导地位。

1. **症状** 术后体温超过 37.5℃,持续不降。持续性或阵发性下腹隐痛或剧痛,排出阴道血性或液性分泌物,多伴有腥臭等异味。
2. **体征** 体格检查可出现腹膜刺激征,即压痛、反跳痛或肌紧张。阴道双合诊检查有子宫明显压痛及宫颈举痛。
3. **辅助检查** 实验室检查常见白细胞增多。宫颈分泌物培养 + 药敏试验可明确诊断。

（三）子宫或宫颈穿孔

（四）尿路感染

五、治疗原则

选用广谱抗生素积极治疗感染。持续性盆腔脓肿形成后可经皮引流、阴道切开引流或开腹手术引流。

（王静芳　郝　敏　石一复）

第十节　会阴手术后发热

会阴手术后体温升高达38℃以上。

一、病因

（一）感染

1. 内源性因素

解剖位置:会阴手术切口虽较小,但由于解剖位置前邻尿道,后近肛门,易引起感染。

2. 外源性因素

(1)手术室内环境因素:手术室消毒时间不足,达不到灭菌的效果,使手术室内空气及物体表面细菌总数超标,增加会阴手术后感染率。

(2)病房环境因素:陪护人员及探视者频繁出入,导致病房内病原微生物密集,细菌毒力增强,成为会阴手术后感染的危险因素。

（3）医务人员因素：术前刷手不严格、会阴消毒不彻底、术中手套破裂等，均可导致术后感染，属于院内感染。

（4）技术因素：手术人员会阴手术切口缝合技术不过关、组织对合不良、留有死腔或缝合过密，均不同程度影响切口愈合。

（5）患者因素：农村产妇保健意识差、经济条件相对较差，术后穿化纤内裤、使用未经消毒的卫生纸且不及时更换等均是影响切口愈合的重要因素。

（6）其他因素：随着现代医学的发展，一次性医疗用品如一次性产包、可吸收缝线、一次性尿管等，已广泛应用于临床医疗护理工作中。合格的一次性医疗用品的应用能有效的预防和控制医院感染，提高工作效率，但有一定弊端。随访观察，半数以上感染的产妇对可吸收缝线不吸收。另外，消毒液的污染情况也不容忽视。

（二）会阴或阴道血肿

（三）个人卫生

二、临床表现

会阴手术后体温超过 38℃，伴外阴手术部位肿胀、疼痛。外阴手术切口处发红、水肿、硬结，缝线紧张，针孔有脓性分泌物溢出。

三、鉴别诊断

1. **会阴切口感染** 会阴侧切缝合术是产科常见的手术，会阴侧切术后感染不仅增加产妇的痛苦和负担，还使医院感染率上升。表现为会阴切口处红、肿、硬，针孔有脓性分泌物溢出，或伴有发热 ≥ 38℃。实验室检查可协助诊断，分泌物培养阳性可明确诊断。

2. **会阴血肿**

3. **会阴切口内异物**

四、治疗原则

提前拆线，清创，应用抗生素。

（王静芳　郝　敏　石一复）

第四篇

新生儿症状

第一节　新生儿黄疸

一、定义

黄疸是因血清胆红素升高所致的皮肤和巩膜黄染,是新生儿期最常见的临床症状。由于新生儿皮肤薄、红细胞数量多、肤色红,通常当血清胆红素浓度超过 85.5~102.6μmol/L(5~6mg/dl)后才出现皮肤黄染;若存在红细胞增多症,可能在血清胆红素水平更高时才见到黄疸;相反,若新生儿存在贫血,在较低胆红素水平时即可见黄疸。因此,单纯通过肉眼观察判断黄疸程度并不可靠,通过测定血清胆红素或经皮胆红素,能对黄疸程度作出客观判断。

广义上讲,只要新生儿血清总胆红素 ≥ 34.2μmol/L(2.0mg/dl)即可被定义为高胆红素血症,但临床上的新生儿高胆红素血症通常是指血清胆红素水平超过现行生理性黄疸的正常标准值(超过各天龄或小时标准值),属于病理性黄疸范畴。

二、发生率

新生儿生后一周内的黄疸发生率在足月儿至少在 60% 以上,早产儿可高达 80% 左右。生后 1 周内血清总胆红素超过 220.6μmol/L(12.9mg/dl)的发生率可高达 10% 以上。

三、病因

1. **胆红素生成增多**　正常新生儿的红细胞破坏多、旁路胆红素来源多及血红素加氧酶含量高。若存在红细胞增多症、血管外溶血(如头颅血肿)、同族免疫性溶血、感染、红细胞酶缺陷、红细胞形态异常、血红蛋白病,则红细胞破坏和胆红素产生更多。

2. **肝功能不成熟或受影响**　正常新生儿的肝摄取胆红素能力差、结合胆红素功能差及排泄胆红素功能差。若为早产儿,甲状腺功能低下、糖尿病母亲的婴儿(可同时存在多血症)、母乳喂养(孕二醇可抑制葡萄糖醛酸转移酶的活性),或存在感染、Crigler-Najjar 综合征、Gilbert 综合征、使用某些药物(如磺胺、水杨酸盐、吲哚美辛、毛花苷丙等),肝脏代谢胆红素的功能将进一步受到影响。如果肝细胞排泄结合胆红素障碍或胆管受阻,可使结合胆红素增高,若伴肝细胞功能受损,可同时出现未结合胆红素升高。如新生儿肝炎、先天性代谢性缺陷病、各种原因所致胆管阻塞等。

3. **肝肠循环增加**　新生儿刚出生时肠道内正常菌群尚未建立,不能将进入肠道的胆红素转化为尿胆原(粪胆原),且新生儿肠道内 β- 葡萄糖醛酸苷酶活性较高,容易将肠道内的结合胆红素水解成葡萄糖醛酸和未结合胆红素,后者又被肠壁吸收经门静脉达肝脏。若存在消化道梗阻或胎便排泄延迟,肝肠循环进一步增加。母乳喂养新生儿肠道内 β- 葡萄糖醛酸苷酶活性高,肝肠循环增加。

四、临床表现

1. **新生儿生理性黄疸**　出生 24 小时后出现黄疸,先出现在头面部,2~3 天后逐渐加深,黄疸范围逐渐延伸至躯干、巩膜和四肢近端。黄疸一般在生后 4~6 天达高峰,1 周后逐渐消退。足月儿通常在生后 2 周,早产儿通常在生后 3~4 周黄疸消退。一般情况好,无贫血,肝脾不大,肝功能正常,不发生胆红素脑病。

2. **新生儿病理性黄疸**　黄疸提前出现(生后 24 小时内),加深过快(每天加深速度可超过 85.5μmol/L,各天龄或小时龄胆红素值超过正常范围,黄疸消退延迟。除黄疸外,还可出现各种原发病的临床表现。病理性黄疸若没有及时发现和处理,严重时可导致胆红素脑病。

由于新生儿黄疸呈现动态过程,影响黄疸的因素较多,有些病理因素无法确定,胆红素正常标准也没有完全统一,上述生理性黄疸和病理性黄疸的界定并非绝对,但对于预防胆红素脑病和及时发现、治疗黄疸相关疾病,具有临床意义。

五、病史要点

1. 新生儿一般情况(有助于感染诊断)。
2. 是否有脱水或体重下降过多(提示胆红素排泄减少)。
3. 24 小时内出现黄疸(提示溶血病可能)。
4. 产伤如头颅血肿(红细胞破坏增加)。
5. 母亲病史(血型、病毒血清学检查)。

6. 溶血性疾病家族史（球形红细胞增多症等）。

7. 尿色深或大便颜色浅（提示胆道梗阻）。

8. 黄疸所达的区域（作为判断黄疸程度的参考）。

9. 多血貌（提示红细胞增多症可能）。

10. 肝脾大（病毒性肝炎等问题）。

六、辅助检查

1. **经皮胆红素测定** 为所有新生儿每日常规筛查项目，对高胆红素血症的诊断和治疗、预防胆红素脑病有重要意义。

2. **血清胆红素测定** 包括非结合胆红素和结合胆红素测定。

3. 怀疑溶血病时，行血常规、网织红细胞计数、母婴血型、Coombs 试验。

4. 怀疑感染时，行血常规、CRP、血气分析、血培养。

5. 针对高结合胆红素血症的检查，如血凝检查、感染筛查、病毒学检查、α_1- 抗胰蛋白酶水平、腹部 B 超检查。

6. 怀疑先天性代谢性疾病时，行血气分析、血糖、代谢性疾病筛查。

七、诊断和鉴别诊断

1. **高未结合胆红素血症**

（1）母婴血型不合溶血病：表现为黄疸出现早、高间接胆红素血症、母婴血型不合、贫血及网织红细胞增高（在轻症或早期可不明显），血清学检查可确诊。

（2）败血症：通常一般情况欠佳，很少以黄疸为唯一表现（泌尿道感染有时仅表现为黄疸）。可结合病史、临床表现及实验室检查综合判断。

（3）非溶血性的红细胞过多破坏：临床上常见，根据红细胞增多症或头颅血肿等病史，不难判断。

（4）早产：根据病史和体格检查，容易判断。注意可能合并喂养延迟、感染等病史。由于目前对早产儿黄疸采取了更积极的干预，早产儿的高胆红素血症反而少见。

（5）母乳喂养相关的黄疸：比较常见，包括早发的"母乳喂养性黄疸"和晚发的"母乳性黄疸"。前者与母乳喂养不足或伴早期胎便排泄减少有关，除黄疸出现早和深外，一般情况良好，无感染和溶血证据。后者表现为生理性黄疸高峰期过后（出生 7~10 天后）黄疸不退或继续加深，通常在生后 2~3 周黄疸达高峰，持续 4~6 周，甚至更久，高峰期胆红素大多在 205.2~342.0μmol/L（12~20mg/dl），也可超过 342.0μmol/L（20mg/dl），一般情况好，很少引起胆红素脑病。需要和感染、肝脏疾病及遗传性疾病鉴别。

（6）糖尿病母亲的婴儿：由于糖尿病母亲的婴儿肝脏结合和排泄胆红素能力降低，或合并红细胞增多症，黄疸程度常加深。结合妊娠期病史、新生儿体格检查及辅助检查，可明确诊断。

（7）其他不明原因黄疸：有相当高比例的新生儿高胆红素血症无明确原因，可能是在生理性黄疸基础上合并其他一种或多种因素（包括种族和基因）共同作用的结果。由于临床检测手段的限制，可能难以找到明确的病因。

2. **高结合胆红素血症** 血清结合胆红素 >34.2μmol/L（2mg/dl），或超过总胆红素的 20%，可诊断高结合胆红素血症。最常见原因是新生儿肝炎和先天性胆道闭锁。生后早期可无明显症状，逐渐出现黄疸或黄疸消退延迟、大便灰白、尿黄、肝脾大及肝功能损害。由于导致高结合红素血症的疾病通常比较严重，需要及时做进一步检查并请小儿消化科及外科会诊。

八、治疗原则

生理性黄疸无须处理。若黄疸超过现行正常标准，可诊断为高胆红素血症，应根据病史、胎龄、生后日龄、黄疸程度及其他高危因素，进行个体化诊断和治疗。

1. **对黄疸程度的判断和处理** 对所有新生儿至少每天一次测定经皮胆红素，对于高胆红素血症的患儿及时对症治疗，可有效预防胆红素脑病的发生。

2. **对黄疸原因的判断和处理** 对任何高胆红素血症的新生儿，应查找相关病因并及时对因治疗。尤其新生儿感染和溶血，是高胆红素血症时必须常规排查的疾病。对于相对少见的高直接胆红素血症，应保持足够的警惕性，以免延误诊治。

（吴明远）

第二节　新生儿呕吐

一、定义

新生儿呕吐是指胃内容物和一部分小肠内容物在消化道内逆行而上自口腔排出的反射性动作，是消化道机能障碍或不成熟的一种表现。

二、病因及临床表现

1. **溢奶**　由于新生儿存在生理性的食管下段括约肌闭锁不全，胃内奶液在胃内压力增加或体位变化时容易回流进入食管并从口中溢出。尤其在新生儿刚哺乳后，如腹部受到压迫或体位发生变化，或打嗝排气，或自身用力使用腹压时，均容易发生溢奶。溢出物的性状取决于奶液在胃内的停留时间。若刚完成哺乳，溢出物为白色奶水，如果奶水在胃内停留时间较长，可以含有乳凝块。溢乳不属于真正的呕吐，大部分孩子在新生儿期都或多或少出现过溢乳，不影响生长发育。

2. **咽下综合征**　在分娩过程中，如有过期产、难产、宫内窘迫或窒息，胎儿吞入过多的羊水、污染的羊水、产道中的分泌物或血液，可刺激胃黏膜引起呕吐。呕吐可以表现为生后即吐，喂奶后呕吐加重，为非喷射性呕吐。呕吐物一般为泡沫黏液样，若吞入血液，呕吐物为咖啡色。多于生后1~2天内，将吞入的羊水及产道内容物吐尽后，呕吐即消失。

3. **先天畸形**　任何部位的消化道狭窄或闭锁均可导致呕吐，如食管闭锁、十二指肠狭窄或闭锁、先天性巨结肠、肛门闭锁等。

4. **胎粪性便秘**　正常新生儿98%在生后48小时内排出胎粪，如生后数日内不排便或排便很少，可出现消化道梗阻表现，表现为烦躁不安、腹胀、拒奶和呕吐，呕吐物可含胆汁，有时可见肠型，可触及干硬的粪块，肠鸣音活跃。腹部X线片显示全腹肠管扩张，可见液平和颗粒状胎粪影。

5. **新生儿便秘**　与肠道蠕动功能不良及喂养方式有关。人工喂养时容易出现便秘，可能

3~5天大便一次。大部分功能性便秘的新生儿不会导致呕吐，但随便秘时间延长，少数新生儿可出现腹胀和呕吐，呕吐特点与胎粪性便秘类似，通便后症状解除，不久后又出现，大多数于满月后自然缓解。

6. **喂养不当**　喂养不当是造成呕吐的常见原因，如喂奶量过多或过快，乳头含接不当使哺乳时咽下大量空气，人工喂养时奶头放入口腔过深刺激了咽部，奶液太热、太凉，配方奶浓度不当，喂奶前或喂奶后剧烈哭闹，喂奶后过多过早地翻动小儿等，都容易引起新生儿呕吐。呕吐可以时轻时重，呕吐物为奶水或奶块，不含胆汁。

7. **胃食管反流**　新生儿胃食管反流十分常见，但严重者少见。发生胃食管反流的原因可能与食管神经肌肉发育不全有关，偶尔和食管裂孔疝并存。90%以上的患儿生后第一周内即可出现呕吐，常在平卧时发生，呕吐物为乳汁，不含胆汁，严重者呕吐物内可混有少量血液。

8. **感染**　胃肠道外感染引起的呕吐比较常见，如新生儿败血症、神经系统感染、呼吸道感染、泌尿系统感染等都可以引起呕吐。呕吐轻重不等，呕吐物为胃内容物，一般无胆汁，但呕吐严重或合并肠道蠕动功能抑制时可呕吐含胆汁胃内容物，感染被控制后呕吐即消失。

胃肠道内的几乎所有感染都可以引起呕吐，通常先出现呕吐，呕吐物为胃内容物，少数含有胆汁，随后出现腹泻，若未及时处理，可出现水电解质紊乱。

9. **颅内压升高**　如新生儿存在颅内出血、缺氧缺血性脑病、脑膜炎、脑炎等，均可因颅内压增高而导致呕吐。呕吐常呈喷射状，呕吐物为乳汁或乳块，一般不含胆汁，有时带咖啡色血样物。常伴烦躁不安、嗜睡、昏迷、尖叫、前囟饱满、颅缝开裂等神经系统症状和体征。

10. **新生儿坏死性小肠结肠炎**　多见于早产儿和低出生体重儿，以腹胀、腹泻、呕吐和便血为主要表现，感染中毒症状严重，重者常并发休克、肠穿孔、腹膜炎。X线检查可见肠道普遍胀气、肠管外形僵硬、肠壁囊样积气、门静脉积气等征象。

11. **胃内出血**　在正常新生儿中罕见，但在高危新生儿，可由于应激性消化道溃疡、弥散性血

管内凝血等引起胃肠道出血,血液刺激胃黏膜而引起新生儿呕吐。既往因维生素 K 缺乏可能导致胃内出血,但近年来在出生后常规预防性应用维生素 K_1,经典型新生儿出血症导致的胃内出血几乎绝迹。

12. 药物作用 口服苦味药物可刺激胃黏膜引起新生儿呕吐。

13. 新生儿肝炎 新生儿肝炎起病常缓慢而隐匿,主要表现为黄疸、发热、肝大、呕吐、食欲缺乏、体重不增等,有的患儿仅表现为呕吐。个别患儿症状严重,重症黄疸、大便呈陶土色、肝脾大、腹水,甚至发生大出血、肝性脑病等。

14. 幽门痉挛 为幽门暂时性功能失调所致。多在生后 1 周内发病,呈间歇性喷射性呕吐。呕吐物为奶水,可含奶块,不含胆汁。查体较少见到胃型和蠕动液,触诊摸不到增大的幽门括约肌。

三、体格检查和辅助检查

1. 体格检查 应作全面体格检查,观察有无全身感染、神经系统疾病和代谢性疾病的迹象,重点应注意腹部和神经系统体征。

2. 辅助检查

(1)胃管检查:若母亲羊水过多,或出生后短期内婴儿出现口吐泡沫,应尽早插入胃管检查,正常时胃管能够顺利进入胃内,并抽出少量液体,如胃管下降受阻或从口腔或鼻腔内折返回来,提示食管闭锁。

(2)X 线检查:①腹部摄片:是新生儿呕吐时最常用的诊断方法,为了更好地观察胀气的肠曲和液平,应采用立位摄片,也可以采用侧位水平投照法摄片。②钡餐或钡灌肠检查:可以观察食管、胃、肠道的形态和功能,对消化道的诊断有重要价值,疑有胃肠道完全性梗阻或穿孔时禁用钡剂造影,疑有食管闭锁或食管气管瘘者可用水溶性碘剂造影,造影后及时将造影剂吸出。③超声检查:对腹水、腹部肿物部位和性质、腹腔内游离气体等,具有很高的敏感性和特异性。肥大性幽门狭窄的超声检查已经基本取代了钡餐检查。超声检查不仅可以观察到胃肠道的某些改变,还能直接观察肝胆系统、泌尿系统、循环系统等改变及其对消化道的影响,对呕吐病因的诊断有很大帮助。

四、鉴别诊断

1. 定位 引起呕吐的疾病可能来源于消化道,也可能来源于消化道外,如神经、呼吸、泌尿系统或全身感染。如考虑为消化道病变所致,应根据呕吐的时间和频度、大便情况及腹部检查特点,区分病变部位。

(1)上消化道:若为食管闭锁,生后每次食后即吐,常因合并食管气管瘘而出现发绀、口吐白沫、呼吸急促等表现。胃及幽门疾病时,呕吐物为乳汁或乳凝块,可能带有血液,不含胆汁,有时可见胃型,无明显腹胀表现。

(2)中消化道:呕吐常在生后 1~2 天出现,呕吐物含有胆汁,腹胀不明显,可见胃型、肠型及肠蠕动。

(3)下消化道:呕吐出现时间相对延迟(常在生后 2~3 天),而以便秘和全腹胀为主要表现,肠型较粗大,大多能触及粪块。呕吐物为棕褐色粪便样物质。

2. 定性

(1)内科性呕吐和外科性呕吐的鉴别:前者呕吐症状大多不严重,呕吐物一般无胆汁或粪汁,常有消化系统以外的症状和体征,采用常规治疗如洗胃、灌肠、纠正电解质紊乱等治疗后很快恢复。后者通常呕吐症状出现早,次数多,常含胆汁、粪汁、血液,疾病早期全身状况良好,无消化道外的症状和体征,但如果反复呕吐致脱水电解质紊乱,病情可较快发生恶化,常规治疗无效,可能有羊水过多病史。

(2)机械性肠梗阻和麻痹性肠梗阻的鉴别:机械性肠梗阻早期肠鸣音亢进,腹胀且肠型明显;而麻痹性肠梗阻时肠鸣音减弱或消失,腹胀而肠型不明显。但机械性肠梗阻后期可并发麻痹性肠梗阻。

五、治疗原则

呕吐原因较多,需要针对不同的病因进行治疗。注意喂养,加强护理,必要时静脉内营养。对生后早期的频繁呕吐须考虑到先天性消化道畸形,及时诊断和转诊。对感染性疾病应及时诊断和有效抗感染治疗。对生理性呕吐不需要特殊治疗,通过合理喂养和加强护理,症状会减轻或消失。

(吴明远)

第三节 新生儿发热

一、定义

新生儿体温正常范围为 36.5~37.5℃,超过 37.5℃即为发热。由于新生儿腋下皮下脂肪少且接近大血管,腋下所测体温和肛温几乎相同,故新生儿腋下所测体温无须再加 0.5℃。

通过触摸婴儿皮肤来判断是否发热并不可靠,体温测量是确认婴儿发热的唯一方法。耳温探测仪(鼓膜测量法)是一种快速测量婴儿体温的方法,但鼓膜测量法在新生儿的可靠性不高,不推荐使用。

二、病因

新生儿发热的常见原因包括环境温度变化和感染。

1. 对婴儿直接过度加热 如使用辐射床时温度设置过高、未粘贴肤温探头、手控加热过度、采用热光源进行光疗时使婴儿获得热量过多。

2. 婴儿周围环境温度过高 如使用保暖箱时温度设置过高、室温过高或给婴儿过度包裹。

3. 感染 与成人或年长儿童相比,新生儿患感染性疾病时通常不会发热,但仍然有部分感染的婴儿会出现体温升高。

三、临床表现

婴儿体温过高将导致呼吸、心率、新陈代谢率加快。非感染性发热时通常全身皮肤潮红,末梢温暖;感染所致发热时可能面色不好,肢体末梢皮肤血管收缩并变凉,但也可能温暖且循环良好。因为出汗能力较弱,发热的婴儿可无出汗表现。

由于发热原因不同,发热婴儿的伴随临床表现存在较大差异。

四、病史和检查要点

1. 病史 注意全面了解围产期病史,包括胎膜早破、羊水污染、产程延长、早产、母亲产前感染症状、体征和实验室检查。了解新生儿精神、活动、喂养、二便等情况。

2. 体格检查 对体温异常的新生儿应做全面体格检查,注意新生儿精神、反应、肢体温度、末梢毛细血管再充盈时间、喂养、呼吸、心率、黄疸、体表感染灶、二便情况等。

3. 辅助检查 对可疑病理性发热,做感染有关实验室和影像学检查,如血常规、CRP、胸片、血培养、尿液培养,以及脑脊液常规、生化和培养等。

五、鉴别诊断

1. 环境因素 若存在室温或箱温过高、控制保暖箱或辐射床的温度设定不当、新生儿包裹过严过多、环境湿度过高、光疗时热输入过多等,应考虑机体散热减少或获热过多所致发热。由于新生儿在热环境中首先表现为皮肤扩张、血流速度增快,以及辐射和对流作用,促进身体散热,故环境温度过高所致发热一般表现为皮肤潮红、末梢温暖、毛细血管再充盈迅速。新生儿心率和呼吸可因发热而增快。除非体温过高,新生儿一般情况好,反应好,体格检查无其他异常。

环境因素所致发热时,新生儿可有出汗表现,但由于新生儿汗腺组织发育不成熟,对热的反应不敏感,有无出汗并不能作为是否过热的主要表现,尤其早产儿汗腺功能更差,几乎不会出汗,在热环境中体温更容易升高。

2. 新生儿脱水热 常见于母乳喂养的新生儿,多出现在生后 3~4 天,因摄入水分不足所致。因新生儿出生后经呼吸、皮肤蒸发,以及排出大小便等丢失相当量的水分,而生后 3~4 天母乳量较少,如未及时补充可造成体内水分丢失过多,导致新生儿血液浓缩而发热。若合并明显哭闹,可加速体温升高。待补充水分及降低环境温度后即可缓解。根据喂养不足病史、生理性体重降低超过 10%、血电解质测定提示血钠升高、补充水分后体温恢复、无其他感染征象和实验室异常,可以明确诊断。

3. 新生儿感染 各种病原体引起的感染性疾病均可能导致发热,包括肺炎、脐炎、败血症、化脓性脑膜炎等,尤其是病毒感染和化脓性脑膜炎,是新生儿病理性发热中最重要的原因。但需要注意,不是所有新生儿感染都会发热,有些严重感染的新生儿并不表现发热而是低体温。根据感染高危因素或病史、新生儿反复多次发热或发热持续时间较长、存在感染的其他临床表现,以及辅助检查阳性,可以区别感染性发热和非感染性发热。根据临床表现特征及辅助检查结果,确定感染部位。

4. 其他 新生儿体温升高也可由新生儿代谢率升高引起,如骨骼肌强直和癫痫持续状态。严重的新生儿颅内出血可引起中枢性发热。母亲分娩时接受硬膜外麻醉也可引起母亲和新生儿发热。如果存在上述临床表现或病史,合并发热,诊断不难。先天性外胚叶发育不良的患儿,因汗腺缺乏,散热障碍,可引起发热,临床上罕见。对不明原因反复发热的新生儿,若一般情况良好,发热程度和环境温度有关,不出汗,具有特殊外貌(通常前额突出、鼻梁下陷、口唇厚、下巴前突、毛发稀疏、皮肤色泽较灰白且干燥),应考虑先天性外胚叶发育不良可能,需要做出汗试验、皮肤活检等确诊。

六、治疗原则

1. 对症处理 新生儿发热以物理降温为主。体温在38.5℃以下时,可松开包被降温。当体温超过38.5℃时,可在打开包被降温的基础上,头部枕普通的冷水袋(不要用冰袋),或给婴儿洗温水澡,或温水擦浴,皮肤水分的蒸发可帮助体内热量的散失,使体温逐渐下降。忌用酒精擦浴。物理降温的同时,应加强喂养或喂温开水,1小时后复测体温。如果体温恢复,婴儿其他方面一切正常且不再发热,通常支持非感染性发热诊断,以后合理保暖即可。若发热反复,应考虑病理性发热。

2. 查找病因和对因治疗 如果新生儿反复发热,或发热同时存在其他感染病史和征象,应在对症处理同时作进一步检查和抗感染治疗。

(吴明远)

第四节 新生儿反应低下

一、定义

新生儿反应低下是因各种原因导致的一组临床症状,表现为哭声弱、吸吮无力、肌张力降低、肢体活动减少,甚至意识障碍等。反应低下并非一种疾病,是反映疾病性质和严重程度的重要临床指标。

二、临床表现

新生儿反应低下的临床症状包括吃奶减少、哭闹减少、肢体活动减少,严重时不吃、不哭、不动。体格检查可见意识改变、四肢肌张力减低、生理反射减弱、对刺激的反应性降低。根据原发病不同,可合并其他临床症状和体征。

1. 意识障碍 反应低下的新生儿常存在意识改变。

(1)嗜睡:容易唤醒,但不容易保持觉醒状态,弹足底3次,哭1~2声又入睡。

(2)迟钝:用非痛性刺激可以唤醒,但醒来很迟,且不完全清醒,不能保持觉醒状态,弹足底5次,才稍有弱哭声。

(3)浅昏迷:弹足底10次不哭,只有疼痛刺激才能唤醒。

(4)昏迷:使用疼痛刺激也不能唤醒。

2. 肌张力减退 表现为双臂松软、前臂弹回缓慢或消失,围巾征肘部超过胸部中线;双下肢外展,腘角>90°。做牵拉反射拉婴儿双手从仰卧到坐起时,头往后垂不能与躯干保持在一直线上;几秒钟直立托起时,头不能垂直,四肢松软、摇晃;水平托起时,头和四肢软弱无力地下垂。

3. 其他异常症状和体征 如体温异常、心动过速或心动过缓、呼吸不规则或呼吸暂停、脉搏氧饱和度波动或降低、末梢循环障碍、血压异常等。如果因中枢神经系统疾病所致,可能存在哭声单调或尖叫、抽搐、囟门饱满、骨缝开裂、眼球运动异常、瞳孔大小及对光反应异常,以及原始反射减弱或消失等表现。

三、病因和鉴别诊断

新生儿反应低下可见于多种疾病,如重症感染、休克、脱水、酸中毒、代谢紊乱、严重贫血、低体温和呼吸衰竭等。对任何反应低下的新生儿,应首先判定反应低下的程度,然后检查伴随症状,再根据病史和体格检查结果选择必要的辅助检查,以尽快确定原发疾病。

1. 中枢神经系统疾病 多种中枢神经系统疾病可导致新生儿反应低下,如各种脑病、颅内出血及中枢神经系统感染等。

如果有明显围生期缺氧缺血病史(宫内窘迫、重度窒息且恢复不良),脐血或出生后早期血气分析提示明显代谢性酸中毒,恢复内环境稳定后仍

433

存在神经系统异常症状和体征,应首先考虑缺氧缺血性脑病;如果有明显难产病史,应考虑损伤性颅内出血可能。头颅影像学检查可显示脑水肿、颅内出血等异常,脑电图检查可显示电活动延迟、异常放电、缺乏变异及背景活动异常等改变。

对任何反应低下或伴面色欠佳、体温异常、黄疸出现早或深、呼吸窘迫、喂养困难、明显呕吐等表现的新生儿,应考虑败血症或合并中枢神经系统感染可能。需要注意的是,足月儿轻症化脓性脑膜炎或疾病早期,可表现为神经兴奋性增加(易激惹),病变进展到一定程度才出现反应低下。由于新生儿血脑屏障功能尚未发育成熟,临床上对任何败血症患儿应想到中枢神经系统感染可能。脑脊液检查可明确诊断。

2. **败血症**　新生儿反应低下是判断败血症严重程度的重要指标。典型的败血症,尤其在合并感染性休克时,新生儿常表现为反应低下,可伴肤色苍灰、呼吸暂停、氧饱和度降低、心动过缓或过速等表现。感染性休克早期血压可正常,甚至增高,但后期降低。血气分析常提示代谢性或混合性酸中毒。通过病史、体格检查及辅助检查,对典型败血症容易诊断,但对不典型或疾病早期,确诊有一定难度。

3. **呼吸衰竭**　新生儿因各种原因致呼吸衰竭时,因明显缺氧和酸中毒,会很快进入抑制状态,出现反应低下等表现。通过病史和体格检查,结合血气分析,容易诊断。

4. **低体温**　当体温低于35℃以下时,新生儿反应迟钝,至33℃以下时,新生儿常进入半昏迷状态。根据体温测定结果,容易诊断。

5. **低血糖**　低血糖的临床表现变异很大,许多低血糖病例无明显临床表现,对低血糖高危婴儿进行血糖筛查是主要诊断方法。若低血糖后新生儿出现反应低下、呼吸暂停或阵发性发绀,表明低血糖对脑功能产生了明显影响,这是临床上需要预防的状态。临床上,对任何反应低下的新生儿,必须即刻血糖筛查,生化法血糖测定可明确诊断。

6. **药物**　母亲分娩前用过降压药或麻醉药,可导致新生儿出生后反应低下。如母亲妊娠高血压综合征时产前使用大量硫酸镁静脉滴注,新生儿可因高镁血症而出现反应低下和呼吸抑制。母亲产前2小时内用哌替啶等麻醉药,新生儿出生后可表现为反应低下,甚至呼吸抑制,若没有及时

呼吸支持,可能发生窒息。

7. **其他**　新生儿期许多疾病,如甲状腺功能低下、脱水、心功能不全、休克、严重贫血、急性肾功能衰竭、21-三体综合征及先天性代谢性疾病等,均可表现反应低下。通过全面了解病史、伴随症状、体征及相应检查,可明确诊断。

四、治疗原则

对反应低下的新生儿,应尽快恢复内环境稳定,查找和治疗原发病。若生命体征不稳定,应立即进入急救流程,进行生命体征监护、血气、电解质和血糖测定,及时采取措施纠正体液、血气和酸碱平衡紊乱,纠正低血糖、低血压,改善微循环。生命体征和内环境稳定后,根据病史和辅助检查,尽快查找原发病,及时对因治疗。

(吴明远)

第五节　新生儿腹胀

一、定义

腹胀是新生儿常见症状之一,表现为腹部局限性或全腹膨隆,严重者可伴有腹壁皮肤紧张、发亮,腹部静脉曲张。腹胀可影响膈肌运动,妨碍呼吸运动,甚至影响胸腹腔内血液循环,加重病情。

二、病因

任何原因导致肠腔内容物过度增加,或肠腔外出现明显的占位性物体,均可导致腹胀。如气体咽下或产生过多导致肠胀气,奶液摄入量超过肠道消化和排泄能力,各种原因所致肠道蠕动能力降低或肠麻痹,消化道部分性或完全性机械性梗阻,腹腔内存在大量腹水或气体,腹腔内存在占位性病变如肿瘤、膀胱尿潴留等,均可导致腹胀。根据腹胀性质,可分为生理性腹胀和病理性腹胀。

三、临床表现

根据疾病性质不同,腹胀程度从轻微到严重不等。轻者仅表现腹部膨隆、腹围增加,腹壁皮肤无紧张、无变色、无静脉曲张,触诊柔软。重者腹

部高度膨隆,腹壁皮肤紧张、发亮,腹壁静脉曲张,甚至因横膈抬高导致呼吸困难,存在腹膜炎时可出现腹壁皮肤变色和水肿。腹胀同时可伴或不伴肠型。根据腹胀性质及持续时间不同,听诊可有肠鸣音亢进、减弱或消失。

生理性腹胀常无其他表现,婴儿一般情况良好,哺乳和排便正常,不影响生长。病理性腹胀常合并其他症状和体征,如精神差、反应低下、喂养困难、呕吐、排便异常、黄疸、生命体征异常。但在先天性肠梗阻早期,婴儿除腹胀、呕吐、排便异常外,可无其他异常表现。

四、病史要点

新生儿腹胀为非特异性表现,详细了解病史对诊断和鉴别诊断十分重要。

1. **产前病史** 了解产前病史,对先天畸形的诊断有参考价值。

2. **围生期窒息复苏病史** 窒息复苏中长时间用面罩法通气,可导致胃肠胀气;严重窒息可使肠道缺血缺氧,影响肠道功能。

3. **围生期感染病史** 对新生儿感染诊断有价值。即使无明确感染史,不明原因的早产均需考虑感染可能性。

4. **喂养和静脉营养史** 包括喂养方式和方法,有无过度哭闹、呕吐,呕吐物量和性状,生后首次胎便排泄时间和性状,大便次数和量。如有静脉营养,了解营养液配方是否合适。

5. 腹胀发生时间、变化特征及合并情况,如一般情况、黄疸及各项生命体征变化。

五、辅助检查

1. **感染相关检查** 如血常规、尿常规、大便常规、大便潜血、C反应蛋白、血培养等。

2. 血气分析和血电解质测定。

3. **X线检查** 胸腹部平片、腹部立位平片或侧方投射摄片,必要时消化道造影。

4. **超声检查** 对坏死性小肠结肠炎并发症,腹腔积液、积气,肝、脾、肾、膀胱异常或其他腹腔占位性病变诊断有重要价值。

六、诊断和鉴别诊断

尽管腹胀原因十分复杂,但仔细了解病史和体格检查,能为疾病诊断提供方向。如生后最初几天的腹胀通常和先天畸形或围生期因素有关,

早产儿腹胀通常和肠道发育不成熟、感染、坏死性小肠结肠炎等有关。无其他异常的单纯轻度腹胀,可能为新生儿生理现象。

1. **先天性腹腔占位性病变** 如果新生儿出生时存在明显腹胀,应考虑先天性腹腔内占位性病变,包括肝肿瘤、肾胚胎瘤及腹腔积液等。产前或产后超声检查可提供诊断依据。

2. **机械性肠梗阻** 生后早期逐渐加重的腹胀,应首先考虑先天性机械性肠梗阻,可为完全性或部分性,如胎粪性腹膜炎、各肠段的狭窄或闭锁、肠扭转、直肠或肛门闭锁、先天性巨结肠、肠旋转不良、环状胰腺、腹腔内肿块压迫等。新生儿胎粪黏稠时可出现机械性肠梗阻表现,胎粪排出后症状逐渐消失。新生儿机械性肠梗阻的主要表现为腹胀和频繁呕吐,吐后腹胀减轻;呕吐物常含胆汁、血液或粪汁;无或有少量胎便排出,腹部可见肠型,肠鸣音增强或有气过水声。腹部X线立位平片可见两个以上肠腔内液平面以及各种疾病所特有的改变。晚期可合并麻痹性肠梗阻。根据病史特点和腹部X线检查,可明确肠梗阻诊断。通过禁食、胃肠减压及灌肠等对症处理,若发现胎粪黏稠,胎粪排泄后症状消失,可判断为胎粪黏稠性肠梗阻;若症状反复,需考虑先天性巨结肠可能;若肠梗阻无改善,应考虑先天性畸形,尽早外科会诊和处理。

3. **麻痹性肠梗阻** 各种感染、急腹症、电解质紊乱及遗传代谢性疾病,可导致肠蠕动减弱或消失,出现腹部弥漫性膨隆,肠型轮廓不清,或有粗大而松弛的管形。肠鸣音明显减弱或消失。根据病史、临床体征、实验室检查及X线检查,可作出麻痹性肠梗阻及病因诊断。

4. **气腹和腹水** 因消化道穿孔后所致气体大量进入腹腔,以及继发腹膜炎后所致渗出性腹水,可导致腹胀,并逐渐出现腹壁皮肤红肿,若未及时诊断和处理可出现病情迅速恶化表现。X线腹部立位平片检查可见腹腔气体及膈下游离气体。先天性腹水最常见为乳糜性腹水,通常和胸腔积液同时存在;尿液性腹水通常继发于梗阻性尿路病变;胆汁性腹水见于胆道自发性穿孔;血性腹水可见于产伤或先天性凝血功能障碍所致的实质性脏器出血。腹部X线、B超、CT检查对腹水诊断有帮助。腹腔穿刺检查对明确腹水性质和来源有诊断价值。

5. **生理性腹胀** 正常新生儿,尤其是早产儿

在喂奶后可有轻度腹胀,下次喂奶前恢复原状,一般情况好,无异常吐奶,大便正常,不影响生长发育。如果腹胀程度加重,尤其合并呕吐,应考虑喂养过度或喂奶不当导致气体咽下过多,通过改进喂养技术和方法,腹胀可减轻。

七、治疗原则

新生儿腹胀的处理原则取决于腹胀性质。若新生儿一般情况良好,喂养正常,无呕吐,大便正常,除全腹膨隆外,腹部检查无胃肠型,无腹部皮肤红肿,腹壁张力正常,无腹部肿块,肠鸣音正常,则无须任何处理。

若腹胀同时合并消化道或消化道外的任何异常症状或体征,应根据初步判断,酌情采用禁食、静脉营养、胃肠减压、灌肠等对症处理,同时查找病因,对因治疗。

（吴明远）

第六节　新生儿呕血和便血

一、定义

呕血和便血是新生儿期常见的重要症状。出血部位和出血量决定临床表现形式:十二指肠提肌(Treitz 韧带)以上的消化道出血称上消化道出血,以呕血为主;十二指肠提肌以下的出血称下消化道出血,以便血为主。但当下消化道出血量较多,或肠内压力高于胃内压力时,血液也可反流入胃,引起呕血;反之,上消化道出血量超过约3ml 时,也可有黑便。

二、病因

1. **假性呕血和 / 或便血**　分娩过程中咽下母亲血液或血性羊水,新生儿生后可呕吐血性羊水,致便血。插管或外伤引起鼻咽部或气管出血,血液被吞咽至消化道,可出现呕血或便血。母亲乳头破裂出血,新生儿可摄入母亲血液,一旦发生呕吐,呕吐物中可见血性液体,可致肉眼黑便或潜血阳性。

2. **消化性溃疡**　各种应激因素可引起胃黏膜急性糜烂、溃疡和出血,是新生儿最常见的消化

道出血原因。如严重的围生期窒息缺氧、颅内出血、颅内压增高、败血症、剧烈呕吐等,多在生后1~2 天内起病。

3. **反流性食管炎**　反复胃食管反流引起食管炎伴发溃疡,可致呕血和便血。

4. **肠梗阻**　肠旋转不良、肠重复畸形等,可因反复呕吐引起胃肠黏膜撕裂引发出血。

5. **坏死性小肠结肠炎**　可引起下消化道出血,是早产儿便血的常见原因。

6. **过敏性肠炎**　牛奶蛋白过敏所致过敏性肠炎可致呕血和便血,程度大多较轻。

7. **乙状结肠、直肠息肉及肛门或直肠裂**　可致新鲜血便。

8. **全身性出凝血性疾病**　严重感染或缺氧酸中毒所致 DIC,或先天性凝血因子缺乏,可致呕血和便血。由于出生时常规预防性应用维生素K,经典型新生儿出血症所致消化道出血近年已罕见。

9. **其他**　急性胃肠炎严重者可有便血和呕血,先天性巨结肠可引起下消化道出血,消化道血管畸形根据其部位不同可引起便血和呕血。

三、病史要点

1. **围生期病史**　详细了解羊水量、羊水性状、分娩方式、阴道出血情况、母亲感染史、窒息复苏经过、预防性使用维生素 K 情况。

2. **喂养史**　喂养方式,母亲乳头情况,呕吐频度、呕吐物性状和量,大便性状、次数和量,口服用药史。

3. 首次发现呕血或便血的时间、出血量,伴随的临床表现。

4. 家族过敏史及出血性疾病史。

四、辅助检查

1. **常规检查**　包括血常规、大便常规＋潜血、大便培养、出凝血时间、凝血酶原时间、肝功能、血型、BUN 等。

2. **特殊检查**　血红蛋白抗碱变试验用于鉴别胎儿血红蛋白和成人血红蛋白,可鉴别假性呕血 / 便血。X 线腹部立位平片可诊断肠梗阻和肠穿孔,对小肠扭转、胎粪性腹膜炎及坏死性小肠结肠炎诊断有重要价值。在有条件的医院,对不明原因呕血或便血可考虑做内镜检查,明确出血部位和性质。

五、诊断及鉴别诊断

新生儿呕血/便血是重要的临床表现，可能是简单的良性过程，也可能是危重疾病的合并症。应及时查找原因，对疾病或机体状态做正确评价和判断，对诊断和治疗，降低新生儿死亡率或并发症，同时避免过度医疗非常重要。

1. 排除假性呕血和便血

由于新生儿经历从宫内到宫外的过渡，或存在某些特殊因素，假性呕血在生后早期比较常见，若能明确诊断可避免过度医疗。

（1）咽下母血：详细询问病史，了解是否存在血性羊水、母亲产道出血、乳母乳头皲裂或糜烂。若新生儿一般情况好，呕血或便血呈一过性，无贫血貌或失血性休克，且存在上述母亲出血病史，应首先考虑母血咽下。血红蛋白抗碱变试验可明确血液为母血。

（2）咽下自己的血液：有插管损伤史，局部出血可致新生儿咽下自己鼻咽或气道中的血液，引起呕血和/或便血。单从血液性质来看，无法和真正的胃肠道出血相鉴别，但仔细了解损伤病史或局部检查发现损伤和出血，可以明确诊断。

（3）口服铁剂：新生儿口服铁剂可引起假性消化道出血，大便潜血试验阳性。详细了解用药史不难作出判断。

2. 确定出血部位 根据呕血或便血何者为主，血液的颜色及伴随的表现，可大致判断出血部位。

（1）急性上消化道出血：表现为呕血，接着出现黑便。洗胃或抽吸胃内容物时发现鲜血，应考虑上消化道出血，但应排除胃管对胃黏膜所致操作性损伤。

（2）下消化道出血：左半结肠和直肠出血时，血便通常较鲜红或鲜红色；血和成形便不相混合或便后出血一般提示病变在直肠或肛门；黑便、果酱样便、咖啡色便不伴呕血常提示小肠或右半结肠出血；呕血带胆汁，往往提示下消化道的上段出血。

3. 鉴别内科性和外科性出血 由于治疗方法不同，对任何呕血或便血患者，应着力对内科性和外科性出血进行鉴别。

（1）内科性出血：呕血或便血量一般较少，通常有各种应激病史、胃肠道感染病史或伴有消化道以外的症状和体征。X线检查无机械性肠梗阻

特征，但在感染性疾病时麻痹性肠梗阻时有发生。

（2）外科性出血：可能有羊水过多史，反复呕血，常伴水电解质紊乱。呕吐物含胆汁及粪汁，无胎便或量极少，有腹胀及肠梗阻表现。X线立位平片可提示特征性消化道梗阻表现，或通过造影显示特征性改变。

4. 判断病情的程度 对新生儿呕血/便血的急诊处理取决于呕血/便血的性质和严重程度。对于真性消化道出血，可通过以下三方面评价出血程度：

（1）呕血/便血情况：呕出或吸出咖啡色胃内容物，提示出血量不大；呕出物呈红色或暗红色，提示出血量较大；呕血同时有暗红色血便，提示出血量大；单纯大便表面带血，提示局部少量出血。

（2）临床表现：若出现低血容量表现，如心率明显增快、肤色苍白，甚至血压变化，提示出血量大。如一般情况好，肤色红润，生命体征无任何变化，提示出血量不大。

（3）实验室检查：即使急性大量出血，出血后立即测定血细胞比容并不能反映出血程度。随着时间推移，血液逐步被组织液或静脉补液稀释后，血红蛋白或血小板逐步降低。通常在出血1小时后血红蛋白或血小板开始降低，血液充分被稀释可能需要24~36小时。

六、治疗原则

1. 消化道假性出血 如因吞入分娩时产道的血液或吮吸皲裂的乳头引起，大多无须处理。如新生儿咽下口、鼻咽腔的血液而吐血时，应仔细检查，并采取局部疗法及其他抗出血治疗。

2. 消化道真性出血 应根据出血量和出血部位，采取对症和对因治疗。

（1）明显消化道出血时，应予生命体征监护，保持安静及呼吸道通畅。

（2）暂停喂养，建立静脉通道。若为单纯大便带血而无其他腹部异常征象，考虑结肠、直肠或肛门局部出血，无须禁食。

（3）置鼻饲管，如抽出液有血，可用生理盐水洗胃，至洗出液转清亮为止，并考虑使用抗酸药。

（4）根据病情决定进一步的处理，包括进一步检查（如血培养、大便培养、肝功能检查、凝血因子水平检查、直肠活检），外科会诊（如全身情况不良或怀疑外科性出血），抗生素应用（如怀疑坏死性

小肠结肠炎),使用低过敏配方奶粉(如考虑过敏性结肠炎),肌内注射维生素 K(需要快速起效时可静脉注射),输血及新鲜冰冻血浆(大量出血或考虑凝血功能障碍),必要时血液科会诊。

(吴明远)

第七节　呼吸窘迫

呼吸窘迫是新生儿早期常见的症状,包括呼吸急促、肋间吸凹、鼻翼扇动、呻吟、发绀等。

一、临床表现

1. 呼吸急促　正常新生儿的呼吸频率是不规则的,有时会出现短暂呼吸急促,接着又可能出现数秒的呼吸停顿。所以,在检查新生儿生命体征时,需要查 1 分钟内呼吸频率。如果新生儿在安静情况下呼吸频率持续超过 60 次/min,称为呼吸急促。

2. 肋间吸凹　每次吸气时都可以见到肋间凹陷,是因新生儿努力扩张顺应性降低的肺,使肋间皮肤受到牵拉所致。

3. 鼻翼扇动　当婴儿试图吸入更多空气时,每一次吸气时鼻孔都会增大,临床上称为鼻翼扇动。

4. 呻吟　是新生儿呼吸窘迫最重要的表现之一,是肺顺应性降低(肺僵硬)时婴儿在呼气期所发出的声音。婴儿每次呼气时将声门部分关闭,发出的声音听起来像呻吟,这有助于在呼气时维持气道的正压,保持肺泡开放。有时轻度的呻吟声需要用听诊器放在胸壁才能听到。

5. 发绀　中心性发绀提示血氧含量低于正常水平,但没有发绀并不能作为氧合正常的指标。患儿有呼吸急促、肋间吸凹、呻吟声,伴有低氧血症,但发绀不一定明显,这种情况并不少见。此外,极度贫血的婴儿尽管血氧浓度很低,但一般不会出现发绀。

正常新生儿在出生后 1 小时内偶尔会出现轻度气促、吸凹、鼻翼扇动和/或呻吟等症状。因为这时新生儿需要经过肺液吸收和循环系统的调整来适应宫外环境。如果生后 1 小时内出现严重或进行性加重的气促、吸凹、鼻翼扇动和/或呻吟,须进一步检查。

除生后数分钟内可见轻微中心性发绀外,5~10 分钟后出现中心性发绀是不正常的,需要迅速检查和治疗。周围性发绀(手足发紫)在正常新生儿是常见现象,并不表示呼吸窘迫或低氧血症。

二、病因

1. 阻塞性问题

(1)呼吸道堵塞:从鼻子到肺泡的任一部位阻塞,均会导致呼吸窘迫。新生儿用鼻子呼吸,很少用嘴呼吸(如哭泣时),鼻腔阻塞可导致窒息,如鼻腔黏液堵塞、错误放置光疗面罩堵塞鼻孔、先天性鼻后孔闭锁等。婴儿患先天性 Robin 综合征时,由于先天性小下颌,可导致舌根后坠阻塞咽部。

(2)胸腔内肺膨胀受限导致呼吸窘迫:最常见的情况是气胸,由于肺组织破裂,空气从肺内溢出,积聚于肺和胸壁之间,相当于形成了一个巨大的气球,限制了肺的膨胀。胸腔积液同样因限制肺的膨胀导致呼吸窘迫。比较少见的原因是先天性膈疝,由于先天的横膈缺陷,腹部肠管向胸腔内疝入,压迫肺组织,限制吸气时正常的肺膨胀。

2. 原发性肺部疾病

(1)呼吸窘迫综合征:是常见疾病,由于缺乏肺泡表面活性物质,肺泡在呼气时会塌陷,并且在下次吸气时很难再开放,使肺变僵硬很难再膨胀。

(2)吸入综合征:是由于胎儿将污染的羊水吸入肺部,吸入胎粪污染的羊水情况尤其严重。新生儿的液体吸入可能发生在分娩室,也可能在婴儿室或母婴室喂养时吸入。

(3)细菌性或病毒性肺炎:婴儿的肺部可能在出生前感染(其母亲可能伴或不伴感染症状)。

(4)新生儿暂时性呼吸窘迫或暂时性呼吸急促:尤其是剖宫产婴儿,由于出生后肺液延迟吸收,可出现轻到中度呼吸窘迫症状。

3. 肺部以外的其他问题

(1)肺血流过多或过少:如低血压导致肺血流减少(由于失血或败血症),先天性心脏病可直接影响肺血流,严重低氧血症和酸中毒可能引起肺血管收缩。

(2)对氧的需求增加:如寒冷刺激增加机体对氧的需求。患儿处于疾病急性期时,操作过多或经口喂养都会增加机体对氧的需求。

(3)红细胞过多或过少:失血或溶血可导致贫血。无论是何种原因的贫血,都会使红细胞的数量减少,从而减少输送到肌肉和器官的氧。真性红细胞增多症(红细胞过多)可以导致血液黏稠,使血液在肺部不易流动,导致呼吸窘迫。

三、病史要点

1. **早产**　由于肺表面活性物质缺乏导致肺发育不成熟,因此早产儿特别容易发生呼吸窘迫综合征。早产儿先天性感染(败血症、肺炎)的风险较高,对任何呼吸窘迫的早产儿均需要考虑并排除感染。

2. **难产史**　难产婴儿可能存在围生期窒息、出血、产伤等病史。缺氧、酸中毒可致肺血流量减少,导致肺血管收缩。不正确的复苏可能致婴儿胎粪吸入或气胸。剖宫产婴儿比顺产的婴儿更有可能发生肺液吸收延迟(新生儿暂时性呼吸窘迫)。

3. **母亲糖尿病**　不管孕周如何,糖尿病母亲的婴儿产生肺表面活性物质的能力延迟,更有可能发生呼吸窘迫综合征。

4. **母亲感染病史**　若存在产妇发热、胎膜早破≥18小时、羊水污染或发臭,新生儿发生细菌性肺炎的危险很高。母亲宫颈或直肠有B族溶血性链球菌定植,或孕期有菌尿症,将增加新生儿链球菌感染的风险。

5. **羊水胎粪污染**　当羊水胎粪污染且新生儿出生时窒息(或活力不好),胎粪吸入的可能性增高。

6. **羊水过多**　引起羊水过多的原因较多,其中之一是胎儿不能吞咽羊水或吞咽能力太弱。这些新生儿可能患先天性食管闭锁、气管食管瘘、中枢神经系统抑制等。胎儿水肿也和羊水过多有关,这些新生儿可由于肺水肿导致呼吸窘迫。

7. **其他病史**　严重的寒冷损伤可导致机体需氧量增加而发生呼吸窘迫,围产期失血引起新生儿贫血可致缺氧和呼吸窘迫。

四、诊断及鉴别诊断

1. **病史和体格检查**　根据病史和体格检查,能对呼吸窘迫原因做初步判断,或提示重点做哪些辅助检查。如听诊无空气进入肺部,应考虑吸痰、试插鼻胃管,若吸引后呼吸窘迫消失,应考虑黏液堵塞;若无法经鼻插入胃管,考虑先天性鼻后孔闭锁。如怀疑舌根后坠阻塞气道,可使用口腔导气管或使用12F导管经鼻孔插入气管,或试

用俯卧位,若症状减轻或消失,支持此诊断。如胎粪污染的新生儿呼吸窘迫,气道内吸出胎粪,可判断为胎粪吸入。若一侧呼吸音降低,胸廓不对称运动,或突然出现发绀,应考虑气胸。若腹部凹陷,应怀疑先天性膈疝。若新生儿脸色苍白、脉搏弱或末梢灌注差,应考虑失血或感染性休克。若口腔黏液过多,应考虑食管闭锁或伴食管气管瘘,若插入胃管遇阻,X线检查显示胃管卷曲于食管盲端,可作出诊断。

2. **X线检查**　呼吸窘迫新生儿应尽早行X线检查,对呼吸窘迫的诊断具有决定性作用。

3. **透光试验**　透光试验是用强光紧贴身体来发现积聚空气的一种技术。当怀疑气胸但暂时无法摄胸片时,可行胸部透光试验。如果同时有其他依据,如生命体征或血气分析迅速恶化,透光试验阳性可为胸腔穿刺或胸腔置管引流提供足够的依据。

4. **血氧饱和度和动脉血气分析**　动态观察氧饱和度或血气分析,对呼吸窘迫的诊断具有参考价值。对合并发绀患儿,比较动脉导管前后氧饱和度或氧分压差异,对诊断导管水平的分流有价值。

5. **其他实验室筛查**　如血细胞比容、血糖筛查、白细胞计数和分类、血培养和药敏等,对判断失血及感染等有帮助。

五、治疗原则

1. **改善供氧及气体交换**　在保持呼吸道通畅前提下,通过提高吸入氧浓度,必要时提高气道压力及机械通气,使脉搏氧饱和度维持在90%~95%,动脉氧分压维持在45~75mmHg。如果新生儿持续需要超过40%~60%的吸入氧浓度才能保持正常氧合,或伴有严重反复的呼吸暂停,或动脉血二氧化碳分压>55~60mmHg且pH<7.2~7.25,应考虑机械辅助通气。

2. **改善肺血流**　包括维持正常的动脉血氧分压或氧饱和度,纠正酸中毒,维持正常血容量、血细胞比容和血压。

3. **减少氧的消耗**　包括提供合适的中性温度环境、对吸入空氧混合气体进行加热和湿化、停止经口喂养,并尽量减少对婴儿的刺激或打扰。

4. **对因治疗**　由于导致呼吸窘迫的原因较多,需全面了解病史、体格检查、结合辅助检查结果,以及对呼吸支持治疗的反应,明确病因,对因

治疗,如针对呼吸窘迫综合征的肺表面活性替代治疗、针对气胸或胸腔积液的胸腔穿刺或留置引流。在无法明确诊断前,广谱抗生素可作为基础治疗。对一些暂时影响肺功能的疾病或状况(如湿肺、轻微非张力性气胸),一般对症治疗足以使疾病恢复。

(吴明远)

第八节　发绀

一、定义

发绀血液中还原血红蛋白增多,使皮肤、黏膜呈青紫色的现象。典型发绀容易识别,但轻微发绀有时不易觉察,观察者对发绀的判断也存在差异。为正确识别,检查新生儿应该在明亮的自然光下进行。

根据发绀部位,可分为周围性发绀、中心性发绀及局部发绀。周围性发绀是肢端发绀。中心性发绀是全身皮肤和黏膜的发绀,尤其口唇和黏膜最为明显。局部发绀容易判断,但需要和皮肤色素着色区别。

二、病因

1. 生理性发绀

(1)中心性发绀:正常新生儿生后 5 分钟内可见轻微中心性发绀,这是由于胎儿血氧分压较低,出生后新生儿需要经历肺扩张和肺液清除过程,肺通气功能不完善,动脉导管和卵圆孔尚未关闭,仍保持右向左分流,以及周围皮肤血流灌注不良所致。5 分钟后,呼吸和循环的过渡初步完成,血氧饱和度可达 80%~85%,肤色转红。出生 10 分钟后,氧饱和度达到正常水平,中心性发绀完全消失。

(2)周围性发绀:正常新生儿出生早期因末梢循环不良及寒冷,可见肢体远端皮肤发绀,经加强保温后发绀可减轻或消失。

(3)局部发绀:新生儿皮肤胎记为生理现象。

2. 病理性发绀

(1)中心性发绀:各种原因导致血氧饱和度降低均可导致中心性发绀。除出生数分钟内可见轻度生理性中心性发绀外,出生时的严重中心性发绀,或此后的任何程度的中心性发绀均为病理性。包括肺源性(如新生儿窒息、呼吸窘迫综合征、呼吸道先天畸形、肺炎、气胸、先天性膈疝、持续胎儿循环等)、心源性(如右向左先天性心脏病)、中枢性(如颅内出血、低血糖、低血钙引起继发性呼吸暂停),以及罕见的异常血红蛋白增多(如遗传性高铁血红蛋白血症、后天性高铁血红蛋白血症等)。

(2)周围性发绀:心力衰竭或休克时,心搏出量降低,周围循环供血减少,毛细血管内血流淤滞,可出现周围性发绀。红细胞增多症时血液黏滞度增加,硬肿症或低体温时肢体末梢血液浓缩,血流变慢,出现发绀。

(3)局部发绀:分娩时先露部位(如面部、臀部等)受压可导致局部皮下淤血青紫。分娩后若用手挤压口鼻来排出羊水,也可能导致口唇局部淤血发绀。脐带绕颈过紧可致头面部静脉和毛细血管压增高破裂,致头面部淤血发绀。

三、体格检查和辅助检查

1. 体格检查　重点检查新生儿的一般情况及呼吸、循环、神经系统体征。肉眼观察可见皮肤和黏膜发绀,但肤色评价不可靠,对任何可疑中心性发绀的新生儿,应做脉搏氧饱和度测定和/或血气分析。

2. 脉搏氧饱和度检查　是判断中心性发绀最简便和可靠的方法,对任何发绀或可疑发绀的新生儿,应尽早用脉搏氧饱和度仪测量或持续监护。正常新生儿出生 10 分钟后,脉搏氧饱和度应在 90%~95% 以上。

3. 血气分析　是评价氧合和酸碱平衡的最可靠方法。

4. 红细胞比积　可明确红细胞增多症和贫血。

5. X 线检查　对明确肺部疾病起决定性作用。

6. 超声心动图检查　对明确心源性和肺源性发绀起决定性作用。

四、鉴别诊断

通过观察发绀特征和血气分析或脉搏氧饱和度测量,很容易鉴别中心性、周围性或局部发绀。对中心性发绀,应尽快进行鉴别,以便进行正确治疗。

1. 发绀型先天性心脏病　心源性发绀时呼吸困难不明显,两肺听诊无阳性体征,对吸氧不敏感。心脏有明显杂音常支持先天性心脏病,但心脏无杂音不能排除先天性心脏病。如果常规输氧后发绀未迅速消失,或需要高浓度氧才能使发绀减轻或消失,可考虑做高氧试验。一般认为,如吸入纯氧 10 分钟后 PaO_2 能升高超过 150mmHg,考虑肺源性疾病;若 PaO_2 仍 <100mmHg,则考虑心源性疾病。但该试验可靠性有限,因严重肺疾病或肺疾病合并肺动脉高压时,对高氧反应不一定明显。该试验结果不明确时,可进一步做高氧高通气试验,对鉴别诊断有帮助。发绀型先天性心脏病需要和持续性肺动脉高压相鉴别,确诊有赖于超声心动图检查。对于难以纠正的发绀,尽早做影像学检查对明确诊断和赢得抢救时机十分重要。

2. 持续性肺动脉高压　持续性肺动脉高压和发绀型先天性心脏病的临床表现相似,需要通过多种方法进行鉴别。

(1)导管前后血氧分压或脉搏氧饱和度测定:若动脉导管前(右手桡动脉)PaO_2 和导管后(左手或下肢)PaO_2 相差 15mmHg 以上,或脉搏氧饱和度相差至少 5%~10% 以上,表示有通过动脉导管水平的右向左分流,但没有差异并不能排除其他途径的右向左分流(只能排除导管水平右向左分流)。

(2)高氧高通气试验:发绀型先天心脏病时发绀改善不明显,而持续性肺动脉高压时通常对此试验有反应,但严重持续性肺动脉高压可无明显反应。

(3)超声心动图:对鉴别发绀型先天性心脏病和持续性肺动脉高压起决定性作用。

3. 肺源性发绀　肺部疾病所致发绀时,通常呼吸困难(呻吟、三凹征)比较明显,肺部听诊可能有呼吸音降低、呼吸音不对称、肺部啰音等阳性体征,对吸氧一般较敏感。X 线检查是发绀鉴别诊断中必查项目,对肺部疾病的诊断具有决定性作用。

4. 其他原因发绀　颅脑疾病所致发绀常有呼吸表浅、不规则,呼吸暂停,只要呼吸恢复或人工呼吸后,发绀可迅速改善。病史和体格检查可提供诊断线索,头颅影像学检查对颅脑疾病诊断具有决定性意义。感染性休克所致发绀通常呼吸浅而快,或频繁呼吸暂停,三凹征不明显,常伴周身无力、肌张力降低、肢端凉、末梢毛细血管壁再充盈时间延长等表现。病史、体格检查及实验室检查可提供诊断线索。若发绀不伴任何呼吸困难,应考虑高铁血红蛋白血症,可通过充分摇晃离体血液样本,观察血液和空气混匀后的颜色变化,若仍然无法变红,可判断存在异常血红蛋白血症(临床上罕见)。

五、治疗原则

1. 周围性发绀　注意合理保温,维持体温在正常范围,末梢循环恢复后,发绀即消失。合理保温下如果周围性发绀不消失,末梢循环不良,应做全面检查,排除感染或各种原因所致的休克。

2. 中心性发绀　若生后 5 分钟以上的新生儿仍存在中心性发绀,应对症处理,在呼吸道通畅和有效呼吸前提下适当供氧,直到肤色转红。尽早开始脉搏氧饱和度监护并做血气分析,根据脉搏氧饱和度调节吸入氧浓度,根据血气分析决定是否纠正酸碱平衡。尽快查明病因,针对病因进行治疗。对于高度怀疑或已明确诊断发绀型先天性心脏病者,应考虑使用药物维持动脉导管开放,并尽早专科会诊,对避免或降低发绀型先天性心脏病死亡率有重要意义。

(吴明远)

第九节　心律失常

一、定义

新生儿正常心率一般维持在 100~160 次/min,若安静情况下心率持续 >180 次/min,可诊断为心动过速。安静睡眠时,正常新生儿有时心率可慢至 70 次/min,但觉醒和活动后一般在 100 次/min 以上。若心率持续低于 100 次/min,考虑为心动过缓。新生儿心率异常绝大部分为窦性心律失常。

二、体格检查和辅助检查

1. 体格检查　全面体格检查,重点为精神、反应、哭声、肤色、末梢循环(毛细血管再充盈时间)、肌张力、体表感染灶,以及心、肺、腹检查。

2. 常规心电、呼吸、脉搏氧饱和度监护　可持续动态观察心率和呼吸的关系、心率和血氧饱和度的关系。若心率 >220 次 /min 或持续心率慢,应作心电图检查。

3. 胸片检查　观察肺部病变、心影形状和大小、肺血多少等,对感染、血容量异常、心力衰竭等有诊断价值。

4. 血细胞比容、血压、血气、体温　可帮助诊断贫血或血容量异常、酸碱平衡紊乱、发热或低体温。注意失血早期血细胞比容可能正常,低血容量早期血压也可正常,甚至轻度升高。

5. 感染学检查　心动过速可能是新生儿感染的症状,对可疑婴儿应做血常规、CRP、血培养等感染指标检查。

三、鉴别诊断

(一)心动过速的鉴别诊断

1. 室上性心动过速　是新生儿期常见的心律失常,多见于无器质性心脏病的新生儿,是由于心脏传导系统发育不成熟所致,极少部分可合并心脏畸形。多突然起病,心率一般超过 200 次 /min,且心率值缺乏变化性(心率固定不变),早期可无其他症状,若心动过速持续存在,可有呼吸急促、面色苍白、烦躁不安、拒奶。心电图检查可确诊。

2. 低容量　常继发于急性失血或体液丢失、液体(水)严重摄入不足。一般有围产期失血史、腹泻史、液体补充不足史。查体可有皮肤黏膜干燥、兴奋、烦躁不安、神情淡漠、神志模糊,甚至昏迷等;表浅静脉萎陷,肤色苍白至发绀,呼吸浅快,脉搏细速,皮肤湿冷,体温下降,毛细血管充盈时间延长,尿量减少(每小时尿量少于 1ml/kg)。血压可降低或正常,甚至升高。胸片检查观察心影可能变小。

3. 贫血　通过血红蛋白或血细胞比容测定可明确诊断。但注意急性失血早期,血红蛋白和血细胞比容可正常或仅轻微降低,经数小时后因血液被组织液或补液稀释后才逐渐降低。

新生儿早期贫血通常和围产期并发症有关,追问病史可有胎盘早剥、前置胎盘出血、剖宫产时意外切割胎盘出血、脐带血肿、异常血管破裂、双胎输血等。胎母输血可呈慢性过程或急性发生,

通常较隐匿,需通过检查母亲血液中胎儿红细胞含量或胎儿血红蛋白浓度来确诊。脐带隐性脱垂或脐带绕颈过紧,可能导致胎儿向胎盘输血。

4. 酸中毒　血气分析是唯一可靠的诊断手段,可明确酸中毒类型和程度。

5. 败血症　不明原因的心动过速应考虑感染。有明显临床和实验室表现的败血症病例诊断不难,但对于早期病例,目前的诊断手段仍然有限且缺乏特异性,需根据病史、体格检查、辅助检查综合判断。

6. 发热　发热是导致心律增快的常见原因,因此对所有心律失常的新生儿必须常规测量体温,排除体温异常。

7. 充血性心力衰竭　通常有心脏病、血容量过多、围生期窒息或缺氧等病史。除心动过速外,心尖部第一心音减弱,可出现奔马律。可有呼吸急促,听诊两肺满布湿啰音和哮鸣音,可有肝大。血压测定可正常或升高,后期可降低。X 线检查可显示心影的大小及外形,根据心脏扩大的程度和动态变化可间接反映心脏功能,也可以诊断有无肺淤血。超声心动图检查比 X 线检查能提供更准确的各心腔大小的变化、心瓣膜结构及功能情况,还可以用于估计心脏的收缩和舒张功能。

(二)心动过缓的鉴别诊断

1. 缺氧　在新生儿期,缺氧是导致心动过缓的最常见原因。无论出生窒息或出生后窒息 / 呼吸暂停,缺氧超过一定时间和程度,就会出现心率降低。皮肤发绀是缺氧早期表现,若合并循环障碍,肤色变青灰或苍白。通过肤色判断缺氧程度不可靠,对任何怀疑缺氧的新生儿应做脉搏氧饱和度监护和血气分析,可明确诊断。

2. 低体温　低体温时心率降低,通过测量体温可明确诊断。

3. 酸中毒　严重酸中毒可直接影响心脏收缩功能,导致心动过缓,同时引起肺血管痉挛,改变通气 / 灌流平衡,影响肺氧合,进一步导致心脏缺氧和心动过缓。血气分析是明确诊断和判断酸中毒类型和程度的唯一可靠指标。

4. 高钾血症　因各种原因导致严重高钾血症时,新生儿可出现心动过缓,甚至停搏。引起高钾血症的常见原因包括肾衰竭、广泛组织损伤或严重溶血、严重酸中毒及钾摄入过多。血电解质测定可明确诊断。

5. 先天性心脏传导阻滞　先天性心脏传导

阻滞并非新生儿心动过缓的常见原因。若排除常见原因后仍有持续性心动过缓，须做心电图检查，可明确诊断。

6. 其他 包括颅内高压、洋地黄中毒、甲状腺功能减退等。新生儿败血症早期更常表现为心动过速。若感染合并呼吸暂停、缺氧、低体温，也可出现心动过缓。

四、治疗原则

1. 评价对血流动力学的影响 除安静睡眠状况下偶发心动过缓无须处理外，原则上当心率低于 100 次 /min 时，应启动心肺复苏流程，快速评价呼吸、心率和脉搏氧饱和度，根据评价结果，给予畅通气道、建立呼吸、输氧，必要时胸外按压及药物治疗，使心率达到 100 次 /min 以上。对于无窒息表现的轻度心动过缓，只要意识和活动正常，末梢灌流良好，血压正常，无需紧急处理。对于心动过速的新生儿，需判断是否存在休克征象，如意识、反应、呼吸、心音强度及杂音、肤色及脉搏氧饱和度、末梢温度、毛细血管再充盈时间，以及血压和尿量。一旦明确为休克，应立即进行相应的紧急处理（如液体复苏或抗心衰治疗）。

2. 维持内环境稳定 完成必要的紧急处理后，应及时完成体温、血压、血气、血糖、血细胞比容、电解质等测定，及时纠正各项异常指标，维持内环境稳定。

3. 对因治疗 仔细了解病史，全面体格检查，完善进一步检查，如血常规、CRP、血培养、心电图、超声心动图、胸片等，根据综合分析，找出病因，对因治疗。

（吴明远）

第十节 心脏杂音

一、定义

心脏杂音是因心血管结构异常或血流动力学改变，血液在心脏或大血管内引起湍流而产生的声音，是一组历时较长、频率及振幅均不同的振动。杂音往往提示心脏结构或功能异常，轻微杂音也常见于正常新生儿。

二、病因

1. 生理性杂音 是心脏没有病变而出现的轻微杂音。新生儿初生 1~2 天在胸骨左缘 2~4 肋间可能有柔和的收缩期杂音。原因包括：①生后肺循环建立，肺血量增多，肺动脉相对狭窄；②三尖瓣可有暂时性关闭不全；③动脉导管解剖上尚未关闭，可存在少量的血液分流。杂音的特点是程度轻，柔和，只持续 2~3 天，无震颤。

2. 病理性杂音 是心脏因病变而产生的杂音，杂音多较粗糙，程度多在 Ⅱ ~ Ⅲ 级以上，且持续存在。但在生后早期，因血流动力学变化尚未完成，器质性心脏杂音的程度和性质也可有轻微的变化。

（1）血流加速：血流速度越快越容易产生漩涡，杂音也越响。即使没有瓣膜病变或狭窄的情况，血流速度加快（如严重贫血）也可出现杂音或原有的杂音增强。

（2）瓣膜开放口径或大血管通道狭窄：如肺动脉瓣狭窄、肺动脉狭窄、主动脉缩窄等。

（3）瓣膜关闭不全：如主动脉瓣关闭不全，或由于大血管或心脏扩大使瓣膜口扩大形成相对性关闭不全，血液反流形成漩涡，产生杂音。这也是杂音形成的常见原因。

（4）异常血流通道：在心脏内或大血管间有不正常的通路，如室间隔缺损、动脉导管未闭等。血流可经异常通道而分流，形成漩涡，产生杂音。

（5）心脏内异物或异常结构：如心室内假腱索或腱索、血液被干扰而产生漩涡，出现杂音。

（6）大血管瘤样扩张：动脉瘤或动脉壁由于病变或外伤发生局限性扩张。血流自正常的动脉管腔流经扩张的部位时，可产生漩涡而引起杂音。

三、病史和体格检查

1. 杂音的部位、性质、强度、持续时间，以及合并的临床表现。

2. 若合并发绀，使用脉搏氧饱和度监护、动脉血气分析，并评价对用氧的反应，可协助判断发绀为心源性或肺源性。

3. 若杂音持续存在或发绀无法用肺部病变解释，须作胸片和超声心动图检查。

4. 必要时心脏专科医生会诊。

四、鉴别诊断

文献报道的新生儿心脏杂音发生率范围很大，0.6%~77%不等，可能与检查者的技术、经验、杂音判断标准、检查时间、检查频度、检查环境等有关。一般认为比较明确的心脏杂音发生率为1.4%左右。在这些有明确杂音的新生儿中，约43%存在结构畸形，其中大部分为室间隔缺损（一般没症状，通常较小，大部分能自然关闭），其次为房间隔缺损、肺动脉狭窄及动脉导管未闭，仅少部分为危重型先天性心脏病，需要在出现症状前采取早期心脏干预措施。虽然杂音响度越高，先天性心脏病的可能性越大，但杂音响度与心脏畸形程度并不成正比（如完全性大动脉转位）。所以新生儿有心脏杂音不一定为心脏病，没有心脏杂音也不能排除心脏病。对于有心脏杂音的新生儿，应仔细动态评价杂音性质、程度、变化。对于没有心脏杂音的新生儿，若皮肤发绀或脉搏氧饱和度低，对吸氧无明显反应，应高度怀疑危重型发绀型先天性心脏病。单纯根据杂音无法确诊心脏病和心脏病类型，对可疑患儿须做超声心动图检查确诊。

五、治疗原则

生理性杂音无须任何处理。病理性杂音根据超声心动图检查结果，明确诊断后决定采取药物治疗或手术治疗。

1. 对于具有血流动力学改变的持续性动脉导管未闭，可考虑使用消炎痛或布洛芬促进动脉导管关闭。

2. 对动脉导管依赖的危重型先天性心脏病（不一定有杂音），如左心发育不良综合征、主动脉弓中断、三尖瓣闭锁、肺动脉闭锁、重度肺动脉狭窄，以及室间隔完整的大血管错位等，应尽早使用药物维持动脉导管开放，合理控制用氧，并考虑尽早转送至具备手术条件的医院。

（吴明远）

参考文献

1. 石一复 . 子宫内膜异位症 . 上海：上海科技出版社，2002
2. 石一复 . 实用妇产科诊断和治疗技术 . 2 版 . 北京：人民卫生出版社，2013
3. 石一复 . 剖宫产瘢痕妊娠及相关问题 . 北京：人民军医出版社，2016
4. 石一复 . 葡萄胎、绒毛膜癌及相关疾病 . 北京：人民军医出版社，2006
5. 石一复 . 子宫颈疾病 . 北京：人民卫生出版社，2000
6. 石一复 . 外阴阴道疾病 . 北京：人民卫生出版社，2005
7. 石一复 . 输卵管疾病 . 北京：人民军医出版社，2009
8. 石一复，郝敏 . 子宫体疾病 . 北京：人民军医出版社，2001
9. 石一复，郝敏 . 卵巢疾病 . 北京：人民军医出版社，2014
10. 石一复 . 外阴阴道念珠菌病 . 北京：人民卫生出版社，2005
11. 石一复，郝敏 . 妇科肿瘤生殖医学 . 北京：人民卫生出版社，2013
12. 石一复 . 妇产科实习医师手册 . 北京：人民卫生出版社，2000
13. 石一复 . 1000 例宫颈沙眼衣原体检测报告 . 中华妇产科杂志，1988,(4): 224-226
14. 郝敏 . 子宫内膜异位症诊疗新进展 . 北京：人民军医出版社，2014
15. 杨冬梓，石一复 . 小儿与青春期妇科学 . 2 版 . 北京：人民卫生出版社，2008
16. 石一复，周坚红 . 实用老年妇科学 . 北京：人民卫生出版社，2017
17. 石一复，朱雪琼 . 小儿及青少年妇科学 . 北京：科学出版社，2019
18. 卞美璐，黄荣丽，吴葆桢，等 . 先天性阴道斜隔 . 中华妇产科杂志，1985, 20 (2): 85
19. 曹瓒孙 . 妇产科综合征 . 北京：人民卫生出版社，2003
20. 曹泽毅 . 中国妇科肿瘤学 . 北京：人民军医出版社，2011
21. 顾美皎 . 临床妇产科学 . 2 版 . 北京：人民卫生出版社，2011
22. 郎景和，向阳 . 儿童及青少年妇科学 . 5 版 . 北京：人民卫生出版社，2007
23. 陈忠年，杜心谷，刘伯宁，等 . 妇产科病理学 . 上海：上海医科大学出版社，1996
24. 杨伟文 . 妇产科临床鉴别诊断 . 2 版 . 南京：江苏科学技术出版社，2005
25. 卞度宏 . 妇产科症状鉴别诊断 . 2 版 . 上海：上海科技技术出版社，2010
26. 林守清 . 生殖内分泌 . 5 版 . 北京：人民卫生出版社，2006
27. 孙爱军 . 实用生殖内分泌疾病诊治精要 . 北京：中国医药科技出版社，2013
28. 葛秦生 . 临床生殖内分泌学：女性与男性 . 北京：科学技术文献出版社，2001
29. 陈解民，徐增祥 . 妇产科症状鉴别诊断学 . 北京：人民军医出版社，2001
30. 段如麟，陈解民 . 妇产科症状鉴别诊断学 . 北京：人民军医出版社，1995
31. 吴瑞芳 . 外阴阴道良性疾病 . 5 版 . 北京：人民军医出版社，2010
32. 皮先明 . 皮肤病性病并发症鉴别诊断与治疗 . 北京：科学技术文献出版社，2011
33. 中华医学会妇产科学分会 . 女性生殖器官畸形诊治的中国专家共识 . 中华妇产科杂志，2015, 50 (10): 729-733
34. 吴钟瑜 . 实用妇产科超声诊断学 . 天津：天津科技翻译出版公司，2007
35. 张为远 . 中华围产医学 . 北京：人民卫生出版社，2012
36. 中华医学会儿科学分会内分泌遗传代谢学组 . 中枢性 (真性) 性早熟指南 . 中华儿科杂志，2007, 45 (6): 426
37. 邵敬於 . 性激素的临床应用 . 上海：复旦大学出版社，2003
38. 汤希伟，侍庆 . 妇产科疾病诊断学 . 上海：上海科学技术出版社，2006
39. 苏敬泽 . 女性外阴病征鉴别诊断 . 上海：上海科学技术出版社，2013

40. 赵维川，武英伟，李庆红，等.鉴别诊断胸腹腔积液的实验诊断项目的选择.检验医学杂志，2012, 33 (10): 1185-1186

41. 樊英，李龙芸.良恶性胸腔积液的鉴别诊断.癌症进展，2005, 3 (2): 135-137

42. 李继俊.妇产科内分泌治疗学.3 版.北京：人民卫生出版社，2014

43. 祁鸣，黄涛.临床遗传学.杭州：浙江大学出版社，2008

44. 史常旭.现代妇产科治疗学.3 版.北京：人民军医出版社，2010

45. 郑新宇.乳腺良性病变与疾病.沈阳：辽宁科学技术出版社，2013

46. 徐晓阳，马晓年.临床性医学.北京：人民卫生出版社，2013

47. 曹泽毅.中华妇产科学.3 版.北京：人民卫生出版社，2014

48. 那彦群.中国泌尿外科疾病诊断治疗指南 2011 版.北京：人民卫生出版社，2011

49. 王婧，刘玉环.剖宫产切口憩室的微创诊治进展.中华临床医师杂志 (电子版)，2013, 7 (22): 10321-10324

50. 魏雪敏，隋龙.外阴痛诊疗策略及研究进展.国际妇产科学杂志，2010, 37 (1): 39-42

51. 林永丽，朱文元，范卫新.外阴前庭炎综合征.临床皮肤科杂志，2009, 38 (7): 475-476

52. 邓玲.超声对晚期妊娠阴道出血的价值.中国医药指南，2011, 9 (22): 243-244

53. 李晓玲.彩色多普勒超声在宫腔内疾病诊治中的应用.实用医技杂志，2013, 5 (20): 507-508

54. 吴成华.妇产科出血性疾病的诊断与病因.现代诊断与治疗，2013, 24 (6): 1311-1312

55. 刘文玲，向晋涛，胡大一，等.晕厥的诊断与治疗指南 (2009 年版) 详解.中国心脏起搏与心电生理杂志，2010, 24 (4): 11

56. 那开宪，余平，张桂云.水肿诊断思路.中国临床医生，2012, 40: 5-7.

57. 风华，朴贞华，尹可春.实用产科诊疗指南.青岛：中国海洋大学出版社，2006

58. 张惜阴.实用妇产科学.2 版.北京：人民卫生出版社，2003

59. 杨慧霞.妊娠合并症.北京：人民卫生出版社，2006

60. 庄依亮，李笑天.病理产科学.北京：人民卫生出版社，2003

61. 中华医学会呼吸病学分会哮喘组.咳嗽的诊断与治疗指南 (草案).中华结核和呼吸杂志，2005, 28 (11): 738-744

62. 周东生，王先泉，王伯珉，等.耻骨联合分离／耻骨上下支骨折合并骶骨骨折的治疗.中华创伤骨科杂志，2004, 6: 372-375

63. 林周璋.胎儿呃逆.自然杂志，1984, 7 (7): 525

64. Reed BD, Harlow SD, Sen A, et al. Relationship between vulvodynia and chronic comorbid pain conditions. Obstet Gynecol, 2012, 120 (1): 145-151

65. Schipper HG, Godfried MH. Physical diagnosis--ascites. Ned Tijdschr Geneeskd, 2001, 145 (6): 260-264

66. Allen L. Disorders of sexual development. Obstet Gynecol Clin North Am, 2009, 36 (1): 25-45

67. Angel M, Richard S, Fabrizio A. Guideline for the Diagnosis and Management of Syncope, European Heart Journal, 2009, 30 (1): 2631-2671

68. Bauersachs RM. Treatment of venous thromboembolism during pregnancy. Thromb Res, 2009, 123 (2): 45-50

69. Dye BA. Global periodontal disease epidemiology. J Clin Periodontol, 2012, 58 (1): 10-25

70. Debby A, Sadan O, Glezerman M, et al. Favorable outcome following emergency second trimester cerclage. Int J Gynaecol Obstet, 2008, 96 (1): 16-19

71. Grigoris F. Grimbizis MD, et al. Uterus-sparing operative treatment for adenomyosis. Fertil Steril, 2014, 101 (2): 472-487

72. James AH. More than menorrhagia: a review of the obstetric and gynaecological manifestations of bleeding disorders. Haemophilia, 2005, 11 (4): 295-307

73. Stella CL, Sibai BM. Preeclampsia: Diagnosis and management of the atypical presentation. J Matern Fetal Neonatal Med, 2006, 19 (7): 381-386

74. Kotdawala P, Kotdawala S, Nagar N. Evaluation of endometrium in peri-menopausal abnormal uterine bleeding. J Midlife Health, 2013, 4 (1): 16-21

75. Kelekci S. Comparison of transvaginal sonography, saline infusion sonography, and office hysteroscopy in reproductive-aged women with or without abnormal uterine bleeding. Fertil Steril, 2005, 84 (3): 682-686

76. Luo L, Niu G. Vaginal repair of cesarean section scar diverticula, J Minim Invasive Gynecol, 2012, 19 (4): 454-458

77. Maeda K. New ultrasonic Doppler fetal actograph and continuous recording of fetal movement. Nihon Sanka Fujinka Gakkai Zasshi, 1984, 36 (2): 280-288

78. Moss KL, Beck JD, Offenbacher S. Clinical risk factors associated with incidence and progression of periodontal conditions in pregnant women. J Clin Periodontol, 2005, 32 (5): 492-498

79. Munro MG. FIGO classification system (PALM-COEIN) for causes of abnormal uterine bleeding in nongravid women of reproductive age. Int J Gynaecol Obstet, 2011, 113 (1): 3-13

80. Practice bulletin no. 128: diagnosis of abnormal uterine bleeding in reproductive-aged women. Obstet Gynecol, 2012, 120 (1): 197-206